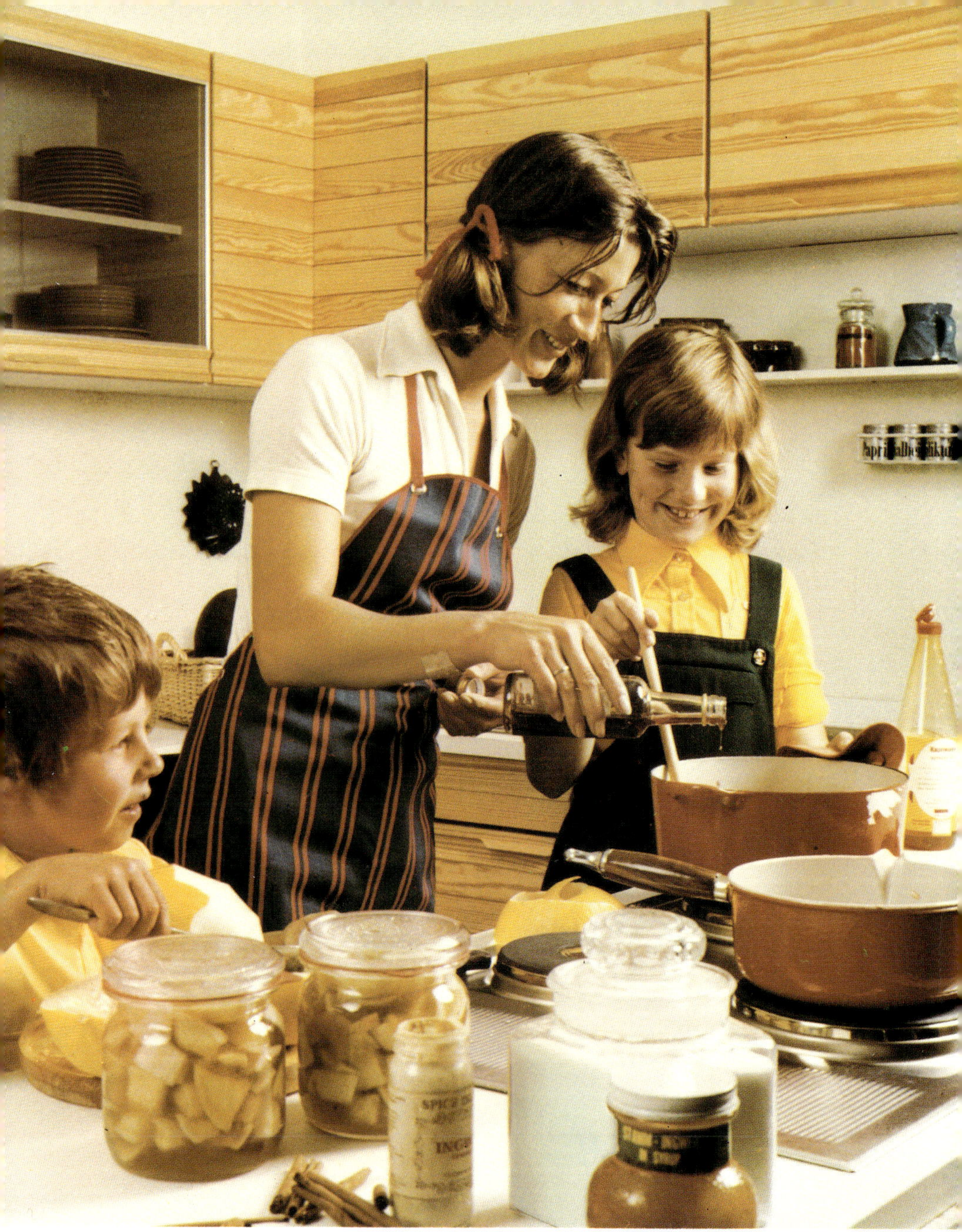

Mit ihrer Arbeit in der Küche entscheidet die Hausfrau über das Wohl und Wehe ihrer Familie (S. 58)

Dr. med. Ernst Schneider

Nutze die Heilkraft unsrer Nahrung

Herausgegeben im Auftrage des Deutschen Vereins für Gesundheitspflege e.V.

23. Auflage

SAATKORN-VERLAG HAMBURG

Textredaktion: Horst Zschunke
Einband: Rudi Behrendt

Das vorliegende Buch wurde ins Spanische, Französische und Portugiesische übersetzt.

Gesamtherstellung: Grindeldruck GmbH, Hamburg 13
Printed in Germany – ISBN 3-8150-1136-1

Meiner besten Mitarbeiterin,
meiner Frau

Geleitwort

Der Bitte des Verfassers, ein Geleitwort zu seinem Buch „Nutze die Heilkraft unsrer Nahrung“ zu schreiben, komme ich gerne nach.

Von der Fülle der derzeitigen Nahrungsliteratur unterscheidet sich dieses Buch dadurch, daß es frei von jeder Voreingenommenheit die Grundlagen einer natürlichen, vollwertigen Nahrung in einer Form gibt, die nicht nur für den Laien, sondern auch für den Fachmann eine Fülle von Anregungen bietet. Die Lektüre wird dadurch erleichtert, daß der Verfasser auf die Anführung der Autoren verzichtet und dafür ein umfangreiches Verzeichnis der Literatur, die ihm als Grundlage für seine Arbeit gedient hat, im Anhang anführt.

Es ist zu hoffen, daß das Buch dazu beitragen wird, daß nicht nur im Privathaushalt, sondern namentlich auch in Kliniken und Krankenhäusern eine Verbesserung der Ernährung durchgeführt werden wird, die die Arbeit der Ärzte erleichtert, statt sie, wie bisher, durch eine einseitige und unzureichende Durchschnittskost zu erschweren. Denn wenn man bei einer natürlichen Kost in zahlreichen Fällen Kranken wieder zur Gesundheit verhelfen kann, dann dürfte es klar sein, daß eine Kombination einer solchen Ernährung mit den Möglichkeiten der modernen wissenschaftlichen Medizin die Leistungen dieser Medizin auch in schweren Fällen wesentlich verstärken kann. Infolge der Zunahme der Zivilisationskrankheiten, die sich mehr und mehr direkt oder indirekt auf bestehende Mängel unserer Ernährung zurückführen lassen, ist eine sachliche Aufklärung und Beratung aller Kreise unbedingt erforderlich.

Ich wünsche dem Verfasser, daß die große Mühe, die er bei seiner Arbeit verwendet hat, von Erfolg gekrönt ist, und begrüße es, daß ein solches Buch, das eine wirkliche Lücke in der Literatur auszufüllen geeignet ist, geschrieben wurde.

Freiburg | Prof. Dr. Kollath

Vorwort zur sechsten Auflage

Die Ernährung ist heute aus mancherlei Gründen zu einem vielseitigen Problem geworden. Die fortschreitende Industrialisierung, die Verstädterung, die verlängerten Transportwege und die notwendige Vorratshaltung führen zwangsläufig zu Wertminderungen. Der lange Weg vom Erzeuger bis zum Verbraucher hat auch konservierende Zusätze und Verfahren erforderlich gemacht, die ebenfalls dem biologischen Wert der Nahrungsmittel häufig genug abträglich sind.

Auch die Ernährungsgewohnheiten der modernen „Industriegesellschaft“ mit ihrer Bevorzugung sogenannter „reiner“ Nahrungsmittel (wie Weißzucker, Weißmehl und Kochsalz), großer Mengen von Fleischeiweiß und industriell bearbeiteter Öle und Fette tragen ihr gerüttelt Maß an Schuld bei der Entstehung der Zivilisationskrankheiten, der Konstitutionsschäden und zahlreicher Gesundheitsstörungen.

All das hat glücklicherweise die Ernährungswissenschaftler auf den Plan gerufen. Man hat Entdeckungsreisen in die Welt unserer Nahrungsmittel gemacht und erkannt, daß sie nicht nur gesunderhaltende, sondern auch häufig bisher völlig unbeachtet gebliebene heilende Kräfte bergen. Es steht die neue Aufgabe vor uns, diese wunderbaren Kräfte bei der Erzeugung und Verarbeitung sorgsam zu schonen und zu erhalten, um sie dann einer sinnvollen Nutzung zuzuführen.

Die erst etwa 80 Jahre alte exakte, in ihrer Geschichte höchst spannende und dramatische Ernährungswissenschaft hat in dieser kurzen Zeit bereits zu erstaunlichen Erfolgen geführt. Man denke nur an die Entdeckung der Vitamine und den dadurch möglichen Kampf gegen die Mangelkrankheiten, besonders gegen die Beriberi, den Skorbut und die Rachitis. Millionen Menschen konnten dadurch gesund und am Leben erhalten werden.

Ich vergesse nie den Eindruck eines Massenexperiments in einem Kriegsgefangenenlager in Rußland. Fast alle Lagerinsassen litten an ruhrähnlichen, seit Tagen anhaltenden Durchfällen und waren völlig arbeitsunfähig. Daraufhin transportierte die Lagerleitung alle Gefangenen mit Lastwagen auf eine Obstkolchose. Selbst die Kränksten wurden unter die Sträucher der schwarzen Johannisbeere geschleppt, die Gehfähigen sollten dagegen die ersten Frühäpfel pflücken. Jeder pflückte und – aß reichlich davon. Nach einigen Tagen waren alle Kranken kuriert. Ich erlebte so an mir selbst die Heilkraft der Nahrung und nahm mir vor, dieser Heilkraft besonders nachzugehen. Das Ergebnis ist dieses Buch, von dem nun die sechste Auflage hinausgeht.

Neben den physikalischen und medikamentösen Behandlungsverfahren gewinnt heute die Ernährungsbehandlung als Basis aller unserer Vorbeugungs- und Heilmaßnahmen eine stetig zunehmende Bedeutung. Sie macht damit das alte Wort wahr: Unsere Nahrungsmittel sollen unsere Heilmittel, unsere Heilmittel sollen unsere Nahrungsmittel sein!

Düsseldorf — Dr. med. Ernst Schneider

Vorwort zur elften Auflage

Immer wieder lassen klinische Untersuchungen sowie neue Erkenntnisse der Nahrungsmittel- und Ernährungsforschung die grundlegende Bedeutung einer normalen und vollwertigen Kost für unsere Gesunderhaltung und Leistungsfähigkeit erkennen. Ebenso wichtig sind die neueren Erkenntnisse über die Fehlernährung als Krankheitsursache. Andererseits hat die Diät als wesentlicher Heilfaktor für die verschiedenen Krankheitsgruppen ständig an Bedeutung gewonnen.

So mußte man sich erneut davon überzeugen, daß eine optimale *künstliche Säuglingsernährung* immer noch nicht die Muttermilch ersetzen kann. Das *Übergewicht* wurde als wichtiger Krankheitsfaktor entlarvt. Neuere Untersuchungen bestätigten auch wieder den Zusammenhang zwischen Fettsucht, Arteriosklerose und Altersdiabetes. In der *Diabetiker-Diät* kommt vor allem das Kernobst wegen seines hohen Fruktosegehaltes wieder zu Ehren, wozu besonders die Äpfel, aber erstaunlicherweise auch die Birnen gehören. Bei zahlreichen Hautkrankheiten bildet der Nahrungsverzicht, also das *Fasten,* die Grundlage jeder Behandlung.

Verschiedentlich hat auch die Ernährungswissenschaft auf Grund neuer Forschungsergebnisse manche ihrer Auffassungen revidieren müssen. So wurde die oft propagierte hohe Eiweißzufuhr bei Leberkrankheiten, insbesondere bei Leberzirrhose, wieder auf ein bescheideneres Maß (50 g pro Tag) zurückgesetzt, weil eine zu große Menge an Nahrungseiweiß (100–200 g pro Tag) lediglich zu einem Anstieg giftiger Stoffwechselprodukte im Blut führt. Es ergab sich dabei, daß der Anstieg von Ammoniak im Blut bei der Verwendung von Quarkeiweiß wesentlich geringer war als bei Fleischeiweiß. Außerdem ist Quark besonders gut verträglich; gleichzeitig dient er als wichtiger Lieferant von schwefelhaltigen Eiweißbausteinen (Aminosäuren), die der Organismus dringend zur Entgiftung benötigt.

Es läßt sich heute – nachdrücklicher noch als vor Jahren – sagen, daß die Ernährung sowohl als Krankheitsursache wie auch als bestes Heilmittel eine immer bedeutsamere Rolle spielt, wie ich es auch in der neuen, nunmehr bereits elften Auflage dieses Buches zu zeigen versuche. Um den praktischen Gebrauch des Buches zu erhöhen, wurde für diese Auflage der Rezeptteil völlig neu gestaltet. Die Rezepte wurden nicht nur nach Mahlzeiten gegliedert, es wurden auch die Verwendbarkeit der einzelnen Gerichte für bestimmte Organsysteme und Krankheiten sowie der Nährstoff- und Kaloriengehalt angegeben, so daß sich jede Hausfrau die zweckmäßigste und bekömmlichste Mahlzeit selbst zusammenstellen kann.

Den vielen Lesern, die mir in ihren Zuschriften Anregungen, Ratschläge, Hinweise und Verbesserungsvorschläge machten, und auch jenen, die echte, fruchtbare Kritik übten, möchte ich an dieser Stelle herzlich danken. Ich habe aus den Zuschriften in dieser Neuauflage vieles berücksichtigen können.

Düsseldorf — Dr. med. Ernst Schneider

Vorwort zur sechzehnten Auflage

Fragen zur Gesundheitsvorsorge sind heute aktueller denn je. Sie betreffen auch jeden einzelnen. Man muß sich aber darüber im klaren sein, daß z. B. Schutzimpfungen noch längst keine Gesundheitsvorsorge bedeuten, sondern nur eine Maßnahme zur Verhütung einer bestimmten Krankheit darstellen. Auch die sogenannten Vorsorgeuntersuchungen zur Früherkennung des Krebses bedeuten noch keine echte Vorsorge, da wir die wirklichen Vorstadien des Krebses und die Bedingungen für ihre Entstehung noch nicht genügend kennen. Echte Gesundheitsvorsorge beginnt weit vor der Früherkennung der Krankheit; sie schließt diese mit ein. Ein wesentlicher Faktor dafür ist die Ernährung; denn schließlich bauen sich alle Gewebe und Organe aus der täglichen Nahrungszufuhr auf, wobei es nicht gleichgültig ist, welche Beschaffenheit das Baumaterial aufweist. Das gilt aber nicht nur für den Krebs, sondern für die ganze Gruppe der Zivilisationskrankheiten, die zum überwiegenden Teil zugleich ernährungsabhängige Krankheiten sind, wie Übergewicht (Fettsucht), Herzinfarkt, Gefäßwandentartungen (Arteriosklerose), Bluthochdruck (Hypertonie), Gicht, Zuckerkrankheit, Blutfettspiegelerhöhungen (Hyperlipidämie) und degenerative Gelenkerkrankungen.

Bei dieser Neuauflage konnten wesentliche Verbesserungen und Ergänzungen vorgenommen werden. Zahlreiche Tabellen veranschaulichen den Nähr- und Wirkstoffgehalt der einzelnen Nahrungsmittel. Um aber den Umfang des Buches nicht wesentlich zu erweitern, mußte vor allem auf die rein botanischen Darstellungen im ersten Teil des Buches verzichtet werden. Der praktische Gewinn ist jedoch nicht zu übersehen.

Die Eiweiß-, insbesondere aber die Fleischfrage wurde nach vielen Hinweisen und Leserwünschen weitergehend erörtert, weil dieses Problem nicht nur volks- und weltwirtschaftlich immer neue Schwierigkeiten erkennen läßt, sondern auch bei allen Fragen, die die Heilkraft der Nahrung betreffen, eine ständig größer werdende Rolle spielt. Ob wir uns an Fleisch krank essen, ist eine Frage, über die man heute berechtigte Überlegungen anstellen darf.

Die Wirkstoffangaben bei den Früchten, Gemüsen und Salaten wurden weitgehend auf den neuesten Stand gebracht und die Heilkost bei den Herz-Kreislauf-Erkrankungen sowie bei den Tumorerkrankungen völlig neu bearbeitet.

So hoffen wir, daß auch diese Neuauflage wieder viele neue Freunde findet und sie das Buch als das schätzen lernen, was es immer wieder sein möchte: Helfer und Ratgeber in den vielen Fragen einer gesunden, krankheitsvorbeugen Ernährung und einer echten Heilnahrung in zahlreichen Krankheitsfällen. Die natürliche Heilkraft unserer Nahrung wird immer noch viel zuwenig genützt.

Düsseldorf — Dr. med. Ernst Schneider

Inhaltsübersicht

Teil III Gesundkost- und Heilkostzubereitungen in der Küche

Einer internationalen Vereinbarung entsprechend wurde die Kalorie als Einheit für die Energie abgeschafft und durch das Joule (sprich: dschul) ersetzt. Amtlich wird nur noch in Joule (J) gerechnet. Dieses Maß, von dem englischen Physiker und Bierbrauer James Prescott Joule (1818–1889) als Äquivalent zwischen mechanischer Energie und Wärme festgesetzt, ist genauer als die bewährte Kalorie. 1 Kalorie entspricht 4,184 Joule. Zu allen Kalorienangaben sind deshalb zusätzlich die neuen Werte in Joule angegeben. Wenn Sie selbst rechnen wollen, müssen Sie die Kalorienzahl jeweils mit 4,18 (abgerundet) multiplizieren und erhalten dann den Wert in Joule.

Die physiologischen Brennwerte betragen für

1 g Eiweiß	= 4,1 Kalorien (kcal) = 17 Joule (kJ)
1 g Fett	= 9,3 Kalorien (kcal) = 39 Joule (kJ)
1 g Kohlenhydrate	= 4,1 Kalorien (kcal) = 17 Joule (kJ)

Die Analysenzahlen in den Tabellen der verschiedenen Nüsse, Früchte und Gemüse wurden überwiegend folgenden Quellen entnommen:

S. W. Souci/H. Bosch, Lebensmittel-Tabellen für die Nährwertberechnung

Documenta Geigy, Wissenschaftliche Tabellen

E. Wieloch, Gesund durch Obst

Unterschiedliche Analysenzahlen können auf eine unterschiedliche Qualität der untersuchten Objekte zurückgeführt werden. Die Daten können differieren je nach Boden, Art, Reifegrad und Sammelzeit der jeweiligen Nahrungsmittel.

Was dieses Buch dir geben will

Ein Teil der Macht, die Himmel und Erde, Tier und Pflanze schuf, lebt in jedem von uns. Wir Ärzte sind Diener des Lebendigen, Heilen ist Heiliges. Ärztliches Handeln ist schöpferische Tat, auch wenn es menschlich, also Stückwerk bleibt. Schaffen und schöpfen aber kann man nur mit reinen Händen und mit reinem Herzen. »Wir sind Haushalter über die Geheimnisse Gottes. Nun sucht man nicht mehr an den Haushaltern, denn daß sie treu erfunden werden.«

Erwin Liek

Es entspricht einer alten ärztlichen Erfahrung und der ständig wachsenden wissenschaftlichen Erkenntnis, daß der größte Teil aller Erkrankungen nur die Folge einer falschen Ernährungsweise ist oder durch unnatürliche Ernährungsgewohnheiten so lange unterhalten und gefördert wird, bis chronische Krankheiten und Leiden aller Art entstanden sind, die unsere Lebenskraft und Lebensfreude erheblich mindern oder gar vernichten. Diese Überzeugung erfaßt immer weitere Kreise unserer Bevölkerung, ist aber noch längst nicht Allgemeingut geworden und auch im einzelnen bei weitem nicht so lebendig, daß die notwendigen praktischen Folgerungen für das tägliche Leben daraus gezogen werden. Meistens ruft die körperliche und seelische Erschütterung durch eine ernsthafte Krankheit die Kraft hervor, unser Denken umzuwandeln und uns selbst zu veranlassen, den Weg zur Gesundung zu suchen und zu begreifen, daß jeder nur so gesund ist, wie er lebt.

Dabei muß hier ausgesprochen werden, daß Gesundheit und Krankheit kein rein stoffliches Problem bleiben dürfen, denn wir *haben* nicht eine Krankheit oder die Gesundheit, sondern *sind* als lebendige Seelenwesen krank oder gesund. Krankheit ist daher immer zugleich ein körperliches *und* seelisches Problem, erfaßt also die ganze Person. Buddha hat recht, wenn er sagt, daß alles Leid auf Erden, das den Menschen trifft, die Frucht seiner Fehler, seiner Begierden und Unterlassungen sei. Unsere Fehler, Begierden und Unterlassungen sind aber keineswegs durch das heute zivilisierte, technisierte und verstädterte Leben geringer geworden. Daher muß mit der körperlichen Gesundung auch eine solche unserer seelisch-geistigen Substanz, eine Wiederherstellung der Ordnung innerhalb unseres Bewußtseinsraumes erfolgen, zumal der Inhalt unserer Gedankenwelt für die körperliche Struktur und deren Funktionen und damit für Krankheit und Gesundheit, für Leben und Tod von oftmals entscheidender Bedeutung sind.

Unfriede, Streit, Angst, Sorge, Unehrlichkeit, Furcht, Kitsch, Schund, Perversitäten und Süchte sind für Körper und Seele genauso schädigend wie unnatürliche oder verdorbene Nahrungsmittel. Beschäftigt sich dagegen unser Geist mit guten, harmonisch zueinander gehörenden Werten, so verspüren wir etwas von der reinigenden, heilenden und prägenden Kraft alles Wahren, Echten und Maßvollen auf unser Seelenleben und damit auch auf unser körperliches Befinden. Gesundheit umfaßt nicht nur das Körperliche, sondern auch unser innerstes Wesen, also Herz und Sinn jedes einzelnen von uns.

Eine Reihe von Abhandlungen über unsere Nahrungsmittel lassen uns auf die innigen Wechselbeziehungen zwischen Nahrungsmittel und Organismus einen besonderen Blick werfen. Sie sollen uns lehren, unsere Heilmittel in der Nahrung zu suchen und unsere Nahrung als Heilmittel der Natur wertzuschätzen. Die medizinische Forschung arbeitet heute mit großem Fleiß, um die Wirkung der Nahrungsmittel auf den Körper zu erkennen und ihre Wirkstoffe, wozu vornehmlich die Vitamine, die hormonartigen Verbindungen, die Fermente und die anorganischen Salze gehören, zu isolieren. Obwohl diese ungemein schwierigen Fragen, die in ihren entscheidenden Phasen von nur ganz wenigen Forschern großen Formats, von denen selten eine Zeitung berichtet, weitergetrieben werden, erst spät aufgegriffen wurden, haben wir doch schon eine ganze Reihe vielversprechender Ergebnisse vorliegen. Eine Fülle kleiner und kleinster Arbeiten trugen ihre Mosaiksteinchen zum heutigen Gesamtbilde bei. So, in lebendiger Verbindung mit Forschung und Erfahrung, habe ich versucht, dem Leser darzustellen, zu welchen schwerwiegenden Erkenntnissen man kam, wie diese heute in ihren praktischen Folgerungen zahlreichen Kranken zum Segen gereichen und wie wir als Gesunde lernen können, ernsten Krankheiten frühzeitig vorzubeugen.

Dieses Buch ist von der Überzeugung getragen, daß wir nur dann zur vollen Gesundheit und höchsten Entfaltung unserer geistigen Kräfte gelangen, wenn wir den Naturgesetzen, die Gottesgesetze sind, unsere ganze Aufmerksamkeit schenken und unser Leben in Ehrfurcht und Liebe diesen Gesetzen einordnen. Sind nicht letztlich jede Pflanze, jede Frucht, jedes Tier und auch der Mensch lebendiggewordene Gnade des Weltenschöpfers?

Und liegt nicht in dem tief eingewurzelten Wunsch jedes Menschen nach Frieden und Glücklichsein vielfach unbewußt das Streben nach Harmonie und Heimkehr zu dem Unendlichen? Die Natur lenkt den Menschengeist über sich selbst hinaus und preist so seinen Schöpfer.

Dieses Buch will daher nicht nur von der stofflichen Nahrung sprechen. Es hegt vielmehr die Hoffnung, in stillen Stunden, wie wir sie alle so sehr benötigen, für viele selbst Nahrung zu sein oder sogar „Lebensmittel“, von dem Kräfte ausgehen, die uns helfen können, dieses Leben gesünder und glücklicher zu gestalten. Es will auch nicht „ausgelesen“ werden, sondern treuer Begleiter sein, den man zu jeder Zeit, in gesunden und kranken Tagen, zu Rate ziehen kann, um Hilfe auf dem Weg aus körperlicher und seelischer Not zu finden.

Im ganzen gesehen, möchte das Buch einen vielleicht nicht unwichtigen Beitrag leisten zur Überwindung der bereits weitverbreiteten Zivilisationsschäden, die sich wegen ihres schleichenden Charakters vom einzelnen lange unbemerkt, so verheerend auswirken, daß sie den Bestand unseres Volkes mehr bedrohen als alle akuten Infektionskrankheiten zusammengenommen.

Der ganze Ernst der Situation kommt in den Worten Prof. Dr. *Kollaths* zum Ausdruck: „Wer bei den heutigen fehlerhaften Ernährungsgewohnheiten bleibt, hat die Aussicht, daß seine Familie mit Sicherheit in den nächsten zwei bis drei Generationen aussterben wird.“

I Die lebenspendende Kraft natürlicher Nahrung

Doch soll der Mensch nicht bloß zu seinem Schöpfer flehen um Gesundheit
und langes Leben, sondern er soll auch seinen Geist gebrauchen,
um die Schätze zu finden und zu heben,
welche der allgütige Vater in die Natur hineingelegt hat als Heilmittel
für die vielfachen Übel dieses Lebens.

Sebastian Kneipp

Unsere Gesundheitsschäden und ihr natürlicher Ausgleich

Wann werdet ihr endlich einsehen, daß nicht Gott Krankheit, Leiden und Niedergang über uns schickt, etwa um uns zu strafen, sondern daß unsere Blindheit und unser ahnungsloser Ungehorsam gegen seine Gesetze dieses Unheil werden lassen!

Dr. med. Max Bircher-Benner

Sind Kultur und Zivilisation Gesundheitsfaktoren?

Immer wieder werden Kultur und Zivilisation als Ursachen vieler Krankheiten angesehen, so daß es schließlich zur Prägung der Worte „Kulturseuchen“ und „Zivilisationskrankheiten“ kam. Heute umreißen diese Ausdrücke sowohl im fachlichen als auch im volkstümlichen Schrifttum über Gesundheitsfragen eine ganze Reihe von Stoffwechsel- und Ernährungskrankheiten, wie Zahnfäule *(Karies)*, Zahnfleischschwund *(Parodontose)*, Magengeschwür, Zuckerkrankheit, Fettsucht, Leber-, Gallen-, Nieren-, Herz- und Gefäßleiden, aber auch Rheuma, Krebs und Tuberkulose. Bei einem oberflächlichen Beobachter kann so der Eindruck entstehen, daß „Kultur“ und „Zivilisation“ etwas nicht Wünschenswertes, wenn nicht gar Verderbliches seien. Seit einigen Jahren mehren sich in Übertreibung der Tatsachen die Stimmen, die der Kultur und Zivilisation mehr Nachteile als Vorteile für die Menschen zuschreiben, wobei sie der Kultur und Zivilisation vielfach eine zu große Naturferne vorwerfen und sie in Gegensatz zur Natur stellen. Um uns mit dieser zweifellos wichtigen Frage auseinandersetzen zu können, müssen wir zunächst auf die Frage, was uns Kultur und Zivilisation überhaupt bedeuten, eine Antwort finden.

Kultur, Zivilisation

Der Begriff Kultur heißt: Formung, Bildung, Entwicklung, Verfeinerung, Gestaltung und Pflege eines physischen oder geistigen Gegenstandes zu etwas, was er von selbst nicht werden kann. Kultur ist die Entwicklung der in der Natur angelegten Möglichkeiten durch eine sinnvolle, den Naturgesetzen folgende Einwirkung des Menschen. Man könnte auch sagen: Kultur ist die schöpferische Betätigung des Menschen in der Natur. Nur aus dieser Auffassung heraus sind die Wortprägungen Bodenkultur, Garten- und Obstkultur, Wasserkultur entstanden und verständlich. Ein Apfelbaum, so wie er heute in unserem Garten steht, ist nicht von selbst geworden, ist nicht nur Natur, er hat vielmehr seit Jahrhunderten eine züchterische Einwirkung des Menschen hinter sich, die aus dem ungenießbaren Wild- oder Holzapfel die heute so beliebte, köstlich duftende und wohlschmeckende Frucht geschaffen hat. Diese Weiterentwicklung der in dem Wildapfel steckenden natürlichen Möglichkeiten ist ein echtes schöpferisches Werk, eine kulturelle Leistung. Sie steht deshalb nicht im Gegensatz zur Natur, sie bedeutet vielmehr ihre Entfaltung. Hier, im Rahmen der naturgegebenen Möglichkeiten, können wir auch von wahrem „Fortschritt“ sprechen, der so oft zum Schlachtruf erhoben wird. Ebenso ist es mit der Schaffung geistiger Werte. Ja, es ist eine Naturbestimmung Gottes, daß der Mensch Werte schafft, die ihn über den Alltag und seine Bedürfnisse hinausheben, für die er sich aufopfert, die über den Tag hinaus zu dauern und zu wirken bestimmt sind, die das Leben erst lebenswert machen. Gott läßt auf diese Weise den Menschen an seiner Schöpfung teilhaben.

Gesundheits-schäden

Alle echte Kultur setzt eine bestimmte Glaubenshaltung voraus. Dem Stofflichen wie dem Geistigen gegenüber drückt sich diese Haltung aus in dem Überzeugtsein von den in ihnen liegenden Möglichkeiten und Potenzen, die bei liebevoller Einfühlung und Bearbeitung erkannt, entfaltet und entwickelt werden können. Im seelischen Bereich ist es das Überzeugtsein von sittlichen Normen und Werten, die es zu erreichen, zu verwirklichen, also auszuleben gilt. Persönlich „Kultur haben" heißt die Herrschaft über sich selbst gewinnen, über seine schlechten Neigungen und Leidenschaften. Sie ist die Gestaltung eines festen, sittlichen Charakters, ein Sehnen über das Leben hinaus, eine Vermittlung zwischen dem Sinnlichen und Übersinnlichen, der Durchgang zur Ewigkeit. Kultur ist also Herzenssache. Wie könnte eine solche Haltung zu „Kulturkrankheiten" führen?

Ist uns aber Kultur noch eine Herzenssache? Der spanische Kulturphilosoph *Ortega y Gasset* stellte fest, daß der europäische Mensch an keine sittlichen Normen mehr glaubt. Im Mittelpunkt seiner Lebensführung stehe vielmehr gerade der Anspruch, ohne moralische Bindungen zu leben. Seine Haltung zum Leben lasse sich eher dahin zusammenfassen, daß er jedes Recht und keine Pflicht zu haben glaube. – Es ist dann aber die Unkultur des europäischen Menschen, die seine „Kulturkrankheiten" hervorbringt. Unkultur macht krank. Sie steht im Gegensatz zur Natur und trübt die Schöpfung Gottes.

Gewiß, auch wenn heute viele Menschen verlernt haben, das Gute, Wahrhaftige und Kultivierte zu suchen, so will das noch nicht heißen, daß sie auch verlernt hätten, es zu schätzen und anzuerkennen, wenn es sich in reiner, selbstloser Form im Menschen zeigt. Echte Kultur und echten Fortschritt müssen wir im Rahmen der natürlichen Möglichkeiten als gottgegebene Aufgabe bejahen, da durch sie nicht das Geschöpf, sondern der Schöpfer erkannt und verherrlicht wird.

Zivilisation dagegen ist nur ein Teil der Kultur, und zwar ihre technische Seite. Sie ist ein wesentlicher Bestandteil der Kultur, der notwendig ist, um ihre Gedanken, ihre Theorien durchführen zu können. Zivilisation ist ein Produkt des Verstandes, ein Werkzeug, dessen man sich bedient, ein Mittel zum Zweck, allerdings ein differenziertes, das die Gefahr in sich trägt, nicht vom Menschen beherrscht zu werden, sondern den Menschen zu beherrschen. Unwillkürlich denkt man an das bürgerliche Leben, wenn man dieses Wort hört, ganz abgesehen davon, daß es von dem lateinischen Wort *civis* (Bürger) hergeleitet ist. Alle Einrichtungen, die zur Lebensgestaltung einer Gemeinschaft von Menschen notwendig werden, wie Gesetzgebung, Verwaltung, soziale Einrichtungen, die Technisierung, die Umgestaltung der natürlichen Arbeits-, Lebens- und Ernährungsbedingungen, die Industrialisierung und die damit verbundene Verstädterung, sind Werke der Zivilisation.

Lebens-, Arbeits-, Wohnweise

Fragen wir nun nach der Rückwirkung der Zivilisation auf die Gesundheit des Menschen, so dürfen wir allerdings nicht verkennen, daß sie neben zahlreichen positiven Ergebnissen und einer Erweiterung des Lebensraumes eine ganze Reihe von schwerwiegenden Schädigungen mit sich brachte, denen wir ebenso vernunftgemäß begegnen müssen, wie die Zivilisation vernunftgemäß geschaffen wurde. Hier beginnt nun unsere Aufgabe. Es gilt zunächst zu erkennen, zu welchen Gesundheitsschädigungen unser zivilisiertes Dasein im einzelnen führte. Sodann müssen wir uns die Frage vorlegen, wie sie auszugleichen oder von vornherein zu verhüten sind.

Erkennt die Zivilisationsschäden!

Versuchen wir, die zivilisationsbedingten Schäden unter wenigen Gesichtspunkten aufzugliedern!

Die Änderung der Lebens-, Arbeits- und Wohnweise

Wir finden, daß die Änderung der Lebens-, Arbeits- und Wohnweise zu einer mangelhaften Anpassungsfähigkeit des Körpers an die Umgebung, an unsere Außenwelt, geführt hat. So leidet vor allem die städtische Bevölkerung unter *ungenügender Sonnenbestrahlung*. Über jeder großen Stadt, insbesondere über jeder Industriestadt, liegt ein Dunstschleier aus Staub, Ruß und Rauch, der die ultravioletten Strahlen der Sonne verschluckt, so daß eine zu geringe Ultraviolettbestrahlung und damit eine zu geringe Vitaminbildung in der Haut des Menschen die Folge ist. Wir nehmen mit der Nahrung zum Beispiel die Vorstufe des Vitamins D, das Ergosterin, auf, das in der Haut abgelagert wird und nun der Einwirkung der ultravioletten Strahlen bedarf, um sich in das fertige, Rachitis verhütende Vitamin D umzuwandeln. Fische, deren Leber besonders reich an Vitamin D ist, was wir für pharmazeutische Zwecke durch Herstellung des bei Rachitis heilsamen Lebertrans ausnützen, werden zwar auch nicht genügend von den kurzwelligen Ultraviolettstrahlen getroffen, vermögen aber diese Lichtreaktion durch körpereigene Strahlung zu ersetzen.

Ferner leidet der Stadtbewohner an einer *ungenügenden Frischluftversorgung* durch zu enges Zusammenwohnen, durch die Arbeit in schlecht durchlüfteten Räumen und durch die nicht zu unterschätzenden, vermehrten Autoabgase. Daß eine schlechte Sauerstoffversorgung den Gewebs- und insbesondere den Nervenstoffwechsel schädigt, braucht nicht näher ausgeführt zu werden, da jeder die Wirkungen am eigenen Körper kennt, wenn er vor Trägheit und Benommenheit das Fenster aufreißt, um Frischluft zu atmen. Die Schädlichkeit der Auspuffgase der Kraftfahrzeuge, die aus unverbrannten Kohlenwasserstoffen und aus Kohlendioxid bestehen, kann kaum noch ernsthaft bestritten werden. Deshalb machte der Gesetzgeber den Mineralölfirmen zur Auflage, den Bleianteil des Benzins ab 1. 1. 1976 auf 0,15 mg pro Liter herabzusetzen. Wie notwendig und richtig diese Maßnahme war, beweisen die Messungen des Bleigehalts der Luft über den Großstädten. Er ist seit Inkrafttreten dieses Gesetzes um fast 65 Prozent zurückgegangen.

Gesundheitsschäden

Durch die vielen „Sitzberufe“, durch die mechanisierte und rationalisierte Arbeitsweise, wozu besonders die Fließbandarbeit gehört, kommt es zwangsläufig zu *ungenügender oder völlig einseitiger Bewegung.* Das bringt nicht nur eine Schwächung der nicht genügend gebrauchten und geübten Muskulatur mit sich, sondern wiederum Stoffwechsel- und Kreislaufstörungen, da nur im arbeitenden Muskel gefäßaktive, kreislaufregulierende und den Herzmuskel durchblutende Stoffe entstehen, die wir durch herz- und kreislaufwirksame Medikamente nur unzureichend ersetzen können. Da fast alle Berufsarbeit irgendwie einseitig und gleichförmig verläuft, wirkt sie sich auf den Körper schädigend und verbildend aus und bedarf daher eines Ausgleichs durch Sport und Spiel.

Auch die *ungenügende Entspannung,* die sowohl durch berufliche Überlastung und zu lange Arbeitszeit wie auch durch Arbeitslosigkeit, Vergnügungssucht und mangelnde Nachtruhe entsteht oder unterhalten wird, ist heute ganz eindeutig als Schädigungsfaktor ersten Ranges erkannt, der nicht nur das Riesenheer der übernervösen „Kultur“-Menschen schafft, sondern auch die vielen Kreislaufgeschädigten aller Schattierungen und Schweregrade auf sein Schuldkonto verbuchen kann. Die Feststellung zweier amerikanischer psychiatrischer Autoritäten, *Bond* und *Menninger,* redet eine eindeutige Sprache, wenn sie uns das folgende erschütternde Bild der seelisch-sozialen Gesundheit enthüllt (zitiert nach Dr. *Ralph Bircher):* Nur etwa 0,7 Prozent der Bevölkerung können als wirklich gesund an Geist und Seele gelten, der Rest schlage sich mit irgendeiner Schlagseite durchs Leben, unnötigerweise beladen mit nervöser Bedrängnis und anderen nachteiligen Komplexen. Niemand, so erklärte *Menninger,* verfüge heute über eine genügende Reserve an seelischer Gesundheit, um irgendeiner wirklich ernsten Belastung standzuhalten.

Schließlich kann auch die Unordnung in der Begegnung mit dem anderen Geschlecht als Gesundheitsschädigung auftreten. Die Aufklärung, wie sie z. B. *Kinsey* und *Masters* und andere mit ihren „Enthüllungen“ über das sexuelle Verhalten von Mann und Frau in aller Offenheit betrieben haben und betreiben, führt zwar zu einem Aufklärungsperfektionismus, aber durch die Popularisierung der Sexualität und vor allem des „Leistungsprinzips“ auch in diesem Bereich entstehen nur neue Krankheiten. Zahlreiche Neurosen haben ihre Ursache in der Angst, dem sexuellen Leistungsanspruch nicht gewachsen zu sein.

Genuß- und Rauschgifte, seelisch-geistige Veränderungen

Vermehrte Zufuhr von Genuß- und Rauschgiften

Sie führt zu den allmählich allgemein bekannten Schädigungen an Gehirn, Nerven, Kreislauf und Hormondrüsen, zur Verkürzung der Lebenszeit, zur Krebsbildung und zu Veränderungen der seelischen Struktur. Die daraus entstehende Tragödie für die Volksgesundheit und Volkswirtschaft sowie das damit eng verbundene Problem der Sucht bedürften einer eingehenden Darstellung, wie sie im Rahmen dieses Buches nicht möglich ist.

Die seelisch-geistigen Veränderungen und Erschütterungen

Hiermit in engem Zusammenhang stehen auch die seelisch-geistigen Veränderungen und Erschütterungen, denen die Menschheit immer wieder, in den letzten Jahrhunderten in gesteigertem Maße, unterworfen war. Die Wurzel der Störungen in der seelisch-geistigen Orientierung und Ordnung im Verlauf der letzten Jahrhunderte ist wohl bis in die vielgerühmte Renaissance zurückzuverfolgen, bis in eine Zeit also, die der auf Gott gerichteten Ordnung des Mittelalters folgte. Nachdem heute die rationalistische und materialistische Weltdeutung offenbar Schiffbruch erlitten haben, sucht der Mensch, soweit er nicht „nur Natur“ darstellt, wieder das ihm innewohnende „Gesetz“, sucht er nach einer „Richtschnur“, ist er unterwegs nach einer neuen Ordnung und einem neuen Ziel. Bewußt oder unbewußt strebt er im letzten Grunde nach dem für alle Menschen gültigen Menschenbild.

Wir erkennen mehr und mehr, daß wir in der eben hinter uns liegenden Zeitspanne das für uns gültige Menschenbild verloren haben. Gewiß, wir dürfen nicht übersehen, daß in ihr der rein mechanische Materialismus bereits überwunden wurde durch einen Biologismus, der anstelle des Ur-Stoffes wieder die Ur-Lebendigkeit als Grundtatsache anerkannte, statt Materie wieder „Seele“ als Gefühl, Trieb und Drang sah. Aber dieser Gewinn war mit einer erschreckenden Verkennung des Geistigen im Menschen verbunden. Man riß eine Kluft zwischen Rassen und Völkern auf, erzog Kampfgemeinschaften und verleugnete das einzig Verbindende und Verpflichtende zwischen den Menschen: den Geist. Damit blieb der Mensch im Tierischen haften. Allein der Geist aber ist es, durch den der Mensch zur „Person“ wird, durch die etwas Höheres, Göttliches hindurchtönt (personare = hindurchtönen). „Allein durch den Geist gibt es anstelle vielfältiger unvereinbarer Ansichten

Gesundheitsschäden

von einzelnen die gemeinsam-allgemeingültige Wahrheit; gibt es anstelle der zahlreichen Wünschbarkeiten vieler den unbedingten Wert; und anstelle der Nützlichkeit für Lebewesen und für ihre Zusammenschlüsse die schlechthinnige Norm.“ *(Max Müller)* Das gleiche finden wir in dem alten Bibelwort ausgedrückt: „Der Geist ist's, der lebendig macht.“

Der Geist im Menschen sprengt alle Grenzen, alle Bindungen an das Materielle und sinnlich Wahrnehmbare, er allein weist vom Endlichen ins Unendliche, vom Relativen ins Absolute, vom Zeitlichen ins Ewige und steht damit vor – Gott.

Dieses Offensein und die dramatische Erhebung des Menschen aus dem Sinnlichen ins Übersinnliche, aus dem Irdischen ins Überirdische ist der Augenblick, in dem der menschliche Geist zum Glauben gelangt und die Hand Gottes ihn ergreift. Dieser Durchgang vom Geist zum Glauben ist das Tor zur Freiheit und zur erstrebten Ordnung.

Ob wir den Weg über die Natur, den Weg zum Herzen der Mitmenschen oder den Weg direkt zu Gott einschlagen, immer sind wir letzthin alle auf dem Wege zu dem einzigen gültigen Menschenbild, zu dem Sohne Gottes, der allein von sich sagen kann: Ich bin der Weg, die Wahrheit und das Leben.

Die Veränderungen der Ernährungsweise

Am einschneidendsten und für unsere Darstellung am wichtigsten sind die Veränderungen der Ernährungsweise, wie sie ebenfalls bereits seit Jahrhunderten vor sich gehen. Sie stehen in engem Zusammenhang mit Zivilisation und Technik.

Früher ernährten sich die Völker der Erde recht verschieden. Bei den einen bildete der Reis, bei anderen die Hirse, wieder bei anderen der Mais und bei uns das Brotgetreide die Grundlage der Nahrung. Der Fleischbedarf wurde bei diesen durch Fischfang, bei jenen durch die Jagd, bei den meisten jedoch durch die Zucht von Haustieren gedeckt. In den tropischen Ländern verzehrte man weitgehend pflanzliche, in den arktischen fast nur tierische Fette. Der Genuß von Gemüse und Früchten hing jeweils von den einzelnen Wohngebieten und von der Jahreszeit ab. So verschieden die Kostformen der Völker aber auch sein mochten, sie bewährten sich alle, da der *natürliche Zustand der Nahrungsmittel* größtenteils erhalten blieb und der Anteil der tierischen Lebensmittel meist gering war.

Die erste Änderung trat für unseren Kulturkreis ein, als man nach der Entdeckung Amerikas die Bekanntschaft mit neuen Nahrungspflanzen machte und zum Beispiel die Kartoffel die bisherige Getreidebrei- und Brotnahrung weitgehend verdrängte.

Prof. *Kollath* wies darauf hin, daß diese Veränderung bereits erhebliche Folgen für die Gesundheit, nämlich einen zunehmenden Gebißverfall, mit sich brachte.

Naturwidrige Ernährungsweise

Die bald einsetzende technische Entwicklung mit der sprunghaften Ausdehnung der Industrie und der Großstädte brachte zweifellos manche Fortschritte und Erleichterungen der Lebensführung, auf die wir nicht verzichten möchten, aber auch weitere einschneidende Veränderungen der ganzen Lebenshaltung und vor allem der Ernährungsweise.

Der Geist der analysierenden, naturwissenschaftlichen Betrachtungsweise führte bald zu einer Überbewertung der gereinigten, „veredelten" Lebensmittel und einer Überschätzung der tierischen Eiweiße und Fette. So kam es besonders in der Zeit vor dem ersten Weltkrieg, aber auch unmittelbar danach, wieder zu einer Ernährungsweise, die vorwiegend aus hellem oder weißem Brot, Fleisch, tierischem Fett, gekochten und geschälten Kartoffeln, wenig rohem Gemüse und frischem Obst, unter reichlicher Verwendung von Kochsalz und ausländischen Gewürzen, bestand. Wer es sich leisten konnte, verzehrte zwischendurch noch reichlich Kuchen und sonstige konzentrierte Süßigkeiten und versklavte sich selbst durch Gebrauch zahlreicher Genußmittel und Rauschgifte. Warum diese Lebens- und Ernährungsweise naturwidrig ist und die Hauptursache bei vielen folgenschweren Volkskrankheiten bildet, zeigt die Betrachtung ihrer Wirkungen auf den menschlichen Organismus.

Um in die vielfältigen Nahrungswirkungen Einblick zu gewinnen, müssen wir versuchen, die beherrschenden Kennzeichen unserer Nahrung herauszufinden. Dies sind vor allem:

1. **Verdrängung der Getreidebreikost durch Brot und Kartoffeln,**
2. **Verdrängung der Rohkost durch die Kochkost,**
3. **Verdrängung der Hartkost durch die Weichkost,**
4. **Verdrängung der natürlichen Lebensmittel durch künstliche Nahrungsmittel,**
5. **Reichtum an tierischem Eiweiß,**
6. **Reichtum an tierischen Fetten,**
7. **Reichtum an Kochsalz,**
8. **Reichtum an Auslandsgewürzen und an Chemikalien zur Schönung und Konservierung,**
9. **Armut an Vitaminen und pflanzlichen Hormonen,**
10. **Armut an Mineralsalzen und Spurenstoffen,**
11. **Armut an Darmwandreizstoffen (Zellulose),**
12. **Armut an grünem Pflanzenfarbstoff (Chlorophyll).**

Wie wirkt sich solch eine Nahrung aus?

Gesundheitsschäden

1. Die Verdrängung der ursprünglichen hochwertigen Getreidebreikost durch die Kartoffel und das Brot

Namhafte Ernährungsexperten sehen diese Veränderung der Ernährungsweise als mitverantwortlich an für die Zunahme des Gebißverfalls *(Euler, Kollath).*

2. Die Verdrängung der Roh- und Frischkost durch die Kochkost

Die Bedeutung dieser Verdrängung war lange umstritten und führte häufig zu hitzigen Auseinandersetzungen und sehr extremen und einseitigen Ernährungsrichtungen. Insbesondere haben die Kochkostversuche von *McCarrison* und *O. Stiner* erheblichen Eindruck hinterlassen und zahlreiche Nachprüfungen veranlaßt.

McCarrison ernährte Affen mit ihrer gewöhnlichen Kost, jedoch im Dampfkochtopf zubereitet. Die Folge war eine Schrumpfung der Einsonderungs- oder Hormondrüsen, das Auftreten von Magen- und Darmgeschwüren, eine Entzündung des Dickdarms und schließlich Siechtum und Tod.

O. Stiner (Eidgenössisches Gesundheitsamt) ernährte Meerschweinchen mit ihrer gewohnten bekömmlichen Nahrung, die er aber im Dampfkochtopf kochte. Die Tiere erkrankten an Zahnfäule, Speicheldrüsenentartung, Kropf, Blutarmut, Skorbut und einige an Lungenkrebs. Gab er ihnen zu dieser Kochkost noch je 10 ccm pasteurisierte Milch pro Tag hinzu, so erkrankten sie auch an deformierender Gelenkentzündung.

Diese und viele andere Versuche schienen eine absolut gesundheitsschädigende Wirkung der Kochkost zu beweisen. Es fehlte daher auch nicht an der sofortigen Reaktion, die forderte: „Nur noch Rohkost“ oder „Der Tod sitzt im Kochtopf“ und „Brecht die Diktatur des Kochtopfes!“

Wie stellen wir uns heute dazu? Wir wollen nicht verkennen, daß die Verwendung des Kochtopfes in der Küche nicht nur Schaden, sondern auch Vorteile mit sich brachte. Durch den Kochvorgang wurde erst einmal eine ganze Reihe von Naturprodukten für die menschliche Ernährung verwendbar, wodurch eine ungeheure Verbreiterung der Ernährungsbasis eintrat. Das Kochen erleichtert dem Darm das Aufschließen des Nahrungsmittels und nimmt ihm so einen Teil der Arbeit ab oder ermöglicht erst die Verdauung der Nahrung. Dem Kochtopf kann ohne Zweifel eine gewisse „kulturelle“ Bedeutung beigemessen werden, da er zur Erweiterung des menschlichen Lebensraumes und damit zur Entwicklung von Kulturen entscheidend beigetragen hat.

Die Übertreibung seiner Anwendung, also die obengenannte Verdrängung der Rohkost durch die Kochkost, hat aber auch ebenso zweifellos zu einer

Reihe von Nachteilen geführt. Die Hitzeanwendung vernichtet nämlich nicht nur die hitzeempfindlichen *Vitamine,* sondern, wie vor allem Prof. *Kollath* erforschte, auch die *nahrungseigenen Fermente und die Aromastoffe.* Das aber sind Nahrungsbestandteile, die wir zur Gesunderhaltung nicht entbehren können.

Rohkost oder Kochkost

Die Fermente der lebend aufgenommenen Pflanzenkost bleiben im Darm praktisch erhalten und erfüllen besondere Aufgaben im Verdauungsvorgang. So binden zum Beispiel die sogenannten Oxydationsfermente den Sauerstoff der Luft, der beim Essen ständig mitverschluckt wird und nun nicht als freier Sauerstoff im Darminnern auftreten kann. Die Darmbakterien vermögen dadurch lediglich einen Stoffwechsel ohne Mitwirkung des Sauerstoffs durchzuführen, wobei sie nur etwa $\frac{1}{25}$ der Kalorien für ihren Eigenstoffwechsel verbrauchen wie unter Einwirkung des Sauerstoffs. Nach eingehenden Untersuchungen kam Prof. *Kollath* zu der Feststellung, daß bei vorherrschender Fleischkochkost unter dem Einfluß des noch im Enddarm reichlich vorhandenen Sauerstoffs die Gallenfarbstoffe zu der bekannten braunen Farbe des Kotes oxydiert werden, während bei fehlendem Sauerstoff im Darm infolge pflanzlicher Frischkost der Stuhl eine hellgelbe Farbe annimmt. Er ließ dabei noch offen, welche Auswirkung dies auf den Menschen hat, da es noch nicht untersucht sei, nimmt jedoch als gesichert an, daß „eine sauerstofffreie Atmosphäre im Darminnern eine wesentliche Verringerung der Nahrungsaufnahme erlaubt, ohne daß der Mensch unterernährt wird". So wird eine Kost, reich an vegetarischer frischer Nahrung, zu einer schonenden und entlastenden Kost – mindestens dem Darm gegenüber.

Andererseits muß natürlich dann bei Fleischkochkost und einem entsprechend sauerstoff*haltigen* Darminnern, bei dem die Darmbakterien etwa 25mal mehr Energie für sich selbst verbrauchen, der Widersinn auftreten, daß der Mensch zunächst seine Darmbakterien überfüttert, bevor er sich selbst ernährt.

Abgesehen aber von dieser unerhörten Verschwendung tritt die mögliche Schädigung erst zutage, wenn man überlegt, daß es gar nicht gleichgültig ist, ob die Darmbakterien einen Stoffwechsel mit (Aerobiose) oder ohne Sauerstoff (Anaerobiose) durchführen.

Die entstehenden Nahrungsspaltprodukte wie die Bakterienstoffwechselprodukte sind bei sauerstofffreiem und sauerstoffhaltigem Darminnern außerordentlich verschieden und außerdem davon abhängig, ob es sich um normale Darmbakterien (Normalcoli) oder abnorme und entartete Darmbakterien (Paracoli u. a.) handelt.

Nun steht aber aus zahllosen Untersuchungen, insbesondere von Prof. *Baumgärtel* und Prof. *Nissle,* seit langer Zeit fest, daß die Menschen bei der üblichen Kost eine *abnormen Darmbakterienbesiedlung* aufweisen, was den Schluß zuläßt, daß ihre Ernährung fehlerhaft sein muß. Die Einführung lebender normaler Darmbakterien ist daher eine in der ärztlichen Praxis schon lange Zeit geübte Behandlungsweise, weil man dabei Heilungen von Rheuma, Ekzemen und Blutarmut sowie Besserung bei Krebs beobachtet hat.

Gesundheitsschäden

Da ein fehlerhaft ablaufender Darmstoffwechsel den Darm zu einer einzigartigen Giftquelle macht (die Medizin spricht heute schon oft vom Darm als Quelle einer Herdinfektion), wird allein hieraus klar, wieviel von einer gesunderhaltenden Nahrung abhängig ist. Wir wissen heute sogar, daß eine gesunde Nahrung oder eine bestimmte Diät unwirksam bleiben, solange die Funktion der Darmbakterien nicht normal abläuft.

Es ist in diesem Zusammenhang äußerst aufschlußreich, zu erfahren, daß die normalen Darmbakterien das Vitamin K bilden, das für den raschen Ablauf des Blutgerinnungsvorgangs unentbehrlich ist, und daß die entarteten Darmbakterien zu dieser Synthese nicht in der Lage sind. Fehlt Vitamin K in der Nahrung, das gerade mit frischen Gemüsen, wie Spinat, Weißkohl, Blumenkohl und Tomaten, aufgenommen wird, so vermögen normale Colibakterien diesen Mangel eine Zeitlang auszugleichen, während bei entarteten Darmbakterien ein Mangel an Vitamin K in der Leber und damit ein Verzögern der Blutgerinnung oder gar Ungerinnbarkeit des Blutes auftritt. Darüber hinaus ist bereits durch Untersuchungen von *Kollath* und *Stahl* bekannt, daß das Vitamin K das Wachstum bestimmter Mikroorganismen im Blutstrom hemmt. Diese Einblicke in die Zusammenhänge zwischen Nahrung, Verdauung und Blutfunktionen sind natürlich sehr unvollständig, sie deuten aber an, welch große Bedeutung der Frage „Frischkost oder Kochkost“ zukommt.

Neuere Beobachtungen bestätigen diese Ergebnisse. In einer Arbeit von Dr. *Seitz* über die Beziehungen des Lezithins und Vitamins B_{12} zum Blut und seinen Elementen finden wir die Mitteilung, daß das Vitamin B_{12} auch als Stoffwechselprodukt von Darmbakterien auftritt, also von diesen erzeugt wird. Nach der Aufsaugung durch die Darmwand wird es in der Leber gegespeichert und übt nun die Funktion eines Blutzellenreifungsstoffes aus. Nur in Anwesenheit dieses Wirkstoffes können z. B. die wichtigsten Eiweißaufbauvorgänge, nämlich die Umwandlung minderwertiger Eiweißkörper in hochwertige, die für den Aufbau des Zellkerns erforderlich sind, vor sich gehen. Dazu gehören aber auch die schon seit hundert Jahren bekannten Lezithine, komplizierte Glyzerinphosphorsäureverbindungen, die normalerweise mit der Nahrung aufgenommen werden, aber durch Kochen eine schwere Einbuße ihrer biologischen Wirksamkeit erleiden. Außer der Funktion des Vitamins B_{12} bei der Synthese der Zellkerneiweißkörper wirkt es gegen eine übermäßige Histaminbildung. Histamin ist eine im Stoffwechsel vermehrt

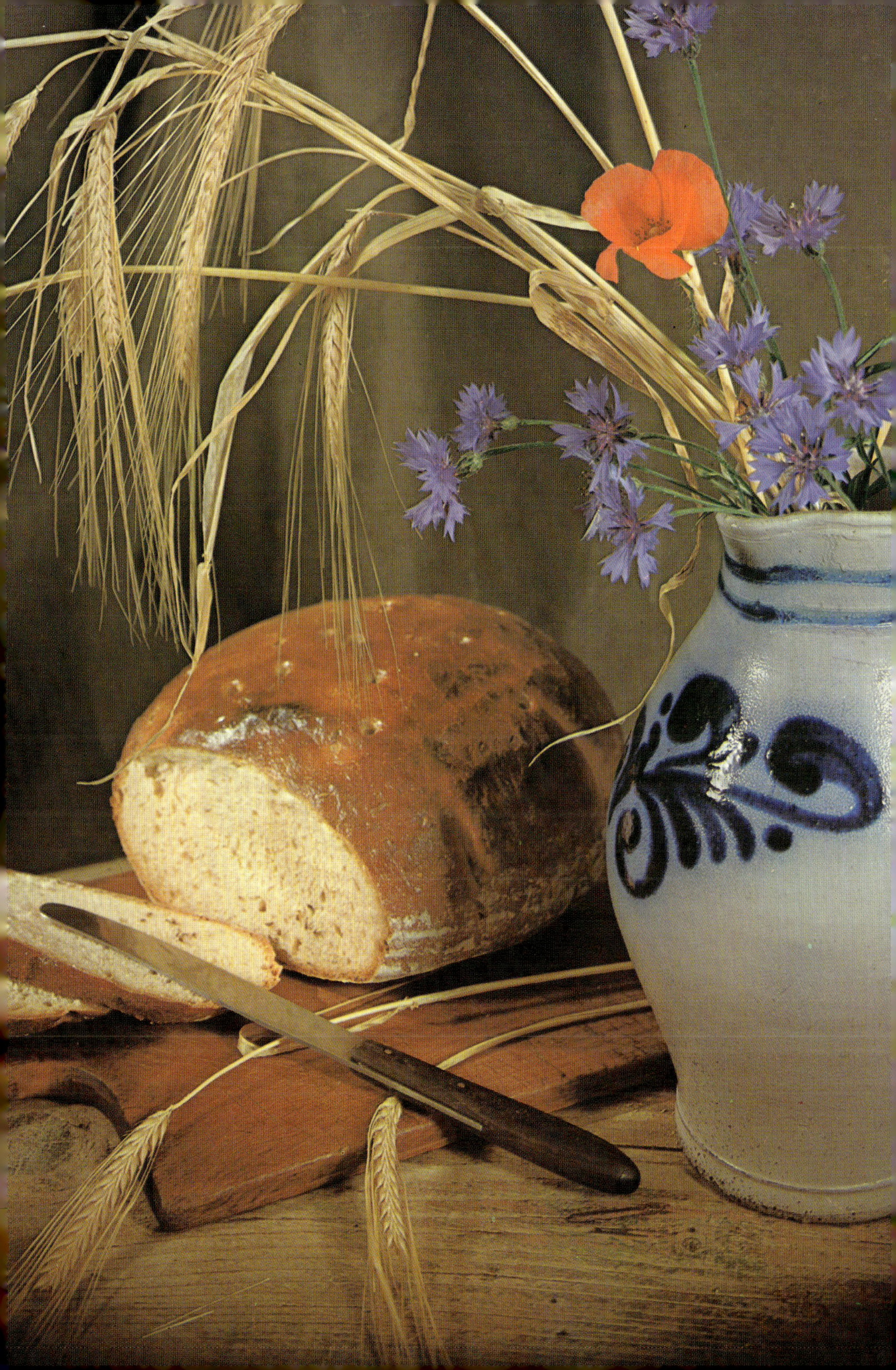

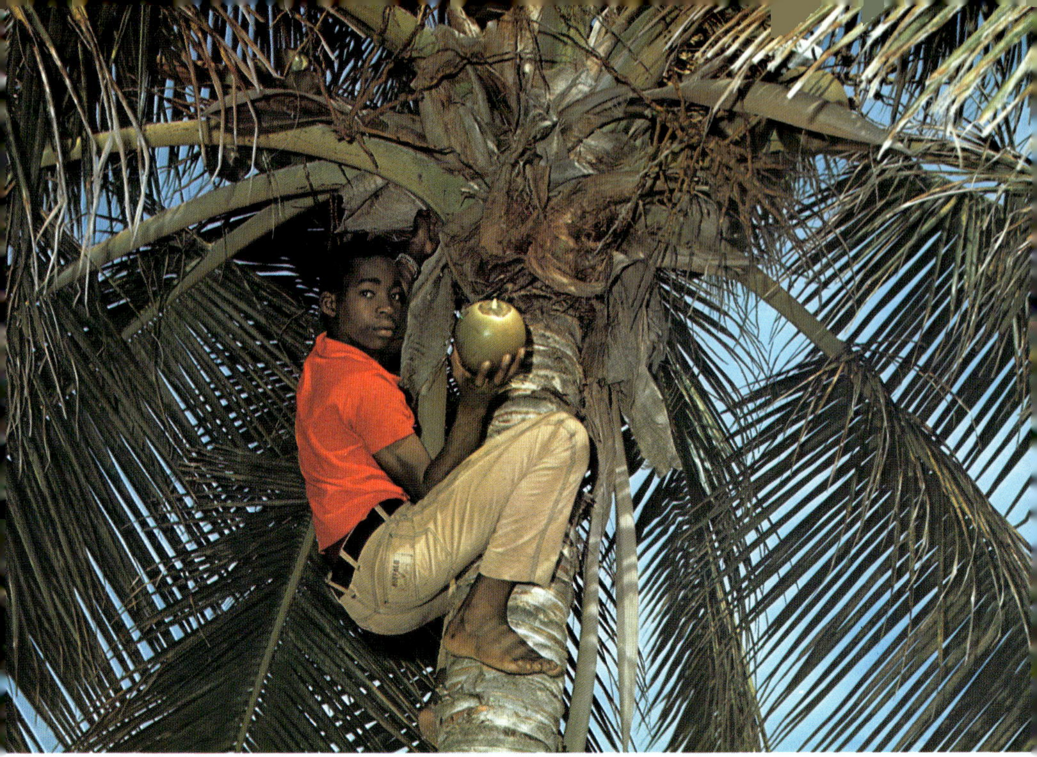

Bei der Kokusnußernte

Ölsaaten und Pflanzenöle

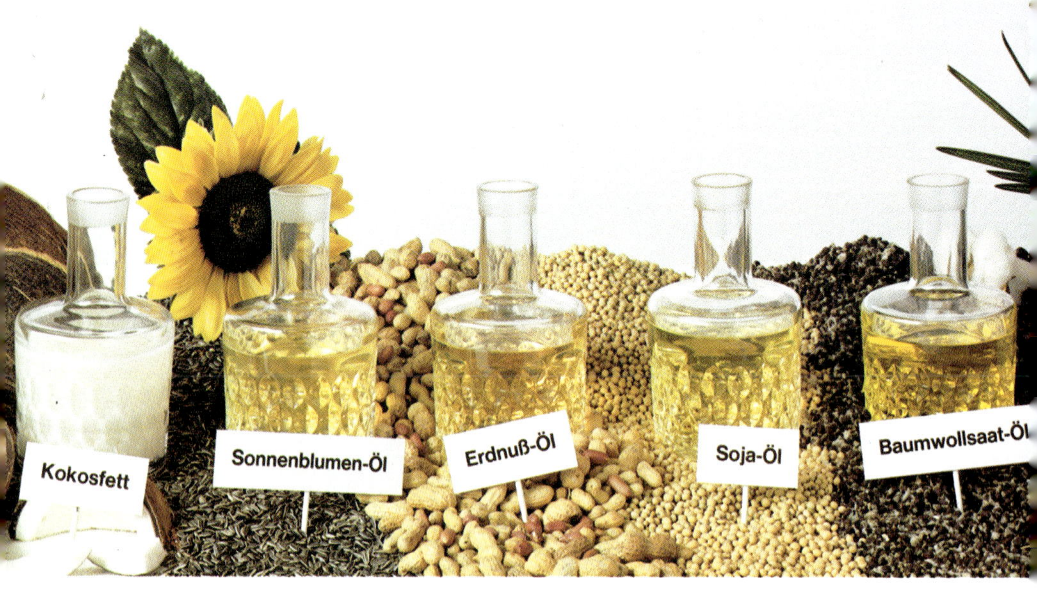

auftretende Substanz, die Überempfindlichkeitsreaktionen nach Art des Heuschnupfens, Asthma bronchiale, Ekzems und anderer Erscheinungen auslöst. Endlich ist uns heute bekannt, daß das im Vitamin B_{12} zu vier Prozent enthaltene Kobalt eine antituberkulöse Wirkung entfaltet; eine Feststellung, deren Bedeutung wir noch nicht genügend einzuschätzen wissen.

Rohkost oder Kochkost

Von einer gesunden Nahrung hängt die Lebensfähigkeit der Darmbakterien ab. Diese vermögen wie kleine Speicher einen auftretenden Mangel durch Eigenproduktion wichtiger stoffwechselchemischer Substanzen eine Zeitlang zu überbrücken. Schließlich aber erkranken sie selbst an Mangelerscheinungen, entarten und sondern nun giftige und zerstörend wirkende Stoffwechselprodukte ab, die nach der Aufsaugung durch den Darm in den Blutkreislauf und die Leber gelangen und den ganzen Abwehrmechanismus des Körpers in Bewegung setzen. Dieser bewältigt die Entgiftung und Vernichtung dieser Stoffe so lange, bis er überempfindlich wird oder bei andauerndem Reiz erlahmt, erkrankt und schließlich entartet, wenn ihm nicht rechtzeitig Hilfe durch normale und das Gleichgewicht wiederherstellende Wirkstoffe mit gesunder Nahrung oder durch Medikamente zuteil wird.

Wen das nicht zutiefst beeindruckt und wer nach Bewußtwerden dieses Dramas hier nicht sieht, in welche Gefahr er sich und die Seinen bringt, wenn er jahre- und möglicherweise jahrzehntelang falschen Ernährungsgewohnheiten huldigt, steuert unrettbar dem Unheilbaren zu. Bei ausschließlicher Kochkost und geschädigten Darmbakterien tritt nicht nur eine ungenügende Versorgung mit den hitzeempfindlichen Fermenten, den Vitaminen C und B, dem Vitamin K, dessen Rückwirkungen auf den Blutgerinnungsvorgang bekannt sind, auf, sondern auch ein Mangel an Vitamin B_{12}, wodurch wiederum die roten Blutzellen nicht zur Reife gelangen, was sich über kurz oder lang als *perniziöse Anämie* oder in ähnlichen Formen der Blutarmut äußert.

Wenn wir – wie ich immer wieder betonen möchte – aus dem wunderbaren, sich uns aber ungeheuer kompliziert darstellenden Stoffwechselgeschehen nur Bruchstücke und Ausschnitte erkennen können, so weisen sie uns doch immer wieder energisch darauf hin, daß wir nicht ungestraft Eingriffe in das natürliche Gefüge der Lebensmittel vornehmen können und daß wir neben der Kochkost stets der Frischkost bedürfen.

Darüber hinaus ist es nicht nur wesentlich, *daß* wir Frischkost zu uns nehmen, sondern auch *wann,* das heißt hier, in welcher zeitlichen Reihenfolge wir Frischkost neben der Kochkost verspeisen.

Wenn man eins der üblichen Mittagsgerichte, bestehend aus einem Teller Suppe oder Fleischbrühe, Fleisch, gekochten Kartoffeln und Gemüse, oder auch ein Frühstück aus einer Tasse Kaffee oder Schokolade, Brot mit Butter und Marmelade zu sich nimmt, so erhöht sich die Zahl der weißen Blutkörperchen im strömenden Blut innerhalb von zehn Minuten von normalerweise 6000 bis 8000 pro Kubikmillimeter auf 10 000, in 30 Minuten auf 30 000, um nach 90 Minuten wieder auf den Normalwert abzusinken. Diese Erscheinung ist seit bald hundert Jahren *(Virchow)* bekannt und wird als Verdauungsleukozytose bezeichnet. (Leukozytose heißt Vermehrung der weißen Blutkörperchen.) Eine solche Vermehrung der weißen Blutkörperchen tritt weiterhin bei allen entzündlichen Reizen, insbesondere bei fast allen Infektionskrankheiten, auf und wird dann als Abwehrreaktion des Körpers angesehen. Es spricht nichts dagegen, die sogenannte Verdauungsleukozytose ebenfalls als Abwehrmaßnahme des Körpers gegen etwas Fremdes, also als eine flüchtige entzündliche Reaktion anzusehen *(Roessle)*. Dazu paßt vorzüglich eine Feststellung von *Kuschakoff,* wonach eine Mahlzeit aus rohen, ungekochten, pflanzlichen Nahrungsmitteln *nicht* zu einer Vermehrung der weißen Blutkörperchen führt, die früher als normal angesehene Entzündungsreaktion also ausbleibt. Diese Entzündungsreaktion bleibt auch aus, wenn *nach* der pflanzlichen Rohkost die Kochkost verabreicht wird, tritt jedoch sofort auf, wenn die Rohkost erst *nach* der Kochkost genossen wird. *Kuschakoff* stellte auch fest, daß mindestens zehn Prozent der Nahrung *roh* und vor der Kochkost gegessen werden muß, wenn die Entzündungsreaktion ausbleiben soll.

Gesundheitsschäden

Diese Beobachtungen werden heute so gedeutet, daß die naturnahe, lebendige, nicht totgekochte Nahrung vom Körper nicht als fremd empfunden und daher nicht abgewehrt wird, während die Kochkost eine Mangelkost darstellt, die zunächst eine Abwehrreaktion des Körpers auslöst.

Der Grund für diese Abwehrreaktion ist nach Prof. *Kollath* in den der Kochkost fehlenden nahrungseigenen Fermenten und Aromastoffen zu suchen. Hier wird also zum ersten Male auf die große Bedeutung der natürlichen Aromastoffe hingewiesen. Diese sehr hitzeempfindlichen Stoffe werden bereits von den Mund- und Rachenschleimhäuten aufgenommen und über das autonome, von unserem Bewußtsein unabhängige Nervensystem wirksam, das auch die Reaktion der weißen Blutkörperchen steuert.

Auch aus diesen höchst interessanten Beobachtungen haben wir etwas Wichtiges für unsere tägliche Ernährungsweise zu lernen, nämlich: Kochkost ist eine Mangelkost, die unbedingt der Ergänzung durch Frischkost bedarf. Diese Frischkost – das heißt immer lebendige, ungekochte Nahrung – muß *stets zu Beginn jeder Mahlzeit,* also vor jeder Kochkost, genossen werden, wenn die als Abwehrmaßnahme des Körpers angesehene Vermehrung der weißen Blutkörperchen nicht eintreten und das Nervensystem im Gleichgewicht bleiben soll. Damit hat die Frage „Roh oder gekocht?" eine eindeutige und klare Beantwortung erfahren, die als erster Grundsatz unbedingt bei allen Mahlzeiten beachtet werden muß.

3. Die Verdrängung der Hartkost durch die Weichkost

Hartkost, Weichkost, natürliche und künstliche Lebensmittel

Die Vorstellung, jede Nahrung möglichst weitgehend vorbereitet dem Körper anbieten zu müssen, damit er wenig Arbeit mit ihr habe und sie besser auszunützen vermöge, führte zur Verdrängung der Hartkost und dadurch zur Vernachlässigung des Kauens. Aber gerade diese rein mechanische Tätigkeit des Zahn-Kiefer-Systems ist nicht nur notwendig zur Erhaltung dieser Organe, sondern auch zur rechten Einleitung des ganzen Verdauungsvorganges. Das tüchtige Durchkauen harter Speisen (hartes Vollkornbrot, Früchte, Nüsse u. a.) bildet zunächst eine ideale Zahnfleischmassage, die die Voraussetzung zur Erhaltung der Widerstandskraft und Elastizität des Zahnfleischgewebes schafft und damit den Zahnfleischschwund (Parodontose) verhindert. Doch auch die Zähne selbst werden erst zu einem brauchbaren und gesunden Gebiß, wenn der natürliche Entwicklungsreiz vorhanden ist. Dieser aber besteht im Kauen und Beißen. Und geben wir den Zähnen des Erwachsenen keine ihnen gemäße Arbeit, also nichts Festes zum Kauen und Beißen, so setzt der vorzeitige Verfall, die Zahnfäule (Karies), ein. Zähne wollen kauen, am besten frische, natürliche und lebendige Kost, also Möhren, Rüben, Radieschen, Obst, Nüsse und schließlich trockenes und hartes Brot im wahrsten Sinne des Wortes. Klebrige Nahrung und Süßigkeiten begünstigen die Zahnfäule.

Leider ist ein gesundes, gut geformtes Gebiß bei Kindern und Erwachsenen nur noch ein seltener Anblick. Daher müssen wir die dringende Forderung erheben: Mehr kauen! Kauen reinigt die Zähne und korrigiert ihre Stellung, durchblutet den Zahn von der Wurzel her und erhält ihn damit, wenn die Nahrung selbst keine Mängel aufweist, die sich schließlich am Zahnsystem auswirken. Bedenken wir doch: 97 Prozent der Gebisse aller Deutschen sind von Zahnfäule und Zahnfleischschwund befallen, und nur etwa ein Prozent unserer Kinder weisen ein fehlerfreies Gebiß auf. Gebißverfall und Ernährung stehen in ursächlichem Zusammenhang. Das Beispiel von Mönchweiler (Schwarzwald), wo ein ganzes Dorf seine Ernährungsweise radikal umstellte und einen erstaunlichen Rückgang der Karies bei Kindern erlebte, ist der beste Beweis dafür. Es liegt bei uns selbst, eine Änderung und Besserung herbeizuführen und nicht auf die Erfindung von Wundermedizinen zu warten.

4. Die Verdrängung der natürlichen Lebensmittel durch künstliche Nahrungsmittel

Der Wert der Nahrung ist nicht allein an ihrem Brennwert (Kaloriengehalt) zu messen. Wir wissen, daß nicht die kalorisch höchstwertige Nahrung die gesündeste darstellt, sondern diejenige, bei der der natürliche Zustand der Nahrungsmittel weitgehend erhalten und der Anteil der tierischen Nahrungs-

Gesundheits-schäden

mittel gering bleibt. So wie das natürliche Nahrungsmittel, z. B. ein Apfel, eine Nuß, das Getreidekorn, ein von Natur aus harmonisch aufgebautes und ausgeglichenes Aggregat von Nahrungs-, Wirk- und Lebensstoffen darstellt, so muß auch die gesamte menschliche Nahrung in einem harmonischen Verhältnis alles für den Organismus Notwendige enthalten. Werden alle notwendigen Stoffe in ausreichender Menge und in einem naturgegebenen Verhältnis zugeführt, so tritt Sättigung und völlige Befriedigung des Nahrungsbedürfnisses ein. Eine mangelhafte und in irgendeiner Richtung einseitige Ernährung läßt nur schwerlich das Sättigungsgefühl entstehen, weil der Körper nach dem Liebigschen Minimumgesetz, das nach *E. Abderhalden* und *Thomas* auch für die Ernährung gilt, sich in der Aufnahme der Nahrung nach den Stoffen richtet, die nur unzureichend vorhanden sind. Ist also ein Stoff, z. B. ein Vitamin oder ein Mineral, in der ihm dargebotenen Nahrung in ungenügender Menge vorhanden, so nimmt der Körper von dieser an Eiweißkörpern und Fetten vielleicht reichlichen Nahrung so viel auf, daß auch der Mangelstoff in ausreichender Menge vorhanden ist. Mangelernährung führt daher immer zu einer Aufnahme größerer Nahrungs*mengen* und zu einem Überangebot an Massenstoffen, das je nach der Konstitution des einzelnen auf die Dauer zu den verschiedensten Stoffwechselstörungen und Organschädigungen führt. Die lebenswichtige Bedeutung dieser Zusammenhänge wird heute noch nicht genügend gewürdigt. Nicht eine hochkalorische Nahrung ist das erstrebenswerte Ziel, sondern die mangelfreie, harmonische und ausgeglichene Nahrung, in der alle notwendigen Stoffe in einem möglichst natürlichen Verhältnis enthalten sind. Es ist leicht einzusehen, daß der Organismus bei natürlicher, möglichst unveränderter Nahrung eine wesentlich geringere Menge benötigt als bei einseitigen Nahrungsformen und daß der ausgeglichenen Nahrung eine in ihrer Bedeutung noch längst nicht genügend erkannte, gesunderhaltende Kraft zukommt.

Wenn wir in ein naturgegebenes Nahrungsmittel mit physikalischen oder chemischen Mitteln eingreifen – Prozesse, die früher häufig als „Veredelung“ oder „Reinigung“ bezeichnet wurden, uns heute aber als Denaturierung der Lebensmittel erscheinen –, so erzielt man wohl reine, meist hochkonzentrierte Energielieferanten, wie Weißmehl, Weißzucker, polierten Reis, raffinierte Öle und Fette, manche Konserven, reines weißes Kochsalz, aber es sind ihnen die biologisch wirksamen und gesunderhaltenden Eigenschaften weitestgehend genommen. Dabei soll nicht verkannt werden, daß auch diese modernen Industrieprodukte heute wegen ihrer vorzüglichen Haltbarkeit, Lager- und Transportfähigkeit allein schon aus Gründen der Vorratswirtschaft und Fernversorgung nicht entbehrt werden können. Sie sind und bleiben aber dennoch tote Nahrung, die unbedingt der Ergänzung durch lebendige

Frischkost, also Früchte aller Art, Getreidefrischbrei, Nüsse, Salate u. a., bedarf.

Veredelung, Reinigung, Ballast- und Begleitstoffe

Das gleiche Problem finden wir bei der Herstellung der Arzneimittel. Auch hier wird schon seit langem die Frage erörtert, ob das natürliche Substanzgemisch oder die künstlich isolierte Reinsubstanz den größeren Heilwert besitzt.

Während uns die analytische Forschung auf dem Gebiet der Technik zu ungeahnten Fortschritten, insbesondere in der Schaffung von neuen Roh- und Werkstoffen, geführt hat, sind wir in der Heilkunde und Ernährung mit isolierten und synthetischen Stoffen nicht immer ganz glücklich geworden. Mit den Methoden der einzelnen naturwissenschaftlichen Fachrichtungen versuchte man seit der Entdeckung des Morphiums durch den Apotheker *Sertürner* im Jahre 1816 immer die Drogen zu analysieren und die Wirkungen der einzelnen Faktoren, die wir möglichst rein darzustellen bestrebt waren, festzustellen. Wir gelangten auf diese Weise zu den Wirkungsbildern der Reinsubstanzen, die den unbestrittenen Vorteil der genauen Dosierung, der längeren Haltbarkeit und einer größeren Gleichmäßigkeit der Wirkung besitzen. Oft genug war damit aber auch eine größere Unverträglichkeit, größere Giftigkeit und schlechtere Löslichkeit verbunden, so daß man vielfach erst nach einem geeigneten organischen Lösungsmittel suchen mußte. Die Freude über die gefundenen und isolierten Reinsubstanzen ließ jedenfalls die Frage nach der Wirkung der Gesamtpflanze meistens gar nicht aufkommen. Das Finden des Hauptwirkstoffs und seine Isolation waren das Ziel. Alle „Begleitstoffe“ und „Ballaststoffe“ wurden vorerst mißachtet.

Ein klassisches Beispiel für die differenzierteste analytische Forschung ist die Aufspaltung der Wirkstoffe der Blätter des roten Fingerhuts. Zunächst extrahierte man aus den Blättern zwei Glykoside, nämlich Purpurea-Glykosid A und Purpurea-Glykosid B, aus denen man durch Abspaltung von Zucker (Glykose) die Spaltglykoside Digitoxin, Gitoxin und Gitalin gewann, die stark herzwirksam sind. Wiederum durch Abspaltung von zuckerähnlichen Stoffen gelangte man zu den Stoffen Digitoxigenin, Gitaligenin, Gitoxigenin, die ebenfalls noch Herzwirkung entfalten. Nun glaubte und hoffte man, in den Endprodukten auch gleichzeitig die wirksamsten Stoffe für die Krankenbehandlung gefunden zu haben. Es zeigte sich jedoch, daß die Herzwirkung um so mehr abnahm, je weiter die Spaltung getrieben wurde. Ja, man kam schließlich zu der Einsicht, daß nicht einmal die zuerst isolierten Glykoside den besten Heileffekt ergeben, sondern daß der einfache Teeaufguß aus den Fingerhutblättern die brauchbarsten Ergebnisse liefert.

Damit lag der Gedanke nahe, daß die anfangs mißachteten „Ballast-“ und „Begleitstoffe“ doch an der Wirkung beteiligt sein müßten, und man fand auch die wesentliche Rolle der begleitenden seifenähnlichen Stoffe (Saponine) und der Kalziumsalze an der Gesamtwirkung.

Gesundheitsschäden

Wir sind durch solche Forschungen endlich zu der Erkenntnis gekommen, daß unsere großen Hoffnungen, durch die Darstellung von Reinsubstanzen die Natur zu übertreffen, in vielen Fällen nicht erfüllt werden können, sondern daß die Natur in unseren Heilpflanzen ebenso wie in Früchten, Salaten und Gemüsen Wirkstoffe und Nahrungskonzentrate schuf, in denen die einzelnen Faktoren in einem wunderbaren und unserem Organismus am meisten zuträglichen Verhältnis zueinander stehen. Wir müssen uns heute wieder zu der bereits von *Hufeland* (1762–1836) rein intuitiv erfaßten Wahrheit bekennen, daß jede Nähr- und Heilpflanze eine Individualität ist und als solche studiert und angewandt werden muß.

Auch die Wissenschaft kann nur immer wieder bestätigen, daß das *ganze* naturgegebene Produkt mehr ist als ein Teilprodukt daraus.

5. Der Reichtum an tierischem Eiweiß

Die sogenannte Eiweißfrage hat die Gemüter schon vielfach erhitzt. Aber gerade auf diesem Gebiet hat die neuere Forschung zu überraschenden und bedeutenden Erkenntnissen und Klärungen geführt. Dr. *E. Kofrànyi* vom Max-Planck-Institut für Ernährungsphysiologie in Dortmund hat hier Entscheidendes geleistet. Dr. rer. oec. *Ralph Bircher,* der Sohn des bekannten Arztes und Ernährungsforschers Dr. med. *M. Bircher-Benner,* faßte die Ergebnisse der modernen Eiweißforschung in mehreren Arbeiten zusammen. Diese dienten u. a. den folgenden Ausführungen als Grundlage:

Eiweiß ist ein für uns unentbehrlicher Lebensstoff, von dem wir nach neueren Erkenntnissen nur noch 0,4–0,7 g pro Kilogramm Körpergewicht täglich je nach Art und Mischung der eiweißhaltigen Nahrungsmittel benötigen. Dabei ist nicht die gerade noch ausreichende, sondern die möglichst günstige tägliche Menge zugrunde gelegt. Es muß betont werden, daß Unterernährung und auch Überfütterung mit Eiweiß zur Schädigung des Organismus führen können.

Die von *Liebig* (1803–1873) vertretene Lehre, daß das Eiweiß die einzige Quelle der Muskelarbeit sei und daß Fette und Kohlenhydrate nur zur Erhaltung der Körperwärme dienten, wurde bereits durch *Voit* (1831–1908) überwunden, obwohl dieser wiederum einen viel zu hohen Eiweißbedarf annahm (118 g). Wir können die benötigte Eiweiß*menge* sowohl durch tierische als auch durch pflanzliche Produkte decken, also zum Beispiel durch Fleisch, Fisch, Milch, Käse und Eier oder durch Salat, Gemüse, Erbsen, Bohnen, Soja, Nüsse, Leinsamen, Mohnsamen oder Sonnenblumenkerne. Die verschiedenen tierischen oder pflanzlichen Eiweißarten setzen sich aber, chemisch gesehen, aus zahlreichen genau bekannten Eiweißbausteinen, den sogenannten Aminosäuren, zusammen, von denen heute zehn als unentbehrlich („essentiell") für den menschlichen Organismus angesehen werden. Sie müssen nach dieser Lehre vollzählig mit der Nahrung zugeführt werden, wenn nicht ernsthafte „Betriebsstörungen" entstehen sollen. Nur wenn diese Bausteine vollständig vorhanden sind, ist es dem Körper möglich, das Nahrungseiweiß zu menschlichem, körpereigenem Eiweiß umzubauen. Eiweißfrage

Die tierischen und pflanzlichen Nahrungsmittel enthalten sehr wechselnde Mengen und stark verschiedene Arten von Eiweißbausteinen. Unter dem eben angedeuteten Blickwinkel gelten daher die Nahrungsmittel als hoch- und vollwertig, die die meisten der als unentbehrlich angesehenen Eiweißbausteine enthalten. Die höchste „biologische Wertigkeit" besitzen nach dieser Anschauung die Eiweißarten, in denen alle vermeintlich unentbehrlichen Eiweißbruchstücke vorhanden sind. Man nennt sie auch „vollständig" oder „vollwertig".

Nach dieser Wertung sind Fleisch-, Fisch-, Eier-, Milch-, Hefe-, Ölsamen-, Leinsamen- und Mohnsameneiweiß *vollständig,* Getreide-, Erbsen-, Bohnen- und Linseneiweiß ebenso wie das anderer Vegetabilien als biologisch *geringwertig* zu beurteilen, je nach ihrem Gehalt an verschiedenen Aminosäuren. Es gibt zahlreiche Tabellen über die Wertigkeit der Eiweißarten der verschiedensten Lebensmittel. Darin wird das aus den oben genannten tierischen Produkten (Fleisch, Fisch, Ei, Milch) stammende Eiweiß weit hochwertiger eingeschätzt als das aus den pflanzlichen Produkten stammende, wodurch auch das Schlagwort von der biologischen Überlegenheit des tierischen Eiweißes gegenüber dem pflanzlichen Eiweiß entstand. Es ergibt sich daraus notwendigerweise die Forderung, daß eine Normalperson von 70 kg täglich eine Menge von 70—90 g Eiweiß benötige, von der mindestens ein Drittel, also 23—30 g, aus tierischem Eiweiß bestehen müsse. Wenn man auf dieser Grundlage die Planung einer Volksernährung aufbaute, würde ein ungeheurer Verbrauch an Fleisch, Fisch, Eiern, Milch und Käse die Folge sein.

Die Volkswirtschaftler rechneten jedoch aus, daß ein fruchtbares, dichtbesiedeltes Land, das keine anderen Länder ausbeutet, gar nicht in der Lage ist, so viel Fleisch, Eier, Milch und Käse zu produzieren, daß jeder Einwohner täglich die als notwendig erachtete Menge von 23—30 g tierischen Eiweißes erhalten kann. Damit ständen solche Länder theoretisch vor einer Ernährungskatastrophe. In Wirklichkeit ist das aber nicht der Fall, was wiederum nur gegen die eben angeführte Rangordnung der Eiweißarten spricht.

Gegen die unbedingte Notwendigkeit des Verzehrs tierischen Eiweißes sprechen aber auch zahlreiche Ernährungsversuche und Beobachtungen an

Menschen, die Prof. Dr. *A. Brauchle,* ein bekannter Verfechter der Naturheilkunde, mitteilte. Vergleichende Dauerleistungsprüfungen zwischen einem maximal trainierten Gemischtköstler und einem ebensolchen Rohköstler ergaben, daß der Gemischtköstler im Wettkampf vollkommen gegen den Rohköstler, der einen Weitmarsch Berlin–Dresden gewann, abfiel. Diese Einzelbeobachtung wurde durch zahlreiche andere bestätigt.

Gesundheitsschäden

Die oft umstrittenen und angegriffenen Beobachtungen und Versuche haben inzwischen auch ihre wissenschaftliche Erklärung gefunden. Prof. *Abelin* (Bern) erschütterte auf einem Internationalen Eiweißforscherkongreß sowohl die Auffassung, daß Aminosäuren unbedingt notwendige Bausteine des Eiweißes in unserem Organismus seien, als auch die Meinung, daß es unbedingt notwendige, durch sonst nichts zu ersetzende Aminosäuren gebe; denn Aminosäuren werden in unserem Körper selbst auf- und abgebaut und ineinander umgewandelt. Einfache Verbindungen gehen in Aminosäuren über, und bestimmte, als besonders lebenswichtig angesehene Aminosäuren, deren Anwesenheit im Nahrungseiweiß für unentbehrlich gehalten wurde, sind auch dann im Körper in fast normaler Menge anzutreffen, wenn sie in der Nahrung dauernd gefehlt haben. Er wies darauf hin, daß nicht die Art des zugeführten Eiweißes entscheidend ist, also auch nicht, ob bestimmte Aminosäuren anwesend sind oder nicht. Lediglich die Funktionstüchtigkeit der Körperzellen entscheide darüber, ob die Eiweißzufuhr voll- oder minderwertig sei. Diese Erkenntnisse stellen die ganze bisherige Eiweißlehre auf den Kopf. Es sei allerdings nicht verschwiegen, daß der Auffassung *Abelins* noch häufig widersprochen wird. Weitere Untersuchungen werden auch hier Klarheit schaffen.

Cuthbertson vom Rowett-Forschungsinstitut in Aberdeen jedenfalls erklärte, daß die Auffassung, Tiereiweiß sei dem Pflanzeneiweiß überlegen, heute allen Sinn verloren habe, da sie sich auf alte Versuche mit gereinigtem Eiweiß stütze. Natürliches, lebendiges Eiweiß gleicher (chemischer) Zusammensetzung, wie es in unseren Lebensmitteln vorkomme, habe nicht nur andere Eigenschaften, sondern verhalte sich auch anders.

Prof. *Schuphan,* der dem biologischen Wert des Grünblatteiweißes nachgegangen ist, fand, daß Grünblatt- und Kartoffeleiweiß bereits in bescheidener Menge das Getreideeiweiß ergänzen. Zusammen mit *Lintzel* arbeitete er einen neuen Begriff und Test für den biologischen Nutzwert des Eiweißes beim erwachsenen Menschen aus, der das überraschende Ergebnis zutage förderte, daß Fleischeiweiß zu den geringwertigen Eiweißarten gehört und mit den Hülsenfrüchten auf gleicher Stufe steht, Milch zwar hochwertig ist, besonders für den heranwachsenden Menschen, der größte biologische Nutzwert aber in Getreidekörnern, Kartoffeln und Grüngemüsen liegt.

Die am Max-Planck-Institut in Dortmund von Dr. *Kofrànyi* geleiteten Forschungen haben die älteren Auffassungen großenteils bestätigt und erkennen lassen, daß nicht das Fleischeiweiß die höchste biologische Wertigkeit besitzt, sondern jede Mischung aus zwei verschiedenartigen Eiweißquellen biologisch höherwertiger ist als ein Eiweißträger allein. Er fand heraus, daß die Kombination von 36% Ei-Eiweiß und 64% Kartoffel-Eiweiß die höchste biologische Wertigkeit besitzt; es folgen dann die Kombinationen Ei + Weizen, Ei + Reis, Ei + Bohnen, Milch + Brot, Fleisch + Kartoffeln und schließlich Bohnen + Mais. Weitere Forschungsergebnisse mit Dreifachkombinationen werden sicher folgen.

Eiweißfrage, Fettfrage

Wir sehen aus diesen Forschungen und Erfahrungen, daß das Problem der gesunden Eiweißernährung auch wissenschaftlich einer Lösung entgegengeht, die große Ärzte und Lebensreformer schon seit Jahrzehnten vorausahnten.

6. Reichtum an tierischen und sonstigen festen Fetten

Früher wurden vorzugsweise kaltgeschlagene Pflanzenöle, vor allem Leinöl und Mohnöl, verwendet. Die Abwendung von den Pflanzenölen hat schwerwiegende Schädigungen zur Folge, weshalb einer gesunden Fettnahrung unsere erhöhte Aufmerksamkeit gelten muß. Erwachsene Personen benötigen täglich 50–80 g Fett. Diese Menge wird im allgemeinen durch Butter, Fleischfette, feste Pflanzenfette (Kokosfett, Palmkernfett) und Margarine gedeckt. Alle diese Fettarten sind „feste" Fette, chemisch gesehen stark gesättigt und deshalb im Stoffwechsel schwer umsetzbar. Sie bringen die Gefahr mit sich, in völlig unerwünschter Weise in unserem Unterhautgewebe abgelagert zu werden und die Grundlage für die Fettsucht zu bilden. Alle Öle sind flüssig, chemisch gesehen mehr oder weniger ungesättigt und daher von den Verdauungssäften leichter angreif- und umsetzbar, falls sie nicht wesentliche chemische Eingriffe durchgemacht haben. In diesem Fall sind die handelsüblichen Speiseöle nicht mehr als natürliche, vollwertige Produkte anzusprechen. Sie weisen zwar eine helle Farbe auf und sind von neutralem Geschmack, was aber nur erreicht werden kann, wenn man sie „veredelt", das heißt mit Wasserdampf entduftet, mit Bleicherde bleicht, durch Lauge entsäuert und schließlich durch Wasserstoffanlagerung härtet. Die genannten „Veredelungsverfahren" führen, ernährungsphysiologisch gesehen, zu einer Entwertung oder Denaturierung. Aus einem Lebensmittel wird ein weniger wertvoller Wärmelieferant.

Wir haben hiermit wiederum einen Störungsfaktor in unserer Zivilisationskost erkannt, der auf die Dauer zu Mangelkrankheiten, insbesondere zu Haut-, Magen-, Darm-, Leber-, Gallenblasen- und Kreislaufkrankheiten, führen muß. Wissenschaftlich ist das Verständnis für die schädliche Wirkung der üblichen Fettversorgung heute durchaus gegeben. Die naturbelassenen Öle und Fette, wie sie durch Kaltpressung ohne jede Hitzeanwendung und ohne Verwendung von Extraktionsmitteln gewonnen werden, haben nicht nur ihren Brennwert (Kalorienwert), sie sind vielmehr gleichzeitig Träger zahlreicher fettlöslicher Wirkstoffe, wie Provitamin A, Provitamin D, Vitamin E, Vitamin F, Phosphatide (Lezithin), ferner von Duft- und Farbstoffen sowie Spurenelementen. Ein Teil dieser Wirkstoffe, die für die Fettverdauung, die Fettaufsaugung im Darm und den Fettstoffwechsel vor allem in der Leber notwendig sind, geht durch die industrielle Bearbeitung verloren.

Gesundheitsschäden

Abgesehen von dem Vitaminverlust (A, D, E) braucht als Beispiel hier nur darauf hingewiesen zu werden, daß das Lezithin ein unentbehrlicher Zellbestandteil ist, der ausgeprägte Beziehungen zu den ebenfalls in den „ungereinigten" Ölen vorkommenden ungesättigten Fettsäuren besitzt, der das biologische Gleichgewicht der Nervenzellen aufrechterhält, der Funktionen in den Blutbildungszentren erfüllt und auch beim Aufbau des Zellkerneiweißes eine Rolle spielt.

Durch die industrielle Gewinnung der Fette gehen oft wertvolle Stoffe verloren. Die Fette sind dann für eine vollwertige Ernährung und insbesondere für eine Diät nicht geeignet. Auch die Tatsache, daß manchen Margarinesorten Konservierungsmittel, Farbstoffe und andere Zusätze beigefügt werden, um sie aufzubessern und den Naturprodukten anzugleichen, vermindert ihren Wert. Es gibt jedoch inzwischen viele Sorten reiner Pflanzenmargarine von hoher Qualität, die der Butter ebenbürtig oder ihr sogar – vor allem wegen des fehlenden Cholesteringehaltes – überlegen sind.

Sämtliche festen und daher weitgehend mit gesättigten Fettsäuren ausgestatteten Fette tierischer und pflanzlicher Herkunft (z. B. Fleischfett und Butter) sollten wenigstens zur Hälfte durch flüssige Fette (Öle) und reine Pflanzenmargarine ersetzt werden. Unter den Ölen wählt man am besten die Öle mit einem hohen Anteil an ungesättigten Fettsäuren, da sich diese Öle im Körper schnell umsetzen und als „Zündstoffe" beim Fettstoffwechsel in der Leber wirksam sind.

Obwohl die eigentliche biologische Funktion der ungesättigten (essentiellen) Fettsäuren noch nicht völlig geklärt ist, weiß man aus Tierversuchen und Beobachtungen am Menschen, daß diese Fettsäuren für eine normale Geschlechtsfunktion und für die Funktion der Leber-Ferment-Systeme erforderlich sind, daß bei Mangel an ungesättigten Fettsäuren Störungen im Zellstoffwechsel auftreten, die Zellmembranen anormal gebildet werden und sich Strukturdefekte in wichtigen Zellelementen ergeben. Die Linolsäure (eine der ungesättigten Fettsäuren) reagiert mit den schwefelhaltigen Aminosäuren (den Eiweißbausteinen), ein Vorgang, der für die Zellatmung von ausschlaggebender Bedeutung ist, die zum Beispiel bei jeder Krebserkrankung angeregt werden muß, da hierbei die Zellatmung schwer gestört ist. Ebenso wichtig wie in der Ernährung des Krebskranken sind die ungesättigten Fettsäuren auch für die Diät bei jeder Form der Cholesterinerhöhung im Blutserum (Hypercholesterinämie), da die ungesättigten Fettsäuren (insbesondere die Linolsäure) eine cholesterinsenkende Wirkung ausüben. Fettfrage

Fettsäuren-Zusammensetzung der derzeit gebräuchlichen Nahrungsfette (in % der Gesamtfettsäuren)

	gesättigte Fettsäuren	einfach ungesättigte Fettsäuren	mehrfach ungesättigte Fettsäuren
Kokosfett	92	6	2
Talg	54	43	3
Butter	60	37	3
Olivenöl	19	73	8
Palmöl	46	44	10
Margarine	60	25	15
Erdnußöl	19	50	31
Baumwollsaatöl	25	25	50
Maiskeimöl, Mazola	15	30	55
Sonnenblumenöl	10	30	60
Sojaöl	14	24	62
becel-Speiseöl	11	19	70
Safloröl (Distelöl)	10	15	75

Die wichtigsten, vor allem in Reformhäusern käuflichen Öle mit ungesättigten Fettsäuren sind: Getreidekeimöle, Sonnenblumenöl, Leinöl, Mohnöl, Walnußöl, Maiskeimöl.

Weil das Olivenöl weniger hochungesättigte Fettsäuren enthält als die genannten Pflanzenöle, wird es meist nicht mehr an erster Stelle genannt, obwohl es die meisten Menschen kennen. Es muß aber gesagt werden, daß das Olivenöl neuerdings wieder wesentlich aufgewertet worden ist, und zwar durch Ärzte und Ernährungsforscher *(P. Paroli, Segoria de Arana, H. Balzli* und *R. Bircher)*, die auf Grund neuerer Untersuchungen zu dem Ergebnis gekommen sind, daß das Olivenöl nicht nur wohlschmeckend und ausgezeichnet verträglich ist, sondern auch reichlich Phytosterine enthält, Stoffe also, die die Aufnahme von Nahrungscholesterin weitgehend verhindern. Das Olivenöl besitzt infektionsverhütende Qualitäten, es wird besonders gut verwertet (besser als die meisten anderen pflanzlichen und viel besser als die tierischen Fette), und es ist ein unbestrittenes Heilmittel für Leber und Galle,

Gesundheitsschäden

das über den vermehrten Gallenfluß auch für eine wohltätige Darmentleerung sorgt. Es enthält nur wenig Vitamin A, aber besonders viel Vitamin E, das Thrombosen verhindert, die Leistung der Schilddrüse und die Sauerstoffversorgung des Körpergewebes verbessert, die Umwandlung von Karotin begünstigt und schließlich einen Schutzstoff darstellt für Frischzellenenzyme, ungesättigte Fettsäuren und die Vitamine A, C und K.

Olivenöl ist nach den heutigen Erkenntnissen sowohl für die gesunde Ernährung als auch für die Diät wesentlich zur Verhütung und Heilung der Herz- und Kreislaufleiden, speziell der Arteriosklerose, zur Behandlung von Leber-Gallen-Leiden, Darmträgheit und zahlreichen Stoffwechselstörungen. Vorbedingung für die heilende Wirkung ist allerdings ein Olivenöl guter Qualität und erster Pressung (Jungfernöl). Die Bezeichnung „reines Olivenöl" ist kein Qualitätsmerkmal.

7. Der Reichtum an Kochsalz

Es ist grundsätzlich richtig, wenn schon *Paracelsus* formulierte: „Allein die Dosis machts's, daß ein Ding kein Gift sei." So ist auch Kochsalz grundsätzlich kein Gift – es wird in der Homöopathie als Medikament verwandt –, aber in *der* Menge, in der es der üblichen Kost beigefügt wird, etwa 20 bis 30 g täglich, liegt eine einwandfreie Überdosierung, also eine Giftwirkung, vor. Prof. *Brauchle,* der von der Kochsalzschwelgerei als dem zweiten Übel neben dem übermäßigen Fleischverbrauch spricht, weist darauf hin, daß schädliche Wirkungen schon bei einem täglichen Verbrauch von 5 g bemerkbar werden und daß der Kochsalzgehalt der Nahrung in engster Beziehung zur Migräne, zur Tuberkulose und zum Krebs steht, wie es auch vor ihm schon *Gerson* betonte. Es ist eine Erfahrungstatsache, daß viele Menschen Kochsalz im Gewebe zurückbehalten, daß dieses wiederum übermäßig viel Wasser im Gewebe bindet und wahrscheinlich durch den erschwerten Stoffaustausch der Entstehung zahlreicher Krankheiten den Boden bereitet.

Auch für das Kochsalz gilt das von den Reinsubstanzen Gesagte. Kochsalz ist reines Natriumchlorid, das von allen natürlich vorhandenen Beimengungen, früher „Verunreinigungen" genannt, befreit ist. Hier müssen wir auf das unveränderte Naturprodukt zurückgreifen, das heißt auf das natürliche Steinsalz oder auf Meerwasser, das alle die für uns notwendigen Mineralsalze in einem physiologischen Gleichgewicht enthält.

Während *Brauchle* vorschlägt, pro Tag und Kopf nicht mehr als 2 g Kochsalz im Haushalt zu verwenden, weist *Kollath* darauf hin, daß allein durch den Brotverzehr von 300–400 g täglich der Kochsalzbedarf, selbst wenn er mit 7–8 g täglich angenommen wird, vollauf gedeckt ist, da das Brot zwei Prozent Kochsalz enthält. Andere Autoren lassen überhaupt nur 1–2 g täglich gelten. Wenn das im Sinne einer gesunden Ernährung als unvollständig zu bezeichnende Kochsalz abgelehnt wird, muß es durch Vollsalz, Meersalz oder Meerwasser ersetzt werden, um das „natürliche Salzbedürfnis" zu befriedigen. Meersalz enthält nicht nur Natriumchlorid, sondern auch Kalium-, Kalzium- und Magnesiumchlorid, die sich im biologischen Gleichgewicht halten, sowie die in ihrer wahren Bedeutung noch nicht genügend erkannten, aber bereits als lebensnotwendig angesehenen „Spurenelemente". Salzfrage

Was wissen wir nun von einem Salzschaden? Nach der Aufnahme des Kochsalzes in die Blutbahn ist die Natrium-Chlor-Verbindung größtenteils gelöst, so daß sowohl das Chlor als auch das Natrium zur Eigenwirkung gelangen. Während das Chlor-Atom anscheinend schnell von anderen Substanzen gebunden und unschädlich gemacht wird, zum Teil auch in Form der Salzsäure des Magens, in der das Chlor an Wasserstoff gebunden ist, wiedererscheint, übt das freie Natrium-Atom erhebliche Giftwirkungen aus. Gibt man einem Säugling 1–3 g Kochsalz, so reagiert er darauf mit einem Temperaturanstieg, dem „Kochsalzfieber". Aber auch Erwachsene erfahren durch monatelangen übermäßigen Kochsalzgenuß starke Beeinträchtigungen sämtlicher Organ- und Gewebsfunktionen, und es entstehen Zahnfleischentzündungen, Magen- und Darmkatarrh, Hämorrhoidalblutungen, Migräne und entzündliche Veränderungen anderer Körperschleimhäute. Die „Salzschäden" kommen anscheinend ganz allgemein durch eine Störung des Bindegewebes zustande, das als gefäßführende Schicht den gesamten Stoffaustausch zu vermitteln hat. Da die lebenswichtige Bedeutung des Bindegewebes erst durch die neuere Krebsforschung hervorgehoben wird, läßt sich ermessen, wie eingreifend sich hier ein Kochsalzschaden auswirken kann.

Bei einer Reihe von ständigen schweren Krankheitszuständen, wie Herz-, Leber- und Nierenerkrankungen, ferner auch beim Schwangerschaftsödem, ist die heilende Wirkung des völligen Kochsalzentzuges bekannt und wird täglich angewandt. Vor siebzig Jahren waren es zwei französische Ärzte, die bei Kranken mit hohem Blutdruck beobachteten, daß sich der Blutdruck nach völligem Salzentzug auf einen Normalwert senken ließ. Vor fünfzig Jahren griffen amerikanische Ärzte diese Beobachtung erneut auf und konnten sie nach eigenen Untersuchungen, wenn auch mit unregelmäßigen Ergebnissen, bestätigen. Seit dieser Zeit ist die Forschung über die Heilwirkung des Kochsalzentzuges nicht mehr abgerissen. Heute ist die kochsalzfreie Diät bei Gefäß- und Kreislaufkranken sowie Nieren-, Leber-, Haut- und Lungenkranken ein fester Bestandteil der Behandlung. Salzfreie Kost, Reis und Früchte vermögen bei hohem Blutdruck und Herzerkrankungen Wunder zu wirken. Dennoch wissen wir nicht, ob allein in der Salzfrage der Schlüssel zur Lösung der zahlreichen Rätsel liegt, die uns der hohe Blutdruck aufgibt.

Gesundheitsschäden

Eins steht fest: Zuviel reines Salz dient nicht unserer Gesundheit. Wir sollten den Gebrauch auf ein Mindestmaß verringern oder besser durch Voll- oder Meersalz ersetzen. Kochsalz als solches ist nicht lebensnotwendig, wohl aber sind es die Spaltprodukte Natrium und Chlor. Dafür ist jedoch das Kochsalz nicht die einzige Quelle.

Wir wollen in der Kochsalzfrage keiner Einseitigkeit das Wort reden und auch nicht vergessen, daß Kochsalz bei zahlreichen Zuständen sogar ein Heilmittel sein kann, dann nämlich, wenn der Körper im Verlauf von Krankheiten einen großen Wasserverlust erleidet, womit meistens ein vermehrter Verlust an Natrium und Chlor, eine Verschiebung oder eine vermehrte Bindung im Gewebe stattfindet. Vor allem darf ein Zuckerkranker nicht salzarm ernährt werden, weil dadurch die Insulinwirkung leidet.

Das Kochsalz zeigt uns somit deutlich, wie ein Stoff entweder zum Gift oder zum Heilmittel werden kann. Es kommt immer darauf an, das rechte Maß, die richtige Dosierung zu finden.

8. Der Reichtum an Auslandsgewürzen und die Verwendung von Chemikalien zur Schönung und Konservierung

Mit dem steigenden Austausch von Gütern aller Art zwischen den Ländern haben sich leider exotische Gewürze, deren Anwendung nur in den Tropen voll berechtigt ist, eine hervorragende Stellung auch bei uns erobert und sehr zu Unrecht die viel milderen heimischen Würz- und Küchenkräuter fast verdrängt. Es wäre gegen eine sparsame Verwendung der exotischen Gewürze nichts einzuwenden, denn sie sind imstande, eine besondere geschmackliche Differenzierung hervorzurufen und Eßlust und Stimmung zu steigern.

Jedoch neigt leider die deutsche Küche – oft im Gegensatz zur französischen – dazu, die Anwendung der scharfen Gewürze zu übertreiben und den Eigengeschmack der Nahrungsmittel weitgehend auszulöschen. Ist es nicht völlig sinnlos, das Gemüse zunächst abzukochen, das Abkochwasser, das nun die meisten Geschmacksstoffe enthält, wegzugießen und dem größtenteils nur noch aus Zellulose bestehenden „Gemüse“ wieder starke Gewürze hinzuzufügen, um ihm wieder einen meist sehr einseitigen Geschmack zu verleihen?

Da das Kochen viele Geschmacksstoffe zerstört oder verändert, ist es nicht verwunderlich, daß gekochte Nahrung an sich geschmacklos ist und weder die Nase noch den Gaumen reizt, also auch keinen Appetit hervorrufen kann. Wir müssen daher gekochter Nahrung Geschmacksstoffe (Gewürze) *nach dem Kochen* zusetzen und sie nicht etwa mitkochen, wobei auch diese ihren Geschmack einbüßen, so daß die Teilnehmer an der Mahlzeit nach der ersten Probe schon zum Salzfäßchen oder Senftöpfchen greifen.

Ich bin weit davon entfernt, die exotischen Gewürze als Gift zu bezeichnen und ihren Gebrauch einfach zu verdammen, wenn sie lediglich in kleinsten Mengen angewandt werden. Für die heißen Zonen, in denen sie beheimatet sind, haben sie sogar ihre Berechtigung, da hier der Appetit meist sehr gering und die Verdauung ohne solche Reizstoffe träge ist. Hier sind sie als Anregung für Appetit und Verdauung wohl am Platze und schaden auch deshalb nicht, weil unter der heißen Sonne allein schon die ausscheidende Tätigkeit der Haut gegenüber der gemäßigten Zone um ein Vielfaches gesteigert ist.

Würzkräuter

In unserem gemäßigten Klima ist es aber weit vorteilhafter, sich unserer zahlreichen heimischen Würzkräuter zu bedienen, da sie in vollendeter Form den Bedürfnissen des Organismus nach Geruchs- und Geschmacksstoffen angepaßt sind. Aber selbst bei unseren meist milden, „gemäßigt" wirkenden Würzen ist zu beachten, daß nur wiederum kleine Mengen die Funktionen des Verdauungskanals *anregen,* größere Mengen dagegen eher hemmend und lähmend wirken. Fehlen sie jedoch ganz, so kann die Kost wegen ihres wenig anregenden Geschmacks sogar Schäden an den Verdauungsorganen anrichten.

Unsere Gewürze erregen also die Geruchs- und Geschmacksorgane, was zur Entstehung des Appetits unerläßlich ist, vermehren die Absonderung der Verdauungssäfte aus Magen, Darm, Bauchspeicheldrüse und Leber, fördern die Aufsaugung der Nahrungsstoffe aus dem Speisebrei, beschleunigen die wurmförmigen Verdauungsbewegungen des Darms sowie die Absonderung der Rückstände und beruhigen die Nerven. So verbindet die Natur den notwendigen Vorgang der Zufuhr von Energie mit dem Genuß, den die Aufnahme richtig zubereiteter Speisen gewährt.

So sehr die übertriebene Anwendung der exotischen Gewürze abzulehnen ist, so ist der Standpunkt vieler lebensreformerischer Fanatiker nicht weniger zu verwerfen, die radikal alle Gewürze als ungesunde „Reizstoffe" beseitigt sehen wollen und höchstens einige harmlose Küchenkräuter gelten lassen. Nein, die *ganze* Fülle unserer Würz- und Küchenkräuter hat uns die Natur geschenkt, damit wir uns weise ihrer Anregungs- und Heilstoffe bedienen können. Wir müssen wieder zu einer verständnisvollen Anwendung der Würz- und Küchenkräuter und damit zu einer Küchenkultur kommen, wie sie im Mittelalter bereits einmal erreicht war. Solange auf den Tischen unserer Gasthäuser noch das bekannte Trio aus Salz, Senf und Pfeffer steht, ist dies meines Erachtens das fatale Eingeständnis einer nicht beherrschten Würzkunst oder eine Konzession an den verbildeten Geschmack der Gäste.

Wir wollen unsere Gerichte durch das Würzen appetitanregend, bekömmlich und schmackhaft gestalten. Es darf daher niemals so viel Gewürz verwendet werden, daß der Eigengeschmack des Gerichtes, etwa der Suppe, des

Gemüses oder des Salates, überdeckt wird, das Gewürz also „vorschmeckt“. Der Eigengeschmack des Gerichtes muß auf jeden Fall erhalten bleiben; er soll lediglich verstärkt, gemildert oder ergänzt werden.

Gesundheitsschäden

Die Hausfrau muß also den Geschmack der einzelnen Gewürzkräuter kennen, um sie sinngemäß anwenden zu können. Es genügt nicht, „irgendwelches“ oder „ein paar Würzkräuter“ in den Topf zu werfen, um eine Geschmacksharmonie zu erzielen. In der Regel wird zu kräftig gewürzt, weil die Mehrzahl der Menschen seit Jahren an zu stark gezuckerte oder gesalzene Speisen gewöhnt ist. Bei Entziehung von Pfeffer, Salz und Senf wird daher das Gericht oft als fade und ohne Geschmack empfunden, bis man nach längerer Zeit plötzlich den Eigengeschmack der Nahrungsmittel feststellt, für den die Geschmacksnerven nun wieder empfänglich geworden sind. Jetzt erst wird man auch empfinden, welche mannigfache Abwechslung im Geschmack durch die Verwendung der Würzkräuter hervorgebracht werden kann, welche zahlreichen Möglichkeiten in der Hand der Hausfrau liegen, um in diesem oder jenem Falle einer persönlichen Geschmacksneigung ihrer Lieben zu entsprechen, was vor allem in Krankheitsfällen von besonderer Wichtigkeit ist. Ein *so* zur Unterscheidung feiner Geschmacksqualitäten „erzogener Gaumen“ wird kaum wieder stark gesalzene und gepfefferte Gerichte als schmackhaft bezeichnen. Denken wir an die verschiedenen vorbeugenden und heilenden Wirkungen der Würzkräuter, so wird uns erst recht klar, wie sehr das Wohl und Wehe der Familie auch beim Würzen in der Hand der Hausfrau liegt.

Die Verwendung von **Chemikalien zur Konservierung und Schönung** von Lebensmitteln entsprang dem Bestreben, eine möglichst lange Haltbarkeit, Lagerfestigkeit und Transportfähigkeit zu erzielen, um eine Vorratswirtschaft zu ermöglichen und die Fern- und Großstadtversorgung zu erleichtern. Diese Eigenschaften besitzen die Naturprodukte, die alle einer natürlichen Zersetzung unterliegen, nur in geringem Maße. Brauchbare Methoden der Konservierung sind auch heute noch Trocknen (Obst, Gemüse) und Säuern (Weißkohl, Rotkohl), die Aufbewahrung in konzentrierter Zuckerlösung, die Überschichtung mit Öl und das Räuchern. Die modernen Verfahren verwenden entweder Hitze, Kälte oder organische und anorganische, oft körperfremde Desinfektionsmittel, die nicht immer unbedenklich, bisweilen sogar gefährlich sind, wenn auch das neue Lebensmittelgesetz scharfe Schutzbestimmungen enthält.

Für die Handelskonservierung und die Vorratswirtschaft im großen dürfen nur noch nachweislich unschädliche Verfahren verwendet werden. Am besten ist die Anwendung von Hitze und Kälte, wobei dem Tiefkühlverfahren im Rahmen seiner Möglichkeiten unbedingt der Vorzug zu geben ist. Er-

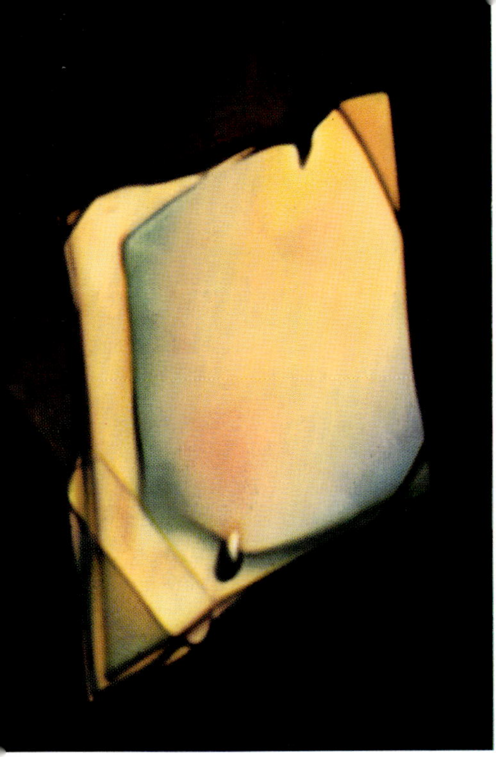

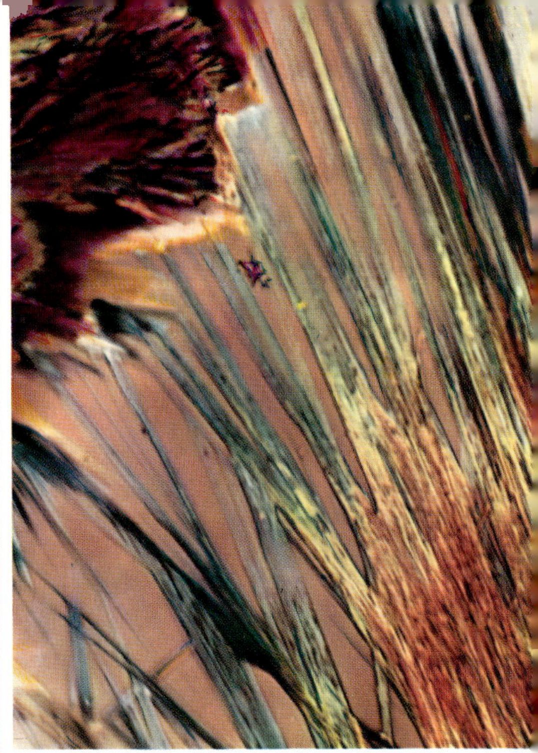

Vitaminkristalle in polarisiertem Licht: Vitamin A

Vitamin B_1

Vitamin D_2

Vitamin B_2

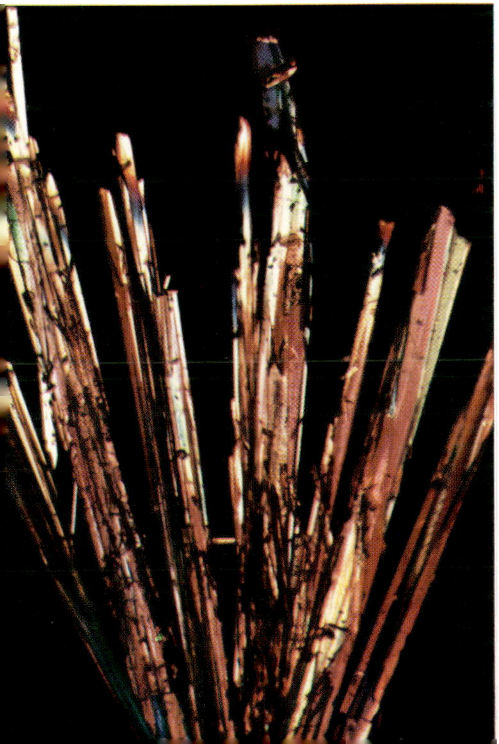

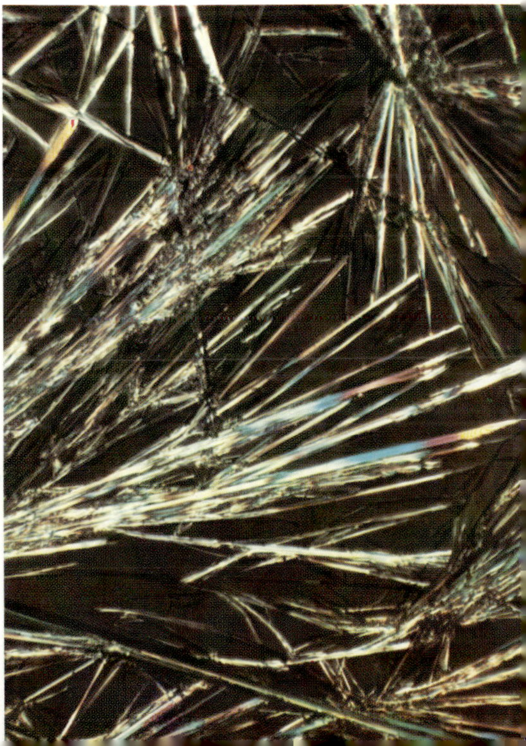

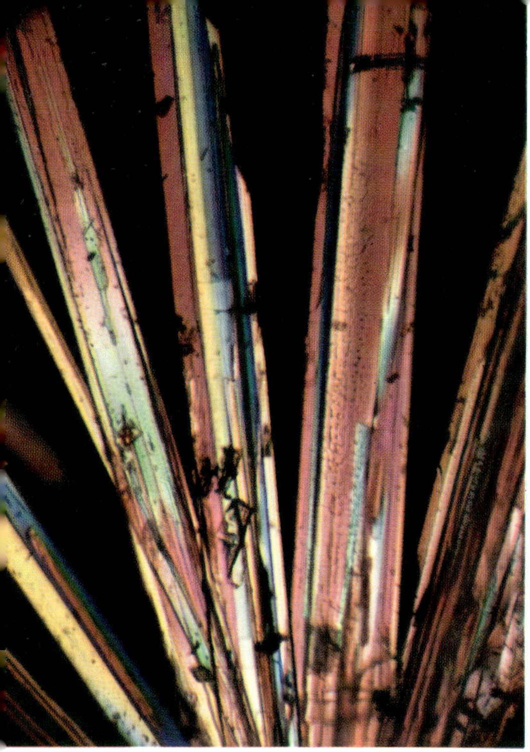

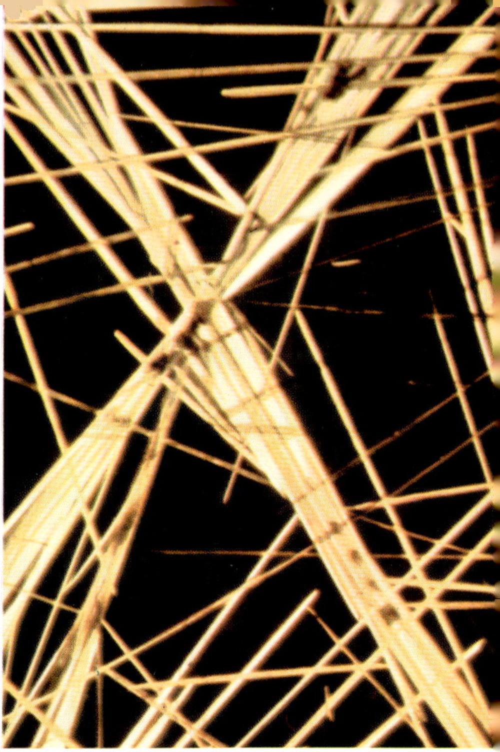

Vitaminkristalle in polarisiertem Licht: Vitamin D_3 Vitamin D_2

Vitamin K_3 Vitamin H (Biotin)

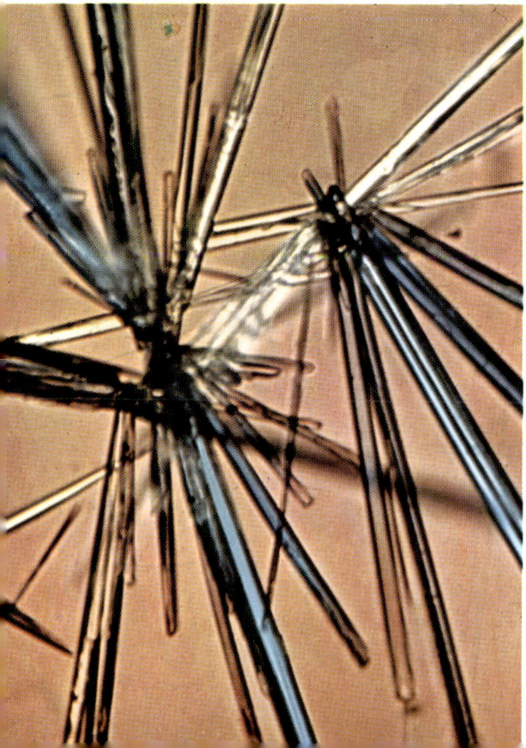

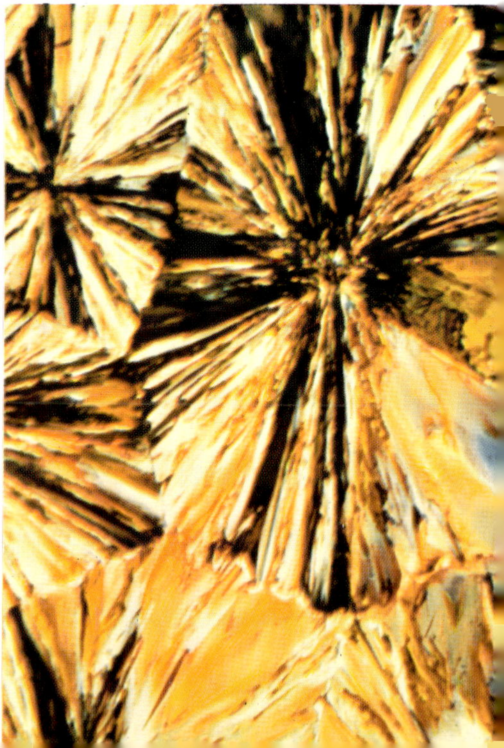

freulicherweise haben sich die Konservierungsverfahren so gebessert, daß die Hausfrau neben den notwendigen naturfrischen Produkten auch die nicht chemisch konservierten Nahrungsmittel ohne Bedenken verwenden kann.

Vitaminwirkungen

9. Die Armut an Vitaminen und pflanzlichen Hormonen

Die Vitaminlehre ist noch relativ jung und ihr Aufbau längst nicht zum Abschluß gekommen. Ihre Hauptaufgaben liegen noch immer in der Ermittlung des wirklichen Tagesbedarfs an den einzelnen Vitaminen. Diese Mengen dienen zur Auffüllung von Mangelzuständen, wie sie durch einseitige Kost, zehrende Krankheit, Überarbeitung und Schwangerschaft entstehen. In normalen Dosierungen bilden alle Vitamine mit Eiweißstoffen, Fermenten und anderen Bauelementen „Zündstoffe des Lebens", die vielfältig – anfachend und regulierend – in den Stoffwechsel eingreifen. Es wurde schon darauf hingewiesen, daß die sogenannten Verfeinerungs- und Veredelungsverfahren, der Kochprozeß und die Konservierungsmethoden unter anderem auch zu Vitaminverlusten oft ganz erheblicher Art führen. So kommt es, daß bei der heute üblichen Durchschnittskost die Vitaminversorgung, insbesondere mit Vitamin A, B_1 und C, unzureichend ist. Vor allem das Vitamin A hat entscheidende Funktionen im Stoffwechsel zu erfüllen. Sein Fehlen, besonders wenn es chronisch ist, verhindert unter anderem auch die notwendige Speicherung von Vitamin C in der Nebennierenrinde, wovon wieder die lebensnotwendige Produktion des Nebennierenrindenhormons abhängt, das für die Stabilisierung des Kreislaufs nicht entbehrt werden kann.

Es ist hier nicht erforderlich, auf die verschiedensten Vitaminmangelerscheinungen einzugehen, da sie an anderer Stelle ausgeführt sind. Lediglich zu dem bereits angeführten Mangel an Vitamin A sei gesagt, daß das Vitamin A neben den eben angeführten Eigenschaften den Aufbau der Haut und der Schleimhäute fördert und ihre Widerstandsfähigkeit gegen Infektionserreger erhöht, daß es am Aufbau des Sehpurpurs beteiligt ist und bei der Anpassung des Auges an die Dämmerung eine Rolle spielt und daß es endlich auf Schilddrüse und Leber regulierend wirkt. Aus diesen Funktionen werden die krankhaften Erscheinungen verständlich, die bei Fehlen oder längerem Mangel des Vitamins A auftreten, nämlich:

1. Augenerkrankungen, wie Nachtblindheit, Trockenheit des Auges, Verdickung der Hornhaut und Neigung zur Geschwürbildung;
2. Erkrankungen der Haut, wie Trockenheit, Schuppenbildung, vermehrte Verhornung und Faltenbildung;
3. Erkrankungen, meist entzündlicher Art, der Schleimhäute, der Atem- und Verdauungs- sowie der harnabführenden Wege.

Dieses Beispiel, das lediglich die möglichen Folgen des Mangels nur eines einzelnen Vitamins zeigen will, mag stellvertretend für die vielen anderen stehen. Die angeführten typischen Krankheitserscheinungen, die sich bei Fehlen des Vitamins A einstellen können, treten in der täglichen Praxis nicht sehr häufig auf, da in der Nahrung immer noch eine gewisse Menge des Vitamins oder seiner Vorstufe enthalten ist und sich unser Körper auch einem Mangelzustand in weiten Grenzen und auf längere Zeit anzupassen vermag. Aber es bildet sich dabei ein praktisch viel wichtigerer Zustand verminderter Leistungsfähigkeit und einer Halbgesundheit heraus, der von Prof. *Kollath* im Tierversuch experimentell erforscht wurde und hier kurz dargestellt werden muß.

Gesundheitsschäden

Zuvor soll jedoch noch die Frage gestreift werden, ob es auch eine übermäßige Vitaminzufuhr gibt und ob eine zu reiche Vitaminzufuhr zu Schädigungen führen kann. Zur ersten Frage ist zu sagen, daß es niemals zu einer überschüssigen Vitaminzufuhr kommt, solange wir uns der natürlichen Vitaminquellen bedienen, wie sie uns in den Lebensmitteln gegeben sind. Eine Übervitaminisierung kann jedoch künstlich durch Zufuhr von konzentrierten Vitaminpräparaten erreicht werden. Diese überreiche Zufuhr von Vitaminen wird verschiedentlich schon zur Heilbehandlung eingesetzt, wenn vorerst auch noch wenig Erfahrungen mit hochdosierten Vitaminen vorliegen. Anderseits weiß man heute, daß eine Übervitaminisierung nicht in jedem Fall vertragen wird und keinesfalls so harmlos ist, wie man bisher immer annahm. So traten z. B. bei einem Mann, der 335 g Eisbär- und Robbenleber, also 7,5 Millionen Internationale Einheiten (I. E.) Vitamin A verzehrt hatte, Kopfschmerzen, Erregbarkeit, Mattigkeit und eine unbezwingbare Schlafsucht auf. Der normale Tagesbedarf für Erwachsene beträgt bei Vitamin A jedoch nur 5000 bis 8000 I. E.

Daß auch eine Überdosierung von Vitamin D zu Schäden führen kann, dafür lieferten amerikanische Ärzte vor einiger Zeit erste Beweise. Gaben sie nämlich tragenden Kaninchen hohe Vitamin-D-Dosen, so hatten die Jungen später Mißbildungen an den Gefäßen, Augen, Ohren und Zähnen. Außerdem führte die übermäßige Zufuhr während der Schwangerschaft zu Skelettschäden und zu Hemmungen des Größenwachstums. Ähnliche Erscheinungen wurden bei Säuglingen und Kleinkindern festgestellt. Gerade am Beispiel des Vitamins D läßt sich ablesen, wie die an sich günstige Wirkung des Vitamins bei einer Überdosierung ins Gegenteil verkehrt wird.

Zur Erzielung eines arzneilichen Effektes sind allerdings sehr massive Dosen notwendig, die über den Tagesbedarf weit hinausgehen.

So kann man z. B. durch Zufuhr von 3000–5000 I. E. Vitamin A und 30–50 mg Vitamin C je Kilogramm Körpergewicht die Krebsentwicklung verlangsamen. Mit 100 000–600 000 I. E. Vitamin A werden die mannigfaltigsten entzündlichen und degenerativen Erkrankungen der Haut, der Schleimhaut und der Augen behandelt.

Halbgesundheit

Vitamin B_1 beeinflußt in Tagesdosen von 100 mg und mehr schwere Nervenentzündungen, während B_6 gegen Erbrechen (auch in der Schwangerschaft) und bei Strahlenschädigungen mit Erfolg angewendet wird. Die Verabreichung hoher Dosen von Vitamin C bis zu mehreren Gramm pro Tag bewährt sich bei allen akuten Infektionen, fördert die Wundheilung sowie die Rückbildung des akuten Gelenkrheumatismus. Neuerdings erst wurde die Wirksamkeit des Vitamins E in einer Menge von 300–900 mg pro Tag bei Herz- und Gefäßkrankheiten einschließlich der Herzkranzgefäße, bei der Beugekontraktur der Finger und bei rheumatischen Entzündungen im Bindegewebe der Muskulatur festgestellt. Auch scheinen die Vitamine B_1 und C besonders im Alter, in größeren Mengen zugeführt, eine außerordentlich erfrischende Wirkung zu zeitigen.

Zu dem umstehend angeführten Begriff der „Halbgesunden" und des unterwertigen Lebens sei noch bemerkt: Zum gesunden Leben gehören nach unserer heutigen Kenntnis nicht nur die Baumaterial und Energie liefernden Stoffe Eiweiß, Kohlenhydrate (Stärke) und Fette, auch nicht allein Vitamine, Mineralien, nahrungseigene Fermente und Aromastoffe, sondern eine vielleicht auch bedeutsame, im wesentlichen auf die Forschungen von *Kollath* zurückgehende Gruppe von Wirkstoffen, die wir als Anreger zur Neubildung von Zellen bezeichnen können, Stoffe, die im Wachstumsalter die Zellvermehrung (Wachstum) und später die Zellerneuerung regulieren und damit Lebensfrische und Gesundheit beeinflussen.

So wie wir bei der Pflanze unter dem Namen „Auxine" Stoffe kennen, welche die Zellkernteilung anregen und damit die Zellvermehrung einleiten (das Vitamin B_1 gehört z. B. dazu), so vermuten wir bei Tier und Mensch nunmehr Stoffe, die eine ähnliche Funktion wie die Auxine besitzen (dazu gehört z. B. die Pantothensäure, ein Faktor der Vitamin-B-Gruppe) und deren Fehlen in der Nahrung und deren Auswirkungen auf den Gesundheitszustand der Tiere *Kollath* eingehend beschrieben hat. Hiermit ist ein Gebiet betreten, das uns wahrscheinlich tiefe und hoffentlich von der breitesten Masse der Bevölkerung beachtete Einsichten in die Ursachen der zahlreichen Degenerativerkrankungen, der vorzeitigen Alterserscheinungen und sonstiger Zivilisationsschäden bringen wird. *Kollath* hat zu zeigen versucht, daß das Fehlen von „Wuchsstoffen" nicht zu den bekannten Vitaminmangelzuständen führt, sondern sehr langsam, aber stetig zu einer Gruppe von *unheilbaren Zuständen chronischer Natur,* die – zunächst im Rattenversuch – große Ähnlichkeit mit den Alters- und Zivilisationskrankheiten des Menschen haben.

Gesundheitsschäden

Kollath stellte bei seinen Ernährungsversuchen an Ratten fest, daß diese mit einer völlig denaturierten Nahrung am Leben blieben, aber nur eine Halbgesundheit, einen halbernährten Lebenszustand zeigten, den er Mesotrophie = Halbernährung nannte. Die Tiere bekamen nur gereinigte Nahrungsstoffe, außer Zink und Kaliumphosphat keinerlei Mineralien und keine Vitamine außer etwas Aneurin (= Vitamin B_1). Die Kost zeigte also qualitativ die Kennzeichen einer ausgesprochenen Mangelkost. Bei dieser Ernährung wuchsen die Tiere auf und erreichten auch ein normales Lebensalter, jedoch boten sie bald Zeichen von Degeneration, Zerfall der Mahlzähne, Verarmung der Knochen an Mineralien, bösartige Veränderungen der Darmflora und chronische Verstopfung. Wurden die bekannten Vitamine der Kost zugesetzt, so besserte sich der Gesundheitszustand nicht. Das hervorstechendste Merkmal dieses Zustandes war eine *ungenügende Regenerationskraft der Zellen.* Die genaue Untersuchung der gestorbenen Tiere ergab anatomische Veränderungen der verschiedensten Organe, die den Degenerativerkrankungen der Menschen ähnelten.

Und nun kommt das Interessanteste. Setzte man der Kost grüne Blätter, Getreidekeimlinge oder Hefe zu, so ließ sich der Zustand der Halbernährung verhüten. Bei nicht allzu langer Dauer dieses Zustandes konnte er gebessert werden, ja sogar die Wiederherstellung der Gesundheit war möglich.

Diese Tierexperimente zeigen so viele Parallelen zu dem Gesundheitszustand der zivilisierten Menschheit, daß wir in ihnen eine bedeutsame Untermauerung und Bestätigung der alten lebensreformerischen Ansichten sehen, wie sie am lebendigsten von *Max Bircher-Benner* und seinem Sohn *Ralph Bircher* vertreten werden: daß nämlich der heute mangelhafte Gesundheitszustand umfangreicher Teile der Bevölkerung unter anderem *vor allem* auf Fehler in unserer Ernährung zurückzuführen ist.

Den alten Vorkämpfern für eine Erneuerung der Volksgesundheit pflichte ich auch in der Ansicht bei, daß zum gesunden Leben Frischkost, grüne Blätter und das *ganze* Getreidekorn gehören. Wenn wir dabei mit alten Gewohnheiten brechen müssen, so dürfte uns das dennoch ungleich leichter fallen, als in der zweiten Hälfte des Lebens mit allerlei unheilbaren Leidenszuständen behaftet zu sein und vielleicht der Allgemeinheit als „Invalide" zur Last zu fallen oder uns als Schwächlinge unseren Aufgaben nicht gewachsen zu fühlen und ein freudloses Dasein im wahrsten Sinne des Wortes zu fristen.

Wir bilden uns nicht ein, mit der bisherigen Nahrungsmittelforschung der Natur ihre letzten Geheimnisse der Nahrungswirkungen entrissen zu haben. Um so notwendiger ist aber die Erforschung jener Faktoren, die zur Vollgesundheit führen. Sie ist heute ebenso wichtig wie die Erweiterung der schon ungeheuer differenzierten Methoden der Krankheitsdiagnostik und ihrer Anwendung. Verhüten ist nicht nur einfacher als Heilen, es ist auch billiger.

Ferment-
wirkungen

Die Rolle der Fermente in der Ernährung

Hier mag noch einmal kurz auf die *Fermente,* diese Zauberschlüssel im Reiche der Ernährung hingewiesen werden, da die übliche Nahrung auch daran meist sehr arm ist, so daß wir schon von einer zivilisatorischen Fermentschwäche sprechen. Es ist längst mit Sicherheit erwiesen, daß die Fermente die „Heinzelmännchen" für die Umwandlungen der Stoffe in allen tierischen und pflanzlichen Zellen sind. Sowohl die Abbau- wie auch die Aufbauprozesse im Stoffwechsel werden durch die Fermente „gesteuert". Die moderne Biochemie hat sogar ihre engen Beziehungen zu den Erbfaktoren aufdecken können. Fermentreaktionen stehen daher heute im Vordergrund vieler theoretischer und praktischer Stoffwechselforschungen.

Mit Hilfe der Fermente, die der gesunde Körper selbst in genügender Menge bildet, vermag er die zugeführten Nahrungsstoffe aufzuschließen und danach aufzunehmen. Wie aber zu jedem Schloß ein Schlüssel gehört, so sind auch zu den verschiedenartigen, zahlreichen Nahrungsstoffen verschiedene spezielle „Schlüssel" erforderlich. Die Fermentschlüssel erfüllen ihre Aufgabe daher nur, wenn sie den richtigen „Bart" besitzen. Diesen bilden die Vitamine. Wahrscheinlich spielen dabei auch Spurenstoffe eine Rolle. Erst das Ferment mit einem Vitamin-„Bart" stellt den fertigen Zauberschlüssel für bestimmte Nahrungsmittel dar. Wir kennen dementsprechend Fermente, die die Stärke verzuckern (Amylasen), Fermente, die Eiweißkörper abbauen (Proteasen), andere, die Fette oder fettähnliche Körper (Lipoide) aufspalten (Lipasen), und schließlich Fermente, die den Sauerstoff der Nahrungsmittel binden, der bei der normalen Darmarbeit störend wirkt (Oxydasen).

Es wird hier deutlich, daß der Stoffwechsel unvollkommen bleiben muß, wenn mit der Nahrung keine Vitamine zugeführt werden, deren Aufgabe es ja ist, die Fermente für ihre spezielle Aufgabe erst funktionstüchtig zu machen. Ist der Körper anderseits nicht in der Lage, die nötigen Fermente zu bilden, was nicht ohne wertvolle Eiweißkörper vor sich gehen kann, so bleiben auch die Vitamine wirkungslos. Nur nichtdenaturiertes Eiweiß hat Fermentwirkung.

Einer Fermentschwäche des Organismus kann der Gehalt der Nahrung an Eigenfermenten zu Hilfe kommen; denn natürliche, frische Nahrungsmittel sind von der Natur reichlich mit Eigenfermenten ausgestattet. Prof. *Kollath* hat wiederholt in besonderer Weise auf deren große Bedeutung hingewiesen. Die Fermente der lebend aufgenommenen Pflanzenkost vermögen der Salzsäure des

Magensaftes zu trotzen und in entscheidender Weise die Verdauungsarbeit zu beeinflussen. Das Beispiel der sauerstoffübertragenden Fermente wurde in dem Abschnitt über die Verdrängung der Rohkost durch die Kochkost bereits erwähnt.

Gesundheitsschäden

Wir kommen also auch bei der Betrachtung der Fermenteinwirkungen zu der Forderung, jede Mahlzeit mit Rohkost oder frischem Rohsaft zu beginnen.

Ich muß hier mit Nachdruck darauf hinweisen, daß durch Kochen, Braten, Backen und Rösten, durch alle Konservierungsmethoden sowie durch alle konservierenden chemischen Zusätze die stoffwechselaktiven nahrungseigenen Fermente zerstört werden. Die vorherrschende Koch- und Fleischkost muß daher zwangsläufig zu einem unvollkommenen Stoffwechsel und schließlich zu regelrechten Stoffwechsel- und Fermententgleisungen führen. Hieraus ergibt sich je nach Anlage und sonstiger Lebensweise die Grundlage für die Entstehung der verschiedensten Krankheitsbilder.

Wenn uns die Entdeckung der Vitamine in der ersten Hälfte dieses Jahrhunderts ungeahnte Einblicke in die Bezirke des Stoffwechsels vermittelt hat, so stehen wir durch die schrittweise Entschleierung des geheimnisvollen Wirkens der Fermente abermals staunend vor der Wunderwelt der Natur. Wer kann die Kraft dieser Wirkstoffe erfassen, wenn er erfährt, daß die chemischen Veränderungen, die zum Beispiel eine Kartoffel durch die Einwirkung der Fermente erleidet, ohne diese Fermente nur in einer Zeit von vier Monaten oder bei einer Magentemperatur von etwa 400° C möglich wären? Die Fermente übernehmen die Rolle biochemischer Heinzelmännchen. Sie meistern spielend die Umsetzung der Nahrungsstoffe, Vorgänge, die wir chemisch nur unter Anwendung hohen Druckes, hoher Temperaturen oder in einer langen Zeit erreichen können. Bedauerlicherweise benehmen wir uns diesen wundertätigen Heinzelmännchen gegenüber ebenso, wie wir es aus der Sage von den Heinzelmännchen zu Köln kennen. Wir vertreiben sie, indem wir unsere Lebensmittel in mancherlei Weise schonungslos denaturieren.

Unser Körper braucht alle natürlichen Bestandteile, die zur ständigen Neubildung von Fermenten aller Art erforderlich sind. Fehlt auch nur ein Ferment mit seiner ganz speziellen Aufgabe, so ist eine komplizierte Stoffwechselkette unterbrochen und damit unvollkommen. Woher aber gewinnt der Körper die Vollzahl der notwendigen Bausteine? Allein aus einer vollwertigen, naturbelassenen Nahrung, die aus einem vollgesunden Boden stammt. Wer daraus die Folgerung zieht, daß unsere Gesundheit bereits von einem gesunden Gartenbau abhängt, ist auf dem rechten Wege. Es ist eine sehr betrübliche Tatsache, daß die meisten Menschen den nährenden und heilenden Kräften eines Gartens völlig entfremdet sind. Sie leiden daher an einer „zivilisatorischen Fermentschwäche“, die es in ihren zahlreichen Anzeichen, wie Magendruck, Völlegefühl, Sodbrennen, üblem Mundgeruch, welker Haut, schlechter Hautfarbe, und in ihren zahlreichen Erscheinungsformen als Verdauungsstörungen, Magen-, Darm-, Leber-, Gallenblasen- und Bauchspeicheldrüsen-Erkrankungen zu erkennen gilt. Rohsäfte, Rohkostvorspeisen, Obst und Salate sind die rechten Vorbeugungs-, Heil- und Wiederherstellungsmittel.

Mineralien, Spurenstoffe

Solange wir nur mehr oder weniger große Ausschnitte aus der Fülle der wunderbaren Wirkungen der Lebensmittel übersehen können – wahrscheinlich werden wir sie nie völlig erfassen –, tun wir gut daran, nicht nur Teile und herausgelöste Reinsubstanzen unserer Lebensmittel zu uns zu nehmen, sondern sie in ihrer möglichst unversehrten Gesamtheit und Natürlichkeit zu verzehren. Sie enthalten dann auch genügende Mengen von regenerativ wirkenden Stoffen.

10. Die Armut unserer Zivilisationskost an Mineralien und Spurenstoffen

Mineral- und Spurenstoffmangel sind meist mit Vitamin- und Fermentmangel verbunden. Sie haben die gleichen Ursachen wie diese, zum Teil charakteristische, zum Teil allgemeinere und sicher noch zahlreiche uns völlig unbekannte Auswirkungen. Diese Frage wurde schon im Zusammenhang mit der Kochkost und der Verwendung von Kochsalz gestreift. Es ist unmöglich, die Ergebnisse der zahllosen Untersuchungen über den Mineralstoffwechsel hier auch nur andeutungsweise darzustellen. Ich muß mich daher auf einige Hinweise beschränken, aus denen die Lebensnotwendigkeit der Mineralien ersichtlich ist.

Wir sind in unserer weiten Umwelt nicht nur von allen Elementen umgeben, sie sind vielmehr auch praktisch *alle* in unseren Geweben und Organen nachweisbar. Von vielen hat sich herausgestellt, daß wir sie nicht entbehren können, so Natrium, Kalium, Kalzium, Magnesium, Eisen, Mangan, Kupfer, Zink und Kobalt. Über die Rolle der selteneren, aber regelmäßig gefundenen Elemente, wie Fluor, Bor, Nickel, Arsen, Antimon, Blei, Quecksilber, Gold und Radium, sind wir nicht oder nur ungenügend orientiert.

So wissen wir z. B. nicht, ob das im Knochensystem abgelagerte Radium, das von dort seine meßbaren Strahlen aussendet, im Stoffwechsel eine notwendige Funktion ausübt oder als „Verunreinigung“ anzusehen ist. Es ist aber kaum anzunehmen, daß der gesunde Organismus mit seinem ausgesprochenen Auswahlvermögen eine sogenannte Verunreinigung auf die Dauer reaktionslos duldet. Wie bei zahlreichen anderen Fragen, so ist auch hier wieder daran zu erinnern, daß wir uns nicht erdreisten sollten, unseren

Nahrungsmitteln Stoffe zu entziehen, nur weil wir *nicht* wissen, welche Rolle sie im Körper spielen. Das geschieht aber, wenn wir sie tiefgreifenden technischen und chemischen Prozeduren unterwerfen, um sie besser „handelsfähig" zu machen.

Gesundheitsschäden

Eine Reihe von Mangelerscheinungen durch ein Unterangebot an Mineralien sind uns bekannt, doch über die weitaus größere Zahl herrscht noch völlige Unkenntnis. Ohne die Mineralstoffe sind Wachstum und Leben nicht zu erhalten. Bei unvollständigem Angebot kommt es zu unvollständigem Leben, zu einer Kümmerform des Daseins. So ungemein fesselnd auch das Studium der Wirkungen der einzelnen Elemente und Mineralien sein mag, so darf doch nie vergessen werden, daß das immer nur Einzelerkenntnisse bleiben und darüber das Zusammenwirken der Gesamtheit der Mineralien leicht übersehen wird. In der praktischen Ernährung haben wir es *nie* mit einem einzelnen Mineral zu tun, sondern stets mit dem Zusammenspiel der Vielfalt der Faktoren, das am ehesten und besten durch die Gesamtheit eines natürlichen Nahrungsmittels garantiert ist.

Wir werden diesen Gesichtspunkt nicht aus den Augen verlieren, wenn wir wissen, daß Mineralstoffe den Wasserhaushalt regulieren, das Säure-Basen-Gleichgewicht aufrechterhalten, daß die Erregbarkeit von Nerven und Muskeln von ihnen abhängt, daß die richtige Beschaffenheit der Verdauungssäfte durch sie bedingt ist und daß sie dem Skelett wie den Zähnen die nötige Festigkeit verleihen. In wunderbarer Harmonie hat daher jedes Mineral wie überhaupt jedes Element seine besondere Aufgabe und ist nicht durch ein anderes ersetzbar.

Wer auch nur einen einzigen tieferen Blick in diese Harmonie der biologischen Funktionen wirft und die unübersehbare Vielfalt der Faktoren erkennt, die diese Harmonie ermöglicht, um die Existenz eines menschlichen Organismus zu gewährleisten, steht staunend, wenn nicht erschüttert vor einer Macht, die nicht nur dieser Leistungen fähig ist, sondern darüber hinaus ungezählte Lebewesen werden läßt und erhält. Hinter der Ordnung der sichtbaren Dinge ahnen wir den unsichtbaren Schöpfer dieser Ordnung. Wer wird von einem Bau nicht auch auf einen Baumeister schließen? Im Sichtbaren offenbart sich der unsichtbare Plan. Dabei ist die Unausschöpfbarkeit der sichtbaren Welt ein Hinweis auf die Größe des Unsichtbaren.

11. Die Armut an Darmwandreizstoffen (Zellulose)

Die „Ballaststoffe" haben, wie wir bereits am Beispiel des Fingerhuts in der Darstellung der Frage „Reinsubstanz oder natürliches Gemisch" sahen, ihre Bedeutung und ihre Funktion. Auch bei der Nahrung ist das Unverdauliche nicht wertloser „Ballast", der vorher beseitigt werden müßte, denn er reizt schon rein mechanisch die Darmwand, regt die Funktion des Darmes an und wirkt so einer Stuhlträgheit oder Verstopfung – an der heute die Mehrzahl der zivilisierten Menschen leidet – wirksam entgegen. Ausreichende Frischkost enthält immer genügend „nicht ausnutzbare" Zellulose. Eine bessere und schnellere Darmentleerung verhindert Eiweißfäulnis und damit Giftbildung im Darm. Fäulnisprodukte, die aus dem Darm in den Kreislauf gelangen, sind gesundheitsschädigende Faktoren, die unbedingt ausgeschaltet werden können. Bei der Eiweißfrage wurden die Folgen der abnormen Darmfunktion bereits behandelt. Hier soll daher nur noch ergänzend darauf hingewiesen werden, daß auch die unverdaulichen Nahrungsbestandteile zur normalen Funktion des Darms unerläßlich sind.

Chlorophyll

12. Die Armut an grünem Pflanzenfarbstoff (Chlorophyll)

Dieser Farbstoff hat vor längerer Zeit unsere Aufmerksamkeit erweckt und ist heute in zahlreichen Präparaten als Medikament in der Apotheke erhältlich. Die größte und beste Apotheke ist aber in diesem Falle wieder die Natur und in ihr das natürliche, frische Nahrungsmittel, also grüne Salate und Gemüse.

Was ist eigentlich Chlorophyll? Man sieht heute plötzlich in der großen Übereinstimmung des roten Blutfarbstoffes und des grünen Blattfarbstoffes ein biologisches Wunder. Während der rote Blutfarbstoff Träger und Überträger des für uns lebensnotwendigen Sauerstoffs ist, vollbringt der grüne Pflanzenfarbstoff im Pflanzenorganismus das große chemische Wunder, aus Gas (Kohlensäure) und Wasser unter Mitwirkung der Sonne eine feste Körpersubstanz (Zucker und Stärke) aufzubauen und damit die Grundlage für die menschliche Ernährung zu schaffen. Wir bezeichnen diese beiden Farbstoffe als Lebensgrundstoffe, und es lag nahe, zu untersuchen, welche unmittelbaren Wirkungen das Chlorophyll auf den menschlichen Organismus ausübt. Diese Untersuchungen zeitigten überraschende Ergebnisse. Der grüne Pflanzenfarbstoff steigert die Blutfarbstoffbildung und die Zahl der roten Blutkörperchen, er regt die Herzarbeit, die Darmfunktion und den Stoffwechsel an, er beseitigt Gefäßkrämpfe und setzt erhöhten Blutdruck herab, er steigert die Nerven- und Muskelleistungen, vermehrt die Wasserausscheidung, regelt die Gebärmutterfunktionen, bewirkt frischen Körpergeruch und frischen Atem und fördert allgemein das Wachstum des menschlichen Gewebes. Das heißt aber, daß dieser grüne Wunderstoff ein allgemeines Belebungsmittel für alle Zellen ist und nebenher ein natürliches Kosmetikum darstellt.

Gibt es eine glänzendere Rechtfertigung für die immer wieder zu betonende Notwendigkeit der Anwendung von frischen, grünen Salaten und Gemüsen, die diesen Farbstoff in großer Menge enthalten?

Im lebendigen grünen Blatt liegt eine hervorragend nährende und heilende Kraft. Warum wird das so oft mißachtet?

Gesundheitsschäden

Wer den bisherigen Ausführungen aufmerksam gefolgt ist, wird die Einsicht gewonnen haben, daß der größte Teil der Krankheiten als Folge einer fehlerhaften Ernährung auftritt, also auf eigener Unkenntnis und eigenem Verschulden beruht. Das muß uns aufrütteln! Insbesondere unseren Hausfrauen sollte klar werden, daß sie in erster Linie mit ihrer Arbeit in der Küche über das Wohl und Wehe ihrer Familien entscheiden. Die Frau legt hier entweder den Grund zu einer frohen und gesunden Entwicklung ihrer Kinder und zur Erhaltung der Leistungsfähigkeit ihres Mannes oder aber zur Halbgesundheit, Mangelentwicklung und Leistungsschwäche oder gar zur Krankheit und Invalidität aller ihr Anbefohlenen.

Sie muß sich daher mit den Grundsätzen einer gesunden Vollkost, einer gesundheitsgemäßen Ernährung und den Eigenschaften der zu verwendenden Nahrungsmittel, welche „Lebensmittel", also Mittel zum gesunden Leben, sein sollen, völlig vertraut machen. Sie muß wissen, welche Zubereitungsformen den Lebensmitteln angemessen sind, d. h., wie sie die Nähr-, Schutz- und Gesundheitswerte erhält oder gar steigert. Sie muß die Küchentechnik beherrschen. Sie muß wissen, wo der Nutzen einer angewandten Küchentechnik, z. B. die Hitzeanwendung, aufhört und die Schädlichkeit beginnt. Schließlich muß sie die Formen der gefälligen und schmackhaften Darreichung ihrer Speisen kennen und den Mahlzeiten eine heitere Atmosphäre geben können, in der die Hast des Tages von allen abfällt.

Eine Hausfrau, die ihre Familie gesund erhalten will, muß also eine ausgesprochene Sach- und Fachkenntnis besitzen. Um sich diese Kenntnis anzueignen, braucht sie Liebe zur Sache, kundige Anleitung, viel Zeit und körperliche und geistige Leistungsfähigkeit. Bei der heutigen Entwicklung der „berufstätigen Frau", die *auch noch* ihren Haushalt zu bewältigen hat, sind diese Voraussetzungen rein kräfte- und zeitmäßig in keiner Weise gegeben. Küche und Haushalt benötigen eine volle Kraft, wenn die zu stellenden Forderungen erfüllt werden sollen. Die Arbeit der Hausfrau ist eine ausgesprochene Berufung und Facharbeit, die *nebenher* auf die Dauer *nicht* getan werden kann.

Diese Seite unseres Daseins sollte bei der sozialen Entwicklung und bei allen berufspolitischen Fragen von den Verantwortlichen sorgfältig bedacht werden, da alle damit zusammenhängenden Probleme nicht unwesentlich unsere Zukunft bestimmen.

Um nun der Hausfrau ihre verantwortungsvolle und in ihrer Auswirkung so tiefgreifende Arbeit zu erleichtern, mag sie folgende Regeln, die sich aus den bisher besprochenen Fragen ergeben, sorgfältig beachten:

- Jede Mahlzeit sollte mit Frischkost beginnen, wie sie die Jahreszeit gerade bietet. Unsere Gesamternährung verlangt wenigstens zehn Prozent davon.

Regeln für Vollwert-ernährung

- Eine Nahrung, in der Vollkornschrot, Milch und Milchprodukte, Nüsse, Obst, Gemüse, Salate, geriebene Knollen und Wurzeln, Pellkartoffeln, Südfrüchte, Vollkornbrot und kaltgeschlagene Pflanzenöle bevorzugt werden und Fleisch, Fisch, Eier und Hülsenfrüchte nur gelegentliche Zukost sind, erhält gesund und erhöht die Leistungsfähigkeit.

- Eine Nahrung, die vorwiegend aus Kochkost, Fleisch, harten Tier- und Pflanzenfetten, geschälten Kartoffeln, Konserven, Nudeln, Grieß, Weißmehl, weißem Reis, Weißbrot, Weißzucker, reinem Kochsalz, Tee, Kaffee und wenig Milch besteht, ist eine unterwertige Kost, die auf die Dauer zu chronischen krankhaften Veränderungen führt. Diese aber bilden die Grundlage aller Zellentartungen (Krebs) und den Nährboden für das Wachstum und die Vermehrung gesundheitsschädigender Bakterien.

- Der einzige persönliche Maßstab, ob die Ernährung richtig ist, bilden Wohlbefinden und Leistungsfähigkeit, nicht Kalorientabellen oder Ernährungssysteme.

- Einfachheit und Mäßigkeit im Essen sind Regeln, die noch durch keine Theorie und keine Ernährungslehre umgestoßen werden konnten.

- Zum Essen braucht man Zeit, und diese Zeit soll zum Kauen benutzt werden. Daher muß die Nahrung etwas zum Kauen enthalten. Vollkornbrot, Nüsse und Früchte müssen gründlich gekaut werden.

- Nur natürliche und frische Nahrungsmittel sind wirkliche Lebensmittel.

- Die Menge des Kochsalzverbrauchs steht im umgekehrten Verhältnis zur Güte der Kost. Bei vollwertiger Kost ist jeder Kochsalzzusatz schädlich. Natürliche Lebensmittel enthalten ausreichende Mengen an Natrium und Chlor, den Bestandteilen des Kochsalzes.

- Die Nase will auch mitessen: Duft, Aroma und Wohlgeschmack der Speisen beeinflussen Qualität und Bekömmlichkeit.

Wer sich nach diesen notwendigen Auseinandersetzungen über die Mängel unserer heutigen Ernährungsweise die Mühe macht, mir auf den Wegen in die wunderbare und vielfach geheimnisvolle Welt unserer einzelnen Lebensmittel zu folgen, wird reichen Gewinn für sich selbst und die ihm Anvertrauten davontragen. Es tut sich ihm hierbei die unerschöpfliche Werkstatt der Natur und des in ihr wirkenden Geistes auf.

Bevor wir uns den einzelnen Lebensmitteln zuwenden, muß noch ein klärendes Wort zu folgenden kritischen Fragen gesprochen werden: Sind die Pflanzen, Bäume und Tiere, die uns unsere Lebensmittel liefern und zugleich Heilwirkungen entfalten sollen, selber noch gesund? Wachsen unsere Pflanzen auf gesundem, fruchtbarem Boden? Entwickeln sich unsere Tiere unter gesunden Lebensbedingungen? Gewinnen wir unsere Lebens- und Nahrungsmittel im Sinne der hier vertretenen biologischen Ernährungsweise? Sind Gartenbau und Landwirtschaft „natürlich" geblieben, oder beginnen nicht bereits hier die Fehler unserer Lebens- und Ernährungsweise? Treiben wir Raubbau an unseren Böden? Können sie den stark erhöhten Anforderungen entsprechen? Können wir trotz gesteigerter Menge die Qualität erhalten oder gar verbessern? Wie reagieren Boden, Pflanze, Tier und Mensch auf die Mineraldüngung, auf die Schädlingsbekämpfung, auf die Fruchtwechselwirtschaft, also auf jene Maßnahmen, auf welche die Landwirtschaft der ganzen Welt glaubt nicht mehr verzichten zu können?

Gesundheitsschäden

Patentlösungen für diese heute sehr berechtigten Fragen gibt es nicht, wenn wir dabei ohne jede Einseitigkeit sowohl die biologischen Zusammenhänge berücksichtigen und die wirtschaftlichen Forderungen anerkennen als auch die wissenschaftlichen Untersuchungen und Forschungen beachten wollen. Hier herrschen bislang noch unvereinbar scheinende gegensätzliche Anschauungen und Forderungen.

Klar ist nur, daß es einer verständnisvollen Zusammenarbeit von Ärzten, Ernährungsbiologen, Landwirten, Tierzüchtern und Chemikern bedarf, wenn es hier zu einer wirklich allseits befriedigenden Lösung kommen soll. Wahr bleibt jedenfalls die alte Erkenntnis, daß Pflanzen, Tiere und Menschen nur auf einem gesunden Boden gedeihen und gesund bleiben können. Es ist unsere vornehmste und im wahrsten Sinne des Wortes schöpferische Aufgabe, die uns im Rahmen der Naturgesetze gegebenen Möglichkeiten der Bodenbearbeitung und der Pflanzen- und Tierzüchtung zu nutzen, da wir nur dann wirkliche Teilhaber an dem großen Schöpfungswerk der Natur sind und aus der Naturlandschaft eine echte Kulturlandschaft entwickeln können.

Sollten wir aber ehrfurchtslos und in rein gewinnsüchtiger Absicht schädliche Eingriffe in die biologischen Zusammenhänge vornehmen, so wird sich die Natur gegen uns wenden und mit Unfruchtbarkeit des Bodens und Krankheit von Pflanze, Tier und Mensch antworten. Diese Erde zu bebauen heißt zugleich sie zu bewahren.

Bei allen Kulturmaßnahmen am Boden müssen wir stets im Auge behalten, daß sie nicht nur der Erzeugung der erforderlichen Menge, sondern auch deren Qualitätsverbesserung und der Steigerung ihres biologischen Wertes dienen müssen. Solange sich die Pflanzenzucht, die gärtnerische und landwirtschaftliche Nahrungsmittelerzeugung und die Viehzucht im Rahmen der großen biologischen Gesetzmäßigkeiten bewegen, wird aus gesundem Land auch gesundes Leben hervorgehen. Beherzigen wir dazu ein Wort von Sir *Albert Howard:* „Alle Lebewesen haben ein angeborenes Recht auf Gesundheit. Dieses Gesetz gilt für den Boden, die Pflanze, das Tier und den Menschen. Die Gesundheit dieser vier Formen des Lebendigen ist zu einer Kette verbunden.“ Gesunder Boden

Übersicht der für den Menschen wichtigen Vitamine

A: In Fett lösliche Vitamine

Vitamin A bzw. Vorstufe Karotin

Chemische und Funktions-bezeichnung	Axerophthol Epithelschutzvitamin, Antiinfektiöses Vitamin, Antixerophthalmisches Vitamin
Wirkungsweise	Für die normale Beschaffenheit und Funktion der Haut, Schleimhaut und anderer Deckzellen unentbehrlich, hemmt die Schilddrüsenfunktion, schützt die Leber. Wahrscheinlich auch spezieller Einfluß auf das Körperwachstum. Es wirkt also auf Haut, Schleimhäute, Schilddrüse und Leber.
Natürliche Quellen	In Pflanzen als Vorstufe (Karotin) enthalten. Die hauptsächlichsten pflanzlichen Vitamin-A-Quellen sind: Aprikose, Bohnen, grüne Erbsen, Gerste, Kohl, Mohrrüben, Orangen, Pfirsiche, Salat, Spinat. Die tierischen Quellen sind: Lebertran, Butter, Eigelb, Vollmilch, Rahm, Käse. Vitamin A ist sehr sauerstoff- und lichtempfindlich. Zerkleinertes Gemüse nicht offen stehenlassen! Nur zugedeckt kochen!
Täglicher Bedarf des Menschen	Erwachsene etwa 3000 I. E. = Internationale Einheiten in der Schwangerschaft etwa 4000 I. E. in der Stillzeit etwa 7000 I. E. Kinder unter 1 Jahr etwa 2000 I. E. 1–3 Jahre etwa 2000 I. E. 4–9 Jahre etwa 2500 I. E. 10–12 Jahre etwa 3000 I. E. Mädchen 13–20 Jahre etwa 3000 I. E. Junge Männer 16–20 Jahre etwa 3000 I. E. 1 I. E. *(Internat. Einheit)* entspricht etwa 0,6 μg ß-Karotin, 0,3 μg Vit.-A-Alkohol 0,344 μg Vit.-A-Acetat. Ein Schulkind kann seinen Vitamin-A-Bedarf größtenteils durch einen halben Liter Milch decken. Die therapeutische Tagesdosis bei Erwachsenen kann bis zu 600 000 I. E. gesteigert werden.

Bei Mangel des Vitamins treten folgende Erscheinungen auf	Trockenheit und Verhornung der Zellen, verschlechterte Wundheilung, Veränderungen und verminderte Abwehrfähigkeit der Schleimhäute gegen Infektionen, verminderte Salzsäureabsonderung des Magens, Durchfallneigung, Neigung zu Steinbildungen, Deckzellenverhornung am Auge, Nachtblindheit.
Das Vitamin bessert und heilt folgende Erkrankungen	Krankhafte Verhornung der Haut, wie Schwielen, Hühneraugen, Hauthorn, Warzen; Trockenheit der Haut; Darier'sche Krankheit; Akne vulgaris; Brüchigwerden der Nägel und der Haare; Ichthyosis (Fischschuppenkrankheit); Verbrennungen, Röntgengeschwüre, Unterschenkelgeschwüre; Stinknase, Rachenschleimhaut- und Bronchialschleimhautentzündung, Kehlkopfentzündung; Mundschleimhautentzündung, Magenschleimhautentzündung mit mangelhafter oder fehlender Magensäurebildung, Magen- und Zwölffingerdarmgeschwüre, Nachtblindheit, Hornhauterweichung, Hornhauteintrocknung; Basedowsche Krankheit, Überfunktion der Schilddrüse, Leberzellschäden; Aufzucht von Frühgeburten; Verhütung von Steinbildung in den Harnwegen; Eintrocknung und Schrumpfung der äußeren weiblichen Geschlechtsorgane, nicht infektiöse Erkrankung der Scheidenschleimhaut.

Vitamin D bzw. D_3

Chemische und Funktionsbezeichnung	Calciferol (Vitamin D_3 ist das natürlich vorkommende, der alten Bezeichnung entsprechende „Vitamin D". Vitamin D_3 ist ein Bestrahlungsprodukt des 7,8-Dehydrocholesterins.) Vitamin D_2 = Calciferol ist ein Bestrahlungsprodukt des Ergosterins. Antirachitisches Vitamin, „Sonnenvitamin"
Wirkungsweise	Es reguliert den Phosphor- und Kalkstoffwechsel, verbessert insbesondere den Kalkstoffwechsel und ermöglicht die Bildung des zur normalen Verknöcherung benötigten Kalk-Phosphor-Komplexes. Es fördert das Wachstum. Darüber hinaus kommen dem Vitamin D wahrscheinlich noch weitere, bisher unbekannte Wirkungen zu. Bekannt ist bereits eine Beziehung zur Nebenschilddrüse, die vor allem den Kalkstoffwechsel reguliert.
Natürliche Quellen	Im Leberöl von Meeresfischen (Lebertran von Dorsch, Thunfisch, Heilbutt), Milch, Ei, Butter, Pilze, Hefe. Das Vitamin D ist empfindlich gegen Sauerstoff und Säuren. Wird durch Kochen und Konservieren kaum geschädigt.

Täglicher Bedarf des Menschen	Erwachsene und Kinder 0,025 mg Während der Schwangerschaft und Stillzeit 0,01 mg Säuglinge 0,01 mg
Bei Mangel des Vitamins treten folgende Erscheinungen auf	Die Vitamin-D-Bestände des Organismus müssen laufend ergänzt werden, sonst tritt eine rasche Verarmung an Vitamin D ein. Beim Säugling und Kleinkind führt D-Mangel zu Rachitis, zu verzögertem Zahndurchbruch. Die Zähne selbst bleiben unterentwickelt, weisen Stellungsfehler und Schmelzdefekte auf. Beim älteren Kind und Erwachsenen treten augenfällige Rachitissymptome auf, wie Verformungen und Verbildungen des Brustkorbs, des Beckens, der Gliedmaßen, rachitischer Rosenkranz und Knochenbrüche.
Das Vitamin bessert und heilt folgende Erkrankungen	Vorbeugung und Behandlung der Rachitis, Krampfneigung der Kinder, Förderung der Zahnentwicklung, Knochenerweichung, Knochenentkalkung, chronischen Gelenkrheumatismus, chronische Ekzeme, Knochen-, Gelenk-, Haut- und Schleimhauttuberkulose (Lupus vulgaris), Frostbeulen.

Vitamin E

Chemische und Funktionsbezeichnung	Tocopherol Fruchtbarkeitsvitamin, Antisterilitätsvitamin
Wirkungsweise	Vitamin E wirkt regulierend auf die Hirnanhangsdrüse (Hypophyse) und gewinnt dadurch Einfluß auf den Kohlenhydratstoffwechsel, auf den Wasserstoffwechsel und auf die Geschlechtsorgane. Es wirkt ferner auf den Muskelstoffwechsel, auf die Haargefäße (Kapillaren), indem es die Sprossung neuer Haargefäße anregt und krankhaft erhöhte Durchlässigkeit bessert. Wichtig ist wohl auch die regenerierende Wirkung auf das Bindegewebe.
Natürliche Quellen	Getreidekeime und Getreidekeimöl, Gemüse und Salate, Eidotter, Milch, Butter. Vitamin-E-haltige Nahrungsmittel nicht offen lagern. Licht- und Luftzutritt verursachen Dunkelfärbung.

Täglicher Bedarf des Menschen	Säuglinge 6 mg Erwachsene 12 mg Schwangere und Stillende brauchen 30–50 mg Kinder im Wachstumsalter 6–12 mg 1 *Internationale Einheit* entspricht 1 mg Tocopherolacetat.
Bei Mangel des Vitamins treten folgende Erscheinungen auf	Bei verschiedenen Tiergattungen führt Vitamin-E-Mangel zu einer Verkümmerung der Keimdrüsen (Geschlechtsorgane), die zum Teil nicht mehr behebbar ist. Bei anderen Tiergattungen kommt es bei Vitamin-E-Mangel zu einer Verkümmerung und Entartung der gesamten Muskulatur der Bewegungsorgane, der inneren Organe und des Herzmuskels. Vielfach wurde bei E-Mangel auch eine Schädigung der verschiedenen Anteile des Bindegewebes beobachtet, was sich besonders am Blutgefäßsystem äußert. Das Fehlen von Vitamin E erzeugt beim Tier Leberverfettung und Blutungen, weil die Leberschutzfunktion des E-Vitamins fehlt gegenüber nahrungsbedingten Schädigungen. Beim Menschen sind die verschiedensten Mangelsymptome sehr schwer nachzuweisen.
Das Vitamin bessert und heilt folgende Erkrankungen	1. Störungen der Fortpflanzungsorgane, wie: Neigung zu Früh- und Fehlgeburt, schwache oder fehlende Menstruation, Wechseljahrsbeschwerden, Schwangerschaftsbeschwerden, mangelhafte Milchbildung; 2. Aufzucht von Frühgeburten und bei Entwicklungs- und Wachstumsstörungen im Säuglingsalter; 3. Erkrankungen des Nerven- und Muskelsystems, besonders bei Muskelschwächen nach Infektionen; 4. Bindegewebserkrankungen insbesondere rheumatischer Art, wie Hexenschuß, Schiefhals, Muskel- und Nervenrheumatismus; 5. Herz- und Gefäßerkrankungen verschiedenster Art; 6. Unterstützung der Behandlung bei Zahnlockerungen (Parodontose); 7. Stinknase (Ozaena); 8. Unterschenkelgeschwüre (offenes Bein).

Vitamin K

Chemische und Funktionsbezeichnung	Phyllochinon Blutungshemmendes, gerinnungsförderndes Vitamin
Wirkungsweise	Vitamin K veranlaßt die Leber, das zur normalen Blutgerinnung notwendige Ferment Prothrombin zu bilden.

Natürliche Quellen	Gemüse (besonders Spinat, Blumenkohl- und Weißkohlblätter), Kartoffeln, Pflanzenöle, Früchte (besonders Tomaten, Erdbeeren, Hagebutten), Leberfett. Vitamin K ist lichtempfindlich und unbeständig gegen Sauerstoff. Durch Kochen wird es nicht beeinträchtigt.
Täglicher Bedarf des Menschen	Erwachsene 8 mg Säuglinge 4 mg Kinder von 1–12 Jahren 5–6 mg Jugendliche 8 mg Schwangere und Stillende 10 mg *Internationale Einheit:* noch nicht bestimmt.
Bei Mangel des Vitamins treten folgende Erscheinungen auf	Blutungsneigung, wobei berücksichtigt werden muß, daß das Vitamin K entweder mit der Nahrung in nicht genügender Menge zugeführt wird oder die Eigenproduktion durch krankhafte Darmbakterienbesiedlung gehemmt ist oder die Aufnahme aus dem Darm durch eine geschädigte Darmschleimhaut gestört ist oder Leber-Galle-Funktionsstörungen vorliegen. Blutungen im Unterhautzellgewebe, in der Muskulatur, im Darm und in anderen Organen können auf Vitamin-K-Mangel hinweisen.
Das Vitamin bessert und heilt folgende Erkrankungen	Blutungsneigung bei nachweisbarem Mangel an dem Gerinnungsferment Prothrombin. Der Zustand tritt vor allem bei Erkrankungen auf, die zu einem Verschluß der Gallenwege führen (Steine, Geschwülste, chron. Entzündungen) und zu Leberzellschädigungen. Vitamin K hat sich auch bewährt bei Netzhautblutungen, hohem Blutdruck, Neigung zu Nasenblutungen und zur Vorbeugung bei Zahnextraktionen und Hals-Nasen-Operationen. Vitamin K wirkt auch der Zahnfäule (Karies) entgegen.

Vitamin B_1

Chemische und Funktionsbezeichnung	Aneurin, Thiamin, Antineuritisches Vitamin, Antiberiberivitamin
Wirkungsweise	Gebunden an einen spezifischen Eiweißkörper, erfüllt das Vitamin B_1 eine wichtige Aufgabe im Kohlenhydratstoffwechsel (als Ferment Carboxylase). Es greift in den Abbau und in die Weiterverarbeitung der Kohlenhydrate ein. Bei seinem Fehlen bleibt z. B. die Brenztraubensäure als Schlackensubstanz im Stoffwechsel zurück und verursacht schwere Krankheitserscheinungen besonders am Nervensystem. Vitamin B_1 ist überhaupt eine ausgesprochene Aktionssubstanz des Nervensystems. Der Bedarf ist stark vermehrt bei starker Muskelarbeit, starker Schweißabsonderung und überwiegender Kohlenhydratnahrung. In der gleichen Weise wie im Kohlenhydratstoffwechsel ist Vitamin B_1 auch am Fett und Eiweißstoffwechsel beteiligt.
Natürliche Quellen	Randschichten und Keimanlagen der Getreidearten, Reis, Hefe, Gemüse, Früchte, Kartoffeln, Leber, Niere, Kuh- und Frauenmilch. Vitamin B_1 ist empfindlich gegen Luft und Licht, aber verhältnismäßig hitzebeständig (bis 105 °C).
Täglicher Bedarf des Menschen	Männer 1,6 mg Frauen 1,4 mg in der Schwangerschaft und Stillzeit bis 1,8 mg Kinder unter 1 Jahr etwa 0,4 mg zwischen 1 bis 12 Jahren 0,7-1,4 mg Mädchen 13–20 Jahre 1,2–1,4 mg Junge Männer 16–20 Jahre 1,5–1,7 mg 1 *Internationale Einheit entspricht* 3 μg (das sind 3/1000 mg) Aneurin

Bei Mangel des Vitamins treten folgende Erscheinungen auf

Als schwerste Störung kennen wir die Beri-Beri, eine Krankheit, bei der besonders das Nerven- und Muskelgewebe und der Wasserhaushalt betroffen sind und schwere Schäden am Herzen und den Blutgefäßen auftreten. Als Anzeichen eines Vitamin-B_1-Mangels beim Menschen sind uns bis heute folgende bekannt:

1. *Nervenstörungen:* Kopfschmerzen, Müdigkeit, Kribbeln in den Händen und Füßen, Schlaflosigkeit, Schwitzen, Untertemperatur;
2. *Magen-Darm-Störungen:* Appetitlosigkeit, Brechreiz, Erbrechen, Salzsäuremangel des Magensaftes, Schwäche der Magen- und Darmfunktionen, Verstopfung;
3. *Muskelstörungen:* Allgemeinschwäche, Muskelschwund, Lähmungserscheinungen, Wadenkrämpfe;
4. *Kreislaufstörungen:* Atemnot, Herzklopfen, Herzerweiterung, Herzschwäche.

Das Vitamin bessert und heilt folgende Erkrankungen

Beri-Beri, die klassische Vitamin-B_1-Mangelkrankheit, ist im ganzen westlichen Lebensbereich sehr selten. Praktisch um so wichtiger sind die schleichend und schwer erkennbar auftretenden Vorstadien, die meist hinter Allgemeinschwäche, Appetitlosigkeit, Energielosigkeit, Müdigkeit und allgemeiner Unlust verborgen sind.

Zu folgenden Erkrankungsformen wird heute Vitamin B_1 allein oder zusammen mit anderen Faktoren des Vitamin-B-Komplexes und anderen Heilmitteln herangezogen: Nervenentzündungen aller Art, Nervenlähmungen, Muskellähmungen, Folgezustände nach Diphtherie, Kinderlähmung, Gürtelrose; Schwangerschaftsbeschwerden, zur Verkürzung der Geburtsdauer und Dämpfung der Geburtsschmerzen; bei Depressionen und herabgesetzter geistiger Spannkraft.

Bei Kindern fördert die fortgesetzte Verabreichung von täglich 2 mg Aneurin die geistige Entwicklung.

Vitamin B_2

Chemische und Funktionsbezeichnung

Lactoflavin, Riboflavin, Wachstumsvitamin, Schutzstoff

Wirkungsweise

Im Entwicklungsalter fördert Vitamin B_2 Wachstum und Gewichtszunahme. Als ein Fermentbestandteil aktiviert es wie das Vitamin B_1 die Zellatmung. Mit anderen Fermentsystemen ist es auch am Abbau und den Verbrennungsvorgängen im Zucker- und Eiweißstoffwechsel beteiligt. Der starke Gehalt der Netzhaut an Vitamin B_2 läßt seine Beteiligung am Sehvorgang erkennen.

Natürliche Quellen	Hefe, Getreidekeime, Gemüse, Früchte, Käse, Hühnerei, Milch, Fisch, Fleisch, Rogen, Eingeweide. Vitamin B_2 ist sehr lichtempfindlich (besonders ultraviolette Strahlen). Gemüse nicht einweichen und in knapp bemessener Wassermenge nur kurz kochen oder dünsten.
Täglicher Bedarf des Menschen	Männer 2,0 mg Frauen 1,8 mg in der Schwangerschaft 2,3 mg in der Stillzeit 2,5 mg Kinder bis 12 Jahren 0,9-2,0 mg *Internationale Einheit:* noch nicht bestimmt.
Bei Mangel des Vitamins treten folgende Erscheinungen auf	Einstellung des Wachstums und der Gewichtszunahme, Schädigungen an Haut und Schleimhäuten sowie an den Sehorganen. Besondere Bedeutung kommt dem Vitamin B_2 in der Schwangerschaft und Stillzeit zu.
Das Vitamin bessert und heilt folgende Erkrankungen	Gewichtsabfall beim Säugling, zahlreiche Störungen der Magen-Darm-Funktionen, Sehstörungen, Haut- und Schleimhautstörungen. Meist wird das Vitamin B_2 in Verbindung mit den anderen Faktoren des Vitamin-B-Komplexes verabreicht.

PP-Faktor

Chemische und Funktionsbezeichnung	Nikotinsäureamid, Pellagraschutzstoff, Niacin
Wirkungsweise	Wie Vitamin B_1 und B_2 bildet die Nikotinsäure einen Bestandteil wichtiger Fermente, und zwar der Wasserstoffüberträger beim Ab- und Aufbau der Kohlenhydrate, der Alkohole und Fettsäuren. Die Nikotinsäure bzw. das Nikotinsäureamid ist ferner an der Blutbildung beteiligt und für die normale Funktion der Verdauungsorgane, des Nervensystems und der Haut unentbehrlich. Für viele Kleinlebewesen, besonders Bakterien, ist dieses Vitamin ein unentbehrlicher Wachstumsstoff.
Natürliche Quellen	Hefe, Getreide, Früchte, Gemüse, Milch, tierische Organe. Nikotinsäureamid ist hitzebeständig und unempfindlich gegen Licht und Luftsauerstoff. Vorsicht vor Natron.

Täglicher Bedarf des Menschen	Männer 12-18 mg Frauen 10-15 mg in der Schwangerschaft u. Stillzeit etwa 15 mg Kinder unter 1 Jahr etwa 4–6 mg von 1 bis 12 Jahren etwa 8–16 mg Mädchen im Reifealter etwa 12-13 mg Jungen im Reifealter etwa 13-20 mg *Internationale Einheit:* noch nicht bestimmt.
Bei Mangel des Vitamins treten folgende Erscheinungen auf	Schwere Stoffwechselstörungen, die sich auf das Nervensystem, den Magen-Darm-Kanal und die Haut erstrecken. Das ausgeprägte Krankheitsbild trägt den Namen Pellagra. Beim Menschen kann es zu folgenden Mangelsymptomen kommen: 1. *am Nervensystem:* Unruhe, Nervosität, Müdigkeit, Vergeßlichkeit, Verstimmungen, Ängstlichkeit und Neigung zu Erregungszuständen; 2. *an den Verdauungsorganen:* Entzündungserscheinungen an den Mund- und Rachenschleimhäuten, Appetitverlust, Erbrechen, Durchfall, Leberfunktionsstörungen; 3. *an der Haut:* Entzündungszustände an Händen und Füßen, Hals, Nacken und im Gesicht.
Das Vitamin bessert und heilt folgende Erkrankungen	Pellagra und pellagraähnliche Zustände, Haut- und Schleimhauterkrankungen, die auf Nahrungsmängeln, Vergiftung oder medikamentöser Grundlage beruhen und auch in der Mundhöhle oder am Magen-Darm-Kanal lokalisiert sein können. Auch nervöse und seelische Verstimmungszustände sprechen häufig auf Nikotinsäurezufuhr gut an.

Pantothensäure

Chemische und Funktionsbezeichnung	Filtratfaktor
Wirkungsweise	Die Pantothensäure hat Funktionen im Eiweiß- und Fettstoffwechsel, ist notwendig zur Entgiftung von Fremdsubstanzen (z. B. Arzneimitteln) und ist ganz allgemein für Aufbau und Funktion der Gewebe unentbehrlich und lebenswichtig. So ist sie notwendig für die Erhaltung der Abwehrkraft der Haut und Schleimhäute und für den normalen Ablauf der Stoffwechselvorgänge in der Haut und ihren drüsigen Anhangsgebilden. Wachstum und Farbgebung der Haare werden gefördert.

Natürliche Quellen	Hefe, Sojamehl, Reiskleie, Kartoffeln, Getreide, Gemüse, Früchte, Leber, Niere, Muskelfleisch. Pantothensäure ist licht- und luftbeständig.
Täglicher Bedarf des Menschen	Erwachsene 8 mg Säuglinge 4 mg Kinder von 1–12 Jahren 5–6 mg Jugendliche 8 mg Schwangere und Stillende 10 mg *Internationale Einheit:* noch nicht bestimmt.
Bei Mangel des Vitamins treten folgende Erscheinungen auf	Stoffwechselstörungen, Funktionsstörungen der Nebennierenrinde, Haarentfärbung und Haarausfall, Hauterkrankungen (bei Mitbeteiligung noch anderer Faktoren).
Das Vitamin bessert und heilt folgende Erkrankungen	Mundschleimhauterkrankungen, entzündliche und allergische Erkrankungen der Atemwege, Funktionsstörungen des Magen-Darm-Kanals und der Leber. Hauterkrankungen entzündlicher und allergischer Natur (Ekzeme, Juckreiz, Sonnenbrand). Erkrankungen der haarbildenden Organe wie fleckförmiger oder totaler Haarausfall, Trockenheit, Brüchigkeit und Entfärbung der Haare, Schuppenbildung. Brand-, Extraktions-, Schürf- und infizierte Wunden, Geschwüre und Fissuren.

Vitamin B_6

Chemische und Funktionsbezeichnung	Pyridoxinhydrochlorid, Adermin
Wirkungsweise	Das Vitamin B_6 ist ein notwendiger Faktor im Eiweiß- und damit im gesamten Zellstoffwechsel. Es ist besonders als Regulator des Gewebsstoffwechsels der Leber, des Nervensystems und der Haut anzusehen. Für zahlreiche Kleintiere, Bakterien und Hefen wirkt es als Wachstumsvitamin, bei der Ratte als ein Faktor, der Hautentzündungen verhütet.
Natürliche Quellen	Hefe, Getreide, grüne Gemüse, Milch, Eigelb, Muskelfleisch. Vitamin B_6 ist sehr lichtempfindlich. Nahrungsvorräte deshalb im Kühlschrank oder in einer dunklen Kellerecke lagern.

Täglicher Bedarf des Menschen	Frauen 1,6 mg Männer 1,8 mg Säuglinge 0,3–0,5 mg Kinder 0,7–16 mg Jugendliche 2,1 mg Schwangere 3,6 mg Stillende 2,0 mg *Internationale Einheit:* noch nicht bestimmt.
Bei Mangel des Vitamins treten folgende Erscheinungen auf	Während beim Tier charakteristische Ausfallerscheinungen bekannt sind (Hauterscheinungen bei der Ratte, Gehirn- und Nervenerscheinungen, ferner Blutarmut bei Hund und Affe), sind beim Menschen spezifische Ausfallerscheinungen bis heute nicht bekannt. Die klinische Beobachtung ergab aber Heilergebnisse bei verschiedenen Nervenerkrankungen und besonders bei Schwangerschaftserbrechen. Auch ist Vitamin B_6 ein Zusatzfaktor bei der Heilung der Pellagra (siehe auch PP-Faktor).
Das Vitamin bessert und heilt folgende Erkrankungen	Die nervösen Begleitsymptome der Pellagra und Beri-Beri, wie Abgeschlagenheit, Müdigkeit, Nervosität, Reizbarkeit, Magenkrämpfe, Muskelschwäche und -starre (meist in Verbindung mit den anderen Faktoren der B-Gruppe). Schwere organische Nervenerkrankungen, Schwangerschaftserbrechen, Röntgenstrahlenschäden.

Vitamin B_{12}

Chemische und Funktionsbezeichnung	Antiperniziosaprinzip. Bemerkenswert ist der Kobaltgehalt.
Wirkungsweise	Vitamin B_{12} ist zur normalen Blutbildung sowie zur normalen Funktion des zentralen Nervensystems neben anderen Faktoren (z. B. Folsäure) unbedingt erforderlich. Vitamin B_{12} ermöglicht dem Körper die volle Ausnützung der Eiweißkörper und wird zur Zeit als der stärkstwirksame biologische Stoff angesehen.
Natürliche Quellen	Findet sich in der Leber, ferner im Darminhalt von Mensch und Tier (Kuhmist). Das Stehenlassen der Vitamin-B_{12}-haltigen Nahrungsmittel im hellen Tageslicht unbedingt vermeiden.

Täglicher Bedarf des Menschen	Erwachsene 0,005 mg Säuglinge 0,0005–0,001 mg Kinder und Jugendliche 0,0025–0,005 mg Schwangere und Stillende 0,0075 mg *Internationale Einheit:* noch nicht bestimmt.
Bei Mangel des Vitamins treten folgende Erscheinungen auf	Blutbildungs- und Nervenstörungen, insbesondere Verminderung des Blutfarbstoffs, der Zahl der roten und weißen Blutkörperchen und der Blutplättchen.
Das Vitamin bessert und heilt folgende Erkrankungen	Perniziöse Anämie (bösartige Blutarmut) und andere ähnliche Bluterkrankungen (z. B. nach Magenoperation). Schwächezustände nach Operationen, Infektionskrankheiten, Magen-Darm-Erkrankungen.

Folsäure

Chemische und Funktionsbezeichnung	Vitamin M, Vitamin Bc, Folinsäure
Wirkungsweise	Zusammen mit anderen Faktoren (z. B. Vitamin B_{12}) unterstützt Folsäure die Bildung und Ausreifung der roten Blutkörperchen. Sie scheint auch für die normale Funktion der Schleimhäute des Magen-Darm-Kanals notwendig zu sein.
Natürliche Quellen	Milch, Käse, Leber, Niere, Muskelfleisch, dunkles Blattgemüse, Blumenkohl, Spinat. Zahlreiche Kleinlebewesen können Folsäure selbst bilden. Folsäure wird durch Sonnenlicht und ultraviolette Strahlen zerstört. Nahrungsmittel nicht zerkleinert an der Luft stehen lassen. Zudecken und nur kurz kochen.
Täglicher Bedarf des Menschen	Erwachsene 0,4 mg Säuglinge 0,1 mg Kinder und Jugendliche 0,2–0,4 mg Schwangere 0,8 mg Stillende 1 mg *Internationale Einheit:* noch nicht bestimmt.

Bei Mangel des Vitamins treten folgende Erscheinungen auf	Wachstumshemmung, Verminderung des roten Blutfarbstoffs, der Zahl der roten Blutkörperchen und der zur Gerinnung notwendigen Blutplättchen (siehe Vitamin B_{12}).
Das Vitamin bessert und heilt folgende Erkrankungen	Wie bei Vitamin B_{12}.

Orotsäure

Chemische und Funktionsbezeichnung	Vitamin B_{13}, Uracil-4-Carbonsäure
Wirkungsweise	Orotsäure hat einen wachstumssteigernden Effekt. Sie fördert den Eiweißaufbau und unterstützt das Vitamin B_{12} in seiner Wirkung auf den Nukleinsäurestoffwechsel.
Natürliche Quellen	Hauptsächlich Schaf- und Ziegenmilch, Hefe und Leber.
Täglicher Bedarf des Menschen	Bisher werden 50–200 mg täglich empfohlen. Der Tagesbedarf ist noch nicht genau ermittelt.
Bei Mangel des Vitamins treten folgende Erscheinungen auf	Bei Mangel oder völligem Fehlen treten Wachstumsstörungen, Störungen der Darmbakterienflora und des Eiweißstoffwechsels auf.
Das Vitamin bessert und heilt folgende Erkrankungen	Leberzellschädigungen, Dysbakterie, Wachstums- und Regenerationsstörungen. Orotsäure wird auch zur Hemmung und Entgiftung krebserzeugender Substanzen eingesetzt.

Vitamin B_{15}

Chemische und Funktionsbezeichnung	Pangaminsäure, Pangamsäure, Pangametin
Wirkungsweise	Vitamin B_{15} soll die Zelloxydationsvorgänge fördern und am oxydativen Aufbau der Glukose beteiligt sein.
Natürliche Quellen	Aprikosenkerne, pflanzliche Samen, Reiskleie.
Täglicher Bedarf des Menschen	Schätzungsweise weniger als 2 mg. Zur Behandlung werden 15 mg (3 x 5 mg) täglich vorgeschlagen.
Bei Mangel des Vitamins treten folgende Erscheinungen auf	Zelloxydationsstörungen, aber im einzelnen noch nicht genügend bekannt.
Das Vitamin bessert und heilt folgende Erkrankungen	Herz-Kreislauf-Störungen, Stoffwechsel- bzw. Atmungsstörungen des Herzmuskels, rheumatische Erkrankungen.

Meso-Inosit

Chemische und Funktionsbezeichnung	Inosit, Bios I, Hexaoxycyclohexan, Inositol
Wirkungsweise	Inosit verhütet bei Cholesterin-Diät die Leberverfettung. Wahrscheinlich ist es erst nach Bindung an Phosphorsäure wirksam und nimmt dann am Kohlenhydratabbau teil.
Natürliche Quellen	Äpfel, Bananen, Apfelsinen, Pfirsiche, Bohnen, Möhren, Spinat, Tomaten, Weizen, Mais, Kartoffeln, Fleisch, Fisch (Heilbutt), Leber, Milch, Ei.
Täglicher Bedarf des Menschen	Schätzungsweise 1–1,5 g täglich.

Bei Mangel des Vitamins treten folgende Erscheinungen auf	Die Ausfallerscheinungen sind im einzelnen noch nicht geklärt.
Das Vitamin bessert und heilt folgende Erkrankungen	Leberstoffwechselstörungen, Leberverfettung, mit Vitamin E und Cholin bei progressiver Muskeldystrophie.

Vitamin H

Chemische und Funktionsbezeichnung	Biotin, Hautfaktor, Bios II, Bios IIb, Coenzym R, antiseborrhoisches Vitamin, Hautschutz-Vitamin.
Wirkungsweise	Vitamin H oder Biotin hat in Form von biotinhaltigen Fermenten umfangreiche Funktionen im Eiweiß-, Fett- und Kohlenhydratstoffwechsel zu erfüllen, die im einzelnen noch nicht zu übersehen sind. 1 mg Biotin auf 400000 l Wasser verteilt kann noch als Wuchsstoff für Hefen wirken!
Natürliche Quellen	In freier Form in Blattgemüsen, Früchten, Reiskleie, Milch. An Eiweiß gebunden in Pflanzensamen, Hefe, tierischen Organen (Leber, Niere, Nebenniere, Muskulatur, Gehirn), Eigelb. Biotin ist hitzebeständig (bis 200 °C), aber lichtempfindlich (ultraviolette Strahlen).
Täglicher Bedarf des Menschen	Etwa 0,1—0,3 mg.
Bei Mangel des Vitamins treten folgende Erscheinungen auf	Trockene, schilfrige Haut, Versiegen der Talgproduktion, Verkümmerung der Zungenpapillen, Ansteigen des Cholesterins im Blut, Entwicklung einer zunächst feinschuppigen, später fleckigschuppigen Hautentzündung (Dermatitis), wobei die befallenen Partien allmählich fahlgrau werden. Gleichzeitig bestehen folgende Allgemeinerscheinungen: Appetitlosigkeit, Müdigkeit, Depression, Übelkeit, Muskelschmerz, Empfindungsstörungen der Hautnerven, Hämoglobinabfall.

Das Vitamin bessert und heilt folgende Erkrankungen	Leinersche Krankheit (Erythrodermia desquamativa), Talgdrüsenerkrankung der Haut, Finnenausschlag (Akne vulgaris), Ernährungsstörungen der Haut und der Schleimhäute (Dystrophie), Nagelwachstumsstörungen, manchmal auch Ergrauen der Haare.

Vitamin P

Chemische und Funktionsbezeichnung	Rutin, Vitamin-P-Faktor, Permeabilitätsvitamin
Wirkungsweise	Rutin setzt die Durchlässigkeit der Kapillaren herab und erhöht ihre Widerstandsfähigkeit, es unterstützt die Vitamin-C-Wirkung und greift in die Zellatmungsvorgänge ein.
Natürliche Quellen	Blätter, Buchweizen, Früchte (besonders Citrusfrüchte), schwarze Johannisbeeren, Paprika, Hagebutten.
Täglicher Bedarf des Menschen	Noch nicht festgelegt. Auf etwa 50 mg geschätzt (für Erwachsene).
Bei Mangel des Vitamins treten folgende Erscheinungen auf	Gefäßdurchlässigkeit, Ödembereitschaft, Abnahme der Kapillarresistenz, Neigung zu Gewebsblutungen.
Das Vitamin bessert und heilt folgende Erkrankungen	Gefäßbrüchigkeit, Blutungsneigung: hämorrhagische Diathesen, Glaskörperblutungen, Nasenbluten, Netzhautblutungen, Zahnfleischblutungen.

Vitamin C

Chemische und Funktionsbezeichnung	Ascorbinsäure, Antiskorbutisches Vitamin

Wirkungsweise	Das Vitamin C ist ein für den gesamten Zellstoffwechsel notwendiger Wasserstoffüberträger. Es ist von Bedeutung für die Energieverwertung und für die Nebennierenrindenfunktion. Es aktiviert ferner zahlreiche Fermente und stärkt die natürliche Abwehrkraft gegen Infektionen, inaktiviert Gifte oder setzt ihre Giftwirkung herab. Es verbessert die Aufnahmefähigkeit für Eisen und regt die Knochenmarksfunktionen an. Außerdem ist es notwendig für zahlreiche Funktionen des Bindegewebes. Es ist von ähnlich universeller Bedeutung wie das Vitamin B_1 und hat wie dieses grundlegende Aufgaben im Zellstoffwechsel zu erfüllen.
Natürliche Quellen	Vitamin C kommt in allen lebenden Geweben vor. Einen hohen Gehalt weisen auf: Frische Früchte, Gemüse und Salate, besonders Apfelsine, Zitrone, Hagebutte, Sanddornbeere, Paprika, schwarze Johannisbeere, Nebenniere und andere Hormondrüsen, Leber, Auge, Milch. Luftsauerstoff, Hitze, Licht sowie einige Fermente zerstören die Ascorbinsäure. Nahrungsmittel im Kühlschrank aufbewahren. Bei ungeeigneter Lagerung und Zubereitung von Gemüse geht der Vitamin-C-Gehalt stark zurück.

Täglicher Bedarf des Menschen	Männer 75 mg
	Frauen 75 mg
	  in der Schwangerschaft 100 mg
	  in der Stillzeit 100 mg
	Kinder und Jugendliche 75 mg
	
	1 *Internationale Einheit:* = 0,5 mg kristallisierte Ascorbinsäure.

Bei Mangel des Vitamins treten folgende Erscheinungen auf	Da der menschliche Organismus das Vitamin C nicht selbst aufzubauen vermag, ist er gegen eine mangelhafte Zufuhr mit der Nahrung sehr empfindlich. Es treten sehr bald Störungen im Allgemeinbefinden, Appetitlosigkeit, Schwäche, Schweregefühl in den Beinen, Anfälligkeit gegen Infektionen und Blutarmut auf. Auch das Wachstum wird beeinträchtigt. Damit haben sich auch schon die Vorzeichen des Skorbuts ausgebildet. Der Skorbut ist die typische Vitamin-C-Mangelkrankheit. Ihr entspricht die Möller-Barlowsche Krankheit beim Säugling. Beide Krankheitsbilder sind gekennzeichnet durch überall auftretende kleinere bis größere Blutungen. Besonders auffällig ist das weiche, aufgequollene Zahnfleisch. Häufig lockern sich die Zähne und fallen aus. Die Vorstadien sind praktisch wichtiger als die ausgebildeten Krankheiten. Blutungsneigung des Zahnfleisches deutet meist schon einen Vitamin-C-Mangel an. Mangelhafte Zufuhr von Vitamin C durch Denaturierung der Nahrung, starker Mehrverbrauch durch Anstrengung, Infektion, Schwangerschaft, Stillzeit, Wachstum oder Alter sind

Gründe für die Entstehung zahlreicher Vitamin-C-Mangelzustände. Wir kennen sie als Frühjahrsmüdigkeit, Appetitlosigkeit, schnelle Erschöpfbarkeit (körperlich und geistig), Blutungsbereitschaft, Anfälligkeit gegen Infektionen, Verdauungsbeschwerden, Kreislaufstörungen, Kopfschmerzen, Blutarmut, Wachstumsverzögerung u. a. m.

Das Vitamin bessert und heilt folgende Erkrankungen

Da Vitamin C ein fast *universeller Aktivator der Zellfunktionen* ist, läßt sich sein außerordentlich großer Anwendungsbereich verstehen. Wir benötigen es bei Skorbut und allen Vorstadien dieser Erkrankung, wie Allgemeinschwäche, Blutungsneigung, Zahnfleischerkrankungen und Schädigungen des Zahnhalteapparates. Es wird ferner angewandt zur Steigerung der Abwehrkraft bei Infektionen und Vergiftungen. Es wirkt günstig auf rheumatische Erkrankungen und tuberkulöse Infektionen, bei Störungen der Blutneubildung in den Blutbildungszentren des Knochenmarks. Es ist notwendig bei Magen-Darm-Störungen und zur Beschleunigung der Wundheilung, ferner als Zusatz zu Diätkostformen, die oft vitaminarm sind. Der *Kinderarzt* verordnet Vitamin C bei Entwicklungs- und Verdauungsstörungen, mangelhafter Knochenbildung und Störungen der Zahnbildung. Keuchhusten wird durch große Vitamin-C-Mengen gemildert und in seinem Verlauf abgekürzt. Bei den *chirurgischen Erkrankungen* unterstützt Vitamin C die Knochen- und die Wundheilung.

Während der ganzen *Schwangerschaft* und *Stillzeit* auf reichliche Vitamin-C-Zufuhr achten und künstliche Säuglingsnahrung mit natürlichen Vitamin-C-Trägern anreichern (Fruchtsäfte)! In der *Zahnheilkunde* ist Vitamin C ein unentbehrlicher Helfer bei allen Schleimhautentzündungen, Zahnfleischerkrankungen, Zahnlockerungen und Schädigungen des Zahnhalteapparates. Wunden nach Zahnextraktionen heilen unter dem Schutz von Vitamin C rasch und komplikationslos ab.

Früchte und Fruchtsäfte als Gesundheitswächter

Meine Erfahrung als Arzt hat mich gelehrt, daß die Ernährungsschädigungen der unsichtbarste, aber gefährlichste unter allen Feinden der Menschheit sind. Deshalb verlangt mein ärztliches Gewissen von mir, daß ich diesen Feind bis zu meinem letzten Atemzug bekämpfe.

Dr. med. Max Bircher-Benner

Obst und Südfrüchte I

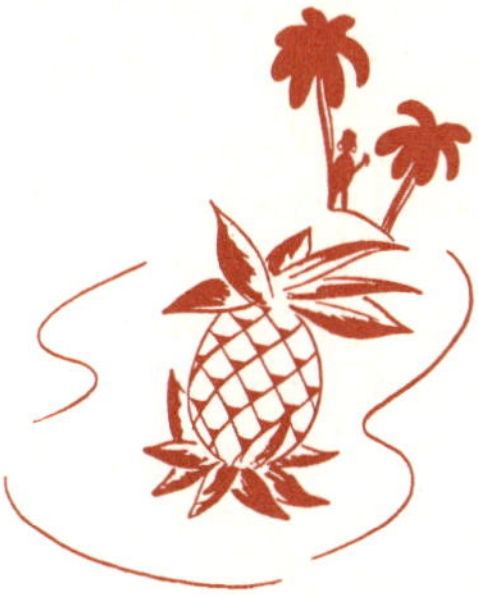

Ananas ersetzt den Magensaft

Wer magenschwach oder gar magenkrank ist, wird die heilsame Wirkung des frischen Saftes dieser tropischen Frucht nicht hoch genug bewerten können. Ananassaft ist Labsal und Heilmittel zugleich.

Diese durch ihr herrliches Aroma ausgezeichnete, eigenartig gebaute Pflanze ist im tropischen Amerika heimisch, wird aber auch in anderen Ländern mit tropischem oder subtropischem Klima (Hawaii, Spanien, Süd- und Nordafrika, Iran, Türkei) angebaut. Obwohl die Ananas *(Ananas sativa)* vergleichsweise teuer ist, wird sie bei uns in erheblicher Menge eingeführt. Sie ist auch als nährende und heilende Frucht sehr zu begrüßen, besitzt sie doch eine medizinisch zu verwertende Eigenschaft, die sie vor allen anderen Früchten auszeichnet. Mit Ananas-Erdbeeren hat sie nichts zu tun.

Hauptwirkstoffe in 100 g Frischsubstanz

Eiweiß	0,5 g	Vitamin A	110 I. E.
Fett	0,2 g	Vitamin B_1	0,08 mg
Kohlenhydrate	13,4 g	Vitamin B_2	0,02 mg
Natrium	2 mg	Niacin	0,20 mg
Kalium	190 mg	Vitamin C	21 mg
Kalzium	15 mg	Basenüberschuß	+ 5,4 %
Magnesium	20 mg		
Phosphor	10 mg	Kalorien	57
Eisen	0,3 mg	Joule	238

Wir ersehen aus der Betrachtung der Hauptinhaltsstoffe, daß bei hohem Wassergehalt ein sehr niedriger Nährstoffgehalt und damit ein niedriger Kalorienwert vorhanden ist. Unter den bekannten Mineralien ragt keines besonders hervor, auch ist der sich aus den sauren und basischen Bestandteilen ergebende Basenüberschuß nur gering. Selbst der bisher bekannte Vitamingehalt ist nicht nennenswert. Mit all diesen Angaben vermögen wir die wirkliche ernährungsphysiologische Bedeutung und den Heilwert der Frucht jedoch nicht zu erfassen, zumal sie danach als eine zwar gut mundende, aber sonst keine besonderen Werte bergende Frucht erscheint.

Wirkungsweise und Verwendung

Wenn wir dann aber von Prof. Dr. *Heupke* erfahren, daß die Ananas sich von allen anderen Früchten dadurch unterscheidet, daß sie in reichlicher Menge in ihrem Saft einen Eiweißstoff (Ferment) enthält, der die ganz spezielle Fähigkeit hat, Nahrungseiweiß aufzuspalten, also die Eiweißverdauung einzuleiten, so gewinnt sie damit für uns höchstes Interesse. Wir können nämlich die eiweißverdauende Fähigkeit des Ananassaftes, die sonst besonders dem Magensaft eigen ist, vorzüglich dazu benutzen, magenschwachen und magenkranken Personen, bei denen gar kein, zuwenig oder ein zu säurearmer Magensaft vorhanden ist, die Eiweißverwertung zu ermöglichen oder zu erleichtern, indem wir den Magensaft durch Ananassaft ersetzen. Es muß aber betont werden, daß nur frischer Ananassaft diese Fähigkeit besitzt, während die üblichen Ananaskonserven dafür unbrauchbar sind. Jede Hitzeanwendung zerstört die eiweißaufspaltende Kraft des Ananassaftes, da sie an die empfindlichen Fermente oder Enzyme, wie man chemisch die Wirkstoffe nennt, gebunden ist.

Überhaupt kann hier zusätzlich gesagt werden, daß schon zu heiße Speisen und Getränke die der Verdauung dienenden Fermente, die wir im Speichel, im Magen- und Darmsaft finden, lähmen und damit in ihrer Wirksamkeit herabsetzen, wie es auch durch zahlreiche moderne chemische Arzneimittel geschieht. Die Berücksichtigung der Fermenthemmung bei arzneilichen Behandlungen ist wahrscheinlich wichtiger, als wir bisher ahnen. Prof. Dr. *v. Noorden* verabreichte Kranken mit Magensaftmangel (Achylikern) täglich 200 ccm Ananassaft und hatte damit guten Erfolg.

Bei *Tumorerkrankungen,* bei *Magenschwächen* und *Magenkrankheiten,* die mit einem Mangel an Magensaft oder Magensäure – praktisch also bei jeder Appetitlosigkeit – verbunden sind, bedienen wir uns des *frischen Ananassaftes.* Er ist Labsal und Heilmittel zugleich und vermag vollwertig den Magensaft zu ersetzen und durch bessere Verdauung bei gleichzeitiger Schonung der Magenschleimhaut die Kräftigung des Kranken und damit seine Genesung zu fördern oder sogar erst herbeizuführen. Vor jeder Mahlzeit eine Scheibe Ananas gegessen, das verbessert die Verdauungskraft des Magens ganz erheblich.

Eigentümlicherweise scheint die Ananas in der *Säuglingsernährung* wenig Verwendung zu finden, und zwar weder bei uns noch in Amerika. Lediglich der Chefarzt der Städtischen Kinderklinik Lübeck, Prof. Dr. med. *Jochims,* berichtete, daß er gelegentlich amerikanische Trockenmilch mit Ananaszusatz sowie Säuglingszwiebackmehl mit Ananasstückchen verordnete, ohne Störungen zu erleben. Auch findet er es merkwürdig, daß die Ananas nicht in dem bekannten amerikanischen Lehrbuch der Kinderheilkunde von *Mitchell-Nelson* erwähnt wird. Er empfiehlt jedoch, die Zufütterung zunächst beim älteren Säugling und nach guten Erfahrungen auch beim jüngeren Säugling getrost zu versuchen.

Ich bin der Auffassung, daß sich der frische, verdünnte Ananassaft wegen seiner eiweißverdauenden Kraft als ein wertvolles Hilfsmittel in der Säuglingsernährung, besonders für den ernährungsgestörten Säugling, erweisen würde. Der Saft dieser köstlichen Frucht mag daher unseren Kinderärzten zur besonderen Beachtung empfohlen werden.

Der Apfel ist der König der Früchte

Der Apfelbaum *(Pirus malus)* war schon bei den ältesten Kulturvölkern bekannt und geschätzt. Bei den Israeliten, Griechen und Römern stoßen wir ebenso auf die Apfelkultur wie bei unseren ältesten germanischen Vorfahren. Mindestens drei Sorten von Wildäpfeln waren bei uns heimisch. In zahllosen Kreuzungen mit südeuropäischen, asiatischen und überseeischen Sorten ergaben sich im Laufe der Jahrhunderte die heute bekannten Varianten, die mehr als 600 betragen.

Botanisch gehört der Apfelbaum zu der für uns so wertvollen Familie der Rosenblütler (Rosazeen). Da im April und Mai die rötlich-weißen Blüten schon vor der Laubentwicklung erscheinen, locken die blühenden Apfelbäume nicht nur frühzeitig die Bienen und Hummeln an, sondern bieten auch ein prächtiges Bild, so daß jährlich Tausenden von Menschen die Baumblüte ein besonderes Erlebnis wird.

Obwohl uns die chemische Analyse nur ein schwaches Bild der Wirkungskraft des Apfels auf den lebendigen Organismus gibt, so mag sie doch angeführt sein, um einen Vergleich mit anderen Fruchtarten zu ermöglichen.

Außer Natrium, Kalium, Kalzium, Magnesium, Phosphor, Schwefel und Chlor wurden Kieselsäure und Aluminium nachgewiesen. An Vitaminen wurden gefunden: Vitamin A, B_1, B_2, C, Nikotinsäure, B_6 und E. Dazu kommen die ätherischen Verbindungen der Fruchtsäuren, die den angenehmen Duft der Frucht bedingen, und das Pektin, der Steifungsstoff, der große Mengen Wasser binden kann. Der Apfel hat erst in neuester Zeit als ein nicht zu unterschätzendes Heilmittel seine volle Würdigung gefunden, wenn ihm auch schon immer Heilwirkungen nachgerühmt wurden.

Hauptwirkstoffe in 100 g Frischsubstanz

Eiweiß	0,3 g	Vitamin A	100 I. E.
Fett	0,3 g	Vitamin B_1	0,027 mg
Kohlenhydrate	12,1 g	Vitamin B_2	0,030 mg
Natrium	2 mg	Niacin	0,100 mg
Kalium	140 mg	Vitamin C	12 mg
Kalzium	8 mg	Basenüberschuß	+ 1,7 %
Magnesium	3 mg		
Phosphor	10 mg	Kalorien	52
Eisen	0,3 mg	Joule	217

Wirkungsweise

Der badische Landarzt Dr. *Heisler* wurde im Jahre 1919 zu einem Marineoffizier gerufen, der seit vier Wochen an einem schweren Magen-Darm-Katarrh erkrankt und mit allen möglichen Heilmitteln vergeblich behandelt worden war. Beim Anblick des bis zum Skelett abgemagerten Menschen fiel ihm die Geschichte einer Patientin ein, die lediglich durch den Genuß roher, geschabter Äpfel von einer langen, schweren Darmerkrankung schnelle Genesung gefunden hatte. Er wandte bei dem anscheinend unkurierbaren Leiden des Offiziers dieses außergewöhnliche Mittel als letzten Versuch an, und das Unglaubliche wurde Wirklichkeit. Nach zwei Tagen ausschließlichen Apfelessens genas der Kranke sehr rasch.

Krutoff heilte in einer Ruhrabteilung eines Feldlazaretts an der Westfront mit drei Pfund rohen Äpfeln, die gut gekaut werden mußten, schwere Ruhrfälle. Schon am Tage nach Beginn der Apfeldiät erfolgte der erste Stuhl vollständig normal und ohne blutige Beimengungen. In wenigen Tagen waren die Patienten genesen.

Durchführung der Apfeldiät

Dieses aufsehenerregende Verfahren ist inzwischen in vielen Kliniken erprobt worden, und heute gehört die *Apfeldiät* zum Heilschatz jedes Arztes. Durchgeführt wird das Verfahren im allgemeinen so, daß man bei Magen-Darm-Katarrh, Ruhr oder Paratyphus alle zwei Stunden oder auch achtmal täglich reife, ungeschälte Äpfel auf einer Glasreibe zerkleinert und dem Kranken gibt. Man kann dabei zwei bis drei Pfund täglich zu sich nehmen. Jedes Medikament und jede andere Nahrung sind dabei streng zu meiden. Die kolloidalen, wasserbindenden Aufquellungen vollbringen in harmonischem Zusammenwirken mit ätherischen Stoffen, Fruchtsäuren, Gerbsäuren und Mineralstoffen ein Heilungswunder. Die Apfeldiät wirkt wie ein gut saugfähiger Schwamm. Sie quillt auf, wobei sie Wasser und giftige Darmprodukte aufsaugt und durch schnelle Darmpassage entfernt. Der gleichzeitige Gerbstoffgehalt des Apfels wirkt zusammenziehend und entzündungswidrig.

Der Heidelberger Kinderarzt Prof. *Moro* sah sich durch die Erfolge Heislers veranlaßt, systematische Nachprüfungen an durchfall- und ruhrkranken Kindern vorzunehmen. Er verabreichte an zwei Tagen in Portionen von 200 bis 300 g fünfmal täglich geschälte, von Kernen und Kerngehäusen befreite und auf der Glasreibe feingeriebene Äpfel. Das völlig unschädliche Verfahren wirkte überraschend schnell bei Durchfällen verschiedener Art und befriedigte vollkommen das Nahrungs- und Flüssigkeitsbedürfnis. Unter vorläufiger Beibehaltung kleinerer Apfelmengen geht man nach den Kurtagen langsam wieder zur gewohnten Kost über. Wenn frische Äpfel nicht mehr zur Verfügung stehen, läßt sich die Kur auch mit einem Fertigpräparat in Form von *Apfelpulver* aus Reformhäusern und Apotheken durchführen.

Weitere Verwendungsmöglichkeiten des Apfels

Die Entdeckung des Pektins in der Schale des Apfels, das, in die Blutbahn eingespritzt, die Eigenschaft hat, die Gerinnung des Blutes zu fördern, ließ diesen Stoff bald zu einem erstaunlich gut wirkenden Mittel bei der *Bluterkrankheit* werden. Während sonst bei Bluterkranken eine kleine Verletzung eine unaufhörliche Blutung nach sich ziehen kann, gelingt es mit Pektinpräparaten, die Gerinnungsfähigkeit des Blutes innerhalb weniger Minuten hervorzurufen.

Pektin hat auch als Versteifungsstoff in der Marmeladen- und Konservenindustrie große Bedeutung gewonnen, da ohne Pektin (Opekta, Aplona) Marmeladen und Gelees unter erheblichen Wirkstoffverlusten stundenlang gekocht werden müßten. Aber nicht nur in diesem Industriezweig, auch in der Konditorei, Süßwarenindustrie und Milchwirtschaft spielt Pektin eine besondere Rolle.

Die medizinische Verwendung des Apfels beschränkt sich jedoch längst nicht mehr nur auf die Behandlung der Durchfallserkrankungen und der Bluterkrankheit.

Der Wiener Kliniker *Jagić* erzielte mit zwei bis drei Obsttagen bei *Nierenentzündungen, Wassersucht, Herz- und Gefäßkrankheiten* sehr schöne Erfolge. Er ließ dabei drei Pfund Äpfel als Kompott zubereiten und gesüßt verabreichen. Diese Kost schont Nieren, Herz und Leber.

Prof. Ancel Keys (Minneapolis), einer der bedeutendsten Kenner der Blutgefäßleiden, gab auf einer Versammlung amerikanischer Herzspezialisten in St. Louis den Rat, zur Vorbeugung gegen Verkalkung und Herzinfarkt täglich zwei saftige Äpfel zu verzehren, weil zwei Äpfel etwa so viel Pektin enthalten (etwa 15 g), wie nötig ist, um den Cholesterinspiegel des Blutes zu senken.

Die Armut des Apfels an Kochsalz und Eiweiß kann vor allem auch vorteilhaft zur Unterstützung einer Entfettungskur ausgenützt werden.

Eine typische Entfettungskur besteht aus Schwarzbrot und „Abführkompott". Erwähnenswert ist noch die vorteilhafte Verwendung des Apfels bei Blutarmen und Kopfarbeitern wegen des Arsen-, Eisen- und Phosphorgehaltes. Auch das Kind, das seinen Apfel regelmäßig mit zur Schule nimmt, wird vor Ansteckungen weitgehend geschützt sein.

Der *Apfelsaft* ist nicht nur, wie aller Süßmost, ein erfrischendes Getränk, das Kopfarbeitern und Kranken an Stelle von Bohnenkaffee und alkoholhaltigen Getränken gereicht werden sollte, sondern darüber hinaus ein ausgesprochen entspannend und beruhigend wirkendes Heilmittel, weshalb sich der Nervenarzt *Georg Reid* (Schwerin) veranlaßt sah, Süßmost in Verbindung mit Rohkostkuren bei allen *entzündlichen Erkrankungen des Zentralnervensystems* anzuwenden.

Die weitverbreitete und in ihren Auswirkungen gefährliche *Stuhlverstopfung* läßt sich durch Apfelsüßmost, dreimal täglich ein halbes Glas vor dem Essen, erfahrungsgemäß erfolgreich behandeln, wahrscheinlich durch Beeinflussung der Bakterienbesiedlung des Darms.

Apfeltee als Tagesgetränk übt eine kräftigende, nervenberuhigende Wirkung aus und verdient bei Gicht, Rheumatismus, Leber- und Nierenerkrankungen, Blutdrucksteigerung, Herzstörungen und Hautausschlägen zur Unterstützung angewendet zu werden. Durch den nicht unbeträchtlichen Phosphorgehalt stellt der Apfeltee eine natürliche Nervennahrung, besonders für Kinder, dar.

Aprikose gegen Vitamin-A-Mangel

Der dem Pfirsichbaum ähnliche Aprikosenbaum *(Prunus armeniaca)* wächst in der Mongolei und in Turkestan wild, findet sich aber auch in Nordchina, in der südlichen Mandschurei sowie im Mittelmeergebiet. Er gehört zur Familie der Rosazeen. Größere Anbaugebiete gibt es heute in der Gegend von Mainz, in Ungarn, in Italien und in Nordamerika.

Die weißen, einzeln oder zu zweien stehenden Blüten entfalten sich im März und April *vor* den Blättern als erste von allen Obstbaumblüten. Die Frucht ist rundlich, das Fleisch gelblich, saftig, in der Überreife oft mehlig. Der Aprikosenbaum verlangt sehr warmes und feuchtes Klima; am besten gedeiht er auf tiefgründigem, durchlässigem Boden. Der Gartenfreund pflanzt ihn im Hausgarten am zweckmäßigsten als Spalierbaum.

Die Aprikose ist arm an Energielieferanten. Über ihre Hauptnährstoffe gibt die folgende Tabelle Auskunft.

Hauptwirkstoffe in 100 g Handelsware

	frisch	getrocknet		frisch	getrocknet
Eiweiß	0,9 g	5,0 g	Vitamin A . . .	2000 I. E.	6500 I. E.
Fett	0,1 g	0,4 g	Vitamin B_1 . .	0,04 mg	0,006 mg
Kohlenhydrate .	12,4 g	68,4 g	Vitamin B_2 . .	0,05 mg	0,11 mg
Natrium	1 mg	4 mg	Niacin	0,8 mg	3,2 mg
Kalium	300 mg	1100 mg	Vitamin C . . .	7 mg	11 mg
Kalzium	14 mg	75 mg			
Phosphor . . .	24 mg	120 mg	Kalorien	54	300
Eisen	0,6 mg	4,5 mg	Joule	226	1254

Im getrockneten Zustand ist der Energiegehalt, wie wir aus dem Vergleich in der Tabelle ersehen, jedoch durchaus beachtlich. Unter den Mineralien fällt der relativ hohe Eisen- und Kaliumgehalt auf. Aprikosen gehören daher in die Diät der Blutarmen aller Formen.

Interessant ist vor allem der *ausgesprochen hohe Vitamin-A-Gehalt.* Die gekochten Früchte enthalten dagegen weniger als 2000, gezuckert und in Büchsen nur noch 1350 I. E.

Wirkungsweise und Verwendung

Der auffällig hohe Vitamin-A-Gehalt macht die Aprikose zu einem ausgezeichneten Diätmittel bei allen Vitamin-A- und sonstigen Mangelzuständen, also bei Funktionsstörungen der Haut und Schleimhäute, bei Hautschädigungen und -infektionen, bei Nachtblindheit, in der Schwangerschaft und Stillperiode, in der Rekonvaleszenz nach schweren Krankheiten – insbesondere Infektionen –, bei schlechter Heilungstendenz, Appetitmangel, Schwächlichkeit und Wachstumsstörungen, bei Schilddrüsenerkrankungen, Leberzellschäden und -funktionsstörungen und schließlich bei Menstruationsstörungen und Schwächen der weiblichen Geschlechtsorgane.

Aprikosen verwendet man als diätetisches Heilmittel bei allen Vitamin-A-Mangelkrankheiten, bei allen Formen der Blutarmut, bei Allgemeinschwäche in allen Altersstufen und in der Erholungsphase nach schweren Krankheiten.

Die beste Verwendungsform sind die eingeweichten Trockenfrüchte mit dem Saft, kalt oder warm (nicht gekocht), zu Beginn der Mahlzeit.

Wahrscheinlich darf man auch nicht vergessen, daß die Aprikosenkulturen in den Haupterzeugungsländern mehrfach mit Herbiziden gespritzt werden. Nach Prof. Dr. *Maier-Bode* wurden sechs bis sechzehn Wochen nach der letzten Spritzung in Früchten aus den USA und aus Italien Sinazinrückstände von etwa 0,04 ppm (parts per million = der millionste Teil) gefunden, d. h., daß die Toleranzgrenze, die bei 0,01 ppm liegt, überschritten worden war.

Bananen heilen Schwerkranke

Kaum eine Frucht ist in ihrer diätetischen Verwendbarkeit so vielseitig wie die Banane. Sie eignet sich nicht nur für den Säugling, sondern für jedes Lebensalter und hat schon manchem Menschen durch ihre vorzügliche Heilkraft das Leben gerettet.

Die bei uns in kurzer Zeit sehr beliebt gewordene Banane ist die Frucht des tropischen Pisanggewächses *(Musa paradisiaca),* und zwar der Kulturform *Musa sapientium.* Die Banane ist für Gesunde und Kranke eine Frucht mit einzigartigen Qualitäten. Gemessen an dem Gehalt ihrer Nährstoffe läßt sie sich mit Topinamburen (siehe Seite 252) und Kartoffeln vergleichen.

Während jedoch der Kohlenhydratgehalt der Kartoffel ausschließlich aus Stärke besteht, enthält die Topinambur ein Großteil Inulin, die Speicherform des Fruchtzuckers, und die Banane im Reifezustand nur noch Frucht- und Traubenzucker (Invertzucker) und keine Stärke mehr.

100 g enthalten in Prozenten	Eiweiß	Kohlenhydrate	Fett	Wasser	Joule	Kalorien
Banane	1,1	21	0,2	73,8	376	90
Topinambur	1,9	16,4	0,2	79,1	322	77
Kartoffeln mit Schale	2,0	18,9	0,1	66,5	355	85

Wirkungsweise und Verwendung

Der Zuckerreichtum in Verbindung mit den für den Stoffwechsel notwendigen Vitaminen, dem sehr niedrigen Natrium- und dem beträchtlichen Kalium- sowie dem guten Magnesium- und Vitamin-A-Gehalt verleihen der Banane einen hohen Wert als Nähr- und Diätmittel. Sie eignet sich als Heilkost bei Magen-Darm-Krankheiten und Allgemeinschwäche, wirkt unterstützend bei Rheuma und Gicht und dient als ausschließliche Bananendiät auch zur Entwässerung bei Kreislaufschäden. Auch für Kleinkinder ist die Banane eine gut geeignete Kost, die wegen der Schmackhaftigkeit und des Aromas auch gern genommen wird. Im elektrischen Mixer püriert, ist Bananenbrei schon für den *älteren Säugling* eine köstliche Nahrung.

Ebenso wie geschabte rohe Äpfel lassen sich auch Bananen, die eine starke *durchfallwidrige Wirkung* besitzen, wenn man sie ausschließlich verabreicht, bei *Kleinkindern* zur Heilung von *akuten Verdauungsstörungen, Dickdarmentzündungen* und sogar von *Coeliakie,* einer schweren chronischen Darm- und Ernährungsstörung, verwenden. Bei der immer noch nicht ganz aufgeklärten Tropenkrankheit *Sprue,* die gelegentlich auch bei uns vorkommt, ist die Banane sogar das beste und sicherste Heilmittel. Die Sprue endet infolge einer schweren Störung in der Verwertung der aufgenommenen Nahrungsmittel mit dem völligen Verfall des Körpers. Bananen allein enthalten alle jene Wirkstoffe, um diese heimtückische Krankheit in kurzer Zeit zu bekämpfen. Spruekranke werden bei ausschließlicher Bananendiät wie durch einen Zauber gesund. Das Krankheitsbild der Coeliakie der Kinder entspricht übrigens in seinem Erscheinungsbild vollkommen dem der Sprue der Erwachsenen. Die günstige Wirkung der rohen, reifen Bananen bei beiden Krankheiten beruht nach Prof. *Glanzmann* wahrscheinlich darauf, daß sie Stärke aufzuspalten vermag und den Rohrzucker durch die Wirkung eines Enzyms in Invertzucker oder Fruchtzucker umwandelt. Da die Bananen hauptsächlich Fruchtzucker enthalten, der selbst von einem kranken Darm vertragen und aufgenommen wird und keine Gärung erzeugt, können sie ohne Schaden in großen Mengen gegeben werden. Da die Bananen außer ihrem idealen Fruchtzuckergehalt auch wie alle Frucht- und Gemüsesäfte einen großen Basenüberschuß aufweisen, verhindern sie die Gärung im Darm, wie der alkalisch werdende Stuhl zeigt. Sie heilen jede Versäuerung der Gewebe (azidotische Stoffwechselstörungen), wie sie z. B. auch die „Bauchkrankheit" (Coeliakie) aufweist.

Hauptwirkstoffe in 100 g Frischsubstanz

Eiweiß	1,1 g	Vitamin A	420 I. E.
Fett	0,2 g	Vitamin B_1	0,04 mg
Kohlenhydrate	21 g	Vitamin B_2	0,05 mg
Natrium	2 mg	Niacin	0,70 mg
Kalium	370 mg	Vitamin C	11 mg
Kalzium	10 mg	Vitamin E	0,5 mg
Magnesium	32 mg		
Phosphor	30 mg	Kalorien	90
Eisen	0,5 mg	Joule	376

Bananendiät ändert aber nicht nur die saure Stoffwechselverschiebung, sie läßt vielmehr gleichzeitig die notwendige Alkalireserve des Blutes wieder ansteigen, was auch zunächst wieder in einfachster Weise an der Änderung der Urinreaktion erkennbar wird. Jeder Kinderarzt leitet heute die Behandlung der Coeliakie mit einigen reinen Bananentagen ein, um je nach der Reaktion des Kindes dann erst langsam weitere Nahrungsmittel zuzugeben.

War es früher kaum möglich, einem schwerkranken Coeliakiekind das Leben zu retten, weil die meisten doch schließlich an einer infektiösen Komplikation starben, so zählt heute die Behandlung der Coeliakie zu den erfreulichsten Aufgaben der Kinderheilkunde, da es seit Einführung der Bananendiät fast immer gelingt, den schwergezeichneten Kindern Gesundheit und Lebensglück wiederzuschenken.

Die gute Verträglichkeit, die leichte Aufnahmefähigkeit des Fruchtzuckers, der Basenüberschuß und schließlich auch der ausreichende Vitamin-C-Gehalt der rohen, reifen Bananen machen sie in Verbindung mit Vollmilch, die Eiweiß, Fett, Kalk und Milchzucker liefert, der ebenfalls nicht gärt, zu einer *vorzüglichen Aufbaukost* für Schwerkranke, Fiebernde, Unterernährte, werdende und stillende Mütter, Sportler, Schwerarbeiter und ältere Leute mit mangelhaftem Appetit und unzureichender Magensaftbildung.

Die Heilung von Sprue und Coeliakie mit Bananendiät und die vielseitige Verwendbarkeit der Banane in der Krankenkost ist eins der schönsten Beispiele der Heilkraft unserer Nahrungsmittel.

Bananen sind sehr reich an Peroxydasen – das sind Fermente, die oxydierend wirken –, was bei einer Stuhluntersuchung auf Blut ein positives Ergebnis vortäuschen kann. Daher dürfen vor Stuhluntersuchungen drei Tage keine Bananen gegessen werden.

Am besten wird die Banane immer roh verzehrt. Man kann sie zur Abwechslung aber auch gebraten, z. B. zu Sojaspeisen, auf den Tisch bringen. Bei Diabetikern muß man 60 g der rohen Frucht als 1 Broteinheit anrechnen.

Birnen für Fett- und Wassersüchtige

Wer sich von wassersüchtigen Anschwellungen oder überflüssigem Fett befreien will, ersetze seine üblichen Mahlzeiten durch rohe oder gekochte Birnen, eventuell in Verbindung mit Buttermilch, Joghurt, Sauermilch und Vollkornbrot.

Die heute in zahllosen, geschmacklich außerordentlich verschiedenen Sorten gezüchtete Birne ist auch in ihrer kultivierten Form uralt. In Deutschland wurde sie erst durch die Römer bekannt. Ihre begrenzte Haltbarkeit und der hohe Preis der spätreifen Sorten lassen sie nicht zu der großen volkswirtschaftlichen Bedeutung gelangen, wie sie beispielsweise dem Apfel zukommt. Dennoch findet die saftige, aromatische Frucht jährlich ihre Liebhaber und Abnehmer. In manchen Gegenden bildet die selbstgezogene Birne eine beliebte Ergänzung zu Mehlspeisen, wozu sie auch wegen ihres hohen Mineral- und Zellstoffgehaltes vorzüglich geeignet ist. Darüber hinaus ist das Birnbaumholz von guter Qualität und eignet sich u. a. zu Drechslerarbeiten.

Ernährungsphysiologisch gesehen, ist zu bemerken, daß der Brennstoffgehalt wie bei allen Obstsorten sehr niedrig ist. 100 g ergeben etwa 60 Kalorien. Der Fruchtsäuregehalt ist geringer als beim Apfel, der Zuckergehalt dagegen höher. Er beträgt je nach Reifezustand und Sorte 6–13 Prozent. Viel wichtiger aber ist der Gehalt an wertvollen basischen *Mineralstoffen,* der dem des Apfels weitgehend gleicht. Neben Kalzium, Magnesium, Mangan, Eisen und Kupfer findet sich in der Birne ein hoher Kaliumgehalt (120 mg auf 100 g Frischsubstanz) bei einem geringen Gehalt an Natrium und Chlor und einem bemerkenswerten Gehalt an Phosphorsäure, Schwefelsäure und Kieselsäure. Die Birne eignet sich daher gut zur kochsalzarmen Diät.

Hauptwirkstoffe in 100 g Frischsubstanz

Eiweiß	0,5 g	Vitamin A	170 I. E.
Fett	0,4 g	Vitamin B_1	0,04 mg
Kohlenhydrate	13,3 g	Vitamin B_2	0,03 mg
Natrium	2 mg	Niacin	0,20 mg
Kalium	120 mg	Vitamin C	5 mg
Kalzium	17 mg	Basenüberschuß	+ 3,5 %
Magnesium	10 mg		
Phosphor	22 mg	Kalorien	59
Eisen	0,3 mg	Joule	247

Der *Vitamingehalt* der frischen Obstfrüchte wird häufig stark überschätzt, so auch bei der Birne. Er ist in Wirklichkeit unbedeutend. Immerhin enthält die Birne Vitamin A, B_1, B_2, C, Nikotinsäure (Niacin) und B_6, wenn auch jeweils nur in geringen Mengen.

Wenn hiernach die ernährungsphysiologische Bedeutung der Birne auch hauptsächlich auf ihrem Mineralstoffgehalt zu beruhen scheint, sollte doch nicht vergessen werden, daß die Birne wie die meisten rohen Obstsorten noch zahlreiche Stoffe in allerdings stark wechselnden Mengen enthält, die sich der Analyse des Chemikers vorerst noch entziehen. Vielleicht sind es die viel weniger bekannten Aromastoffe, Spurenelemente, Fermente (Enzyme), Hormone und andere Zündstoffe oder noch völlig unbekannte Verbindungen, die den eigentlichen Wert der rohen Frucht gegenüber der Kochkost bestimmen.

Unterschätzt wird auch die entquellende und entzündungswidrige Wirkung der Gerbsäuren auf die Schleimhäute des Magen-Darm-Kanals. Ebenso beginnen wir erst jetzt die Bedeutung der verschiedensten Kohlenhydrate, wie sie zahlreich in den Zellwänden der Birne vorkommen, zu erkennen. Neuerdings wurde das Pektin genauer erfaßt und seine Darmgift aufsaugende Wirkung festgestellt *(Stepp).*

Früchte und Fruchtsäfte

Wirkungsweise und Verwendung

Über die medizinische Bedeutung der Birne läßt sich auf Grund der bisherigen Erfahrungen und Analysen doch schon einiges sagen. Durch den hohen Kaliumüberschuß bei Fehlen von Kochsalz eignet sich die Birne sehr gut zur Ausschwemmung wassersüchtiger Anschwellungen bei *Kreislauf- und Nierenkranken.* Die gleichen Eigenschaften, in Verbindung mit dem Fehlen von Eiweiß und Fett, lassen die Birne auch bei sogenannten *Entfettungskuren* gute Wirkungen erzielen. Dabei werden rohe und gekochte Birnen an Stelle der üblichen Mahlzeiten verzehrt; bei milderen Kuren nimmt man sie eventuell in Verbindung mit Buttermilch, Joghurt, Sauermilch und Vollkornbrot.

Bei *Erkrankungen des Magen-Darm-Kanals* sagt alte ärztliche Erfahrung, daß rohe Birnen belasten, gekochte dagegen leicht verdaulich sind, keine Blähungen verursachen und bei Kreislaufstauungen im Leib und bei entzündlichen Krankheiten der Verdauungsorgane mit gutem Erfolg gegeben werden können *(Weitzel, Heupke).*

Wenn gerade in bezug auf die unterschiedliche Wirkung von rohen und gekochten Birnen die widersprüchlichsten Erfahrungen gemacht werden, so wird das einmal darauf zurückzuführen sein, daß der Wirkstoffgehalt der verschiedenen Sorten in weiten Grenzen schwankt, und zum zweiten, daß Klima, Züchtung, Düngung und Bodenchemie nicht nur den Gehalt an Wasser, Kohlenhydraten und Eiweiß, sondern auch an Mineralien und Spurenstoffen, Aroma- und Wuchsstoffen sowie Vitaminen und Fermenten (Enzymen) erheblich beeinflussen und so für den Nähr- und Heilwert der Frucht von wesentlicher Bedeutung sind *(Heun).*

Für den täglichen und praktischen Gebrauch der Birnen müssen wir, von aller Problematik abgesehen, wissen, daß sie einen bedeutenden entwässernden Einfluß auf den ganzen Organismus ausüben und ein vorzügliches Diätmittel zur Durchführung von Entfettungskuren und kochsalzloser Kost darstellen.

Für mineralstoffarme Weißmehlspeisen bilden Birnen eine notwendige Ergänzung. Im Einzelfall muß man ausprobieren, ob sie roh oder gekocht bekömmlicher sind, wobei von gesunden Personen dem Rohverzehr im allgemeinen der Vorzug gegeben werden sollte. Im übrigen können Birnen auch gedörrt werden.

Natürlich kann bei großer Magen- und Darmempfindlichkeit auch der rohe oder sogar der durch Dampfentsaftung erhaltene Birnensaft zur Erreichung der Kochsalzausschwemmung und damit der Entwässerung verwandt werden. Ferner eignet sich der Saft im Wechsel mit anderen Obst- und Gemüsesäften vorzüglich zur Durchführung einer Saftfastenkur.

Datteln geben Appetit

Die Dattelpalme *(Phoenix dactylifera)* treibt einen Stamm bis zu 20 m Höhe und eine Laubkrone aus ungefähr 50 großen, 2–3 m lang werdenden Fiederblättern. Die Frucht, eine länglich geformte Beere mit tiefgefurchtem Samenkern, ist die außerordentlich zuckerreiche (60–70% Fruchtzucker) und wohlschmeckende Dattel.

Über die in der Dattel enthaltenen Nährstoffe und Vitamine unterrichtet die Tabelle bei der Feige, deren Werte zum Vergleich dort mit angeführt sind.

Der diätetische Wert liegt in dem hohen natürlichen Fruchtzuckergehalt sowie in dem Reichtum an Faserbestandteilen und Zellulose. Datteln lassen sich daher in der Diät bei appetitlosen Magen- und Darmkranken, bei Leberfunktionsstörungen und leichten Leberzellschäden, bei Blutarmut und Stuhlträgheit verwenden. Bei Zuckerkrankheit, Fettsucht und Magenleiden mit hohen Säurewerten sind Datteln ungeeignet.

Der Dattelbaum liefert den Arabern auch heute noch ihr wichtigstes Nahrungsmittel, das wir in seinem Nähr- und Heilwert bis jetzt nur ungenügend einschätzen können.

Feige heilt Stuhlträgheit und hilft bei Knochen- und Nervenschäden

Der Feigenbaum *(Ficus carica)* gehört zur Familie der Maulbeergewächse. Er wächst strauch- oder baumartig mit lockerer, weit ausgreifender Krone. Die Feigen selbst sind eigentlich keine Früchte, sondern fleischig gewordene Blütenstände. Der Feigenbaum blüht von Mai bis September und setzt dreimal im Jahr Früchte an.

In den südeuropäischen Ländern und im Orient bilden die frischen und getrockneten Früchte ein wichtiges Nahrungsmittel. Sie stellen aber auch ein außerordentlich wertvolles Diätmittel dar, was uns hier besonders interessiert.

Der Energie- und Wirkstoffgehalt, der dem der Dattel sehr ähnlich ist, kann aus der nachfolgenden Tabelle leicht abgelesen werden. Er entspricht im Kalorien-, Vitamin- und Mineralgehalt etwa dem der übrigen Trockenfrüchte. Hervorzuheben ist jedoch der Gehalt an Vitamin B_1 (Aneurin), an Kalzium und Phosphor.

Das Aneurin hat große Bedeutung für den Stoffwechsel, insbesondere auch für die Funktion der Nervengewebe. Die typische Aneurinmangelkrankheit, die Beriberi mit Nervenentzündungen, Herzmuskelschwäche und Kräfteverfall, kommt bei uns zwar nicht vor, aber Mangelzustände sind häufig.

Früchte und Fruchtsäfte

Sie finden sich in Form von Neuralgien oder Nervenentzündungen besonders bei Krankheiten, die einen erhöhten Verbrauch von Vitamin B_1 (Aneurin) bedingen, z. B. bei chronischem Alkoholismus, bei Zuckerkrankheit, Metallvergiftungen, Schilddrüsenleiden und Rückenmarkserkrankungen. Da die tägliche Nahrung großer Bevölkerungsgruppen, besonders wenn sie die vitaminarmen weißen Mehle bevorzugen, an Aneurin unterwertig ist, kann die Feige hier ausgleichend wirken. Mit 250 g Feigen läßt sich etwa ein Viertel des Tagesbedarfs decken.

Kalziummangel ist die häufigste Form der Mineralunterernährung, da Kalzium nur in wenigen Nahrungsmitteln in größeren Mengen vorkommt. Schwerere Kalziumverarmung führt bei Kindern zu Rachitis, bei Erwachsenen zur Osteoporose (Knochenschwund) und Osteomalazie (Knochenerweichung). Gleichzeitig ist der Körper bei diesen Krankheiten auch arm an Phosphorsäure. Da die Feigen neben einem hohen Kalzium- auch einen hohen Phosphorgehalt aufweisen, bilden sie für diese Krankheiten ein geeignetes Nähr- und Diätmittel. Der Tagesbedarf an Kalzium beträgt 1 g.

Der starke Gehalt an größtenteils unverdaulichen Zellstoffen und an Fruchtsäuren macht die Feige ferner zu einem der besten stuhlfördernden, den Gallenfluß anregenden und schleimlösenden Mittel. Bei Obstipation (Verstopfung) gibt man täglich morgens nüchtern oder als Abendmahlzeit

	In 100 g sind enthalten	Feige	Dattel	Rosine
Nährstoffe in Gramm	Eiweiß	3,5	1,9	2,2
	Fett	1,3	0,5	0,5
	Kohlenhydrate	61,5	73,2	64,2
Vitamine in Milligramm	A (I. E.)	85	50	50
	B_1	0,12	0,04	0,12
	B_2	0,09	0,07	0,06
	C	2	3	–
	Niacin (Nikotinsäure)	1,1	1,9	0,5
Mineralien in Milligramm	Natrium	40	23	145
	Kalium	800	650	630
	Kalzium	140	65	30
	Magnesium	80	50	60
	Eisen	3,3	1,9	2,7
	Kupfer	–	0,4	0,2
	Phosphor	108	60	110
	Schwefel	80	400	125
	Kalorien	270	305	270
	Joule	1129	1275	1129

150–250 g Feigen, die man 12–24 Stunden eingeweicht hat. Die gleiche Menge ist auch bei Leberleiden und Gallensteinerkrankungen in der anfallsfreien Zeit erforderlich. Zur Lösung des Schleims bei Bronchitis gibt man zerkleinerte Feigen in einen wirksamen Bronchialtee, von dem man mehrmals täglich eine Tasse heiß trinkt.

Wir machen eine Kirschenkur!

Nicht nur Kinder und Vögel verzehren leidenschaftlich gern Kirschen, auch die Erwachsenen lieben dieses im frühen Sommer reifende Rosengewächs wegen seines erfrischenden Fruchtfleisches. Die *Süßkirsche (Prunus avium)* ist eine Zuchtform der wilden Vogelkirsche, die wir noch hier und da in unseren Wäldern und Gebüschen finden und die früher wohl in ganz Europa bis nach Norwegen heimisch und verbreitet war. Die *Sauerkirsche (Prunus cerasus)* stammt aus Kaukasien.

Wenn im Frühjahr schon ein einzeln stehender, blühender Kirschbaum einen entzückenden Anblick bietet, so löst Jahr für Jahr die Kirschbaumblüte im Rheintal bei Kamp-Bornhofen oder an der Bergstraße stille Begeisterung aus, besonders wenn in dem Meer von Weiß hier und dort die Inseln der rosaroten Pfirsichblüten auftauchen.

Doch sehen wir uns die Kirschen einmal nach den ihnen innewohnenden Kräften und nach ihren Verwendungsmöglichkeiten an. Sie wirken, wie die meisten Rosengewächse, besonders auf den *Magen-Darm-Kanal* samt seinen Anhangsorganen, der *Leber und Bauchspeicheldrüse.* Wie die Erdbeere sind sie verhältnismäßig reich an Fruchtzucker (12%), der ihnen einen guten Sättigungswert gibt. Die saure Kirsche hat den gleichen Fruchtzuckergehalt, doch darüber hinaus mehr Pflanzensäuren (0,9%), die ihren Geschmack bedingen. Die Pflanzensäuren wirken reinigend und erfrischend auf den Stoffwechsel, sie wirken bakterienfeindlich, desinfizierend, sekretions- und verdauungsfördernd. Während der Erntezeit täglich 1 kg Kirschen genossen, beseitigt bald die Darm- oder Stuhlträgheit. Der hohe Gehalt an basischen Mineralien (0,7%) macht die Kirsche wiederum zu einem diätetischen Mittel ersten Ranges. Sie vermag viele Ernährungssünden, wie sie durch den ausschließlichen Gebrauch von Weißmehl, Weißzucker, Fleisch und Genußmitteln entstehen, auszugleichen.

Fettsüchtige, die abnehmen wollen, sollten ganze *Kirschenkuren* durchführen, da diese sehr gut verträglich sind. Es tritt Sättigungsgefühl ein, und doch wird eine merkliche Gewichtsabnahme erzielt, da die eigentlichen Energieträger Fett und Eiweiß fehlen und der Kochsalzgehalt niedrig ist, nämlich 40–100 mg auf 100 g Frischobst. Der Vitamin-A-Gehalt ist relativ

Hauptwirkstoffe in 100 g Frischsubstanz

Eiweiß	0,8 g	Vitamin A	105 I. E.
Fett	0,5 g	Vitamin B_1	0,03 mg
Kohlenhydrate	14,0 g	Vitamin B_2	0,03 mg
Natrium	2 mg	Niacin	0,20 mg
Kalium	230 mg	Vitamin C	10 mg
Kalzium	16 mg	Basenüberschuß	+ 4 %
Magnesium	14 mg		
Phosphor	25 mg	Kalorien	64
Eisen	0,4 mg	Joule	268

hoch, während der übrige Vitamingehalt (B_1, B_2, C, Niacin) dem Durchschnitt der anderen Frischfrüchte entspricht.

Die alten Ärzte kannten die diätetischen Eigenschaften unserer Früchte besser als wir und wandten sie erfolgreich in ihren Kuren an. Warum sollten wir dieses einfache, uns von der Natur angebotene, wohlschmeckende Heilmittel vernachlässigen? Meines Erachtens hat die Kirschenkur im Frühling die gleiche Berechtigung wie die viel bekannteren Traubenkuren im Herbst.

Mispel reguliert die Darmfunktion und verhütet Verkalkung

Der in Deutschland und Frankreich heimische Mispelbaum *(Mespilus germanica)* wurde im Mittelalter so häufig angebaut, daß er heute noch oft verwildert anzutreffen ist. Karl der Große ordnete den Anbau im *„Capitulare de villis"* an. Heute ist die Mispel im wärmeren gemäßigten Europa und in Nordamerika kultiviert und verwildert verbreitet.

Die Mispel bildet einen bis 3 m, in der Kultur auch bis 6 m hoch werdenden, dornigen, in der Kultur aber meist unbedornten Baum mit anfänglich filzig behaarten Zweigen, lanzettlichen, fast völlig ganzrandigen, nur an der Spitze feingezähnten Blättern. Die einzelnen, rosenförmigen, an Kurztrieben endständigen, großen, weißen, duftlosen Blüten sind am Grunde mit einem blaßgrünen Hochblatt versehen.

Aus den Blüten gehen sehr herb schmeckende, apfel- oder birnenförmige Früchte von brauner Farbe hervor. Sie enthalten fünf Kerne und sind frisch praktisch ungenießbar. Erst wenn Frost darübergegangen ist oder sie einige Wochen im Stroh gelagert haben, werden sie teigig und bekommen einen obstartigen Geruch sowie einen süßsäuerlichen Geschmack. Wegen des hohen Pektingehaltes geliert der Saft ausgezeichnet.

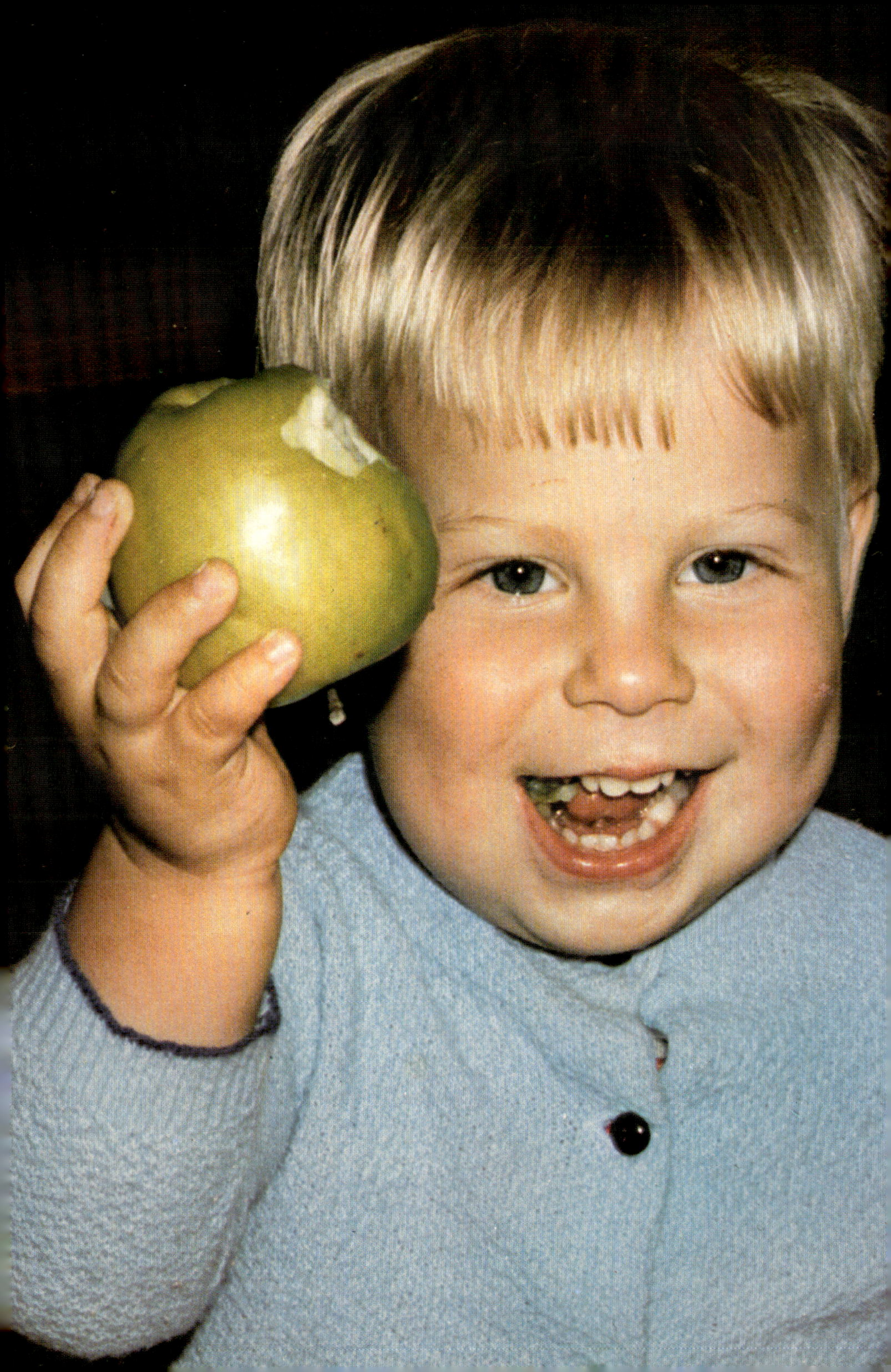

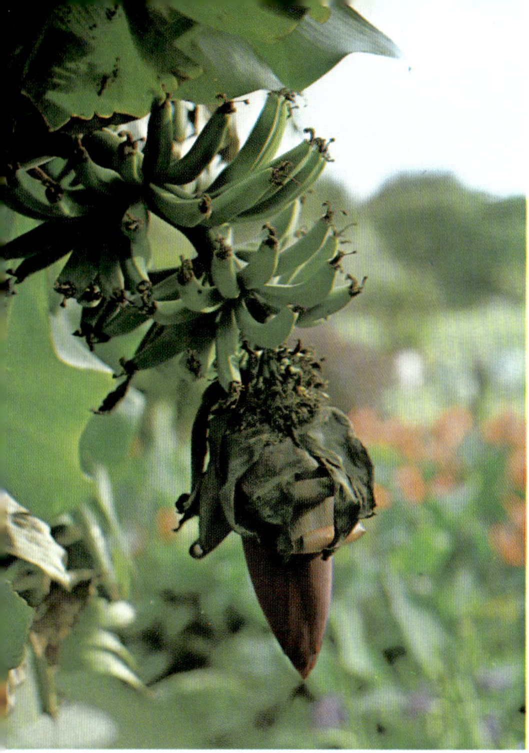

Bananenstaude

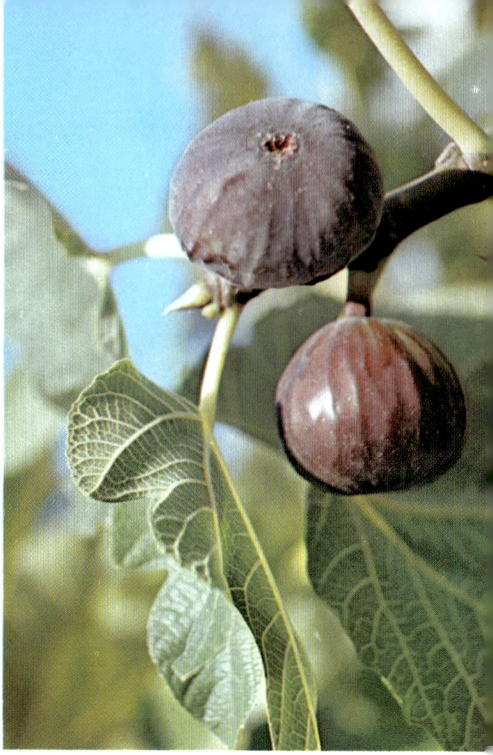

Feige

Ananas

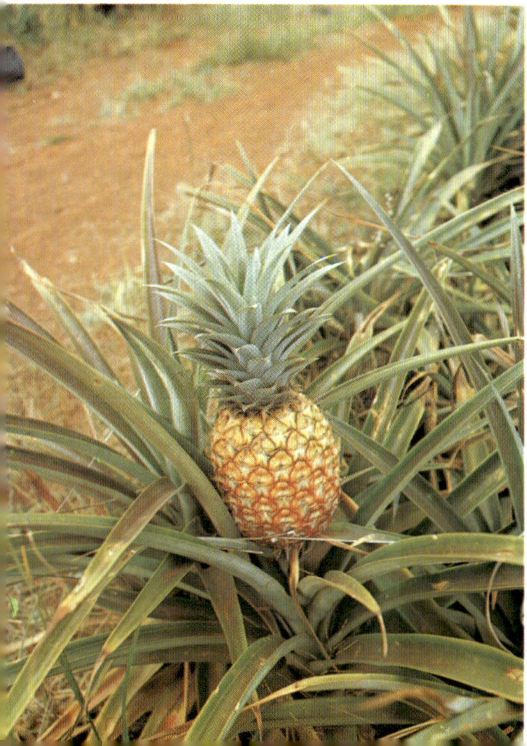

Zitrone

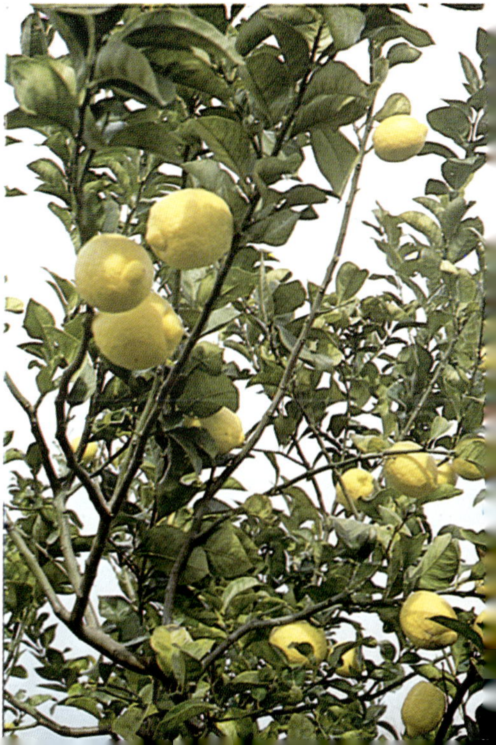

Die Mispel wird als Obstbaum entweder unveredelt gezogen oder auf Birne, Apfel, Quitte oder Weißdorn gepfropft. Die Kultursorten sind großfrüchtig und werden nach ihrer Form als Apfel- oder Birnmispel bezeichnet. Die holländische Riesenmispel gilt als die ertragreichste Sorte.

Die diätetischen Eigenschaften der Mispel sind von alters her bekannt. Sie wirkt harntreibend und entfaltet bei Darmkatarrhen eine entzündungswidrige, hemmende, die Darmtätigkeit regulierende Wirkung. Die in der Volksmedizin genannte Wirkung bei Krämpfen, Krampfadern und Blutungen ist umstritten.

Diese Wirkungen sind aus den bisher noch ungenügend bekannten Inhaltsstoffen nur teilweise zu verstehen. Das Fruchtfleisch der Mispel enthält 0,35 % Eiweiß, 0,03 % Fett, 11,5 % Kohlenhydrate (davon 9,1 % Zucker), 75 % Wasser, 13,2 % Zellulose, 0,44 % Asche, ferner viel Pektin, Gerbstoff, Zitronen-, Apfel-, Weinsäure sowie etwas Borsäure. Die Kerne enthalten 2,5 % fettes Öl. Der Kaloriengehalt beträgt 56.

Der Gerbstoff- und Pektingehalt erklärt die durchfallwidrige, stuhlregulierende, adstringierende und tonisierende Wirkung auf die Darmschleimhäute. Man nutzt diese Wirkung aus bei Durchfällen jeder Art. Früher gab man die rohe Mispel sogar bei Ruhr und ruhrähnlichen Durchfällen.

Als Kompott zubereitet, hat die Mispel eine weit geringere Stopfwirkung. Wie bereits erwähnt, steht hierbei die darmregulierende Wirkung im Vordergrund.

Wichtig ist der Pektingehalt der Mispel. Nach Untersuchungen von Prof. *Ancel Keys* (Minneapolis), einem der bedeutendsten Kenner der Blutgefäßleiden, senkt Pektin den erhöhten Cholesterinspiegel im Blut, der die Blutgefäßverkalkung (Arteriosklerose) und die Entstehung des Herzinfarkts begünstigt. Es ist daher sehr zweckmäßig, Mispeln ebenso wie Äpfel (3—4 Mispeln oder 2 Äpfel enthalten die täglich notwendige Menge von etwa 15 g Pektin) in die Diät der Kreislauf- und Herzkranken einzufügen.

Hauptwirkstoffe in 100 g Frischsubstanz

Eiweiß	0,35 g	Kalorien	56
Fett	0,03 g	Joule	234
Kohlenhydrate	11,50 g		
Zellulose	13,20 g		

Prof. Dr. *Heupke* empfiehlt folgende Zubereitung für eine kurmäßige Verwendung: 1000 g Mispeln werden mit 800 g Zucker in 500 g Wasser 45 Minuten gekocht und dann in Flaschen gefüllt. Einige Wochen lang nimmt man morgens auf nüchternen Magen 20 ccm Saft.

Pampelmusen (Grapefruits) – eine wirksame Hilfe für das schwache Herz

Ähnlich wie die Apfelsinen und Zitronen haben die Pampelmusen *(Citrus maxima),* eine Kreuzung aus Apfelsine und Zitrone, einen recht hohen Vitamin-C-Gehalt. Daneben enthalten sie auch andere für unseren Stoffwechsel sehr wichtige Vitamine, vor allem Vitamin B_1, Vitamin K und Provitamin A. Auch mit lebenswichtigen Mineralien und Spurenstoffen, nämlich Kalium, Kalzium, Phosphor, Eisen, Zink, Mangan, Kupfer und Jod sind sie reichlich ausgestattet. Unsere spurenstoff- und oft auch mineralstoffarme Ernährung kann daher durch den Genuß von Pampelmusen, wie überhaupt von Zitrusfrüchten, ausgeglichen und damit das Stoffwechselgeschehen normalisiert werden.

Die Angewohnheit der Amerikaner, bereits vor dem Frühstück ein Glas Pampelmusensaft, möglichst frisch gepreßt, zu trinken, ist durchaus nachahmenswert.

Hauptwirkstoffe in 100 g Frischsubstanz

Eiweiß	0,7 g	Vitamin A	30 I. E.
Fett	0,2 g	Vitamin B_1	0,05 mg
Kohlenhydrate	9,8 g	Vitamin B_2	0,03 mg
Natrium	2 mg	Niacin	0,20 mg
Kalium	180 mg	Vitamin C	45 mg
Kalzium	20 mg		
Magnesium	15 mg	Kalorien	32
Phosphor	17 mg	Joule	134
Eisen	0,2 mg		

Wirkungsweise

Man sollte ferner wissen, daß die Pampelmuse durch ihren hohen Zitronensäuregehalt antiseptisch auf die Verdauungs- und Harnwege wirkt. Gleichzeitig verdünnt sie das Blut und begünstigt die Ausscheidung giftiger Säuren, darunter vor allem der Harnsäure und anderer Gifte (Toxine), die von Bakterien produziert werden. Außerdem wird durch den hohen Vitamin-C-Gehalt (Askorbinsäure) Kalzium im Körper länger festgehalten. Das erleichtert die Kalziumbehandlung einer Reihe von Krankheiten wie Allergien, Asthma, Knochenentkalkung (Osteoporose) und Nebenschilddrüsenunterfunktion.

Insgesamt gesehen wirkt die Pampelmuse anregend, tonisierend und entlastend bei Krampfadern, Venenentzündungen, zu „dickem" Blut sowie bei rheumatischer und gichtischer Arthritis. Die allgemeine Stoffwechselaktivierung kommt gleichzeitig der überlasteten, gestauten und dadurch geschwollenen Leber zugute, zumal der im Pampelmusensaft vorhandene Bitterstoff die Galle besser fließen läßt.

Aus dem gleichen Grunde spielt die Pampelmuse auch eine große Rolle bei der diätetischen Behandlung des Übergewichts und bei Entschlackungskuren, die trotz (oder gerade wegen) der vielen modernen Medikamente auch heute noch eine große Bedeutung in der vorbeugenden Gesundheitspflege besitzen.

Es darf nicht unerwähnt bleiben, daß die Pampelmuse, wie auch andere Obstarten (insbesondere die anderen Zitrusfrüchte), herz- und kreislaufstärkende und -aktivierende Wirkungen entfalten. Obst, darunter auch die Pampelmuse, enthält nämlich Wirkstoffe, die die Herzmuskeln beruhigen (das Rhythmuszentrum), die Gefäße tonisieren und den Stoffwechsel des Herzmuskels fördern. Die blutverdünnende (gerinnungshemmende) Wirkung beugt dem Herzinfarkt vor. Schwachen Herzen und Gefäßen können wir so, neben den eventuell ärztlich verordneten Arzneien, eine wirksame, völlig natürliche und nebenwirkungsfreie Hilfe bringen. Außerdem kann man die Pampelmuse mit Vergnügen genießen.

Verwendung

Gerade für Herzkranke ist es außerordentlich nützlich, besonders wenn sie Übergewicht aufweisen, ein- bis zweimal in der Woche einen *Pampelmusen-Kurtag* durchzuführen. An diesem Tage wird drei- bis viermal lediglich eine saftige Pampelmuse oder sogar nur deren Saft zu sich genommen. Das ist echte Rohkost und zugleich eine sehr kalorienarme Nahrung, die dem Fasten sehr nahe kommt. Gerade darüber freut sich das schwache Herz, weil diese Schmalkost reich an Zündstoffen ist, die die Herz-Kreislauf-Funktionen anregen und infolge des hohen Kaliumgehalts eine prächtige Entwässerung herbeiführen.

Ich glaube, so viele gute Eigenschaften rechtfertigen fast den Slogan: Eßt mehr Pampelmusen, und ihr bleibt herz- und kreislaufgesund! Trotzdem dürfen aber die Nahrungsmittel mit hohem Eiweiß-, Fett- und Kohlenhydratgehalt, also die eigentlichen konzentrierten Kalorienträger, nicht vermehrt werden.

Statt der bekannten, auch in diesem Buch erwähnten „Zitronenkur" kann man auch „Pampelmusenkuren" zur Entfettung, gegen Rheuma, Gicht und zur Entschlackung durchführen. Sie werden oft viel besser vertragen als Zitronenkuren, die von manchen Menschen als zu scharf empfunden werden. Man steigert z. B. zur Herabsetzung der erhöhten Harnsäure im Blut bei

Gicht von 1–2 auf 4–5 Pampelmusen täglich, indem man jeden Tag eine Pampelmuse oder deren Saft zugibt. Hat man fünf Früchte am Tag erreicht, so geht man täglich um eine Frucht wieder zurück und bleibt eine Zeitlang bei 1–2 Früchten (oder Saft) täglich.

Natürlich muß man in dieser Zeit eine wahrscheinlich vom Arzt verordnete Diät (fleischfrei oder ganz vegetarisch) einhalten oder sogar tageweise nur Pampelmusen zu sich nehmen. Die Überprüfung des Erfolges durch Bestimmung des Harnsäuregehalts im Blutserum ist notwendig.

Pfirsich hilft den Nierenkranken

Der Pfirsichbaum *(Prunus persica)* aus der Familie der Rosengewächse stammt keineswegs, wie man aus dem lateinischen Namen ableiten könnte, aus Persien, sondern wahrscheinlich aus Nordchina. Bei uns ist er sehr frostgefährdet und muß in kalten Wintern geschützt werden. Südeuropa und Kalifornien sind die Hauptanbaugebiete der wegen ihres Wohlgeschmacks beliebten Früchte.

Der Energie- und Wirkstoffgehalt des Pfirsichs ähnelt dem der Aprikose (vgl. Seite 87).

Der Kaloriengehalt der frischen Frucht ist gering, der der getrockneten Frucht jedoch erheblich. Der Pfirsich erreicht nicht den besonders hohen Vitamin-A-Gehalt der Aprikose, sonst aber ähnlich hohe Vitaminwerte.

Abgesehen von der großen appetitanregenden Wirkung der frischen Frucht, die für alle Fieberkranken auszunutzen ist, läßt sich der rein diätetische Wert, am Energie-, Vitamin- und Mineralgehalt gemessen, ähnlich veranschlagen wie der der Aprikose. Leider sind wir bisher nur sehr unvollkommen über die fermentativen Kräfte dieser Frucht orientiert. Meine Beobachtung ergibt, daß sich bei Appetitlosigkeit Pfirsiche vorzüglich als Rohkostvorspeise eignen und die Verdauungsarbeit wirksam unterstützen und erleichtern.

Hauptwirkstoffe in 100 g Frischsubstanz

Eiweiß	0,7 g	Vitamin A	770 I. E.
Fett	0,1 g	Vitamin B_1	0,04 mg
Kohlenhydrate	10,5 g	Vitamin B_2	0,05 mg
Natrium	3 mg	Niacin	0,80 mg
Kalium	220 mg	Vitamin C	11 mg
Kalzium	10 mg		
Phosphor	30 mg	Kalorien	46
Eisen	0,6 mg	Joule	192

Zur Durchführung von Obsttagen oder ganzen Obstkuren sind die Pfirsiche ebenso zu verwenden wie Aprikosen. Sie sind bei Herzkranken von Nutzen, helfen bei Gicht und Rheumatismus, weil dadurch die Ablagerungen im Zwischengewebe (Mesenchymblockade) vermindert werden, entlasten Leber- und Gallenwege, regen den trägen Darm an und entfalten, wie auch andere kaliumreiche Obstarten, eine gute Entwässerung bei Nierenerkrankungen (auch bei akuter Nierenentzündung) und Übergewicht. Bei Obsttagen oder Obstkuren, die sich über mehrere Tage hinziehen, verzehrt man lediglich 1–1,5 kg rohe Pfirsiche.

Pfirsichsaft und Pfirsichnektar, das ist Saft mit fein vermixtem Fruchtfleisch, wirken harntreibend, sind also zur Steigerung der Nierenfunktion geeignet. Dasselbe gilt auch für einen Tee aus jungen Pfirsichblättern, wobei man 50 g frische oder 20 g getrocknete Pfirsichblätter mit 1 l kochendem Wasser übergießt und 10 Minuten ziehen läßt. Man trinkt davon dreimal täglich 1 Tasse. Stärkerer Tee wirkt auch abführend.

Die im Haushalt viel verwendeten Trockenfrüchte, die meist aus Kalifornien oder der Türkei stammen, sind – eingeweicht – ebenfalls für Diät- und Obsttage und als Zugabe zu Vollgetreidegerichten zu gebrauchen.

Eine bekannte indische Gewürztunke besteht aus gelben, reifen Pfirsichen, Zwiebeln, Essig, Salz, Pfefferschoten, Currypulver, Cayennepfeffer mit Zucker und Nelken gekocht und in Flaschen abgefüllt.

Natürlich sind Pfirsiche am besten roh zu genießen. Auch in unserem gemäßigten Klima lohnt es sich, an einem sonnigen, geschützten Platz einen Baum im eigenen Garten anzupflanzen. Nicht mit giftigen Spritzmitteln behandelte Pfirsiche aus dem eigenen Garten kann man auch mit der Schale essen, weil diese besonders viel Vitamin A (Vorstufe Karotin) enthält. Bei Gallenblasenerkrankten, weniger bei Leberkranken, kann die Schale Beschwerden verursachen. Sie muß dann abgezogen werden. Nur besonders empfindliche Menschen, die wegen ihrer schwachen Verdauungsorgane auch anderes Frischobst nicht vertragen, müssen anfangs auch Pfirsiche kochen und als Kompott verzehren. Sie sollten sich trotzdem, zunächst mit kleinen Mengen, an die Frischkost gewöhnen.

Pflaumen und Zwetschen gegen Darmträgheit

Die Pflaume war anscheinend ursprünglich keine bei uns heimische Frucht. Sie kommt auch wild in unseren Breiten nicht vor. Die unteren Donauländer, Persien, Armenien und der Kaukasus gelten als ihre Heimat. Die syrischen Kulturen um Damaskus erlangten als Damaszener Pflaumen Berühmtheit. Über die Griechen und Römer gelangte die Pflaume schließlich auch zu uns, aber selbst die Römer haben sie erst spät gezüchtet. Wie aus dem *„Capitulare de villis"* Karls des Großen hervorgeht, ließ er auf seinen Krongütern Pflaumen verschiedenster Sorten anpflanzen. Heute erfreut sich die Pflaume bei uns allgemeiner Beliebtheit und wird als einheimische Frucht angesehen.

Hauptwirkstoffe in 100 g Frischsubstanz

Eiweiß	0,7 g	Vitamin A	250 I. E.
Fett	0,1 g	Vitamin B_1	0,070 mg
Kohlenhydrate	13,3 g	Vitamin B_2	0,035 mg
Natrium	2 mg	Vitamin B_6	0,050 mg
Kalium	170 mg	Niacin	0,500 mg
Kalzium	13 mg	Vitamin C	6 mg
Magnesium	13 mg		
Phosphor	23 mg	Kalorien	53
Eisen	0,4 mg	Joule	222

Die *echte* Pflaume *(Prunus domestica)* gehört zur Familie der Rosenblütler (Rosazeen). In den verschiedenen deutschen Landschaften wechselt der volkstümliche Name außerordentlich; so finden wir Zwetsche, Zwetschge, Quetsche, Plummen, Pfraum, Fludern, Frume, Spengling, Wätschge u. v. a. Es gibt auch viele durch Veredelung erzielte Spielarten, darunter die Mirabellen *(P. syriaca)*. Geschälte, entsteinte und dann getrocknete Pflaumen, die wir meist aus Südfrankreich beziehen, werden im Handel als Prünellen geführt. Blutzwetschen sind eine Spielart mit roten, Eierpflaumen eine solche mit gelben Früchten. Sehr selten ist bei uns die Kirschpflaume *(P. cerasifera)*. Die Kriechenpflaume *(P. insititia)* unterscheidet sich botanisch von der echten Pflaume. Insbesondere ist die Frucht kugelig und schwarzviolett und der Steinkern stumpf.

Wirkungsweise und Verwendung

Die Pflaumen, ganz gleich, ob deutscher, französischer, italienischer, serbischer oder bosnischer Herkunft, werden in großen Mengen frisch verzehrt, sind aber auch beliebt als Kuchenbelag, zum Einmachen, Einkochen und zur Herstellung von Zwetschenmus. Über diese Wertschätzung als Nahrungsmittel hinaus hat sie jedoch noch eine durchaus berechtigte diätetisch-medizinische Bedeutung.

Die Zusammensetzung der Mineralien ähnelt der der Birne bei geringerem Kochsalz- und fast gleichem Kali- und Phosphorgehalt. Das bedeutet, daß wir die Pflaumen in den Diätplan aller Erkrankungen aufnehmen können, bei denen die Kost kalorien- und kochsalzarm sein muß, also bei *Kreislauf-,*

Nieren-, Leber-, gichtischen und rheumatischen Leiden, wobei sie roh und gekocht genossen werden können (vor allem zu Mehlspeisen).

Der Vitamingehalt ist nach den neuesten Analysen nicht erheblich. Zur Deckung des täglichen Vitaminbedarfs reicht er bei weitem nicht aus.

Bei allen Ärztegenerationen war jedoch schon bekannt, daß getrocknete Pflaumen ein *gutes, mildes und unschädliches Abführmittel* darstellen, das bei den verschiedensten Formen der Stuhlträgheit und Verstopfung gebraucht werden kann. Man weicht dazu über Nacht 5–10 Trockenpflaumen ein und genießt sie am Morgen nüchtern mit dem Einweichwasser.

Prof. *Heupke* empfiehlt, in hartnäckigen Fällen die Wirkung dadurch zu verstärken, daß man 15–20 gekochte Pflaumen durch ein Sieb treibt und dem Brei 15 g Bittersalz oder Glaubersalz zusetzt. Von diesem Mus nimmt man halbstündlich einen Teelöffel voll. Das Mus läßt sich auch aus zwei Teilen Pflaumen und einem Teil getrockneter Feigen herstellen.

Die starke Quellfähigkeit der in den Pflaumen enthaltenen pektinartigen Stoffe, die wir bei den Birnen schon erwähnten, erweicht den Stuhl, und der starke Gehalt an zelluloseartigen Bestandteilen reizt die Darmschleimhaut, so daß eine bessere Darmentleerung möglich ist.

Beachten wir, daß die Pflaume roh, gekocht und gedörrt ein gesundes Nahrungsmittel ist, für Stoffwechselkranke ein brauchbares Diätetikum darstellt und in Form der aufgeweichten Dörrpflaumen als vorzügliches, natürliches Abführmittel dient, das man auch Kindern gefahrlos reichen kann.

Quitten bei Katarrhen verwenden

Die als Strauch oder Baum bis zur Höhe von vier Metern wachsende Quitte *(Cydonia vulgaris)* gehört zur Familie der Rosenblütler und treibt im Mai oder Juni große rötlich-weiße, einzelnstehende Blüten. Die apfel- oder birnenähnlichen Früchte besitzen eine filzige, goldgelb leuchtende Schale. Sie enthalten die im Wasser schleimig aufquellenden Samenkerne. Roh sind die Früchte *nicht* genießbar.

Jede Hausfrau, die einmal das köstlich schmeckende Mus, Gelee oder die Fruchtpaste aus Quitte gekostet hat, wird selbst gern diese Früchte einkochen. Quitten enthalten soviel Pektin, daß keinerlei Gelierhilfen benötigt werden. Auch für Suppen, Kompott und Kuchen eignen sie sich. Beim Kochen ist zu beachten, daß die Früchte um so schneller einkochen, je weniger Wasser sie aufnehmen. Man verwendet also zweckmäßig ein Dämpfsieb. Der Kochtopf wird nur zwei Finger hoch mit Wasser gefüllt, dann kommt das Sieb mit den Quitten darauf, die nun auf kleinem Feuer rasch weich dämpfen. Im Rezeptteil des Buches finden sich einige Beispiele für ihre Verarbeitung.

Hauptwirkstoffe in 100 g Frischsubstanz

Eiweiß	0,3 g	Vitamin A	30 I. E.
Fett	0,3 g	Vitamin B_1	0,03 mg
Kohlenhydrate	14,9 g	Vitamin B_2	0,02 mg
Natrium	3 mg	Niacin	0,2 mg
Kalium	203 mg	Vitamin C	15 mg
Kalzium	14 mg		
Phosphor	19 mg	Kalorien	57
Eisen	0,3 mg	Joule	238

Wirkungsweise und Verwendung

Die Quitte wirkt auf Grund ihres Gehalts an Pektinen (Gelierstoffen), Gerbstoffen und Pflanzenschleim hemmend auf Schleimhautkatarrhe und Durchfall. Außerdem senken Quitten den Cholesterinspiegel. Diese Senkung des Cholesterinspiegels erfolgt über den ungewöhnlich hohen Pektingehalt, wie er auch in Äpfeln, Zitrusfrüchten und Beeren zu finden ist. Pektin wirkt vier- bis fünfmal stärker auf das Cholesterin als Kleie (Zellulosefasern), die ebenfalls den Cholesterinspiegel senkt. Ob die Senkung des Cholesterinspiegels auch die Arteriosklerose hemmt, ist noch nicht sicher. Ein erhöhter Cholesterinspiegel jedenfalls gehört zu den Risikofaktoren des Herzinfarkts.

Die Quitte wendet man vorteilhaft an bei Rachen- und Bronchialkatarrh, Magen- und Darmkatarrh, Durchfall und erhöhtem Blutcholesterinspiegel.

Die *Quittenkerne (Semen Cydoniae)* liefern uns einen wertvollen, arzneilich verwendbaren Pflanzenschleim, der bei *Entzündungen des Rachens* und bei *Bronchitis* sowie als Träger sonst zu stark reizender, spezieller Arzneistoffe wertvolle Dienste leistet. Wenn man 5 g zerstoßene Quittenkerne mit 125 g Wasser kocht und dann Eibischsirup daruntermischt, erhält man ein Heilmittel, das man bei Rachen- und Bronchialkatarrh eßlöffelweise gibt.

Daß wir in der Quitte wiederum ein Nahrungs- und Heilmittel zugleich besitzen, wird die Hausfrau beachten und niemals die Quitten im Garten umkommen lassen. Sie bereitet daraus Saft, Gelee, Marmelade und Paste, um den winterlichen Küchenzettel zu bereichern oder um diese Zubereitungen bei Magen- oder Darmkatarrh und bei Erkrankungen der Luftwege zu haben.

Zitronen und Apfelsinen sind vielseitige Helfer

Wenn früher in belagerten Städten, auf langen Seereisen oder bei Polarexpeditionen Mangel an frischen Nahrungsmitteln einsetzte, grassierte unter der Bevölkerung bzw. bei den Mannschaften bald eine Krankheit, die *Cordus* im Jahre 1534 erstmalig beschrieb: der *Skorbut*. Sehr früh erkannte man auch, daß grüne Pflanzen, wie das Scharbockskraut, die Krankheit zu verhüten und zu heilen vermochten. Heute wissen wir, daß dieser Krankheit hauptsächlich ein *Mangel an Vitamin C* zugrunde liegt, ein Stoff, der von *Szent-Györgyi* 1928 als chemisch reiner Körper hergestellt werden konnte und später Askorbinsäure genannt wurde. Holländische Seeleute entdeckten schon im 16. Jahrhundert die starke antiskorbutische Wirkung von Zitronen *(Citrus limonum)* und Apfelsinen *(Citrus aurantium)*, und in der Tat weisen diese Früchte einen ganz besonders hohen Gehalt an Vitamin C auf.

Wirkungsweise

Bei uns gibt es kaum einmal eine ausgesprochene Erkrankung an Skorbut, aber die Erforschung der Vitaminmangelzustände und der Vitamin-C-Wirkungen hat zu überraschenden Kenntnissen und Erkenntnissen geführt. So wissen wir jetzt, daß *Vitamin-C-Mangel folgende Auswirkungen* haben kann: schlechte Wund- und Knochenheilung, Haargefäßbrüchigkeit (Kapillarschädigung) mit Blutungen besonders unter der Haut (Möller-Barlowsche Krankheit), Erkrankungen der Kapillaren des Zahnmarks, Zahnschmelzdefekte (die die Karies zur Folge haben können), Zahnfleischerkrankungen, Herabsetzung der Gerinnungsfähigkeit des Blutes, überhaupt der Knochenmarkfunktionen, mangelhafte Abwehrfähigkeit des Organismus gegen Infektionen durch Hemmung der weißen Blutkörperchen, die besonders viel Vitamin C benötigen, Herabsetzung der lebenswichtigen Funktionen der Nebennierenrinde, aber auch der Funktion der anderen Hormondrüsen, und Hemmung der Wasserausscheidung. Diese Aufzählung zeigt trotz ihrer Unvollständigkeit die ungeheure Bedeutung des C-Vitamins im Körper. Es hat nicht nur einzelne spezielle Funktionen auszuüben, sondern grundlegende Aufgaben im Stoffwechsel der Zelle zu erfüllen.

Hauptwirkstoffe in 100 g Frischsubstanz – Apfelsine

Eiweiß	1,0 g	Vitamin A	230 I. E.
Fett	0,3 g	Vitamin B_1	0,07 mg
Kohlenhydrate	9,1 g	Vitamin B_2	0,05 mg
Natrium	3 mg	Niacin	0,30 mg
Kalium	170 mg	Vitamin C	50 mg
Kalzium	44 mg		
Magnesium	15 mg	Kalorien	54
Phosphor	23 mg	Joule	226
Eisen	0,5 mg		

Ebenso wie eine Reihe von Tieren sind wir nicht in der Lage, das Vitamin C im Körper selbst zu bilden. Wir sind vielmehr auf die Zufuhr durch die Nahrung angewiesen. Ist die Zufuhr ungenügend, so leidet der ganze Körper.

Früchte und Fruchtsäfte

Ich habe mir die Mühe gemacht, ein ganzes Jahr lang täglich an zahlreichen Patienten, ganz gleich, mit welchen Krankheiten sie zur Untersuchung kamen, die *Vitamin-C-Ausscheidung im Urin* zu kontrollieren, um einen eventuell vorhandenen Mangel zu entdecken. Die Untersuchungen führten zu dem nicht deutlich genug herauszustellenden Ergebnis, daß über 80 Prozent der Untersuchten einen eindeutigen Vitamin-C-Mangel aufwiesen. Das gibt zu denken! Wir müssen hierin einen Beweis für die falsche Zusammensetzung unserer Ernährung erblicken, bei der die Frischkost zu kurz kommt. Dieser Schaden ist gerade im Frühjahr, weil noch Frischgemüse, Frischobst und Salate in genügender Menge fehlen, besonders groß. Wir können ihn am besten durch die vorzüglichen Vitamin-C-Träger Apfelsinen und Zitronen ausgleichen. Sie sind in den Winter- und Frühjahrsmonaten im wahrsten Sinne Nahrungs- und Heilmittel zugleich.

Nicht jeder kann gleich eine chemische Urinuntersuchung auf Vitamin-C-Mangel anstellen lassen. Das ist auch nicht erforderlich. Der Mangel wird jedem, der einmal darauf aufmerksam geworden ist, spür- und fühlbar. Viele Forscher haben sich speziell mit den Mangelsymptomen beschäftigt und herausgefunden, daß eine Reihe *körperlicher Störungen* ihre Ursache im Vitamin-C-Mangel haben. Da wären zu nennen: starke Mattigkeit (Frühjahrsmüdigkeit), Appetitlosigkeit, rheumatische Beschwerden in Muskeln, Gelenken und Nerven, Neigung zu Haut- und Schleimhautblutungen, Anfälligkeit gegen Katarrhe der Atmungs- und Verdauungsorgane und der Harnwege. Wenn diese Symptome auftreten, ist es Zeit, täglich Zitronen zu verwenden und Apfelsinen zu essen, um schwere Körperschäden zu verhindern und Gesundheit, Leistungsfähigkeit und Widerstandskraft wiederherzustellen.

Verwendung

Der durchschnittliche tägliche Bedarf des gesunden Menschen an Vitamin C wird heute mit 50–100 mg (nach *Stepp* und *Schröder)* angegeben, soviel also, wie sich in 100–200 g Apfelsinen- oder Zitronensaft findet. Dabei ist jedoch darauf hinzuweisen, daß während der *Schwangerschaft* und der *Stillzeit,* bei *Infektionskrankheiten, Krebs, Zuckerkrankheit, Basedowscher Erkrankung* und *Vergiftungen,* ferner auch bei körperlichen Anstrengungen (berufliche Arbeit, Sport, Wanderungen) ein oft sehr erheblicher Mehrverbrauch entsteht.

Die Tatsache, daß bei intensiver körperlicher Arbeit ein starker Vitamin-C-Verbrauch erfolgt, muß vom Schwerarbeiter und Sportler berücksichtigt werden, da Vitamin-C-Mangel ein Herabsetzen der Leistungsfähigkeit bedeutet. Der Körper braucht eben nicht nur Massenstoffe, wie Fett, Eiweiß und Kohlenhydrate, sondern auch „Lebensstoffe", die das Stoffwechselfeuer entfachen und unterhalten. Die Olympiakämpfer z. B. bevorzugen eine Vitamin-C-reiche Kost, die dem Körper täglich bis zu 300 mg Askorbinsäure zuführt.

Hauptwirkstoffe in 100 g Frischsubstanz – Zitrone

Eiweiß	0,7 g	Vitamin A	25 I. E.
Fett	0,6 g	Vitamin B_1	0,05 mg
Kohlenhydrate	7,1 g	Vitamin B_2	0,02 mg
Natrium	3 mg	Niacin	0,20 mg
Kalium	135 mg	Vitamin C	53 mg
Kalzium	20 mg		
Phosphor	16 mg	Kalorien	28
Eisen	0,4 mg	Joule	117

Stärker ist der Bedarf ferner in der Erholungszeit nach schwerer Krankheit und im Alter, so daß auch dem genesenden und alternden Menschen dringend empfohlen werden muß, die Lebensstoffträger Zitronen und Apfelsinen reichlich zu verwenden. Sie vertreiben die Frühjahrsmüdigkeit, stärken die Infektionsabwehr und heben die Leistungsfähigkeit und Widerstandskraft in einem ganz erstaunlichen Maße.

Der Wert der Apfelsinen und Zitronen ist jedoch mit dem Gehalt an Vitamin C oder *Askorbinsäure* keineswegs erschöpft. Auch die eigentliche *Zitronensäure* – die sich ebenfalls in der Apfelsine findet – verlangt besondere Beachtung. Zitronensäure entsteht schon normalerweise (also ohne Zufuhr von außen) im Stoffwechsel des menschlichen und tierischen Organismus und wird insbesondere im Skelettsystem gespeichert. Neuere Untersuchungen ließen erkennen, daß der Zitronensäure im Körper wichtige stoffwechselchemische Aufgaben zufallen. Aus der *Säuglingsnahrung* wissen wir, daß Säuglinge, die eine mit Zitronensäure angesäuerte Milch erhielten, einen besseren Schutz vor *Rachitis* aufwiesen als Kinder ohne Zitronensäurezusatz zur Milch. Nachgewiesen wurde ferner, daß Zitronensäure die Kalkaufnahme im Darm steigert. So ist Zitronensäure neben dem Vitamin D ein wichtiger Faktor in der Rachitisverhütung und -heilung.

Bei der *Zitronenkur gegen Nierensteine,* über deren verblüffende Wirkung der Wiener Urologe Prof. Dr. *Bibus* auf dem Urologenkongreß des Jahres 1959 berichtete, spielt wahrscheinlich auch die Zitronen*säure* die Hauptrolle. Leider beeinflußt die Zitronendiät nicht die häufiger vorkommenden Oxalatsteine. Um so eindrucksvoller sind die Erfolge jedoch bei den aus harnsauren

Salzen gebildeten Uratsteinen. Die Zitronendiät vermag häufig (Prof. *Bibus* sprach von mehr als der Hälfte der Fälle) verhältnismäßig große Steinbildungen restlos zum Verschwinden zu bringen. Bei Dauergenuß von Zitronen werden auch die gefürchteten Rückfälle mit Sicherheit vermieden. Die Dauer einer Zitronenkur beträgt höchstens zwölf Monate. Sie macht manchmal eine Operation überflüssig.

Praktisch wichtig ist die Beobachtung, die ich aus eigener Erfahrung bestätigen kann, daß eine täglich zweimalige Pinselung der Nasen- und Rachenschleimhaut mit frischem *Zitronensaft bei Diphtheriebazillenträgern* bald zur Bazillenfreiheit führt. Wahrscheinlich ist auch an dieser Wirkung die Zitronensäure beteiligt. Ferner ist die Wirkung des Honigs auf Diphtheriebazillen zu beachten.

In der alten Volksmedizin spielte auch das aromatische Zitronenöl, das sich in den Öllücken der äußeren Fruchtschale findet, eine besondere Rolle bei der Bekämpfung der Gicht, des Rheumatismus und der Tuberkulose. Neuere Untersuchungen darüber scheinen zu fehlen. Sie wären jedoch im Zusammenhang mit der modernen Forschung über die Tuberkulosehemmstoffe sicher sehr aufschlußreich. Zitronenöl wird hauptsächlich in Italien in größeren Mengen erzeugt. Die beste Sorte dürfte das handgepreßte italienische Zitronenöl sein. Bis heute verwendet man es hauptsächlich in der Genußmittelindustrie und Parfümerie. In Apotheken wird es vorrätig gehalten als geruchs- und geschmacksverbessernder Zusatz zu anderen Arzneizubereitungen.

Nüsse II

Wenn auch seit Jahrhunderten die Körnerfrüchte an der Spitze der pflanzlichen Nahrungsmittel stehen und somit die Gräser weitgehend unsere Ernährung beeinflussen, so ist doch daran zu erinnern, daß zuvor die Baumfruchternährung vorherrschte und Nüsse und Kastanien dabei eine überragende Rolle spielten. Die Baumfrüchte und darunter sämtliche Nußarten spielen in der vegetarischen Küche eine wichtige Rolle. Sie sind aber auch sehr notwendig, da sie neben den Hülsenfrüchten die Haupteiweißlieferanten bilden und das Fleisch ersetzen können.

Wir wollen hier nicht eine rein vegetarische Küche vertreten, aber wichtige Erkenntnisse der Ernährungsforschung sprechen doch dafür, daß wir den Samen oder Schalenfrüchten in bezug auf ihren Anbau, ihre Gewinnung und ihre Bedeutung als Nahrungs- und Heilmittel viel zu wenig Beachtung schenken; denn die im Handel käuflichen und größtenteils eingeführten Nüsse werden vielfach mit nicht gutzuheißenden Methoden haltbar gemacht.

Wenn wir die Inhaltsstoffe der Nüsse betrachten, so finden wir, daß der Mineralstoffgehalt der Nüsse mit 2,5 Prozent höher als bei den meisten anderen Früchten liegt. Dabei nehmen Phosphor, Schwefel und Kalium die erste Stelle ein. Dem Kundigen verrät dieses, daß die Nuß mit ihrem hohen natürlichen Phosphorgehalt in Beziehung zu den Nerven stehen muß, daß sie bei Geistesarbeitern Ersatzstoffe für das verbrauchte Lezithin abgibt. Sie gehört daher als Hauptbestandteil zum „Studentenfutter". Wenn unsere Kinder gern Nüsse essen und es den Eichhörnchen gleichtun möchten, so können wir es ruhig zulassen; denn der hohe Eisengehalt, insbesondere der Haselnuß, macht sie zu einem wertvollen Mittel, die Knochenmarkfunktion, also die Blutfarbstoffbildung, anzuregen. Für blutarme Kinder können sie geradezu ein Heilmittel sein. Der Schwefelgehalt der Nüsse wiederum ist wichtig für einen gesunden Stoffwechsel und für die Entgiftungsfunktionen der Leber.

Vom Vitamingehalt ist zu sagen, daß Nüsse zwar frei von Vitamin C und arm an Vitamin A sind – diese Stoffe werden nämlich erst aus Vorsubstanzen im Laufe der Keimung oder im Pflanzenembryo neu gebildet –, dafür sind sie aber reich an den Vitaminen B, F (= ungesättigte Fettsäuren), Niacin und Biotin.

Nüsse sind dem Fleisch überlegen

Vor allem muß hervorgehoben werden, daß Nüsse reich sind an vollwertigem Eiweiß (14–18%) und darin außer der Sojabohne alle pflanzlichen Produkte übertreffen. Man kann sie daher als vegetarisches Fleisch ansprechen. Ein Vergleich des Nährwertes z. B. der Walnüsse mit tierischen Eiweißträgern zeigt eindeutig ihre Überlegenheit: Ein Pfund (500 g) Walnußkerne entsprechen 1,5 kg magerem Schinken oder 2 kg Hammelkeule oder 2 kg magerem Ochsennierenbraten oder 2 kg eingedickter Sahne oder 2,5 kg Eiern oder 2,75 kg Kalbfleisch oder 3 kg Hühnerfleisch oder 4,75 kg Milch oder 6,75 kg Austern. Dabei ist zu betonen, daß dieses pflanzliche Eiweiß vollwertig ist. Alle ölreichen Samen (Walnuß, Haselnuß, Mandel, Erdnuß, Butternuß, Hickorynuß, Piniennuß, Paranuß und Kokosnuß) scheinen dem Fleisch in seinem Eiweißgehalt und seiner Wertigkeit gleichzukommen.

Aus mancherlei Gründen sind die Nüsse dem Fleisch unbedingt vorzuziehen. Sie sind nämlich

1. **frei von Stoffwechselschlacken wie Harnsäure, Harnstoff usw., die sich im Fleisch reichlich vorfinden;**
2. **nicht der Fäulnis unterworfen, die man bei Fleisch auf dem Wege bis zum Verbraucher nicht völlig verhindern kann;**
3. **frei von schädlichen Bakterien, die das Fleisch besonders in der warmen Jahreszeit sehr leicht enthält (häufige und schwere Fleisch- und Wurstvergiftungen);**
4. **frei von Parasiten, wie Bandwürmern und Trichinen, auf die das Fleisch regelmäßig vor der Verwendung nachgesehen werden müßte;**
5. **roh zu verwenden, während das Fleisch in der Regel der Hitze ausgesetzt werden muß.**

Die Fette der Nüsse sind – biologisch gesehen – außerordentlich wertvoll, da sie größtenteils aus ungesättigten Fettsäuren bestehen. Ungesättigt aber heißt, daß sie eine große Reaktionsfähigkeit im Organismus besitzen. Diese drückt man dadurch aus, daß man den aufnehmbaren Sauerstoff berechnet, der zur Absättigung einer ungesättigten chemischen Bindung notwendig ist. Da der Sauerstoff einfach und auch doppelt gebunden werden kann, erhält man jeweils zwei Werte, für die Prof. Dr. *Schweigart* die Bezeichnung „Sauerstoffbindungswerte" eingeführt hat. Diese Sauerstoffbindungswerte liegen für die Nüsse sehr hoch, die also mit einem hohen, stoffwechselchemischen Reaktionsvermögen ausgestattet sind, während alle Fette mit überwiegend gesättigten Fettsäuren (Tierfette, gehärtete Pflanzenfette) stoffwechselchemisch träge sind, d. h. sie werden schlecht umgesetzt und daher abgelagert.

Sportsleute schätzen schon seit langem kleine Mengen konzentrierter Nußnahrung in Verbindung mit Frischobst als Trainingsnahrung. Das Fehlen von

Reiz- und Giftstoffen, die den Stoffwechsel erschweren und Durst erzeugen, die geringe Belastung der Verdauungsorgane und die Zusammenballung von Energie-, Aufbau- und Mineralstoffen lassen die Nuß als spezielle „Sportlernahrung" vorzüglich geeignet erscheinen.

Nuß-Obst-Kost ist in zahlreichen Krankheiten die geeignete Diätform, nämlich immer dann, wenn Chlor- und Purinkörperarmut (Purinstoffe finden sich besonders in Fleisch, Hartkäse, Kaffee und Tee) angebracht ist, also bei *Nieren-, Leber-, Kreislauf- und Gichtkranken.* Durch ihren hohen Nährwert ist sie dagegen bei Fettleibigkeit ungeeignet.

Die Nuß ist kein Naschwerk, sondern ein Nahrungsmittel von besonderer Güte und höchstem Energiegehalt. Viele Wirkungsmöglichkeiten hat die Natur in sie gelegt. Wir müssen sie uns nutzbar machen. Ihren hohen Wert charakterisiert am besten die Mitteilung von *Weitzel,* daß in Kalifornien große Bevölkerungsteile von Obst und Nüssen leben und sich bei dieser Ernährungsweise einer anerkannten Gesundheit erfreuen.

Wir haben also Grund genug, unsere Kenntnisse über die einzelnen Nußarten zu erweitern. Sie sollen deshalb, soweit sie für uns praktisch in Frage kommen, kurz beschrieben werden.

Die Haselnuß – eine Nervennahrung

Der in fast ganz Europa und Vorderasien und zum Teil auch in Nordamerika heimische Haselnußstrauch *(Corylus avellana),* der zu den Birkengewächsen (Betulazeen) zählt, bedeckte früher große Flächen und bildete damals eine wichtige Nahrungsquelle. Heute finden wir den selten baumartig wachsenden Strauch nur noch vereinzelt oder in geringen Beständen.

Wir ersehen aus der Tabelle über die Hauptwirkstoffe, daß die Haselnuß einen sehr hohen Gehalt an fettem Öl besitzt (48–66%), weshalb sie als Öllieferant für Speise- und industrielle Zwecke sehr geschätzt wird. Wenn die

Hauptwirkstoffe in 100 g Frischsubstanz

Eiweiß	13,9 g	Vitamin A	43 I. E.
Fett	61,8 g	Vitamin B_1	0,4 mg
Kohlenhydrate	12,6 g	Vitamin B_2	0,2 mg
Natrium	2 mg	Niacin	1,6 mg
Kalium	610 mg	Vitamin C	3 mg
Kalzium	240 mg		
Magnesium	140 mg	Kalorien	690
Phosphor	330 mg	Joule	2884
Eisen	3,8 mg		

Nüsse gründlich gekaut werden, eignen sie sich für den Frischverzehr sehr gut, zumal 15–20 Haselnüsse bei dem hohen Eiweiß- und Fettgehalt für eine Mahlzeit ausreichen. Die Ausnutzung ist jedoch wesentlich größer, wenn sie vorher zerstoßen, zerrieben oder am besten in einer Nußmühle oder einem elektrischen Mixgerät gemahlen werden. In dieser Form spielen sie für die Ernährung der *Zuckerkranken,* für Mastkuren und zur Stärkung der Nerven eine besondere Rolle.

Beliebt ist die Haselnuß zur Herstellung hochwertiger Erzeugnisse, wie Nußmilch, Nußbutter, Nußmus, Nußpaste, Nußfruchtpaste, Nußbratlinge, Nußfleisch, Nußpasteten, Gebäck und Kuchen. Ein Gemisch aus gemahlenen Nüssen mit etwas Honig und reichlich süßer Sahne trägt zur schnellen Erneuerung der Kräfte Genesender wesentlich bei.

Paranüsse ersetzen eine Mahlzeit

Unter dem Namen Paranuß kennen wir die sehr harten, dreikantigen, apfelsinenstückförmigen Samen aus der kugeligen Fruchtkapsel des Paranußbaums *(Bertholletia excelsa).* Sie werden auch als Amazonenmandel bezeichnet. Die Samen bergen unter der harten Schale einen mandelartig-wohlschmeckenden Kern, der außerordentlich ölhaltig ist (70%) und bei uns fast ausschließlich roh gegessen wird.

Das aus guten Paranüssen gepreßte *Öl* ist hell, geruchlos, ernährungsphysiologisch hochwertig und von angenehmem Geschmack. Der hohe Wert der Paranuß ergibt sich, wie die Tabelle auf der folgenden Seite zeigt, aus ihren zahlreichen Nähr- und Wirkstoffen.

Besonders bemerkenswert ist das Eiweiß der Paranuß, das dem des Hühnereies gleicht und wie dieses außerordentlich hochwertig ist.

Fünfzig Gramm Paranüsse, ergänzt durch ein bis zwei Äpfel, Südfrüchte oder anderes Obst, decken vollständig eine Mittags- oder Abendmahlzeit. Eine solche – gut gekaute – Obst-Nuß-Mahlzeit eignet sich sehr gut für Autofahrer, die unterwegs eine hochwertige, aber nicht ermüdende Mahlzeit einnehmen möchten.

Abgesehen von dem hohen Eiweißwert der Paranuß ist auch der hochwertige *Fettgehalt* zu beachten, bei dem die gesättigten (48,5 g) und ungesättigten Fettsäuren (18,4 g) in einem guten Verhältnis zueinander stehen. Der Bedarf des Menschen an ungesättigten Fettsäuren (minimal 1,2–2,4 g Linolsäure pro 1000 Kalorien Nahrungsaufnahme beim Erwachsenen, optimal für Säuglinge: 4% der Kalorienaufnahme) läßt sich durch Aufnahme von Paranüssen in die Ernährung leicht decken. Die Paranüsse weisen zugleich einen guten Vitamin-E-Gehalt auf. Dieses Vitamin schützt die ungesättigten

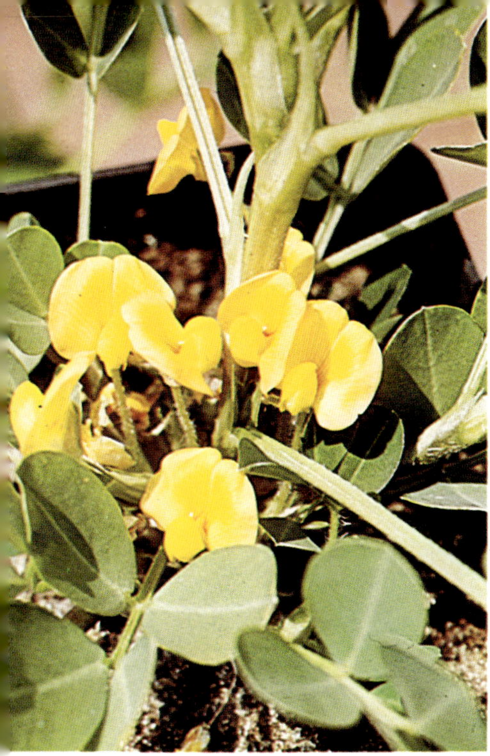

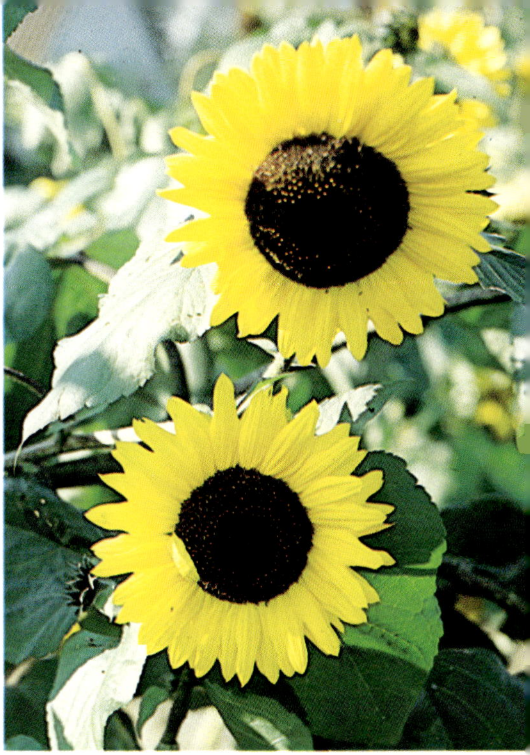

Blühender Erdnußstrauch

Sonnenblume

Maronen

Sonnenblumenkerne

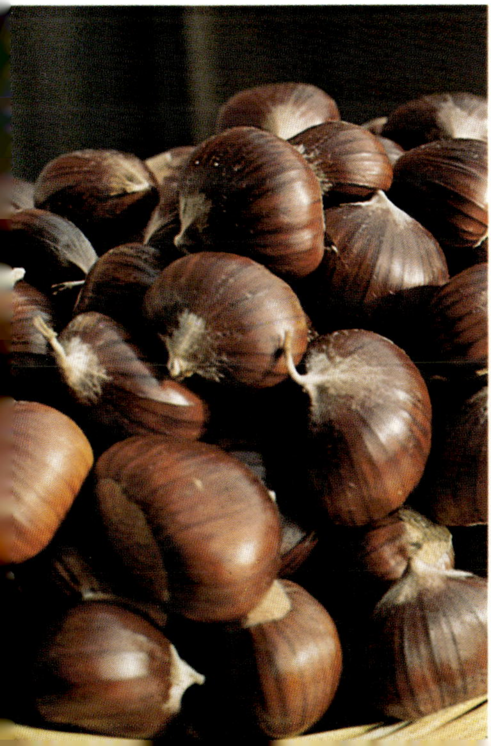

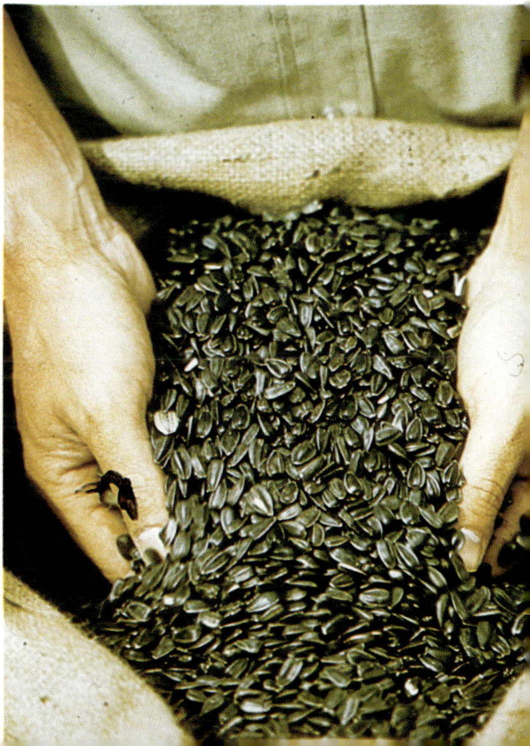

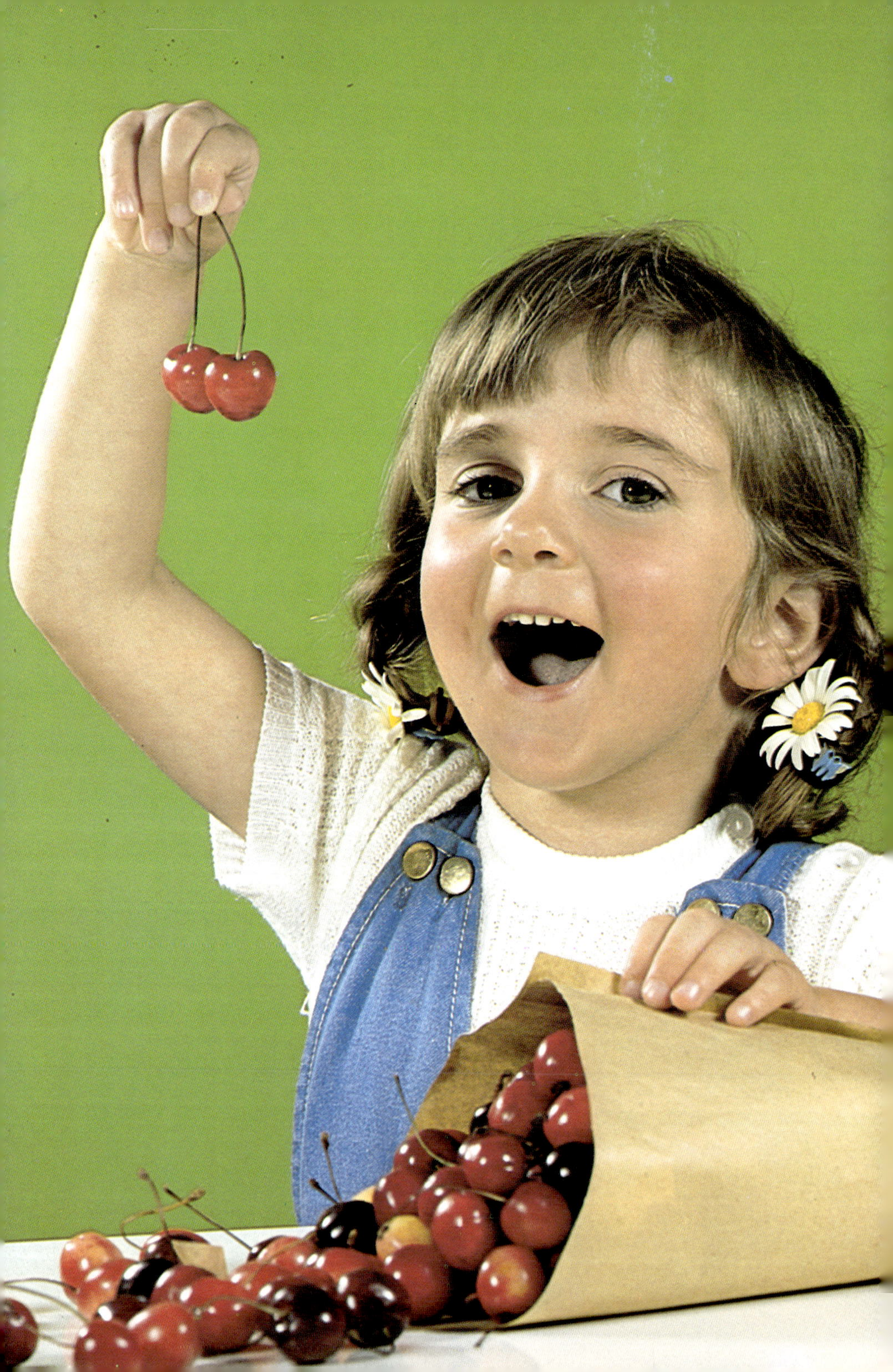

Fettsäuren vor einer zu schnellen Verbrennung (Oxydation). Eine erhöhte Aufnahme von ungesättigten Fettsäuren erfordert daher immer auch eine erhöhte Zufuhr von Vitamin E, die bei der Paranuß immer gegeben ist.

Hauptwirkstoffe in 100 g Frischsubstanz

Eiweiß	14,0 g	Vitamin A	10 I. E.
Fett	66,8 g	Vitamin B_1	1,0 mg
Kohlenhydrate	7,3 g	Vitamin B_2	0,035 mg
Natrium	2 mg	Vitamin B_6	0,110 mg
Kalium	645 mg	Niacin	0,200 mg
Kalzium	185 mg	Vitamin C	12,0 mg
Magnesium	225 mg	Vitamin E	6,5 mg
Phosphor	28 mg		
Eisen	34 mg	Kalorien	714
		Joule	2985

Neben den Pinienkernen enthalten die Paranüsse von allen Nüssen am meisten Vitamin B_1, das für die Nervenfunktion und zahlreiche Stoffwechselfunktionen unentbehrlich ist. Ein vorübergehend vermehrter Konsum von Paranüssen bei Nervenschmerzen (Neuralgien) und Nervenentzündungen (Neuritiden) kann den Krankheitsverlauf durchaus abkürzen und Medikamente einsparen.

Auch der *Mineralgehalt* ist sehr interessant. Der hohe Magnesiumgehalt ist von Bedeutung bei der Vorbeugung des Herzinfarktes, während der Gehalt an Eisen, Mangan und Kupfer einen wesentlichen Beitrag zur Anregung der Blutneubildung leistet.

Wie alle anderen Nüsse, so spielen auch die Paranüsse eine große Rolle besonders für die vollwertige, rein vegetarische Kost und eine sinnvolle Diät bei Herz-, Kreislauf-, Nerven- und Blutbildungsschwächen, -mängeln und -schäden.

Die Walnuß als hochwertige Fett- und Eiweißquelle

Unter den Walnußgewächsen (Juglandazeen) findet sich auch der allen bekannte 10–20 m hohe Walnußbaum *(Juglans regia)*. Er ist ein Kind Asiens. Riesige Walnußwälder gibt es noch im Himalaja. Wegen seiner großen Anpassungsfähigkeit und seiner geringen Ansprüche an den Boden hat er in fast alle Länder der Erde Eingang gefunden. Mit Recht wird immer wieder darauf hingewiesen, daß es besser gewesen wäre, um die Jahrhundertwende statt vieler nutzloser Gehölze viel mehr Walnußbäume anzupflanzen.

Hauptwirkstoffe in 100 g Handelsware

Eiweiß	14,6 g		
Fett	62,7 g	Vitamin A	80 I. E.
Kohlenhydrate	13,5 g	Vitamin B_1	0,36 mg
Natrium	4 mg	Vitamin B_2	0,12 mg
Kalium	570 mg	Niacin	1,00 mg
Kalzium	70 mg	Vitamin C	15 mg
Magnesium	134 mg		
Phosphor	430 mg	Kalorien	705
Eisen	2,1 mg	Joule	2947

Die Walnuß bringt wie die Haselnuß alle Voraussetzungen für eine hochwertige Fett- und Eiweißquelle mit. Der Gesamtnährwert übertrifft den Nährwert des Rindfleisches bei weitem. 100 kg Nüsse ergeben 50 kg Nußöl. 100 g Nußöl enthalten wiederum etwa 50 g Fett. Abgesehen vom Nährwert beweisen der hohe natürliche Kalk-, Phosphor- und Vitamin-B-Gehalt die Eignung der Walnuß als ideale Nervennahrung.

Die alte Signaturenlehre sah in der äußerlichen Ähnlichkeit des Walnußkerns mit einem menschlichen Gehirn den Hinweis auf eine Heilkraft für das Gehirn. Für Vegetarier sind Nüsse unentbehrlich, daher zählt auch die Walnuß zu ihren Eiweiß- und Fettquellen. *Nierenkranke* können die Walnuß wegen ihrer Kochsalzarmut in ihrer Diät verwenden. Für *Zuckerkranke* spielt sie die gleiche Rolle wie die anderen Nußarten; sie gehört also zum täglichen Kostplan, der durch Nüsse bereichert werden kann. Fettsüchtige müssen auch die Walnüsse wegen ihres hohen Brennwertes meiden. Für Unterernährte und Rekonvaleszenten sind sie in mäßiger Menge zur Anreicherung von Speisen durchaus zu empfehlen.

Die Erdnuß in der Diät bei Herz-Kreislauf-Erkrankungen

Der erste Europäer, der uns über die zu den Hülsenfrüchten zählende, aus Südamerika (Brasilien) stammende Erdnuß *(Arachis hypogaea)* berichtete, war der von 1513 bis 1524 auf Kuba als Minendirektor tätige Spanier *Oviedo*. Er fand hier die Nuß bereits in Gärten angebaut. Sie wird heute außer in den tropischen und subtropischen Gebieten Amerikas auch in West- und Ostafrika sowie in Ostindien kultiviert.

In den Kulturländern bilden die frischen und besonders die gerösteten Samen (Nüsse) eine beliebte Nahrung. Durch Kaltpressung (erste und zweite Pressung) gewinnt man ein sehr rein schmeckendes, gutes Speiseöl, während das durch Warmpressung (dritte Pressung) erzeugte Öl nur für die Seifenfabrikation verwendbar ist. Scharf geröstete Erdnußkerne eignen sich auch als Kaffee-Ersatz. Die Preßrückstände (Erdnußkuchen, Erdnußmehl) bilden ein gutes Kraftfutter, da sie neben etwas Fett noch viel Eiweiß enthalten.

Die afrikanischen Nüsse sollen das beste, die ostindischen das schlechteste Öl liefern, während die japanischen eine hohe Ölausbeute ergeben *(Gistl)*. Der Ölgehalt selbst schwankt zwischen 40 und 50%. Er kann allerdings bei den tropischen Erdnüssen bis zu 53% betragen. Bei den in gemäßigteren Zonen angebauten Erdnüssen nimmt er bis auf 25 oder gar 20% ab, so daß sich eine Kultivierung hier nicht mehr lohnt. In den wärmeren Erdteilen bilden die Pflanzen mehr Öl als in den kälteren.

Wirkungsweise und Verwendung

Das kaltgepreßte Erdnußöl *(Oleum Arachidis)* stellt ein hellgelbes, geruch- und fast geschmackloses Öl dar. Es besteht wie alle Öle und Fette aus Verbindungen von Glyzerin mit verschiedenen Fettsäuren. Unter den Fettsäuren befinden sich gesättigte und ungesättigte. Unter den letzteren gibt es wiederum eine Gruppe, die man als „essentiell" bezeichnet, das soll heißen, daß der menschliche Körper sie zwar benötigt, aber nicht selbst aufbauen kann. Sie müssen ihm mit der Nahrung zugeführt werden. Und hierin liegt der diätetische Wert des Erdnußöls. Die essentiellen Fettsäuren haben vitaminähnlichen Charakter. Sie sind im Stoffwechselgeschehen notwendig zur Gesunderhaltung der Haut, der Blutgefäße, für die Infektabwehr, das Wachstum und die normale Zellatmung.

Neue Untersuchungen über den Herzstoffwechsel – wie sie erst nach der von dem deutschen Nobelpreisträger *Forßmann* erstmalig im Selbstversuch erprobten Methode der direkten Sondierung des Herzens möglich wurde – ergaben, daß das Herz für seinen Energiebedarf an erster Stelle keinesfalls – wie man immer annahm – Kohlenhydrate verwertet. Es bevorzugt vielmehr bei bis zu zwei Drittel seiner energieliefernden Verbrennungsprozesse die Fettsäuren. Mischungen von gesättigten und ungesättigten Fettsäuren werden dabei in einem stärkeren Umfang aufgenommen, als sie gerade gebraucht werden. Man muß daher annehmen, daß eine Reservebildung erfolgt.

Kaltgepreßtes Erdnußöl ist daher in der Diät zu verwenden bei Haut-, Herz- und Kreislauferkrankungen sowie allen Stoffwechselerkrankungen, wozu auch letztlich der Krebs gehört.

Gehärtetes Erdnußöl ist als Nahrungs- und Diätmittel völlig zu verwerfen, da durch den Härtungsprozeß die unentbehrlichen ungesättigten Fettsäuren zum großen Teil in gesättigte Fettsäuren übergeführt werden.

Hauptwirkstoffe in 100 g Frischsubstanz

Eiweiß	26,5 g	Vitamin A	26 I. E.
Fett	46,6 g	Vitamin B_1	0,6 mg
Kohlenhydrate	19,0 g	Vitamin B_2	0,1 mg
Natrium	5 mg	Niacin	16,4 mg
Kalium	670 mg		
Kalzium	67 mg	Kalorien	630
Magnesium	167 mg	Joule	2633
Phosphor	410 mg		
Eisen	2,0 mg		

Der Zoologe Dr. *H. Bruce Boudreaux* aus Louisiana fand zufällig eine blutstillende Wirkung der Erdnuß bei Hämophilie A (klassische Form der Bluterkrankheit). Bei Dr. *Boudreaux* war nach einer leichten Verletzung eine stark schmerzhafte Gelenkblutung aufgetreten, die nicht zum Stillstand kommen wollte. Ohne besondere Behandlung stand eines Morgens die Blutung. Die einzige Änderung in seiner Lebens- und Ernährungsweise in den vorhergehenden Tagen bestand lediglich in dem Genuß von Erdnüssen. Bei jeder neuen Blutung aß Dr. *Boudreaux* wieder Erdnüsse, und immer wieder verschwanden die Blutungen und Schmerzen ohne jede andere Behandlung. Bei weiteren Patienten mit Hämophilie A ließ sich der gleiche Erfolg erzielen. Daraufhin versuchte man den wirksamen Faktor durch Extraktion von Erdnußmehl anzureichern. Aus 450 g Erdnüssen gewann man durch Extraktion mit 90prozentigem Alkohol ungefähr 14 g Extrakt. Diese Menge genügte als Tagesdosis, um in 1–2 Tagen eine Blutstillung selbst in solchen Fällen herbeizuführen, in denen diese durch Plasmainfusion vorher nicht gelungen war. Die Erdnuß entfaltet also eine ausgezeichnete Heilwirkung bei der Bluterkrankheit Hämophilie A.

Kokosnuß – ein nützlicher Fremdling aus dem Süden

In den Tropen erfreut sich die Kokosnuß *(Cocos nucifera)* mit dem unter einer harten Schale sitzenden, weißen und nahrhaften Fleisch und ihrer erfrischenden Milch bei Eingeborenen und Weißen großer Beliebtheit. Kokosfleisch und Kokosmilch bilden ein tropisches Volksnahrungsmittel, da diese Nuß außerordentlich vielseitig verwendbar ist. Sie wird gerieben, gebraten, gekocht und zu zahlreichen pikanten Backwaren verwendet, die mit Früchten gefüllt werden. Ebenso sind Kokosöl und Kokosfett in der tropischen Küche fast unentbehrlich. Die anspruchslosen Kokospalmen liefern den Eingeborenen nicht nur die Nüsse, deren Schalen sogar häufig als Trinkgefäß benutzt werden, sondern auch die knisternden Palmblätter zur Bedachung ihrer Lehmhütten und das Mark der Palme, das einen spargelähnlichen Geschmack aufweist und in den Städten als Delikatesse verkauft wird.

Wirkungsweise und Verwendung

Die Heilwirkung der Kokosnuß ist wohl hauptsächlich auf ihren *Magnesiumgehalt* zurückzuführen. Überall da, wo der Körper gegen schädliche äußere Einflüsse Widerstand leisten muß, findet sich organisch gebundenes Magnesium in Verbindung mit Kalzium und Kalium, so in der äußeren Haut, im Zahnschmelz, in den Fingernägeln und in den Haaren. Der Körper braucht es aber auch zur Aufrechterhaltung der Muskelspannung, und manche Forschungsergebnisse lassen darauf schließen, daß es zur *Abwehr der krebsigen Entartung* der Zellen unentbehrlich ist. Nahrungsmittel mit hohem Magnesiumgehalt – wie die Kokosnuß – gehören daher neben Apfelsinen, Buchweizen, Gerste, Hafer, Mais, Mandeln, Sellerie, Sojabohnen und Walnüssen zur krebsfeindlichen Diät.

Neben dem Knochen, der phosphorsaures Magnesium enthält, ist besonders der Knorpel magnesiumreich und bedarf dieses Elements wahrscheinlich zur normalen Funktion, was hinsichtlich der zahlreichen Knorpel-Knochen-Entartungskrankheiten wichtig erscheint.

Für das Nervenleben ist Magnesium offenbar von ähnlicher Wichtigkeit wie der Phosphor, wenn auch noch nicht viel Genaues darüber gesagt werden kann. Interessant ist wohl die Magnesiumnarkose, die sich durch Kalzium sofort aufheben läßt.

Hauptwirkstoffe in 100 g Frischsubstanz

Eiweiß	3,9 g	Vitamin B_1	0,060 mg
Fett	36,5 g	Vitamin B_2	0,008 mg
Kohlenhydrate	10,3 g	Niacin	0,400 mg
Natrium	35 mg	Vitamin C	2 mg
Kalium	380 mg		
Kalzium	20 mg	Kalorien	400
Magnesium	39 mg	Joule	1672
Phosphor	95 mg		
Eisen	2,2 mg		

Magnesiumsalze besitzen eine deutliche Wirkung bei bestimmten Herzunregelmäßigkeiten und steigern die Abwehrkraft des Blutes gegen Bakterien (Staphylokokken), besonders aber die bakterienvernichtende Kraft der weißen Blutkörperchen.

Früchte und Fruchtsäfte

Ernährungsversuche haben ferner gezeigt, daß magnesiumarme Kost während der Zahnentwicklung zu schweren Veränderungen der Zahnhartgewebe (vor allem am Schmelzorgan) führt. Das Fleisch und der Milchsaft der Kokosnüsse sollen, auf nüchternen Magen gegeben, gewisse Bandwurmarten abtreiben.

Die Kokosnuß, dieser Fremdling aus dem Süden, verdient es durchaus, in unser Ernährungsprogramm aufgenommen zu werden. Ihren heilenden Kräften müßte man noch ein eingehendes Studium widmen.

Mandeln haben heilende Kraft

Jeder von uns kennt die mit einer samtartig behaarten, etwas lederigen Haut umhüllten Steinfrüchte der Mandel. Der Mandelbaum *(Amygdalus communis)* ist ein dem Pfirsichbaum ähnlicher Rosenblütler (Rosazeen) und blüht vor dem Erscheinen der Blätter im März und April. An der geschützten Bergstraße vor allem können wir im Frühjahr die mit zarten, prächtigen rötlichen Blüten bedeckten Bäume bewundern. Leider fallen die empfindlichen Blüten oft vorzeitig dem Frost zum Opfer. Die Heimat des Mandelbaumes sind Zentralasien und Turkestan, wo er heute noch wild vorkommt.

Als wichtigen Handelsartikel unterscheidet man Mandeln verschiedener Güte und Herkunft, z. B. spanische Mandeln, italienische Mandeln, Berber-Mandeln (aus Nordafrika) und deutsche Mandeln.

Ihr Verbrauch in Konditoreien und Feinbäckereien ist wegen ihres feinen Geschmacks nicht unerheblich. Sie haben darüber hinaus auch einen besonderen Nähr- und Heilwert; zu beachten ist allerdings, daß bittere Mandeln ausgeschieden werden müssen, da sie einen beträchtlichen Blausäuregehalt aufweisen, der stark giftig wirkt. Sechzig bittere Mandeln können tödlich sein.

Wie aus der Tabelle ersichtlich ist, verteilen sich die Nährstoffe in der Mandel ähnlich wie in den Nüssen; sie hat daher auch den gleichen Wert für Ernährung und Diät wie diese.

Dr. *Bircher-Benner* hat auf die Bedeutung der Mandelmilch, insbesondere für die *Säuglingsernährung,* hingewiesen. Diese „Pflanzenmilch“ hat gegenüber der tierischen Milch auf Grund ihrer pflanzlichen Eiweißstoffe wesentliche Vorteile. Die pflanzlichen Eiweißstoffe verändern sich nämlich weniger leicht als die tierischen und bleiben längere Zeit gut erhalten. Sie sind meist auch leichter verdaulich als die tierischen Eiweißstoffe und führen weniger zu Fäulnisvorgängen im Darm. Diese Vorteile machen die Mandelmilch zu einer speziellen *Heilnahrung bei Ekzemkindern,* die durch Kuhmilch eine Verschlimmerung oder starkes Nässen ihres Ekzems erfahren. Der Ersatz des tierischen Eiweißes durch pflanzliches wirkt hier heilend.

	In 100 g sind enthalten	Mandel	Haselnuß	Walnuß	Erdnuß
Nährstoffe	Eiweiß	18,3	13,9	14,6	26,5
in Gramm	Fett	54,1	61,8	62,7	46,6
	Kohlenhydrate	16	12,6	13,5	19
Vitamine	A (I. E.)	70	43	80	26
in	B_1	0,7	0,4	0,36	0,6
Milligramm	B_2	0,6	0,2	0,12	0,1
	Niacin (Nikotinsäure)	4,2	1,6	1,0	16,4
	Pantothensäure	400	—	+	—
	C	—	3	15	—
	E	0,4	—	+	—
Mineralien	Natrium	3	2	4	5
in	Kalium	725	610	570	670
Milligramm	Kalzium	250	240	70	67
	Magnesium	80	140	134	167
	Eisen	4,1	3,8	2,1	2
	Kupfer	1,2	1,2	1	—
	Mangan	20	35	12	42
	Phosphor	455	330	430	410
	Kalorien	650	690	705	630
	Joule	2717	2884	2947	2633

Bei *akuten Durchfällen der Säuglinge* hat sich als Einstelldiät ebenfalls eine Mischung von Mandelmilch und Molke als wirksam erwiesen. In diesen Fällen sollte man jedoch die genaue ärztliche Vorschrift einholen. Eine Heilnahrung bedeutet die Mandelmilch auch bei Ernährungsstörungen der Säuglinge im Verlauf von Infektionen. Als *normale* Säuglingsnahrung wird die Mandelmilch wegen ihrer Kalkarmut von den Kinderärzten abgelehnt, besonders bei Neugeborenen und bei Kleinkindern mit Untergewicht.

Für den Erwachsenen, für Kranke und Genesende ist die Mandelmilch jedoch ein vorzügliches, bekömmliches und erfrischendes Getränk.

Herstellung der Mandelmilch

Nach Prof. *Heupke* brüht man 250 g Mandeln mit kochendem Wasser, zieht die Haut ab und trocknet die Kerne. Dann werden die süßen Mandeln in einer Mandelmühle zerkleinert und darauf im Mörser mit vier Eßlöffeln kaltem Wasser möglichst kleingestoßen und verrieben. Man gibt die Masse in eine kleine Schüssel und verrührt sie mit einem knappen Liter abgekochtem und wieder erkaltetem Wasser. Nachdem die Mandelmilch zwei Stunden in der Kälte gestanden hat, wird die Flüssigkeit durch ein feines Tuch geseiht. Die Mandelmilch hält sich 24 Stunden lang frisch, wenn sie in gut gereinigten Flaschen auf Eis gestellt wird. Eine wohlschmeckende, süße Mandelmilch kann man durch Aufschwemmung von Marzipan in Wasser herstellen.

Die Vorschrift von Prof. *Glanzmann* lautet: 150 g süße Mandeln werden in kaltem Wasser 12 bis 24 Stunden stehengelassen, hierauf geschält und in einer Mühle zerkleinert. Dann werden die Mandeln partienweise in einem Mörser unter allmählichem Zusatz von einem Liter Wasser etwa eine halbe Stunde lang zerrieben, was durch Beigeben von etwas gewaschenem Seesand erleichtert wird. Zuletzt wird die so hergestellte Mandelmilch durch ein Seihtuch filtriert und mit dem gleichen Quantum Molke vermengt. Zum Schluß Zusatz von drei Prozent Reis- oder Maismehl und fünf Prozent Zucker, gut aufgekocht. Dabei zeigt die Mandelmilch eine ganz feine Koagulation.

Aus dem in Reformhäusern erhältlichen, qualitativ einwandfreien Mandelpüree kann man sehr schnell Mandelmilch durch Zugabe von Wasser anrühren. In diesem Zusammenhang sei erwähnt, daß sich von Sojabohnenmehl, Sonnenblumensamenmehl und Erdmandeln ebenfalls eine ausgezeichnete „Pflanzenmilch" herstellen läßt.

Aus zerstoßenen süßen und bitteren Mandeln gewinnt man durch kalte Pressung *Mandelöl,* das den besonderen Vorzug hat, an der Luft nicht zu trocknen und daher als Schmieröl für die Feinmechanik und Uhrmacherei brauchbar ist. In der Heilkunde benutzt man das fette Mandelöl zum Erweichen von verhärtetem Ohrenschmalz und zu Hautölen. Der bei der Ölpressung verbleibende Rückstand findet als Mandelkleie Verwendung.

Die Verwendung der bitteren Mandel

Die *bitteren* Mandeln sind in der Naturheilkunde als gutes Mittel gegen Lungenstauung und den hierdurch bedingten „Herzhusten", gegen Stenokardien und gegen Überfunktionszustände der Schilddrüse (Hyperthyreose, Thyreotoxikose) bekannt. Die Wirkung beruht auf dem *Blausäure*gehalt der bitteren Mandeln. Eine Erklärung für diese Wirkungen liefert die von dem Wiener Arzt *H. Brunner* beobachtete starke Einschränkung des Sauerstoffverbrauchs. Dadurch wird der Kreislauf geschont und der Grundumsatz herabgesetzt (Hemmung der Schilddrüsenhormonwirkung).

Die homöopathische Medizin kennt ebenfalls die Blausäure als sehr wirksames Mittel gegen das Versagen der Herzkraft und gegen den gefährlichen Kollaps, das Versagen der Blutgefäßspannung (oder der Vasomotoren). Man gibt in solchen Fällen *täglich eine bittere Mandel.*

Den gleichen Effekt kann man übrigens – wiederum auf dem Blausäuregehalt beruhend – mit Bittermandelwasser *(Aqua Amygdalarum amararum)* erreichen, das aus bitteren Mandeln hergestellt wird. Hierbei ist jedoch zu bedenken, daß die Blausäure nur in den winzigen homöopathischen Dosierungen den gewünschten Heileffekt ausübt, jede Überdosierung dagegen schädliche Folgen hat.

Bittermandelwasser hat einen konstanten Gehalt von 0,1% Zyanwasserstoff. Die tödliche Dosis wurde mit 50 ccm = 0,06 g Blausäure erreicht.

Die zu Heilzwecken benötigte Dosis ist so gering, daß selbst nach monatelanger Verabfolgung keinerlei schädliche Wirkungen zu befürchten sind. Die Heildosis beträgt 3mal täglich 1–2 g = 40–80 Tropfen Bittermandelwasser. Man nimmt zunächst 14 Tage lang 3mal täglich 80 Tropfen, dann weiterhin 3mal täglich 20 Tropfen für die Dauer von drei Monaten.

Die Erdmandel hilft Zuckerkranken

Eine recht anbauwürdige Nahrungspflanze ist die bei uns ziemlich unbekannte Erdmandel *(Cyperus esculentes)*, eine Knollenfrucht des Zypermandelgrases aus der Familie der Riedgräser oder Cyperazeen. Wenn sie auch botanisch nicht zum Nußobst zu zählen ist, so soll sie doch an dieser Stelle wegen ihrer gleichen Verwendbarkeit Erwähnung finden.

Die Erdmandel darf nicht mit der Erdnuß *(Arachis hypogaea)*, auch nicht mit der Ackernuß oder Erdeichel *(Lathyrus tuberosus)* verwechselt werden.

Diese Knollenfrucht bildet wie die Sojabohne ein einzigartiges Nährstoffkonzentrat und wird heute noch vorwiegend in Spanien, in der Umgebung von Valencia, angebaut. Sie stammt ursprünglich aus Nordafrika, also aus subtropischem Klima, ist aber nicht an die warme Zone gebunden, sondern gedeiht auch recht gut in unseren Gärten. Abgesehen davon, daß die Pflanze nutzbares Gras liefert, entwickelt sie zahlreiche Knöllchen mit hohem Nährstoffgehalt, deren Analyse in trockenem Zustand folgende Werte ergab: Fett 20–24%, Eiweiß (Rohprotein) 3–6,5%, Rohzucker 15–23%, Stärke 2–3%, ferner Vitamin H und P und zahlreiche Enzyme.

Wirkungsweise

Das aus den Zypermandeln gewonnene Öl entspricht in jeder Weise den besten Speiseölen und dem Olivenöl, trocknet nicht, wird nicht leicht ranzig und weist einen nuß- bis mandelartigen Geschmack auf. Da es einen sehr hohen Gehalt an ungesättigten Fettsäuren (vor allem 15,2% Linolsäure) besitzt, ist es ernährungsphysiologisch besonders wertvoll, worauf schon in einem Kapitel über die Bedeutung der Fette hingewiesen wurde. Im ganzen Mittelmeergebiet gilt das Erdmandelöl als feines Speiseöl.

Der Nährwert wird natürlich auch weitgehend durch den Eiweiß-, Zucker- und Stärkegehalt bestimmt. Für die Verwertung der Fette ist unbedingt eine

Zufuhr von Kohlenhydraten erforderlich, da die Fette nur „im Feuer der Kohlenhydrate“ verbrennen. Das günstigste Verhältnis von Fett zu Kohlenhydraten ist dabei 1 : 2, d. h., wenn ich 50 g Fett verabreiche, müssen 100 g Kohlenhydrate hinzugefügt werden. Die Natur verwirklicht dieses optimale Verhältnis in der Frauenmilch, die 3,5% Fett und 7% Kohlenhydrate enthält. Das gleiche Verhältnis finden wir annähernd in der Erdmandel wieder, die im Durchschnitt 22% Fett und 50% Kohlenhydrate enthält.

Nähere Untersuchungen über den Vitamin- und Mineralgehalt der Zypermandel und ihres Öles liegen noch nicht vor, dürften aber wohl zu interessanten und wertvollen Ergebnissen über die ernährungsphysiologische Bedeutung der Erdmandel führen.

Verwendung

Zur Verwendung in der Ernährung möchte ich darauf hinweisen, daß sich aus den Trockenknöllchen ein vorzügliches Mehl zur Bereitung von „Mandelgebäck“ herstellen läßt, das sich besonders *gut für Zuckerkranke* eignet. Genau wie die echten Mandeln lassen sich auch die Erdmandeln zu Mandelmilch verarbeiten, die sich in Spanien vor allem zur heißen Jahreszeit allgemein als wohlschmeckendes und erfrischendes Getränk großer Beliebtheit erfreut. Daß die Erdmandel auch in der Schokoladenerzeugung und als Ersatz für Kakao und Kaffeebohnen Verwendung findet, sei nebenher erwähnt.

Nach den Angaben eines erfahrenen Erzeugers liefert die Zypermandel im garten- und feldmäßigen Anbau unwahrscheinlich hohe Ernten.

In der Diätetik bewährt sich die Erdmandel wahrscheinlich bei *Magen-Darm-Erkrankungen* und *Nervenleiden;* ausreichende Erfahrungen fehlen jedoch noch.

Die Edelkastanie – das kleine Naturbrot

Wie die Walnuß kam auch die Edelkastanie *(Castanea vesca)* in der Römerzeit über die Alpen zu uns und findet sich heute noch in klimatisch begünstigten Landstrichen. Früher beherrschten die Kastanien in Westeuropa ganze Wälder, während sie heute nur noch vereinzelt oder in kleinen Inseln in den westdeutschen Gebirgen anzutreffen sind. Die größten Bestände weist jedoch noch der Süden Europas auf, vor allem Italien, wo die als „Maronen“ bezeichneten Früchte wie im Altertum einen wichtigen Bestandteil der Volksnahrung bilden.

Charakteristisch ist der hohe Kohlenhydratgehalt der Kastanie besonders in Form leicht löslicher Zuckerarten. Der Eiweißgehalt entspricht etwa dem der Körnerfrüchte und ist wie dieser nicht vollwertig. Auch der Fett- und

Mineralgehalt gleicht dem der Körnerfrüchte. Die *Vitamine der B-Gruppe* sind reichlich, die anderen gering oder gar nicht vertreten. Unter den Mineralien herrschen Kalium und Phosphor vor.

Hauptwirkstoffe in 100 g Frischsubstanz

Eiweiß	2,9 g	Vitamin A	40 I. E.
Fett	1,9 g	Vitamin B_1	0,2 mg
Kohlenhydrate	42,8 g	Vitamin B_2	0,2 mg
Natrium	1 mg	Niacin	0,9 mg
Kalium	710 mg	Vitamin C	27 mg
Kalzium	33 mg		
Magnesium	42 mg	Kalorien	210
Phosphor	87 mg	Joule	878
Eisen	1,3 mg		

Verwendung

Da die chemische Analyse zeigt, daß die Hauptnährstoffe in der Kastanie mengenmäßig etwa denen der Körnerfrucht entsprechen, bezeichnet man sie auch mit Recht als *„kleine Brote, welche die Natur geschaffen hat" (Heupke).* Durch Rösten und Kochen werden die roh wegen ihres herben Geschmacks nur in geringen Mengen genießbaren Kastanien weich, mehlig, schmackhaft und sehr bekömmlich. Sie eignen sich so zu Mastkuren und infolge ihrer Kochsalzarmut für *Herz-, Kreislauf- und Nierenkranke.* Für Zuckerkranke ist allerdings der hohe Gehalt an Kohlenhydraten auf die erlaubte Menge anzurechnen.

Wichtig ist das Mehl der Kastanie, das sich auf Grund seiner leichten Verdaulichkeit besonders als Kost für Kranke, Kinder, Erschöpfte und zahnlose alte Leute empfiehlt. Man stellt es leicht selbst her. Zunächst werden die braunen, festen Schalen mit dem Messer entfernt, dann legt man die Früchte in sehr heißes, aber noch nicht kochendes Wasser. Nach kurzer Zeit läßt sich die Samenhaut leicht lösen. Anschließend kalt abwaschen und trocknen. Zuletzt dreht man sie durch eine grob eingestellte Kaffeemühle oder schrotet sie in einem elektrischen Mixgerät wie Nüsse oder Körnerfrüchte. Das so gewonnene Mehl eignet sich sehr gut zu Suppen von angenehmem Geschmack. Es eignet sich auch recht gut zum Backen, und zwar allein und auch gemischt mit Getreidemehl. Kastanienbrot riecht sehr angenehm, schmeckt süßlich und bleibt lange frisch.

Gegenüber dem Getreide hat die Kastanie den Vorzug, basenüberschüssig zu sein, was für Rheuma- und Gichtkranke ebenso vorteilhaft ist wie die Armut an Natrium (1 mg) und der Reichtum an Kalium (710 mg).

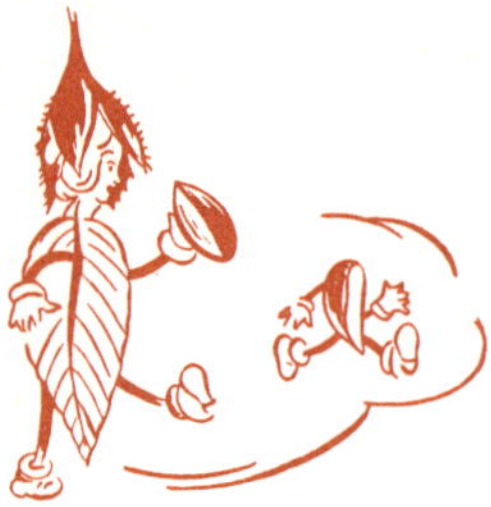

Bucheckern geben gutes Öl

In den Hungerjahren der Nachkriegszeit haben die Bucheckern eine zeitgeschichtlich bedeutsame Rolle gespielt. Der geschälte Samen enthält 42% halbtrocknendes, ungesättigte Fettsäuren enthaltendes Öl, das sich als Speiseöl gut verwenden läßt.

Nur etwa alle zehn Jahre liefert die sehr weit verbreitete Buche *(Fagus silvatica)* eine reichere Ernte an Bucheckern. Sie gehört, wie die Edelkastanie *(Castanea),* zu den Gattungen der Buchengewächse (Fagazeen). Die bekannten dreikantigen, rotbraunen Nüßchen bilden eine beliebte Nahrung für die Tiere des Waldes und werden von den Menschen leider zuwenig beachtet. Dennoch haben die Bucheckern in den Hungerjahren der Nachkriegszeit eine zeitgeschichtlich fast bedeutsame Rolle gespielt. Als die Hungersnot im Jahre 1947 am größten war, war auch die Ernte des so selten seine Früchte in reicherem Maße spendenden Baumes ungewöhnlich ertragreich. Zahllose Frauen und Kinder sammelten Tag für Tag mühselig die Bucheckern, um Öl daraus pressen zu lassen, das sich sehr gut zum Kochen und Backen verwenden läßt. Viele Menschen vermochten sich so den Winter über zu erhalten und vor Krankheit, insbesondere vor Tuberkulose, zu bewahren.

Größere Mengen Bucheckern roh zu essen, auch wenn man sie von Schalen und Samenhaut befreit hat, ist nicht ratsam, da sie zuweilen Kopfschmerzen und Übelkeit hervorrufen. Die Schale enthält sogar den für Mensch und Tier giftigen Stoff Fagin.

Das Öl ist nach dem Erhitzen frei von giftigen Produkten und kann wie jedes andere Pflanzenöl in der Küche vorteilhaft verwendet werden.

Die Bucheckern ähneln in ihrem Gehalt an Fett, Eiweiß, Kohlenhydraten und Kalorien (Joule) sowie im Kochsalz- und sonstigen Mineralgehalt sehr den Erd- und den Haselnüssen. Auffallend hoch ist der Eisengehalt (25 mg%), der zur natürlichen Anregung der Blutbildung ausgenützt werden kann. Untersuchungen über den Vitamin- und Spurenstoffgehalt liegen leider noch nicht genügend vor.

Sonnenblumenkerne senken Blutcholesterin

Lufttrockener Sonnenblumensamen (Sonnenblumenkerne) enthält 28% Öl, während sich aus enthülsten Sonnenblumenkernen 42–63% Öl gewinnen läßt. Die Ölmühlen verwenden nur Sonnenblumenkerne mit Schalen und gewinnen das Öl durch Pressen und Extraktion (Herauslösen). Reife Sonnenblumenkerne sehen tiefschwarz aus.

Sonnenblumenkerne enthalten neben dem hochwertigen Öl auch wertvolles Eiweiß, die Vitamine B_1, B_2 und D sowie an Mineralien etwas Kalzium.

Enthülste Sonnenblumenkerne sind wegen ihres angenehmen Geschmacks und hohen Gesundheitswertes (Energielieferant) beim Sport und auf längeren Touren ein willkommener Proviant. Außerdem eignen sie sich sehr gut zum Aufstreuen auf Obstsalat wie überhaupt auf Früchtefrischkost aller Art.*

Hauptwirkstoffe in 100 g ungeschälten Sonnenblumenkernen

Eiweiß	15,2 g	Vitamin A	0,01 mg
Fett	22–32 g	Vitamin B_1	0,25 mg
Kohlenhydrate	17,4 g	Vitamin B_2	0,18 mg
Kalzium	+	Vitamin B_6	+
Kieselsäure	14,7 mg	Niacin	2,7 mg
Kalorien	402	Vitamin C	+
Joule	1680	Vitamin E	22 mg

Das in den Ölmühlen in kombinierten Verfahren durch Pressen und Extraktion aus den ungeschälten oder teilweise geschälten Sonnenblumenkernen gewonnene Öl ist durch das mit ins Öl übergehende Schalenwachs meist getrübt. Es wird daher raffiniert und als angenehm schmeckendes, schwach gelbes Salat- und Bratöl verwendet. Zur Verwendung in der Margarineherstellung wird das Öl meist bis zu einem Schmelzpunkt von 33–36° gehärtet (hydriert).

Zur Verwendung in Salaten und Gemüsen ist der Gebrauch nur kalt gepreßter Öle wünschenswert, wobei der Zusatz zu Gemüsen erst *nach* Wegnahme vom Feuer erfolgen soll, um nicht den so wichtigen Gehalt des Öls an ungesättigten Fettsäuren zu vermindern. Die im Sonnenblumenöl wichtigste ungesättigte Fettsäure ist die Linolsäure (65 %).

Nach heutiger Erkenntnis ist sie in der Lage, das Ansteigen des Blutfettspiegels über das normale Maß hinaus zu verhindern und überhöhte Blutfettwerte zu senken, eine Funktion, die für die Diätetik von großem Wert ist. Außerdem ist die Zufuhr ungesättigter Fettsäuren mit der Nahrung unerläßlich in der Schwangerschaft, für das Wachstum und für die Funktion der Schilddrüse, ferner für die normale Funktion von Haut, Leber und Nieren.

* Meist werden die Kerne nur in den Ursprungsländern geschält. Man kann sie aber auch aus der Schweiz geschält erhalten von der Firma gürobio, CH-3232 Ins BE, Tel. 0041 3283 2509.

Notwendig sind die ungesättigten Fettsäuren auch für den Aufbau der Lipoide in den Organen. Das sind fettähnliche Substanzen, die als Bausteine für die Zellstruktur, insbesondere für die Zellgrenzflächen, notwendig sind. Wir dürfen die ungesättigten Fettsäuren keinesfalls durch Erhitzen des Öls zerstören, da der menschliche Organismus außer der einfach ungesättigten Ölfettsäure keine ungesättigten Fettsäuren aufbauen kann. Er ist deshalb auf die Zufuhr von mehrfach ungesättigten Fettsäuren mit der Nahrung angewiesen.

Außer den ungesättigten Fettsäuren sind auch die Fettbegleitstoffe von großer Bedeutung für eine gesunde Ernährung. Dem *Cholesterin* in den Tierfetten entspricht in den pflanzlichen Fetten das *Sitosterin,* das für die normale Ernährung wie für die Diätetik wichtig und interessant ist, weil es eine Senkung des erhöhten Cholesterinspiegels im Blut hervorruft.

Großes Interesse verdient auch das Vitamin-E-Vorkommen im Sonnenblumenöl. Wissen wir doch, daß bei Linolsäurezufuhr auch Vitamin E (α-Tokopherol) vorhanden sein muß – und zwar 0,5 mg auf 1 g Linolsäure –, um den vorzeitigen Abbau der Linolsäure im Organismus zu verhindern. Als Tagesbedarf an Vitamin E gelten heute 10 mg für den gesunden Erwachsenen.

Nebenher bemerkt sei auch, daß Vitamin E der Thromboseverhütung dient, die Leistung der Schilddrüse verbessert, die Sauerstoffversorgung des Organismus erleichtert und die Umwandlung des Karotins in Vitamin A begünstigt, wie es überhaupt nicht nur die ungesättigten Fettsäuren, sondern auch die Vitamine A, C und K sowie die Frischzellenenzyme vor der zu schnellen Zerstörung durch Verbrennung (Oxydation) schützt. Hieraus geht allein schon die dringende Notwendigkeit der Verwendung von Ölen mit einem entsprechenden Gehalt an ungesättigten Fettsäuren und Vitamin E in der Normalkost wie in der Diät hervor. Sonnenblumenöl ist dazu vorzüglich geeignet.

Darüber hinaus weisen die Sonnenblumensamen auch einen hohen Vitamin-B_1-Gehalt auf, der den des Weizenkorns übertrifft. Von Bedeutung ist ferner der Lezithingehalt.

Sonnenblumenkerne und -öl eignen sich als Nahrungs- und Diätmittel auch bei *Hauterkrankungen* (Ekzeme, Furunkulose, offene Beine, Milchschorf), *Leber-Gallen-Leiden* und *Stoffwechselkrankheiten,* die mit einer schlechten inneren Atmung (Gewebsatmung) einhergehen, also bei Diabetes mellitus, Epilepsie und Geschwulstleiden.

M. Peukert berichtet über die Verwendung einer Emulsion aus Sonnenblumenkernen als Säuglingsnährmittel. Diese Emulsion soll sich besonders gut als Ersatz für Milch bei älteren abgemagerten Säuglingen bewährt haben. Auch findet die Sonnenblumenkernemulsion bei Säuglingen, die an Dysenterie leiden, sowie bei Ekzemkranken Verwendung.

Andere wichtige Öllieferanten

Pinienkerne

Die besonders in Reformkreisen beliebten Pinienkerne sind die von einer sehr harten Schale umschlossenen Samenkerne der Pinie, die besonders in den Mittelmeerländern vorkommt. Sie schmecken mandelartig und enthalten 45 % Fett. Man kann sie anstelle von Mandeln verwenden.

Pistazien

Die *echten* Pistazien kommen ursprünglich aus Syrien und Persien und bevorzugen ein mildes, warmes Klima. Sie sind etwa haselnußgroß und meist schon aus der harten Fruchtschale herausgelöst, wenn sie in den Handel kommen. Die drei- oder auch vierkantigen Nüsse sind meist hellgrün oder auch rosa. Sie werden roh, geröstet und gesalzen als Delikatesse verzehrt. Wegen ihres aromatischen Geschmacks verwendet man sie auch als Gewürz.

Der hohe Ölgehalt führt allerdings dazu, daß die Nüsse schnell ranzig werden. Weil Pistazien nur alle zwei Jahre Früchte tragen, ist das Angebot sehr unterschiedlich. Die besten Pistazien kommen aus Sizilien.

Cashew-Nüsse

Sie sind zwar in Südamerika beheimatet, kommen aber größtenteils aus Indien. Auf den bis zu 10 m hohen Bäumen entwickeln sich die birnenförmigen, fleischigen, gelben oder roten Cashew-Äpfel, die in den Tropen roh oder gekocht gegessen werden. Am äußersten Ende dieses Apfels wächst eine kleine, nierenförmige Nuß heraus, die schwach süßlich schmeckt und von einer harten Schale umschlossen ist. Cashew-Nüsse kommen meist geschält in den Handel und erfreuen sich bei uns wachsender Beliebtheit.

Beerenobst-Kalender

Deutsche Bezeichnung	Lateinische Bezeichnung	Erntezeit	Verwendungsmöglichkeiten
Berberitze	Berberis vulgaris	Aug. – Okt.	Kompott, Saft, Sirup, Gelee, Marmelade, Einmachen, Zitronensaftersatz.
Brombeere	Rubus fruticosus	Juli – Okt.	Frischkost, Saft, Getränke, Kaltschalen, Suppe, Kompott, Marmelade, Einmachen, Blätter zu Tee.
Eberesche	Sorbus aucuparia	Aug. – Okt.	Saft, Marmelade, Kompott, Gelee. Auch mit Äpfeln und Möhren mischen.
Erdbeere (Wald-)	Fragaria vesca	Mai – Juli	Frischkost, Saft, Kompott, Kuchenbelag, Marmelade, Gelee, Süßspeisen, Einmachen. Blätter zu Tee.
Hagebutte = Heckenrose	Rosa canina	Aug. – Nov.	Kompott, Mark, Marmelade, Suppe, Tunke, Einmachen, Tee.
Heidelbeere	Vaccinium myrtillus	Juni – Sept.	Frischkost, Saft, Getränke, Kaltschalen, Kompott, Marmelade, Süßspeisen, Einmachen, Kuchenbelag.
Himbeere	Rubus idaeus	Juni – Sept.	Frischkost, Getränke, Kaltschalen, Kompott, Marmelade, Gelee, Blätter zu Tee.
Holunder, schwarzer	Sambucus nigra	Juli – Sept.	Saft, Marmelade, Suppe, Gelee, Kompott, Süßspeisen, Trocknen.
Johannisbeere, schwarze	Ribes nigrum	Juni – Juli	Frischsaft, Süßmost, Marmelade, Gelee.
Johannisbeere, rote	Ribes rubrum	Juni – Juli	Rohkost, Kompott, Frischsaft, Marmelade, Gelee, Süßmost, Kuchen.
Preiselbeere	Vaccinium vitis idaea	Juli – Okt.	Frischkost, Saft, Getränke, Suppen, Kompott, Marmelade, Gelee, Süßspeisen, Kuchenbelag, Einmachen.
Sanddorn	Hippophaë rhamnoides	Aug. – Dez.	Saft, Gelee, Marmelade, Mus.
Schlehe	Prunus spinosa	Sept. – Nov.	Saft, Dörrobst, geliert gut! Einmachen (süßsauer).
Stachelbeere	Ribes grossularia	Juni – Juli	Saft, Kompott, Kuchenbelag, Marmelade.
Wacholderbeere	Juniperus communis	Sept. – Okt.	Sirup, Mus, Gewürz.
Weintraube	Vitis vinifera	Okt.	Frischkost, Saft, Süßmost.

Beerenfrüchte III

Berberitzen beleben Kreislauf und Bauchorgane

Kneipp empfiehlt den Beerenextrakt bei Lungen-, Leber- und Unterleibskrankheiten. Die Wurzelrinde kräftigt bei Erschöpfungszuständen.

Die Familie der Sauerdorngewächse (Berberidazeen) liefert uns den ausdauernden, von Mai bis Juni blühenden Berberitzenstrauch *(Berberis vulgaris)*, dessen Früchte unter den volkstümlichen Namen Beißelbeere, Berbesbeere, Essigbeere, Essigdorn, Erbseln, Dreidorn, Paßelbeere, Roststrauch, Sauerdorn, Spitzbeere, Versichdorn, Weinscheidling bekannt sind.

Die Berberitze ist in ganz Europa verbreitet, kommt häufig in Gebüschen und Hecken, an Rainen und in Wäldern vor und wird auch oft angepflanzt. Sie bildet einen in jedem Klima wachsenden Strauch. Die Frucht bildet eine eirund-längliche, stumpfe, einfächrige, anfangs grüne, zur Zeit der Reife rote, oben mit einem schwarzen Punkt versehene Beere, die zwei längliche, walzenförmige, stumpfe Samen enthält. Das Fleisch der Beere besitzt einen angenehm sauren, etwas zusammenziehenden Geschmack.

Von August an schneidet man die ganzen Fruchttrauben ab, bevor die Beeren völlig reif sind. Zu Hause zupft man die Beeren von den Stengeln und verarbeitet sie möglichst bald. Sie sind nicht mehr zu sauer, wenn man sie erst nach den ersten Frosttagen pflückt.

Bis heute bekannte *Wirkstoffe:* Die Wurzelrinde enthält Alkaloide, darunter das Alkaloid Berberin. In den Früchten findet sich viel Fruchtsäure, besonders freie Apfel- und Zitronensäure, und reichlich Vitamin C.

Wirkungsweise und Verwendung

Als **Heilpflanze:** Das als Hauptwirkstoff anzusehende Berberin wirkt vorwiegend auf den Gallenfluß, aber auch anregend auf das Atem- und Gefäßzentrum. Gleichzeitig treten eine Verbesserung des Kreislaufs und eine Beruhigung des beschleunigten Pulses auf. Die Anwendung der *Berberitzenwurzelrinde* als Kräftigungsmittel bei Erschöpfungszuständen, insbesondere nach kreislaufschädigenden Infektionskrankheiten, ist daher berechtigt.

Da das Berberin über die Leber ausgeschieden wird, wobei es die Leberzellen zu vermehrter Gallenabsonderung anregt, ist es auch als *Lebermittel* zu gebrauchen bei *Gelbsucht, Leberstauung* und bei *Neigung zu Grieß- und Steinbildungen* in den Gallengängen und in der Gallenblase. Der bittere Geschmack läßt die Berberitze auch als appetitanregendes Mittel geeignet erscheinen. Stuhlträgheit wird durch die Berberitze dann behoben, wenn sie ihren Grund in einer gestörten Gallenabsonderung hat. Da außer über die Leber ein Teil des Berberins über die Nieren ausgeschieden wird, wobei die Nierenzellen zu verstärkter Urinabgabe angeregt werden, kann diese *harntreibende Wirkung* auch bei der Behandlung von Nierenerkrankungen, die nicht mit einer akuten, fieberhaften Entzündung des Nierengewebes einhergehen, ausgenutzt werden.

Nach *Bohn* hat die Arzneiprüfung der Homöopathie Beziehungen der Berberitze zu den Rückenmarkszentren der Geschlechtsorgane aufgedeckt. *Kneipp* empfiehlt die Anwendung eines alkoholischen Beerenextraktes bei *Lungen-, Leber- und Unterleibserkrankungen.*

Die Volksmedizin empfiehlt eine aus den Beeren bereitete Tinktur oder den Saft der Beeren bei *Krämpfen, Milz-, Leber-, Nierenleiden und Wassersucht.* Wieweit diese Empfehlungen berechtigt sind, läßt sich noch nicht übersehen.

Zur Teebereitung benötigt man 1 Teelöffel der geschnittenen Wurzel auf 1 Tasse Wasser (20—30 Minuten kochen). Bei Stuhlträgheit mischt man 30 g Berberitzenwurzel mit 30 g Faulbaumrinde und je 20 g Löwenzahnwurzel und Pfefferminze und stellt davon (1 Eßlöffel auf 1 Tasse Wasser) eine Abkochung her.

Als **Nahrungsmittel:** Als Frischkost sind die Früchte wegen ihres hohen Säuregehaltes nicht zu genießen; sie lassen sich jedoch gut zu Kompott, Saft, Sirup, Gelee, Marmelade, Mark, Essig und Wein verarbeiten.

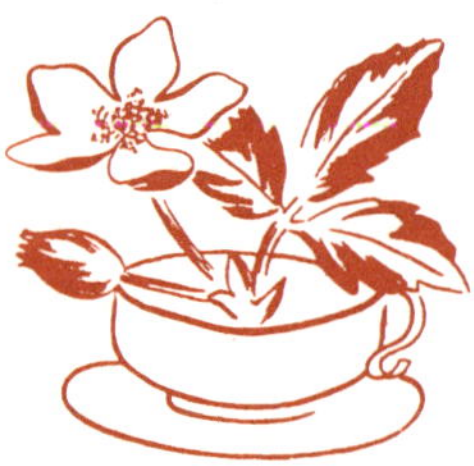

Brombeeren vertreiben Erkältungskatarrhe

Ein Brombeerblätteraufguß hilft bei katarrhalischen Entzündungszuständen des Magen-Darm-Kanals. Auch bei Entzündungen des Zahnfleisches ist eine Abkochung von Brombeerblättern als Gurgelmittel empfehlenswert.

Die Brombeere *(Rubus fruticosus)* ist ein Rosengewächs und wird auch vielfach Brambeere, Bromerte, Brommedorn, Brümmelken, Braunbeere, Hundsbeere, Kratzbeere, Kratzbrumm oder Schwarzbeere genannt.

Der allgemein bekannte Strauch ist in ganz Deutschland weit verbreitet und bildet oft ganze Hecken. Man findet ihn besonders an Waldrändern, auf Halden, Schuttplätzen und Rodungen, in Schlägen und lichten Wäldern. Die Früchte sehen anfangs rot, später schwarz aus. Die Blütezeit dieses ausdauernden Strauches erstreckt sich von Mai bis Juni.

Beeren-
früchte

Von Juni bis September werden die Blätter mit den Blattstielen mit der Schere abgeschnitten und in Körben gesammelt. Außer den wildwachsenden können auch die Gartenbrombeerblätter gesammelt und verwendet werden. Mißfarbene Blätter sind zu meiden. Die Blätter werden möglichst bald in dünner Lage auf einem luftigen Dachboden zum Trocknen ausgebreitet und später in Säcken aufbewahrt. Die fertige Droge zeigt die Farbe der frischen Blätter.

Ab August pflückt man die schon reifen Beeren einzeln vom Strauch und sammelt sie in Körben oder Eimern. Die Früchte schmecken angenehm säuerlich.

Zum Anbau eignen sich weniger die Waldbrombeeren als vielmehr die verschiedenen, durch Kreuzung entstandenen Mischlingsformen. Die Sträucher stellen keine großen Ansprüche an den Boden, lieben aber die Wärme. Man pflanzt sie in Reihen im Abstand von 1,50 m an und zieht sie an Spalieren, indem man die jungen Triebe aufbindet und in jedem Herbst das ältere Holz ausschneidet. Die Vermehrung geschieht entweder durch Wurzelstecklinge unter Glas oder Niederlegen der krautigen Triebspitzen in den frischen Boden.

Die Blätter enthalten Gerbstoff, organische Säuren, besonders Milchsäure, Gummi, Farbstoff und Pektinstoff. Das Brombeerkernöl enthält ein dunkelgelb-grünes, im auffallenden Lichte rot fluoreszierendes Öl mit Glyzeriden der Linol- und Ölsäure als Hauptbestandteilen. Linolen- und Isolinolensäure sind nur in geringer Menge vorhanden, ebenso feste Fettsäuren, die vorwiegend aus Palmitinsäure bestehen. Die Färbung des Öles rührt vom Gehalt an Chlorophyll her.

Hauptwirkstoffe in 100 g Frischsubstanz

Eiweiß	1,2 g		
Fett	1,0 g	Vitamin A	450 I. E.
Kohlenhydrate	8,6 g	Vitamin B_1	0,03 mg
Natrium	3 mg	Vitamin B_2	0,04 mg
Kalium	190 mg	Niacin	0,40 mg
Kalzium	30 mg	Vitamin C	17 mg
Magnesium	24 mg		
Phosphor	30 mg	Kalorien	48
Eisen	0,9 mg	Joule	201

Wirkungsweise und Verwendung

Früchte und Fruchtsäfte

Als **Heilpflanze:** Als Gerbstoffdroge haben die Brombeerblätter durchfallstopfende und entzündungswidrige Eigenschaften. Die Verwendung eines Brombeerblätteraufgusses empfiehlt sich bei *katarrhalischen Reiz- und Entzündungszuständen des Magen-Darm-Kanals,* bei *Durchfällen, Dickdarmentzündung* und *Hämorrhoidalblutungen.* Bei Katarrhen der oberen Luftwege sowie bei Schwellungen und Entzündungen des Zahnfleisches benutzt man eine Brombeerblätterabkochung als Gurgelmittel.

Als **Nahrungsmittel:** Die Brombeere wird als Teepflanze vielfach in Familientees verwandt. Durch Fermentation gewinnt man aus den Blättern einen guten Ersatz für Chinatee: 2 Teile Brombeerblätter und 1 Teil Himbeerblätter werden nach dem Abwelken etwas zerdrückt, mit Wasser eingespritzt, in ein Tuch eingewickelt und 2 bis 3 Tage an einem warmen Ort sich selbst überlassen. Durch Fermentation entwickelt sich ein rosenähnlicher Duft. Die anschließend getrockneten Blätter verlieren zunächst diesen Duft, erhalten ihn aber beim Aufbewahren in einer dicht schließenden Blechbüchse wieder. Dieser Tee bildet ein duftendes Frühstücksgetränk.

Ebereschen sind wertvolle Schutzstoffträger

Die zur Familie der Rosenblütler (Rosazeen) zählende ausdauernde Eberesche *(Sorbus aucuparia)* ist auch unter den volkstümlichen Namen Aberesche, Drosselbeere, Ebschbeere, gemeine Eberesche, Quitsche und Vogelbeere bekannt und blüht von Mai bis Juni. Im gemäßigten Europa und Asien heimisch, findet sie sich bei uns häufig in Wäldern, Gebüschen und an den Landstraßen. Im Norden Europas reicht sie bis nach Island und dem nördlichen Norwegen jenseits des Polarkreises.

Wenn die Beeren schon rot und damit reif sind, werden die ganzen Schirmtrauben abgeschnitten. Zu Hause zupft man die Beeren von ihren Stielen. Soweit sie nicht frisch verarbeitet werden, trocknet man sie einige Tage bei Zimmertemperatur vor, um sie dann mit künstlicher Wärme vollends zu trocknen. Am zweckmäßigsten bewahrt man sie in Säckchen auf, die man von Zeit zu Zeit nachsehen muß.

Der Anbau der Eberesche, insbesondere der mährischen „süßen“ Eberesche *(Sorbus aucuparia L. var. dulcis Beck),* gewinnt in den letzten Jahren, nämlich seitdem man die Beeren als *wichtigen Vitamin-C-Träger* erkannt hat, immer mehr an Bedeutung. Die süße Eberesche unterscheidet sich von der wilden oder gemeinen Eberesche durch das Fehlen des bei der gewöhnlichen Eberesche vorhandenen Bitterstoffs, wodurch sie sich ohne Vorbehandlung zur Herstellung von Marmeladen u. a. eignet.

Die Verbreitung der mährischen Eberesche lohnt sich infolge ihrer vorzüglichen Eigenschaften, zumal sie äußerst genügsam ist und selbst auf armen Böden ausgezeichnet fortkommt, rauhes Klima gut verträgt und außerordentlich winterhart ist.

Beerenfrüchte

In den Beeren findet man den Gerbstoff Sorbitansäure, ferner die organischen Säuren Apfel-, Zitronen-, Bernstein- und wahrscheinlich Weinsäure, Sorbinsäure und Parasorbinsäure. In den Samen etwas Amygdalin, ebenso in den Blättern, Knospen, jungen Trieben und in der Rinde.

Während die gewöhnliche bittere Eberesche im Durchschnitt nur 40–50 mg Vitamin C in 100 g Frischsubstanz enthält, findet man in der mährischen zwischen 75–100 mg in 100 g Frischsubstanz. Nicht zu übersehen ist auch der beträchtliche Vitamin-A-Gehalt. Er betrug bei Messungen von *Mahlo, Scheunert* und *Reschke* 29–31 μg (Mikrogramm = eintausendstel Milligramm) der Vorstufe von Vitamin A (Karotin).

Ebereschensaft ergab bei Anwendung einfachster Preßmethoden 66,8 bis 72,3 mg% Vitamin C, acht Monate lang aufbewahrte getrocknete Früchte enthielten immer noch 36 mg%.

Wirkungsweise und Verwendung

Als **Heilpflanze:** Nach *Weitzel* bestehen für die Ebereschen folgende Verwendungsmöglichkeiten: „Die frischen Früchte gebraucht man als *Abführmittel,* bei *mangelhafter Periode,* bei *Harnverhaltungen* und *Skorbut* (hoher Vitamin-C-Gehalt!). Die getrockneten Früchte werden als Mittel gegen *Durchfall* und *Nierensteine* (täglich morgens 10–12 getrocknete Beeren mehrere Monate lang) gerühmt. Das Mus gilt als magenstärkendes Mittel, das auch bei *Stein- und Harnbeschwerden, Durchfall, Ruhr und mangelhafter Nierentätigkeit* geschätzt wird (täglich mehrmals einen Teelöffel voll). Saft, Sirup und Mus werden als *Blutreinigungsmittel* empfohlen. Der Saft, mit Zucker oder Honig gekocht, leistet bei Katarrhen, Lungenkrankheiten, Husten und Heiserkeit gute Dienste. In Mineralwasser genommen, ist er ein gutes Mittel gegen *Gicht* und *Rheumatismus.*" Die gleichen Wirkungen vermerken auch *Oertel* und *Bauer.* Man sollte die Beeren bei den genannten Krankheiten zur Unterstützung der sonstigen ärztlichen Behandlung als diätetisches Hilfsmittel heranziehen.

Ebereschensaft besitzt keimhemmende und pilztötende Kraft, was seine Anwendung bei entsprechenden infektiösen Prozessen rechtfertigt. Die chemische Natur der Hemmungsstoffe ist noch nicht bekannt.

Als **Nahrungsmittel:** Aus den Beeren kann man Saft, Sirup, Mus, Marmelade, Gelee, Kompott und Brotaufstrich herstellen. Geröstet bilden sie einen Kaffee-Ersatz, der weit besser sein soll als der aus Zichorienwurzel.

Früchte und Fruchtsäfte

Weitere Verwendungsmöglichkeiten beschreibt Dr. *Riedel:* „Die in der Bevölkerung bekannteste Dauerverwertung ist das Trocknen. Die Beeren sind sehr haltbar und lassen in trockener Umgebung überhaupt keinen Schimmel aufkommen. Selbst in feuchtem Raume schimmeln sie nur bei besonderen begünstigenden Umständen. An der Sonne kann man ganze Fruchtstände dörren und hat dabei den Vorteil geringen Verlustes an Wirkstoffen. Getrocknet werden die Beeren nach Art von Rosinen verwendet. Namentlich gut schmecken sie in Hirse. Damit wird zugleich die ganz vorzügliche Hirse wieder zur Beachtung gebracht. Aber auch in weißem Brot munden sie als Rosinenersatz ausgezeichnet. Gut schmecken die Beeren ferner eingekocht. Die schöne, rote Farbe bleibt dabei durchweg erhalten und ziert die Gerichte. Besonders zu empfehlen ist eine Mischung mit Apfelgelee oder mit pasteurisiertem Apfelmus aus Fallobst. Endlich werden die Beeren auch zu Mus verarbeitet. Man dreht sie – allein oder in Mischung mit Äpfeln – durch einen kleinen Wolf, füllt die Maische in Gläser und pasteurisiert. Wünscht man den Saft besonders, so preßt man die Maische und pasteurisiert in Flaschen. Den Rückstand, der immer noch einige Werte enthält, mischt man mit Apfelmus und erhält dann durch Einkochen einen recht schmackhaften Brotaufstrich. Etwas besonders Eigenartiges ergibt Passieren der fein zerkleinerten frischen Früchte durch ein Sieb, nur die Kerne und die gröbsten Schalen bleiben zurück. Den feinen Brei läßt man vom Saft absetzen und dick abstehen. Pasteurisiert wird er fast so hart wie ein Quittenkäse.

Bei allen diesen seit langem erprobten und bewährten Verarbeitungen zeigt sich die Eberesche als sehr beständig gegen Verderb. Ähnlich wie die Preiselbeere hält sie sich auch ohne besondere Vorsicht beim Einkochen gut. Schon ein geringer Zuckerzusatz oder dichtes Bestreuen der Oberfläche mit Staubzucker kann vor Schimmel und Fäulnis schützen. Der Saft natürlich muß sorgfältig pasteurisiert werden.“

Und schließlich gibt *Hörmann* folgende Vorschrift für die Verwendung in der Küche: „Wenn die Früchte etwas später geerntet werden, nachdem schon einige Fröste über sie hinweggegangen sind, kann man aus dem Mark derselben Marmelade bereiten, wobei man Mark von Äpfeln, Birnen, Quitten, Kürbis, Mohrrüben oder Hagebutten daruntermischen kann. Man nimmt dazu $\frac{1}{3}$ bis $\frac{1}{2}$ der Gewichtsmenge Zucker. Auch den Rückstand der Saftgewinnung kann man auf diese Weise verwerten.

Wenn die Früchte etwas bitter sind, was besonders bei kleinen Beeren vorkommt, so legt man sie vor der Verarbeitung 12 bis 24 Stunden in Wasser, dem etwas Essig zugesetzt ist, und wäscht sie gut nach.“

Nach Dr. *Kochs* erhält man ein schmackhaftes Kompott bei folgender Zubereitung: Aus 900 g Zucker und 1 l Wasser wird eine Zuckerlösung hergestellt. In diese kommen die (entbitterten, falls es kleinfrüchtige Ebereschen sind) Früchte und werden pasteurisiert.

Außerdem können die Beeren wie Preiselbeeren eingemacht werden. Will man Saft daraus gewinnen, so kocht man die Beeren erst in etwas Wasser weich, preßt dann den Saft durch ein Tuch, kocht ihn mit Zucker auf, läßt ihn erkalten und füllt ihn in Flaschen. Der aus den frischen oder weichgekochten Beeren gepreßte Saft eignet sich besonders gut zu Limonaden und zur Herstellung von Sirup. Beerenfrüchte

Auch zu Gelee kann man ihn verkochen, entweder allein oder mit einem Drittel Apfel- oder Quittensaft gemischt. Man nimmt dann auf 1 l Saft ½ kg Zucker.

Mus als Brotaufstrich wird auf folgende Art empfohlen: Nachdem man die Früchte in einem Gefäß einige Tage stehengelassen hat, zerdrückt man sie zu Brei, wobei darauf zu achten ist, daß die Kerne erhalten bleiben, preßt den Saft durch ein Tuch aus und kocht ihn unter ständigem Umrühren, bis er ziemlich dick ist. Vor der Verwendung gibt man nach Belieben etwas Zucker oder Honig hinzu.

Erdbeeren reinigen Darm und Blut

Wie wäre es mit einer Erdbeerkur? Bei Verstopfung, Hämorrhoiden, Gelenkrheumatismus, Gicht, Nierenleiden und anderen Erkrankungen ist sie bestens bewährt.

Die köstlich duftende Walderdbeere *(Fragaria vesca)* ist ein Mitglied der zahlreichen Familie der Rosenblütler (Rosazeen) und wird auch häufig gemeine Erdbeere, wilde Erdbeere, Elber, Erbel, Knickbeere, rote Beesing oder Rorbeere genannt. Sie ist ausdauernd, blüht von Mai bis Juni, kommt in ganz Europa vor und findet sich bei uns häufig in Wäldern, auf Waldwiesen, sonnigen Hängen und an Rainen. Die Erdbeeren selbst stellen Scheinfrüchte (vergrößerte, fleischige Blütenböden) dar, sind kugelig und leuchtend rot. Sie tragen die zahlreichen kleinen, nüßchenartigen Samen.

Von Mai bis August pflückt man die Blätter mitsamt den Stielen. Man vermeide dabei alle angefressenen oder mißfarbenen Blätter. Man sammelt in Körben und legt sie bald danach in einfacher Lage auf einem luftigen Boden zum Trocknen aus. Die getrockneten Blätter zeigen die Farbe der frischen. Man bewahrt die Droge in Säckchen auf. Auch die Blätter der Gartenerdbeere sind natürlich verwendbar.

Die Blätter enthalten Gerbstoffe und ätherisches Öl mit Citral. Die Beeren enthalten Fruchtsäuren, unverdaulichen Samen, Farbstoff, Aroma- und Duftstoffe, die größtenteils aus niederen, esterartigen Fettsäureverbindungen, aromatischen Säuren und ätherischen Ölen bestehen, Enzyme, Fermente, Sekretine und Vitamine. Man kann die Blätter wie Brombeerblätter fermentieren, wonach sie einen feinen Haustee abgeben.

Hauptwirkstoffe in 100 g Frischsubstanz

Eiweiß	0,9 g	Vitamin A	60 I. E.
Fett	0,4 g	Vitamin B_1	0,03 mg
Kohlenhydrate	8,0 g	Vitamin B_2	0,07 mg
Natrium	3 mg	Vitamin B_6	0,04 mg
Kalium	140 mg	Niacin	0,40 mg
Kalzium	26 mg	Vitamin C	59 mg
Magnesium	12 mg		
Phosphor	33 mg	Kalorien	39
Eisen	0,9 mg	Joule	163

Wirkungsweise und Verwendung

Als **Heilpflanze:** Die Blätter finden wie die Brombeer- und Himbeerblätter bei Entzündungen und Katarrhen der oberen Luft- und der Verdauungswege Verwendung. Sie sind ferner ein Bestandteil des *„Familientees"*.

Die Erdbeere ist die erste und begehrteste Beerenfrucht des Frühsommers. Aber nicht nur ihr Genußwert, ihr liebliches Aroma und ihr appetitanregender, köstlicher Geschmack machen sie wertvoll, sondern sie besitzt auch, wie im Volke schon lange bekannt war und wie die neueren Erfahrungen am Krankenbett bestätigen, besondere Heilkräfte. Wir verstehen heute den Wert der vom Volke schon immer angewandten *„Erdbeerkuren"* recht gut. Durch den Farbstoff, die unverdaulichen Bestandteile und die Fruchtsäuren wirkt die Erdbeere auf den Darm, auch erleichtern die Enzyme, Fermente, Vitamine und Sekretine die Verdauung. Der hohe Gehalt an natürlichen Zuckerstoffen bildet beim Kurgebrauch eine gute Ernährung für die Leber. Die Aroma- und Duftstoffe wirken auf die Geruchs- und Geschmacksnerven und steigern die Eßlust. Auf 1000 g enthalten die Erdbeeren sogar 1 mg Salizylsäure, das bekannte Heilmittel für Gelenkrheuma und Gicht. So ist es nicht verwunderlich, daß der große Botaniker *Linné* mit Erdbeeren seine Gicht kurierte. Für die indische Sprue, eine gefährliche Tropenkrankheit, erklärte Prof. *v. Noorden* die Erdbeerkur als spezielles Heilmittel.

Eine Erdbeerkur (wiederholte Obsttage, an denen ausschließlich etwa 1 ½–2 kg Erdbeeren täglich gegessen werden) bewährte sich auch bei Verstopfung, Hämorrhoiden, venösen Stauungen – besonders im Unterleib –, Gelenkrheumatismus und Gicht, Nierenleiden, Kreislaufstörungen und bei

Beaufsichtigung durch den Arzt sogar bei Zuckerkrankheit und Erkrankungen der Leber. Ganz allgemein vermag sie den Stoffwechsel anzufachen, weil die Erdbeeren besonders reich an basischen Mineralien sind.

Wir wollen jedoch nicht verschweigen, daß einzelne Menschen gegen *Erdbeeren überempfindlich* sind und auf den Genuß mit stark juckenden Hautausschlägen (Nesselsucht, Urtikaria) reagieren. Dieser Zustand beweist, daß der Darm geschädigt und durchlässig für eine Eiweißart (Protease) ist, die bei Übertritt ins Blut solche Reaktionen auslöst. Diese Menschen sind stoffwechselkrank und gehören in ärztliche Behandlung. Sie müssen natürlich die Erdbeeren bis zur Behebung des Leidens (falls dieses nicht auf erblicher Grundlage beruht) meiden.

Auch als **Schönheitsmittel** genießt die Erdbeere besonders in Frankreich großes Ansehen. Sommerflecken blassen unter einer Mischung von Erdbeer- und Zitronensaft ab, das Einreiben der Haut mit Erdbeersaft verbessert ihre Funktion.

Als **Nahrungsmittel:** Die Erdbeeren sind bei jung und alt wegen ihres köstlichen Aromas sehr beliebt. Man bereitet daraus Frischkost, Kompott, Erdbeermilch und andere Milchmischgetränke, Saft, Kuchenbelag, Süßspeisen, Suppen, Kaltschalen, Tunken, Marmelade und vieles andere.

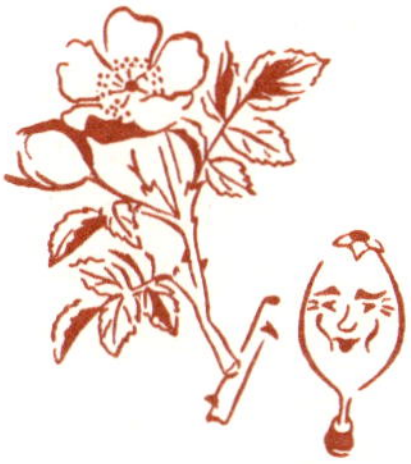

Hagebutten – Heckenrosen liefern Vitamine

Eine Tasse Hagebuttentee täglich trinke, wer an entzündlichen Nierenerkrankungen leidet oder zu Grieß- und Steinbildung neigt.

Natürlich gehört auch die allbekannte Heckenrose *(Rosa canina)* zur Familie der Rosenblütler (Rosazeen). Ihre große Beliebtheit geht schon aus den vielen volkstümlichen Namen hervor: Buttelrose, Buttlenstrauch, Dornröschen, Frauenrose, Häzlidorn, Hagebutze, Hagerose Hamrosenbeere, Hambutte, Hainrose, Hagedorn, Hainbutten, Hiefalter, Hiefen, Hifte, Hundsrose, Junirose, Kippendorn, Weichhagen, Weicheldorn, Weichdorn, Wipken, Wilde Rose.

Der den Winter überdauernde Strauch blüht wie seine hochgezüchteten Schwestern im Rosenmonat Juni. Heimisch ist die Hagebutte in ganz Europa und einem Teil des gemäßigten Asien.

Ab September zupft man die Hagebutten einzeln von den Sträuchern. Eine gewisse Vorsicht ist angebracht, da man sich sonst Arme und Kleidung an den Dornen zerkratzt. Die Hagebutten werden von den Stielen und Blütenresten (Kelchzipfeln) befreit. Zunächst breitet man sie, soweit sie nicht frisch verwendet werden, in einfacher Schicht zum Trocknen aus. Nachdem sie etwa eine Woche vorgetrocknet sind, werden sie bei künstlicher Wärme auf der halbwarmen Herdplatte oder im halbwarmen Backofen fertiggetrocknet. Bei zu großer Hitze werden Hagebutten braun oder schwarz und damit unbrauchbar. Sie müssen nach dem Trocknen ihre rote Farbe behalten haben. Man bewahrt die getrockneten Hagebutten in Säckchen auf.

Die Hagebutte stellt weder Ansprüche an den Boden, noch bedarf sie besonderer Pflege. Abhänge, Halden, Anhöhen oder sonst wenig nutzbares Land lassen sich vorteilhaft zum Anbau der Hagebutten ausnutzen. Man vermehrt die Hagebuttenrose durch Stockteilung oder Aussaat.

Da es sehr unterschiedliche Hagebuttensorten gibt, ist es natürlich wichtig, die vitaminreichsten zu kennen und anzubauen. Von fachkundiger Seite wird für Deutschland der Anbau von *Rosa rugosa* vorgeschlagen, die im Mittel 535 mg Vitamin C in 100 g Frischsubstanz enthält.

Für den Anbau von Hagebuttensträuchern sind folgende Gesichtspunkte zu berücksichtigen: 1. Sie müssen einen hohen Vitamin-C-Gehalt aufweisen; 2. große Früchte tragen; 3. reichlich Früchte tragen; 4. leicht abnehmbar und 5. winterhart sein. „Rosa rugosa“ erfüllt diese Forderungen in ausreichendem Maße.

Wirk- und Inhaltsstoffe: In allen Teilen der Pflanze finden sich erhebliche Mengen Vitamin C, besonders reich jedoch in den Hagebutten selbst, die außerdem noch 3% Zitronensäure, 8% Apfelsäure, 30% Zucker, 25% Pektin, ferner Karotin, etwas Gerbstoff, etwas ätherisches Öl und Farbstoffe enthalten. Neben dem Sanddorn und der schwarzen Johannisbeere stellt die Hagebutte *eine der Vitamin-C-reichsten Früchte* dar. Die Hagebutten*kerne* enthalten nur Spuren von Vitamin C, jedoch neben Vanillin und Fruchtsäuren etwa 9% fettes Öl.

Hauptwirkstoffe in 100 g Frischsubstanz

Eiweiß	2,7 g	Vitamin A	300 i. E.
Fett	0,7 g	Vitamin B_1	0,100 mg
Kohlenhydrate	30,0 g	Vitamin B_2	0,007 mg
Natrium	50 mg	Niacin	0,400 mg
Kalium	50 mg	Vitamin C	500–800 mg
Kalzium	510 mg	Vitamin E	47 mg
Magnesium	120 mg	Kalorien	102
		Joule	426

Weitzel charakterisiert den Wirkstoffgehalt der Hagebutte folgendermaßen: „Die Hagebutten weisen neben ansehnlichen Mengen von Mineralstoffen 2,7% Eiweiß, 0,7% Fett und einen hohen Kohlenhydratgehalt auf, der in Form von Zellstoff, echter Hemizellulose, Pflanzengallerten, zum geringen Teil als Fruchtzucker (Invertzucker) vorhanden ist. Von den in der Hagebutte stark vertretenen Mineralstoffen überwiegen die Salze mit basischem Charakter, vor allem Kali, das fast die Hälfte beträgt, daneben ist diese Frucht reich an Eisen, Magnesium, Natrium, Phosphor und Schwefel. In dem hohen Gehalt an Fruchtzucker, an Vitamin C, an Mineralstoffen, an Pflanzensäuren (Zitronen-, Apfel-, Gerb- und Gallensäuren), an Pektinen und Pflanzengallerten, an dem ätherischen Öl Vanillin ist der gute Ruf begründet, den die Hagebutte und das aus ihr bereitete Mus als Genuß-, Gesundheits- und Heilmittel bei den älteren Ärzten und in der Volksheilkunde genießt."

Wirkungsweise und Verwendung

Als **Heilpflanze:** In der Hauptsache ist die Hagebutte als *vitaminspendendes und harntreibendes Mittel* anzusehen, obschon die Wirkungsweise, die zur Urinvermehrung führt, noch nicht näher bekannt ist. Ihre Verwendung ist in Form von Tee, Mus, Marmelade u. a. vor allem bei Vitamin-C-Mangelzuständen, wie sie im zeitigen Frühjahr bei uns auftreten können, angezeigt. Bei allen *entzündlichen Nierenerkrankungen,* ferner bei Neigung zu *Grieß- und Steinbildung* und bei *harnsaurer Blutentmischung* (Diathese) muß eine Tasse Hagebuttentee (aus getrockneten Hagebuttenschalen) längere Zeit hindurch regelmäßig mindestens dreimal täglich getrunken werden.

Als **Nahrungsmittel:** In dem Augenblick, in dem wir uns angewöhnt haben, im Herbst einen ausreichenden Vorrat an Hagebutten-, Sanddorn- und schwarzer Johannisbeermarmelade anzulegen, ist jede Aktion mit künstlichen Vitaminpräparaten überflüssig und die Frage der genügenden Vitaminversorgung bereits durch die Küche gelöst. Die Verwendungsmöglichkeiten der Hagebutten sind recht zahlreich. Sie spielen heute in der Krankenernährung bereits eine große Rolle. Für die Erhaltung der Vitamine, insbesondere des Vitamins C, ist die Art der Zubereitung entscheidend.

So gewinnt man Hagebuttenmus

Am einfachsten und zweckmäßigsten geschieht das auf folgende Weise: Gewaschene Hagebutten werden, ohne sie zu entkernen, mit wenig Wasser weich gekocht und durch eine Fruchtpresse getrieben. Die zurückbleibenden Kerne und Schalen kann man trocknen und zu Tee verwenden. Das Hagebuttenmus wird mit gleichen Teilen Zucker eine Stunde gerührt und anschließend in ausgekochte Gläser gefüllt. Es hält sich so vorzüglich. Ein Eßlöffel voll Hagebuttenmus täglich genügt, um bei einem Erwachsenen den Tagesbedarf an Vitamin C zu decken. Im Krankheitsfall ist die fünffache Menge notwendig. Man gibt dann das Hagebuttenmus mit Wasser verdünnt als Getränk oder in Brei verrührt.

Außer Marmelade bereitet man aus Hagebutten Kompott (entkernt, weich gekocht und durch ein Sieb getrieben), Suppen, Tunken, Pasten, gesüßtes und ungesüßtes Mark.

Heidelbeeren heilen Darmkrankheiten

Zur Familie der Heidekrautgewächse (Erikazeen) gehört unsere Heidelbeere *(Vaccinium myrtillus),* die auch vielfach Besinge, Bickbeere, Blaubeere, Mostbeere, Schwarzbeere, Staudelbeere oder Taubeere genannt wird. Sie ist fast auf der ganzen nördlichen Halbkugel heimisch und findet sich bei uns häufig in Wäldern, Torfmooren und besonders auf sandigem Boden. Der ausdauernde Strauch blüht im Mai und Juni.

Im Juli und August werden die Blätter einfach von den Zweigen abgestreift. Man vermeidet dabei möglichst, sie zu quetschen, weil sie dann beim Trocknen mißfarbig werden. Zum Trocknen breitet man das Sammelgut in einfacher Lage auf einem luftigen, schattigen Dachboden aus und wendet es täglich, um die Trocknung zu beschleunigen. Die Farbe der Blätter muß beim Trocknen weitgehend erhalten bleiben. Sie schmecken getrocknet schwach zusammenziehend. Aufbewahrung in Säckchen.

Von Juli bis August werden die reifen Früchte einzeln mit der Hand gepflückt. Das Abkämmen der Sträucher ist verboten. Man sammelt die Beeren in Körben oder Eimern. Zum Vortrocknen legt man sie einige Tage in einfacher Lage aus. Nach dem Welken werden sie in Backöfen oder entsprechenden Anlagen fertiggetrocknet. Auch die trockenen Beeren bleiben weich. Sie schmecken säuerlich süß und schwach zusammenziehend. Aufbewahrung in flachen Kisten.

In den Blättern fand man Gerbstoffe, die Glykoside Arbutin, Vacciniin und Ericolin; Apfelsäure, Zitronensäure und Zucker. In den Früchten die gleichen Wirkstoffe, ferner Pektin und ein Farbstoffglykosid Myrtillin sowie die Vitamine C, A und in geringen Mengen auch B.

Wirkungsweise

Die Heidelbeere ist und bleibt eine köstliche Wildfrucht und zeichnet sich durch besondere Heilwerte aus. Ihre Haupteigenschaft, *Durchfälle aller Art zu heilen,* haben schon die alte Volksmedizin und die alten Ärzte gekannt. Es ist nicht der starke Gerbsäuregehalt allein, der die Wirkung charakteri-

Hauptwirkstoffe in 100 g Frischsubstanz

Eiweiß	0,6 g	Vitamin A	220 I. E.
Fett	0,6 g	Vitamin B_1	0,02 mg
Kohlenhydrate	13,6 g	Vitamin B_2	0,02 mg
Natrium	1 mg	Vitamin B_6	0,09 mg
Kalium	65 mg	Niacin	0,40 mg
Kalzium	10 mg	Vitamin C	22 mg
Magnesium	3 mg		
Phosphor	9 mg	Kalorien	62
Eisen	0,7 mg	Joule	259

siert, sondern die Gerbsäure in einer natürlichen Verbindung mit wirksamen Farbstoffen, wie wir ja auch künstlich hergestellte Farbstoffe in zahlreichen Fällen als stark wirkende Heilmittel kennen. Während reine Gerbsäure die Schleimhäute z. B. der oberen Verdauungswege angreifen und gerben würde, muß die an organische Farbstoffe gebundene Gerbsäure erst durch die Darmsäfte aufgespalten werden. Sie wirkt dadurch neben den Farbstoffen auf den gesamten Darmkanal stetig und intensiv ein. Die gleichen Stoffe sind auch für die von dem Pharmakologen *Flury* festgestellten *antiseptischen und entzündungswidrigen Wirkungen* der Heidelbeeren anzusprechen.

Dabei ist besonders auffallend, daß Heidelbeersaft oder Heidelbeerextrakt eine echte bakterientötende und wachstumshemmende Kraft auf Reinkulturen ausübt. Colibakterien, die meistens die Gärungsdurchfälle hervorrufen, können innerhalb 24 Stunden unwirksam gemacht werden. Die arzneiliche Kraft der Heidelbeere hält in dieser Beziehung der Konkurrenz der modernen Sulfonamidpräparate, die sich gegen Coliinfektionen des Darms richten, völlig stand.

Aber auch getrocknet aufbewahrt oder eingekocht vermögen die Beeren die gleiche Wirkung zu entfalten. Sie gehören daher in jeden Haushalt, und zwar getrocknet, eingekocht und als Saft in Flaschen. Bei allen Gärungs- und Fäulnisprozessen des Darms, die mit Durchfällen einhergehen, haben wir dann ein schnell und sicher wirkendes, natürliches Heilmittel, das von Kindern gern genommen wird.

Verwendung

Heidelbeerkuren bilden ferner ein ausgezeichnetes natürliches und völlig unschädliches Mittel, um Kinder und Erwachsene von *Spul- und Madenwürmern* zu befreien. In der einfachsten Form führt man die Kur so durch, daß an drei Tagen hintereinander nur rohe und kurz aufgekochte Heidelbeeren genossen werden. Die Beschränkung der Nahrungszufuhr ausschließlich auf Heidelbeeren kostet selbstverständlich einige Überwindung und den festen Entschluß, mit dem lästigen Leiden einmal fertig zu werden. Der Erfolg dieser kleinen Obstfastenkur ist aber ein vielfältiger, wie schon die vorstehenden Zeilen erkennen lassen. Die Mühe lohnt sich daher immer.

Vor einigen Jahren berichtete auch die Universitäts-Kinderklinik in Helsinki über gute Erfolge mit Heidelbeerkuren gegen *Madenwurmerkrankungen.* Man gab dort an drei Tagen hintereinander Heidelbeeren, und zwar frisch oder in Form von Püree, Kompott oder Konfitüre. Als einzige Ergänzung reichte man 100 ccm Milch und nach Belieben Wasser (bei *frischen* Beeren ist Wasser natürlich weder erwünscht noch erforderlich). Schon am ersten Diättag gingen die Würmer massenhaft ab. Die Klinik beobachtete die Kinder über drei Monate und erlebte keine Wiederholung der Wurminfektion.

Beim Gesunden regt die Heidelbeere, frisch mit etwas Zucker oder Milch genossen, die Absonderungen der Magen- und Darmdrüsen und vor allem der Bauchspeicheldrüse an und verhindert das Auftreten von Durchfällen beim Genuß nicht mehr ganz frischer Lebensmittel.

Besonderer Erwähnung bedürfen noch die Heidelbeer*blätter,* die eine insulinartige Substanz enthalten. Die Verwendung dieser Blätter in Pulverform oder als Tee (Aufguß) kann bei leichtem Diabetes die Diät unterstützen und unter Umständen Insulin einsparen, obwohl in neuester Zeit andere, anscheinend stärker wirkende Pflanzen bekannt wurden, von denen man eine starke blutzuckersenkende Wirkung erwartet, die in vielen Fällen die Insulinspritze überflüssig machen soll. Zumindest kann man *Zuckerkranken* den Genuß von Heidelbeeren, die selbst wohl auch insulinartige Stoffe enthalten, mit Vorsicht gestatten. Sie vertragen sie überraschend gut, vielfach genauso gut wie Honig, der neben dem Zucker gleichzeitig blutzuckersenkende Substanzen enthält.

Bei Verwendung der Heidelbeere als Heilmittel wirken bereits die rohen Früchte, besser die gekochten und am besten die getrockneten Beeren. Der durch Heißentsaftung gewonnene Saft tut die gleichen Dienste.

Neben der inneren hat auch die *äußere Anwendung* noch eine besondere Berechtigung. Dick eingekochter Heidelbeersaft heilt *Ekzeme,* auch nässende, ferner *Sykosis* und die schlecht heilenden Wunden und *Geschwüre der Zuckerkranken.*

Also: Getrocknete Heidelbeeren, Heidelbeertinktur und Heidelbeersaft sollten in keinem Hause fehlen!

Als **Nahrungsmittel:** Heidelbeeren mit Milch bilden ein prächtiges Kräftigungsmittel, das selbst der schwächste Magen verträgt. Besonders gut schmecken sie frisch, eventuell mit Zucker vermischt oder mit Milch übergossen. Bekannt sind Heidelbeersuppen und Heidelbeerpfannkuchen. Vielfach werden Kompott, Saft, Mus, Marmelade und Gelee daraus bereitet, auch macht man sie mit Zucker ein oder sterilisiert sie ohne Zucker in Gläsern.

Die Heidelbeeren sind sowohl Heilmittel als auch Nahrungsmittel und stellen demnach eine wertvolle Wildfrucht dar, die in verschiedenster Form, vor allem im Winter, in jedem Haushalt vorrätig sein sollte.

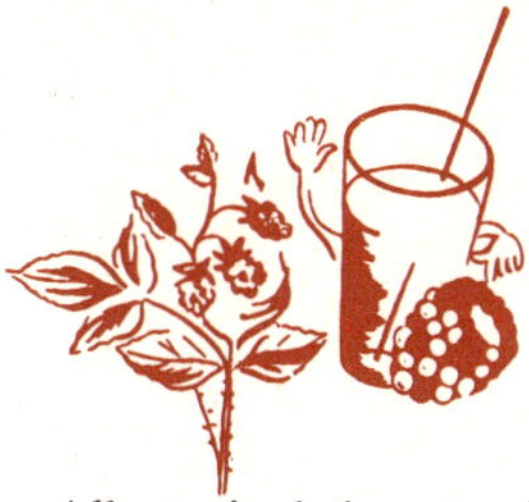

Himbeeren frischen den Stoffwechsel auf

Wer mit Stuhlverstopfung, Rheumatismus, Hämorrhoiden oder Leber- und Nierenleiden zu tun hat, führt mit gutem Erfolg eine Himbeerkur durch.

Allgemein bekannt, zählt die Himbeere *(Rubus idaeus)* zur Familie der Rosenblütler (Rosazeen) und hat viele volkstümliche Namen: Ambas, Ampe, Haarbeere, Hendelbeere, Himmere, Hindelbeere, Hohlbeere, Honigbeere, Kornbeere, Madebeere, Molber, Riedelbeere, Runzelenbeere und Waldbeere. Sie ist bei uns heimisch und findet sich überall an Hecken, Halden, Waldrändern, in Waldlichtungen, an Berghängen und wird häufig in Gärten gezogen. Der Strauch ist winterhart, ausdauernd und blüht von Mai bis Juni.

In der Zeit von Juni bis September werden die Blätter samt ihren Stielen abgepflückt und in Körben gesammelt. Mißfarbene Blätter sammelt man nicht mit. Auch die Blätter der Gartenhimbeere sind verwendbar. Auf einem luftigen und schattigen Dachboden werden sie in dünner Schicht ausgebreitet und unter mehrfachem Umwenden getrocknet. Aufbewahrung in Säcken.

Ab Juni zupft man die Beeren einzeln ab. Sie lösen sich, wenn sie reif sind, sehr leicht vom Fruchtboden. Am besten sammelt man sie in einem Eimer, um sie nicht zu drücken. Verwendung als Nahrungs- wie als Heilmittel möglichst frisch, soweit man sie nicht konserviert.

Der Anbau der Himbeere lohnt sich, zumal die Staude wenig Pflege benötigt und wenig Aufwand verursacht. Außerdem steigt der Bedarf durch die zunehmende Beliebtheit alkoholfreier Getränke.

In den Blättern findet man Gerbstoff, Milchsäure, Bernsteinsäure und ungesättigte Säuren, in den Früchten Pektin, Zucker und Fruchtsäuren. Aus den gewaschenen, lufttrockenen Himbeersamen werden 13,5% dünnflüssiges, grüngelbes Öl gewonnen, das einen leinölähnlichen Geruch aufweist und auch in bezug auf sein Trocknungsvermögen dem Leinöl nahesteht. Die flüssigen Fettsäuren bestehen vorwiegend aus Linol- und Linolensäuren. Ölsäure und Isolinolensäure sind nur in geringem Maße vorhanden.

Hauptwirkstoffe in 100 g Frischsubstanz

Eiweiß	1,3 g	Vitamin A	70 I. E.
Fett	0,3 g	Vitamin B_1	0,02 mg
Kohlenhydrate	8,1 g	Vitamin B_2	0,05 mg
Natrium	1 mg	Vitamin B_6	0,09 mg
Kalium	170 mg	Niacin	0,30 mg
Kalzium	40 mg	Vitamin C	25 mg
Magnesium	25 mg		
Phosphor	44 mg	Kalorien	40
Eisen	1 mg	Joule	167

Wirkungsweise und Verwendung

Als **Heilpflanze:** Da die *Blätter* Gerbstoff enthalten, kommt ihnen, ebenso wie den Brombeerblättern, eine *durchfallstopfende und entzündungswidrige Wirkung* zu. Die Verwendung ist also die gleiche wie die der Brombeerblätter. Eine Mischung aus Himbeer- und Brombeerblättern bewährt sich bei *katarrhalischen Reiz- und Entzündungszuständen des Magen-Darm-Kanals,* bei *Durchfällen, Dickdarmkatarrh und Dickdarmentzündung* und bei *Hämorrhoidalblutungen.* Bei Entzündungen des Zahnfleisches und der Rachenschleimhaut bildet Himbeerblättertee ein mildes *Gurgelmittel.* Wie die Brombeerblätter, so sind auch die Himbeerblätter ein Bestandteil des „Familientees".

Durch Fermentieren wird der Wohlgeschmack der Himbeerblätter gehoben. Eine Teemischung aus fermentierten Himbeer- und Brombeerblättern schmeckt wie chinesischer Tee.

Himbeeren, kurmäßig verabreicht, regen durch ihren Gehalt an Fruchtzucker, Fruchtsäure und festen Bestandteilen die Darmbewegung an und entsäuern durch ihren Basenüberschuß das Gewebe. Eine Himbeerkur ist daher nützlich gegen *Stuhlverstopfung, Rheumatismus* und andere *Stoffwechselerkrankungen,* insbesondere auch gegen Leber- und Nierenleiden sowie Hämorrhoiden. Da die Himbeeren ferner einen reichlichen Gehalt an Vitamin C aufweisen, der auch in Saft, Kompott, Marmelade und Gelee größtenteils erhalten bleibt, sind sie zur Verhütung oder zum Ausgleich von Vitaminmangelzuständen besonders im Winter und Frühjahr heranzuziehen.

Der Himbeersaft dient als geschmacksverbesserndes Mittel bei der Arzneibereitung. Die durch Verdünnen des Saftes hergestellte Himbeerlimonade ist für fiebernde Kranke ein durstlöschendes Getränk.

Als **Nahrungsmittel:** Die Himbeeren werden in der Küche gern und vielfältig verwendet. Als Frischkost sind sie sehr zu empfehlen. Für die Kuchenbäckerei und auch für Kaltschalen werden sie viel begehrt. Häufig bereitet man unter Zusatz von Zucker Kompott, Marmelade, Saft und Gelee daraus.

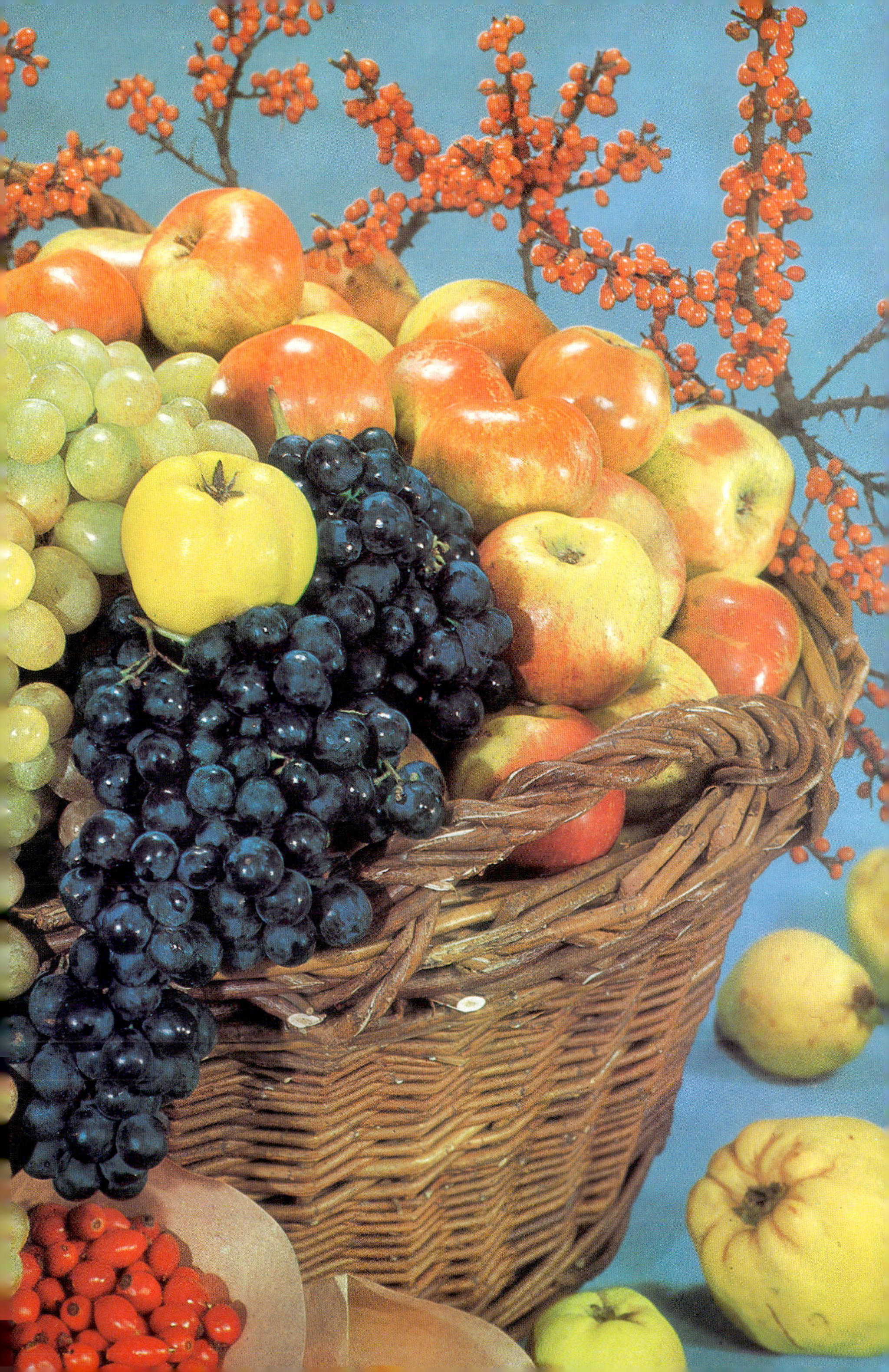

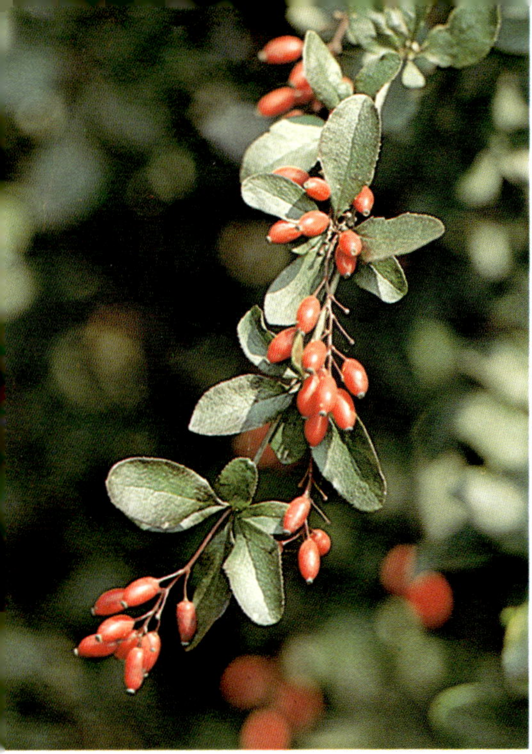

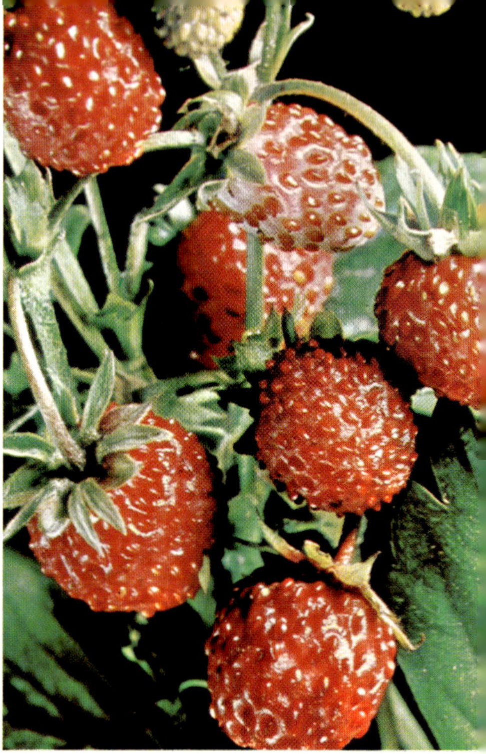

Berberitze

Erdbeere

Beerenfrüchte

Rote Johannisbeere

Schwarze Johannisbeere

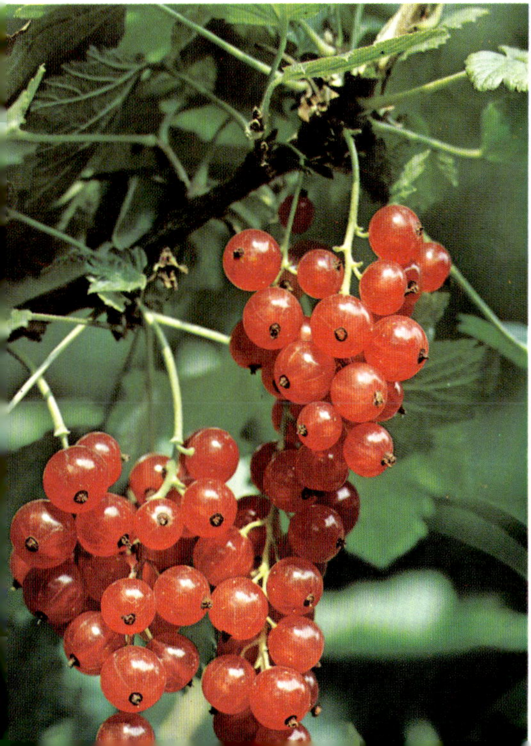

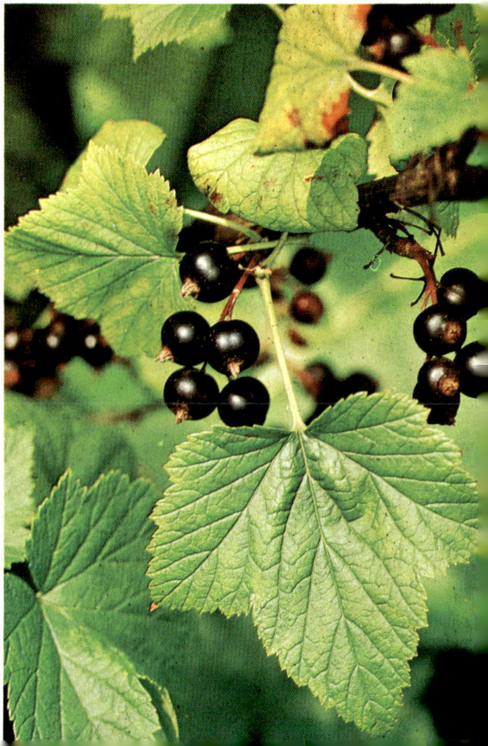

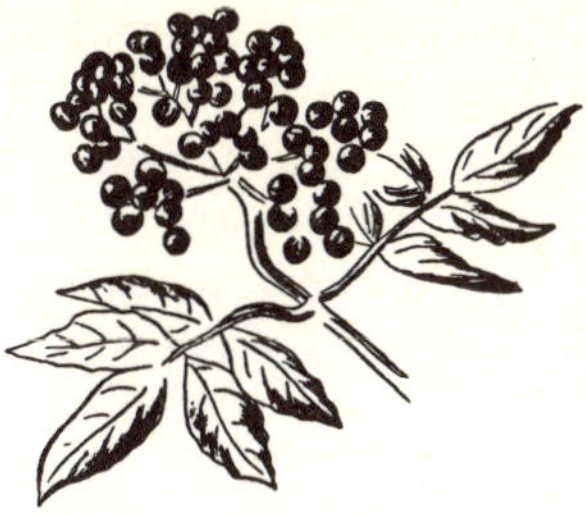

Schwarzer Holunder hilft gegen Erkältungskrankheiten

Ein Holunderstrauch im Garten ist fast so wertvoll wie eine Hausapotheke.

Beeren-
früchte

Aus der Familie der Geißblattgewächse (Kaprifoliazeen) stammt der Holunder *(Sambucus nigra)* mit seinen volkstümlichen Namen Alhorn, Dolder, Ellhorn, Eller, Flieder, Holer, Holder, Hollerbaum, Hitschel, Quebeke und Schibike. Die eigentliche Heimat kennen wir nicht sicher. Er ist jetzt über ganz Europa verbreitet und blüht im Juni.

Die Blütendolden werden mit der Schere abgeschnitten und in Körben oder Kästen gesammelt. Dann legt man sie möglichst bald in einfacher Lage auf einem sehr luftigen und schattigen Dachboden zum Trocknen aus. Dies darf nicht zu langsam vor sich gehen, wenn keine häßliche Verfärbung eintreten soll. Nach guter Trocknung sehen die Blüten elfenbeinfarben aus und duften stark. Sie werden nun von den Stielen „gerebelt". Man muß die Blüten in dicht schließenden Gefäßen aufbewahren, da sie leicht Feuchtigkeit aufnehmen und sich zersetzen.

Im Oktober werden die ganzen Dolden mit den reifen Beeren mit der Schere abgeschnitten und zu Hause mit der Gabel entbeert. Soweit man sie nicht frisch verbraucht, können sie in einfacher Lage einige Tage zum Vortrocknen ausgelegt und dann mit künstlicher Wärme (nicht zu warmer Backofen!) fertiggetrocknet werden. Die trockenen Beeren bewahrt man am besten in frei aufgehängten Säckchen oder dicht schließenden Büchsen auf.

Hauptwirkstoffe in 100 g Frischsubstanz

Eiweiß	2,5 g	Vitamin A	600 I. E.
Fett	0,5 g	Vitamin B_1	0,07 mg
Kohlenhydrate	15,9 g	Vitamin B_2	0,08 mg
Natrium	0,5 mg	Vitamin B_6	0,25 mg
Kalium	305 mg	Niacin	1,50 mg
Kalzium	35 mg	Vitamin C	18 mg
Phosphor	57 mg		
Eisen	1,6 mg	Kalorien	42
		Joule	176

In den *Blättern* findet sich zu 0,1% das Glykosid Sambunigrin-Amygdalin (und Emulsin), das in Glykose, Bittermandelöl (Benzaldehyd) und Blausäure

(HCN) gespalten wird. Die *Blüten* enthalten außer geringeren Sambunigrinmengen Saponin und ein terpenhaltiges ätherisches Öl. In der *Rinde* fand man ein drastisch wirkendes Harz, in den *schwarzen Beeren* Tyrosin, reichlich Vitamin A, B und C. An Vitamin B sind sie reicher als alle anderen Obstarten. Die Beeren enthalten ferner Apfel-, Wein-, Valerian- und Gerbsäure, ätherisches Öl, Sambunigrin-Amygdalin, Cholin, Harz, Kohlenhydrate, Zucker und etwas Eiweiß.

Wirkungsweise und Verwendung

Als **Heilpflanze:** Altbekannt ist die *harn-, schweiß- und milchtreibende Wirkung* der Holunder- oder „Fliederblüten“, die auf das ätherische Öl zurückzuführen ist. Die gleiche Wirkung besitzt aber auch das aus den reifen Beeren zubereitete „Flieder“-Mus, das außerdem leicht abführend wirkt. Holunderblütentee unter Zusatz von Holundermus und Honig oder Kandiszucker empfiehlt sich also bei *Erkältungskrankheiten (Heiserkeit, Husten, Schnupfen, Brust- und Luftröhrenkatarrh), Zahnschmerzen, Nervenschmerzen, Ohren- und Kopfschmerzen, Rachen- und Halsentzündungen.* Außerdem haben die Holunderblüten noch schleimlösende Eigenschaften; sie werden bei Angina und Halsentzündungen als Aufguß zum Gurgeln verordnet.

Eine Abkochung aus den *Blättern, Wurzeln* und der unter der äußeren, grauen Rinde sich befindenden *grünen, inneren, frischen Rinde* wirkt kräftig auf die Wasserausscheidung und ungemein verbessernd auf die Magensäfte, erregt aber in größerer Menge leicht Erbrechen, so daß eine gewisse Vorsicht geboten erscheint. Man trinkt davon täglich nur eine Tasse (einen Eßlöffel Teegemisch) bei chronischem Magenkatarrh, Harnbeschwerden und Wassersucht.

Durch ihren blutreinigenden, blutbildenden, harn- und schweißtreibenden Charakter eignen sich die Beeren und daraus bereitetes Mus zur Durchführung einer **Blutreinigungskur.** Sie säubern alle inneren Organe. Wegen des hohen Vitamin-B-Gehaltes nimmt es nicht wunder, wenn man den Saft mit Erfolg bei Nervenentzündungen und gegen Mückenstiche verwendet.

Die getrockneten Beeren stellen ein gutes Mittel gegen Durchfälle dar. Dreimal täglich zehn Stück kauen!

Als Abführmittel genügt ein Eßlöffel frischer Beeren. Überdosierung ist zu vermeiden, sonst können Erbrechen und eine entzündliche Nierenreizung eintreten.

Die *schweißtreibende* Wirkung der Holunderblüten wird unterstützt, indem man ihnen zur Hälfte Lindenblüten beigibt und dem daraus bereiteten Aufguß zwei Teelöffel Zitronensaft zusetzt. Wenn Schweißausbruch erwünscht ist, also bei Grippe, beginnender Lungenentzündung, Bronchitis, fieberhaftem

Gelenkrheumatismus u. a., gibt man den Tee mehrmals am Tage möglichst heiß.

Zusammenfassend kann gesagt werden, daß Holunder (Blüten, Blätter, Beeren) durch weitgehende Beeinflussung des Stoffwechsels nicht nur blutreinigend wirkt, sondern auch schweißtreibend, milchtreibend, wassertreibend, abführend, auswurfbefördernd und anregend auf die Tätigkeit der Hormondrüsen. Die Blüten wirken besonders schweißtreibend, die Wurzel und die grüne, innere Rinde wassertreibend und der Holundersaft auf die Nervensubstanz. Ein Holunderstrauch im Garten ist also bald so wertvoll wie eine Hausapotheke, daher drücken *Oertel-Bauer* ihre Hochachtung vor dieser Pflanze mit den Worten aus: „Vor dem Holunder den Hut herunter!"

Als **Nahrungsmittel:** Die Holunderbeeren sind sehr beliebt als Suppe, Süßspeise, Kompott; haltbar gemacht als Saft, Marmelade und getrocknet.

Rote Johannisbeeren erfrischen

Die rote Johannisbeere *(Ribes rubrum)* ist eine Schwester der schwarzen, gehört wie diese zu den Steinbrechgewächsen (Saxifragazeen), ist nur selten wild oder verwildert anzutreffen, wird aber um so mehr und stärker als diese in Gärten angebaut. Sie blüht um die gleiche Zeit wie die schwarze Beere, besitzt jedoch nicht deren strengen Geruch und Geschmack. Ihre Blüten, die traubenförmig angeordnet sind, ähneln denen der Stachelbeere.

Hauptwirkstoffe in 100 g Frischsubstanz

Eiweiß	1,1 g	Vitamin A	100 I. E.
Fett	0,1 g	Vitamin B_1	0,04 mg
Kohlenhydrate	7,9 g	Vitamin B_2	0,02 mg
Natrium	2 mg	Vitamin B_6	0,05 mg
Kalium	240 mg	Niacin	0,20 mg
Kalzium	25 mg	Vitamin C	32 mg
Magnesium	5 mg		
Phosphor	32 mg	Kalorien	37
Eisen	0,9 mg	Joule	155

Die Ärzte des Mittelalters schätzten die roten wie die schwarzen Johannisbeeren bei allen akuten Krankheiten der Verdauungsorgane. Das wird aus ihrer Zusammensetzung verständlich: hoher Wassergehalt (87,4%), geringer Eiweißgehalt, wenig Kohlenhydrate, wenig Mineralstoffe und geringe Kalorienzahl; dagegen reicher Gehalt an Fruchtsäuren (Weinsäure, Zitronensäure, Malonsäure), Vitamin C und Vitamin B_1.

Wirkungsweise und Verwendung

Als **Heilmittel:** Der rote Johannisbeersaft wirkt als Getränk erfrischend, appetitanregend und anreizend auf die Absonderung der Drüsen des ganzen Magen-Darm-Kanals und auf die Funktion des Dickdarms. Die Verwendung des Saftes bei *Fieberkranken* und *akut Magen-, Darm- und Leberkranken* ist zu empfehlen, eventuell auch gemischt mit dem Saft der schwarzen Beeren.

Als **Nahrungsmittel:** Auf die vielseitige Verwendung im Haushalt als Rohkost und Marmelade braucht nicht besonders hingewiesen zu werden.

Schwarze Johannisbeeren als natürliches Tonikum und Rheumamittel

Frischsaft, Süßmost, Marmelade und Gelee dieser Beere zählen zu den zuverlässigen „Gesundheitswächtern" im Haushalt.

Wie die Stachelbeere und die rote Johannisbeere, so gehört auch die *schwarze* Johannisbeere *(Ribes nigrum)* zur Familie der Steinbrechgewächse (Saxifragazeen).

Wild kommt der bis zu einer Höhe von 2 m aufwachsende Strauch, den man auch Gichtbeere, Wanzenbeere und Alantbeere nennt, in Deutschland kaum noch vor; er wird jedoch, leider nur in wenigen Exemplaren, in Gärten angebaut. Da die Süßmostereien in steigendem Maße schwarze Johannisbeeren verarbeiten, reicht der Umfang des bisherigen Anbaues bei weitem nicht aus. Man sollte daher einem verstärkten Anbau dieser Beeren größere Beachtung schenken. Jeder Gärtner wird über die Anbaubedingungen dieses Strauches, der feuchte Böden liebt, gern Auskunft geben.

Wirkungsweise

Die schwarzen Johannisbeeren sind vorzügliche *Vitamin-C-Träger.* Sie enthalten je Kilogramm 1600—2000 mg Vitamin C, treten also in starke Konkurrenz mit den bekannteren Vitamin-C-Trägern, wie Zitronen, Apfelsinen, Hagebutten, Vogelbeeren, Kornelkirschen, Quitten, Paprika, Brennesseln, Petersilie und Grünkohl.

Neben dem Vitamin C scheinen auch noch andere, in der Wirkung dem Vitamin C ähnliche Stoffe, wie Citrin (Vitamin P), Rutin und Vitamin J (oder C_2) vorzukommen, denen man eine gefäßabdichtende und infektionsverhütende Wirkung zuschreibt.

Der Gehalt der Johannisbeere an *Niacin* (Nikotinsäureamid) liegt mit 0,35 mg über dem Durchschnittsgehalt der Obst- und Gemüsesäfte, der etwa

0,3 mg beträgt. Wird mit der Nahrung nicht genügend Niacin zugeführt, so treten Stoffwechselstörungen an den Verdauungsorganen, dem Nervensystem und der Haut ein. Das ausgeprägte Krankheitsbild ist unter dem Namen *Pellagra* bekannt. Pellagraähnliche Zustände sind auch bei uns häufig.

Hauptwirkstoffe in 100 g Frischsubstanz

Eiweiß	1,0 g	Vitamin A	220 I. E.
Fett	0,1 g	Vitamin B_1	0,054 mg
Kohlenhydrate	10,4 g	Vitamin B_2	0,030 mg
Natrium	3 mg	Vitamin B_6	0,080 mg
Kalium	340 mg	Niacin	0,350 mg
Kalzium	17 mg	Vitamin C	170 mg
Magnesium	14 mg		
Phosphor	28 mg	Kalorien	46
Eisen	0,9 mg	Joule	192

Die optimale Zufuhr von Niacin beträgt für Männer täglich 13–16 mg (13000–16000 μg) und 10–12 mg (10000–12000 μg) für Frauen. Bei normaler Funktion der Darmbakterien (was heute sehr selten ist!) kann ein Teil durch bakterielle Synthese im Darm gedeckt werden. Der Bedarf ist wesentlich geringer, wenn wenigstens 200 mg der Aminosäure Tryptophan mit der Nahrung durch gutes Eiweiß zugeführt werden. Er beträgt dann nur 6–7 mg täglich. Als natürliche Niacinquelle sind beide Johannisbeerarten vorzüglich geeignet, besonders in Form von Saft.

Auch der *Kaliumgehalt* der schwarzen Johannisbeere liegt mit 340 mg ziemlich hoch, wenn er auch nicht an den der Zitrone heranreicht (550 mg). Kalium ist ein für alle Zellen hochwichtiger Mineralstoff, vor allem für die Erregungsvorgänge in Muskeln und Nerven. Er wirkt dann besonders, wenn die Natriumzufuhr niedrig ist, was bei der Johannisbeere mit 3 mg zutrifft.

Wegen des sehr günstigen Kalium-Natrium-Verhältnisses hat Dr. *Gerson* in seiner Krebsdiät, bei der Kalium im höchsten Grade anzureichern und Natrium möglichst auszuschalten ist, die rote Johannisbeere als einziges Beerenobst erlaubt. Meines Erachtens wäre hierbei der schwarzen Johannisbeere mit ihrem noch wesentlich höheren Kaliumgehalt der Vorzug zu geben.

Sehr zu beachten ist auch der hohe *Fruchtsäuregehalt* (besonders Zitronensäure) der *roten* Johannisbeere, überragt er mit 2820 mg% doch den aller Obst- und Gemüsearten. *Heun* hat die günstige diätetische Wirkung der Fruchtsäuren mit folgenden Worten treffend beschrieben:

„Die Fruchtsäuren der Rohsäfte befriedigen zunächst ein natürliches Bedürfnis nach Anregung nicht nur der Verdauungsorgane, sondern des gesamten Organismus. Sie regen die Verdauungsdrüsen an, schützen das Vitamin C gegen Oxydation und unterdrücken krankhafte Bakterien. Manche Fruchtsäuren, wie Zitronen- und Apfelsäure, sind infolge der biochemischen Verwandtschaft von Pflanze, Tier und Mensch auch körpereigene Wirkstoffe des Menschen und wirken stoffwechselfördernd.

Früchte und Fruchtsäfte

Im Stoffwechsel wirken die Fruchtsäuren keineswegs übersäuernd, da sie bis auf einige Ausnahmen, wie die Benzoesäure mancher Beeren, zu Kohlensäure und Wasser verbrennen. Während aber die Kohlensäure zum größten Teil ausgeatmet wird, bleiben die aus den fruchtsauren Alkalien frei werdenden Mineralien verfügbar. Das beugt Verschlackungen vor oder wirkt entschlackend, füllt die Alkalireserve auf und steigert die Leistungsfähigkeit sowie die Abwehrkraft gegen Infektionen."

Nicht unerwähnt bleiben darf der Gehalt der schwarzen Johannisbeere an *Gerbstoffen* und an einem *schwarzen Farbstoff*, dem nach *Weiss* ähnliche Wirkungen zukommen wie dem roten Farbstoff des Tormentill und dem blauen der Heidelbeere. Sowohl der Gerbstoff- wie auch der Farbstoffgehalt bilden gute Hilfsmittel bei den Durchfallserkrankungen.

Die Blätter der schwarzen Johannisbeere regen, wohl auf Grund ihres Gehaltes an ätherischem Öl, die Absonderung von Wasser und Stoffwechselschlacken durch die Nieren an.

Praktische Verwendung

Als **Antidiarrhoikum:** Bei Durchfallserkrankungen nimmt man mehrmals täglich 1 Glas schwarzen Johannisbeersaft (ungesüßten Muttersaft) als einzige Nahrung. Bei Neigung zu Durchfällen (postdysenterischen und gärungsdyspeptischen Zuständen) verwendet man den Muttersaft als Getränk zu den Mahlzeiten.

Als **Vorbeugungs- und Abwehrmittel gegen Erkältungskrankheiten:** Bei Erkältungen und beginnender Grippe schwarzen Johannisbeersaft als Heißgetränk. Bei allen Fieberkranken als kühles Erfrischungsgetränk.

Als **Tonikum:** Bei Rekonvaleszenz Appetitsteigerung durch Fruchtsäuren, 3mal täglich $\frac{1}{2}$–1 Glas vor dem Essen. Bei Stoffwechselkrankheiten (Gicht, Rheuma, Diabetes, Fettsucht) als Getränk zu den Mahlzeiten.

Als **Vitaminträger:** Bei Vitamin-C-Mangelzuständen und bei pellagraähnlichen Zuständen.

Als **Antirheumatikum:** Bei allen rheumatischen und gichtischen Erkrankungsformen, wobei man die Blätter als Tee täglich 1–2mal und die Beeren als Saft ebenfalls mehrmals täglich verwendet.

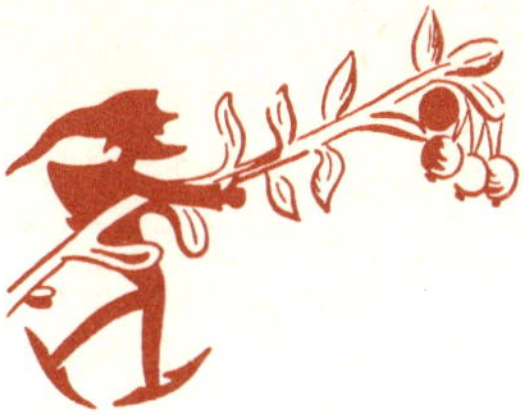

Preiselbeeren schätzt der Fieberkranke

Beeren-
früchte

Der Tee aus den Blättern wirkt günstig bei Grieß-, Stein- und Blasenleiden sowie bei Rheumatismus. Die Beeren sind bewährte Appetitanreger. Getrocknet und gepulvert stillen sie den Durchfall.

Die Familie der Heidekrautgewächse (Erikazeen) liefert uns die meist allerorts bekannte Preiselbeere *(Vaccinium vitis idaea),* häufig auch Kronsbeere oder Riffelbeere genannt. Fast über die ganze nördliche Halbkugel verbreitet, kommt die Preiselbeere bei uns überall häufig in Wäldern, in der Heide und in den Hochmooren in großen Mengen zusammenstehend vor.

Die Beeren des von Mai bis August blühenden, ausdauernden kleinen Strauches sammelt man ab Juli in Eimern oder Körben. Ratsamer ist es jedoch, die Beeren erst im September zu sammeln, da dann der Gehalt an wirksamen Inhaltsstoffen am höchsten ist. Die Beeren stehen in Träubchen beisammen, schmecken säuerlich, aromatisch und zusammenziehend.

An Wirk- und Inhaltsstoffen fand man in den Blättern Arbutin, Methylarbutin, Ericolin und Gerbstoff, in den Beeren viel Gerbsäure und andere organische Säuren.

Hauptwirkstoffe in 100 g Frischsubstanz

Eiweiß	0,3 g	Vitamin A	30 I. E.
Fett	0,5 g	Vitamin B_1	0,014 mg
Kohlenhydrate	11,6 g	Vitamin B_2	0,024 mg
Natrium	2 mg	Vitamin B_6	0,012 mg
Kalium	72 mg	Niacin	0,2 mg
Kalzium	14 mg	Vitamin C	12 mg
Magnesium	6 mg		
Phosphor	10 mg	Kalorien	42
Eisen	0,5 mg	Joule	176

Wirkungsweise und Verwendung

Als **Heilpflanze:** Wegen des Arbutin- und Methylarbutingehaltes können die Blätter ebenso wie die Bärentraubenblätter bei *Blasen- und Nierenbeckenentzündung* verwandt werden. Nach *Oertel-Bauer* wirkt der Tee aus den Blättern auch günstig bei *Grieß-, Stein- und Blasenleiden* sowie bei *Rheumatismus.* Die in Wasser zerquetschten Beeren geben Fieberkranken ein erfrischendes Getränk. Ihr Gerbsäuregehalt macht den günstigen Einfluß auf Durchfälle verständlich.

Früchte und Fruchtsäfte

Als **Nahrungsmittel:** Aus den Blüten der Preiselbeere läßt sich ein erfrischender Frühstücks- oder auch Abendtee bereiten. Die Beeren finden im Haushalt frisch oder als Kompott, eingemacht als Saft, Gelee und Marmelade Verwendung.

Sanddornbeeren steigern die Abwehrkraft

Der Sanddorn *(Hippophaë rhamnoides)* ist ein Vertreter der Ölweidengewächse (Elaeagnazeen) und hat viele volkstümliche Namen, wie Andorn, Besingstrauch, Dünenstrauch, Fasanbeere, Hafdorn, Korallenbeerstrauch, Kreuzbeerstrauch, Meerdorn, Orangenbeerstrauch, Rheindorn, rote Schlehe, Seedorn, schmaler Stechdorn, Stranddorn und Weidendorn.

In der Schweiz ist der Strauch ziemlich verbreitet, in den österreichischen Alpen und entlang der Flußläufe ebenfalls, bei uns nur in den Alpen, im Alpenvorland und an der Nord- und Ostseeküste. Der ausdauernde Strauch blüht von März bis Mai.

Hörmann fand vom August bis November in den frischen Sanddornbeeren durchschnittlich 474–693 mg Vitamin C, in getrockneten 180–600 mg in 100 g, ferner Karotin, aber kein Vitamin E. Für die Blätter gibt er 150 mg Vitamin C an. *Wehmer* gibt für die Früchte folgende Stoffe an: viel Apfelsäure, gelben Farbstoff Quercetin, fettes Öl, Weinsäure (?), viel Mannit.

Wirkungsweise und Verwendung

Als **Heilpflanze:** Der außerordentlich hohe Vitamin-C-Gehalt läßt den Sanddorn besonders zur Behandlung von Vitamin-C-Mangelzuständen, wie sie bei uns in den Wintermonaten auftreten können (Frühjahrsmüdigkeit, Anfälligkeit gegen Infektionen), geeignet erscheinen. Als Ergebnis eines Selbstversuches, bei dem mehrmals nach Vitamin-C-armen Tagen Vitamin-C-reiche Tage (größere Zufuhr von Sanddornbeerensaft) folgten, teilt *Hörmann* wörtlich mit: „Zusammenfassend konnte ich feststellen, daß ich nach Auffüllung des Körperdepots an Vitamin C und reicherer weiterer Zufuhr in Form von Sanddornbeerensaft eine subjektiv und objektiv nachweisbare bedeutende Steigerung der körperlichen, geistigen und psychischen Kräfte erlebte."

Über gute Erfahrungen berichten auch seine Mitarbeiter, die den Saft Kindern sowie schwangeren und stillenden Frauen verabreichten. Von allen Versuchspersonen wurden übereinstimmend eine erhöhte Spannkraft und ein gesteigertes Gesundheitsgefühl berichtet.

Die *kreislauffördernde* Wirkung des Sanddorns ist bei leichteren Kreislaufstörungen und ergänzend zu den speziellen Herzmitteln (Digitalis und Digitaloide) einzusetzen. Die diuretische (wassertreibende) Wirkung ist günstig bei Nierenfunktionsschwäche und Stauungserscheinungen im Gewebe (Bindegewebe) und in den Organen. Sie unterstützt die Kreislaufwirkung. Die *Gefäßwirkung* läßt sich bei Blutungsneigungen ausnutzen. Bei den meisten Leber- und Gallenleiden ist die abführende, gallentreibende und stoffwechselanregende Wirkung des Sanddorns von großem Nutzen. Bei Schwächezuständen, in der Rekonvaleszenz und bei großen Anstrengungen macht man vorteilhaft von der tonisierenden, roborierenden und entmüdenden Wirkung Gebrauch. Für alle rheumatischen und allergischen Leiden schließlich bildet der Sanddorn auf Grund seiner glücklichen Wirkstoffkombination eine sehr vorteilhafte Ergänzung.

Als **Nahrungsmittel:** Roh lassen sich die Sanddornbeeren wegen ihres stark säuerlichen Geschmacks und der störenden Samenkerne nicht gut verwenden, wenn auch schädigende Wirkungen nicht beobachtet wurden.

Schlehen liefern köstlichen Saft

Die häufig mißachtete, zur Familie der Rosenblütler (Rosazeen) gehörende Schlehe *(Prunus spinosa)* ist unter den volkstümlichen Namen Dornschlehe, Schwarzdorn, Schlehdorn, Dornstrauch, Sleduuon, Dornschlea und Slöndorn bekannt. Der im April und Mai blühende, ausdauernde Strauch ist in ganz Europa beheimatet. Er kommt bei uns häufig auf Kalkböden in Hecken, an Waldrändern, an Feldrainen, auf Ödland und an steinigen Stellen vor. Da die Pflanze sehr anspruchslos ist, verwendet man sie auch zur Befestigung rutschender Lehmhänge. Meist findet man die Schlehe als einen vielästigen, sparrigen Dornstrauch mit dunkelgrauer, rissiger Rinde und von über 2 m Höhe. Die fast kugeligen, saftigen, herb schmeckenden Steinfrüchte sind außen blau bereift, innen fleischig und grün. Nur aus wenigen Blüten gehen reife Früchte hervor.

Gesammelt und verwendet werden Schlehblüten *(Flores acaciae)* und Schlehfrüchte *(Fructus acaciae)*. Zur Zeit der Vollblüte, also in den Monaten April bis Mai, werden bei gutem Wetter von den späten Vormittagsstunden an die Blüten, meist gleich zu mehreren, von nicht zu dornigen Sträuchern abgestreift. Es ist darauf zu achten, daß möglichst wenig Knospen, Knospenschuppen und junge Blättchen ins Sammelgut gelangen. Holzige Teile müssen ausgelesen werden. Man sammelt in Körben oder Pappkästen. Druck und zu hohe Aufschichtung sind zu vermeiden. Nach dem Sammeln werden die Blüten möglichst bald in ganz dünner Schicht zum Trocknen ausgelegt, am besten auf Horden, die im Falle anhaltend feuchter Witterung in geheizte Räume gebracht werden können. Die getrockneten Blüten sehen elfenbeinfarben aus. Etwa braun gewordene Blüten sind auszulesen. Vorsicht – beim Trocknen werden die Blüten gern von Insekten befallen und zerstört! Die Droge wird in flachen Pappkästen aufbewahrt. Öfteres Nachschauen ist erforderlich.

Im September sammelt man die reifen, gesunden, mit einer bläulichen Wachshaut überzogenen Früchte ohne Stiele. Zunächst werden die Früchte in einfacher Lage ausgebreitet, 10–14 Tage bei gewöhnlicher Temperatur vorgetrocknet und dann unter Anwendung künstlicher Wärme (Temperatur nicht über 70° C) fertiggetrocknet. Man stelle dabei die Früchte in Ofennähe auf oder in einen fast abgekühlten Backofen. Wenn die Früchte nicht ausreichend getrocknet sind, werden sie von Schimmel- und anderen Pilzen befallen. Man bewahrt die Früchte in Säckchen auf und sieht sie öfter nach. Anbau kommt kaum in Frage, höchstens die Anlage einer Hecke.

Im Samen finden sich durchschnittlich 3 % Amygdalin, fettes Öl und Emulsin; in den Blättern ein Nitritglykosid und in den Blüten kleine Mengen eines Blausäure liefernden Glykosides.

Wirkungsweise und Verwendung

Als **Heilpflanze:** Die Schlehdornblüten wirken *krampflösend, schmerzstillend* und *mild abführend.* Bei empfindlichen Personen mit jener Form von hartnäckiger Verstopfung, die mit Schmerzen und Krampfzuständen einhergeht, wo der Stuhl hart und knollig entleert wird und sich die Verstopfung auf die üblichen drastischen Abführmittel eher noch verschlimmert, ist die Schlehdornblüte anzuwenden. Man bereitet aus einem Eßlöffel Tee auf eine Tasse Wasser einen Aufguß und trinkt morgens und abends eine Tasse.

Als **Nahrungsmittel:** Die Früchte können unter Zugabe von etwas Essig, Zucker und verschiedenen Gewürzen eingemacht und so als Zuspeise verwendet werden. Wenn der Frost einmal über die Früchte gegangen ist, sind sie zur Verarbeitung als Saft geeignet.

Stachelbeeren helfen dem trägen Darm

Reichlicher Stachelbeergenuß ist besonders den Frauen zu empfehlen, die an Unterleibsstauungen und Darmträgheit leiden.

Die bei uns nur noch in der Abart der Kräuselbeere *(Ribes uva crupa)* wild vorkommende Stachelbeere *(Ribes grossularia)* gehört zur Familie der Steinbrechgewächse (Saxifragazeen) und wird in allen Gärten reichlich angebaut. Zahlreiche volkstümliche Namen wie Grosselbeere, Stechbeere, Kräuselbeere, Rauchbeere und Klosterbeere beweisen seine Beliebtheit. Die oft mit drüsigen Borsten besetzte Beerenfrucht enthält viele Samenkörnchen und wird allgemein wegen ihres erfrischenden Geschmacks gern gegessen. Beerenfrüchte

Hauptwirkstoffe in 100 g Frischsubstanz

Eiweiß	0,8 g	Vitamin A	350 I. E.
Fett	0,1 g	Vitamin B_1	0,016 mg
Kohlenhydrate	8,8 g	Vitamin B_2	0,018 mg
Natrium	2 mg	Vitamin B_6	0,020 mg
Kalium	200 mg	Niacin	0,2 mg
Kalzium	20 mg	Vitamin C	35 mg
Magnesium	9 mg		
Phosphor	30 mg	Kalorien	44
Eisen	0,6 mg	Joule	184

Die veredelten Stachelbeeren, wie wir sie kennen, wurden erst gegen Ende des 16. Jahrhunderts gezüchtet und seit dieser Zeit in Gärten kultiviert. Heute gibt es zahlreiche Sorten, nach Farbe (rot, gelb, grün, weiß) und Oberfläche (glatt, wollig, stachlig) verschieden.

Wirkungsweise und Verwendung

Vielfach glaubt man, Stachelbeeren nur gekocht genießen zu können. Diese Annahme stammt aus den vielfältigen schlechten Erfahrungen beim Genuß größerer Mengen unreifer, roher Stachelbeeren. Die reifen Früchte sind aber nicht nur völlig unschädlich, sondern erfrischend im Geschmack und von hohem Gesundheitswert. Der bedeutende Zellulosegehalt in Verbindung mit Schleim, starken Fruchtsäuren und Fruchtzuckern gibt der Beere eine *darmreinigende* und *leicht abführende Kraft*. Da außerdem ein starker Kaliumgehalt festzustellen ist, läßt sich die blutreinigende, harntreibende und ausschwemmende Wirkung wohl verstehen. Der gleichzeitige Eisen-, Phosphor-, Kalk- und Natriumgehalt befähigt die Beeren zur *Anregung der Blutneubildung,* zumal das dazu notwendige Vitamin C ebenfalls vorhanden ist.

Erwähnt sei, daß die reichliche Verwendung von Stachelbeeren besonders jenen Frauen zu empfehlen ist, die unter häufigen Unterleibsstauungen mit Pfortaderkreislaufstörungen und Darmträgheit, wenn nicht gar chronischer Verstopfung, leiden. Allerdings dürfen nur wirklich reife Früchte verwandt werden, die man stets gut kauen oder vorher durch die Fleischmühle drehen sollte. Anweisungen für die küchenmäßige Verarbeitung erübrigen sich, da sie allgemein bekannt sind.

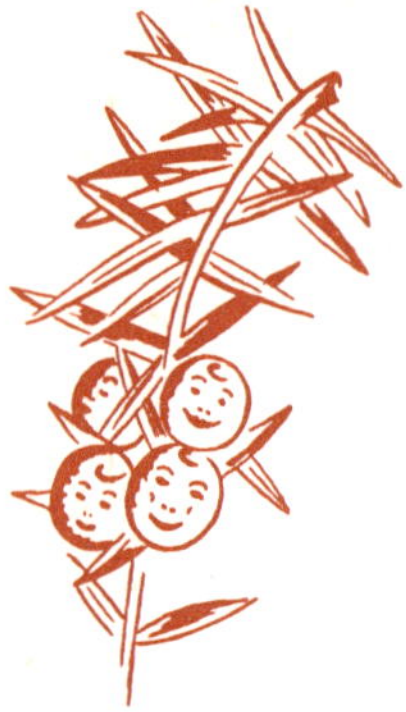

Wacholderbeeren, altbewährt als Blutreinigungsmittel

Ein uraltes Heilmittel mit anregender und funktionssteigernder Wirkung auf die Magen-Darm-Schleimhaut, das Lungengewebe, das Nierengewebe, die Unterleibsorgane und den Stoffwechsel. Wegen der vielseitigen Wirkung und der einfachen Art der Anwendung eignen sich die Beeren besonders gut zur „Blutreinigungskur“, wie sie schon Pfarrer Kneipp empfahl.

Der Wacholder *(Juniperus communis)* oder Stechbaum zählt zu den Nadelhölzern (Pinazeen) und trägt infolge seiner starken Verbreitung viele volkstümliche Namen, wie Cronwitt, Kranewitt, Kronwittbeeren, Krammetsbeerbaum, Queckholder, Rackholder, Reckholder, Räuberbeere, Wegholder und Wacholderstrauch. Er wächst im ganzen nördlichen Europa überall an sandigen Stellen, in bergigen Wäldern, auf Hügeln und Triften und ist auch in Deutschland sehr häufig zu finden, oft sogar kultiviert.

Die erst im zweiten Jahr nach der Blüte reifenden Beeren werden im Herbst, wenn sie schwarz und blaubereift sind, bei trockenem Wetter einzeln abgezupft und schließlich nochmals sauber ausgelesen, d. h. von allen Verunreinigungen, aber auch von vertrockneten oder unreifen Beeren befreit. Die Beeren werden dann in dünner Schicht am besten in einem geheizten Raum zum Trocknen ausgelegt. Getrocknet sehen die Beeren schwarzbraun und wie leicht bestäubt aus. Sie riechen sehr würzig. Man bewahrt sie in dicht schließenden Gefäßen auf.

An *Wirk- und Inhaltsstoffen* fand man Invertzucker, Fette, Harze, Pektinsubstanz, organische Säuren, das Gerbstoffglykosid Juniperin, Inosit, Pentosane und das wichtige ätherische Öl, das seinerseits Pinen, Camphen, Terpineol, Junipen, Junen, Cadinen und ein bizyklisches Terpen von bekannter chemischer Struktur, Borneol, Isoborneol und Wacholderkampfer in Kristallen enthält. Der Gehalt der Beeren an ätherischem Öl soll nach dem Deutschen Arzneibuch mindestens 1 % betragen.

Wirkungsweise und Verwendung

Als **Heilpflanze:** Der Wacholder stellt mit seinen Beeren ein uraltes Heilmittel dar, dessen sich unsere Vorfahren nicht nur gern bedienten, sondern das sie auch in vielen Liedern priesen. Seine Wirkungen sind mannigfaltig. Am meisten tritt die anregende und funktionssteigernde Wirkung auf folgende Organe und Gewebe hervor:

1. Die *Magen-Darm-Schleimhaut.* Das ätherische Öl führt dabei zu einer stärkeren Durchblutung der Schleimhaut, regelt die Tätigkeit der Verdauungsdrüsen und der Muskeln des Magen-Darm-Kanals und übt eine deutliche keimtötende Wirkung aus, wobei es, da es fettlöslich ist, in die Leiber der Bakterien einzudringen vermag. Die Wacholderbeeren sind daher bei den verschiedensten Magen- und Darmstörungen, aber auch bei allen Störungen des Leber-Gallen-Systems anzuwenden, die mit den Störungen der Darmschleimhaut in ursächlichem Zusammenhang stehen.
2. Das *Lungengewebe* und die *Bronchialschleimhaut.* Das ätherische Öl wird zum Teil über die Lunge ausgeschieden. Hierbei schränkt es die Absonderungen der Bronchialdrüsen ein und regt die Flimmerbewegungen der Bronchialschleimhaut an, so daß der Auswurf schneller ausgestoßen wird. Gleichzeitig macht sich auch hier wieder die keimtötende Wirkung geltend. Bei infektiösen Lungenprozessen ist die unterstützende Anwendung zu empfehlen, besonders bei Lungengangrän und Tuberkulose. Der bekannte Tuberkuloseforscher Prof. *Klare* gibt daher Wacholdermus *(Succus Juniperi inspissatus* DAB 6) auch bei allen Formen der Kindertuberkulose. Bei einem einfachen Luftröhrenkatarrh, der mit reichlichem Auswurf einhergeht, ist die Anwendung von Wacholder zur Einschränkung der Auswurfmenge nicht zweckmäßig, weil dieser als Ausscheidung zu betrachtende Prozeß nicht unterdrückt werden sollte. Geringe Mengen vermögen aber auch hier desinfizierend zu wirken.
3. Das *Nierengewebe.* Der größte Teil des ätherischen Öles wird über die Nieren ausgeschieden, wobei eine Anregung des spezifischen Nierengewebes erfolgt, die wiederum zu einer gesteigerten Harnabsonderung führt. Größere Mengen können jedoch eine Nierenreizung und -entzündung, ja sogar eine Nierenblutung nach sich ziehen. Die Anwendung der Wacholderbeeren ist daher nur bei allen nichtentzündlichen Erkrankungen der Nieren angezeigt, z. B. bei schlechter Harnabsonderung, bei Wassersucht, bei Gelenkschwellungen, bei gichtig-rheumatischen Zuständen und bei Migräne. Sind die Wasseransammlungen (Ödeme) durch Kreislaufschwäche bedingt, wirken die Wacholderbeeren oft ganz vorzüglich.
4. Die *Unterleibsorgane.* Das ätherische Öl steigert die Durchblutung der Unterleibsorgane und dadurch auch die Periode. Bei mangelhafter und schmerzhafter Regel können daher Wacholderbeeren in Verbindung mit Rosmarin und Raute gute Dienste leisten. In der Schwangerschaft wird der Wacholder besser gemieden, da es sonst leicht zu einer unnötigen Reizung der Gebärmutter und der Nieren kommt.
5. Den *Stoffwechsel.* Die anregende Wirkung der Wacholderbeeren auf die Verdauungs- und Luftwege und das Nierengewebe bedeutet schon insge-

samt eine starke Belebung des gesamten Stoffwechsels, so daß der volkstümliche Ausdruck der „blutreinigenden Wirkung“ durchaus angebracht erscheint. Selbst bei hartnäckigen Hautleiden, bei Gicht, Rheuma, Drüsenunterfunktion und harnsaurer Blutentmischung (Diathese) kann eine günstige Wirkung erwartet werden.

Die einfachste Anwendung in all den genannten Fällen ist die Kneippsche Wacholderbeerkur, wobei man am 1. Tag 4, am 2. Tag 5, am 3. Tag 6 Beeren kaut und so weiter bis zum 12. Tag, an dem man 15 Beeren verzehrt. Dann nimmt man täglich wieder eine Beere weniger, bis man am 23. Tage wieder bei 4 Beeren angekommen ist. Nach Dinand reinigt diese Kur, 4–5mal wiederholt, auch das „ungesündeste“ Blut.

Man sollte bei der Wacholderbeerkur nicht nach dem Motto „Viel hilft viel“ verfahren, denn die vorzügliche Wirkung der Wacholderbeerkur ist nur bei richtiger Dosierung zu erwarten, d. h. wenn man nicht zuwenig, aber auch nicht zuviel nimmt. Die im Übermaß genossene Frucht kann nämlich zu Reizungen bis zu Entzündungen der Schleimhäute und der Nieren führen, statt die Organe und Gewebe in ihrer Funktion anzuregen, zu kräftigen und zu heilen.

Als harntreibendes Mittel bereitet man aus 1 Eßlöffel zerdrückter, getrockneter Beeren 1 Tasse Tee als Aufguß oder nimmt täglich 1 Eßlöffel Wacholdermus oder 1 Teelöffel Wacholdersirup.

Als *Gewürz* gebraucht man die Beeren, zerkleinert oder gemahlen, zu Fleisch, Fisch, Wild, Gemüse, Salat, Frisch- und Diätkost und zum Einmachen von Sauerkraut. Nierenkranke tun besser daran, Wacholderbeeren auch als Gewürz zu meiden.

Richtig dosiert vermag diese kleine Wunderbeere einen lebhafteren Stoffwechsel, eine gesteigerte Aktivität und eine bessere Reaktionsfähigkeit des gesamten Organismus hervorzurufen.

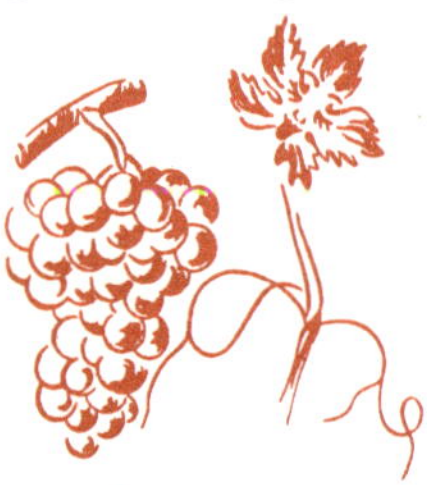

Weintrauben bilden neues Blut

Die Heilkräfte der Traube sind der Menschheit schon seit langem bekannt und von unzähligen Dichtern aller Völker und Zeiten in Liedern begeistert besungen worden.

Der Weinstock *(Vitis vinifera)* gehört zur Familie der Rebengewächse (Vitazeen). Als Heimat des Weinstockes werden die Kaukasusländer angesehen. Der Brennwert der Beeren ist gering. 100 g Weintrauben liefern nur 74 Kalorien (309 Joule). Auch der Vitamingehalt ist nicht sehr bedeutend.

Wirkungsweise und Verwendung

Die Ausnutzung der Weintraube ist sehr vielseitig. Sie wird nicht nur zu Most und zur Weingewinnung verwendet, auch der sofortige Genuß der Tafeltrauben im Herbst gewinnt steigende Bedeutung. Der Traubensüßmost gehört längst zur blutreinigenden Traubenkur. Aus den Kernen preßt man Öl, und aus den Preßrückständen werden Franzbranntwein, Weinessig, Fermentöl u. a. hergestellt. Rosinen, Sultaninen und Weinbeeren erhält man durch Trocknen der Traubenbeeren.

Hauptwirkstoffe in 100 g Frischsubstanz

Eiweiß	0,7 g	Vitamin A	50 I. E.
Fett	0,5 g	Vitamin B_1	0,040 mg
Kohlenhydrate	16,5 g	Vitamin B_2	0,035 mg
Natrium	2 mg	Vitamin B_6	0,1 mg
Kalium	160 mg	Niacin	0,2 mg
Kalzium	15 mg	Vitamin C	4 mg
Magnesium	15 mg		
Phosphor	26 mg	Kalorien	74
Eisen	0,5 mg	Joule	309

Die Heilkräfte der Traube sind der Menschheit schon seit langem bekannt. Rohgepreßte Traubensäfte ermöglichen heute zu jeder Jahreszeit eine Traubenkur. Wir müssen uns nur zunächst über den zu erstrebenden Zweck der Traubenkur vollständig im klaren sein. Ein allgemein gültiges Kurrezept gibt es nämlich nicht, aber bestimmte Grundregeln für den Genuß frischer oder getrockneter Trauben zu Gesundheitszwecken können gegeben werden. Wer aus Feinschmeckerei nur gelegentlich einige Desserttrauben verzehrt, kann natürlich nicht die Heilwirkung einer Traubenkur erwarten. Auch an der Menge allein liegt es nicht. Es kommt darauf an, die Trauben so zu verzehren, daß ihr Gesundheitswert am besten ausgenützt wird. So ißt man Rohtrauben zur Kur nicht etwa abgeschält oder von den Kernen befreit, sondern mit *Schalen und Kernen.* Das sollte besonders beachtet werden, wenn man Kurtrauben zur Darmregulierung genießt; denn gerade die Grobstoffe des Zellen- und Kerngewebes regen die Darmtätigkeit an.

Zur Traubenkur verwendet man nur schöne, reife, unbeschädigte Beeren. Man soll die Trauben mit den Zähnen gut zerkleinern, dabei auch gründlich einspeicheln, weil der Magen auf diese Weise an Sekreten bereichert wird, die der Verdauung förderlich sind. Mancher empfindet bei dem Gedanken, Kerne mitverschlucken zu müssen, ein lebhaftes Unbehagen, da er von Blinddarmentzündungen gehört hat, die angeblich auf das Konto unverdaulicher

Früchte und Fruchtsäfte

Kerne kommen. Jeder Arzt weiß aber, und es sollte inzwischen auch allgemein bekannt sein, daß Blinddarmentzündungen andere Ursachen haben.

Mund- und zahnempfindliche Menschen haben zuweilen einen Widerwillen gegen den Genuß frischer Trauben. Ihnen kann geholfen werden, wenn sie sich daran gewöhnen, die Beere stets zusammen mit einem Stück Grobbrot im Munde zu zerkauen. Die Speichelabsonderung wird dann durch das Brot ganz wesentlich erhöht. Älteren Personen oder solchen mit schwachen Verdauungsorganen sind *Traubensaftkuren* zu empfehlen. Entweder aus frischgepreßten Trauben oder Traubensüßmost.

Der Gesundheitswert der frischen Trauben bewährt sich, wie auch schon *Kneipp* verschiedentlich erwähnt und bewiesen hat, bei Blutreinigungskuren zur Säfteerneuerung, bei der Abwehr allgemeinen Körperverfalls, bei Blutarmut und in allen Phasen der Rekonvaleszenz. Schließlich wird es interessieren, daß Traubensaft ein vorzügliches Mittel gegen Verfettung ist und – so sonderbar es klingen mag – sogar bei Fettanreicherungs- und Mastkuren gute Dienste leistet. Diese Wirkung in zwei entgegengesetzte Richtungen beweist, daß die Traubenkur ein widerspruchsvolles Gesicht hat und nur bei individueller Anwendung den gewünschten Erfolg haben wird. Es läßt sich beim besten Willen keine Einheitsnorm für Traubenkuren aufstellen. Wir müssen deshalb nähere Anleitungen vom Arzt erbitten.

Traubenkuren zur Behandlung von *Magen-, Leber-, Darm- und Kreislauferkrankungen* erfreuen sich heute mit Recht größter Beliebtheit. Eine Reihe von Kurorten verfügt darin über große Erfahrungen.

An den sogenannten „Traubentagen" genießt man unter Ausschluß jeder anderen Nahrung ein bis zwei Pfund gute, reife Weintrauben oder ein bis eineinhalb Liter Traubensaft. Bei solchen Kuren wird die Nahrung im besten Sinne zur Arznei!

Traubensaftwirkung auf Darmviren

Untersuchungen über den Einfluß von Traubensaft und Wein auf die Lebensfähigkeit von Viren in Zellkulturen ergaben, daß das Wachstum einer Reihe von krankheitserregenden Viren (und zwar von Polio-, Herpes-Simplex-, ECHO- und Coxsackie-Viren) beeinträchtigt wurde. Am meisten wurden die Polio-Viren (Kinderlähmung) gehemmt. Ihre Infektiosität verminderte sich ganz erheblich. Dabei war Traubensaft wesentlich wirksamer als Rot- und Weißwein. Genauere Untersuchungen ergaben, daß die wachstumshemmende Wirkung des Traubensaftes auf die Viren mehr an die Schale als an das Fruchtfleisch gebunden ist und daß der Wirkungsgrad von der Konzentration bestimmter Wirkstoffe abhängt, die man als tanninähnliche Phenole erkannt hat. Im Weißwein war die Konzentration der phenolhaltigen Bestand-

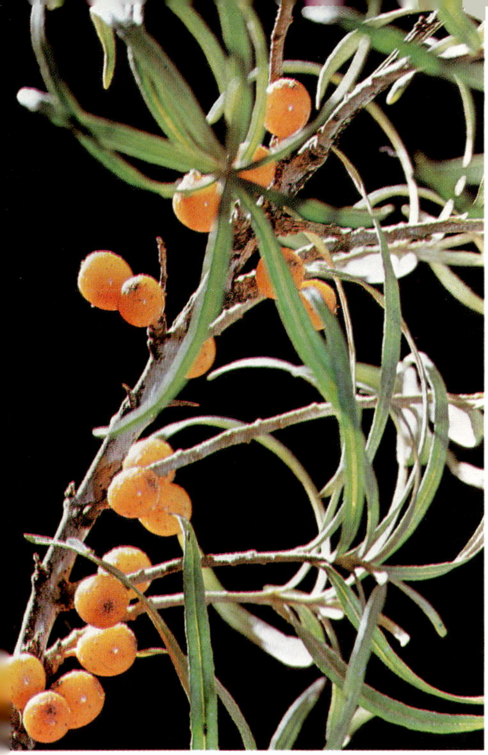
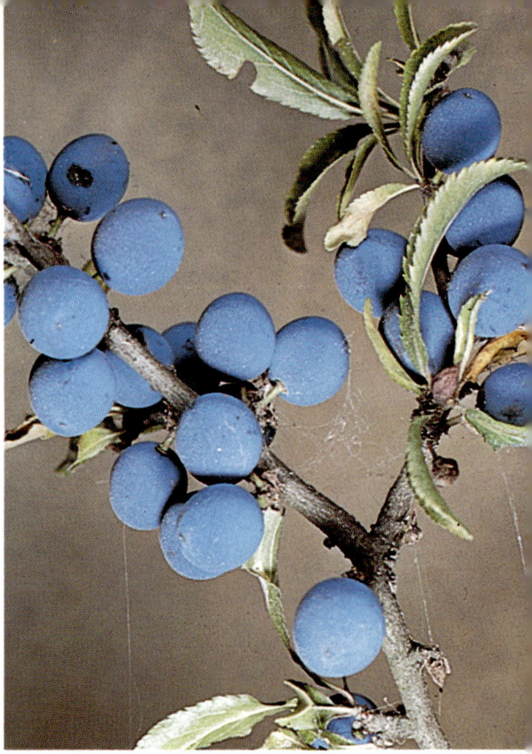

Sanddorn

Schlehdorn

Beerenfrüchte

Heidelbeere

Preiselbeere

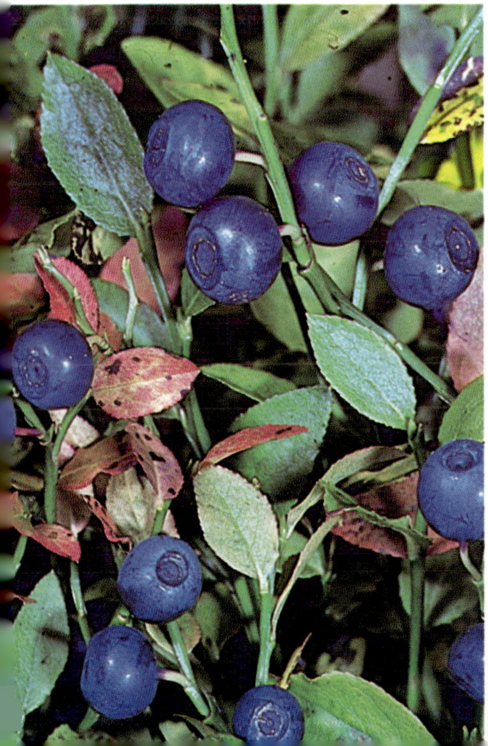
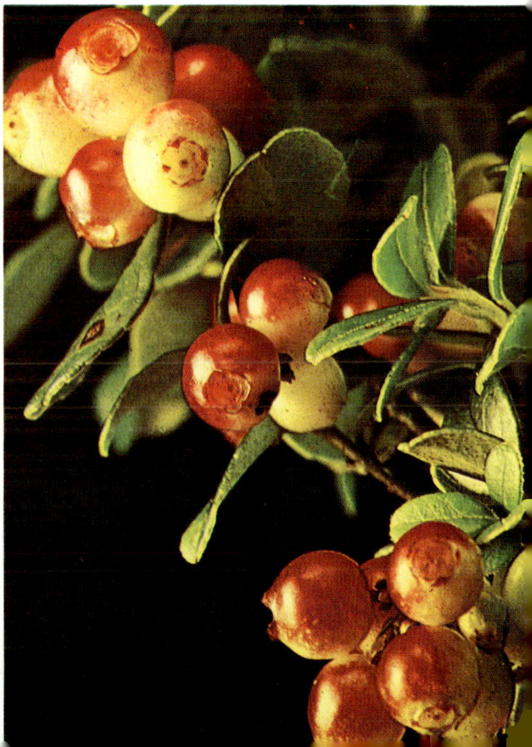

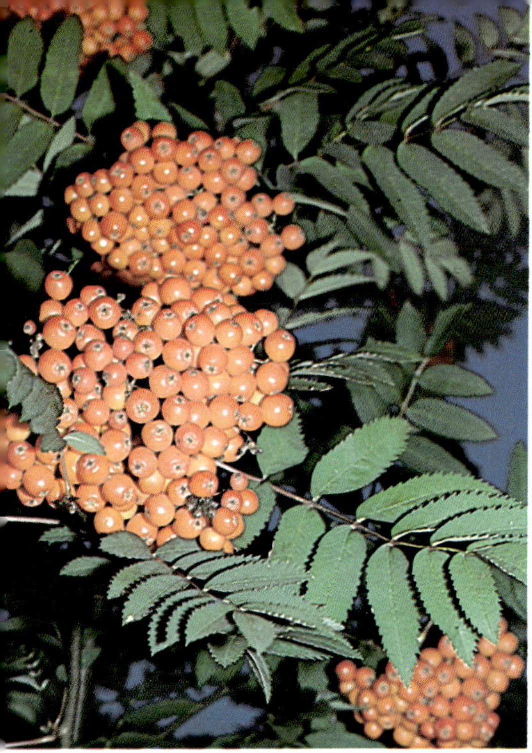
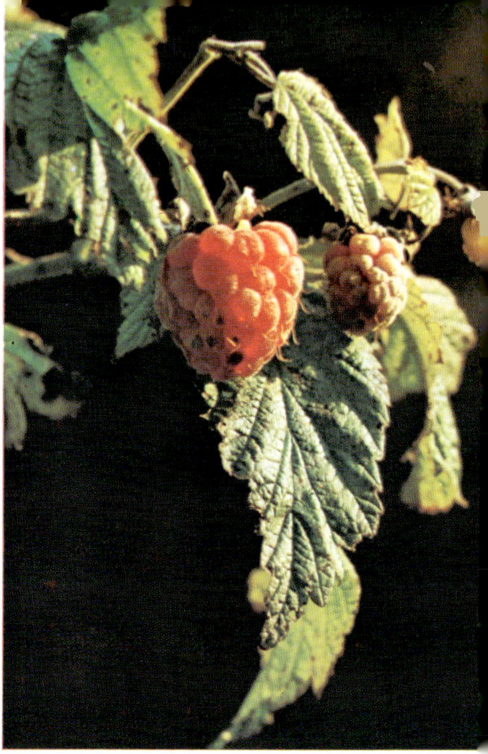

Eberesche

Himbeere

Beerenfrüchte

Stachelbeere

Holunder

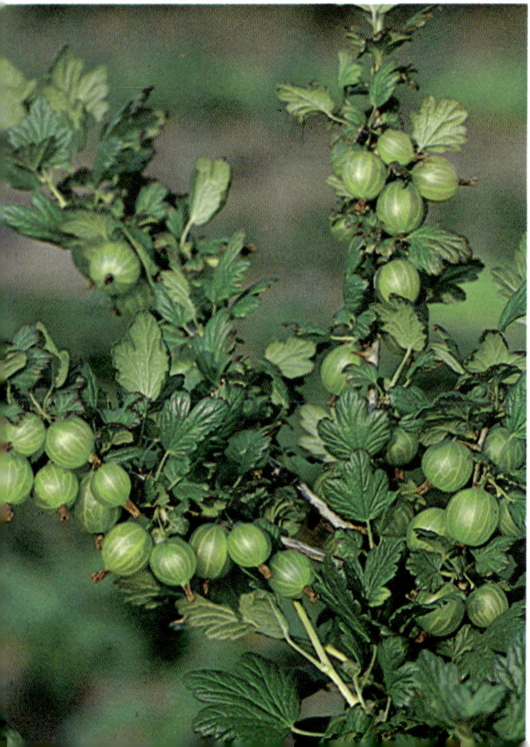
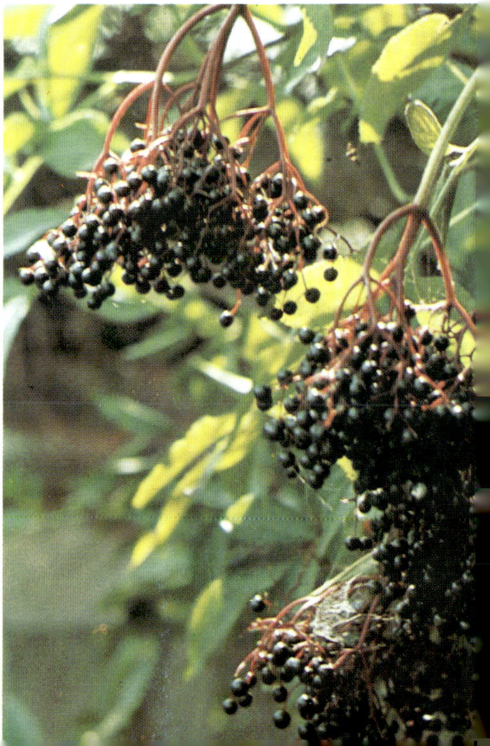

teile am geringsten, im Rotwein stärker, aber am stärksten und damit zugleich am wirkungsvollsten im Traubensaft.

Der Genuß von Traubensaft kann damit eine ausgesprochen vorbeugende Wirkung haben gegen Virusinfektionen, die im Darmkanal ihren Anfang nehmen.

Rosinen gleichen Kaliummangel aus

Weinbeeren, die lange am Weinstock verbleiben und nach der Lese in der Luft und möglichst im Schatten getrocknet sind, nennt man *Rosinen.* Häufig werden die Rosinen anschließend mit Schwefeldioxid (schwefliger Säure) gebleicht, damit sie haltbarer werden und eine ausgeglichenere Farbe bekommen. Nach den verwendeten Traubenarten werden im Handel verschiedene Sorten unterschieden: Korinthen stammen von einer kleinen Traubenart aus Griechenland. Sie sind schwarz, kernlos, ohne Stiel, aromatisch. Sultaninen, aus größeren Beeren, sind fleischiger, hellschalig und kernlos.

Rosinen werden roh oder in Müslis, Suppen, Kuchen und Obstsalaten verzehrt. Sie bilden auch regelmäßig einen Bestandteil des „Studentenfutters", aber auch mancher Gerichte, in denen sie würzend wirken (Curryreis).

Wie aus der Übersicht der Nähr- und Wirkstoffe ersichtlich ist, besitzen die Rosinen einen hohen Kohlenhydratanteil (meist Zucker) und hohe Werte für Kalium, Kalzium, Magnesium und Eisen. Diätetisch gesehen haben sie einen hohen Nährwert (100 g = 270 Kalorien/1129 Joule). Sie vermögen auch Kaliummangel auszugleichen, wie er bei Herzkranken nach Anwendung von Entwässerungsmitteln und nach Dauergebrauch von Abführmitteln eintreten kann. Wegen des hohen Kohlenhydratgehaltes sollten Übergewichtige und Zuckerkranke nur geringe Mengen verwenden. Untergewichtige können sich der Rosinen auch zur Stuhlregulierung bedienen.

Hauptwirkstoffe in 100 g Frischsubstanz

Eiweiß	2,2 g	Vitamin A	50 I. E.
Fett	0,5 g	Vitamin B_1	0,120 mg
Kohlenhydrate	64,2 g	Vitamin B_2	0,055 mg
Natrium	145 mg	Vitamin B_6	0,300 mg
Kalium	630 mg	Niacin	0,500 mg
Kalzium	30 mg	Vitamin C	1 mg
Magnesium	60 mg		
Phosphor	110 mg	Kalorien	270
Eisen	2,7 mg	Joule	1129

Gemüse und Salate als Schutznahrung

In den Frischgemüsen birgt sich eine viel zuwenig bekannte, erstaunliche Heilkraft gegen ein ganzes Heer der verbreitetsten Krankheiten. Mit den rohen Früchten zusammen bilden die Rohgemüse die einzig dastehende Heilnahrung.

Dr. med. Max Bircher-Benner

Blatt-, Stengel- und Sproßgemüse I

Kohl und Kraut werden gut verdaut

Der Kohl *(Brassica)* ist mit seinen zahlreichen Kulturformen oder Spielarten eine der wandlungsfähigsten Pflanzen überhaupt. Er gehört zu der sehr zahlreichen Familie der Kreuzblütler (etwa 1900 Arten), die fast ausnahmslos krautige Pflanzen umfaßt. Sie enthalten vielfach scharfe, schwefelartige, aber leicht flüchtige Öle, die den Appetit anregen und die Absonderungen der Drüsensäfte, besonders des Magen- und Darmkanals, verstärken. Die Kresse-, Senf- und Retticharten zählen neben den Kohlarten zu der gleichen Familie. Die wilde Stammpflanze des Kohls kommt bei uns kaum noch vor, ist aber an anderen westeuropäischen Küsten häufig anzutreffen. Sie wurde schon vor Jahrhunderten kultiviert. Die für uns wichtigsten Kulturformen, die im Laufe der Jahrhunderte herangezüchtet wurden, sind Weißkohl, Rotkohl, Grünkohl, Rosenkohl, Blumenkohl, Wirsing und Kohlrabi.

Es ist äußerst interessant, bei den verschiedenen Formen zu beobachten, wie sich bei einigen die ganze Wachstumsenergie auf die Blattbildung konzentriert, wobei die äußeren Blätter locker anliegen, während sich die inneren bis zur festen Kopfbildung immer dichter zusammenschließen. Man nennt diese Formen daher auch *Kopfkohl* (Weißkohl, Rotkohl oder Blaukraut).

Nur lockere Köpfe formt der *Wirsing* mit seinen kleinwellig-krausen Blättern und bildet damit schon den Übergang zu anderen Formen, die nur weit voneinander stehende Blätter in verschiedenen Farbtönungen ausbilden. Sie werden daher als *Blätterkohl* (Grünkohl, Braunkohl, Sommerkohl, Winterkohl) bezeichnet. Eine besondere Abart des Blätterkohls bildet wieder der *Krauskohl* mit seinen fast völlig zu einer Krause umgebildeten Blättern.

Eine Sonderstellung nimmt auch der *Rosenkohl* ein, dessen Wachstumsenergie wiederum in den bis zu 1 m hoch werdenden Stengel schießt, an dem zahlreiche, dicht angeschlossene Seitenköpfchen sitzen.

Verlagert sich dagegen fast die ganze Wuchskraft in den Blütenstand, so kommt es zu der eigenartigen Bildung des *Blumenkohls,* der nur von einigen wenigen grünen Blättern eingeschlossen ist.

Damit erschöpft sich aber die ungeheure Wandlungsfähigkeit dieser „schauspielerhaften“ Pflanze noch nicht. Sie vermag vielmehr ihre ganze

Kraft auch in den unteren, gerade aus dem Erdboden ragenden Teil des Stengels zu verlagern und diesen auf Kosten der anderen Teile zu einer dicken, saftigen Knolle auszubilden. Wir sprechen dann von *Kohlraben,* Kopfkohlrabi, Oberrübe oder Oberkohlrabi, die uns in dieser Form ein beliebtes, zartes und wohlschmeckendes Gemüse liefern. Das sind nur einige der über 100 bekannten Spielarten.

Könnten wir sie alle beschreiben und abbilden, wir ständen bewundernd vor der großen Formen- und Farbenskala, der sich dieses eigenartige Gewächs „Kohl" zur Ausbildung seiner zahlreichen Spielarten zu bedienen vermag. Wie wunderbar offenbart sich an dieser einfachen Kohlpflanze die schier unerschöpflich formende und bildende Kraft der Natur.

Nun interessiert uns hier nicht nur die große, unerklärliche Wandlungsfähigkeit der äußeren Form des Kohls, sondern vor allem seine Nähr- und etwa vorhandene Heilkraft.

Wirkungsweise und Verwendung

Vor einiger Zeit fand man (Prof. Dr. *A. I. Virtanen,* Helsinki) in verschiedenen Kohlsorten und anderen Brassica-Arten biologisch recht aktive Stoffe, die die Schilddrüse beeinflussen, nämlich organische Rhodanverbindungen (z. B. Benzylrhodanid) und die schwefelhaltige Substanz Goitrin. Benzylrhodanid wurde kristallin isoliert. Es hemmt (im Tierversuch) die Jodaufnahme der Schilddrüse. Das Goitrin besitzt eine ebenso große schilddrüsenhemmende Wirkung wie das moderne gegen Schilddrüsenüberfunktion verwendete Chemotherapeutikum Propylthiouracil. Es wurde bereits (von *Kreul* und *Kiesuara)* eine sehr empfindliche Methode entwickelt, um in grünen Pflanzenteilen den Goitringehalt mengenmäßig zu bestimmen. Kohlsaft ist also diätetisch bei Schilddrüsenüberfunktion zu verwenden; jedoch – soweit das bis heute zu beurteilen ist – nicht beim Kropf ohne Überfunktion, weil hier sogar eine kropfbildende Wirkung zustande käme (Kohl-Kropf). Kropfkranke müssen vielmehr alle Kohlarten in ihrer Kost meiden!

Die Betrachtung der Nähr- und Inhaltsstoffe der Kohlarten sagt uns zunächst, daß wir es mit an Nährstoffen und damit auch an Kalorien sehr armen Nahrungsmitteln zu tun haben, die aber erfahrungsgemäß recht gut sättigen. Diese Eigenschaft können wir in der *Fettsuchtdiät* verwerten, wenn das Gemüse ohne Kalorienträger, wie Fett oder Mehl, zubereitet wird, was durchaus möglich ist. Die Kohlarten mit zarten Zellwänden, wie Blumenkohl und Kohlrabi, lassen sich andererseits mit Rahm, Ei oder Fett zubereitet zur Auffütterung abgemagerter oder schlecht essender Kranker wohl verwerten.

Wie die anderen Blattgemüse, so sind auch die Kohlarten für *Zuckerkranke* eine vorzüglich geeignete Nahrung, da der Kohlenhydratgehalt auffallend gut vertragen wird, wahrscheinlich, weil insulinähnlich wirkende Hilfsstoffe die Verwertung erleichtern.

Für den gesunden Menschen ist der Kohl seit dem Altertum immer ein wichtiges und abwechslungsreiches Nahrungsmittel gewesen, und das ist er auch heute noch. Es kann gar nicht genügend betont werden, daß Gemüse – also hauptsächlich alle Kohlarten –, Salate, Getreide, Baumfrüchte und Milchprodukte in einfacher und natürlicher Zubereitung stets die Grundlage einer gesunden Ernährung waren und stets bleiben werden. Wenn im Hinblick auf die chemische Zusammensetzung der Kohlarten häufig verächtlich darauf hingewiesen wird, daß sie eiweißarm, nährstoffarm, schlecht bekömmlich, schwer verdaulich, schlecht nützbar, kalorienarm und für den Darm belastend seien und Blähungen verursachen, so kann dazu nur gesagt werden, daß das ein Vorurteil aus einem einseitigen und daher trügerischen chemischen Gesichtswinkel heraus ist. Gerade die Forschungen der letzten Jahre über die pflanzlichen Wuchs- und Hemmstoffe, die Pflanzenhormone, Spaltstoffe (Enzyme) und Sexualstoffe lassen erkennen, daß wir uns bisher ein völlig unzureichendes Bild von den ungeheuren Kräften der pflanzlichen Lebensmittel gemacht haben. Sie lassen es ferner geraten erscheinen, gerade auch den Gemüsen in ihrer natürlichen, unveränderten Form, also als Frischkost, größte Beachtung zu schenken. Die den Gemüsen, insbesondere den Kohlsorten, häufig nachgesagten negativen Eigenschaften kommen nur zustande, wenn sie in der „besseren" und „gut bürgerlichen" Küche durch Abkochen, Weichkochen mit Natron, Blanchieren, Versalzen und durch das „Andicken" mit Mehlschwitzen oder das Versetzen mit Fleischextrakten und fetten Soßen denaturiert und völlig entwertet werden.

Blatt-, Stengel- und Sproßgemüse

In einfachster Form, teilweise als Rohkost zubereitet, teilweise mit wenig Fett gedünstet, bilden unsere Kohlsorten, in mäßigen Mengen genossen, eine wichtige Schutznahrung für jung und alt.

Die Heilwirkung des Kohlsaftes

Kohlsaft kann bereits eine medizinische Bedeutung für sich in Anspruch nehmen. Der amerikanische Arzt Dr. *Carnett Cheney* (Stanford-Universität) veröffentlichte mehrere wissenschaftliche Arbeiten über die Behandlung von *Magen- und Zwölffingerdarmgeschwüren* mit Kohlsaft. Er gewann den Saft durch Zentrifugieren von frischem Kohl und verabreichte 4–5mal täglich 200–250 ccm des frischen Saftes. Er berichtete, daß mit dieser Behandlung in der Regel innerhalb von fünf Tagen Schmerzfreiheit zu erzielen sei und die Geschwüre in ungefähr 14 Tagen heilten. Dr. *Cheney* führt die Wirkung hauptsächlich auf einen noch nicht erkannten Stoff zurück, den er Vitamin U nennt. Dieses noch fragliche Vitamin U sei im Kohlfett enthalten und finde sich vermutlich auch in Petersilie, Salat, Sellerie, Eiern und roher Milch. Hitze und Welken zerstöre den Stoff.

Die Schweizer Ärzte *Strehler* und *Hunziker* prüften die Behandlung des Geschwürleidens mit Kohlsaft nach. Sie gaben allerdings neben einem Liter Kohlsaft täglich bei sonst leichter Grundkost auch noch einen Liter mit etwas Rahm und Eiern angereicherten Bananenbrei. Sie erreichten mit dieser Kostform bei Kranken mit *Magenschleimhautentzündung* (Gastritis) und *Magengeschwür (Ulcus ventriculi)* keine heilungsbeschleunigende Wirkung des Vitamins U (Anti-Ulcus-Faktor). Bei Kranken mit *Zwölffingerdarmgeschwüren (Ulcus duodeni)* und geschwürigen *Dickdarmentzündungen (Colitis ulcerosa)* fanden sie die Verkürzung der Heilungsdauer jedoch bestätigt. Die Abheilung bei Zwölffingerdarmgeschwüren dauerte durchschnittlich drei Wochen, in einem Falle nur sechs Tage. Die Erfolge dieser Ärzte bei der sehr schwer zu heilenden Dickdarmentzündung sind besonders aufschlußreich und werden weitere Beobachtungen veranlassen.

In der Krankenkost sind, wie oben bereits angedeutet, die diätetischen Besonderheiten der einzelnen Kohlsorten zu berücksichtigen. So gibt man Magen- und Darmkranken natürlich nur die zarteren Sorten, wie junge Kohlrüben und Blumenkohl, während die an Darmträgheit oder chronischer Stuhlverstopfung Leidenden die größeren, darmwandreizenden Sorten, wie Grünkohl und Rosenkohl, als Wohltat empfinden werden, wenn sie nicht gerade eine völlig entartete Darmbakterienbesiedlung aufweisen, wobei dann viel eher ein Säuerungsprodukt des Weißkohls in roher oder auch gekochter Form oder als Saft angebracht wäre.

Blumenkohl – das bekömmlichste Kohlgemüse

Der Blumenkohl wird wegen seiner Milde, seines Wohlgeschmacks und seiner guten Bekömmlichkeit sehr geschätzt und zählt zu den feineren Gemüsearten. Er läßt sich, kühl gelagert, mehrere Tage gut aufbewahren. Vor der Verwendung ist es zweckmäßig, den ganzen Kohlkopf mit dem Strunk nach oben etwa eine halbe Stunde in kaltes Salz- oder Essigwasser zu legen. Meist kann man damit kleine Raupenwürmchen oder Insekten entfernen. Dennoch ist es ratsam, beim Zerschneiden jedes Röschen nachzusehen.

Der Blumenkohl unterscheidet sich mit seinen Nähr- und Wirkstoffen kaum von den anderen Kohlsorten, doch kann man ihn als guten und vielseitigen Vitamin- und Spurenstofflieferanten bezeichnen. Das macht ihn neben seiner vielseitigen Verwendbarkeit für die Normalkost auch für eine Diätkost recht wertvoll, zumal er seltenere Spurenstoffe und Vitamine (z. B. Zink, Fluor, Jod, Vitamin K, A, E) in genügender Menge enthält.

Hauptwirkstoffe in 100 g Frischsubstanz

Eiweiß	2,5 g	Vitamin A	55 I. E.
Fett	0,3 g	Vitamin B_1	0,11–0,15 mg
Kohlenhydrate	3,9 g	Vitamin B_2	0,10 mg
Natrium	16 mg	Vitamin B_6	0,20 mg
Kalium	330 mg	Niacin	0,60 mg
Kalzium	20 mg	Vitamin C	70 mg
Magnesium	7 mg	Vitamin E	0,15 mg
Phosphor	54 mg	Vitamin K	3,60 mg
Eisen	0,60 mg		
Kupfer	0,14 mg	Kalorien	28
		Joule	117

Die Volksmedizin verwendet eine Abkochung der Blumenkohlblätter (4–6 Blätter auf 1 Liter Wasser, 10 Minuten kochen lassen) gegen Heiserkeit und Entzündungen der Bronchialschleimhaut. Da sich in dem Kohlwasser neben den übrigen wasserlöslichen Substanzen auch Schwefel findet, ergibt sich auch eine günstige Beeinflussung der Darmschleimhaut.

Nach akuten Erkrankungen, auch des Magen-Darm-Kanals, gehört er neben Spargel und Möhren wieder zu den ersten, gut bekömmlichen Gemüsen. Das gilt auch für Diabetiker.

Blumenkohl eignet sich als Rohkost (Blumenkohlsalat) oder Gemüse, und zwar gedünstet, gebacken oder überbacken. Er ist in jeder Form leicht anzurichten und bildet eine wertvolle Nahrung für den Gesunden. Diätetisch gesehen ist er bestens geeignet für Rekonvaleszenten, Magen-Darm-Kranke sowie bei Nieren- und Kreislaufstörungen. Bei Schilddrüsenüberfunktion ist er wegen seines Jodgehaltes besser zu meiden.

Bei der Zubereitung als Gemüse sollte man den Blumenkohl nur dünsten und auf eine dicke holländische Soße verzichten. Passende Gewürze sind Basilikum, Salbei, Thymian, etwas Paprika und viel Petersilie.

Blumenkohlanbau im Garten lohnt sich, wenn guter Boden vorhanden ist und für genügend Feuchtigkeit gesorgt werden kann.

Broccoli mit hohem Vitamingehalt

Diese besonders in den USA viel verlangte Kohlart gilt als Vorstufe des Blumenkohls. Broccoli *(Brassica oleracea)* wird wegen seines Wohlgeschmacks und wegen der guten Bekömmlichkeit auch bei uns immer beliebter. Die im Unterschied zum Blumenkohl viel lockerer stehenden Köpfe sind grün bis violett gefärbt und sitzen auf 10–20 cm langen Stengeln. Im Vergleich zum Blumenkohl ist der Nähr- und Wirkstoffgehalt teilweise wesentlich höher, vor allem bei den Vitaminen A und C. Der Vitamin-C-Gehalt reicht mit 114 mg an den der Petersilie und des Paprika heran.

Neben dem ausgezeichneten Vitamingehalt zeigt die Tabelle auch, daß Broccoli ein wichtiger Mineralstofflieferant ist und außer hohen Anteilen an Kalzium, Magnesium und Schwefel auch ein vorzügliches, diätetisch wertvolles Verhältnis zwischen einem hohen Kalium- und einem niedrigen Natriumgehalt aufweist. Diese Zusammensetzung erleichtert bei Herz- und Nierenkranken die Entwässerung. Herz-, Nieren- und Stoffwechselkranken kann daher reichlicher Broccoli-Genuß nachdrücklichst empfohlen werden.

Hauptwirkstoffe in 100 g Frischsubstanz

Eiweiß	3,6 g	Vitamin A	2500 I. E.
Fett	0,3 g	Vitamin B_1	0,10 mg
Kohlenhydrate	5,9 g	Vitamin B_2	0,21 mg
Natrium	13 mg	Vitamin B_6	0,17 mg
Kalium	464 mg	Niacin	1 mg
Kalzium	105 mg	Vitamin C	114 mg
Magnesium	24 mg	Vitamin E	0,270 mg
Phosphor	82 mg		
Eisen	1,1 mg	Kalorien	32
Schwefel	137 mg	Joule	134

Einem Broccoli-Anbau im Garten stehen auch in unserem Klima keine Schwierigkeiten entgegen. Saatgut ist in jeder guten Samenhandlung zu bekommen. Die Ansprüche an Boden und Düngung entsprechen denen des Blumenkohls. Wegen der hohen Wuchsfreudigkeit der Pflanzen können zwei bis drei Ernten im Jahr erreicht werden.

Broccoli ist auch zu jeder Jahreszeit in bester Qualität aus der Kühltruhe zu kaufen. Nach dem Auftauen genügt eine Garzeit von acht Minuten. Ohne vorheriges Auftauen benötigt man nach kurzem Aufkochen eine Garzeit von zehn Minuten im geschlossenen Topf.

Die Zubereitung in der Küche entspricht der des Blumenkohls. Alle Blumenkohlrezepte können auch für Broccoli angewendet werden. Man kann die grünen Stengel auch wie Spargel behandeln.

Chinakohl wächst auch in unseren Breiten

Der Chinakohl *(Brassica chinensis* oder *pekinensis),* auch Chinasalat genannt, ist ein wohlschmeckendes zartes Gemüse. Die Pflanze ist in China beheimatet, wird aber neuerdings auch bei uns in zunehmendem Maße angebaut. Die zarten, schmalen Blätter bleiben locker um die Mitte angeordnet, eine eigentliche Kopfbildung kommt nicht zustande. Chinakohl wächst auch in unserem Klima leicht und schnell, benötigt aber extra geschützte Lagen und muß gut feucht gehalten werden. Es gibt in Samenhandlungen mehrere Sorten, die sich für den Anbau im Garten eignen.

Der Gesundheitswert des Chinakohls liegt – wie bei den anderen Kohlarten – in seinem Vitamin- und Mineralstoffgehalt. Seine Wirkstoffe entsprechen etwa denen des Weißkohls. Er hat auch für die Chinesen dieselbe Bedeutung wie für uns der Weißkohl. Besonders hochwertig ist aber auch das Blatteiweiß, das fast 2 % des Blattes ausmacht. Die untenstehende Tabelle gibt einen Überblick über den Nähr- und Wirkstoffgehalt.

In der Küche kann der Chinakohl vielseitig zubereitet werden. So verwendet man die zarten Blätter zu Salatplatten. Als Rohkost mischt man die in feine Streifen geschnittenen Blätter mit gewiegten Zwiebeln und gibt eine Salatsoße hinzu, in der Würzkräuter wie Zitronenmelisse, Borretsch, Dill, Estragon, Petersilie und Schnittlauch nicht fehlen dürfen. Natürlich kann man den Chinakohl auch zu anderen Rohkostmischungen verwenden, so mit geriebenen Möhren und Äpfeln oder mit Gurke, Gemüsepaprika, Kräutern, Zwiebeln und Salatsoße.

Wie alle anderen Kohlarten läßt sich der Chinakohl auch als Gemüse verwenden. Wenn man die Blätter zu Salat verarbeitet und die starken hellen Rippen übrigbleiben, kann man diese wie Spargel zubereiten und mit zerlassener Butter oder Pflanzenmargarine und gerösteter Petersilie zu Tisch geben.

Man sollte den Chinakohl, eine längliche schlanke Staude, für die Zubereitung als Salat in Streifen von höchstens 1 cm Breite schneiden. In Haushaltsfolie gepackt, hält sich die Staude im Kühlschrank etwa zehn Tage; ein Salat, den man auch blattweise verbrauchen kann.

Hauptwirkstoffe in 100 g Frischsubstanz

Eiweiß	1,2 g	Vitamin A	135 I. E.
Fett	0,3 g	Vitamin B_1	0,03 mg
Kohlenhydrate	2,0 g	Vitamin B_2	0,04 mg
Natrium	6,7 mg	Niacin	0,04 mg
Kalium	202 mg	Vitamin C	36 mg
Kalzium	40 mg		
Magnesium	11 mg	Kalorien	16
Eisen	0,6 mg	Joule	67

Grünkohl – der „Star" unter den Kohlarten

Der Grünkohl nimmt unter den Kohlarten eine erstrangige Stellung ein, ist er doch mit Nähr- und Wirkstoffen am besten ausgestattet. Er ist zugleich anspruchsloser als jede andere Kohlart, aber nur im nord- und westdeutschen Raum stärker verbreitet. Gewiß, er ist ein etwas gröberes Gemüse, aber dafür steht er uns auch weit in den Winter hinein zur Verfügung. Die ersten Fröste schaden ihm nicht, im Gegenteil, er gewinnt dadurch an Zartheit und Bekömmlichkeit.

Grünkohl, auch Winterkohl, Braun-, Blatt- oder Pflückkohl genannt, wird auf dem Markt mit Strunk, als Blatt mit Rippen, aber ohne Strunk oder als Blatt ohne Rippenteile angeboten. Das ganze Jahr über ist er auch ständiger Vertreter in der Tiefkühltruhe.

Der Nähr- und Wirkstoffgehalt ist großartig. Grünkohl ist sozusagen der „Star" der Tabelle (siehe Seite 187). Die Blätter sind reich an dem grünen Blattfarbstoff Chlorophyll und daher auch an Magnesium, das den zentralen Bestandteil des Chlorophyll-Moleküls bildet. Aber auch die anderen Mineralien sind reichlich vertreten, besonders Kalium, Kalzium und Mangan. Die Vitaminwerte des Grünkohls überragen großenteils die aller anderen Kohlarten, vor allem ist der Vitamin-A- und Vitamin-C-Gehalt beträchtlich. Der Grünkohl kann sich mit Spinat und Mangold messen. Man möchte daher sagen, wenn Spinat und Mangold gehen, muß der Grünkohl kommen.

Das Wirkstoff-Spektrum zeigt den hohen Wert des Grünkohls für die Kinderernährung. Der hohe Kaliumgehalt läßt sich diätetisch zur Wasserentziehung bei Kreislaufstauungen und anderen ödematösen Aufquellungen verwenden.

Der etwas strenge, aber herzhafte Geschmack des Grünkohls wird durch einen reichlicheren Fettzusatz, am besten in Form von Olivenöl, gemildert. Der Zusatz sollte erst nach dem Dünsten erfolgen. Das Vitamin A wird auch besser aufgenommen, wenn Fett vorhanden ist.

Wegen der Härte der Blätter eignet sich Grünkohl nicht als Rohkost. Selbst die *Kohlkeimchen,* die im zeitigen Frühjahr aus den abgeernteten, stehengebliebenen Strünken sprießen, werden als erstes grünes Gemüse wie Spinat zubereitet. Man bezeichnet sie auch als Kohlsprossen.

Kohlrabi – vielseitig verwendbar

Der alte Name Stengelrübe deutet noch an, daß die Knolle lediglich einen verdickten Stengel darstellt. Die verschiedenen Sorten haben unterschiedliche Entwicklungszeiten. Sorten mit kurzer Entwicklungszeit sind bei rechtzeitiger Ernte sehr zart. Bei zu später Ernte verholzen die Knollen. Man sollte sie nach der Ernte nicht zu lange aufheben, weil sie auch dann noch holzig werden können. Kohlrabi kommt in unterschiedlichen Farben – weiß und lila – vor. Sie haben für die Qualität keine Bedeutung. Die weißen haben meist die kürzere Entwicklungszeit, verholzen aber auch schneller als die lilafarbenen Knollen.

Blatt-, Stengel- und Sproßgemüse

Nach Möglichkeit verwendet man nicht nur die Knollen, sondern auch die Blätter, soweit sie noch zart sind. Prof. *Schuphan* hat nachweisen können, daß die Kohlrabi*blätter* hinsichtlich der ernährungsphysiologisch wichtigen Bestandteile, vor allem Karotin, Vitamin C, Kalzium, Phosphor und Eisen, der Knolle weit überlegen sind. Die Werte liegen meist doppelt so hoch wie in der Knolle. Der Nähr- und Wirkstoffgehalt der Knolle ist aus der Tabelle auf Seite 187 zu ersehen.

Der Gehalt der Knolle an Magnesium scheint mit 48 mg zwar recht hoch; es wird aber kaum bedacht, daß der tägliche Magnesiumbedarf mindestens 500 mg beträgt. Durch die übliche Kost wird er daher nur selten gedeckt. Die Zufuhr von Magnesium ist jedoch wichtig zur Verhütung von Arteriosklerose und Krebs. Hochwertige Magnesiumträger sind daher in der Nahrung notwendig.

Bei der Zubereitung in der Küche verwendet man die zarteren mittelständigen Blätter zu den Knollen. Die älteren können als Gemüse gedünstet werden.

Fein geraspelt sind die Knollen als *Rohkost* zu gebrauchen, die man mit Zwiebeln, Salattunke und gewiegten (feingehackten) Küchenkräutern zubereitet. Auch in *Mischsalaten* ist Kohlrabi mit Gurke, saurer Gurke, Meerrettich, Zwiebel und Küchenkräutern gut zu verwenden. Jeder Hausfrau ist geläufig, Kohlrabi in Stiftchen geschnitten als Gemüse zuzubereiten. Beliebt sind auch gebackene Kohlrabischeiben.

Kinder knabbern Kohlrabi am liebsten roh aus der Hand.

Rosenkohl – das wohlschmeckende Wintergemüse

Zum Spätherbst und Winter kommt der Rosenkohl auf den Markt. Mit recht erfreut er sich großer Beliebtheit. Er zählt nicht nur zu den feinsten Gemüsearten, er ist auch sehr bekömmlich und reich an wertvollen Stoffen. Er enthält vor allem 4,7% hochwertiges Pflanzeneiweiß, wenig Natrium, aber sehr viel Kalium, viel Eisen, Vitamin B_1 und sehr viel Vitamin C (104 mg), alles Stoffe, die wir im Winter besonders gut gebrauchen können (siehe Tabelle Seite 187).

Wie beim Grünkohl, so kann auch der Rosenkohl etwas Frost vertragen. Das Zellgewebe wird weicher, und durch den Anstieg des Zuckergehaltes geht auch der strenge Geschmack fast verloren. Stärkerer Frost würde jedoch den Vitamin-C-Gehalt verringern. Nach der Ernte sollte man die Röschen nicht zu lange aufheben.

Wegen des hohen Gesundheitswertes ist zu empfehlen, Rosenkohl im Spätherbst und zu Beginn des Winters öfter auf den Tisch zu bringen. Auch auf der Rohkostplatte sollte man ihn nicht fehlen lassen, ganz davon abgesehen, daß er sie hübsch verziert.

Rotkohl auch für den kranken Magen

Der Rotkohl ist nicht nur mit dem Weißkohl nahe verwandt, er enthält etwa das gleiche Spektrum an Nähr- und Wirkstoffen, die in durchschnittlicher Höhe vorhanden sind. Rotkohl, Weißkohl und Wirsingkohl machen zusammen ein Drittel unserer gesamten Gemüseproduktion aus und haben den Vorteil, in schweren Böden und bei guter Luftfeuchtigkeit (z. B. in Schleswig-Holstein) hohe Erträge zu liefern. Da sie auch ohne wesentliche Qualitätseinbuße gut lagerfähig sind, kann man sie das ganze Jahr über erhalten. Diese drei Kopfkohlarten haben ein etwas derbes Zellgefüge; sie sind daher schwerer verdaulich. Die Verdaulichkeit läßt sich aber durch Zugabe von Bohnenkraut, Majoran, Pfefferkraut, Kümmel und Borretsch wesentlich verbessern. Von Bedeutung ist der verhältnismäßig hohe Vitamin-C-Gehalt von 50 mg in 100 g Frischsubstanz. Auch Kalium und Phosphor sind reichlich vorhanden. Eine genaue Übersicht über den Nähr- und Wirkstoffgehalt findet sich auf Seite 187.

Fein geraspelt, gestampft, mit einer guten Salatsoße vermischt und abgeschmeckt mit etwas Honig und einer abgeriebenen Zitronenschale erhält man eine wohlschmeckende *Rohkost*.

Am meisten wird Rotkohl als *Gemüse* zubereitet. Hierbei gibt man gern einen sauren Apfel, ein paar Gewürznelken und Kümmel hinzu.

Weißkohl in der Diabetiker-Kost

Weißkohl ist nicht nur ein beliebtes Volksnahrungsmittel, er steht auch, dank der guten Lagerfähigkeit, das ganze Jahr über zur Verfügung. Wie einige andere Kohlarten, so hat auch der Weißkohl ein etwas derberes Zellgefüge. Man hat deshalb lange gemeint, die Kohlarten seien für Magen- und Darmkranke weniger geeignet. Heute läßt sich eher das Gegenteil sagen, nachdem man die große vorbeugende und heilende Kraft der sogenannten *Ballaststoffe* erkannt hat. Die Zellstrukturen gehören nämlich zu den Ballaststoffen, die heute auch *Faserstoffe* genannt werden.

Gerade die gröberen Zellstrukturen zwingen uns zum sorgfältigen Kauen und Einspeicheln. Das Gebiß, die Kaufunktion, die Speichelbildung, die Geschmackswahrnehmung und die Reflexwirkung vom Mund auf die tiefer liegenden Verdauungsorgane kommen durch gutes Kauen wieder wunderbar zur Geltung. Das bedeutet auch einen Anreiz für die Dünndarmarbeit sowie die Funktion der Bauchspeicheldrüse und der Leber.

Blatt-, Stengel- und Sproßgemüse

Schließlich kommt auch der träge Dickdarm wieder in Bewegung, wodurch eine chronische Verstopfung nach einiger Zeit völlig behoben wird und Darmausstülpungen (Divertikulosen) gebessert werden. Anfänglich kann dafür auch gesäuerter Weißkohl, also Sauerkraut, verwendet werden (siehe Seite 187).

Da Weißkohl natrium*arm*- und kalium*reich* ist, vermag er überschüssige, insbesondere durch Kochsalzmißbrauch hervorgerufene Wassermengen aus dem Körpergewebe zu entziehen. Am besten wirkt er hierbei als *Rohkost.*

Die Kohlenhydrat- und Kalorienarmut befähigen den Weißkohl in den verschiedensten Zubereitungen für die Diabetiker- und Fettsuchtdiät.

Beachtlich ist auch der *Jodgehalt* von 5,2 μg (Mikrogramm) in 100 g Frischsubstanz. Schilddrüsenunterfunktion wird durch Weißkohl günstig beeinflußt, bei echter Schilddrüsenüberfunktion muß ärztlicher Rat eingeholt werden, ob die jodhaltigen Kohlsorten gemieden werden müssen. Rohkost kann auch in diesem Falle ein bedeutender Arzneifaktor sein.

In der Küche läßt sich Weißkohl, ebenso wie Rotkohl, allein oder in vielfältigen Zusammenstellungen als *Rohkost* verwenden. Er muß nur möglichst fein geraffelt sein.

Die Verarbeitung als *Gemüse* allein oder in Kombination mit Kartoffeln (Eintopf), Tomaten, Möhren oder anderen Gemüsen unter Zugabe entsprechender Gewürze ist jeder Hausfrau geläufig.

Sauerkraut als Nahrungs- und Heilmittel

Nicht nur in Deutschland, sondern in vielen zivilisierten Ländern wird das *Sauerkraut als Nahrungsmittel* sehr geschätzt. Bei uns kann man es sogar als Nationalgericht betrachten. Der Weißkohl, aus dem das Sauerkraut bereitet wird, findet sich zum allergrößten Teil nur noch in Deutschland. Das Verfahren, das Kraut für den Winter haltbar zu machen, ist aus den Klosterhaushaltungen, die den Kohl aus den romanischen Ländern übernommen hatten, ins Volk gedrungen. Mit dem Sauerkraut war übrigens die erste natürliche Konserve geschaffen. Hervorragende Vertreter der Medizin und der Naturheilkunde sind sich darin einig, daß wir es beim Sauerkraut mit einem vorzüglichen, allseits beliebten, vor allem gesunden und nahrhaften Volksnahrungsmittel zu tun haben, das gerade in der kalten Jahreszeit als eine wertvolle Bereicherung des Küchenzettels angesehen werden muß.

Verwendung

Aber auch sein arzneilicher Wert ist nicht unbeachtet geblieben. Nach unserer heutigen Erkenntnis vermag das Sauerkraut als *Vorbeugungs- und Heilmittel* bei einer Reihe von Krankheiten zu wirken. Als *Cook* im 18. Jahrhundert seine Weltumseglung durchführte, hatte er seinen Erfolg wohl zum großen Teil seiner gesund gebliebenen Mannschaft zu verdanken, der er öfters in der Woche Sauerkraut verabreichte, so daß sie auf diese Weise vom Skorbut verschont blieb. Die Verhütung des Skorbuts und auch seine Heilung beruhen auf dem hohen Gehalt des Sauerkrautes an Mineralien und Vitaminen, vor allem an Vitamin C.

Kneipp hat stets nachdrücklich auf den gesundheitlichen Wert dieses Nahrungsmittels hingewiesen und einmal in einem Vortrag über die „Heilkraft des Sauerkrautes“ folgendes gesagt: „Es ist ein großer Irrtum, sich vom Genuß des Sauerkrautes dann zu enthalten, wenn saure Speisen verboten werden, da im Gegenteil gerade seine spezielle Wirkung auf den Magen zur Förderung einer guten Verdauung eine außerordentliche ist. Es leitet die krankhaften faulen Säfte und Gase aus, wirkt heilend auf vorkommende Magengeschwürchen, stärkt die Nerven und unterstützt die Blutbildung in bedeutender Weise, so daß mancher seine blasse Gesichtsfarbe gerade infolge Genusses des Sauerkrautes einem gesunden Aussehen weichen sieht. Viele sind der Ansicht, Sauerkraut erzeuge falsche Magensäure, doch ganz mit Unrecht; man genieße es mäßig, ohne viel dabei zu trinken, und die Erfahrung wird bald das Gegenteil beweisen.“

Hauptwirkstoffe in 100 g Frischsubstanz

Eiweiß	1,5 g	Vitamin A	30 I. E.
Fett	0,3 g	Vitamin B_1	0,027 mg
Kohlenhydrate	4,0 g	Vitamin B_2	0,050 mg
Natrium	355 mg	Niacin	0,200 mg
Kalium	290 mg	Vitamin C	20 mg
Kalzium	48 mg		
Phosphor	43 mg	Kalorien	26
Eisen	0,6 mg	Joule	109

Prof. *Hartmann* empfahl in einer medizinischen Zeitschrift *rohes Sauerkraut* zur Säurekost *bei septischen Wunden.* Der bekannte Chirurg Prof. *Sauerbruch* bestätigte die Wahrnehmung, daß Wunden nach Operationen bei

Genuß von rohem Sauerkraut auffallend schnell und gut heilen. Das heilsame Prinzip im Sauerkraut ist wahrscheinlich der hohe Gehalt an natürlicher Milchsäure, über deren günstige Wirkung gerade bei weitverbreiteten Leiden, wie *Arterienverkalkung, Rheuma, Gicht und Leberleiden,* manches zu sagen wäre.

Häufig macht man das Fehlen des Vitamins C in der Frühjahrsernährung mitverantwortlich für das Auftreten der sogenannten *Frühjahrsmüdigkeit.* Außer dem Fehlen des Vitamins C ist auch die Schlackenanhäufung vom Winter in den Körpergeweben schuld an der Frühjahrsmüdigkeit. Die Schlacken werden im Frühjahr aus den Geweben gelöst, überschwemmen das Blut und verursachen bis zur Ausscheidung Müdigkeit, Unlust und allgemeine körperliche Schwäche. Ein wirksames Mittel zur Abkürzung des Prozesses ist neben einem Blutreinigungstee das Sauerkraut. Es muß aber roh, vielleicht als Salat mit heißem Öl, Zwiebeln und Knoblauch angerichtet, gegessen werden.

Sauerkraut vermag aber noch mehr. Dr. *Roemer* schrieb von einem 44jährigen Patienten mit schweren *Asthmaanfällen,* die seit Jahren vielen Behandlungsversuchen trotzten. Nach Einleitung einer Kur, bestehend aus pflanzlicher Kost und viel rohem, mit Zwiebeln und Knoblauch angemachtem Sauerkraut, verringerten sich die Anfälle und verschwanden bald ganz. Genauso erging es ihm bei einer Kranken mit *chronischer Stuhlverstopfung* und *Ischias,* die gesundete, nachdem sie wochenlang täglich ein Pfund Sauerkraut zu sich genommen hatte. Diese Wirkungen beruhen auf dem Milchsäure- und Cholingehalt des Sauerkrautes.

Und noch eine Tatsache muß angeführt werden: Sauerkraut hat sich bewährt als Nahrungsmittel bei *Zuckerkranken.* In größeren Mengen genossen, ist vielfach eine günstige Beeinflussung des Krankheitsbildes zu beobachten.

Roher Sauerkrautsaft hat eine ganz spezielle Wirksamkeit als *Wurmmittel,* besonders gegen Spulwürmer bei Kindern. Es ist nicht nur billig, sondern im Gegensatz zu den oft giftigen Wurmmitteln völlig unschädlich. Mit Recht stellte früher Prof. *Metschnikoff* fest, daß in Gegenden, wo das meiste Sauerkraut gegessen wird, die Leute am ältesten werden.

Sehr beachtlich ist ferner die *bakterientötende Wirkung* des Sauerkrautes, und zwar besonders gegenüber Typhusbakterien, wie anläßlich der Stuttgarter Typhusepidemie im Winter 1952/53 festgestellt werden konnte. Da man bei dieser Epidemie Sauerkraut als Ansteckungsquelle in Erwägung zog, prüfte der Hygieniker *Knapp* systematisch Vorkommen und Lebensfähigkeit von Typhusbakterien im Sauerkraut. Die Untersuchungen ergaben, daß bei ausreichender Säuerung des Krautes jene Typhusbakterien, die in einwandfrei hergestelltes, verkaufsfertiges Sauerkraut eingeimpft wurden, innerhalb von sechs Stunden zugrunde gingen. Diese bakterienvernichtende Wirkung, die hauptsächlich auf dem Milchsäuregehalt des Sauerkrautes beruhen soll, verringerte sich, wenn das Kraut längere Zeit offen an der Luft stand und dadurch der Infektion mit Luft- und Fäulniskeimen ausgesetzt war. Impfte man bei Beginn der Gärung das Kraut mit Typhusbakterien, so starben sie in spätestens zwei Tagen ab.

Dieses billige, wertvolle Nahrungs- und Heilmittel verdient im Küchenplan jedes Haushaltes einen würdigen Platz. Jede Hausfrau sollte dieses würzige Kraut mindestens einmal in der Woche auf den Tisch bringen. Doch es darf nicht stundenlang gekocht werden, wenn es seinen Gehalt an Milchsäure und Vitaminen und vor allem auch an Cholin behalten soll. Auch drückt man es nicht aus und wässert es nicht; denn gerade im Saft sitzen wirksame Faktoren. Am besten legt man es nach alter Sitte selbst ein, um es immer „frisch vom Faß" zu haben; denn nur frisch entfaltet es seine heilenden Kräfte in vollem Maße.

Sauerkrautkochrezepte kennt jede Hausfrau. Wenn seine Heilkraft, die auf dem Gehalt an Vitaminen, Mineralstoffen, Milchsäure und dem Hormon der Darmbewegung (Cholin) beruht, erhalten bleiben soll, muß es *roh* genossen werden. Wir können es auch auf verschiedene Weise zubereiten. Es wird zerschnitten oder gewiegt, nachdem man den Saft ausgedrückt hat, damit er nicht in das Hackbrett eindringt oder verlorengeht. Wenn das Kraut zerkleinert ist, setzt man ihn wieder zu. Dann mischt man feingeschnittene Zwiebeln und Öl darunter. Wenn nicht Wacholderbeeren und Dill oder Kümmel mit eingemacht waren, fügt man diese vor dem Zerkleinern hinzu.

Oder man dämpft feingeschnittene Zwiebeln in Öl hellgelb und gibt sie über das Kraut. Will man es warm haben, so stellt man es in den Ofen. Es darf aber nicht heiß werden.

Man reibt oder schneidet auch Äpfel darunter und mischt das Ganze mit Schlagrahm. Schließlich kann man das Sauerkraut auch mit geriebenen roten Rüben, etwas Meerrettich und Rahm oder Öl vermischen.

Wirsingkohl bei Fettstoffwechselstörungen

Wirsing unterscheidet sich vom Weißkohl eigentlich nur durch seine etwas krausere, stark gefelderte Blattstruktur und durch seine stärkere Grünfärbung. Im ganzen ist er etwas weicher, zarter und feiner als Weißkohl, eignet sich aber trotzdem weniger als Rohkost. Um so beliebter ist er gekocht oder besser noch gedünstet.

Der Gehalt in Nähr- und Wirkstoffen weicht von dem des Weiß- und Rotkohls nur unwesentlich ab (siehe Tabelle auf Seite 187).

Der Anbau im eigenen Garten ist zu empfehlen. Es gibt frühe und späte Sorten, die bei guter Lagerung bis zum März des Folgejahres haltbar sind.

Der Eiweißgehalt des Wirsings ist wohl niedriger als bei den Kohlsorten Broccoli (3,6%), Grünkohl (4,2%) und Rosenkohl (4,7%), aber mit 3% immer noch recht erheblich. Es gibt Beobachtungen und wissenschaftliche Versuche, die gezeigt haben, daß die Zufuhr von Eiweiß durch *tierische* Nahrungsmittel den Cholesterinspiegel im Blutserum erhöht, während die Bereitstellung von Eiweiß durch *pflanzliche* Nahrungsmittel den Cholesterinspiegel deutlich senkt. Also können die genannten Kohlsorten mit ihrem Eiweißgehalt in der Diätetik der Fettstoffwechselstörungen, insbesondere bei Einlagerungen von fettähnlichen Stoffen in die Arterienwand (Atherosklerose), eine gute Aufgabe erfüllen.

Lauch (Porree) belebt den trägen Darm

Der Lauch *(Allium porrum)* stammt aus Südeuropa und wird bei uns in großer Menge angebaut. Er ist auch unter dem Namen Breitlauch, Winterlauch und Burri bekannt und zählt zur Familie der Liliengewächse (Liliazeen).

Der Hauptwirkstoff ist ein schwefelhaltiges, ätherisches Öl (Lauchöl), das u. a. Allylsulfid enthält, das eine milde Reizwirkung auf die Drüsen des Magen-Darm-Kanals, auf die Leber, Bauchspeicheldrüse und Gallenblase ausübt, den Appetit fördert und die Bildung von Gärungs- und Fäulnisprodukten verhindert. Wir haben also *eine Wirkung auf den gesamten Verdauungsapparat.*

Da das Lauchöl zum Teil wieder über die Lunge ausgeschieden wird, erleichtert es hier in Verbindung mit seinen Schleimstoffen die Absonderung aus den Luftwegen bei Bronchialkatarrhen. Wir halten also *eine Wirkung auf die Atmungswege* fest.

Weiter besitzt der Lauch harntreibende Wirkung, die auf den ätherischen Ölgehalt, auf den Kali-, Kieselsäure-, Salpeter- und Magnesiumgehalt zurückzuführen ist. Es gesellt sich demnach *eine Wirkung auf die Harnorgane* hinzu.

Nicht zu verachten ist ferner der Vitamin-C-Gehalt, besonders da uns diese Vitamin-C-Quelle auch im Winter zur Verfügung steht. Wertvoll ist schließlich das organisch gebundene Eisen, das *eine anregende Wirkung auf die Blutbildungszentren* ausübt.

Wirkungsweise und Verwendung

Als **Heilpflanze** findet der Lauch in der Medizin nur recht wenig Beachtung, obwohl gerade er Heilmittel und Nahrungsmittel zugleich sein kann. Er ist wirksam gegen *Vitamin-C-Mangelzustände, Nierenerkrankungen, Stoffwechselleiden* wie Gicht, Fettsucht und Blutgefäßentartung, hilft auch bei akuten und mehr noch bei chronischen *Bronchialkatarrhen* sowie bei *Leber-, Magen-* und *Darmerkrankungen.*

Hauptwirkstoffe in 100 g Frischsubstanz

Eiweiß	2,2 g	Vitamin A	40 I. E.
Fett	0,3 g	Vitamin B_1	0,10 mg
Kohlenhydrate	6,3 g	Vitamin B_2	0,06 mg
Natrium	5 mg	Niacin	0,50 mg
Kalium	225 mg	Vitamin C	20 mg
Kalzium	85 mg	Vitamin E	2 mg
Magnesium	15 mg		
Phosphor	4 mg	Kalorien	38
Eisen	1 mg	Joule	159

Als **Gemüse- und Salatpflanze:** Der Lauch eignet sich sowohl für eine Rohkostplatte als auch für Gemüse. Lauchgemüse ist im Frühjahr zur Blutreinigung sogar besonders zu empfehlen. Zu Lauchgemüse werden nur die Blätter verwendet.

Als **Gewürzpflanze:** Lauch ist ein sehr bekanntes und altes Suppengewürz. Man sollte es aber immer erst ganz zum Schluß zufügen, damit es nur sehr wenig mitgekocht wird. Meist braucht man es zu Kartoffelsuppen, Fleischbrühe und Tunken. Ganz frisch würzt man grüne Salate, Kartoffelsalat, Mischsalat und Quark damit. Es eignet sich auch zu Frisch- und Diätkost. Die sich im zweiten Jahr an den Wurzeln der Pflanze bildenden Brutknospen, die „Perlzwiebeln", sind, in Essig eingelegt, sehr beliebt zu Salat, Gemüse und zu Fleischspeisen.

Rhabarber zum Körperhausputz

Unter Rhabarber *(Rheum officinale)* verstand man ursprünglich den getrockneten und geschälten Wurzelstock mehrerer Arten der Gattung Rheum, die in China und Tibet heimisch sind. Die mit *Rheum officinale* bezeichnete Art liefert bei uns die Hauptmenge des Speiserhabarbers.

Die Anwendung von Rhabarber zur „Generalreinigung" im Frühjahr ist die bequemste und einfachste Form einer Frühjahrskur gerade für beruflich stark gebundene und in der Stadt wohnende Menschen. Er wurde dazu schon seit uralter Zeit in seiner chinesischen und tibetanischen Heimat verwendet. „Rha barbarum" gelangte aus der Indusgegend über das Rote Meer nach Alexandria. Bei uns blieb die Rhabarber*pflanze* bis zum Jahre 1758 unbekannt. Die getrocknete, gelbe *Wurzel* dagegen galt als kostbares Arzneimittel und wurde nur selten verordnet. Durch einen französischen Konsul in Han-kau kamen schließlich lebende Wurzeln nach Paris, während ein tatarischer Rhabarberhändler Samen nach Petersburg vermittelte. Jedenfalls wurde in der zweiten Hälfte des 18. Jahrhunderts in ganz Europa Rhabarber angebaut.

Der heutige Speiserhabarber ist aus der Vermischung verschiedener Rhabarberarten hervorgegangen, und es gibt heute kaum noch einen Hausgarten, in dem sich nicht auch einige Rhabarberstauden finden.

Wirkungsweise und Verwendung

Wir wissen heute, daß für die *anregende Wirkung* des Rhabarbers auf das *Leber-Gallen-System* und die *Drüsen des Darmkanals* nicht nur die chemisch genau bekannten „Anthrachinone", denen eine spezielle dickdarmerregende Wirkung zukommt, verantwortlich sind, sondern ebenso auch die Vorstufen der Anthrachinonkörper, die Glykoside, das sind zuckerartige Körper, die bei längerer Lagerung oder auch in der Wärme durch Fermente in eine Zuckerart und in Anthrachinone zerfallen. Die Wirkung der weiteren Bestandteile, wie Gerbstoffe, Pektin, Gummi, Glukose, Fruktose, Stärke, Phytosterin, Spuren ätherischer Öle, Enzyme, viel Aschenbestandteile und besonders Apfel-, Zitronen- und Oxalsäure, tritt den eben erwähnten Stoffen gegenüber zurück. Nierenkranke und Steinleidende oder zu Steinleiden neigende Personen sollten mit dem Genuß aller Rhabarberspeisen sehr vorsichtig sein. In allen anderen Fällen können die Kompotte zu Mehl- und Süßspeisen, die Aufläufe, Rhabarberkuchen und -marmeladen sehr erfrischen und auch dem Kranken willkommene Abwechslung bringen. In Stücke geschnitten, in sterile Flaschen oder Krüge gefüllt und mit Wasser übergossen, hält sich Rhabarber den ganzen Winter frisch.

Hauptwirkstoffe in 100 g Frischsubstanz

Eiweiß	0,6 g	Vitamin A	200 I. E.
Fett	0,1 g	Vitamin B_1	0,027 mg
Kohlenhydrate	4,0 g	Vitamin B_2	0,030 mg
Natrium	3 mg	Vitamin B_6	0,035 mg
Kalium	290 mg	Niacin	0,100 mg
Kalzium	44 mg	Vitamin C	13 mg
Magnesium	33 mg	Vitamin E	0,2 mg
Phosphor	30 mg		
Eisen	0,6 mg	Kalorien	20
Oxalsäure	400–700 mg	Joule	84

Während des Krieges war eine Zeitlang die Frage der Verwendung von Rhabarber*blättern* akut. Wir müssen vorsorglich von ihrer Verwendung als Gemüse wegen des ziemlich hohen Oxalsäuregehaltes abraten, zumal während der gleichen Zeit zahlreiche ungefährliche Wildgemüse und -salate verfügbar sind. Ganz anders steht es mit der Verwendung der Blattstengel als Kompott, das sich nach wie vor großer Beliebtheit erfreut und das trotz der auch diesem innewohnenden Oxalsäure praktisch kaum nachteilige Folgen zeitigte. Man empfindet vielmehr die leicht abführende Wirkung des Rhabarbers (roh und gekocht) als wohltuende Erleichterung und Frühjahrsreinigung.

Spargel treibt das Wasser aus

Botanisch gesehen stellt der Spargel *(Asparagus officinalis)* aus der Familie der Liliengewächse (Liliazeen) eine ungefähr 1 m hoch werdende, winterharte Staude mit holzigem Wurzelstock dar. Das, was wir als ausgesprochen kostbares Frühlingsgemüse in den Geschäften kaufen, sind eigentlich nur die jungen Triebe des vielverzweigten Wurzelstockes, deren anfängliche Anzucht immerhin drei Jahre in Anspruch nimmt. Die jungen Wurzelsprossen dienen heute wie früher der Zubereitung wohlschmeckender Gemüse und Salate.

So alt wie die Kultur des Spargels ist aber wohl auch die Beobachtung der *harntreibenden Wirkung* der jungen Wurzelsprossen und damit ihre medizinische Bedeutung. Diese hat sich über alle Zeiten erhalten, denn noch heute spielt der Spargel seine Rolle in der Diät nicht nur des Nierenkranken.

Hauptwirkstoffe in 100 g Frischsubstanz

Eiweiß	1,9 g	Vitamin A	500 I. E.
Fett	0,1 g	Vitamin B_1	0,11 mg
Kohlenhydrate	2,9 g	Vitamin B_2	0,12 mg
Natrium	4 mg	Vitamin B_6	0,60 mg
Kalium	210 mg	Niacin	1,0 mg
Kalzium	20 mg	Vitamin C	20 mg
Magnesium	20 mg	Vitamin E	2,5 mg
Phosphor	45 mg		
Eisen	1 mg	Kalorien	20
		Joule	84

Aus dieser Tabelle ersehen wir eine große Kalorien-, vor allem auch Eiweißarmut, wie überhaupt eine Geringwertigkeit an allen Massenstoffen. Weich gekocht und ohne Zugabe einer Buttersauce ist Spargel für die Diät der Fettsüchtigen zu verwerten. Bereitet man jedoch den Spargel mit hochwertigen Kalorienträgern zu, wie Butter, Ei, Rahm oder Mehl, so wird er damit Bestandteil der Kost für Unterernährte und Rekonvaleszenten oder der Mastkur.

Der geringe Kohlenhydratgehalt läßt sich auch für den *Zuckerkranken* verwerten, der den Spargel mit Butter, Rahm oder Ei vorzüglich anreichern und so zu einer hochwertigen Diabetikerkost gestalten kann.

Die unverdauliche Zellulose wirkt darmreizend und als Füllmaterial. Sie beschleunigt daher die Arbeit des Dickdarms, was wiederum dem Fettsüchtigen und Darmträgen zugute kommt.

Wirkungsweise und Verwendung

Die Spargelsprossen enthalten jedoch neben den Massenstoffen noch einige Feinstoffe. Der Vitamingehalt ist zwar unbedeutend, aber in den Stoffen Asparagin, den Glykosiden Coniferin und Vanillin, Methylmercaptan und einem ätherischen Öl wird die heilkräftige Wirkung des Spargels gesucht, die von alters her bekannt ist, nämlich sein Einfluß auf die Nieren. Auf dem Wege über die Steigerung der Zelltätigkeit der Nieren soll die von den alten Ärzten bereits beschriebene Vermehrung der Wasserausscheidung zustande kommen, ohne eine entzündliche Reizung zu bewirken.

Da wir jedoch über den Wirkungsmechanismus des Spargels auf die Nieren aus den bis heute bekannten Wirkstoffen keine Klarheit gewinnen können, begnügen wir uns mit der Erfahrungstatsache, daß Spargel eine anregende Wirkung auf die Nierenfunktion ausübt und selbst bei entzündlichen Erkrankungen der Nieren ausgenutzt werden kann. Im übrigen wurde der Spargel als geeignete Diät für den Nierenkranken schon in den frühesten Zeiten empfohlen (Ägypter, Griechen, Römer).

Eine indirekte Wirkung erzielt man mit Spargel auch als innerem Mittel bei chronischen Ekzemen, wie ja alle pflanzlichen, innerlich gegebenen Mittel zur Behandlung von Ekzemen über eine gesteigerte Nierentätigkeit und eine Anregung der Drüsenfunktionen wirken.

Wir können den Spargel also nicht nur als kostspielige Feinschmeckerei ansehen, sondern müssen seine *anregende Wirkung auf die Nieren* und damit auf den Stoffwechsel und seine *vorzüglichen diätetischen Eigenschaften* bei Fettsucht, Magersucht, Zuckerkrankheit, Hautkrankheiten und Nierenleiden beachten und entsprechend ausnützen.

Grün angelaufener Spargel ist nicht nur reicher an Vitaminen, sondern vor allem auch an dem spezifischen Stoff *Asparagin*, der dem Spargel seinen Geschmack gibt. Dieses Asparagin ist ein wichtiges Zwischenerzeugnis beim Aufbau des pflanzlichen Eiweißes. Franzosen, Spanier und Italiener bevorzugen den grünen Spargel.

Spinat gegen Blutarmut und Darmträgheit

Der Spinat *(Spinacia oleracea)* ist ein Gänsefußgewächs (Chenopodiazee), das wahrscheinlich aus dem Orient stammt und erst gegen Ende des Mittelalters bei uns eingeführt wurde. Je nach Landschaft nennt man ihn auch Baenet, Binatsch, Binetsch, Spennat oder Spinez.

Wie bei allen Blattgemüsen ist auch beim Spinat der Gehalt an den eigentlichen Nährsubstanzen nicht groß. Bedeutungsvoll ist aber der reiche Gehalt an Vitaminen, wertvollen Mineralien in Form von Salzen, Blattgrün, Spurenstoffen und Fermenten. Ihr großer ernährungsphysiologischer Wert geht aus der Tabelle und aus der Besprechung ihrer Wirkungsweise hervor.

Die *Wirkstoffe* des Spinats sind so zahlreich, daß sie, wie man bildhaft sagt, bald die halbe Apotheke ersetzen. Das ist auch durchaus nicht übertrieben. Dieses kostbare Blattgemüse ist reich an Kalk, Phosphor und Schwefel. Allein dieser drei Stoffe wegen könnte es an hervorragender Stelle im Ernährungsfahrplan stehen. Aber das wichtigste kommt erst: Spinat enthält eine ideale Kombination aller jener wichtigen Arzneistoffe, die wir als notwendig und wirksam für die Blutbildung kennen, nämlich Arsen (0,009 mg in 100 g), Kupfer (0,1 mg in 100 g), Jod, Eisen (3 mg in 100 g), Vitamin C und Blattgrün (Chlorophyll), das chemisch unserem Blutfarbstoff nahesteht.

Hauptwirkstoffe in 100 g Frischsubstanz

Eiweiß	2,4 g	Vitamin A	8200 I. E.
Fett	0,4 g	Vitamin B_1	0,086 mg
Kohlenhydrate	2,4 g	Vitamin B_2	0,240 mg
Natrium	60 mg	Vitamin B_6	0,220 mg
Kalium	660 mg	Niacin	0,600 mg
Kalzium	110 mg	Vitamin C	47 mg
Magnesium	62 mg	Vitamin E	2,5 mg
Phosphor	48 mg		
Eisen	3 mg	Kalorien	23
		Joule	96

Wenn der Eiweißgehalt des Spinats mit 2,4 g mengenmäßig unwesentlich erscheint, so muß darauf hingewiesen werden, daß diese Menge dennoch nicht unwesentlich ist, weil es sich hier um ein sehr hochwertiges Eiweiß handelt. Dabei bestehen auch noch Unterschiede zwischen jungen, noch wenig ausgebildeten Blättern und älteren, großen Blättern, die den jungen in der Zusammensetzung der Eiweißsäuren deutlich überlegen sind. Sie enthalten nämlich mehr „essentielle“ (unbedingt notwendige) Eiweißsäuren, während die kleineren, jüngeren Blätter einen höheren Gesamteiweißgehalt aufweisen. Man sollte also jüngere *und* ältere Blätter verzehren.

Wesentlich für den Gehalt des Spinats an Nähr- und Wirkstoffen ist auch die Düngung der Kulturen. Steigende Phosphatgaben bringen eine starke Ertragssteigerung. Der Eiweiß- und Karotingehalt steigt jedoch nicht an, während der Vitamin-C-Gehalt mit steigenden Phosphatgaben immer mehr absinkt.

Steigende Phosphatgaben führen beim Mineralstoffgehalt des Spinats zu einem steilen Phosphat- und Natriumanstieg in den Spinatblättern. Beides ist unerwünscht. Gleichzeitig fallen die Werte für Kalium, Kalzium, Magnesium und Schwefel stark ab.

„Getriebener" Spinat weist also eine Reihe von wertmindernden Eigenschaften auf. Im Garten sollte er nur in humusreichen Böden gezogen werden. Gründüngung und Naturdünger reichen vollkommen aus. Qualität geht vor Quantität!

Wirkungsweise

Wenn wir die Wirkstoffe des Spinats in ihrer Gesamtheit betrachten, so läßt sich mit Recht sagen: Welche Apotheke kann eine bessere Zusammenstellung liefern? Unsere künstlichen Eisenpräparate erzielen keine günstigeren Ergebnisse als roher *Spinatsaft* und auch Brennesselsaft, der ähnliche Kräfte entfaltet. Spinatsaft hat sich bewährt bei blutarmen Mädchen in den Entwicklungsjahren, zur Beschleunigung des Blutersatzes nach Operationen sowie bei verborgenen oder offenbaren inneren Blutungen, deren eventuelle chirurgische Behandlung natürlich nicht vernachlässigt werden darf.

Aber sollte das noch nicht von der besonderen Wertigkeit des Spinats überzeugen, so sei hinzugefügt, daß der Spinat mit seinem Eiweiß-, Vitamin- und Mineralstoffgehalt weitaus an der Spitze allen Gemüses steht. Da außerdem die basischen Anteile die sauren überwiegen, so neigt der Urin bei reichlichem Spinatgenuß – unter der Voraussetzung, daß nicht zu viele Säurebildner, wie Fleisch, Eier, Hülsenfrüchte, Nüsse und Getreideprodukte, gegessen werden – zur alkalischen Reaktion, die wir bei krankhaften Zuständen zur Entgiftung, Entschlackung und Kochsalzausschwemmung zu erreichen suchen. Ist diese Wirkung nicht erstaunlich vielfältig?

Die Kräfte des Spinats reichen jedoch auf Grund seines reichen Vitamingehaltes noch weiter. Er enthält *Vitamin A* in bemerkenswerten Mengen, also ein Haut- und Schleimhautschutzvitamin, das nicht einmal durch Kochen, Dämpfen oder Konservieren wesentlich beeinträchtigt wird. Diese Eigenschaften machen es deutlich, daß Spinat und Spinatsäfte bei Mangelkrankheiten in der *Säuglings- und Kinderernährung* eine hervorragende Rolle spielen. Spinat und Milch dürfen jedoch nicht in einer Mahlzeit gegeben werden, da sonst das Kalzium der Milch durch die Oxalsäure des Spinats unausnutzbar gemacht wird.

Schon die alten Araber wußten, daß Spinat „gut für die Leber und heilsam bei der Gelbsucht sei und weichen Stuhl mache". Diese uralte Erfahrung ist uns heute verständlich, nachdem das „Sekretin" im Spinat entdeckt wurde, das im Verein mit „Saponinen" auf Leber, Gallenblase, Bauchspeicheldrüse, Magen und Darm eine beschleunigende und saftvermehrende Wirkung ausübt.

Verwendung

Als **Heilpflanze:** Die heilende Wirkung des Spinats oder Spinatsaftes ist nach alter Erfahrung und wissenschaftlicher Erforschung begründet bei Blutarmut (vor allem den sog. hypochromen Formen), chronischen Hautausschlägen (Ekzemen), Stuhlverstopfung, mangelhafter Funktion der großen Verdauungsdrüsen (Leber und Bauchspeicheldrüse), Skrofeln und Vitaminmangelkrankheiten.

Als **Nahrungsmittel:** Da Spinat nicht nur heilende, sondern auch vorbeugende Kraft besitzt, werden wir ihm die gebührende Stellung in der Küche einräumen und so oft als möglich frischen Spinat verwenden, wobei das Kochwasser stets mitverarbeitet wird, um keine Wertminderung herbeizuführen.

Frisch zubereiteter Spinat sollte nicht aufgehoben (auch nicht im Kühlschrank) und auch nicht wieder aufgewärmt werden, um die Bildung schädlicher Substanzen zu vermeiden.

Wenn kein frischer Spinat zur Verfügung steht, kann man sehr gut Tiefkühlspinat verwenden, der heute das ganze Jahr über in jedem guten Lebensmittelgeschäft zu haben ist.

Säuglingen verabreicht man Spinat nicht vor dem fünften Lebensmonat. Falls Spinat nicht frisch zubereitet werden kann, nimmt man Spinat aus Babykonserven, um ein Gemüse aus möglichst einwandfreier Anzucht zu erhalten.

Mangold – ein gutes Kindergemüse

Der Mangold *(Beta vulgaris var. cicla),* auch Beißkohl, römischer Kohl oder Rippenkohl genannt, gehört zu den Gänsefußgewächsen (Chenopodiazeen) wie die Runkelrübe, die rote Rübe (Bete), die Zuckerrübe und der Spinat. Obwohl er – wie Spinat – die Zuchtform einer Rübenart darstellt, wird er als Stiel- und Blattgemüse verwendet. Mangold wird wie Spinat zubereitet und hat auch den gleichen Diät- und Heilwert.

Ein Blick auf die Nähr- und Wirkstoffe zeigt, daß sie sehr denen des Spinats ähneln und diese auch mengenmäßig fast erreichen. Mangold kann gerade im Sommer, wenn der Frühspinat vorbei ist und der Herbstspinat erst heranwachsen muß, den Spinat ersetzen.

Hauptwirkstoffe in 100 g Frischsubstanz

Eiweiß	2,1 g	Vitamin A	5900 I. E.
Fett	0,3 g	Vitamin B_1	0,10 mg
Kohlenhydrate	2,9 g	Vitamin B_2	0,16 mg
Natrium	90 mg	Niacin	0,60 mg
Kalium	380 mg	Vitamin C	40 mg
Kalzium	100 mg	Vitamin E	1,5 mg
Magnesium	65 mg		
Phosphor	40 mg	Kalorien	23
Eisen	2,7 mg	Joule	96

„Schnittmangold“ wird genau wie Spinat zubereitet, während man beim „Rippenmangold“ vor allem die Blattstiele und Blattrippen wie Spargel dünstet. Man spricht auch vom „Spargel des kleinen Mannes“. Gedünstet ergeben Blatt- und Stielmangold schmackhafte Gerichte. Man kann dabei auch Melde, junge Brennesseln und ein paar Blätter Sauerampfer hinzufügen, um den Geschmack zu variieren. Die Stiele lassen sich gedünstet auch gut als Salat zubereiten, wenn man reichlich Würzkräuter in der Salatsoße verwendet. Als reine Rohkost ist Mangold nicht gut zu gebrauchen.

Bemerkungen zur Tabelle „Nähr- und Wirkstoffübersicht der Kohlgemüse"

Die Kohlgemüsearten stellen ein gutes Beispiel dar für die Nähr- und Heilkraft, die das Gemüse aufgrund seiner zahlreichen wertgebenden Inhaltsstoffe in sich birgt. Einige Gemüsearten (Broccoli, Grünkohl, Rosenkohl und Wirsingkohl) weisen nicht nur einen beachtlichen Gehalt an hochwertigem Eiweiß auf, sie sind zugleich Träger hoher Mineral- und Vitaminwerte. Sicher ist, daß wir mit der tabellarischen Aufschlüsselung die für unsere Energie- und Stoffwechselvorgänge notwendigen Faktoren noch längst nicht alle erfassen. So ist das Gebiet der Spurenelemente, Duft- und Geschmacksstoffe sowie der Eigenfermente der Pflanzen noch weitgehend unerschlossen. Ein Beispiel neuerer Erkenntnis ist die Tatsache, daß Vitamin A, das ja – wie die Tabelle zeigt – bei unseren Kohlgemüsen eine große Rolle spielt, von der Leber nur freigegeben wird, wenn genügend Zink vorhanden ist. Wir kennen aber von vielen Nahrungsmitteln den Zinkgehalt noch gar nicht.

Erfahrung und heutiges Wissen genügen, um sagen zu können, daß der allgemeine Gesundheitszustand – jeder zweite Deutsche ist übergewichtig, leidet an Arteriosklerose oder Rheuma – eine weitgehende Abkehr vom Fleisch-Fett-Ei-Konsum und eine stärkere Zuwendung zur vegetabilen Ernährung erfordert, in der die Kohlgemüse eine überragende Rolle spielen.

Die Welternährungslage wird von uns immer mehr und immer gebieterischer eine Ernährungsökonomie und damit einen Rückzug von der krankmachenden Überernährung zum physiologisch Normalen verlangen. Das heißt aber Senkung der Kalorienzahl von 3500 auf 2100 bis höchstens 2400 Kalorien. Das macht mit Hilfe eines stärkeren Gemüseverzehrs, insbesondere auch von Kohlgemüsen, keine Schwierigkeit, wenn man einsieht, daß die zur Erhaltung von Gesundheit und Leistungsfähigkeit notwendige Eiweißmenge nicht 70 oder mehr Gramm täglich (für einen 70 kg schweren Menschen) beträgt, sondern 35 g, wie es auch die Weltgesundheitsorganisation (WHO) bestätigt.

Rein diätetisch gesehen spielen die Kohlgemüse auch bei den häufigsten Zivilisationskrankheiten, den Herz- und Kreislauferkrankungen, vor allem dem Bluthochdruck, eine große Rolle. Die Diät muß natriumarm, aber kalium- und magnesiumreich sein und darf keinen hohen Brennwert, also keinen hohen Kaloriengehalt, aufweisen. Sie muß aber trotzdem sättigen. Alles das trifft für die Kohlgemüse zu.

Darüber hinaus bringen sie alle wichtigen Wirkstoffe reichlich mit. Durch zweckmäßig zubereitetes Gemüse, bei dem die Wirkstoffe nicht verlorengehen (Rohkost, Dünsten statt Kochen), kann man gute Heilwirkungen erzielen.

Nähr- und Wirkstoffübersicht der Kohlgemüsearten

100 g eßbarer Substanz enthalten im Durchschnitt		Blumenkohl	Broccoli	Chinakohl	Grünkohl	Kohlrabi	Rosenkohl	Rotkohl	Weißkohl	Sauerkraut	Wirsingkohl
Eiweiß	in Gramm	2,5	**3,6**	1,2	**4,3**	1,9	**4,4**	1,5	1,4	1,5	2,9
Fett		0,3	0,3	0,3	0,9	0,1	0,6	0,2	0,2	0,3	0,4
Kohlenhydrate		3,9	5,9	2,0	5,1	4,4	7,1	4,7	4,2	4,0	4,4
Kalorien		28	32	16	46	26	52	27	24	26	33
Joule		117	134	67	192	109	217	113	100	109	137
Natrium	in Milligramm	16	15	6,7	40	10	7	4	13	**355**	9
Kalium		330	**400**	202	**490**	**390**	**410**	266	230	290	280
Kalzium		20	**103**	40	**210**	75	30	35	46	48	47
Magnesium		7	24	11	**37**	**48**	20	18	23	–	12
Phosphor		56	78	82	87	50	86	30	27	43	56
Eisen		0,6	1,1	0,6	**1,9**	0,9	1,1	0,5	0,5	0,6	0,5
Chlor		30	76	–	122	57	40	100	37	–	–
Mangan		0,17	0,15	–	**2,2**	0,11	0,27	0,1	0,14	–	–
Kupfer		0,14	0,14	–	0,09	0,14	0,10	0,06	0,06	0,1	–
Schwefel		29	137	15	115	–	–	–	–	–	–
Vitamin A	I. E.*	55	**2500**	135	**6830**	450	**780**	50	70	30	65
Vitamin B_1	in Milligramm	**0,11**	**0,10**	0,63	**0,10**	0,05	**0,11**	0,07	0,05	0,03	0,05
Vitamin B_2		**0,1**	**0,23**	**0,21**	**0,25**	0,05	0,16	0,05	0,04	0,05	0,06
Vitamin B_6		**0,2**	0,17	–	**0,19**	0,12	0,16	0,15	0,11	–	**0,2**
Niacin = Nikotinsäure		0,6	0,9	1,0	**2,1**	1,8	0,7	0,4	0,3	0,2	0,3
Pantothensäure		1,1	1,3	1,3	1,4	0,1	0,7	0,32	0,26	0,08	–
Vitamin C		70	**113**	36	**105**	53	**104**	50	46	20	45
Vitamin E		0,15	–	–	3	–	1	0,2	0,7	–	–
Vitamin K		**3,6**	–	–	–	–	**3**	–	–	–	–

Fettgedruckte Werte sind besonders zu beachten.

– Werte noch unbekannt.

* I. E. = Internationale Einheit. Bei Vitamin A: 0,3 µg (Mikrogramm) oder 0,0003 mg (Milligramm) Vitamin A oder 0,6 µg bzw. 0,0006 mg β-Carotin.

Gemüsefrüchte II

Artischocken heilen Leber- und Gallenkrankheiten

Als Artischocken *(Cynara scolymus)* bezeichnen wir die grünen, noch nicht völlig entwickelten Blütenköpfe der besonders im Mittelmeerraum, vor allem in Spanien und Frankreich kultivierten distelartigen Artischockenpflanze *(Cynara cardunculus L. subsp. scolymus)* aus der Familie der Korbblütler.

Während der Genuß der Artischocke in Mitteleuropa kaum verbreitet ist, wird sie von den südeuropäischen Völkern sehr geschätzt. Der untere Teil der fleischigen Hüllblätter sowie der Boden der noch nicht aufgeblühten Blütenköpfe werden in rohem und gekochtem Zustand verzehrt.

Im Altertum kannte schon *Plinius* die Artischocke in mannigfacher Zubereitung als Speise der Reichen. *Columella* unterschied mehrere Rassen nach Größe, Farbe und Bestachelung. Der griechische Arzt *Galenos* gab zahlreiche Anweisungen über die Verwertung als Nahrungsmittel. Im 15. Jahrhundert trat die Pflanze zum ersten Male in Italien auf. Im 16. Jahrhundert gelangte sie nach Frankreich, wo sie auf der königlichen Tafel erschien. In England gehörte sie zu den Lieblingsgerichten Heinrichs VIII.

An chemischen Inhaltsstoffen fand man in den Blütenköpfen Inulin, Zukker, Gerbstoffe, die Fermente Inulase, Invertase und Labenzym. An Vitaminen ließen sich vor allem A, B_1, B_2 und C nachweisen. Der Mineralgehalt ähnelt dem anderer Gemüsefrüchte; es fällt jedoch der relativ hohe Gehalt an Kalium, Kalzium, Magnesium und vor allem an Mangan auf, der 20 mg% beträgt, ein Prozentsatz, der von keinem Obst und Gemüse erreicht wird.

Französische Forscher konnten 1934 einen besonderen Wirkstoff, *Cynarin* genannt, isolieren und in kristallinem Zustand gewinnen. Erst in jüngerer Zeit gelang es *(Pannizi* und *Scarpati),* die chemische Konstitution des Cynarins aufzuklären. Es erwies sich als eine Di-Caffeylchinasäure.

Wirkungsweise und Verwendung

Die medizinische Bedeutung der Artischocke ist schon recht alt. Im Mittelalter erkannte man ihren Einfluß auf die Gallenbildung *(Dodonaeus,* 1517 bis 1585). Einen Extrakt der Artischockenblätter verwendete man früher

Gemüsefrüchte

Hauptwirkstoffe in 100 g Frischsubstanz

Eiweiß	2,4 g		
Fett	0,1 g	Vitamin A	167 I. E.
Kohlenhydrate	12,2 g	Vitamin B_1	0,140 mg
Natrium	47 mg	Vitamin B_2	0,012 mg
Kalium	350 mg	Niacin	0,100 mg
Kalzium	53 mg	Vitamin C	8 mg
Magnesium	26 mg		
Phosphor	130 mg	Kalorien	60
Eisen	1,5 mg	Joule	251
Mangan	20 mg		

gegen gichtische Erkrankungen (der englische Arzt *Copeman* seit 1823) und gegen Gelbsucht *(J. Brel,* 1850).

Aus dem 19. Jahrhundert sind uns mehrere systematische Untersuchungen von Artischocken-Extrakten bekannt, die im wesentlichen folgendes Ergebnis hatten: Ein Vollextrakt aus frischen Artischocken wirkt vor allem anregend auf verschiedene Leberfunktionen, nämlich auf die Gallenbildung und auf die Entgiftungsfunktionen. Ferner regelt und erleichtert er den Gallenfluß und behebt die durch Leberstauung entstandenen Störungen, wie Druck und Schmerzen im rechten Oberbauch, Brechreiz, Übelkeit, Blähungen, Schwindel, Darmstörungen (Durchfall, Trägheit, Verstopfung) und Afterjucken. Darüber hinaus besteht eine anregende Wirkung auf die Nieren, wodurch es zur besseren Ausscheidung von Wasser und harnpflichtigen Stoffen kommt.

Tierexperimentelle Untersuchungen (an Meerschweinchen) erwiesen eine Steigerung der antitoxischen (entgiftenden) Leberfunktion durch Artischocken. Weitere Versuche ließen wahrscheinlich werden, daß die Artischocke im Blut einen Anstieg des Estercholesterins und ein Absinken des freien Cholesterins bewirkt, das Cholesterin aus den Geweben mobilisiert und seine Ausscheidung fördert. Sie schützt daher vor Arteriosklerose. Diese Experimente bestätigen die schon früher mitgeteilten klinischen Erfahrungen französischer Ärzte *(Loeper, Lemaire* und *Dany).* Sie erzielten bei Patienten, die an uratischer Diathese (Gichtneigung) mit einem zu hohen Harnstoff- und Cholesteringehalt im Blut litten, durch die Verabreichung von Artischocken-Extrakten fast ausnahmslos eine eindeutige Senkung der erhöhten Werte von Harnstoff und Cholesterin im Blut und eine entsprechende Besserung der Krankheitssymptome. Sie sprechen daher der Artischocke eine anregende Wirkung sowohl auf die Nieren wie auf die Leber zu.

Die diätetische Verwendung der Artischocke ergibt sich aus den bisherigen Ausführungen. Sie ist angebracht bei allen funktionellen und organischen Erkrankungen der Leber, der Gallenblase und der Gallenwege und den sich daraus ergebenden Beschwerden der Verdauungsorgane. Weiterhin verdient die Artischocke bei Stoffwechselstörungen beachtet zu werden, die sich aus einer geschwächten oder unzureichenden Nierenfunktion ableiten lassen.

Auch der hohe Mangangehalt der Artischocke kann diätetisch seine Berücksichtigung finden. Mangan ist ebenso wie für Pflanzen und Tiere auch für den Menschen lebenswichtig, da es für eine Reihe von Fermentreaktionen unentbehrlich ist. Es verstärkt die Wirkung von Oxydasen (bei Gegenwart von Mangan verläuft die Oxydation von Fetten und Cystein zu Cystin schneller), es beschleunigt die Spaltung vieler Peroxide, es aktiviert eine Reihe von Fermenten wie Phosphatasen, Carboxylasen und Enolasen, und es wirkt bei der Auswertung und Nutzbarmachung von Vitamin B_1 mit. Artischocken können also auch bei Fermentschwäche, Zellstoffwechselstörungen und Vitamin-B_1-Mangelerscheinungen wertvolle Dienste leisten.

Die Verwendung der Artischocken erfolgt als Frischpreßsaft, als Aufguß (Infus), als Abkochung (Dekokt) und in Zubereitungen als Salat und Gemüse.

Auberginen erleichtern die Zucker-Diät

Die Aubergine *(Solanum melongena)* oder Eierfrucht stellt eine Verwandte der Tomate *(Solanum lycopersicum)* dar. Sie ist wie diese ein Nachtschattengewächs. Ostindien gilt als ihre Heimat. Heute wird sie als Gemüsepflanze besonders in Südeuropa (vor allem in Spanien und Italien) und in den Tropen viel angebaut. Die Auberginen sehen eiförmig aus und weisen eine weißliche, gelbliche und zuweilen auch violette Färbung auf.

Die Früchte verwendet man zu Tunken, außerdem werden sie in Scheiben geschnitten, paniert oder unpaniert gebraten. Das gelbgrüne Fleisch wird durch Kochen oder Braten so weich und locker, daß es auf der Zunge zergeht.

Hauptwirkstoffe in 100 g Frischsubstanz

Eiweiß	1,2 g	Vitamin A	50 I. E.
Fett	0,2 g	Vitamin B_1	0,04 mg
Kohlenhydrate	4,6 g	Vitamin B_2	0,05 mg
Natrium	6 mg	Niacin	0,60 mg
Kalium	266 mg	Vitamin C	5 mg
Kalzium	13 mg	Vitamin E	1,5 mg
Magnesium	11 mg		
Phosphor	21 mg	Kalorien	53
Eisen	0,4 mg	Joule	105

Dabei enthält es nur wenig unverdauliche Fasern und besitzt ein sehr mildes Aroma.

In der Zusammensetzung der Nähr- und Wirkstoffe entspricht die Aubergine etwa dem Kürbis.

Gemüsefrüchte

Wegen der Kalorienarmut, der Armut an unverdaulichen Faserstoffen, wegen des milden Aromas, der Schmackhaftigkeit und der vielfachen Zubereitungsmöglichkeiten kann die Aubergine vorteilhaft in der Diät folgender Krankheiten und Krankheitsgruppen verwendet werden: bei Herz- und Gefäßkrankheiten, Nierenleiden, Leberleiden, Stoffwechselleiden (besonders Zuckerkrankheit), bei rheumatischen und gichtischen Erkrankungen sowie Magen-Darm-Katarrhen.

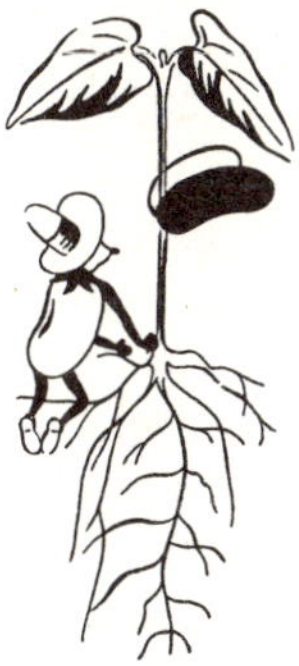

Die Gemüsebohne vertragen auch Zuckerkranke

Auch dem darmträgen Fettsüchtigen sind grüne Bohnen zu empfehlen, allerdings ohne den meist üblichen Schweinespeck. Bohnenschalentee hilft oft bei Wassersucht, rheumatischen Beschwerden und Zuckerkrankheit.

Die Gemüsebohne *(Phaseolus vulgaris)* ist ein Mitglied der Familie der Hülsenfrüchtler (Leguminosen) und besitzt einen linkswindenden, hochrankenden Stengel, während die als Buschbohne *(Phaseolus nanus)* bezeichnete Abart einen nicht windenden, nur 30 bis 50 cm hoch werdenden Stengel entwickelt.

Lange Zeit vor der Entdeckung Amerikas wurde dort schon die Gemüsebohne angebaut. Die Spanier brachten sie von Amerika im 16. Jahrhundert nach Europa, ohne daß die Bohne hier zunächst eine wesentliche Beachtung gefunden hätte. Später verdrängte sie jedoch die von den alten Germanen sehr geschätzte Puff- oder Saubohne, auch dicke Bohne genannt *(Vicia faba)*.

Heute erfreuen sich die verschiedensten Spielarten der Stangen-, Stock-, Busch- und Zwergbohnen größter Beliebtheit als Schnitt-, Brech- und sauer eingemachte Bohnen. Einzelne Arten erweisen sich, wenn man sie *roh* verzehrt, als *giftig*. Die Giftigkeit ist nach Art, Gegend und Klima verschieden und auf das Blausäure enthaltende Phasin zurückzuführen, das jedoch durch Kochen vollständig zerstört wird. Grüne Bohnen, ebenso auch Bohnenkeimlinge, sind zur Rohkost daher ungeeignet!

Von sämtlichen Sorten kann man im Sommer die jungen, frischen, grünen Bohnen und im Herbst die reifen, trockenen Hülsenfrüchte gewinnen.

Abgesehen von der Beliebtheit der grünen Bohne als Nahrungsmittel ist auch diese Gemüsefrucht wieder ein Beispiel der gleichzeitig vorhandenen Nähr- und Heilwirkung.

Hauptwirkstoffe in 100 g Frischsubstanz

Eiweiß	2,2 g	Vitamin A	520 I. E.
Fett	0,3 g	Vitamin B_1	0,073 mg
Kohlenhydrate	5,0 g	Vitamin B_2	0,140 mg
Natrium	2 mg	Vitamin B_6	0,140 mg
Kalium	260 mg	Niacin	0,500 mg
Kalzium	50 mg	Vitamin C	20 mg
Magnesium	26 mg	Vitamin K	0,290 mg
Phosphor	37 mg		
Eisen	0,8 mg	Kalorien	33
		Joule	138

Wenn wir ihre chemische Analyse betrachten, so fällt auf, daß sie *reich an Vitaminen,* vor allem an Vitamin C, und an *Mineralstoffen* (Kieselsäure) ist, dagegen wenig Nährstoffe (Eiweiß) aufweist, also einen geringen Brennwert besitzt. Der geringe Kaloriengehalt bei reichlichem Vitamin- und Mineralgehalt in Verbindung mit einem hohen Prozentsatz an zelluloseartigen Bestandteilen macht die grünen Bohnen für den darmträgen Fettsüchtigen vorzüglich geeignet, wenn sie nicht – wie leider meist üblich – mit Schweinespeck zubereitet werden.

Wirkungsweise und Verwendung

Die von der Volksmedizin behauptete günstige Wirkung eines Aufgusses oder einer Abkochung von *getrockneten Bohnenschalen*

1. bei Wassersucht aus verschiedenen Ursachen (Herz, Niere, Schwangerschaft),
2. bei rheumatischen Leiden (chron. Rheumatismus, Gicht, Ischias) und
3. bei Zuckerkrankheit findet in der Literatur mancherlei Stütze, aber auch einige einschränkende oder gar ablehnende Stimmen. Die Verschiedenheit des Ausgangsmaterials und der sicher stark wechselnde Gehalt der Bohnenhülsen an Wirkstoffen je nach Bohnenart, Erntezeit, Düngung, Klima usw. mag für die wechselnde Beurteilung verantwortlich sein. Ich selbst sah in einigen Fällen von Wassersucht bei Herzkranken und mittelschwerem Diabetes recht eindrucksvolle Erfolge mit Buschbohnen, die die Patienten in ihren Gärten zogen. Prof. *Heupke* bestätigt die insulinartige Wirkung des Bohnenschalentees, hält sie aber nach seinen eigenen Versuchen in der Klinik bei fortlaufender Überprüfung der Blutzuckerkurven

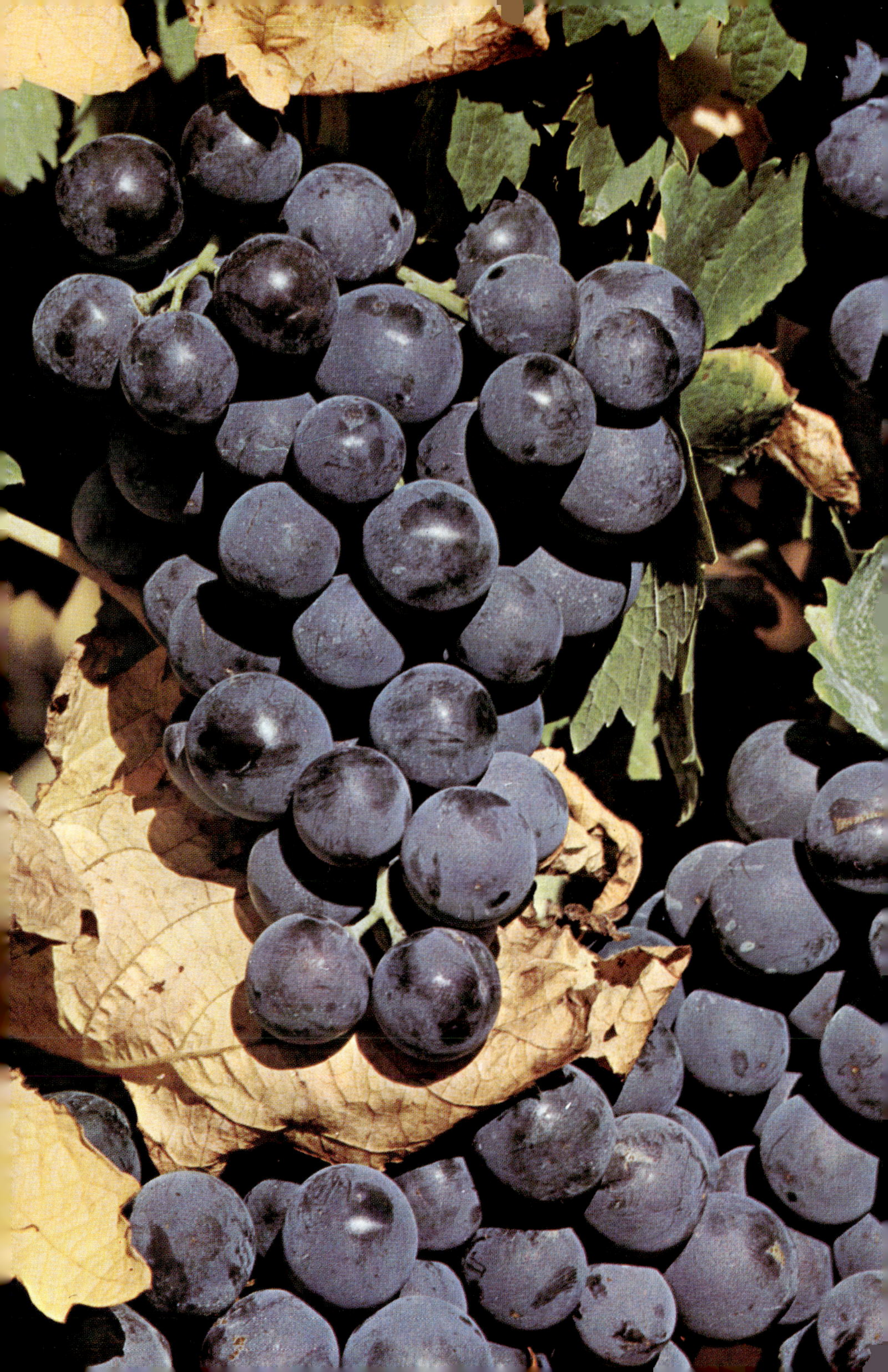

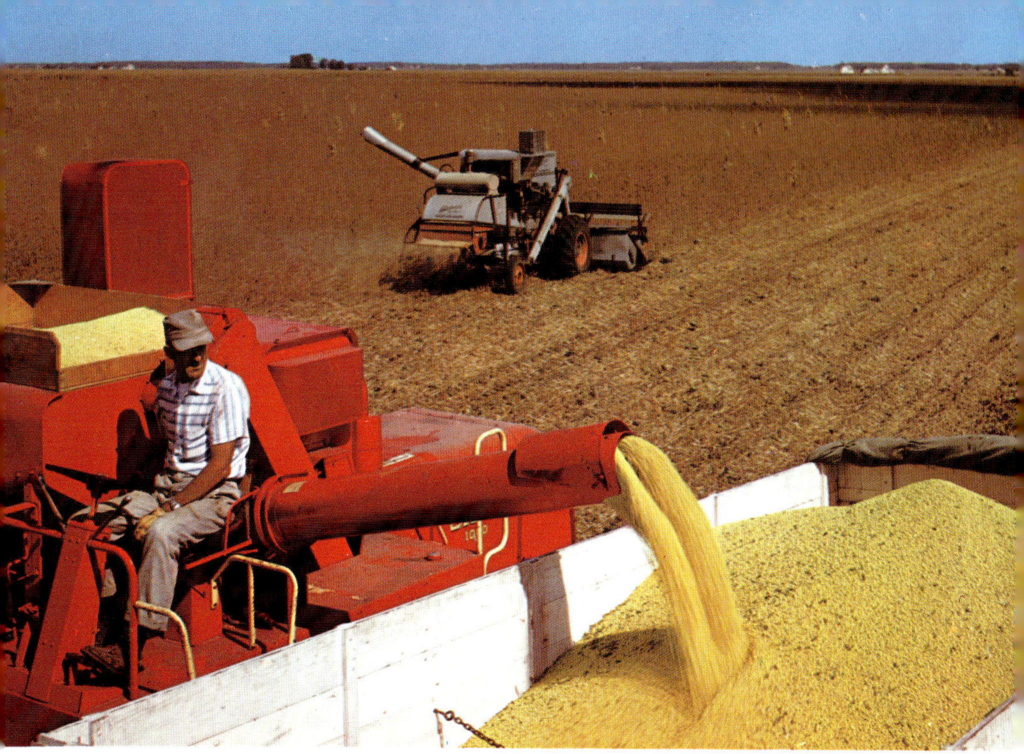

Bei der Sojaernte

Sojafeld 14 Tage nach der Pflanzung

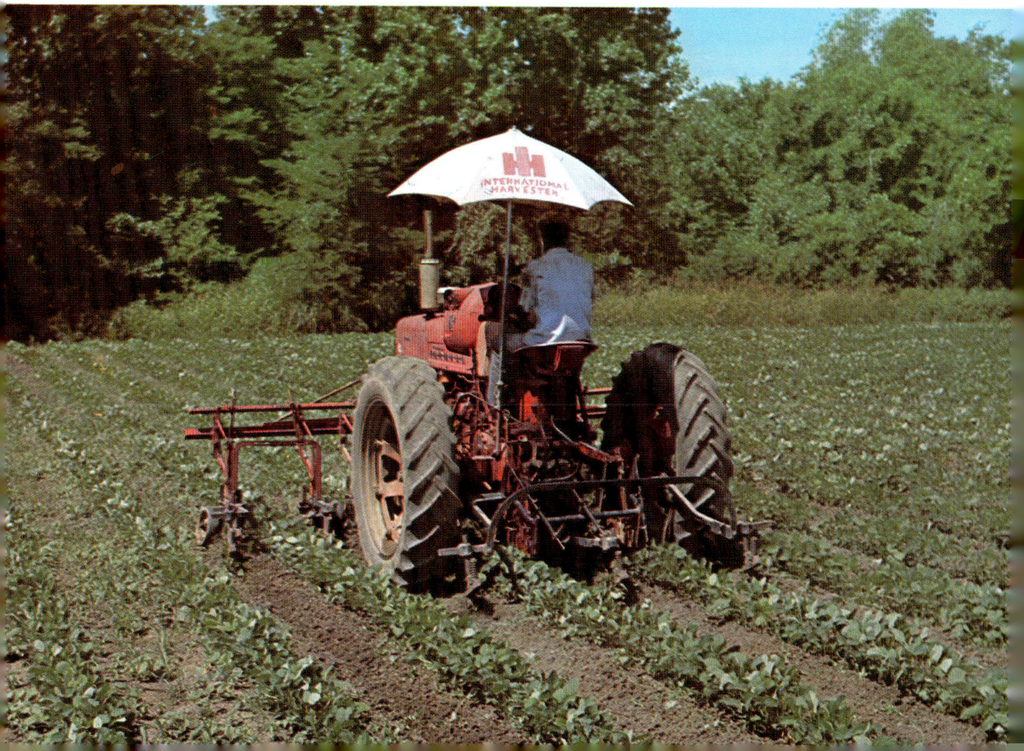

und der Harnzuckerausscheidung für gering. Meines Erachtens bleibt die Beurteilung der Wirksamkeit des Bohnenschalentees unbefriedigend, solange der Wirkstoff nicht richtig erkannt ist. Bisher vermutet man, daß als Wirkstoffe Phaseolin, Phasol und Arginin für die Herabsetzung des Blut- und Urinzuckers in Frage kommen.

Die **weißen getrockneten Bohnen** weisen einen ähnlich hohen Gehalt an Eiweiß (21%) und Kohlenhydraten (58%) auf wie die getrockneten Erbsen und die Linsen. 100 Gramm ergeben daher auch wie diese etwa 350 Kalorien. Auch der Mineralgehalt ist ziemlich hoch. Bemerkenswert ist der Gehalt an den beiden Nervenvitaminen B_1 und B_2.

Auffällig ist der hohe Gehalt an *Nikotinsäureamid* (2–3 mg in 100 g), und damit werden die Bohnen diätetisch interessant. Das Nikotinsäureamid (Niacin) bzw. dessen Grundstoff, die Nikotinsäure, bildet einen notwendigen Bestandteil einer Reihe von Fermenten, die als Wasserstoffüberträger am Ab- und Aufbau der Kohlenhydrate, Fettsäuren und Alkohole beteiligt sind. Nikotinsäureamid übt ferner eine anregende Wirkung auf die Bildung jugendlicher roter Blutkörperchen aus, weshalb es bei der perniziösen Anämie gebraucht wird. Aus klinischer Erfahrung weiß man aber auch, daß die Nikotinsäure für die normale Funktion der Verdauungsorgane, der Haut und des Nervensystems unentbehrlich ist.

Hauptwirkstoffe in 100 g Frischsubstanz

Eiweiß	21,3 g	Vitamin B_1	0,46 mg
Fett	1,6 g	Vitamin B_2	0,16 mg
Kohlenhydrate	57,6 g	Vitamin B_6	0,28 mg
Natrium	2 mg	Niacin	2,1 mg
Kalium	1300 mg	Vitamin C	2 mg
Kalzium	106 mg	Vitamin E	4 mg
Magnesium	132 mg		
Phosphor	430 mg	Kalorien	352
Eisen	6,1 mg	Joule	1471

Bohnen gehören zu den Nahrungsmitteln mit einem hohen Gehalt an *Pantothensäure.* Auch das macht sie diätetisch wertvoll, denn Pantothensäure ist an einem Ferment (Coenzym A) beteiligt, das den wichtigen Wirkstoff Acetylcholin aufbaut, die Entgiftung von Fremdstoffen (Arzneimittel, Gifte) vornimmt und am Eiweiß- und Fettstoffwechsel teilnimmt. Sie ist daher unentbehrlich und lebenswichtig. Insgesamt gesehen schützt sie Haut und Schleimhäute vor Infektionen und normalisiert ihren Stoffwechsel. Sie beeinflußt auch das Wachstum und die Pigmentation der Haare.

Die getrocknete weiße Bohne entpuppt sich bei näherer Analyse also nicht nur als gutes Nährmittel mit hohem Energiegehalt, sondern auch als wertvolles Diätetikum bei Stoffwechselerkrankungen (Hepatopathie), Anämie (Perniziosa), bei Erkrankungen der Verdauungsorgane (chronische Entzündungszustände und Funktionsstörungen, besonders Erschlaffungszustände) sowie der Mundschleimhaut (Stomatitis, Aphthen, Geschwüre, Noma = Mundbrand, Wangenbrand).

Wegen des Haut- und Schleimhautschutzes sind sie ferner in der Kost zu bevorzugen bei Erkrankungen der Atemwege (chronische Katarrhe der Nase [chronische vasomotorische Rhinitis und Heuschnupfen]), der Bronchien und der Lunge.

Auch bei Hautkrankheiten, die sich durch Nikotinsäureamid- und Pantothensäurebehandlung bessern lassen, ist die Bohne wichtig, vor allem bei Dermatosen allergischer Natur, Ekzemen, Pruritis, Akne und pellagrösen Veränderungen.

Da sowohl die Nikotinsäure wie auch die Pantothensäure eine besondere Rolle bei den Erkrankungen der haarbildenden Organe spielen, müssen nikotinsäure- und pantothensäurereiche Nahrungsmittel, darunter also auch die Bohne, bevorzugt werden bei Haarausfall jeder Art (Alopecia areata oder totalis, diffuser Haarausfall), bei schlechter Haarqualität (Trockenheit, Brüchigkeit), bei Farbstoffverlust (Depigmentation) und bei Schuppenbildung (Seborrhoe).

Andere pantothensäurereiche Nahrungsmittel sind Erbsen, Karotten, Blumenkohl, Federkohl, Sojabohnen und Brennesselblätter sowie Trockenhefe, Getreide (besonders Kleie!), Nüsse, Ganz-Ei und Leber.

Die Hülsen der reifen Früchte, auch Bohnenhülsen genannt, bilden ein wertvolles Arzneimittel. Sie enthalten als Hauptwirkstoff Guanidinaminovaleriansäure und enthalten eine wasserausscheidende (diuretische), schlackenausscheidende (antidyskratische) und blutzuckersenkende Wirkung.

Als Tee kocht man 1 Eßlöffel Bohnenhülsen auf 1 Tasse Wasser 5 Minuten lang, seiht ihn dann ab und trinkt ihn *vor* den Mahlzeiten. Zur Anwendung bei Zuckerkrankheit (Diabetes mellitus) ist auch folgende Herstellungsweise zweckmäßig: Eine Handvoll der Droge wird mit ½ l Wasser auf ¼ l eingekocht. Diesen Tee trinkt man in 2 Portionen morgens und abends während oder nach der Mahlzeit. Die blutzuckersenkende Wirkung des Bohnenschalentees wurde wiederholt nachgeprüft und bestätigt.

Die beste Wirkung haben die Bohnenschalen, wenn sie mit kaltem Wasser angesetzt und nach mehrstündigem Stehen bis zur Hälfte der Flüssigkeitsmenge eingekocht werden.

Junge grüne Erbsen sind eine Delikatesse

Sie sind aber auch ein ausgezeichnetes und geschätztes Diätmittel, das selbst Magenkranke gut vertragen. Nicht umsonst wird die junge grüne Erbse als „Fürst unter den Gemüsen" bezeichnet.

Gemüsefrüchte

Die Gartenerbse *(Pisum sativum)* soll von der in Ober- und Mittelitalien heimischen und wild vorkommenden Ackererbse *(Pisum arvense)* abstammen. Wie bei den anderen Gemüsepflanzen, so kennen wir auch bei der Gartenerbse zahlreiche Spielarten, die je nach Verwendungszweck bevorzugt werden. Die Zuckererbsen liefern mit ihren jungen, grünen Hülsen ein gutes Frühgemüse und mit den jungen grünen Erbsen eine ansprechende Krankenkost. Bei der Saat-Erbse bevorzugt man die reifen, gelben Samen, die meist zur Herstellung nahrhafter Suppen, zu Gemüse oder Erbsenmehl verwendet werden.

100 g enthalten	Eiweiß g	Fett g	Kohlenhydrate g	Kalorien	Joule
frische, junge grüne Erbsen	6,7	0,5	13,9	93	389
trockene, reife gelbe Erbsen	22,9	1,4	60,7	370	1547

Aus dieser kleinen Vergleichstabelle geht der große Unterschied im Nährwert zwischen der frischen, jungen grünen und der getrockneten, reifen gelben Erbse hervor.

Die reifen Erbsen sind reich an Eiweiß und Stärke und liefern daher eine große Wärmemenge, weisen aber einen Säureüberschuß auf und sind sehr schwer verdaulich. Die jungen grünen Erbsen dagegen haben einen wesentlich geringeren Nährwert, der aber immer noch größer ist als der anderer Grüngemüse. Außerdem sind sie mit ihren leicht aufnehmbaren Zuckerstoffen

Hauptwirkstoffe in 100 g Frischsubstanz

Eiweiß	6,7 g	Vitamin A	900 I. E.
Fett	0,5 g	Vitamin B_1	0,28 mg
Kohlenhydrate	13,9 g	Vitamin B_2	0,15 mg
Natrium	2 mg	Vitamin B_6	0,18 mg
Kalium	300 mg	Niacin	2,10 mg
Kalzium	26 mg	Vitamin C	25 mg
Magnesium	30 mg	Vitamin E	0,6 mg
Phosphor	120 mg		
Eisen	1,9 mg	Kalorien	93
		Joule	389

anstelle von Stärke leicht verdaulich. Nicht unwichtig ist auch der Gehalt an organischen Phosphorverbindungen, Lezithin, Eisen und Kali.

Wirkungsweise und Verwendung

Als **Heilmittel:** Wenn man der grünen Erbse auch keine ausgesprochene Heilkraft nachrühmen kann, so ist sie doch wegen ihrer guten Bekömmlichkeit, ihres beträchtlichen Nährwertes und ihres Mineralgehaltes ein ausgezeichnetes und geschätztes *Diätmittel* in der Kost aller Kranken und Rekonvaleszenten. Selbst Magenkranke vertragen die jungen Erbsen gut. Sie spielen in der Krankenkost die gleiche Rolle wie zarte Gemüse, Möhren, Spargel und Blumenkohl.

Als **Nahrungsmittel** erfreuen sich die jungen grünen Erbsen allgemeiner Beliebtheit. Man kann sie sogar roh essen oder auch in Butter oder Öl dämpfen. Gesunde wie Kranke sollten dieses junge Gemüse so oft wie möglich verzehren.

Linsen als Kraft- und Nervennahrung

Im Mittelmeergebiet ist die Heimat der Linse *(Lens esculenta)* zu suchen. Im Orient wird sie seit den ältesten Zeiten angebaut. Sie bildet einen einjährigen Strauch, der zu den Hülsenfrüchtlern (Leguminosen) zählt. Einwandfreie Qualitäten müssen frei sein von Unkrautsamen und Steinchen. Löcher in den Linsen deuten darauf hin, daß sie nicht käferfrei sind.

Die auch in Mittel- und Norddeutschland recht ertragreich angebaute Pflanze liefert ein gutes Grünfutter. Die Linsen lassen sich weich gekocht im Haushalt als Gemüse, Salat, Brei oder Suppe (Eintopfgerichte) zubereiten; Speisen, die nicht nur relativ billig sind, sondern sich auch großer Beliebtheit erfreuen. Das Linsenmehl bildet wie das Erbsenmehl einen Hauptbestandteil der vielverwendeten Suppenwürfel.

Auch *diätetisch* ist die Linse von Interesse. Sie weist ebenso wie die getrocknete Erbse und die getrocknete weiße Bohne einen hohen Eisengehalt auf. Daneben sind auch der Magnesium-, Kupfer-, Phosphor- und Kalziumgehalt bemerkenswert. Der reine Nährwert ist wegen des Eiweißgehaltes von 23 g und des Kohlenhydratgehaltes von 56 g in 100 g als sehr hoch zu bezeichnen. Besonders hervorzuheben ist auch der Gehalt an Vitamin B_1 (0,43 mg in 100 g), Vitamin B_2 (0,26 mg in 100 g) und Lezithin. Auch Vitamin A (170 I. E. in 100 g), Nikotinsäure = Niacin (2,2 mg in 100 g) und Vitamin F sind vorhanden.

Eisen ist lebensnotwendig, da es ein wichtiger Baustein des Blutfarbstoffs und verschiedener Fermente ist, die an den Zellatmungsvorgängen (Oxydationsvorgängen) beteiligt sind (Atmungsferment, Katalase, Oxydase). Verarmt der menschliche Körper an ***Magnesium,*** was man am Magnesiumgehalt des Blutplasmas messen kann (er darf nicht von dem Normalwert von 2,2 mg% auf 1 mg% absinken!), so steigen Cholesterin und Reststickstoff, also die harnpflichtigen Substanzen, an.

Gemüsefrüchte

Hauptwirkstoffe in 100 g Frischsubstanz

Eiweiß	23,5 g	Vitamin A	170 I. E.
Fett	1,4 g	Vitamin B_1	0,43 mg
Kohlenhydrate	56,2 g	Vitamin B_2	0,26 mg
Natrium	4 mg	Vitamin B_6	0,49 mg
Kalium	810 mg	Niacin	2,20 mg
Kalzium	74 mg	Vitamin C	2 mg
Magnesium	40 mg		
Phosphor	410 mg	Kalorien	354
Eisen	6,9 mg	Joule	1480

Der *Kalziumumsatz* steht wiederum in enger Beziehung zum Magnesiumstoffwechsel. Bei hohem Kalziumgehalt der Nahrung steigt auch der Magnesiumbedarf. Bei hoher Magnesiumzufuhr steigt wiederum die Kalziumausscheidung.

Der *Phosphorsäurebedarf* ist meist gedeckt, wenn die Nahrung genügend Kalzium enthält. Die Phosphorsäure benötigt der Körper als Baustoff für die Knochen; sie bildet einen wichtigen Faktor zur Aufrechterhaltung des Säure-Basen-Gleichgewichtes, ist am Kohlenhydratstoffwechsel beteiligt und zählt außerdem als ein notwendiger Bestandteil zahlreicher Eiweißstoffe des Körpers. Eine genügende Phosphorzufuhr sichert die Leistungsfähigkeit der Körpermuskulatur. Auf die Rolle der *Vitamine der B-Gruppe* für Stoffwechsel und Nerven brauche ich an dieser Stelle nicht näher einzugehen.

Aus dieser kurzen Betrachtung der Inhaltsstoffe der Linse ist schon zu erkennen, daß sie bei schwächlichen, unterentwickelten, nervösen, blutarmen und mangelhaft ernährten Menschen einen wesentlichen Bestandteil der Nahrung bilden kann. Da das Eiweiß der Linsen aber nicht vollwertig ist und sie nicht leicht verdaulich sind, sollte man sie mit reichlich Kartoffeln, Gemüse und Salat zusammenstellen.

Das Kochwasser der Linsen kann man unterstützend bei Wurminfektionen als Getränk verwenden. Gichtkranke müssen die Linsen wegen des hohen Gehaltes an Kerneiweißstoffen meiden.

Linsen werden beim Kochen nicht dunkel, wenn man einige geschälte Kartoffeln beifügt und mit den Linsen zusammen kalt aufsetzt. Linsen und andere

Hülsenfrüchte müssen kühl aufbewahrt werden. Mischt man 1 Eßlöffel Salz unter 1 Pfund Linsen, so können keine Schädlinge (Würmer) in die Aufbewahrungsgefäße eindringen.

Soja – die Wunderbohne

Die aus dem Inneren Chinas stammende Sojabohne *(Glycine hispida)* ist eine Hülsenfrucht, die zu den Schmetterlingsblütlern zählt, staudenförmig wie unsere Buschbohne wächst und dabei 60–100 cm hoch wird. Früher kannten wir sie nur als eiweiß- und fettreiche Körnerfutter- und Grünfutterpflanze, die nebenher auch Speiseöl, Sojakuchenmehl und Autolacke liefern konnte. Heute schätzen wir diese uralte Kulturpflanze, die den ostasiatischen Völkern als wichtigste Ernährungsgrundlage dient, auch in Europa wegen ihres ausgezeichneten Nähr- und Heilwertes.

Die Sojabohne besitzt einen sehr hohen und wertvollen Eiweißanteil, hohen Fett- und Lezithingehalt und keine Stärke im Kohlenhydratanteil. Die genauen Werte sind der folgenden Tabelle der Hauptinhaltsstoffe der Sojabohne im Vergleich mit dem daraus hergestellten Sojavollmehl zu entnehmen.

	Sojabohne	Sojavollmehl
Eiweiß	36 %	40 %
Fett	18 %	21 %
Kohlenhydrate	20 %	26,5 %
Mineralstoffe	4,5 %	4,5 %
Lipoide (Lezithin)	1,8 %	2 %
Rohfaser	5,2 %	3,5 %
Wasser	12,1 %	6 %

Durch die fehlende Stärke unterscheidet sich die Sojabohne wesentlich von unseren einheimischen Hülsenfrüchten, die etwa 50% Kohlenhydrate, größtenteils in Form von Stärke, enthalten. Die ausgedehnte Verwendung der Sojabohne versetzt die Ostasiaten in die Lage, auf Fleisch, Milch, Käse und Eier verzichten zu können, also gerade auf die Nahrungsmittel, die dem Europäer als unentbehrlich erscheinen. Die Sojabohne wird bei den asiatischen Völkern in einer Menge von sieben bis acht Millionen Tonnen zur Ernährung herangezogen.

Die Haupterzeugungsländer sind heute China und die USA. Bedeutend ist der Anbau auch in Japan, Indonesien, Brasilien und der Sowjetunion. Innerhalb der USA rangiert die Sojabohnenerzeugung nach Baumwolle, Mais und Weizen bereits an vierter Stelle.

Inzwischen hat sich ebenfalls in Europa – besonders in Südeuropa, aber auch in Deutschland – der Sojaanbau eingebürgert, nachdem es gelungen ist, Sorten zu entwickeln, die unserem Klima angepaßt sind. Es ist durchaus möglich, daß die Sojabohne für die Ernährung Europas einmal eine ähnliche Bedeutung gewinnt wie die Kartoffel seit dem 18. Jahrhundert.

Gemüsefrüchte

Das Sojaeiweiß ist vollwertig, d.h. es enthält ebenso wie Fleisch, Eier, Milch und Fisch alle lebenswichtigen Aminosäuren. Da gleichzeitig die Purinkörper fehlen und darum keine Harnsäurebildung veranlaßt wird, bleibt es in der Diät dem Fleisch- und Fischeiweiß überlegen. Vollwertige Sojaprodukte können sowohl in der normalen Ernährung wie auch in der Diät mit Vorteil Fleisch und Eier ersetzen.

Diese Verwendungsmöglichkeit hat einen großen diätetischen Wert. Da der starke Fleisch- und Eiergenuß die europäischen Zivilisationskrankheiten, nämlich Herzleiden, Bluthochdruck, Angina pectoris, Arteriosklerose, Gicht, Rheuma, Nieren- und Hauterkrankungen, weitgehend mitverschuldet, muß er in der diätetischen Behandlung dieser Krankheiten vermieden werden. An die Stelle von Fleisch und Ei tritt die Sojabohne. Dies aber noch aus einem anderen Grunde. An der Entstehung der schweren Blutgefäßerkrankungen ist auch das in den tierischen Lebensmitteln besonders reichlich vorhandene Cholesterin beteiligt (siehe Seiten 41–44).

Wirkungsweise

Das *Fett der Sojabohne* enthält kein Cholesterin und liegt im Vollsojamehl in feinstverteilter, bis zu 99% verdaulicher Form vor. Durch den hohen Anteil an den lebensnotwendigen ungesättigten Fettsäuren (Vitamin F) ist das Fett biologisch hochwertig und damit in der Diät besonders verwendbar.

Wichtig und interessant ist der ungewöhnlich hohe *Lezithingehalt* der Sojabohne (2–2,5%), die nach dem Ei (3,7%) das lezithinreichste Nahrungsmittel darstellt. Das erleichtert nicht nur die küchentechnische Verwertung, die Sojabohne erobert sich dadurch vielmehr zugleich den Diätzettel, wenn es darum geht, die Nerven- und Gehirnfunktionen zu bessern oder wieder aufzubauen und die Leberverfettung zu verhüten.

Der *Kohlenhydratgehalt* mit dem Fehlen jeglicher Stärke ist ebenfalls diätetisch außerordentlich wertvoll. Die Kohlenhydrate machen 20–26,5% der Bohne oder des Sojavollmehls aus und bestehen hauptsächlich aus Zuckerstoffen (Stachyose, Arabin, Galaktan), die auch von Zuckerkranken verbrannt werden. Nur 5–6% der Kohlenhydrate bilden Zucker. Sojaprodukte sind daher für Zuckerkranke besonders gut geeignet.

Der *Mineralstoffgehalt* der Sojabohne zeigt einen weit höheren Prozentsatz als die meisten anderen wichtigen Lebensmittel, nämlich 4,5–5%. Dieser

Hauptwirkstoffe in 100 g Frischsubstanz

Eiweiß	36 g	Vitamin A	80 I. E.
Fett	18 g	Vitamin B_1	1,14 mg
Kohlenhydrate	20 g	Vitamin B_2	0,31 mg
Natrium	4 mg	Vitamin B_6	0,64 mg
Kalium	1900 mg	Niacin	2,10 mg
Kalzium	226 mg	Vitamin C	Spuren
Magnesium	235 mg	Vitamin E	6–11 mg
Phosphor	554 mg		
Eisen	8,4 mg	Kalorien	403
		Joule	1685

Wert liegt 7mal höher als der der Milch, 5mal höher als bei Fleisch und Eiern, 3mal höher als bei Getreidemehlen und Gemüsen und 2mal höher als der unserer bekannten Hülsenfrüchte. Die Mineralstoffe der Sojabohne wirken im Stoffwechsel in hohem Grade alkalisierend, erhöhen somit die Alkali-Reserve des Blutes. Unter den Mineralien fällt besonders der hohe Gehalt an Kalzium, Kalium, Magnesium und Eisen auf. Gering ist dagegen der Natrium- und Chlorgehalt, was für die salzlose Diät wichtig ist.

Alle Anforderungen, die wir heute an ein vollwertiges Nährmittel und an ein hochwertiges Diätmittel stellen müssen, werden von der Sojabohne in entsprechender Zubereitung (Vollmehl) in hervorragendem Maße erfüllt.

Verwendung

Der ungewöhnlich hohe Nährwert der Sojabohne und der Sojavollprodukte wird erst klar, wenn man erfährt, daß 500 g Vollsoja im Eiweiß- und Fettgehalt etwa 5 l Vollmilch oder 28 Hühnereiern entsprechen. Sojaprodukte stellen also, soweit sie als vollwertig bezeichnet werden können, besonders für die vegetarische Küche eine wichtige Bereicherung dar. Sojamilch eignet sich statt Tiermilch für die Kinderernährung. Aus der Bohne läßt sich auch eine Art Butter (japanisch: Miso), Quark (Tofu) und die in Japan beliebte Sojatunke (Shoyu) bereiten. Auch die berühmte Worcestersoße enthält Soja.

Die starke Anreicherung auch der Wirkstoffe neben den Nährstoffen macht Vollsojaprodukte zu einem wertvollen Diätetikum. Bei allen Erkrankungen, die mit einem starken Verbrauch an Nähr- und Wirkstoffen einhergehen, sollten Sojazubereitungen einen täglichen Bestandteil der Diät darstellen, also bei *Tuberkulose* und anderen *Infektionskrankheiten,* bei *Geschwulstleiden* (Krebs), *Erschöpfungszuständen,* in der Rekonvaleszenz nach schweren Krankheiten, bei *Anämien* jeder Art, bei *Strahlenschäden* und *Unterfunktionen* der Hormon- und Verdauungsdrüsen.

Von großer Bedeutung sind Sojazubereitungen bei allen Erkrankungen, die eine kochsalzarme, harnsäurefreie und cholesterinarme Diät verlangen, also bei Nierenerkrankungen, vielen Hautkrankheiten, Rheuma, Gicht, hohem Blutdruck, Angina pectoris, Arteriosklerose und Gallensteinen.

Über die genannten Allgemeinwirkungen hinaus besitzt die Sojabohne aber auch noch spezielle Heilwirkungen. Prof. *Mader* heilte schwer an Pyuric (Infektion der Harnwege mit Colibakterien) erkrankte Säuglinge nur durch eine mit Sojamehl hergestellte Nahrung, wobei er feststellte, daß der durch die Infektion stark saure Urin in 24 Stunden stark alkalisch wurde. Er fand auch, daß Kinder, die an Ekzemen und anderen Hauterkrankungen litten und auf Tiermilch eine Verschlechterung erfuhren, bei Sojakost rasch gesundeten.

Der *Ersatz der Tiermilch* durch Sojamilch kann auch angebracht und heilsam sein bei Milchnährschäden, Asthma, Neigung zu katarrhalischen Infektionen, Drüsenschwellungen und Mandelvergrößerungen. Die Umstellung auf diese Heilkost sollte jedoch niemals ohne ärztliche Kontrolle geschehen.

Sojanahrung ist ferner vorzüglich geeignet für schlecht gedeihende Kinder, da sie alle zum Zellaufbau und zur Entwicklung nötigen Nähr- und Wirkstoffe in ausreichendem Maße enthält.

Auch Prof. Dr. *Schellong* hat über Erfolge mit Sojakost als Diätmittel berichtet, vor allem bei Zuckerkranken. Hier vermögen vollwertige Sojaprodukte die Harn- und Blutzuckerwerte zu senken und die Azidose (Übersäuerung) durch die Basenzufuhr auszugleichen.

Die vielen guten Eigenschaften der Sojabohne sollten uns veranlassen, sie mehr als bisher zur täglichen Ernährung und zur diätetischen Behandlung heranzuziehen. Für die *praktische* Verwendung eignet sich am besten Sojavollmehl, das von gelblicher Farbe und angenehmem, nußartigem, etwas süßlichem Geschmack ist. Es muß trocken, kühl und gut verschlossen aufbewahrt werden.

Bei der Verwendung der ganzen, außerordentlich harten Sojabohne benötigt man vier Stunden Kochzeit, im (hierbei angebrachten) Dampfkochtopf allerdings nur 20 Minuten. Bei sorgfältiger Zubereitung können Sojabohnengerichte sehr schmackhaft und beliebt sein.

Am einfachsten ist die Verwendung des Sojamehls zu Suppen, Soßen, Klößen, Frikadellen, vegetarischer Wurst, Mayonnaise, Süßspeisen, Kuchen und Backwerk.

Seit die Nachfrage nach Soja immer mehr zunimmt, gibt es in den Reformhäusern eine Fülle von Sojaprodukten, die nicht nur eine Bereicherung des täglichen Speisezettels darstellen, sondern auch einen hohen diätetischen Wert haben.

Gurken dienen der Hautpflege

Schon im Altertum war bekannt, daß innerliche und äußerliche Anwendung von Gurkensaft Unreinheiten der Haut beseitigt. Heute brauchen wir sie besonders wegen ihrer harntreibenden, stuhlregulierenden und hautreinigenden Kraft.

Die Gurke *(Cucumis sativus)* ist mit dem Kürbis verwandt und zählt wie dieser zur Familie der Kürbisgewächse (Kukurbitazeen). In den verschiedenen deutschen Landschaften weist sie auch verschiedene volkstümliche Namen auf, so Angurke, Kummer, Murke und Gommer. Der Osten Indiens wird als ursprüngliche Heimat dieser außerordentlich erfrischenden Pflanze angesehen, die vielseitig verwendbar ist, so als saure Gurke, Gewürzgurke, Salatgurke oder auch als Senfgurke.

Wirkungsweise und Verwendung

Als **Heilmittel:** Eine alte Erfahrung, die sich auch heute immer wieder bestätigen läßt, sagt uns, daß die Gurken drei charakteristische Einflüsse auf den menschlichen Organismus ausüben, nämlich einen harntreibenden, einen stuhlregulierenden und einen hautreinigenden. Der hohe Basenüberschuß – der höchste unter allen Gemüsen – und der gute Vitamin-C-Gehalt sind sicher an der reinigenden und entschlackenden Wirkung und daher an ihrem diätetischen Wert maßgebend beteiligt.

Die *wassertreibende Wirkung* kann man sich leicht bei Nieren- und Herzkranken zunutze machen. Da die Gurke aber nicht nur reines Wasser austreibt, sondern zugleich darin gelöste Harnsäure, so sollten Gurken auch ein häufiger Nahrungsbestandteil bei allen Menschen sein, die an harnsaurer Diathese, an aus Harnsäure bestehenden Nieren- oder Blasensteinen oder an Gicht und an Erkrankungen des rheumatischen Formenkreises leiden, soweit die Harnsäure dabei eine Rolle spielt.

Hauptwirkstoffe in 100 g Frischsubstanz

Eiweiß	0,6 g	Vitamin A	280 I. E.
Fett	0,2 g	Vitamin B_1	0,018 mg
Kohlenhydrate	1,3 g	Vitamin B_2	0,030 mg
Natrium	8 mg	Vitamin B_6	0,035 mg
Kalium	140 mg	Niacin	0,200 mg
Kalzium	15 mg	Vitamin C	7 mg
Magnesium	10 mg		
Phosphor	23 mg	Kalorien	10
Eisen	0,5 mg	Joule	42

Häufig läßt sich eine *chronische Verstopfung* durch täglichen Genuß von Gurkensalat auf die einfachste und natürlichste Weise in Ordnung bringen, wenn er nur mit Zitrone, Zwiebel und kaltgeschlagenem Öl zubereitet und gut gekaut wird. *Zuckerkranke* vertragen Gurken sehr gut, zumal diese durch ihren Gehalt an insulinähnlich wirkenden Stoffen helfen, den Blutzucker herabzusetzen.

Unreinheiten der Haut bessern sich durch innerliche und äußerliche Behandlung mit Gurkensaft, wie sie schon seit dem Altertum geübt wird. Die Reformhäuser halten dafür zahlreiche brauchbare Zubereitungen vorrätig.

In größeren Mengen genossen und schlecht gekaut, kann Gurkensalat zuweilen außerordentlich schlecht verträglich sein.

Daß auch saure Gurken und Salzgurken wegen ihrer starken appetitanregenden Wirkung bei Kranken eine plötzliche Wendung zum Besseren herbeizuführen vermögen, kann man immer wieder am Krankenbett erleben und hat der Landarzt Dr. *Heisler* eindrucksvoll geschildert. Herz- und Nierenkranke müssen sie allerdings wegen des starken Salzgehaltes meiden.

Als **Nahrungsmittel:** Die häufig verbreitete Meinung, die Gurken seien für die Ernährung wertlos, ist sehr irrig. Man kann die Gurken zwar nicht als „nahrhaft“ im landläufigen Sinne bezeichnen, denn sie sind sehr arm an den sogenannten Massennährstoffen Eiweiß, Fett und Stärke. Sie bestehen sogar in der Hauptsache nur aus Wasser. Aber darin gelöst, lassen sich doch eine Reihe von Geschmacksstoffen, Vitaminen und Mineralien nachweisen, die für eine vollwertige Nahrung genauso wichtig sind wie die Massenstoffe. Mit Recht erfreuen sich daher Gurken als Nahrungsmittel großer Beliebtheit.

Melonen erfrischen und beleben

Die mit der Gurke *(Cucumis sativus)* verwandte Melone *(Cucumis melo)* stammt aus dem tropischen Asien und Afrika und gehört zur Familie der Kürbisgewächse (Kukurbitazeen). Sie kommt in den heißen Ländern in vielen Zuchtformen vor. Die Kultur entspricht der der Gurken. Die Melone ist aber sehr wärme- und lichtbedürftig und gegen Nässe empfindlich. Die ab Februar im warmen Mistbeet vorgezogenen Pflanzen müssen später versetzt und mehrfach beschnitten werden. Die weiblichen Blüten befruchtet man künstlich mit dem Pinsel. Nach 7–8 Wochen erscheinen die ersten reifen Früchte. Während der Fruchtentwicklung beschneidet man die Zweige so, daß sie nur 3–4 Früchte tragen.

Noch im Mittelalter wurden Gurke, Kürbis und Melone oft miteinander verwechselt. Im Speiseverzeichnis des Klosters St. Gallen findet sich allerdings schon um das Jahr 1000 die Melone.

Als wichtigste Melonensorten unterscheidet man mehrere Gruppen:

1. Kantalupen

mit den Kennzeichen: dicke Fruchtschale, 8—12 Längsrippen, oft netzig, warzig oder runzlig, platt rund, grüne, später gelb werdende Schale, Fruchtfleisch meist orangerot, seltener grün, schmelzend, sehr zuckerreich.

Folgende Sorten gehören hierzu: Frühe Spanische Kantalupe, Algier, Prescot de Paris, Orangen-Kantalupe, Konsul-Schiller-Kantalupe.

2. Netzmelonen

mit den Kennzeichen: Fruchtschale nicht gerippt, dünn, netzförmig.

Hierzu gehören folgende Sorten: Amerikanische Muskatmelone, Berliner Netz, Blenheimer Orange, Ananas, Zucker von Tours, Cavaillon-Melone, Skellmanns runde Melone.

3. Malteser Melonen

mit den Kennzeichen: Fruchtschale dünn, glatt oder schwach gerippt, Fruchtfleisch sehr saftig, weiß oder grünlich.

Hierzu gehören folgende Sorten: Aprikosen-Tafelmelone, Nektar, Melone von Frevouc.

4. Schlangen-Melonen

mit den Kennzeichen: sehr lange, gebogene, gefurchte Frucht, meist dunkelgrün, zuweilen mit Längsstreifen, im reifen Zustand gelblich.

Als *Wassermelonen,* zu denen auch die *Arbusen* gehören, bezeichnet man die kürbisgroßen Früchte mit derber, glatter Schale und mit sehr rotem Fruchtfleisch, die zwar saftreich sind, aber meist fad schmecken und sich nur zum Frischverzehr eignen.

Die Melone enthält folgende *Nähr- und Wirkstoffe:*

Hauptwirkstoffe in 100 g Frischsubstanz

Eiweiß	0,7 g	Vitamin A	3400 I. E.
Fett	0,1 g	Vitamin B_1	0,040 mg
Kohlenhydrate	7,5 g	Vitamin B_2	0,030 mg
Natrium	12 mg	Vitamin B_6	0,036 mg
Kalium	230 mg	Niacin	0,600 mg
Kalzium	14 mg	Vitamin C	33 mg
Magnesium	17 mg		
Phosphor	16 mg	Kalorien	30
Eisen	0,4 mg	Joule	125

Wegen ihres hohen Saftreichtums sagen die neapolitanischen Melonenesser: „Man kann sie essen, trinken und sich damit das Gesicht waschen."

Diätetisch gesehen wirkt die Melone harntreibend, blutreinigend und günstig bei Nierenleiden, Gicht und Rheumatismus; bei Rekonvaleszenz und Schwäche erfrischend.

Die Melonen werden meist frisch, mit und ohne Zucker, teilweise auch mit Ingwer gewürzt als Dessertfrucht genossen. Man kann sie auch als Kompott einmachen oder zum Strecken von Marmeladen benutzen.

In Frankreich verwendet man die Melone häufig als Vorspeise mit Salz, Pfeffer oder Paprika gewürzt. Größere Mengen bewirken Magendruck, Koliken und Durchfall.

Eine andere Melonenart, die sogenannte *Baummelone,* auch Papaya-Frucht genannt *(Carica papaya),* ist geeignet, die Verdauung zu fördern und die Verstopfung zu überwinden. Man benötigt dazu vor jeder Mahlzeit $\frac{1}{2}$ bis $\frac{1}{3}$ der frischen Frucht.

Melonen-Puder ist wegen seines Gehaltes an dem eiweißspaltenden Ferment (Papayotin) in der Lage, hartnäckige, eiternde Wunden in kurzer Zeit abzuheilen. Der Heileffekt wird durch Abbau der eiweißhaltigen Zerfallsprodukte in der Wunde herbeigeführt. Die Behandlung ist geeignet für schlecht heilende Wunden, Geschwüre, Wundliegen, Amputationsstümpfe und Geschwüre bei Zuckerkranken.

Kürbis gegen Nierenleiden

Aus seiner Heimat im tropischen Amerika kam der Kürbis *(Cucurbita pepo)* im 16. Jahrhundert über Italien zu uns, wo er heute noch sehr geschätzt wird. Die glatten, kugeligen Früchte erreichen ein beträchtliches Gewicht und messen zuweilen bis zu 50 cm im Durchmesser. Sie werden im Spätherbst geerntet.

Wirkungsweise und Verwendung

Als **Heilpflanze:** Es soll nicht unerwähnt bleiben, daß der Kürbis in den Schriften des *Hippokrates* häufig angeführt wird. Und von da an kann man in allen alten und ältesten Kräuterbüchern den Kürbis immer wieder als gutes *harntreibendes Mittel* und die Kürbiskerne als ausgezeichnetes *Bandwurmmittel* empfohlen finden. So konnte es nicht ausbleiben, daß sich auch die moderne Medizin, besonders die naturheilkundliche Richtung, „des Kürbisses annahm".

In zahlreichen Arbeiten von Vertretern sowohl der homöopathischen als auch der schulgemäßen Medizin finden wir die gute Wirkung, insbesondere der Kürbiskerne als Bandwurmmittel, bestätigt. *Weiß, Weitzel* und *Neurath* treten vor allem für die Anwendung bei schwächlichen Kranken und Kindern ein, und andere betonen, daß keinerlei giftige Nebenerscheinungen zu befürchten seien. Die reifen Kürbiskerne (besser Samen) enthalten eine noch unbekannte Substanz, die die Haftfähigkeit des Bandwurmkopfes vermindert *(Eichholtz)*. Als vorzügliches Bandwurmmittel verwendet man die Kürbiskerne folgendermaßen:

1. **Nach einer mindestens zwölfstündigen Nahrungspause essen Kinder 200 bis 400 g, Erwachsene 400–700 g geschälte, möglichst frische, gestoßene und mit Preiselbeeren oder roher Milch angemachte Kürbiskerne in drei Portionen etwa innerhalb von drei Stunden. Zwei bis drei Stunden später nimmt man ein Abführmittel, am besten zwei Eßlöffel Rizinusöl. Sonst wird keine Nahrung genossen. Am Abend kann man vorteilhaft Heringssalat essen, auch Preiselbeeren, da beides ebenfalls wurmwidrig wirkt. Ist bis zum nächsten Tag der Bandwurm nicht abgetrieben (was meistens der Fall sein wird), dann wiederholt man die Kur am folgenden Tage.**
2. **Man nimmt 30g pulverisierte Kürbiskerne und mischt sie mit 10g Wermuttee, bereitet einen Aufguß daraus, indem man diese Teemenge zunächst zwölf Stunden in einem Viertelliter kaltem Wasser ausziehen läßt, abgießt und nun nochmals mit einem Viertelliter kochend heißem Wasser eine Stunde auszieht. Beide Teemengen werden zusammengegossen und im Laufe des Tages getrunken.**
3. **Für eine Kur zerstampfen wir 150g Kürbiskerne, rühren mit etwas roher Milch an und essen diesen Brei. Zwei Stunden später nehmen wir noch ein Abführmittel ein.**

Hauptwirkstoffe in 100 g Frischsubstanz

Eiweiß	0,8 g	Vitamin A	1600 I. E.
Fett	0,1 g	Vitamin B_1	0,047 mg
Kohlenhydrate	3,5 g	Vitamin B_2	0,065 mg
Natrium	1,1 mg	Vitamin B_6	0,110 mg
Kalium	383 mg	Niacin	0,500 mg
Kalzium	22 mg	Vitamin C	9 mg
Magnesium	8 mg		
Phosphor	44 mg	Kalorien	15
Eisen	0,8 mg	Joule	63

Außer den Kürbiskernen verwendet man auch das Fleisch dieser riesengroßen Früchte, die der Stolz des Gartenfreundes und Schaustücke der landwirtschaftlichen Ausstellungen sind, als eines unserer reizlosen, aber wirksamen harntreibenden Mittel *bei Nieren- und Herzerkrankungen, die mit Wasseransammlungen einhergehen.* Es sei dazu gesagt, daß für Nieren- und Herzleiden, die mit Wassersucht verbunden sind, die Anwendung des Kürbis zwar eine nicht zu unterschätzende, gute Unterstützung der ärztlichen Behandlung darstellt, daß aber diese Erkrankungen in die Behandlung eines Arztes gehören. Da alle Kürbissorten nicht nur nierenwirksam, sondern auch stuhlfördernd sind und blutdrucksteigernde Darmgifte entfernen, sind sie bei Verstopfungsneigung und Hämorrhoiden jederzeit angebracht.

Man schneidet in solchen Fällen drei bis fünf Pfund Kürbis in kleine Würfel, die man mit ein wenig Milch bei schwachem Feuer zu einem dicken Brei kochen läßt. Diesen wenn auch nicht gerade sehr gut schmeckenden Brei genießt man tagsüber, ohne sonst eine Nahrung zu sich zu nehmen. Solche möglichst häufig durchgeführten Kürbistage werden in vielen Fällen bei noch funktionstüchtigem Nierengewebe dieses veranlassen (ohne entzündlich reizend zu wirken), das überflüssige Wasser abzusondern. Bei einer Schwellung der Prostata tritt dadurch Erleichterung ein, wie sich überhaupt sagen läßt, daß Kürbiskerne auf die vergrößerte Prostata abschwellend wirken. Wie gesagt, dies kann nur als Unterstützung der ärztlichen Behandlung dienen und sollte niemals dazu führen, diese ersetzen zu wollen!

Als **Nahrungsmittel:** Der Kürbis ist billig und in irgendeiner Ecke des Gartens, am besten auf dem Komposthaufen, in großer Menge leicht zu ziehen. Es fehlt also nur daran, dieses saftige, goldgelb leuchtende Kürbisfleisch in der richtigen Art zuzubereiten, um daraus eine wohlschmeckende und gesunde Zukost herzustellen. Aus der Unzahl der Zubereitungsmöglichkeiten sei nur erwähnt, daß sich der Kürbis zu jedem Obstsalat verwenden läßt, einen Kürbissalat mit Gurken und Äpfeln liefert, süß oder sauer eingemacht werden kann, daß man ihn zu Kartoffelsalat, buntem Salat, Endiviensalat gebraucht und daß er als Kürbisauflauf, -gemüse und -suppe für manche unentbehrlich geworden ist. Kurz, er stellt eine billige und so vielseitig zu verwendende Frucht dar, daß sie einer findigen Hausfrau nur Freude bereiten kann.

Nicht vergessen sei, daß Kürbis bei der Herstellung von Marmeladen, besonders von Pflaumenmarmelade, mitverwendet werden sollte, um den Geschmack zu variieren und die Menge zu verdoppeln, was im Interesse einer ökonomischen Hauswirtschaft ja nur wünschenswert ist.

Paprika verbessert den Magensaft

Paprika *(Capsicum annuum)* oder spanischer Pfeffer (im 16. Jahrhundert brachten die Spanier den Paprika nach Europa) nennt man die ursprünglich im tropischen Amerika heimischen, getrockneten, glänzendroten, länglichen Früchte eines einjährigen Nachtschattengewächses, das in vielen warmen Ländern in mehreren Abarten angebaut wird. Die Hauptanbaugebiete sind Spanien, Südfrankreich, Italien, Jugoslawien, Rumänien, Bulgarien, Türkei und Ungarn.

Die Früchte sind nach Form, Größe, Farbe und vor allem nach dem Gehalt und der Art ihres Hauptwirkstoffes, dem brennend-scharf schmeckenden *Capsaicin,* außerordentlich verschieden. Die Kultur ist so einfach wie die der Tomate, doch benötigt die Pflanze einen warmen Standort, genügend Feuchtigkeit und eine längere Vegetationszeit.

Hauptwirkstoffe in 100 g Frischsubstanz

Eiweiß	1,2 g	Vitamin A	1000 I. E.
Fett	0,3 g	Vitamin B_1	0,06 mg
Kohlenhydrate	4,7 g	Vitamin B_2	0,05 mg
Natrium	2 mg	Niacin	0,30 mg
Kalium	210 mg	Vitamin C	140 mg
Kalzium	10 mg	Vitamin E	0,65 mg
Magnesium	12 mg		
Phosphor	30 mg	Kalorien	28
Eisen	0,7 mg	Joule	117

Gemüsepaprika nennt man eine mildschmeckende, großfrüchtige, grün zu genießende Sorte. Sie ist auch als Frischkost wertvoll. Wenn Gemüsepaprika ausreift, schmeckt er etwas schärfer. Eine dunkelrote, ebenfalls mildschmekkende Art wird wie Gurken eingemacht und bildet ein wertvolles Beigericht. Auch diese Art kann roh genossen werden. Die kleinfrüchtige rote Art schmeckt wie Pfeffer ausgesprochen brennend-scharf und kommt nur als Gewürz und Medikament in Frage.

Aus den kleinfrüchtigen roten Paprikaschoten ließen sich bis heute schon eine ganze Reihe wichtiger *Inhaltsstoffe* isolieren und identifizieren, nämlich neben dem Hauptwirkstoff Capsaicin viel Vitamin C und P, ferner α- und β-Karotin. Die Samen enthalten kein Capsaicin. Der Aschegehalt beträgt maximal 8 %. Der Gehalt an den einzelnen Mineralien und an Spurenstoffen ragt nicht besonders hervor und gleicht dem anderer Gemüsearten.

Das *Capsaicin,* der scharfe Gewürzstoff, reizt nicht nur die Empfindungsnerven der Schleimhäute, sondern er vermag nach wiederholter Anwendung auch eine völlige, langanhaltende Schmerzunempfindlichkeit gegenüber zahlreichen chemischen Reizstoffen hervorzurufen. Der ungarische Pharmakologe Prof. *Jancsó* schloß daraus, daß in der Haut und in den Schleimhäuten von Mensch und Tier zweierlei Arten schmerzempfindlicher Nervenendigungen vorhanden sein müssen, nämlich solche, die vorwiegend auf chemische, und andere, die vorwiegend auf physikalische Reize reagieren.

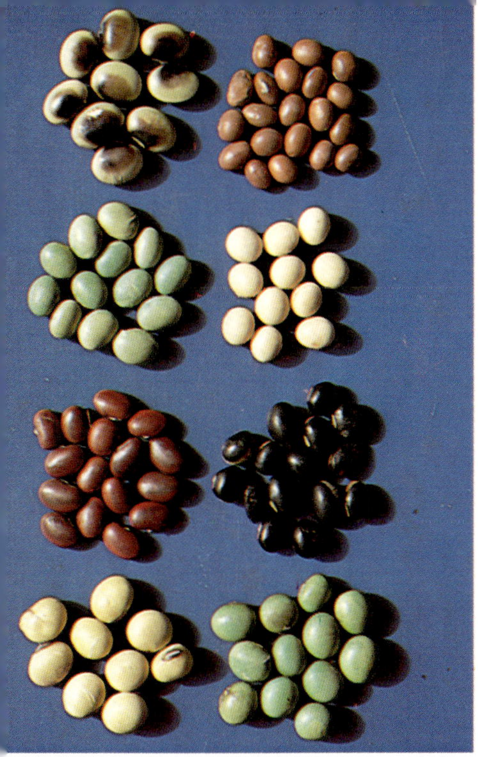

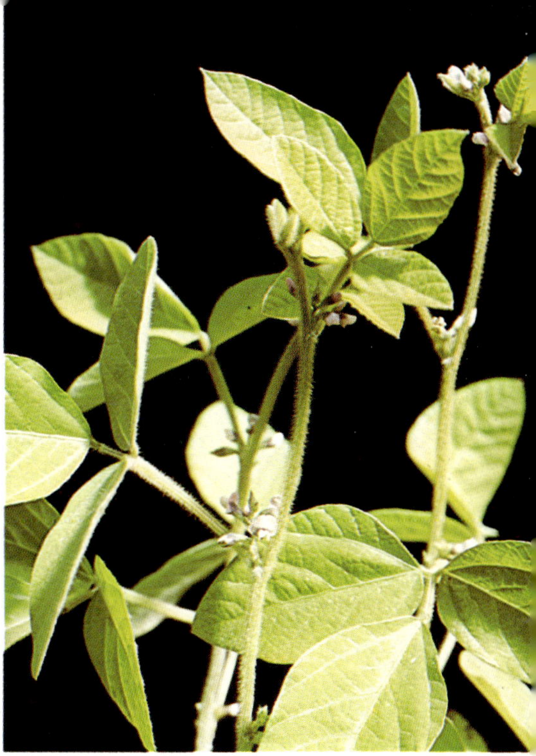

Sojakerne, die es in verschiedenen Formen und Farben gibt.

Gemüsefrüchte

Sojapflanze

Gurke

Paprika

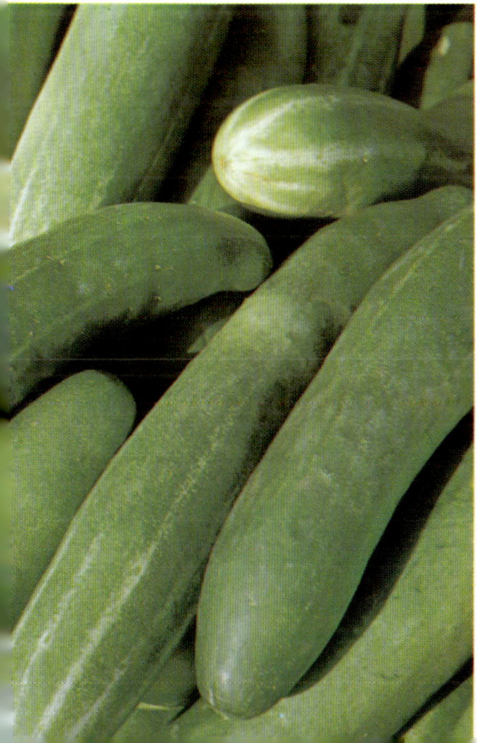

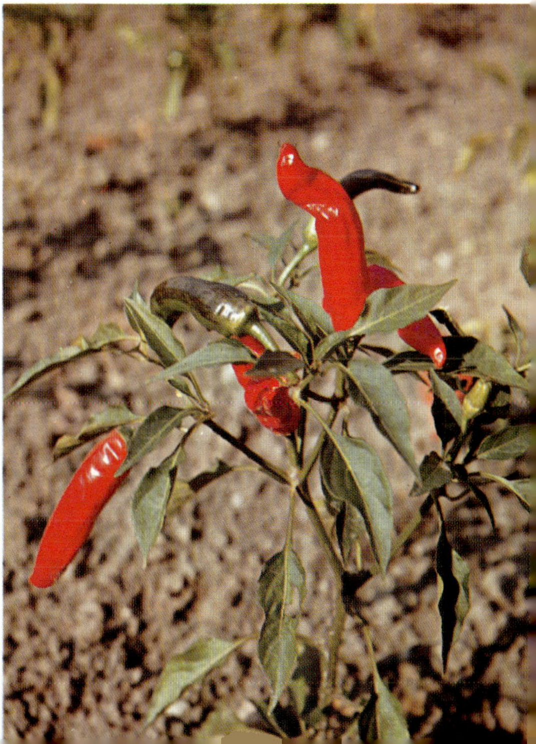

Exotische Früchte und Gemüs

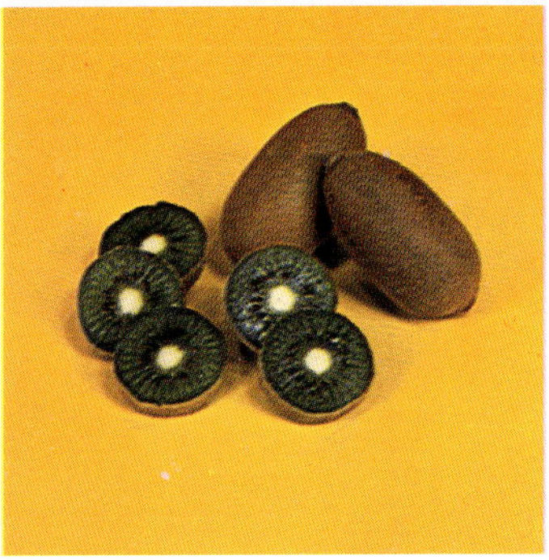

Zucchini

Ganz jung geerntete Kürbisse, die die Form von Gurken haben, aber weniger Wasser und kaum Kerne enthalten. Sie sollten stets gekocht oder geschmort werden. Beim Einkauf auf dunkelgrüne Farbe achten, gelbliche sind alt. Zubereitung: In 1 cm dicke Scheiben schneiden und in Olivenöl schmoren, am besten süßsauer zubereiten.

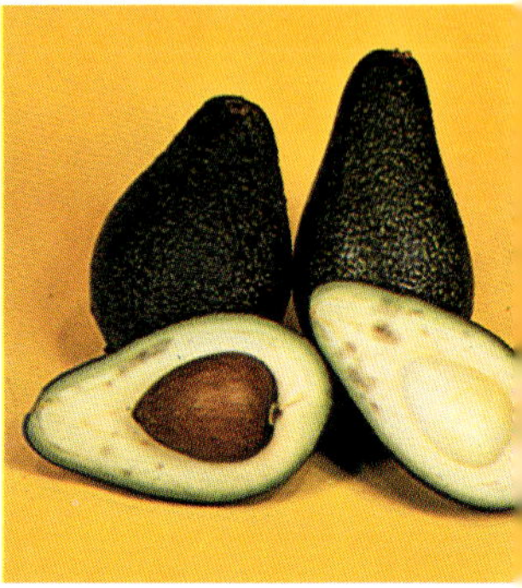

Kiwi

Diese subtropische Frucht enthält pro 100 g bis zu 300 mg Vitamin C, aber nur 40 Kalorien, außerdem Kalium und Eisen. Das Fruchtfleisch ist hellgrün, süß und schmackhaft, ähnlich dem reifer Stachelbeeren. Man kann die Kiwis quer durchschneiden und auslöffeln, aber auch zu Fruchtsalaten und dekorativ für Platten und Nachspeisen verwenden.

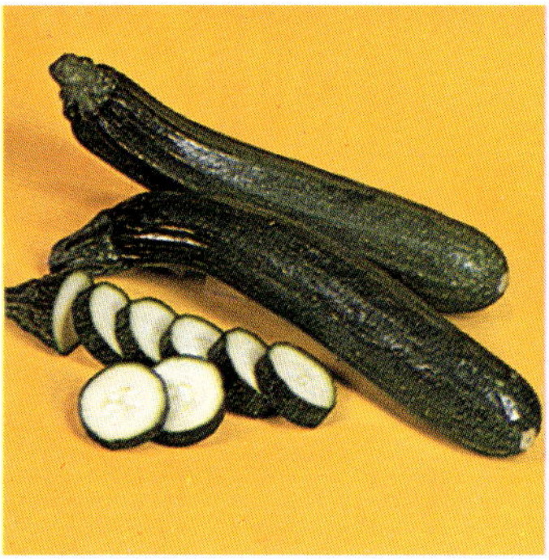

Avocados

Fett- und eiweißreiche Alligator-Birn
mit bemerkenswertem Gehalt an V
amin B_2. Sie können süß, aber auch
kant serviert werden. Die Frucht
reif, wenn sie sich weich anfühlt. D
derbe, runzlig-grüne Schale färbt s
im Reifezustand braun bis violett. Z
Verzehr aufschneiden, den Kern herau
nehmen, mit Marinade oder Milch b
träufeln — und auslöffeln.

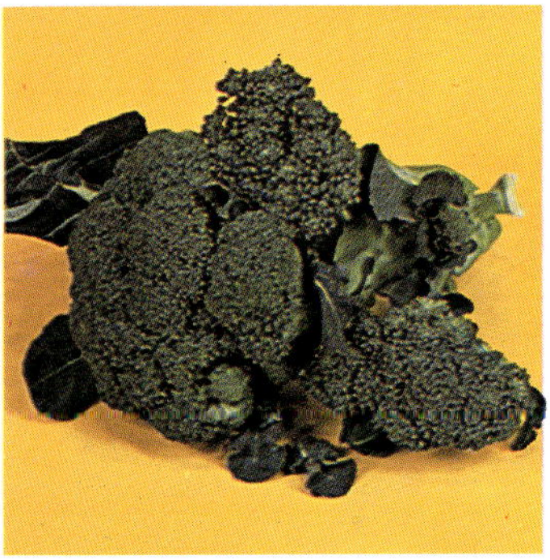

Papaya

Im Aussehen ähnlich einer grünen Melone. Sie ist eine sehr süß schmeckende Frucht, die immer gut gekühlt gegessen werden sollte. Außer reichlich Vitamin A und C enthält sie Papain, ein eiweißverdauendes Ferment. Das Fruchtfleisch ist orangefarben und weich. Vor dem Verzehr die Kerne entfernen. Bei reifen Papayas ist die Schale stellenweise gelb.

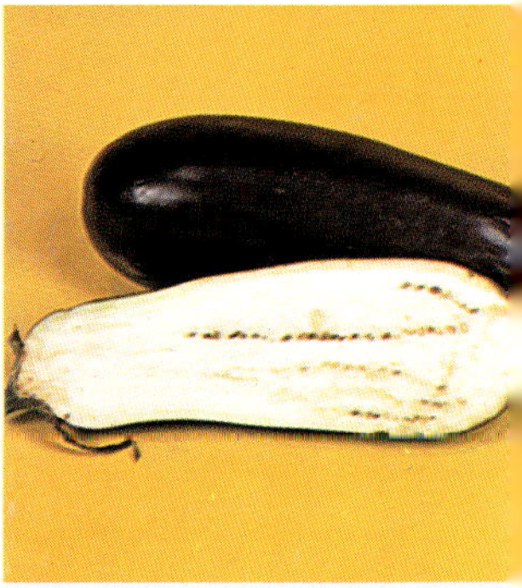

Broccoli

Eine grüne, besonders zarte Blumenkohlart mit einem außerordentlich hohen Vitamin-A-Gehalt. Er hat keinen fest geschlossenen Kopf, die grünen Röschen sitzen auf langen Stengeln, umgeben von Deckblättern, die ebenfalls eßbar sind. Die weichen, oberen Stengelteile können zu Spargelgerichten verwendet werden. Im übrigen Zubereitung genau wie Blumenkohl.

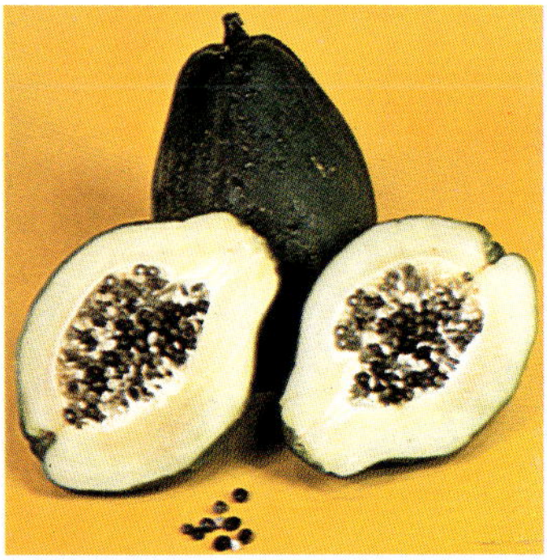

Auberginen

Die violett-glänzenden Gemüsefrüch
können nicht roh gegessen werden. M
schneidet sie in fingerdicke Scheib
salzt sie 1/2 Stunde ein, um die man
mal erheblichen Bitterstoffe zu entf
nen, wäscht und trocknet sie ab u
schmort sie in Öl. Werden sie geko
(30 Minuten, um den Wohlgeschma
zur Geltung zu bringen), ist diese V
bereitung nicht nötig.

Diese Beobachtungen machen die Empfehlung der Homöopathen, *Capsicum annuum* bei brennendem Ulcusschmerz (Ulcus ventriculi et duodeni) als hilfreiches Heilmittel einzusetzen, durchaus verständlich.

Das Paprikapulver wirkt auf die Mundhöhlen- und Magenschleimhaut desinfizierend, im Darm vernichtet es die krankhaften Gärungserreger, ohne die normalen Colibakterien zu schädigen, sie werden vielmehr in Wachstum und Funktion unterstützt.

In der Medizin verwendet man die getrockneten reifen Früchte *(Fructus Capsici)* gepulvert in einer Menge von 0,05–0,5 g innerlich als Stomachikum und Karminativum. Äußerlich gebraucht man das Pulver (besonders in Form des Capsicum-Pflasters) als hautreizendes Mittel (ohne Hyperämie zu erzeugen) bei Rheumatismus und Rippenfellentzündung.

Ein gutes *Einreibemittel* gegen rheumatische Erkrankungen mischt man aus 65 ccm Paprikatinktur, 20 ccm Seifenspiritus, 5 ccm Kampfergeist, 5 ccm Salmiakgeist und 5 ccm Rosmarinöl. Zum *Gurgeln* verwendet man die zehnprozentige Paprikatinktur *(Tinctura Capsici),* ½ Teelöffel in 1 Glas Wasser bei Angina.

Die Homöopathie stellt aus den reifen, getrockneten Früchten eine Urtinktur *(Capsicum annuum)* her, die bei harnsaurer Körperverfassung (harnsaurer Diathese), Rheuma, Neuralgien, sauren Dyspepsien, Magen- und Zwölffingerdarmgeschwür, Flatulenz (Darmaufblähung) und Hämorrhoiden angewendet wird. Zuweilen hilft sie auch bei Mittelohrentzündung.

Frischen Paprikapreßsaft kann man in einer Menge von 10–15 ccm zur starken Anregung und Entleerung der Gallenblase (Prof. *Eichholtz)* verwenden. In der Küche verwendet man die Früchte zum Einmachen pikanter Zuspeisen (Mixed Pickles). Gepulvert dient Paprika als Pfeffer-Ersatz.

Gemüsepaprika ist für alle Magen- und Darmkranken mit schlechter Saft- und Säurebildung ein vorzügliches Diätmittel.

Tomaten erhöhen die Widerstandskraft

Die auch unter den volkstümlichen Namen Gold-, Liebes- und Paradiesapfel bekannte Tomate *(Solanum lycopersicum)* gehört zur Familie der Nachtschattengewächse (Solanazeen). Ihre Heimat ist Peru. Sie wird bei uns in zahlreichen Spielarten angebaut.

Wir unterscheiden verschiedene Sorten: 1. rundfrüchtige, ungerippte Tomaten, 2. Sorten mit gerippten Früchten, 3. pflaumenförmige Tomaten, 4. kirschförmige Tomaten, 5. johannisbeerförmige Tomaten.

Es ist natürlich wichtig zu wissen, welches Saatgut man verwendet, da es außerordentlich viele, besonders auch im Ertrag verschiedene Sorten gibt.

Die Tomate ist sehr wärmeliebend, daher eignen sich alle großfrüchtigen Sorten nur für den Süden. In Deutschland gedeihen lediglich frühreife Sorten. Dabei wird man in ungünstigeren Lagen darauf bedacht sein müssen, die Tomaten weitestgehend an „Südseiten" anzupflanzen, um ihnen die reifende Sonnenenergie zu erhalten.

Der Boden muß gründlich und tief bearbeitet werden. Im Garten empfiehlt sich flüssige Düngung. In Deutschland wird die Tomate vielfach im Mistbeet vorgezogen. Es ist nicht empfehlenswert, vor Anfang März zu säen. Die Anzucht dauert ungefähr zehn Wochen. Nach 14 Tagen bis drei Wochen haben die Tomatenpflänzchen eine Größe erreicht, daß man sie erstmalig auf einen Abstand von 4 mal 4 cm verstopfen kann, nach weiteren 14 Tagen auf 8 cm und schließlich zum dritten Mal auf 16 cm. Nachdem die Pflanzen eine Höhe von 15–20 cm erreicht haben, wird nochmals auf 25 cm versetzt, bevor sie ab Mitte Mai mit einem Einzelabstand von 70 cm und einem Reihenabstand von 100 cm ins Freiland gepflanzt werden. Im kleinen können die Pflanzen auch ganz in Töpfen gezogen werden.

Nach *Dahlen* enthält die Tomate in 100 Teilen frischer, lufttrockener Substanz 92,37% Wasser, 1,25% stickstoffhaltige Stoffe, 0,84% Holzfaser und 0,63% Asche. Bekannt sind ferner Solanin, Saponin, Farbstoffe, Vitamine, besonders auch Vitamin A.

Hauptwirkstoffe in 100 g Frischsubstanz

Eiweiß	0,9 g	Vitamin A	1000 I. E.
Fett	0,2 g	Vitamin B_1	0,057 mg
Kohlenhydrate	3,3 g	Vitamin B_2	0,035 mg
Natrium	6 mg	Vitamin B_6	0,100 mg
Kalium	300 mg	Niacin	0,530 mg
Kalzium	14 mg	Vitamin C	24 mg
Magnesium	20 mg	Vitamin E	0,270 mg
Phosphor	26 mg		
Eisen	0,5 mg	Kalorien	19
		Joule	79

In frischem Zustand enthält die Tomate in so reichlicher Menge und Vielzahl Vitamine wie nur wenige pflanzliche Lebensmittel, nämlich *Vitamin A, B, C und E.* Der Mineralstoffgehalt liegt in der Höhe der meisten Blatt- und Wurzelgemüse, weist aber die seltener anzutreffenden Elemente Radium, Eisen, Kupfer, Bor, Nickel und Kobalt auf. Der noch gar nicht lange bekannte Vitamin-E-Gehalt rechtfertigt vielleicht die alte volkstümliche Bezeichnung der Tomate als „Liebesapfel".

Neuerdings fand man besonders in den Stengeln und Blättern aller Tomatenpflanzen den Pilzhemmstoff „Tomatin", der nicht nur Pflanzenkrankheiten verhindert, sondern auch auf den Fadenpilz wirkt, der beim Menschen die Hautkrankheit *Pityriasis versicolor* hervorruft. Die neue Substanz erwies sich sogar als brauchbares Ausgangsmaterial für eine Anzahl wertvollster medizinischer Produkte aus der Reihe der hormonartigen Stoffe (Cortison u. a.).

Gemüsefrüchte

Wirkungsweise und Verwendung

Als **Heilpflanze:** Die Tomate als ganzes, in der die Vitamine in ihren natürlichen Beziehungen zueinander erhalten sind, besitzt sehr gute Schutzeigenschaften, was bei der Vitaminbehandlung bei *Wachstumsstörungen, Gebißerkrankungen,* bei der Verhütung der *Blutarmut* und der Widerstandsverminderung gegen *Infektionen* wichtig ist.

Nahrungsmittel mit Schutzeigenschaften, bei denen das Verhältnis der Energieträger zu den lebenswichtigen Vitaminen und Mineralstoffen besonders günstig ist, müssen einen großen Teil der täglichen Nahrung bilden. Außer den grünen Blättern der Gemüse und Salate gehören in erster Linie Tomaten, Karotten, Kartoffeln, Beeren und Früchte dazu.

Aus ihren bis heute bekannten Inhaltsstoffen läßt sich leicht erklären, daß die Tomate in der Krankenkost als Blutbildner und zur Behandlung von *Gicht, Nieren- und Kreislaufstörungen* eine eindeutige Wirkung zu entfalten vermag. Die früheren Behauptungen einer krebsfördernden Wirkung der Tomate sind inzwischen längst widerlegt.

Selbst der schonend konservierte Tomatensaft weist noch einen hohen Vitamin-C-Gehalt auf, und gerade dieses Produkt kommt dem sich immer weiter ausbreitenden lebensreformerischen Gedanken sehr entgegen. In der Kinderernährung ist Tomatensaft besonders wertvoll, da seine skorbutverhütende Wirkung klinisch und experimentell erwiesen ist.

Als **Nahrungspflanze:** Nicht zu Unrecht ist heute die Tomate in frischer Form und im Winter als Konserve ein beliebtes Volksgemüse. Bei den starken Strukturwandlungen, die sich in den letzten Jahrhunderten in der Volksernährung vollzogen haben, ist die Tomate sehr in den Vordergrund gerückt. Aus einem vor dem ersten Weltkrieg wenig bekannten und verzehrten Gemüse wurde eines der meistgebrauchten.

Das gefällige Aussehen, die vielseitige Verwendbarkeit, Schmackhaftigkeit, Bekömmlichkeit und der Vitaminreichtum haben sicher zur Verbreitung der Tomate beigetragen. Der Bedarf kann heute durch die eigene Erzeugung nicht mehr gedeckt werden.

Das *Tomatenmark* ist ein unentbehrlicher Helfer und ein vorzügliches diätetisches Hilfsmittel in den Küchen Europas und Nordamerikas geworden.

Wurzel- und Knollengemüse III

Meerrettich vermehrt die Verdauungskraft

In ganz Europa ist der Meerrettich *(Cochlearia armoracia),* der zur Familie der Kreuzblütler gehört, beheimatet, wo er sich an feuchten Stellen und Gräben findet. In Deutschland kommt er seltener wild vor und wird daher um so häufiger angebaut. Die volkstümlichen Namen sagen schon etwas über seine Eigenschaften aus – Fleischkraut, Kren, Krien, Märek, Maressig und Pfefferwurzel.

Im Spätherbst (Oktober/November) gräbt man die mehrköpfige, meist mit ziemlich langen Ausläufern versehene Wurzel aus, befreit sie von Wurzelfasern, Stengeln und Erde und wäscht sie gründlich. Sie muß frisch verwendet werden; man kann sie jedoch ungewaschen im Keller in Sand aufbewahren.

Der bis heute bekannteste Wirkstoff ist das *Senföl,* das durch das Ferment Myrosin aus dem Glykosid Sinigrin frei wird. Ferner findet man Saccharose, Asparagin, Glutamin, Pentosan und organische Säuren.

Wirkungsweise und Verwendung

Als **Heilpflanze:** Äußerlich angewandt, entspricht sie der Wirkung des Senfs. Der Meerrettich wird daher wie dieser frisch zerrieben als Hautreizmittel in Form einer Breiauflage verwandt bei *Muskel-, Nerven-, Magen- und rheumatischen Schmerzen.* Auch die Verwendung bei *Insektenstichen*

Hauptwirkstoffe in 100 g Frischsubstanz

Eiweiß	2,8 g	Vitamin A	33 I. E.
Fett	0,3 g	Vitamin B_1	0,14 mg
Kohlenhydrate	15,3 g	Vitamin B_2	0,11 mg
Natrium	9,0 mg	Niacin	0,6 mg
Kalium	550 mg	Vitamin C	110 mg
Kalzium	105 mg		
Phosphor	65 mg	Kalorien	76
Eisen	1,4 mg	Joule	318

und *Frostbeulen* ist durchaus empfehlenswert. In verdünnter Lösung kann die äußerliche Anwendung bei Sommersprossen, Leberflecken und Akne vulgaris (Finne) versucht werden.

Innerlich regt der Meerrettich sämtliche Drüsen des Magen-Darm-Kanals einschließlich der Leber und Bauchspeicheldrüse an, so daß man ihn in der Diät gegen Verdauungsschwäche erfolgreich verwendet. Er wirkt anregend auf die Nierentätigkeit, zugleich aber auch heilend auf bakterielle Infektionen der Nieren, des Nierenbeckens und der ableitenden Harnwege. Daher spielt er eine wesentliche Rolle in der Diät, besonders bei *Nierenbecken- und Blasenleiden.*

Wegen seiner bakterienhemmenden, schleimverflüssigenden und hustenreizmildernden Wirkung auf die Luftwege wendet man ihn bei *Rachen-, Bronchial- und Lungenkatarrh* sowie bei *Mandelentzündung* an. Meerrettich und Honig, zusammen längere Zeit eingenommen, wirken über eine allgemeine Drüsen- und Stoffwechselanregung günstig bei Rheuma und Gicht.

Eine besonders wichtige Wirkung übt der Meerrettich auch auf die *Pumpbewegungen der Darmzotten* aus. Die Darmzotten besitzen nämlich eigene Muskelfasern, die von der Basis der Zotten bis in die Spitzen reichen. Sie ziehen sich beim Menschen (und bei manchen Tieren) rhythmisch zusammen und üben dadurch eine Pumpwirkung auf das Blut und die Lymphe aus. Die Pumpleistung der Darmzotten wird durch Meerrettich (und andere Gewürze) beträchtlich gesteigert. Eine Hundezotte preßt pro Minute 0,03 ml Lymphe in die Lymphbahnen. Bei den rund vier Millionen vorhandenen Darmzotten ist das eine Förderleistung von 0,12 Liter in der Minute.

Als **Nahrungs- und Würzmittel:** Feingeriebener Meerrettich ist eine pikant schmeckende Beilage zu Kochfleisch und Würstchen. Als Gewürz braucht man ihn zu Braten und Fisch, in Tunken, Salaten und Frischkost sowie zu Fleisch- und Fischbeizen. Eine kleine Beigabe von einigen Meerrettichscheiben empfiehlt sich beim Einmachen von Kürbis, roten Rüben und Gurken.

Möhren vertreiben die Würmer

Die wildwachsende Möhre *(Daucus carota),* wie sie überall auf mageren Böden, an Wegrändern und auf Schuttplätzen vorkommt, spielt für die Ernährung und Heilkunde keine Rolle. Die allerorts angebaute Gartenmöhre mit dicker und fleischiger Wurzel ist dagegen mit Recht sehr beliebt. Sie kennen wir auch unter den Namen Karotte, Mohrrübe oder gelbe Rübe.

Es ist viel zuwenig bekannt, daß die Möhre nicht nur Nährwerte vermittelt, sondern auch ein *wertvoller Vitamin-, Mineral- und Spurenstoffspender* ist. Am wertvollsten erscheint uns heute der hohe Gehalt an *Karotin,* der Vorstufe des Vitamins A, während sich das fertige Vitamin A nur zu einem geringen Teil in der Möhre findet. Reich ist auch ihr Gehalt an den Faktoren der *Vitamin-B-Gruppe*. Nur zu einem geringen Teil ist Vitamin C vorhanden. An Mineralien und Spurenelementen wurden – meist in Form ihrer Salze – Magnesium, Eisen, Kalzium, Kalium, Phosphor, Arsen, Nickel, Kupfer, Jod und Mangan festgestellt, worunter vor allem die Kalium- und Phosphorsalze mengenmäßig hervorzuheben sind.

Wirkungsweise

Ausschlaggebend für einige besondere Wirkungen der Mohrrübe ist schließlich die Anwesenheit von ätherischen Ölen und von Pektin, einem Stoff, der wie das Apfelpektin den Gelierungsvorgang fördert. Darüber hinaus sind in der Möhre noch zahlreiche uns bisher unbekannte Stoffe zu vermuten, die besonders das Gedeihen der Kinder fördern.

Aus den genannten Inhaltsstoffen wird die Wirkungsweise der Mohrrüben im Organismus weitgehend verständlich und regt zur Verwendung als nährendes und heilendes Gemüse an.

Zunächst wird die Wirkung ganz eindeutig durch den hohen Karotin-Gehalt bestimmt. 100 g Mohrrüben enthalten 1,8–7,2 mg Karotin. Kochen, Dämpfen und Konservieren beeinträchtigen den Karotin- und Vitamin-A-Gehalt der Mohrrüben praktisch nicht. Das Karotin wird im Organismus, und zwar in der Leber, in Vitamin A aufgespalten (1 Molekül Karotin ergibt 2 Moleküle Vitamin A).

Die Ausnutzung des Karotins aus pflanzlicher Nahrung wird mit 50% angegeben, doch sind die Mitteilungen darüber außerordentlich verschieden. Sie müssen auch naturgemäß verschieden sein, da schon das Ausgangsmaterial mit seinem Wirkstoffgehalt stark abhängig bleibt von Witterung, Saatgut und Jahreszeit.

Hauptwirkstoffe in 100 g Frischsubstanz

Eiweiß	1,0 g	Vitamin A	13 500 I. E.
Fett	0,2 g	Vitamin B_1	0,070 mg
Kohlenhydrate	7,3 g	Vitamin B_2	0,055 mg
Natrium	45 mg	Vitamin B_6	0,065 mg
Kalium	280 mg	Niacin	0,8 mg
Kalzium	35 mg	Vitamin C	6 mg
Magnesium	21 mg	Vitamin E	2,6 mg
Phosphor	30 mg		
Eisen	0,7 mg	Kalorien	35
		Joule	146

Das Vitamin A hat folgende, bis jetzt bekannte Stoffwechselfunktionen zu erfüllen:

- wachstumsfördernde Wirkung,
- blutbildende Wirkung (Vermehrung der Blutplättchen und des roten Blutfarbstoffs),
- aufbauende und funktionsregulierende Wirkungen an der Haut und den Schleimhäuten,
- abwehrsteigernde Wirkung gegenüber Infektionen, besonders der Schleimhäute (Auge, Luftwege, abführende Harnwege),
- regulierende Wirkung auf den Stoffwechsel der Leber und der Schilddrüse, wahrscheinlich auch weiterer Hormondrüsen, und
- Beteiligung am Aufbau des Sehpurpurs.

Der besondere Reichtum an Kaliumsalzen führt zu einer schnell auftretenden harntreibenden Wirkung, während die ätherischen Öle für die wurmwidrigen Eigenschaften verantwortlich sind.

Damit ist das Wirkungsbild der Mohrrübe in den Hauptzügen gekennzeichnet.

Verwendung

Ist es nun notwendig und zweckmäßig, die Möhre vermehrt in unseren Speiseplan einzubauen, oder sollten wir uns ihrer Wirkungen nur in bestimmten Krankheitsfällen bedienen?

Es wird häufig behauptet, unsere übliche Ernährung reiche aus, um sowohl Kinder als auch Erwachsene mit genügenden Mengen an Vitamin A zu versorgen, weil in der Milch, in der Butter, im Eigelb, in Gemüsen und Salaten genügend Vitamin A oder Karotin enthalten sei. Dagegen spricht aber die Tatsache, daß wir viele im Wachstum zurückbleibende, skrofulöse und zum Teil auch noch tuberkulöse Kinder haben und daß ferner leichtere Zustände von Vitamin-A-Mangel weit verbreitet sind.

Eingehende Untersuchungen über die Ursachen eines Mangels an Vitamin A oder an dessen Vorstufen, den Karotinoiden, ergaben, daß

1. ein zu geringes Angebot in der Nahrung besteht,
2. bei gestörter Fettverdauung die Aufspaltung und Aufsaugung der fettlöslichen Wirkstoffe, zu denen Vitamin A und seine Vorstufen gehören, stark leiden und
3. fehlerhafte Abbau- und Umbauprozesse im Organismus zum Gelbfarbstoffmangel führen. Umgekehrt ist also eine genügende Vitamin-A-Versorgung des Körpers abhängig von einer ausreichenden Zufuhr durch die Nahrung, vom Vorhandensein einer normalen Fettverdauung, wobei die früher schon erwähnten sogenannten ungesättigten Fettsäuren Linol- und

Linolensäure eine wichtige Rolle spielen, und von einem normalen Ablauf der Stoffwechselvorgänge nach Aufsaugung dieser Stoffe durch den Darm.

Diese Voraussetzungen sind selten in idealer Weise erfüllt. Wir sollten daher lernen, auf Mangelerscheinungen zu achten. Als solche sind bekannt:

1. *am Auge:* Nachtblindheit, Verdichtung und Verhornung der Bindehaut, gelb-orange bis grau-braune Verfärbung der Hornhaut des Auges, abnorme Trockenheit der Augenhäute oder auch des ganzen Auges, häufige Lidrandentzündungen und Hagelkörner, ferner Lichtscheu und Verklebung der Lidränder;
2. *an der Haut:* Verfärbung, Trockenheit, Schuppen- und vorzeitige Faltenbildung, verstärkte Verhornung, ungenügende Schweiß- und Talgdrüsenfunktion, Verhornung der Ausführungsgänge der Talgdrüsen und Haarfollikel;
3. *an den Schleimhäuten:* Abnahme des Riechvermögens, Trübung der Mundschleimhaut, mangelhafte Magensäurebildung, Durchfälle, Blasen- und Nierensteinbildung;
4. *Verlangsamung des Körperwachstums.*

Daraus wird ersichtlich, daß bei der großen Bedeutung des Vitamins A für den Aufbau und die Funktionen der Haut, der Schleimhäute und des Stoffwechsels, insbesondere der drüsigen Organe und des Sehorgans, ein Mangel mit der Nahrungszufuhr auf jeden Fall vermieden werden muß. Das gelingt in einfachster Weise dadurch, daß man möglichst täglich ein halbes bis ein Glas frischen Möhrensaft zu sich nimmt.

Dabei muß an alle Kraftfahrer bei dieser Gelegenheit ein besonderes Wort gerichtet werden. Das Karotin wie auch das Vitamin A stehen in enger Beziehung zur *Nachtblindheit.* Die Netzhaut unseres Auges braucht nämlich die gelb-roten Pflanzenfarbstoffe fortlaufend zum Aufbau eines intensiv roten Farbstoffs, des Sehpurpurs. Dieser Farbstoff ist entscheidend wichtig für die Fähigkeit des Auges, sich an die gerade herrschenden Lichtverhältnisse anzupassen. Reichlicher Genuß von Mohrrüben erhöht nun diese Fähigkeit des Auges, die man auch *Adaptionsfähigkeit* nennt, während die Herabsetzung oder der Mangel dieser Fähigkeit als Nachtblindheit bekannt ist.

Allen Kraftfahrern kann daher nicht eindringlich genug empfohlen werden, stets reichlich Mohrrüben zu verzehren und dabei sehr gut zu kauen oder noch besser frischen Mohrrübensaft zu trinken, um dadurch die Blendgefahren im abendlichen oder nächtlichen Straßenverkehr auf ein Mindestmaß herabzudrücken.

Spulwürmer abzutreiben gelingt meist einfach und sicher dadurch, daß man ½–1 kg geriebene Möhren für die Dauer von 24 Stunden unter Ausschluß jeder anderen Nahrung in rohem Zustand zu sich nimmt. Auch *Madenwürmer* lassen sich durch Möhren sicher beseitigen, wenn man regelmäßig morgens nüchtern und abends vor dem Schlafengehen ein bis zwei Möhren genießt.

Bei *Kindern* gibt man, abgesehen von der normalen Säuglingsernährung, mit großem Vorteil und bald feststellbarem Erfolg Möhrensaft oder feingeriebene Möhren bei *Wachstumsrückstand, mangelhafter Zahnbildung* und zur *Erhöhung der Widerstandsfähigkeit gegen Infektionen.* Bei einer schweren, als „Bauchkrankheit“ (Coeliakie) bezeichneten Kinderkrankheit spielen Möhrensaft und Möhrenbrei in der Heilkost neben Bananen eine große Rolle.

Prof. Dr. *Glanzmann* gibt für die Herstellung des Karottenbreies zur Säuglingsernährung folgende Vorschriften:

Karottenbrei: 200 g Karotten werden in kaltem Wasser gut gewaschen, abgeschabt, in Scheiben geschnitten und in $\frac{1}{4}$ l kochendem Wasser mit einer Prise Salz angesetzt und eine dreiviertel Stunde lang gekocht. Die eingekochten Möhren werden mitsamt dem Kochwasser durch ein Haarsieb getrieben, außerdem fügt man etwas Butter und Zucker hinzu.

Bei künstlich ernährten Kindern ist eine Beikost in Form von Obst- und Gemüsesäften, insbesondere Möhrensaft, für das Gedeihen unbedingt erforderlich. Dabei gibt man 1 bis 2 Teelöffel auf die Flasche.

Bei *Erwachsenen* gibt man Möhren *als Heilkost* in Form von Rohsaft, Rohkost und Brei nicht nur bei Nachtblindheit und einer großen Anzahl weiterer Augenveränderungen, sondern auch in der Schwangerschaft und Stillzeit, bei zahlreichen Hautveränderungen, Wachstumsstörungen der Fingernägel, trockenem, glanzlosem und brüchigem Haar, bei Beschwerden vor der Menstruation, wie Schmerzen in den Brüsten, Schlaflosigkeit und depressiven Verstimmungen, ferner bei chronischen Nasen- und Nebenhöhlenkatarrhen, Abnahme des Riechvermögens, bei mangelhafter Abwehr gegen Infektionen der Schleimhäute der Atemwege (Bronchitis), schließlich bei Magen-Darm-Störungen, Lebererkrankungen, Neigung zu Steinbildungen, Überfunktion der Schilddrüse und Basedowscher Krankheit.

Es sei nochmals darauf hingewiesen, daß der Vitamin-A-Gehalt nur bei Anwesenheit von Fett voll ausgenutzt werden kann.

In eindrucksvoller Weise vermag Möhrensaft auf die Magensaft- und Magensäureabsonderung regulierend einzuwirken. Zu niedrige Säurewerte werden gesteigert, zu hohe herabgesetzt. Möhrensaft behebt in erstaunlichem Maße die Durchfälle der Magenkranken ohne Säurebildung bei gleichzeitiger Steigerung des Appetits.

Bei all diesen Erkrankungen sollte man die Heilung durch täglich ein halbes Glas frisch bereiteten Möhrensaftes wirksam unterstützen.

Zusammenfassend darf ich wohl hervorheben, daß die Mohrrübe ein Gemüse mit ausgesprochenen Schutz- und Heileigenschaften darstellt. Sie muß daher eine bevorzugte Stellung unter den Gemüsen einnehmen und sollte roh und gekocht – am besten mit nachträglichem Zusatz von kaltgeschlagenem Sonnenblumen- oder Sojaöl – mindestens einmal, besser zweimal wöchentlich verabreicht werden. Bei Kindern mit übermäßigem Längenwachstum sei man mit der Verabreichung von Möhren zurückhaltend.

Rettich regt die Galle an!

Neben dem Meerrettich liefert uns die Familie der Kreuzblütler (Kruziferen) auch den Rettich *(Raphanus sativus)* mit den volkstümlichen Namen Bierrettich, Bölkwuttel, Rumenasse, Radi, Radix. Als Heimat muß wahrscheinlich Asien angesehen werden, als Stammpflanze der *Hederich.* Wild kommt er kaum noch vor, er wird aber schon seit Jahrtausenden kultiviert. Herodot berichtet von Hieroglyphen, die eine Rechnung der Ausgaben für „Rettich, Zwiebeln und Knoblauch" betrafen.

In Deutschland kennen wir sechs Arten: den bekannten schwarzen oder violetten Winterrettich, den weißen und roten Sommerrettich sowie die runden oder länglich-runden Radieschen von weißer, roter, bläulich-roter oder gelblicher Farbe. Der Rettich weist die gleichen Wirkstoffe auf wie der Meerrettich, die Brunnenkresse und das Löffelkraut.

Hauptwirkstoffe in 100 g Frischsubstanz

Eiweiß	1,0 g	Vitamin A	38 I. E.
Fett	0,1 g	Vitamin B_1	0,033 mg
Kohlenhydrate	3,5 g	Vitamin B_2	0,030 mg
Natrium	17 mg	Vitamin B_6	0,060 mg
Kalium	255 mg	Niacin	0,2 mg
Kalzium	34 mg	Vitamin C	30 mg
Magnesium	8 mg		
Phosphor	26 mg	Kalorien	19
Eisen	1,5 mg	Joule	79

Wirkungsweise und Verwendung

Als **Heilpflanze:** Ebenso wie Meerrettich regt auch der gewöhnliche Speiserettich die Funktion der Verdauungsdrüsen an, was eine Steigerung des Appetits zur Folge hat. Seine Anwendung ist bei katarrhalischen Zuständen des Verdauungsapparates angebracht. Hervorzuheben ist auch die vorzügliche Wirkung, besonders des Rettichsaftes, auf die Leber und die Gallenwege. Er erhöht die Gallenproduktion der Leberzellen, beseitigt Gallenstauungen, beeinflußt günstig entzündliche Erkrankungen der Gallenwege aller Art sowie Grieß- und Steinbildungen. Monatelanger Gebrauch des frischgepreßten Saftes kann eine völlige Ausheilung des Gallensteinleidens bewirken, wenn dabei ein gesundheitsgemäßes Leben geführt wird. Auch der Stuhlgang wird, wohl infolge des Raphanolgehaltes, gefördert. Eine unmittelbare, günstige Beeinflussung des gesamten Stoffwechsels ist sehr wahrscheinlich. Neben der *gallentreibenden* hat der Rettich auch noch eine *harntreibende Wirkung,* die man bei Wasseransammlungen in den Organen und Geweben benutzt, solange keine entzündliche Erkrankung der Nieren besteht.

Schließlich wirkt der Rettich noch krampf- und schleimlösend sowie auswurffördernd bei krampfartigem, zähem und trockenem Husten. Die Anwendung ist daher bei *Keuchhusten* und sonstigen bronchitischen Erscheinungen angebracht. Bei akut entzündlichen tuberkulösen Prozessen mit Fieber und Nachtschweiß ist jedoch größte Vorsicht geboten. Zusammenfassend stellen wir nochmals fest, daß der Rettich a) den Magen-Darm-Kanal einschließlich des Leber-Gallen-Systems, b) den Wasserhaushalt, insbesondere die Nieren, und c) die Atmungsorgane heilend beeinflußt.

Grundsätzlich gilt, daß Rettich zu Heilzwecken nicht gesalzen genossen werden darf, wie es besonders in Süddeutschland üblich ist, sondern nur mit Honig oder Rohrzucker.

Als **Nahrungsmittel:** In Scheiben geschnitten und mit Salz bestreut, wird der Rettich vielfach roh gegessen. Beliebt ist auch der *Rettichsalat.* Schließlich findet er noch in der sog. „Rettichbutter“ Verwendung.

Die roten Rüben oder roten Beten fördern die Blutbildung

Die rote Rübe *(Beta vulgaris cruenta rubra)* ist eine Spielart der Runkelrübe. Ihre dicke, fleischige Wurzel enthält einen blutroten Saft. Sosehr sich dieses Wurzelgemüse als Salat aus gekochten roten Rüben oder als Essigkonserve auch allgemeiner Beliebtheit erfreut, sowenig hat sich leider bis heute die Ernährungswissenschaft mit den Inhalts- und Wirkstoffen und deren Wirkungen auf den menschlichen Organismus beschäftigt.

Wir wissen zwar, daß die rote Rübe einen Kohlenhydratgehalt von 6–9% aufweist, darunter Rohrzucker, Fruchtzucker und Raffinose, wissen auch, daß trotz des geringen Eiweißgehaltes (1,0–1,8%) die physiologisch hochwertigen Eiweißbausteine Asparagin, Glutamin und Betain vorhanden sind, kennen ferner ihren Basenüberschuß auf Grund ihres Kalium-, Natrium-, Magnesium- und Kalkgehaltes, erfuhren zudem etwas von dem Vorhanden-

Hauptwirkstoffe in 100 g Frischsubstanz

Eiweiß	1,5 g	Vitamin A	180 I. E.
Fett	0,1 g	Vitamin B_1	0,022 mg
Kohlenhydrate	7,6 g	Vitamin B_2	0,040 mg
Natrium	86 mg	Vitamin B_6	0,050 mg
Kalium	340 mg	Niacin	0,2 mg
Kalzium	30 mg	Vitamin C	10 mg
Magnesium	1,4 mg		
Phosphor	45 mg	Kalorien	37
Eisen	0,9 mg	Joule	155

sein zweier seltener Metalle (Rubidium, Caesium), deren physiologische Bedeutung uns noch unbekannt ist, und wir haben endlich den niedrigen Vitamingehalt zur Kenntnis genommen. Alles das sagt aber nicht viel aus über die wahre ernährungsphysiologische und eventuell therapeutische Bedeutung dieses Nahrungsmittels, solange nicht eingehendere Analysen vorliegen.

Wir müssen uns bis heute auf die praktische Erfahrung ihres Nähr- und Heilwertes verlassen, und diese spricht bisher – unter Einbeziehung auch der volkstümlichen Angaben – für eine *harntreibende, kochsalz- und harnsäureausschwemmende, blutreinigende und blutbildende Wirkung* sowie für eine *Anregung auf Magen, Darm, Leber und Gallenblase.* Diese Wirkungen kann man größtenteils schnell an sich selbst verspüren, wenn man frisch hergestellten Rohsaft zweimal täglich in einer Menge von 50 bis 100 Kubikzentimetern, am besten verdünnt, vor den Mahlzeiten zu sich nimmt.

Der Rohsaft dient ebenso wie der Salat aus der gekochten Rübe zur Bereicherung der Diät Kreislauf- und Stoffwechselkranker sowie bei Blutarmut.

Dr. *S. Ferenczi* aus Györ (Ungarn) fand in den letzten beiden Jahrzehnten immer wieder eine krebshemmende Wirkung der roten Bete bestätigt. Er selbst hat in diesem Zeitraum etwa 45 unheilbare, von den Ärzten bereits aufgegebene Tumorkranke behandelt. In der Anfangsphase erhielten die Kranken täglich, in mehreren Raten, 250 g abgeriebene, rohe rote Bete verabreicht. Dann tranken sie täglich etwa 300–500 ml des ausgepreßten Rote-Bete-Saftes. Da die Patienten über längere Zeit hinweg diesen Saft nicht vertragen konnten, ließ Dr. *Ferenczi* den Preßsaft eindicken. Dieses Verfahren gestattete es, die tägliche Dosis des eingedickten Saftes auf 50 ml herabzusetzen. Von den 45 Kranken reagierten drei überhaupt nicht auf diese Behandlung, bei 16 allerdings konnte Dr. *Ferenczi* erhebliche Besserungen beobachten: Verkleinerungen bzw. Verschwinden des Tumors, Gewichtszunahmen zwischen 5 und 15 kg, Besserung der Blutsenkung. Nach den Erfahrungen Dr.

Ferenczis und seiner Kollegen ist der krebswidrige Wirkstoff der roten Bete kochfest.

Der deutsche Arzt Dr. med. *Siegmund Schmidt* beobachtete an 19 Krebskranken, die laufend Rote-Rüben-Saft (jeweils von 1 kg Rüben) zu sich nahmen, ähnliche Besserungen. Er konnte sogar bei neun Leukämiepatienten ähnlich günstige Beobachtungen machen wie bei den Krebskranken.

Dr. *Ferenczi* und eine Reihe ungarischer und deutscher Kollegen konnten bisher die Rote-Bete-Therapie an ungefähr 300 Krebskranken anwenden und ihre krebswidrige Wirkung beobachten.

Die Schwarzwurzel beruhigt und heilt Wunden

Die echte Schwarzwurzel *(Scorzonera hispanica)* aus der Familie der Korbblütler (Kompositen) besteht aus einem bis zu 1 m hoch werdenden, wollflockigen, oben verästelten Stengel, der aus einer spindelförmigen, fleischigen, außen schwarzen Wurzel entspringt. Die aufwärtsgerichteten Äste tragen zur Blütezeit im Juni oder Juli einzelne gelbe Blütenköpfe, die nach Vanille riechen.

Der süßlich schmeckende Milchsaft der Schwarzwurzel ist wissenschaftlich noch wenig erforscht, wenn man bisher auch als Inhaltsstoffe ein Glykosid (Coniferin oder Laricin), Inulin, Asparagin, Trigonellin, Mannit, Lävulin, Cholin und Lactucin angibt. Von wissenschaftlicher Seite kann über seine Wirkung noch nicht viel ausgesagt werden. Die Volksmedizin spricht von einer nervenberuhigenden, einschläfernden Wirkung (Lactucingehalt).

Abkochungen aus Schwarzwurzeln werden schon jahrhundertelang in der Volksmedizin als Wundheilmittel benutzt. Im Jahre 1912 konnte *McAlister* in der Schwarzwurzel den Wirkstoff *Allantoin* nachweisen. Es gibt heute zahlreiche allantoinhaltige Wund- und Heilsalben.

Hauptwirkstoffe in 100 g Frischsubstanz

Eiweiß	1,4 g	Vitamin A	33 I. E.
Fett	0,4 g	Vitamin B_1	0,110 mg
Kohlenhydrate	16,3 g	Vitamin B_2	0,035 mg
Natrium	5 mg	Niacin	0,3 mg
Kalium	320 mg	Vitamin C	4 mg
Kalzium	53 mg	Vitamin E	6 mg
Magnesium	23 mg		
Phosphor	76 mg	Kalorien	74
Eisen	1,5 mg	Joule	309

Von der Wirkung des Allantoins bei der Wundbehandlung wissen wir, daß es zunächst das geschädigte und nicht mehr funktionsfähige Gewebe entfernt und dadurch das Wundgebiet reinigt. Es beschleunigt wesentlich die Zellneubildung, wodurch gesundes Granulationsgewebe nachwächst. Anschließend erfolgt eine gute Überhäutung (Epithelisierung). Gleichzeitig wirkt Allantoin hornlösend (keratolytisch) sowie hemmend auf den Wundschmerz, jedoch nicht antiseptisch. Von Witterungseinflüssen geschädigte, stark beanspruchte oder oberflächlich verletzte Haut wird durch Allantoin rasch normalisiert. Gereizte, rauhe, rissige Haut wird schnell geheilt. Normale Gesichts- und Körperhaut gewinnt durch Allantoineinwirkung glattes, zartes und gesundes Aussehen. Die rein lokale Allantoinwirkung wird mit einer vorübergehenden Vermehrung der weißen Blutkörperchen (Leukozyten) und mit einer verstärkten Lymphströmung erklärt. Allantoin ist ausgezeichnet verträglich und völlig ungiftig. Bei verschiedenen Säugetieren, Fischen und Amphibien ist Allantoin das Endprodukt des Purinstoffwechsels, während es beim Menschen und bei Vögeln nicht das Allantoin, sondern die Harnsäure ist.

Die Wurzeln der Schwarzwurzel können den ganzen Winter über geerntet werden, wenn sie nicht den Mäusen, die diese Wurzeln sehr lieben, zum Opfer fallen. Am besten schlägt man die Wurzeln den Winter über im Keller in feuchten Sand ein. Die schwarzhäutige, weißfleischige Wurzel ist ein beliebtes Wintergemüse von spargelähnlichem Geschmack.

Vielfältige Verwendungsmöglichkeiten bietet die Schwarzwurzel für die Kranken- und Kinderkost. Die zarten einjährigen Wurzeln kann man außer Magen- und Darmkranken selbst Kleinkindern verabfolgen. Beliebt und angebracht ist die Wurzel vor allem bei Zuckerkranken, da ihr Kohlenhydratgehalt wie bei der Topinamburknolle in Form des Inulins, einer Vorstufe des Fruchtzuckers, vorliegt. Inulin ist die *für den Zuckerkranken günstigste Form der Kohlenhydrate.* Für die Nierendiät leistet die Schwarzwurzel wertvolle Dienste, weil sie auch ohne jeden Kochsalzzusatz recht schmackhaft ist und harntreibend wirkt.

Sellerie hat Nierenwirkung

Der Sellerie *(Apium graveolens),* volkstümlich Sellerie, Zällerech, Zella, Eppich, Mark, Schoppenkraut genannt, ist ein Doldengewächs (Umbelliferen).

Am Strand und in der Nähe von Salzseen und Salinen, also auf salzhaltigen Böden, wächst die wilde Art. Bei uns werden in den Gärten häufig drei Kulturarten angebaut, nämlich *Knollensellerie, Bleichsellerie* und *Schnittsellerie.*

Sellerie liebt viel Feuchtigkeit, wie seine natürliche geographische Verbreitung (Meeresstrand) zeigt. Kühle, feuchte Jahre und Halbschatten sind dem

Sellerie günstig. Der Boden muß nährstoffreich, humös und kalkhaltig, die Bodenreaktion am besten neutral sein.

Man sät ihn Mitte Januar in warmen Mistbeeten an. Bis zur Pflanzung vergehen meistens 12–14 Wochen, die Januar-Februar-Saaten kommen also im Mai, die Märzsaaten im Juni zur Auspflanzung.

Hauptwirkstoffe in 100 g Frischsubstanz

Eiweiß	1,5 g	Vitamin A	25 I. E.
Fett	0,3 g	Vitamin B_1	0,036 mg
Kohlenhydrate	7,4 g	Vitamin B_2	0,070 mg
Natrium	77 mg	Vitamin B_6	0,2 mg
Kalium	320 mg	Niacin	0,9 mg
Kalzium	70 mg	Vitamin C	8 mg
Magnesium	9 mg	Vitamin E	2,6 mg
Phosphor	80 mg		
Eisen	0,5 mg	Kalorien	38
		Joule	159

Kurz vor Eintritt schärferen Frostes, oft auch schon im Oktober, erntet man die Knollen. Sie werden an den Blättern herausgezogen oder mit einer Gabel oder Schaufel herausgehoben. In den Blättern findet man ätherisches Öl, Apiin, Inosit, Salze; in der Knolle ätherisches Öl, Zucker, Stärke, Pentosane, Cholin, Tyrosin, Glutamine, Asparagin, Vitamine.

Wirkungsweise und Verwendung

Als **Heilpflanze:** Der Gehalt an ätherischem Öl ist für die spezifische Wirkung auf die Nierengefäße verantwortlich zu machen. Sie werden erweitert, und dadurch erhöht sich die Wasserabgabe. Bei dieser vermehrten Wasserabgabe werden auch giftige Stoffwechselprodukte vermehrt ausgeschieden; daher die gute Wirkung bei *Gicht, Rheumatismus, harnsaurer Diathese* mit der Neigung zur Steinbildung, bei *Nervenschwäche* und *seelischer Depression,* die auch Folge von zu starker Säurebildung im Gewebe sein kann. Die volkstümliche Anschauung, daß ein aus Selleriesamen und Wurzelknollen gewonnenes Öl sexualhormonartige Wirkungen entfaltet, besteht nicht zu Unrecht. Gleichzeitig sind noch insulinartig wirkende Hormone vorhanden, die bei der Behandlung der Zuckerkrankheit insulinsparend wirken.

Als **Nahrungs- und Würzpflanze** wird der Sellerie ebenso wie die Petersilie allgemein benutzt. Besonders beliebt ist die Zubereitung als Salat oder Gemüse. Ebensohäufig ist die Verwendung in Suppen, auch in getrockneter Form, oder als gefüllte Sellerieknolle oder als Sellerie-Kartoffel-Auflauf.

Zwiebeln heilen manches Übel

Die beliebte Küchenzwiebel *(Allium cepa)* entstammt der Familie der Liliengewächse (Liliazeen). Da sie allerorts verwendet wird, ist es nicht verwunderlich, daß sie zahlreiche volkstümliche Namen aufweist, wie Sommerzwiebel, Oje, Oellig, Zwibele, Zible, Zwifl, Zipolle, Bülla und Bölle.

Sobald im Frühjahr der Frost aus dem Boden ist, kann man den Zwiebelsamen in Reihen von 20 cm Entfernung aussäen oder im Mistbeet vorgezogene Jungpflanzen aussetzen. Frühe Ernten erzielt man, wenn im Frühjahr Steckzwiebeln gesetzt werden.

Wie der Knoblauch enthält auch die Zwiebel in der Hauptsache ein ätherisches Öl, Lauch- und Senföl mit Schwefel, der in verschiedenen Verbindungen organisch gebunden ist.

Wirkungsweise

Prof. Dr. *Virtanen* (Helsinki) berichtete auf der 10. Tagung der Nobelpreisträger in Lindau im Jahre 1960 über die in der Zwiebel reichlich enthaltenen schwefelhaltigen Aminosäuren vom Typ des Methylcysteinsulfoxids, aus welchen die *stark bakterienhemmenden Thiosulfinate* bei Zerkleinerung der Zwiebel durch Fermenteinwirkung entstehen.

Wir kennen heute die wichtige Rolle des organisch gebundenen Schwefels besonders durch die Sulfonamide, die neben dem Penicillin die wichtigsten Mittel zur Bekämpfung der Infektionskrankheiten darstellen. Sehr wesentlich ist aber auch der Gehalt der Zwiebel an Rhodanverbindungen, an Phosphor, Fluor, Kalium, Kieselsäure, Sekretinen, Glukokininen und den Vitaminen B und C.

Das allen gut bekannte „Tränen der Augen" beim Schälen und Schneiden der Zwiebel wird durch das Aufsteigen des ätherischen Öles verursacht. Die gleiche Reizwirkung übt das Öl auf den Verdauungskanal und die zugehörigen Drüsen (Leber, Bauchspeicheldrüse) aus.

Dadurch wird der Magensaft vermehrt und damit seine Desinfektionskraft und seine Fähigkeit, besonders Eiweißkörper aufzuspalten, verstärkt. Die Produktion der Darmsäfte wird erhöht, krankhafte Darmbewohner (Gärungs-, Fäulnis-, Entzündungs- und Eitererreger) abgetötet, die normalen Colibakterien im Wachstum gefördert. Die *desinfizierende Kraft* der Zwiebel ist schon lange bekannt. Sie wurde bereits im Mittelalter zum Schutz gegen Pest und Cholera benutzt.

Aber nicht nur die Magen- und Darmschleimhaut wird zu vermehrter Tätigkeit angeregt, sondern auch die Leber, die Gallenblase und die Bauchspeicheldrüse – Wirkungen, die denen auf die Magen- und Darmschleim-

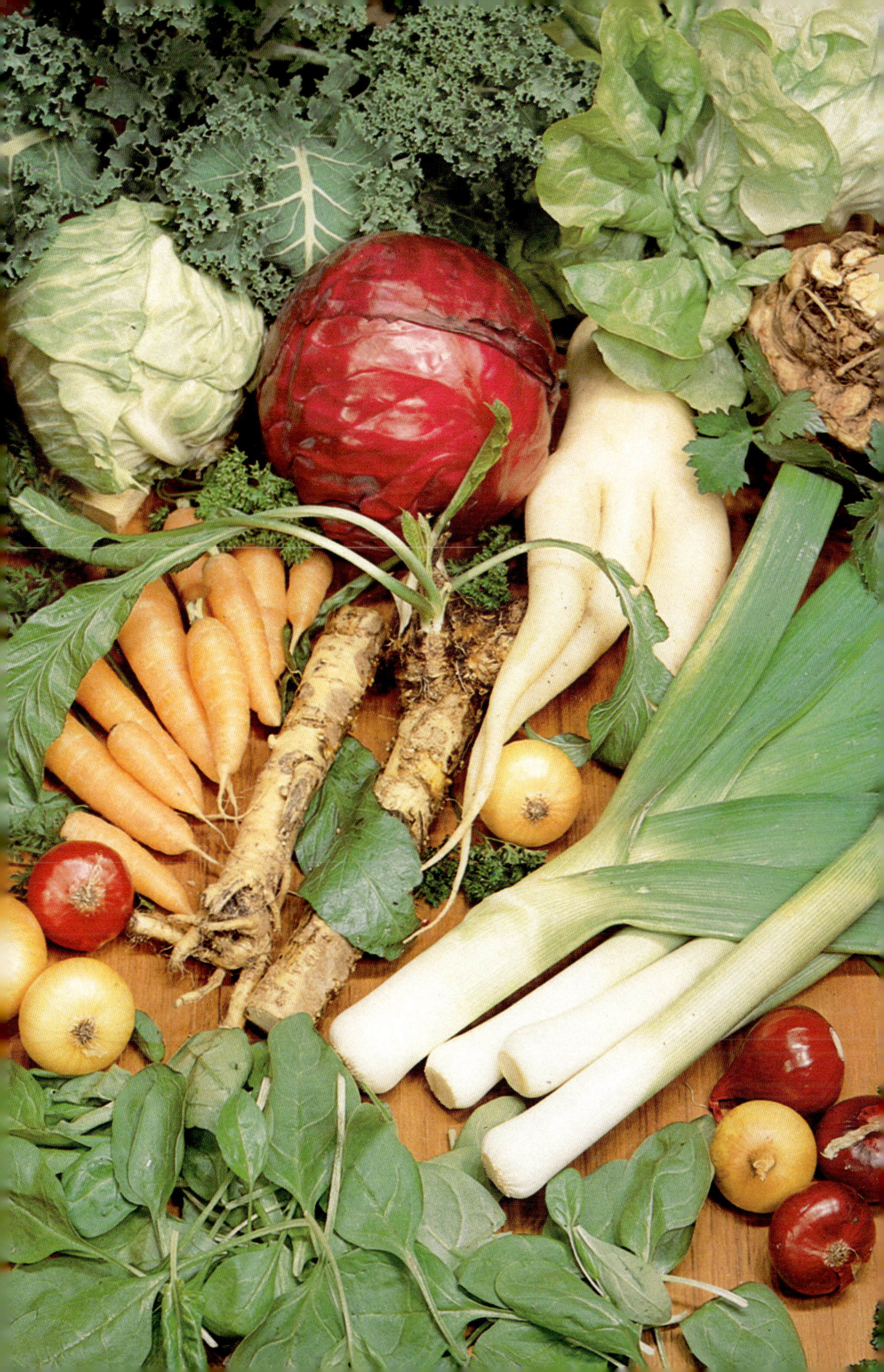

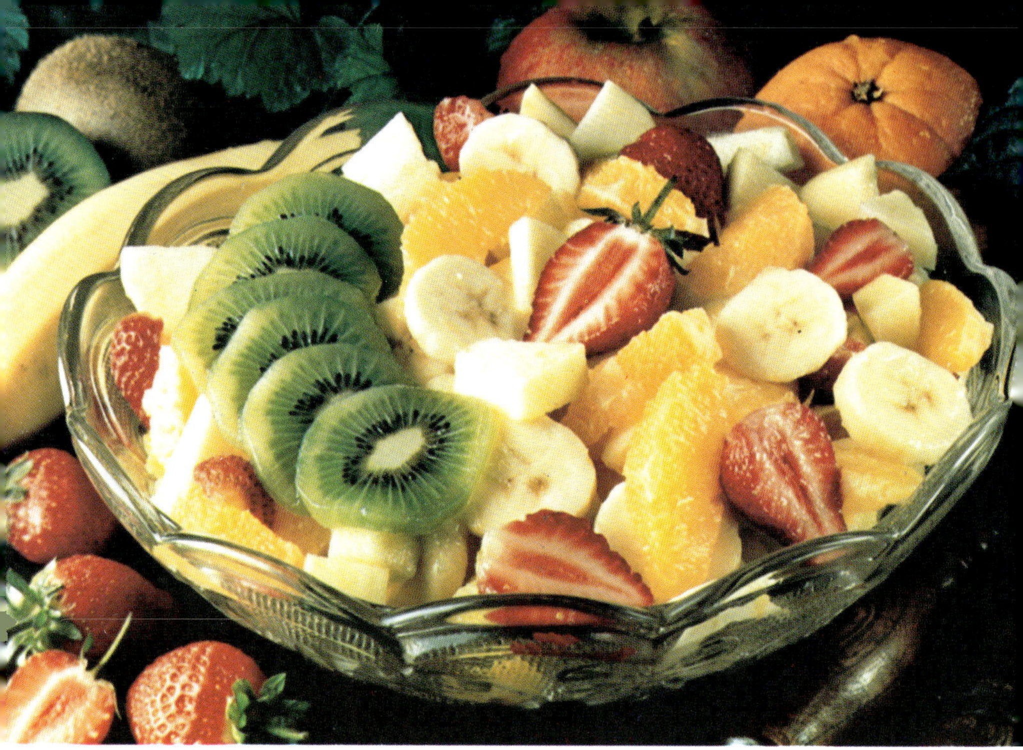

Obstsalat mit Kiwi (Rezept Nr. 841 auf Seite 563)

Wurzel-Kräuter-Salat (Rezept Nr. 617 auf Seite 534)

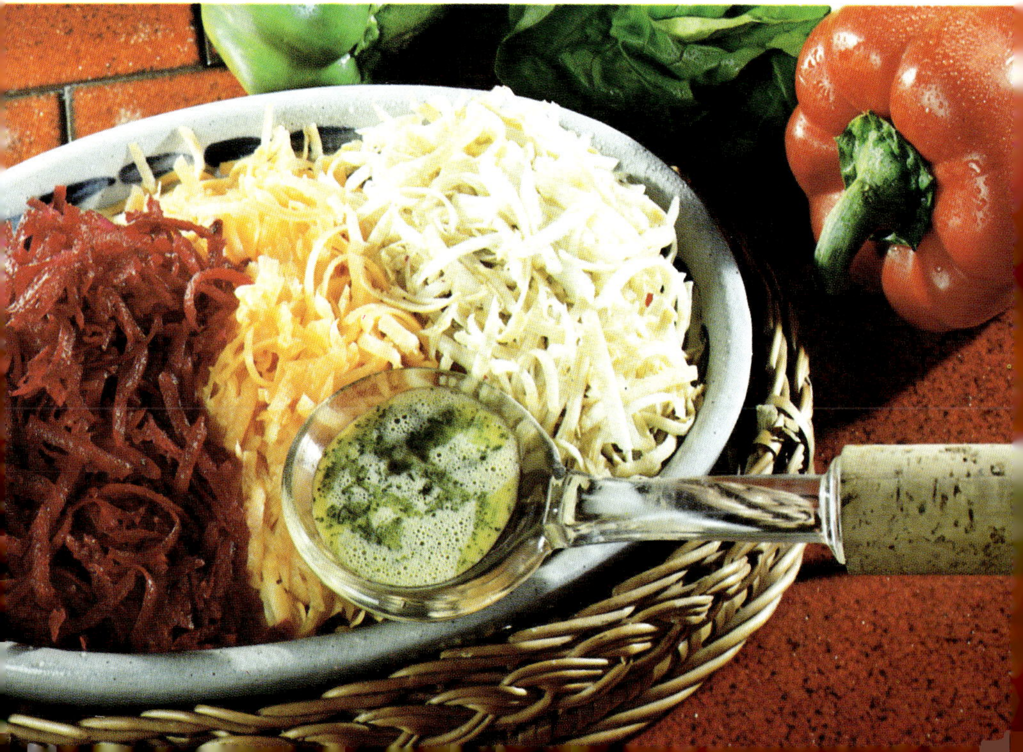

haut gleichkommen und ebenfalls den Verdauungsprozeß fördern. Es ist für die normale Funktion des Darmes außerordentlich wichtig, daß ihm mit der Nahrung Reizstoffe zugeführt werden, die die Darmschleimhaut zur Abgabe von Verdauungssäften anregen. Darüber hinaus wird in der gereizten Zwölffingerdarmschleimhaut ein Hormon gebildet, das man Sekretin nennt, welches auf dem Wege über das Blut die Bauchspeicheldrüse zur Abgabe ihrer Verdauungsfermente anregt. Welch entscheidenden Einfluß gerade die reichliche Funktion der Bauchspeicheldrüse auf den Verdauungsvorgang hat, geht schon daraus hervor, daß nur die Bauchspeicheldrüse imstande ist, Fermente für die Eiweiß-, Kohlenhydrat- und Fettspaltung *gleichzeitig* zu produzieren. Gerade die Reizstoffe der Zwiebel vermögen in besonderem Maße die Sekretinbildung zu fördern und damit eine gute Funktion der Bauchspeicheldrüse zu gewährleisten.

Aber nicht nur die Bildung von Fermenten und Hormonen (Sekretinen) wird durch die Zwiebel ermöglicht, sie enthält vielmehr auch selbst solche Stoffe. Die Zwiebel gehört sogar zu den fermentreichsten Wurzelgemüsen. Ferner entdeckte man ein pflanzliches Hormon darin, das wie das Insulin der Bauchspeicheldrüse auf den Zuckerstoffwechsel wirkt und in der Lage ist, einen krankhaft erhöhten Zuckergehalt des Blutes herabzusetzen.

Da die Zwiebel auch reichlich Vitamin B und C enthält, stellt sie besonders im Winter gegen Vitaminmangelzustände oder im Verein mit frischem Kartoffelpreßsaft sogar gegen Skorbut das beste Mittel dar.

Hauptwirkstoffe in 100 g Frischsubstanz

Eiweiß	1,2 g	Vitamin A	50 I. E.
Fett	0,2 g	Vitamin B_1	0,033 mg
Kohlenhydrate	9,5 g	Vitamin B_2	0,028 mg
Natrium	9 mg	Vitamin B_6	0,13 mg
Kalium	175 mg	Niacin	0,2 mg
Kalzium	31 mg	Vitamin C	8 mg
Phosphor	42 mg	Vitamin E	0,2 mg
Eisen	0,15 mg		
		Kalorien	45
		Joule	188

Uralt ist ferner die Kenntnis der *harntreibenden Wirkung der Zwiebel bei Kreislauf- und Nierenerkrankungen.* Wenn Medikamente versagen, ist oft noch eine dreitägige Zwiebelkur imstande, *Wasseransammlungen* in den Beinen, im Bauch, in der Leber, zwischen den Brustfellen oder im Herzbeutel zu vertreiben, weil die ätherischen Öle, die Rhodanwasserstoffsäure, der Kali-,

Kieselsäure- und Magnesiumgehalt die Gewebe austrocknen und die Nieren für Wasser und Kochsalz wegsam machen *(Weitzel, Vogel).* Wahrscheinlich kommt die Wirkung aber nicht allein durch den Einfluß auf die verwässerten Gewebe und die Nieren zustande, sondern auch durch eine gleichzeitige Verbesserung der Herzarbeit.

Zur Durchführung einer Zwiebelkur verzehrt man täglich 10 bis 15 oder auch mehr mittelgroße Zwiebeln mit Honig als Geschmacksverbesserung oder als Salat mit etwas Zitrone, Öl und saurer Sahne angemacht. Eine Zwiebelkur kann mehrere Wochen durchgeführt werden.

Wer kennt nicht den altbewährten Zwiebelsirup als Heilmittel bei *Erkältungskrankheiten der Atemwege?* Diese Anwendung ist auch völlig berechtigt. Das ätherische Öl wird, wie beim Bärlauch, Porree und Knoblauch, zum großen Teil durch die Lunge ausgeschieden, wobei es krampflösend auf die Gefäße und kleinen Luftröhren, vermehrend auf die Absonderungen der Schleimhaut der Luftwege, auswurffördernd und hustenreizlindernd wirkt.

Vereinzelte Stimmen *(Binz, Lipp)* sprechen der Zwiebel auch eine beruhigende Wirkung bei nervöser und geistiger *Übererregung* zu. *Bohn, Schulz* und *Flamm-Kroeber* erwähnen sogar die beruhigende Wirkung bei Schmerzen in den Nervenstümpfen amputierter Glieder. Altbewährt ist die Verwendung der Zwiebel bei der Beseitigung von *Spul- und Madenwürmern.*

Häufig erwähnt wird auch die blutbildende Eigenschaft der Zwiebel, die hauptsächlich mit der günstigen Einwirkung auf die Verdauungsverhältnisse erklärt wird, da feststeht, daß Blutarmut durch längere Störungen der normalen Darmfunktion entstehen kann. Auch der Mineral- und Vitamingehalt wird zur Erklärung der blutbildenden Eigenschaft herangezogen. Es scheint mir jedoch durchaus möglich, daß die Zwiebel auch direkt auf die blutbildenden Zellen des Knochenmarks einwirkt.

Der hohe Fluorgehalt der Zwiebel (0,05 mg auf 100 g Frischsubstanz) läßt an einen günstigen Einfluß der Zwiebel auf Überfunktionszustände der Schilddrüse denken und übt sicher im Sinne der modernen Fluorbehandlung einen konservierenden Einfluß auf den Zahnschmelz aus.

Auf Grund der durchblutungsfördernden Wirkung ist auch die *äußere Anwendung* bei Furunkeln, Abszessen, Unterhautzellgewebsentzündungen, Frostbeulen, Quetschungen, Lymphdrüsenentzündungen, Infektionen und Haarausfall vollauf berechtigt.

Die Zwiebel wirkt also auf:

1. den Verdauungskanal (Zähne, Magen, Zwölffingerdarm, Dünndarm, Leber, Gallenblase und Bauchspeicheldrüse),
2. den Zuckerstoffwechsel,

3. Vitamin-B- und -C-Mangelzustände,
4. den Wasserhaushalt bei Kreislauf- und Nierenkrankheiten,
5. Blutdruck und Herz,
6. die Atmungswege,
7. das Nervensystem,
8. Darmparasiten (Spul- und Madenwürmer),
9. die Blutbildungszentren (Knochenmark),
10. Erkrankungen der Schilddrüse im Sinne der Überfunktion.

Verwendung

Als **Heilpflanze:** Bei den verschiedensten Krankheitszuständen der vorstehend aufgeführten Organsysteme bildet die Zwiebel ein unterstützendes Mittel. Im allgemeinen wird die Zwiebel bei reichlicher Anwendung in der Küche besonders im Sinne der Krankheitsverhütung wirken.

Als **Würzpflanze:** Mit Ausnahme von Süßspeisen ist die Zwiebel bei fast allen Gerichten ein unentbehrliches Gewürz. Da sie das ganze Jahr über immer frisch zu haben ist, wird sie auch zu allen Fleischspeisen, allen Gemüsen und Salaten nur frisch verwendet. Wegen ihres besonderen Heilwertes ist eine stets reichliche Verwendung zu empfehlen.

Anwendungsformen

- *Zwiebelsirup bei Husten und anderen Erkältungskrankheiten:* Mehrere dicke Zwiebeln werden in Scheiben geschnitten und mit braunem Zucker vermischt. Das Gemisch läßt man zunächst 12 Stunden ziehen. Den sich bildenden Saft nimmt man eßlöffelweise mehrmals täglich ein.
  Oder: Man schneidet die Zwiebeln in 4 Teile und dämpft sie mit Kandiszucker. Von dem Saft nimmt man alle 2 Stunden einen Eßlöffel.
  Oder: Eine große Zwiebel wird mit 100 g Wasser verrieben oder zerstoßen, der ausgepreßte Saft mit 150 g Kandiszucker zu einem Sirup verkocht und teelöffelweise stündlich genommen.
- *Roh bei Wassersucht:* 600 g Zwiebeln werden zu Mus zerkleinert, durch ein Sieb geschlagen, mit 100 g Honig und 600 g Weißwein zu einer gleichmäßigen Flüssigkeit verarbeitet. Davon nimmt man täglich 100–200 g eßlöffelweise ein. Wer es verträgt, kann noch besser 30–60 g Zwiebeln frisch verspeisen oder Zwiebeln mit Honig kochen und essen.
- *Zur äußeren Anwendung* bei Entzündungen, Hämorrhoiden und Haarausfall werden gehackte oder zerquetschte und mit Wasser zu einem Brei angerührte rohe Zwiebeln auf die entsprechenden Partien aufgetragen.
- *Als Zwiebelsalat* aus geriebenen oder kleingehackten Zwiebeln mit Zitrone und Öl zubereitet.

Grüne Salate IV

Schutz- und Heilwert der grünen Salate

Die frischen, grünen Blätter sind die Teile der Pflanze, in denen das geheimnisvolle Wirken der Naturkräfte seinen lebendigsten Ausdruck findet. Hier ist das größte und wunderbarste biochemische Laboratorium, in dem sich ein Prozeß abspielt, der – von uns weder gesehen noch gehört, noch sonst kaum von unseren Sinnen erfaßt – die erste und breiteste Voraussetzung allen Lebens auf dieser Erde bildet, die Vermählung von Sonnen- und Erdenergien zu Nahrungsenergien. Im frischen, grünen Blatt finden wir die Funktions-, Regulations- und Nährstoffe in allen Entwicklungsstufen und in ihrer lebendigsten Form, im Zustand der Entstehung und der höchsten chemischen Reaktionskraft. Viele von ihnen sind uns heute bekannt, viele sind ahnungsweise erfaßt, noch viel mehr entziehen sich wahrscheinlich völlig unseren Untersuchungs- und Nachweismethoden. Wie das frisch aufbrechende Grün im Frühjahr bereits unser Auge erfreut und uns eine Ahnung und ein Gefühl von frischem, jungem Leben vermittelt, so erfrischt und belebt das grüne Blatt auch unser Zellenleben, wenn wir es in natürlicher und unveränderter Form als Nahrung aufnehmen und so seine Kräfte in uns wirksam werden lassen.

Der bekannte Frankfurter Kliniker Prof. Dr. *W. Heupke* umriß den großen Wert der grünen Blätter klar und eindeutig mit den Worten: „Das Blatt ist arm an Nährstoffen, es ist *reich an Chlorophyll, an Mineralsalzen, Vitaminen und Spurenstoffen.* Sein *Eiweiß* hat den höchsten biologischen Wert, denn aus ihm werden alle anderen Eiweißarten der Pflanzen und des Tieres gebildet. Darum ist der ernährungsphysiologische Wert der Blätter sehr hoch und am größten, wenn das Blatt in rohem Zustand als Salat verzehrt wird."

Nicht umsonst gilt also heute in der biologischen Ernährungslehre das frische, grüne Blatt als eine kostbare Schutznahrung, die man täglich zu sich nehmen sollte. Wir verzehren nun grüne Blätter vorwiegend in Form unserer Salate, wie Gartensalat (Kopfsalat), Endiviensalat, Feldsalat, Chicorée und Gartenkresse. Darüber hinaus steht uns aber die noch viel größere Zahl der Wildsalate zur Verfügung, die wegen ihres Wachstums in gesunden, unverbrauchten Böden einen besonderen Schutz- und Heilwert besitzen und darum in weit stärkerem Maße zur Ernährung herangezogen werden müssen.

Grüne Salate

Zahlreiche bekannte Ernährungsforscher, wie *McCollum, Ragnar Berg, Scheunert, Kollath* und *Bircher-Benner,* weisen mit Nachdruck darauf hin, daß frische, grüne Salate die Vollwertigkeit sonst meist qualitativ unterwertiger Nahrungsformen sichern. Die dabei wirksam werdenden Faktoren kennen wir bis heute nur teilweise, aber allein der heute besser als je bekannte grüne Pflanzenfarbstoff ist gerade für die Blätter charakteristisch, da er weder in den Samen noch in den Wurzeln vorkommt. Eine etwas eingehendere Würdigung fand dieses biologische und biochemische Wunder bereits in der einleitenden Betrachtung über die Veränderungen unserer Ernährungsweise.

So wesentlich auch der grüne Pflanzenfarbstoff zum Wirkungsbild des grünen Blattes und damit auch der Salate gehört, so wollen wir doch nicht übersehen, daß er nicht der einzige ist, obwohl er im Augenblick eine besondere Wertschätzung erfährt, weil seine Erforschung ein schönes Beispiel für die unfaßbare, bewunderungswürdige Arbeit der großen Biochemikerin Natur darstellt.

Neben dem Chlorophyllgehalt verdient das zwar mengenmäßig geringe (1—2 %), aber qualitativ hochwertige *Eiweiß* der grünen Salatblätter eine besondere Beachtung. Wie schon früher erwähnt, ist Eiweiß nicht nur der lebenswichtigste und wirkungskräftigste Bau- und Nährstoff, sondern zugleich der gegenüber chemischen und physikalischen Einflüssen empfindlichste, wandlungsfähigste und unbeständigste. Diese höchst wertvollen Eiweißstoffe nehmen wir in der natürlichen und damit wirkungsvollsten Form mit unseren frischen, grünen Salaten auf; denn sie bringen nicht nur gewissermaßen die Bausteine mit, aus denen der Körper sein eigenes Eiweiß aufbaut, sondern auch die Werkzeuge in Form hochleistungsfähiger Fermente, auch Kathepsine genannt, die zu ihrer Aufspaltung und ihrem Wiederaufbau erforderlich sind. Die Eiweißforschung, die sich zur Zeit in voller Entwicklung befindet, liefert gerade hierzu zahlreiche neue Erkenntnisse, die das alte Dogma von der Überwertigkeit tierischen Eiweißes widerlegen.

Es erübrigt sich, nach den bisherigen Ausführungen besonders auf den *Mineralgehalt* der grünen Blätter hinzuweisen, da die Bedeutung der Mineralien hinreichend gekennzeichnet wurde. Es genügt, daran zu erinnern, daß der hohe Eisengehalt der Salate, begleitet von kleinen Mengen Arsen und Kupfer, im Verein mit dem relativ hohen *Vitamin-C-Gehalt* die anregende Wirkung des Chlorophylls auf die Blutbildung kräftig unterstützt.

Neben diesen, allen Salaten gemeinsamen Eigenschaften haben die verschiedenen Sorten noch spezielle Eigenschaften, die einer Erwähnung bedürfen.

Chicorée regt die Leber an

Eine andere Kulturform der Zichorie ist unter dem Namen Bleichzichorie oder Chicorée bekannt. Sie wird in dunklen Kellern gezogen und weist nur weiße bis leicht gelbliche Blätter auf, die in einer Staude zusammenstehen. In der salat- und gemüsearmen Jahreszeit bildet sie eine willkommene Bereicherung der Küche. Wenn man sie zweckmäßig verwenden will, muß man einige Eigenarten der Chicorée beachten. Zunächst ist Chicorée ziemlich bitter, so daß vielfach angeraten wird, die Stangenenden abzuschneiden und auszuhöhlen, weil hier der größte Teil der Bitterstoffe säße. Das kann natürlich tun, wer auf die Bitterstoffe, die gerade appetitanregend und anregend auf den Gallenfluß wirken, verzichten will. Die häufig gefundene Anweisung, die Stangen zum Waschen und zur Entbitterung in warmes Wasser zu legen, kann dazu führen, daß sich der Bitterstoff noch stärker bemerkbar macht. Man sollte sich damit begnügen, die Stangen in kaltem Wasser zu waschen und etwas liegenzulassen. Lichteinwirkung läßt ebenfalls den Bitterstoff stärker hervortreten. Gallen- und Leberleidende sollten Chicorée so oft als möglich verzehren.

Eisbergsalat – knackig und erfrischend

Der Eisbergsalat *(Lactuca sativa),* auch abgekürzt Eissalat genannt, kommt aus den USA zu uns und erfreut sich immer größerer Beliebtheit. Er ist ein Kopfsalat, der wie ein junger Weißkohl aussieht und gewissermaßen nur aus Herz besteht. Ein Salat, den man mit Messer und Gabel essen kann und der beim Schneiden und Essen hörbar „kracht", weshalb er häufig auch Krachsalat heißt. Man kann ihn stückweise essen. Im Gemüsefach des Kühlschrankes hält er sich vier bis fünf Tage frisch, auch wenn er schon angeschnitten ist. Beim Putzen werden nur die äußeren Blätter entfernt. Eisbergsalat schmeckt sehr erfrischend; er wird vorteilhaft mit einer würzigen Marinade oder einem Dressing zubereitet. Nach dem Anrichten fällt er viel weniger zusammen als normaler Salat. Er kann auch mit Tomaten, Zwiebeln oder Radieschen gemischt werden.

Die Menge der *Hauptnährstoffe* gleicht der des Kopfsalats, nämlich 4% Eiweiß, kein Fett und 4% Kohlenhydrate. Von einem wesentlichen *Vitamingehalt* kann kaum die Rede sein. Aber wie im Kopfsalat findet sich auch im Eisbergsalat ein *Bitterstoff,* der auf die Verdauungssäfte anregend wirkt. Es läßt sich ferner ein erheblicher *Basenüberschuß* feststellen, der die meist säureüberschüssige Nahrung (besonders tierischer Herkunft) ausgleicht. Außerdem ist das im Eisbergsalat vorhandene Eiweiß von hoher Qualität.

Eisbergsalat ist sehr kalorienarm und deshalb für die Reduktionskost gut geeignet; 100 g Salat enthalten nur 14 Kalorien (59 Joule). Er ist von Oktober bis Dezember erhältlich.

Eisbergsalat wird auch schon bei uns angebaut. Er braucht allerdings etwas weitere Abstände als der Kopfsalat, weil er sich weiter ausdehnt. Eine Anzucht des Salats mit anschließendem Verpflanzen bekommt ihm weniger gut als die Direktsaat. Die Köpfe werden bis zu 1 kg schwer.

Endivien geben Appetit

Die Endivie *(Cichorium endivia),* auch aus der Familie der Korbblütler (Kompositen), bildet mit ihren länglichen, buchtig geschweiften Grundblättern ebenfalls eine bei uns besonders im Spätherbst und Winter beliebte Salatpflanze. Im Gegensatz zum Gartensalat ist die im Juli bis August blühende Pflanze zweijährig. Sie wird jedoch im ersten Jahr und damit vor Ausbildung des Blütenstengels, der bis 1,5 m hoch werden kann und der Wegwarte ähnliche blaue Blüten trägt, geerntet. Obwohl sie schon lange bei uns angebaut wird, ist sie in den östlichen Mittelmeerländern heimisch. Die bei uns häufigste grün- bis gelbblättrige Form hat oft einen leicht bitterlichen Geschmack, der jedoch von den meisten als besonders pikant empfunden wird. Gerade dieser Bitterstoff wirkt galle- und harntreibend.

Feldsalat hilft über den Winter

Der Feldsalat *(Valerianella olitoria)* ist auch unter zahlreichen volkstümlichen Namen, wie Ackersalat, Kornsalat, Nisselsalat, Schafmäulchen, Wintersalat und Rapünzchen, bekannt. Er entstammt der Familie der Baldriangewächse. Auf Äckern, Gartenland, an Wegrändern, Hecken, Bahndämmen, besonders auf feuchten, lehmigen oder kalkhaltigen Böden kommt der Feldsalat häufig wild vor. Er wird aber auch in großen Mengen angebaut.

Im Spätherbst, aber auch an frostfreien Wintertagen und im zeitigen Frühjahr, schneidet man die grundständigen Blattrosetten dicht über dem Boden ab und achtet darauf, daß die Wurzeln nicht mit herausgezogen werden, da sie wieder nachtreiben. Bis zur Verwendung in der Küche kann man sie einen Tag liegenlassen, weil sie dann milder im Geschmack sind. Feldsalat ist besonders für den Kleingärtner ein wertvolles Gewächs, da er den ganzen Winter hindurch den gewöhnlichen Salat ersetzen kann.

Als **Heilpflanze** spielt der Feldsalat keine besondere Rolle. Seine frühere Verwendung *gegen Skorbut* ist wegen seines Vitamin-C-Gehaltes durchaus gerechtfertigt. Es ist nur zu empfehlen, den Salat als Vitamin-C-Träger im Winter und Vorfrühling so häufig wie möglich zu verzehren.

Gemüse und Salate

Als **Nahrungsmittel** ist Feldsalat sehr begehrt, da er gerade in einer Zeit zur Verfügung steht, in der wenig vitaminreiches Gemüse oder vitaminreicher Salat zu haben ist. Er kann durchaus dazu beitragen, Vitaminmangelerscheinungen zu verhüten. Man bereitet ihn vorwiegend als Salat, man kann aber auch Kräutersuppen und Gemüse daraus herstellen. Wo die wildwachsende Pflanze zur Verfügung steht, ist sie der angebauten vorzuziehen. Feldsalat wird wie Kopf- und Endiviensalat angerichtet. Man kann ihn auch mit feingeriebenem rohem Sellerie kombinieren.

Fenchel mildert Bronchialkatarrh

Mütter geben ihren kleinen Kindern gern ein Getränk aus Fenchelfrüchten und Wasser oder Milch gegen Blähungen und Erkältungen.

Aus der Familie der Doldengewächse (Umbelliferen) stammt der Fenchel *(Foeniculum vulgare)*, den man auch Fenkool, Finkel, Fennich, Fenchel-Dill, süßer Fenkel, Brotsamen, Fenis, Frauenfenchel und Finchel nennt. Er stammt aus den Mittelmeerländern, wird bei uns angebaut, kommt aber verwildert in ganz West- und Mitteleuropa, besonders auf Schuttplätzen und an Bahndämmen, vor. Hauptanbaugebiete sind vor allem Thüringen, Böhmen und Mähren. Die Abhängigkeit der Pflanze von einem langen, warmen Sommer und einem trockenen Spätsommer sind für den Anbau von Bedeutung.

Das ätherische Öl, das die Früchte mindestens zu 4,5% enthalten, ist als Hauptwirkstoff anzusehen. Außerdem finden sich im Fenchel 9–12% fettes Öl, Proteine, Stärke und Zucker. Das Fenchelöl besteht in der Hauptsache zu 50–60% aus Anethol, einem Phenylpropanabkömmling, außerdem aus verschiedenen Terpenkörpern, d-Fenchon, d-Pinen, Dipenten, Camphen, d-Limonen u. a. Das etwa zu 20% enthaltene Fenchon erzeugt den etwas bitteren und kampferähnlichen Geschmack.

Die *Wirkung* wird vornehmlich durch das ätherische Öl, vor allem durch das Anethol, das ein gutes auswurfförderndes Mittel darstellt, bestimmt. Es beschleunigt die Tätigkeit der Flimmerhärchen der Atmungswege. Außerdem besitzt das Öl die Fähigkeit, Blähungen zu beseitigen und die Verdauung zu fördern. Die volkstümliche Anwendung von Fenchelabkochungen bei Entzündungen der Augenbindehaut ist wissenschaftlich noch nicht recht gesichert. Ebensowenig läßt sich heute schon die Frage beantworten, ob Fenchel, wie ihm so oft nachgerühmt wird, wirklich ein brauchbares milchförderndes Mittel ist.

Verwendung

Als **Heilpflanze:** Fenchel ist brauchbar bei *Bronchialkatarrh, Asthma, Keuchhusten, Darmblähungen, Magen-Darm-Schwäche* und *chronischer Verstopfung.*

Bei der Anwendung als *auswurffördernden Tee* mischen wir zweckmäßig je 25 g Fenchel, Isländisches Moos, Irländisches Moos und Eibischwurzel, gießen auf 1 Eßlöffel dieser Mischung 1 Tasse kochend heißes Wasser, lassen 15 Minuten ziehen und trinken – heiß – mehrmals täglich 1 Tasse.

Zur Verwendung als *blähungstreibenden Tee* mischen wir zu 25 g Fenchel noch je 25 g Anis, Koriander und Kümmel und bereiten uns aus 1 Eßlöffel dieser Mischung einen Aufguß, von dem wir 1–2 Tassen täglich trinken.

Aus den Früchten allein wird mit Wasser oder Milch ein Getränk hergestellt, das Mütter gern ihren kleinen Kindern gegen Blähungen und Erkältungen geben.

Als **Salat- und Gemüsepflanze:** Die jungen Sprossen werden besonders in Südeuropa als Gemüse gegessen. Dabei handelt es sich aber meist nicht um den Gewürzfenchel *(Foeniculum vulgare* oder *officinale),* sondern um den sogenannten Speisefenchel oder süßen Fenchel *(Foeniculum dulce),* der auch unter den Namen römischer Fenchel, Bologneser Fenchel, Malteser Fenchel und Zwiebelfenchel bekannt ist. Er wird zur Salat- und Gemüsebereitung aus Italien eingeführt. Der Gemüsefenchel treibt aus den Scheiden seiner Grundblätter eine Knolle, aus der man wohlschmeckendes Gemüse und pikante Salate herstellen kann. Der eigentliche Gewürzfenchel hat als Salat- und Gemüsepflanze keine Bedeutung.

Als **Gewürzpflanze:** Als Gewürz erfüllen die Früchte ihren wichtigsten Zweck. Man verwendet sie ganz, da sie zerstoßen oder zermahlen ihr Aroma verlieren. Die Früchte oder das daraus bereitete Öl werden als beliebtes Gewürz vor allem zu süßen Backwaren, Brotsuppen, Aufläufen, Puddings, Fischspeisen, Hühner- und Fleischbrühen verwendet. Ferner nimmt man die Früchte oder die halbreifen Fruchtstände gern zum Einlegen von Gurken und Sauerkraut, meist in Verbindung mit Dill und Estragon. Junge Blätter und junge Sprossen bilden eine würzige Zutat zu Salaten, Gurken und Kräutertunken. Die Blätter allein eignen sich zum Garnieren von kalten Platten und Fleischspeisen.

Gartenkresse reinigt das Blut

Es bleibt noch die Gartenkresse *(Lepidium sativum)* zu erwähnen, die eine Vertreterin der Familie der Kreuzblütler (Kruziferen) darstellt. Sie ist auch unter den Bezeichnungen Fleischkraut, Kassen, Kresse, Pfefferkraut bekannt. Verwildert findet sie sich auf Gras- und Schuttplätzen oder an Bahndämmen. In Gärten wird sie als Salat- und Gewürzpflanze gezogen.

Der Samen keimt sehr schnell schon auf Filterpapier, feuchtem Sand oder Sägemehl, wenn ihm genügend Feuchtigkeit zur Verfügung steht. Da die zarte Pflanze mit ihrem rasenartigen Wachstum auch leicht in Treibhäusern gezogen werden kann, wird sie oft schon in den ersten Monaten des Jahres zum Kauf angeboten. Man kann die ganze Pflanze oder ihren Saft zur ersten Frühjahrskur benutzen; denn ihr Gehalt an Vitamin C, Chlorophyll, Eisen, Arsen und Senfölglykosiden, wie sie auch in den Laucharten, im Rettich und Senf angetroffen werden, läßt sie zur *Anfachung des Stoffwechsels, zur Anregung der Blutbildung, zur Förderung des Magensaft- und Gallenflusses* und zur Anregung der Ausscheidung harnpflichtiger Substanzen durchaus geeignet erscheinen. Und was ist Blutreinigung anderes als die Anregung dieser lebenswichtigen Funktionen?

Das vor der Blüte stehende junge Kraut wird immer zum sofortigen Gebrauch frisch geschnitten, als Salat zubereitet oder als Beigabe zu anderen grünen oder Wildsalaten verwendet. Außerdem eignet sich die Gartenkresse vorzüglich zu Rohkost, auf Quarkbrot und zu Kräuterbutter, wie sie auch zu Kräutertunken, Kräutersuppen und Gemüsen zu empfehlen ist.

Kapuzinerkresse hemmt Bakterienwachstum

Die Kapuzinerkresse *(Tropaeolum majus)* darf mit der Gartenkresse natürlich nicht verwechselt werden. Sie ist kein einheimisches Gewächs, sondern stammt aus Südamerika und wird bei uns als Zierpflanze angebaut. Es dürfte jedoch außerordentlich aufschlußreich sein zu erfahren, daß diese Pflanze eine starke Hemmkraft gegen Bakterien entfaltet. Dabei kommt vor allem der Tatsache, daß der chemisch noch unbekannte Wirkstoff seine Kraft sogar im flüchtigen, gasförmigen Zustand entfaltet, große praktische Bedeutung zu. Der deutsche Gelehrte Professor *Winter* wies in Eigenversuchen nach, daß bei Genuß eines aus Kapuzinerkresse bereiteten Salates der gasförmige Bakterienhemmstoff der Kapuzinerkresse noch nach neun Stunden im Urin vorhanden war. Weitere Versuche ergaben seine Wirksamkeit gegen zahlreiche Krankheitserreger, vor allem *Eitererreger, Darmbakterien,* auch bei *Typhus, Ruhr, Diphtherie* und *Lungenentzündung.* Hier zeigt sich also wieder, wie die Natur uns auf überraschend einfache Weise die Heil- und Schutzkräfte unserer Pflanzenwelt darbietet, wenn wir sie nur zu nutzen verstehen. Es ist besonders eindrucksvoll, daß unsere ganze moderne Behandlung der durch Bakterien bedingten Infektionskrankheiten mit den neuesten Bakterienhemmstoffen, wie Penicillin und vielen anderen, hier schon ihr schönstes und sogar besseres Gegenstück findet, da unsere künstlich hergestellten Stoffe meist noch eingespritzt werden müssen, während wir mit der Kapuzinerkresse nur einen würzig schmeckenden Salat zu uns zu nehmen brauchen. Man nimmt dazu jeweils 5–10 g Kapuzinerkresse und ißt diesen Salat mehrmals täglich. Natürlich wird es noch einige Zeit dauern, bis wir die Grenzen der Wirksamkeit der Kapuzinerkresse einwandfrei erkannt haben.

Kopfsalat bringt guten Schlaf

Der Gartensalat, auch Garten-Lattich *(Lactuca sativa)* genannt, gehört mit seinen verschiedenen Kulturformen (Kopfsalat, Schnittsalat, Kraussalat) zur Familie der Korbblütler (Kompositen). Er ist einjährig und blüht von Juni bis August. Man erntet ihn, bevor er seinen bis zu 1 m hoch werdenden Blütenstengel treibt oder, wie man so schön sagt, bevor der Salat „schießt". Der Kopfsalat steht in dem Ruf, beruhigend auf die Nerven zu wirken und einen ruhigen Schlaf herbeizuführen. Diese sehr alte Beobachtung ist uns heute verständlich; denn die chemische Analyse ergab einen Wirkstoff, der dem Opium nahesteht und daher beruhigend, schlaffördernd und hustenreizlindernd wirkt, wobei sich dieser Wirkung eine krampflösende hinzugesellt, die auf einem ebenfalls nachgewiesenen geringen Gehalt an Hyoscyamin beruht.

Das große Heer der nervös überreizten und daher meist auch schlaflosen Menschen sollte allein aus diesem Grunde schon Salat zum regelmäßigen Bestandteil der Abendmahlzeit machen. Einige frische Salatblätter lassen sich auch ohne Salattunke zum Brot verzehren. Wer in der Lage ist, sich mit einer elektrischen Saftzentrifuge frischen Salatsaft herzustellen, gewinnt damit natürlich einen kostbaren Schlaftrunk, den man durch Zusatz von Zitronensaft schmackhaft machen kann. Selbstverständlich werden wir dieses natürliche Wirkstoffgemisch jedem chemisch-synthetischen Schlafmittel vorziehen.

Bemerkungen zur Tabelle über den „Nähr- und Wirkstoffgehalt der Salatgemüse"

Der Wert der Salate läßt sich nicht nach ihrem Gehalt an den eigentlichen Nährstoffen Eiweiß, Fett und Kohlenhydrate messen. Gesundheit und Leistungsfähigkeit hängen ebensosehr von den Wirkstoffen ab. Wir verstehen darunter Vitamine, Mineralien, Spurenstoffe, Ballaststoffe, Farbstoffe, ätherische Öle mit ihren Duftstoffen, Geschmacksstoffe und Fermente (= Enzyme). Alle diese Stoffe, die eine Unzahl von Stoffwechselvorgängen steuern, sind in den Salaten sehr reich vertreten. Die Tabelle zeigt, wie diese Stoffe über alle Salatgemüse verteilt sind, wobei manche Salate mit einzelnen Wirkstoffen besonders herausragen.

Besonders charakteristisch für die Salate und Salatgemüse ist ihr Verzehr als Rohkost (Rohkostvorspeise, reine Rohkostmahlzeiten, Rohkosttage).

Die Bedeutung der Rohkost

Rohkost hat vielfältige Wirkungen. Schon durch den Anblick und den Duft einer frischen, farbenfrohen Rohkostplatte wird der Appetit angeregt, das heißt aber, daß die Verdauungsdrüsen bereits ihre Säfte produzieren. Rohkost ist kalorienarm, sättigt aber durch ihren hohen Füllungswert gut. Alle Übergewichtigen können davon profitieren. Sie können sich an Salaten und Gemüsen sättigen und doch ihr Gewicht vermindern, zumal Salate und Gemüse alle Ausscheidungen, insbesondere aber die Darmausscheidungen, wegen ihres hohen Faserstoffgehaltes anregen.

Der immer wieder geäußerte Einwand, daß die Rohkost schlecht ausgenutzt würde und die guten Inhaltsstoffe der Zellen dabei nicht zur Geltung kämen, ist unbegründet. Die Zellwände bestehen zwar aus unverdaulichen Faserstoffen, die durch die Verdauungssäfte nicht „aufgebrochen" oder aufgelöst werden. Sie vermögen aber durch die Zellwände hindurch in die Zellen einzudringen, die Nahrungsstoffe und Wirkstoffe zu lösen, so daß diese dann ihrerseits die Zellwände nach außen durchdringen können und damit in den Darm gelangen, aus dem sie dann durch die Darmzotten ins Körperinnere aufgenommen werden. Das Eiweiß der Rohkostspeisen wird nach unserem heutigen Wissen gut ausgenutzt.

Eine besondere Wirkung entfaltet die Rohkost auf das Blutgefäßsystem, und zwar besonders auf die haarfeinen Endausläufer, die Kapillaren, durch deren Wandungen der Stoffaustausch durch das Zwischengewebe (Mesenchym) in die Organzellen erfolgt. Hier hält Rohkost die zarten Gefäßwandungen intakt und funktionsfähig. Dadurch wird nicht nur der Gesundheitszustand verbessert, sondern auch die allgemeine körperliche und damit auch sportliche Leistungsfähigkeit gesteigert, eine Wirkung, die durch die stoffwechselentlastenden Wirkungen zustande kommt.

Besonders von französischen Forschern wird Magnesiummangel, wie er in der heutigen Nahrung des zivilisierten Menschen besteht, als ein Glied in der Kette der Krebsursachen angesehen. Das ist verständlich, wenn man erfährt, daß Magnesium aktiv an der Zellatmung beteiligt ist und dadurch die natürliche Abwehr gegen Krebs unterstützt. Magnesiumreiche Nahrungsmittel sind also notwendig; dazu liefern die Salatgemüse einen wertvollen Beitrag.

Nähr- und Wirkstoffübersicht der Salatgemüse (grüne Salate, Blatt- und Stielgemüse)

100 g eßbarer Substanz enthalten im Durchschnitt		Chicorée	Endivien-salat	Feldsalat	Fenchel	Garten-kresse	Kopfsalat
Eiweiß	in Gramm	1,3	1,7	1,8	1,5	**4,2**	1,2
Fett	in Gramm	0,2	0,2	0,4	0,1	1,4	0,2
Kohlenhydrate	in Gramm	2,3	2,0	2,6	6,4	4,1	1,7
Kalorien		16	17	20	27	46	14
Joule		67	71	84	113	192	59
Natrium	in Milligramm	4	50	4	**331**	5	8
Kalium	in Milligramm	190	**350**	**420**	**784**	**550**	220
Kalzium	in Milligramm	26	50	30	**100**	**214**	20
Magnesium	in Milligramm	13	13	13	–	–	10
Phosphor	in Milligramm	26	50	50	51	76	35
Eisen	in Milligramm	0,7	1,4	**2,0**	**2,7**	1,3	0,6
Chlor	in Milligramm	–	71	17	–	–	50
Mangan	in Milligramm	–	0,22	–	–	–	**0,8**
Kupfer	in Milligramm	–	0,09	–	–	–	0,07
Schwefel	in Milligramm	–	26	57	–	–	12
Vitamin A	I. E.*	2150	1900	**7000**	**3500**	**3650**	1500
Vitamin B_1	in Milligramm	0,05	0,05	0,065	**0,23**	**0,15**	0,06
Vitamin B_2	in Milligramm	0,033	0,12	0,08	0,11	**0,19**	0,09
Vitamin B_6	in Milligramm	–	–	**0,2**	0,10	–	0,07
Niacin = Nikotinsäure	in Milligramm	0,2	0,4	0,4	0,2	**1,7**	0,4
Pantothensäure	in Milligramm	–	–	–	0,25	–	0,1
Vitamin C	in Milligramm	10	9	30	31	**59**	10
Vitamin E	in Milligramm	–	–	–	–	–	0,6

Fettgedruckte Werte sind besonders zu beachten.

– Werte noch unbekannt.

* I. E. = Internationale Einheit; entspricht 0,3 μg (Mikrogramm) oder 0,0003 mg (Milligramm) Vitamin A.

Kalender der Wildgemüse und -salate

Name und botanische Bezeichnung	Verwendbarer Pflanzenteil	Erntezeit	Verwendungszweck
Bärenlauch (Allium ursinum)	Blätter	April–Mai	Salat, Gemüse, auch als Beigabe mit Spinat und Brennnessel.
Brennessel, große (Urtica dioica)	junge Blätter	April–Mai	Als Gemüsebeigabe, auch allein zu verwenden.
Brunnenkresse (Nasturtium offic.)	junge Triebe, Blätter	Febr.–Okt.	Salat, Gemüse, Blutreinigungskur.
Guter Heinrich (Chenopodium bonus Henricus)	junge Triebe, Blätter	April–Okt.	Salat, Gemüse, Suppe.
Gundermann (Glechoma hederacea)	junge Blätter	Mai–Juli	Salat, Gemüsebeigabe, Suppe.
Kerbel (Anthriscus cerefolium)	ganzes Kraut	April–Juni	Salat, Salatbeigabe, zur Suppe mit Sauerampfer.
Löwenzahn (Taraxacum offic.)	junge Blätter	April–Juli	Salat, Gemüse.
Nachtkerze (Oenothera biennis)	Wurzeln	Frühjahr, Herbst	Salat, Gemüse.
Sauerampfer (Rumex acetosa)	Blätter	April–Mai	Salat, Gemüse und Beigabe.
Topinambur (Helianthus tuberosus)	Knollen	Winter, Frühjahr	Weich gekocht, ganz oder als Brei (mit Milch und Salz).

Wildgemüse – Wildsalate V

Bärenlauch erhält jung und frisch

Den Bärenlauch *(Allium ursinum)* nennt man auch wilden Knoblauch, Waldlauch, Bärlauch, Zigeunerlauch und Waldknoblauch. Er gehört zu den Liliengewächsen (Liliazeen). Fast in ganz Europa und im nördlichen Asien, besonders in Gebirgsgegenden, findet er sich meist gesellig in schattigen, feuchten Wäldern, in Parkanlagen und unter Hecken, besonders auf fettem Boden.

Der Anbau ist nicht üblich und bei der verhältnismäßig weiten Verbreitung und der noch zu großen Unkenntnis seiner Heil- und Würzkraft nicht lohnend. Im Frühjahr sammelt man die jungen Blätter. Sowohl für Arzneizwecke als auch als Würzkraut wird der Bärenlauch am besten frisch verwendet, da er beim Trocknen viel von seiner Wirkung einbüßt.

Der wichtigste Inhaltsstoff ist das Bärenlauchöl, in dem bisher die schwefelhaltigen Kohlenwasserstoffe Vinylsulfid, Vinylpolysulfid, geringe Mengen Mercaptan und ein Aldehyd gefunden wurden *(Semmler)*.

Wirkungsweise

Der Bärenlauch wirkt auf die Drüsen des Magen-Darm-Kanals anregend, vermehrend auf alle Verdauungssäfte, besonders auch auf die Galle. Das Wachstum schädlicher Darmbakterien wird gehemmt und die Muskulatur des Verdauungskanals beruhigt. Bei Angehörigen bewegungsarmer Berufe werden Krämpfe und Koliken bei Verstopfung beseitigt. Da das Bärenlauchöl zum großen Teil durch die Lunge wieder ausgeschieden wird, wirkt es dabei lösend, auswurffördernd und beruhigend auf die Atmungswege.

Die angeführten Wirkungen bilden ferner die Grundlage für das Verständnis der allgemein umstimmenden, blutreinigenden Wirkung. Auf dem Wege über die Regelung der Verdauungsverhältnisse kommt außerdem eine blutdrucksenkende Wirkung bei zu hohem Blutdruck zustande. Gleichzeitig bessert sich dadurch die Durchblutung der Herzkranzgefäße, und die Herzleistung erfährt eine Steigerung, was für die Leistungsfähigkeit, das Allgemeinbefinden und das psychische Verhalten des Kranken nicht zu unterschätzen ist. Schließlich fand *Zaffron* eine Verbesserung der Säureverhältnisse des Magens. Die vielseitige Wirkung erklärt die zahlreichen Heilanzeigen.

Der Bärenlauch wirkt also
1. auf den Verdauungsapparat (Magen, Darm, Leber, Galle),
2. auf die Luftwege,
3. auf die Kreislauforgane und
4. auf die Körpersäfte.

Die Wirkungen decken sich weitgehend mit denen des Knoblauchs, so daß die Anwendung des wildwachsenden Bärenlauchs als Ersatz für Knoblauch durchaus gerechtfertigt ist. Er hat nur den einen Nachteil, daß man ihn nicht so gut wie Knoblauch aufbewahren kann, sondern frisch verwenden muß.

Verwendung

Als **Heilpflanze:** Bei Verdauungsstörungen, Durchfall und Verstopfung auch infektiöser Natur, Lungenkatarrh, Bronchialkatarrh, Lungenerweiterung, hohem Blutdruck und Verkalkung, Leber- und Gallenleiden, Spul- und Madenwürmern, vorbeugend bei Infektionskrankheiten, zur Blutreinigung und Entgiftung des Organismus besonders bei Frühjahrskuren, bei Hautkrankheiten auf Grund eines krankhaften Stoffwechsels.

Als **Gemüse- und Salatpflanze:** Die im Frühjahr gesammelten frischen Blättchen werden einfach wie Salat hergerichtet und so verspeist. In dieser Form soll die blutreinigende Wirkung besonders kräftig sein. Wir haben damit einen typischen Wildsalat für die Blutreinigungskur im Frühjahr.

Als **Würzpflanze:** Kleingeschnitten besitzen die Blättchen gute Würzkraft in Salaten, Suppen, Tunken, Gemüsen und Rohkostgerichten. Überhaupt vermag der Bärenlauch den Knoblauch in jedem Falle voll und ganz zu ersetzen.

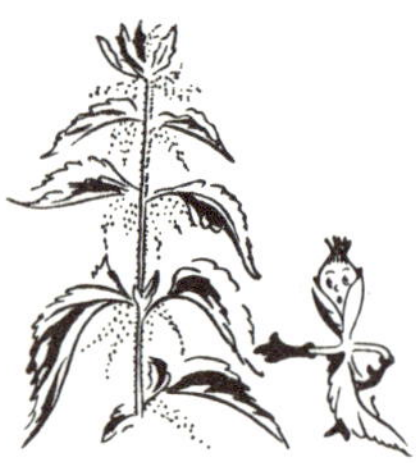

Brennessel hilft aus vieler Not

Gerade in diesem verachteten, lästigen „Unkraut" stecken unschätzbare Heil- und Nährkräfte. Kein Wunder, wenn man sich die lange Liste der Wirkstoffe ansieht, welche die Brennnessel enthält!

Donnernessel, Sengessel, Brennettel, Sennessel und Sönw-Neßle sind volkstümliche Namen für die fast über die ganze Erde verbreitete Brennessel *(Urtica dioica).* Überall in Gebüschen, an Hecken, Zäunen und Waldrändern ist sie zu finden.

Besondere Kennzeichen gehören zum Sammeln nicht, da die Brennessel jedem bekannt ist. Man zupft die Blätter einzeln ab. Beim Sammeln sind

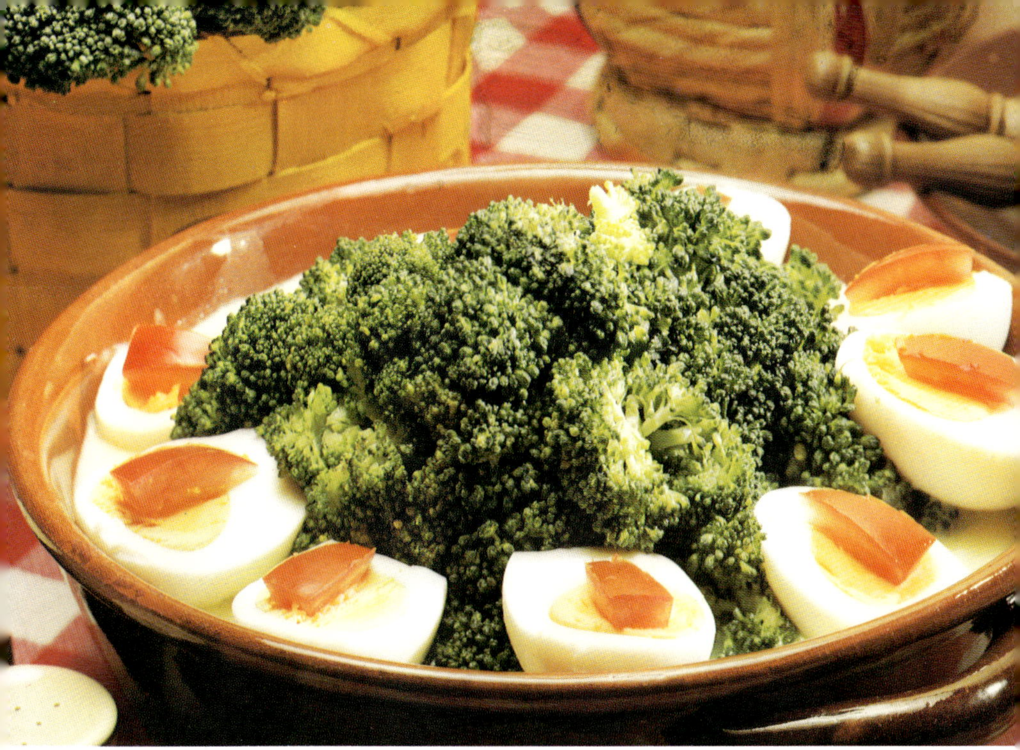

Broccoli in Käsesauce mit Ei (Rezept S. 591)

Chicoréesalat, Möhren-Rohkost, Kohlrabi-Rohkost (Rezepte S. 591)

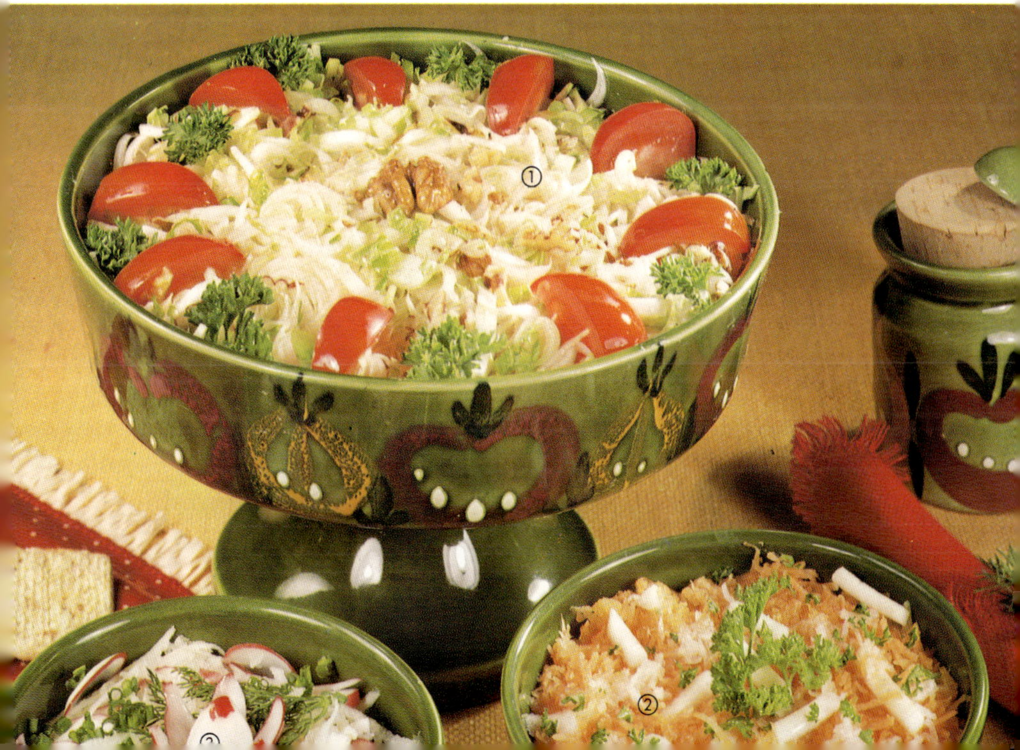

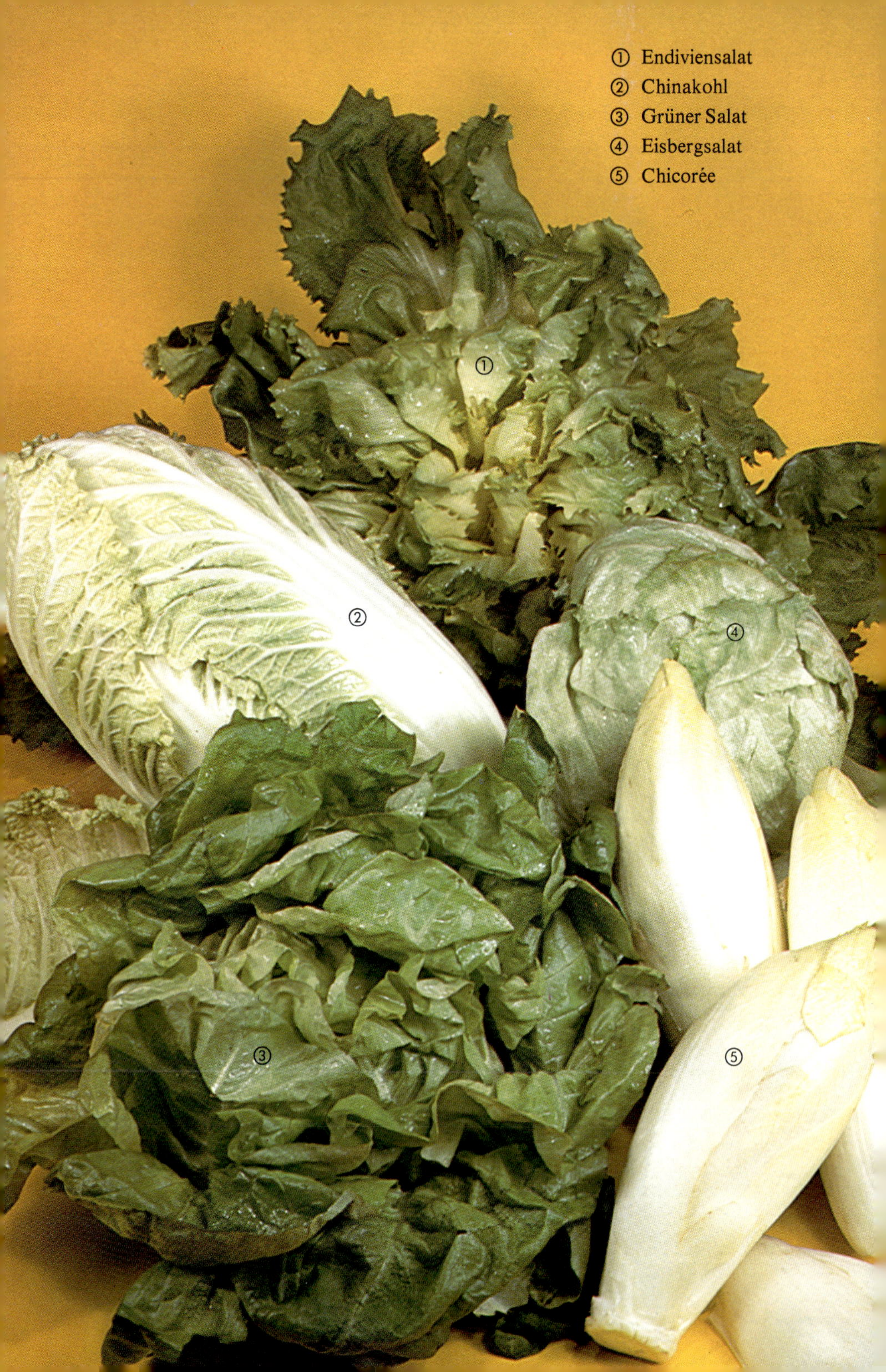
① Endiviensalat
② Chinakohl
③ Grüner Salat
④ Eisbergsalat
⑤ Chicorée
①
②
④
③
⑤

Handschuhe zu empfehlen. Bei größeren Stengeln kann man auch die Blätter nach unten abstreifen, es dürfen jedoch keine Blütenrispen untermischt werden. Die zum Trocknen ausgelegten Blätter werden oft gewendet und trocknen dann rasch und leicht. Sie dunkeln etwas nach, dürfen aber weder schwarz noch brüchig werden. In Pappschachteln oder Blechdosen aufbewahren und öfter nachsehen!

Wildgemüse
Wildsalate

Die bis heute bekannten Wirkstoffe sind: Eisen, Chlorophyll, Lezithin, Gerbstoff, ein noch nicht näher bekanntes Glykosid, ein dem Spinatsekretin ähnliches Sekretin, Ameisensäure, Schleimstoffe, Wachs, Karotin, Vitamin A und zahlreiche Mineralien, besonders Kalk und Kalzium als Nitrate, Kieselsäure, Magnesium und Mangan. Nach *F. Fluri* soll die Brennwirkung durch eine den Harzsäuren nahestehende Substanz und nicht durch einen Eiweißkörper hervorgerufen werden.

Wirkungsweise

Die zahlreichen wertvollen Inhaltsstoffe lassen schon eine vielseitige Wirkung vermuten. Obwohl man diesem lästigen „Unkraut" meistens in großem Bogen aus dem Wege geht, um keine nähere Bekanntschaft mit seinen Brennhaaren zu machen, stecken gerade in dieser verachteten und so allgemein verbreiteten Pflanze unschätzbare Heil- und Nährkräfte. Leider ist die wissenschaftliche Forschung noch nicht näher in die Wirkungsweise dieser Heilpflanze eingedrungen, so daß wir lediglich auf Grund der Erfahrung und der Inhaltsstoffe, Vitamine und Mineralien ihre vielfältigen Wirkungen begreifen.

Die Brennessel hat eine entwässernde *(harntreibende)* Wirkung, die der des schwarzen Tees gleichwertig, wenn nicht überlegen ist. Das Sekretin wirkt *safttreibend auf Magen, Darm, Bauchspeicheldrüse und Galle.* Mit der Verbesserung der Absonderung der Verdauungssäfte geht gleichzeitig eine Anregung der Bewegung des Darmes einher.

Der Gehalt der Brennessel an organisch gebundenem Eisen und Chlorophyll befähigt sie zur Anregung der *Blutbildung.* Es kommt zur Vermehrung des roten Blutfarbstoffs und der roten Blutkörperchen. Die Wirkung ist ähnlich der des Spinatsaftes.

Wie die Heidelbeerblätter beeinflußt die Brennessel sehr günstig den *Zuckerstoffwechsel* bei Zuckerkranken, die auf diese natürliche Weise Insulinspritzen sparen können. Die Wirkung muß natürlich im Einzelfall ärztlich kontrolliert werden!

Die stopfende Wirkung der Brennessel macht sich bei einer Reihe von Durchfallserkrankungen geltend. Umgekehrt kann sie aber auch leicht abführend wirken, so daß man ohne Übertreibung von einer *darmregulierenden Fähigkeit* sprechen darf.

Eine starke Durchblutung der Haut und der tieferen Organbezirke erzielt man, wenn die Haut mit älterem Brennesselkraut geschlagen wird (die „Urtikation“ der Alten). Diese Durchblutungssteigerung wirkt sich günstig bei den verschiedensten rheumatischen Muskel- und Gelenkprozessen aus.

Verwendung

Als **Heilpflanze** ist Brennesseltee, den man durch fünf Minuten langes Kochen zerkleinerter Blätter in 200 ccm Wasser herstellt und dreimal täglich trinkt, angezeigt bei: Nierenkoliken mit Sand- und Steinabgang, Herzversagen mit Stauungen, Nierenentzündung, Gelbsucht, Darmkoliken, Magenkrämpfen, Magen-Darm-Katarrhen, Blutarmut (sek. Anämie). Hierbei ist der Rohsaft am besten! Weiterhin bei Blutharnen, Bluthusten, Blutbrechen, zu starker und zu häufiger Periode, Hämorrhoidalblutungen, wobei immer der Arzt zu Rate gezogen werden muß! Bei Stoffwechselleiden, wie Zuckerkrankheit, als unterstützendes Mittel, bei Rheuma, Gicht, auch bei äußerer Anwendung (Urtikation).

Als Brennesselessig bei Haarausfall.

Als **Salat- und Gemüsepflanze:** Die große arzneiliche Kraft, insbesondere die durchgreifende Wirkung auf den Stoffwechsel, läßt schon verständlich erscheinen, daß die Brennessel als Frühjahrsgemüse und -salat bei Blutreinigungskuren von wesentlicher Bedeutung ist. Im ersten Weltkrieg lernte man die Brennessel als ein dem Spinat sehr ähnlich schmeckendes Gemüse kennen und schätzen. Leider vergaß man das in heimischer Erde gefundene Gut nur allzuschnell wieder und glaubte, nur das sei gut, was auch etwas kostet. In ungeheuren Mengen wächst dieses gesunde und bekömmliche Gemüse; es könnte gut mancher Hausfrau viele Groschen ersparen, wenn sie dieses Gemüse im Haushalt mit verwenden würde.

Brennesseln schmecken nicht nur wie Spinat, sie werden auch ebenso zubereitet. Wir nehmen jedoch möglichst nur junge Sprossen und Blätter dazu. Da sie überall in großer Menge vorkommen, können wir schon etwas wählerisch sein. Man kann die Brennesseln auch mit Mangold, Spinat oder Melde mischen und so geschmackliche Änderungen erzielen. Zunächst kocht man die ganzen Blätter in Salzwasser ein wenig weich, seiht ab, drückt sie aus und wiegt sie jetzt erst fein. Anschließend bereitet man eine helle Mehlschwitze, gibt die feingewiegten Zwiebeln und die Brennesseln hinein und gießt wieder etwas Kochwasser und Milch hinzu. Das Ganze kocht man nochmals 15 Minuten. Wer lieber auf die Mehlschwitze verzichtet, bindet das Gemüse durch Zugabe einer geriebenen rohen Kartoffel.

Ähnlich verfährt man bei der Zubereitung einer *Brennesselsuppe.* Junge Brennesselblätter werden zunächst in Salzwasser weich gekocht, dann fein gewiegt, in Butter gedünstet, mit dem Kochwasser aufgegossen, mit Mehl gedickt und nach Zugabe von Borretsch, Dill und einigen Kartoffelscheiben fertiggekocht.

Wildgemüse
Wildsalate

Brennesselsalat: Die jungen Sprossen und Blätter lassen sich gut zu Salat verarbeiten. Setzt man gleiche Teile Löwenzahn, Sauerampfer und Schafgarbe hinzu, so bekommt man einen Frühlingssalat von blutreinigender Kraft.

Als **Würzpflanze:** Eine besondere Würzkraft oder einen besonderen würzigen Geschmack haben die Brennesselblätter zwar nicht, dennoch verwendet man sie auch wie andere Gewürze wegen ihrer anregenden Wirkung auf die Drüsen der Verdauungsorgane fein geschnitten unter Salat, in Wildkräutermischungen, Gemüse- und Kartoffelsuppen.

Weitere Verwendungszwecke: Bekannt ist die günstige Wirkung der Brennnesseltinktur bei Schuppen und Haarausfall. Man stellt sich eine Tinktur wie folgt her: 1 l Wasser und ½ l Weinessig werden mit 250 g feingeschnittenen Brennesselwurzeln eine halbe Stunde lang gekocht. Dann wird die Flüssigkeit abgegossen. Mit dieser Tinktur wird der Kopf einmal wöchentlich gewaschen und anschließend mit etwas reinem Olivenöl eingerieben.

Zur Zeit der Samenreife lassen sich auch aus den Stengeln, ähnlich wie aus denen des Hanfes und Flachses, recht haltbare *Bastfasern* gewinnen, die sich besonders zu Netzen und Stricken sowie zu Geweben verarbeiten lassen.

Die Brennessel ist auch der billige Rohstoff für die fabrikmäßige Gewinnung des Blattgrüns (Chlorophyll), das pharmazeutischen Zwecken und zur Farbverbesserung der Konserven dient. Neuerdings wissen wir das Blattgrün als Heilmittel und Kosmetikum wohl zu schätzen.

Brunnenkresse verhütet Mangelkrankheiten

Leider ist die wertvolle Brunnenkresse *(Nasturtium officinale)* aus der Familie der Kreuzblütler (Kruziferen) den meisten Menschen völlig unbekannt. Auch die früher volkstümlichen Namen Bornkaß, Braunkersch, Wasserkresse und Bachsalat sind weithin vergessen. Als Heimat kann die gemäßigte nördliche Zone gelten, in der sie häufig an Bächen und klaren Quellen vorkommt.

Man sammelt die Blätter vom Februar bis zum Herbst. Die vor der Blütezeit gesammelten Blätter werden frisch zu Salat verwendet. Getrocknet weist die Brunnenkresse neutralen Geschmack auf.

Die bis heute bekannten Wirkstoffe sind: schwefelhaltiges ätherisches Öl, die Vitamine A, C, D und E, Jod, Kaliumnitrat, das Senfölglykosid Glykonasturtiin, das beim Zerfall Phenyläthylsenföl ergibt, ätherisches Öl mit Raphanolid (= Raphanol), Rhodanwasserstoff, Spuren Arsen und Diastase.

Wirkungsweise

Die zahlreichen wertvollen Inhaltsstoffe rechtfertigen die vielseitigen Verwendungsmöglichkeiten der Brunnenkresse. Ihr Vitaminreichtum (A, C, D, E) eignet sich außerordentlich gut für die *Verhütung von Vitaminmangelkrankheiten* im Vorfrühling, in dem uns nur wenig Frischkost zur Verfügung steht. Sie wurde daher früher häufig gegen Skorbut angewandt.

Der Gehalt an Senföl verursacht eine Steigerung der Absonderungen der Nasen-, Rachen- und Luftröhrenschleimhaut, was sich bei trockenem Husten und zähem, schleimig-eitrigem Auswurf angenehm bemerkbar macht. Der gleiche Wirkstoff führt auch am Magen-Darm-Kanal zu einer Steigerung der Tätigkeit der gesamten Einzeldrüsen und Drüsenorgane, wie Leber und Bauchspeicheldrüse. Darauf beruht die magenstärkende, verdauungsfördernde und den Gallenfluß anregende Wirkung. Ein zu reichlicher Genuß kann allerdings zu unangenehmen Entzündungszuständen der Magen und Darmschleimhaut führen.

Da die Ausscheidung des Senföls zum Teil durch die Nieren erfolgt, bewirkt es hier eine Steigerung der Urinabgabe, die sich bei Krankheiten, die mit mangelhafter Urinabsonderung einhergehen, ausnützen läßt. Auch dabei darf die Zufuhr nicht übertrieben werden, weil sonst keine heilende, sondern eher eine schädigende Wirkung in Form einer entzündlichen Nierenreizung auftritt.

Auch die Eierstöcke bleiben von der Brunnenkresse nicht unbeeinflußt, die daher während der Schwangerschaft höchstens als Gewürz erlaubt ist. Der Gehalt an basischen Mineralien, an Eisen und Jod verleiht der Brunnenkresse einen wesentlichen Einfluß auf die Ernährungsvorgänge. Sie wird oftmals erfolgreich gegen Anschwellungen der Schilddrüse eingesetzt. Wieweit die immer wieder behauptete Senkung des Blutzuckerspiegels bei Zuckerkranken zu Recht besteht, muß noch nachgeprüft werden. Der ganze Komplex der Inhaltsstoffe übt einen durchaus erklärlichen, durchgreifenden Einfluß auf den Stoffwechsel aus, so daß die Brunnenkresse als gutes Blutreinigungsmittel angesprochen werden kann, das fast das ganze Jahr zur Verfügung steht.

Verwendung

Als **Heilpflanze:** Bei Vitaminmangelkrankheiten, Stoffwechselkrankheiten, Frühjahrsmüdigkeit, Ekzemen, Schilddrüsenerkrankungen. Ihre größte Bedeutung hat die Brunnenkresse als *Blutreinigungsmittel.* Dabei treibt man die Pflanze durch die Fruchtpresse und trinkt 3mal täglich 1 Eßlöffel Saft (täglich frisch zubereitet oder kalt aufbewahrt) verdünnt auf ein Glas Wasser, Mineralwasser, Molke oder Buttermilch. Auch bei Katarrhen der Atmungs- und Verdauungsorgane entfaltet der frische Saft eine gute Wirkung.

Als **Salat- und Gemüsepflanze:** Durch die gleiche blutreinigende Kraft wird die Brunnenkresse zum wertvollsten Bestandteil der Frühjahrsgemüse und -salate. Ihre alleinige Verwendung als Salat ist wegen der Gefahr der Nierenreizung nicht zu empfehlen. Am besten mischt man sie mit Brennessel, Löwenzahn, Sauerampfer und Wegericharten. Auch mit Löwenzahn, Erdrauch und Wegwarte ist sie recht gut zu verwerten. In der Gemüsesuppe läßt sich Brunnenkresse ebenfalls verwenden.

Wildgemüse
Wildsalate

Als **Würzpflanze** essen wir die Brunnenkresse fein gewiegt zu Butterbrot, Kräuterbutter, Bratkartoffeln, gekochten Eiern, Tomaten und Salaten. Wichtig ist, die Blätter vor Gebrauch sorgfältig zu reinigen, da sie mit Larven behaftet sein können. Am besten legt man sie vorher ½ Stunde in Salzwasser und spült sie dann mehrmals unter fließendem Wasser ab.

Guter Heinrich als Frühgemüse

Zur Familie der Gänsefußgewächse (Chenopodiazeen) gehört der Gute Heinrich *(Chenopodium bonus Henricus),* der auch die volkstümlichen Namen Stolzer Heinrich, Kuhfuß, wilder Spinat, Schmalzblätter, Hundszunge, Heinerle und schmieriger Mangold trägt. Er findet sich häufig auf öden Flächen, Schuttstellen, an Ställen, Zäunen und besonders an Düngerstätten. Verbreitet ist diese Pflanze über Vorderasien, Europa und Nordamerika.

Wirkungsweise und Verwendung

Als **Heilpflanze** ist die Verwendung zur Zeit wenig gebräuchlich und wohl auch kaum zu begründen.

Als **Nahrungsmittel:** Die Blätter, die schon gepflückt werden können, wenn noch wenig anderes Gemüse zur Verfügung steht, sind als Spinat und in Wildkräutersuppen zu verwenden.

Gundermann regt alle Drüsen an

Er ist nicht nur eine richtige Heilpflanze, die man Teemischungen gegen Katarrhe der Atmungsorgane, des Magen-Darm-Kanals und der Harnorgane beimischt, sondern er eignet sich ebenfalls bestens für Gemüse und Salate sowie als Gewürz.

Der Gundermann *(Glechoma hederacea),* auch Gundelrebe, Erdefeu, Gundelkraut, Gutermann oder Donnerrebe genannt, ist in ganz Europa und im gemäßigten Asien heimisch. Er findet sich meist an Wegrändern, Zäunen, Hecken, Rainen, in Feldern, Obstgärten und Laubwäldern, wo er nährstoffreichen und etwas feuchten Boden vorzieht. Er ist stets in größeren Beständen anzutreffen.

Gemüse und Salate

Von Mai bis Juli wird das blühende Kraut aus dem Boden gerissen, von Wurzeln und Erde befreit und in einem Korb gesammelt. Pflanzen, die Gallen tragen (fleischige Auswüchse), sind unbrauchbar. Die Trocknung geschieht auf luftigen, schattigen Dachböden, wo die Blätter in dünner Schicht ausgelegt werden. Die Farbe des Krautes muß weitgehend erhalten bleiben. Die Droge duftet würzig und schmeckt bitterlich. Aufbewahren läßt sie sich in Säckchen. Als Wirkstoff fanden sich bisher 0,06% eines dunkelgrünen, ätherischen Öles, Harz, Wachs, 3% Fett, 2,5% Zucker und Gerbstoff *(Hager).*

Wirkungsweise

Durch seinen Gehalt an ätherischem Öl, das besonders durch die Schleimhäute der Atmungswege ausgeschieden wird, verstärkt Gundermann die Absonderungen der Drüsen der Bronchien und begünstigt deren Ausstoßung *(Leclerć, Kahnt, Kneipp).* Ferner werden die Schleimhäute und die großen Drüsen des Magen-Darm-Kanals in ihrer Tätigkeit angeregt, so die Salzsäurebildung des Magens und die Gallenabsonderung der Leber. Schließlich wird das Nierengewebe zur stärkeren Wasserabgabe gereizt.

Verwendung

Als **Heilpflanze:** Bei Erkrankungen der Atmungsorgane (Bronchialkatarrh, Lungenkatarrh, Keuchhusten, Asthma), bei Erkrankungen des Magen-Darm-Kanals (mangelhafte Säurebildung des Magens, Leberstörungen), bei Störungen der Kreislauf- und Harnorgane (Stauungen in den Extremitäten und im kleinen Becken, Blasenkatarrh).

Einen Aufguß bereitet man aus 1 Teelöffel der Droge auf 1 Tasse Wasser. Man trinkt täglich 1–2 Tassen. Frischer Preßsaft wird teelöffelweise mit Wasser verdünnt (1 : 10) getrunken.

Als **Gemüse- und Salatpflanze:** Die jungen Triebe und Blätter sammelt man vor oder während der Blüte. Sie lassen sich als Zusatz zu Gemüse, Gemüsesuppen und Wildsalaten verwenden. Fein zerhackt bilden sie eine eigenartige Würze für Butter und Weichkäse (Quark). Getrocknet ist Gundermann ein brauchbares Gewürz, von dem man öfter geringe Mengen verwenden sollte.

Kerbel ist ein Frühjahrskraut

Die Familie der Umbelliferen (Doldenblütler) schenkt uns den Kerbel *(Anthriscus cerefolium),* der auch als Gartenkerbel, Körbelkraut, spanischer Kerbel, Aniskerbel, Karweil, gemeiner Kerbel bekannt ist. Südrußland und

Westasien gelten als Heimat dieser Pflanze. Sie wird bei uns in Gärten angebaut und kommt auch an Rainen, Hecken und auf Schutthalden verwildert vor. Die Pflanze ist nicht nur mit der Petersilie verwandt, sie gleicht ihr auch ein wenig. Wildgemüse Wildsalate

In jedem Garten läßt sich Kerbel gut anbauen. Am besten macht man im Halbschatten von März bis zum Frühsommer mehrere Folgeaussaaten in Reihen von 15 bis 20 cm Abstand. Wo keine allzu kalten Winter herrschen, kann die Aussaat auch im August in leere Mistbeete erfolgen, wodurch man im Frühjahr eine zeitige Ernte erhält.

Wenn man den Kerbel getrocknet hat, wobei er allerdings stark an Aroma verliert, muß man ihn in gut schließenden Gefäßen aufbewahren. Als Wirkstoff fanden sich in den Blättern ätherisches Öl (0,27 %) sowie die Vitamine A und C.

Wissenschaftlich ist die Pflanze noch nicht erforscht. Die Volksheilkunde schreibt ihr eine günstige Wirkung bei *Lungentuberkulose, Skrofulose* und *Hautleiden* zu, auch soll sie, besonders in Form des frischgepreßten Saftes, eine blutreinigende Kraft besitzen. Wieweit diese Wirkungen tatsächlich vorhanden sind, läßt sich noch nicht übersehen. Die Blätter haben beim Zerreiben einen anisartigen Geruch und Geschmack.

Verwendung

Als **Heilpflanze** ist die selbständige Verwendung des Kerbels kaum lohnend.

Als **Gemüse- und Salatpflanze:** Kerbel wird in einigen Gegenden Deutschlands vielfach allein oder in Verbindung mit Sauerampfer zu Frühlingssuppen, insbesondere zur sogenannten *Kerbelsuppe,* verwendet.

Als **Gewürzpflanze:** Allein oder mit anderen Gewürzkräutern dient Kerbel als Würze für Gemüse, Salate, Suppen, Diätspeisen und Frischkostplatten. Auch für Braten, Soßen und vegetarische Bratlinge, als Beigabe zu Käse und Tomaten, zu Kräuterbutter und mit Quark und Schnittlauch vermischt als Brotaufstrich kommt er in Frage. Bei Speisen, die gekocht werden, fügt man Kerbel erst am Schluß hinzu, da er durch längeres Kochen seine Würzkraft verliert.

Vorsicht vor Verwechslung

Der wildwachsende Kerbel sollte nur dann gebraucht werden, wenn man ihn genau kennt, da er leicht mit dem giftigen Schierling *(Conium maculatum),* einer Doldenpflanze, verwechselt werden kann. Es gibt auch eine nichtaromatische Art (Hundskerbel – *Anthriscus vulgaris),* die durch ihren Geruch vom echten Gartenkerbel zu unterscheiden ist.

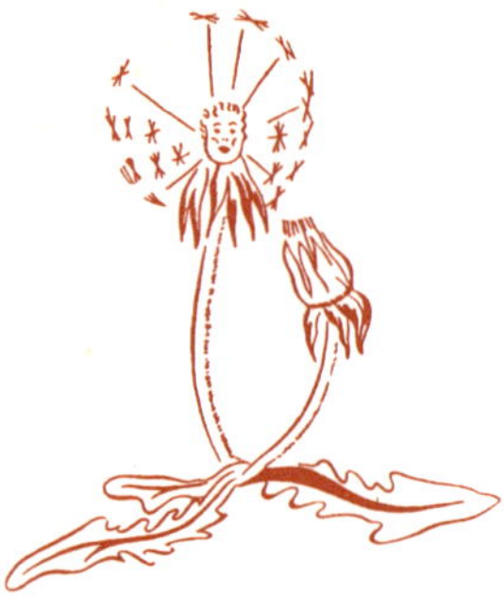

Löwenzahn braucht jedermann

Eine Heilpflanze, deren vielseitige Wirkung überrascht, leider aber viel zuwenig ausgenutzt wird. Außerdem ist sie eigentlich unentbehrlich für den „Frühjahrshausputz" des Organismus.

Der allbekannte und für uns wertvolle Löwenzahn *(Taraxacum officinale)* aus der Familie der Korbblütler (Kompositen) erfreut sich vieler volkstümlicher Namen, wie Butterblume, Kettenblume, Pfaffenröhrlein, Schmalzblume, Eierblume, Dotterblume, Maiblume und Pusteblume. Er kommt bei uns in großer Menge überall vor.

Vom Frühjahr bis in den Spätsommer hinein werden die Blätter einzeln abgepflückt und in Körben gesammelt. Druck muß vermieden werden. Die Blätter in dünner Lage auf luftigen Dachböden zum Trocknen ausbreiten.

Die Wurzeln werden im Frühjahr oder Herbst ausgegraben, von den noch verbliebenen Blättern und Faserwurzeln befreit, gründlich gewaschen und zehn bis zwölf Tage auf dem Boden vorgetrocknet. Dann ist zur völligen Trocknung die Anwendung künstlicher Wärme erforderlich. Die fertige Droge ist krachtrocken und bricht weiß.

Die im Herbst gesammelten Wurzeln liefern einen süßlichen Extrakt und enthalten reichlich Zucker, während die im Frühjahr gesammelten mehr Bitterstoff und Salz enthalten. Sowohl die Blätter als auch die Wurzeln bewahrt man in Säcken auf. Sie müssen wöchentlich nachgesehen werden.

Die bis heute bekannten Wirkstoffe sind 0,05 % Taraxacin, ein Bitterstoff, 40% Inulin, Vitamin D, Cholin, p-Oxyphenylessigsäure, Dioxyzimtsäure, Weinsäure, Zucker, Fette, Wachs und in der Wurzel ätherisches Öl.

Wirkungsweise

Die zahlreichen Inhaltsstoffe, die sich in ihrer Wirkung gegenseitig unterstützen und ergänzen, erzielen

1. eine Anregung aller Drüsen und der Muskulatur des Magen-Darm-Kanals (Speicheldrüsen, Magendrüsen, Bauchspeicheldrüse, Leber, Darmdrüsen). Es kommt dadurch zu einer vermehrten Abgabe von Speichel, Magensaft, Galle, Saft der Bauchspeicheldrüse und der Dünndarmdrüsen. Am auffallendsten ist dabei die Verbesserung der Leber- und Gallenfunktion;
2. eine Anregung der Drüsen der Luftwege, so daß der Auswurf von zähem Schleim erleichtert wird;
3. eine Anregung der Nieren, die vermehrt Wasser ausscheiden, und eine Senkung des zu hohen Blutdrucks bei längerer Anwendung.

Verwendung

Als **Heilpflanze:**

- Bei Lebererkrankungen, Gallenblasenleiden, Gelbsucht, Hämorrhoiden, Verdauungsbeschwerden, Magen- und Darmkatarrh, Blähungen und Wurmerkrankungen; Wildgemüse Wildsalate
- zur Blutreinigung;
- zur Unterstützung bei chronischen Bronchialkatarrhen;
- bei Kreislaufstörungen und Nierenstörungen, besonders mit Blutdruckerhöhung.

Die Hauptwirkung richtet sich zweifellos auf die Leber und die Gallenblase und darüber hinaus auf den ganzen Stoffwechsel. Auf dem Wege über diese allgemeinen Stoffwechselwirkungen lassen sich dann auch günstige Wirkungen bei Gicht, Rheuma, Fettsucht, Verkalkung, Blutkrankheiten und manchmal auch bei der Zuckerkrankheit erzielen. In all diesen Fällen wendet man am besten frische Preßsäfte aus den Blättern und Wurzeln an und nimmt dreimal täglich einen Eßlöffel dieses Saftes drei bis sechs Wochen lang. Hat man im Winter nur getrocknete Blätter und Wurzeln, so mischt man gleiche Teile und bereitet jeweils aus 1 Eßlöffel dieses Gemisches mit 1 Tasse Wasser eine Abkochung, von der man mehrmals am Tage 1 Tasse trinkt.

Als **Salatpflanze:** Die im Frühjahr sprossenden jungen Blätter des Löwenzahns ergeben wegen ihrer stark appetitanregenden Wirkung einen vorzüglichen Salat. Wer im Frühjahr, bevor der Kopfsalat auf dem Markt erscheint, gewöhnt ist, mehrmals wöchentlich Löwenzahnsalat oder sonstigen gemischten Wildkräutersalat zu verspeisen, der wird gar nicht auf den Kopfsalat warten, ja, er wird den Geschmack des Kopfsalates gegenüber dem Wildsalat sogar als fade empfinden. Er wird sich auch dann noch Löwenzahnsalat bereiten, wenn schon die Blumen daran sind und dieser etwas herber und härter schmeckt.

Die Verwendung des Löwenzahns in Form von Frischsäften und Salaten kann für den „Frühjahrshausputz" des Organismus nicht dringend genug empfohlen werden. Wir würden unserem Körper einen großen Dienst erweisen, wenn diese Verwendungsart wieder allgemeine Verbreitung fände.

Wenn man die Wurzeln im Herbst in Sand eingräbt und etwas feucht hält, so erhält man zeitig im Frühjahr zwar blasse, aber sehr zart schmeckende Salatblätter, die auch im Kopfsalat gut schmecken. Im Herbst gräbt man die Wurzeln aus, schneidet sie in kleine Scheiben und bereitet sie wie Selleriesalat zu. Dieser hat eine stark harntreibende Wirkung.

Als **Gemüsepflanze:** Die Verwendung des Löwenzahns als Gemüse ist zwar weniger bekannt, aber durchaus möglich und absolut nicht neu, denn sie wird schon 1886 im Universal-Lexikon der Kochkunst beschrieben. Auch die Wurzel läßt sich zu Suppen und Gemüsen verarbeiten.

Etwas Besonderes ist *gebackener Löwenzahn.*

Jungen Löwenzahn kann man nach dem Waschen und Abtrocknen in heißem Öl backen, bis er so knusprig ist wie hellbraune Pommes frites. Nach dem Herausnehmen mit dem Schaumlöffel salzt man ihn leicht mit Meersalz und bringt ihn mit einer Eierspeise und Kartoffelpüree sofort auf den Tisch.

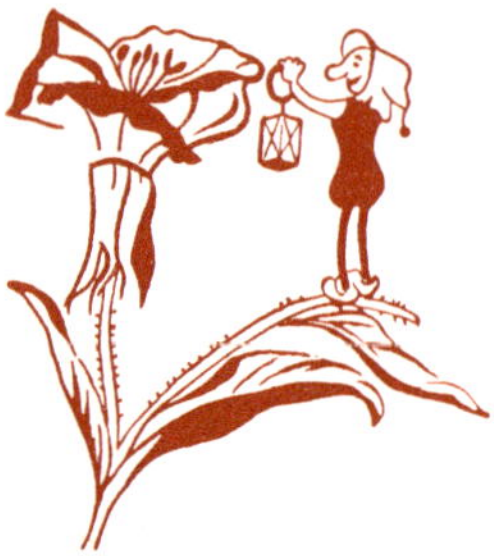

Nachtkerze liefert uns Frühsalat

Jeder kennt die „Eisenbahnpflanze", aber kaum jemand weiß ihren großen Wert als Salat- und Gemüsepflanze zu schätzen.

Auch die Familie der Nachtkerzengewächse (Oenotherazeen) liefert uns ein brauchbares Gewächs, das neben der Hauptbezeichnung Nachtkerze *(Oenothera biennis)* sehr verschiedene Namen trägt: Rapontika, Gelber Rapunzel, Rapunzelsellerie, Härekraut, Stolzer Heinrich, gemeine Nachtkerze, Nachtschlüsselblume, Weinblume, Weinkraut, gelber Nachtschatten, Eierblume, Rübenwurzel, Tag- und Nachtblume und Siebenschläfer.

Die Nachtkerze stammt aus Nordamerika und gelangte 1614 nach Europa, wo sie sich als Küchengewächs und Zierpflanze längst eingebürgert hat. Sie wird heute vielfach an Wegrändern, Dämmen, Gruben, Sandfeldern, Ufern und wüsten Plätzen angetroffen. Weil die gemeine Nachtkerze häufig an Bahndämmen gefunden wird, hat man sie auch „Eisenbahnpflanze" genannt. Ihr Samen wurde mit dem Bahnbau durch ganz Europa geschleppt, so daß heute an allen Schienensträngen die gelben Kerzen leuchten. Sie wird auch oft in Gärten kultiviert.

Als *Wirkstoffe* fand man in den Blättern Phytosterin, wahrscheinlich Arylalkohol, Paraffin, Harz, Phlobaphene, Gerbstoffe, Invertzucker, Pentosane, Invertase, Schleim u. a. In den Blüten Phytosterin, einen gelben Farbstoff u. a. *(Wehmer).* Die bisherigen Analysen sind sehr dürftig.

Über die **Wirkungsweise** ist noch nichts bekannt.

Verwendung

Als **Heilpflanze:** Bei Durchfällen. Bisher hat die medizinische Wirkung noch keine Bedeutung erlangt. Rein erfahrungsgemäß werden in der Volksmedizin Blatt und Wurzel als auflösende, blutreinigende Mittel verwendet. Leider fehlen neuere Untersuchungen darüber.

Als **Salat- und Gemüsepflanze:** Im Herbst des ersten oder im Frühjahr des zweiten Jahres wird die Wurzel ausgegraben, gewaschen, abgeschabt und in Salzwasser gekocht. Dann kann man sie mit Zitronensaft oder Weinessig, Zwiebel und Öl als Salat oder mit Fett gedünstet oder in einer Mehlschwitze als Gemüse zubereiten. Das Abkochwasser kann zu Suppe gebraucht werden. Früher wurden Rapontikagewürze und -salat gern gegessen.

Wildgemüse
Wildsalate

Sauerampfer fegt den Darm

Aus der Familie der Knöterichgewächse (Polygonazeen) stammt der Sauerampfer *(Rumex acetosa),* der volkstümlich auch Sauerhanf, Sauerkump, Roden Hinnerk, Saustampfer, Surhamfel, Sürlig, Buchampfer genannt wird. Er ist in ganz Europa und einem Teil Asiens heimisch und überall auf Wiesen und Grasplätzen, an Gebüschen, Wegrändern und Hecken zu finden.

Vor der Blüte werden die jungen Blätter einzeln gepflückt. Je öfter dieses Pflücken geschieht, desto kräftiger treibt die Pflanze neues Blattwerk. Man sammelt nicht auf Wiesen, die kurz vorher gedüngt wurden. Die Blätter verwendet man frisch, da sie beim Trocknen ihre Würzkraft zum großen Teil einbüßen.

Sauerampfer enthält etwa 1% Oxalsäure, ferner Kleesalz, Fett, viel Vitamin C, Kieselsäure, Kalzium, Eisen, Mangan, Emodin, Emodinmonomethyläther, Chrysophansäure, Phytosterol, ätherisches Öl.

Wirkungsweise und Verwendung

Als **Heilpflanze:** Der hohe Vitamin-C-Gehalt macht die Pflanze, besonders in frischem Zustand, als Heilmittel geeignet bei Skorbut und sonstigen Vitamin-C-Mangelerscheinungen, wie Blutungen und Neigung zu Blutungen. Wegen des Emodin- und Chrysophangehaltes wirkt das Kraut auch anregend auf die Dickdarmtätigkeit, ist also bei *Darmerschlaffung mit Verstopfung* angebracht. Da die Pflanze organische Eisenverbindungen bildet, fördert sie die Blutbildung vor allem im roten Knochenmark. Ihre Verwendung bei Blutarmut ist erfolgversprechend. Bei längerem und zu häufigem Gebrauch kann Sauerampfer zu Schädigungen, besonders an Herz und Nieren, führen.

Als **Nahrungs- und Würzmittel:** Sauerampfer wird als Gemüse und in Frühlingssuppen verwendet. Ebenso bekannt und beliebt ist die Bereitung von Salat, oft in Verbindung mit Löwenzahn. Kleingehackt eignet sich Sauerampfer als Gewürz zu Fleischkost, Diätkost, Salaten, Fleisch- und Fischtunken.

Topinambur – die Kartoffel des Zuckerkranken

Diese alte, wertvolle Kulturpflanze aus der Familie der Korbblütler (Kompositen) ist leider viel zu wenig bekannt. Vielen werden auch nur die volkstümlichen Namen Erdapfel, Erdbirne, Erdschocke, Erdartischocke, Grundbirne, Roßkartoffel, knollige Sonnenrose, Weißwurzel und andere mehr geläufig sein. Die Heimat der Topinambur *(Helianthus tuberosus)* soll Nordamerika (Kanada) sein, von wo sie nach Frankreich und vor etwa 300 Jahren nach Deutschland gelangte. Nachdem sie zunächst häufig angebaut wurde, geriet sie nach der Einführung der Kartoffel aus Amerika vom 18. Jahrhundert an langsam in Vergessenheit. Heute besinnt man sich wieder auf ihre Eigenschaften und fördert den Anbau.

Botanische Merkmale: Die Topinambur wird zu einem 2½–3½ m hohen Strauch mit eiförmigen, am Rande gesägten Blättern und aufrechten, 4–8 cm breiten Blütenköpfen mit gelben Scheibenblüten. Die Blüten erscheinen jedoch nur in wärmeren Gegenden im Herbst. Wie die Kartoffel treibt auch diese Pflanze Knollen.

Die Topinambur gedeiht überall dort gut, wo auch die Kartoffel wächst. Selbst auf minderwertigen und steinigen Böden und sogar im Flugsand, den sie bindet, entwickelt sich die Topinambur recht gut. Große Feuchtigkeit liebt sie jedoch nicht. Die Topinamburknolle ist zwar frosthart, der hohe Fruchtzuckergehalt macht sie aber bakterienanfällig. Deshalb müssen die Knollen sorgfältig gelagert werden. Sie zählt also zu den anspruchslosesten, widerstandsfähigsten und, wie aus der Verwendung zu ersehen ist, nützlichsten Pflanzen, die unsere Ernährungsgrundlage verbreitern könnte.

Wirk- und Inhaltsstoffe: In den Topinamburknollen wurden von *Wienhaus* Agglutinine gefunden, die er Phasine nannte. Weiterhin sind 1,87% Eiweiß, 0,2% Fett, 16,4% Kohlenhydrate, 79,1% Wasser enthalten. Der Mineralgehalt entspricht dem der Kartoffel, Topinamburen besitzen daher auch einen Überschuß an basischen (laugenhaft wirkenden) Bestandteilen. Vitamine sind vorhanden, besonders Vitamin C, und Kohlenhydrate liegen in Form von Zuckerstoffen (vorwiegend Fruchtzucker) und Inulin vor.

Verwendung

Als **Heilpflanze:** Sie gewinnt steigende Bedeutung in der Diät des Zuckerkranken. Nach Prof. *v. Noorden* entsprechen 80 g Topinambur einer Weißbroteinheit (ein Brötchen von 20 g = 12 g Kohlenhydrate). Der Zuckerkranke darf doppelt soviel Topinamburknollen essen, wie ihm Kartoffeln erlaubt sind (Dr. *G. A. Küppers-Sonnenberg).* Diätetisch wertvoll ist ferner der Inulin- und Fruchtzuckergehalt.

Der Zuckergehalt der Zuchtsorten entspricht etwa dem Rohzuckergehalt der Zuckerrübe. Die Topinambur kommt also als Zuckerlieferant in Frage. Da die Zuckerzusammensetzung der der Banane ähnelt, kann man von Obst mit Gemüsecharakter sprechen.

Als **Nahrungs- und Futterpflanze:** Die Topinambur hat eine Spielart, deren Knollen spindelförmig sind und die eine glatte, rote Schale haben. Diese bildet neben der Kartoffel ein ausgezeichnetes menschliches Nahrungsmittel, das leider meist unbekannt ist. Die Topinambur schmeckt der Artischocke ähnlich, also etwas süß. Man kann sie auf vielerlei Art zubereiten. Im allgemeinen wird sie in Salzwasser weich gekocht und ganz oder zu Brei zerstampft mit Milch und Salz gegessen.

Die Topinamburknolle kann auch roh verwendet werden und zeigt dabei besonders angenehme Geschmackseigenschaften nach der Nußkomponente hin; sie eignet sich als Roh- und Füllstoff zu Rohkostgerichten.

Die Topinamburknolle verwendet man mit der Schale. Nur wer die Topinambur für eine Art von Kartoffel hält, verfällt darauf, sie zu schälen. Die Topinambur hat aber botanisch nichts mit der Kartoffel zu tun. Sie ist eine echte Sonnenblume. Die Haut der Knolle ist papierdünn, geschmacksneutral und verdaulich.

Wenn die Topinambur gekocht wird, so genügt ein kurzes Anwellen, da sonst die Kohlenhydrate in der Stärkeform des Inulin sehr schnell zerfallen.

Die Frage, wo die Topinambur zu erhalten ist, kann vorläufig nur dahin beantwortet werden, daß man die Züchter nach Verkaufsstellen befragt oder sich durch wirtschaftliche Genossenschaften größere Mengen vermitteln läßt. Am vorteilhaftesten ist der Anbau im eigenen Garten.*

Daß der Saft der ausgepreßten Knolle ein Getränk ergibt, das nach Kokosmilch schmeckt, vervollständigt ihre Vielseitigkeit. Der Saft läßt sich wie Süßmost auf Flaschen füllen. Die Knolle selbst ist durch ihren Zuckergehalt besonders geeignet, Sauerkohl und Rhabarber im Geschmack zu dämpfen.

Die Topinamburknolle ist kein Massennahrungsmittel wie die Kartoffel, sondern eine Delikatesse wie die Schwarzwurzel. Um zu verhindern, daß das Inulin erst im Darmtrakt unter Kohlensäurebildung aufgespalten wird, läßt man Topinambur-Rohkostgerichte möglichst einen halben oder ganzen Tag stehen. Sie müssen gut durchziehen, damit sie in sich selbst fermentieren.

Stengel und Blätter können an Kühe und Schafe verfüttert werden, sobald anderes Grünfutter selten wird. Die Knollen werden von den Pferden roh gefressen, gekocht auch von den übrigen Haustieren.

* Interessenten können genaue Angaben und Anleitungen über Anbau und Verwendungsmöglichkeiten der Topinambur aus der Topinambur-Zuchtanstalt in 3101 Müden an der Oertze von Herrn Dr. G. A. Küppers-Sonnenberg erhalten.

Gewürzpflanzen bereichern die Kochkunst

Es ist ein großer Schatz
von Segensgaben
im Kraut versteckt
und im Gestein vergraben.
Süße, heilige Natur,
Laß mich gehn auf deiner Spur.

Graf von Stolberg 1775
»An die Natur«

Anis fördert die Verdauung

Die Familie der Doldengewächse (Umbelliferen) liefert uns den von Juli bis August mit weißen Dolden blühenden Anis *(Pimpinella anisum),* den man auch mit Anis-Bibernelle, Römischer Fenchel, süßer Kümmel bezeichnet. Er ist in den südöstlichen Mittelmeerländern beheimatet. Bei uns wird er in Thüringen, Sachsen und Nordbayern im großen angebaut. Gelegentlich findet man ihn verwildert auf Schutt- und Lagerplätzen. Anis

Anis gehört zu den ältesten Arzneimitteln. Bereits *Pythagoras* rühmte seine Kräfte. In den hippokratischen Schriften begegnet man ihm häufig. Zur Zeit Karls des Großen war die Pflanze schon in Deutschland bekannt.

Sobald sich von August bis September die Stengel gelb färben, schneidet man die Dolden ab, bündelt sie und hängt sie an der Luft zum Trocknen auf. Nach einiger Zeit kann man die Früchte herausklopfen.

Aus den Früchten gewinnt man ein angenehm süßlich-aromatisch riechendes Öl (etwa 2–3 %), das in reinem Zustand bei Kälteeinwirkung zu einer weißen Kristallmasse erstarrt *(Schulz).* Schon 1820 fanden die ersten Untersuchungen über die Zusammensetzung des Öles statt. Bis heute kennen wir als wichtigste Inhaltsstoffe Anethol, Methylchavicol, Anissäure, Anisaldehyd, Anisketon, ferner Begleitstoffe wie fettes Öl, Protein, Zucker.

Wirkungsweise

Für die *Wirkung* ist in erster Linie das ätherische Öl von Bedeutung, das teilweise durch die Lunge ausgeschieden wird und dabei auf die Flimmertätigkeit in den Atemwegen fördernd wirkt. Es ist deshalb als auswurfförderndes Mittel brauchbar. Wir unterstützen die Wirkung durch andere Heilkräuter und stellen folgende Mischung (nach *Meyer)* zusammen: je 20 g Anis, Ehrenpreiskraut, Seifenwurzel, je 15 g Huflattichblätter, Holunderblüten, 10 g Veilchenwurzel. Davon 1 Eßlöffel auf 1 Tasse Wasser abkochen und heiß trinken. Die Droge findet man häufig in Brust-, Lungen- und Asthmatees.

Weitere Wirkungen entfaltet das Öl auf die Drüsen des Magen-Darm-Kanals, die in ihrer Tätigkeit angeregt werden, so daß der Appetit gesteigert, die Verdauung erleichtert und die Galle besser abgeschieden wird. Die Anwendung der Droge als Magentee und in blähungstreibenden Tees ist daher berechtigt.

Verwendung

Als **Heilpflanze:** Bei Husten, Bronchialkatarrh, Asthma, Appetitlosigkeit, Magen-Darm-Katarrh, Krampfzuständen der Atmungs- und Verdauungsorgane (Koliken).

Als **Würzmittel** werden die kleinen, reifen Früchte *(Fructus Anisi)* verwendet, die 2–3% ätherisches Öl enthalten.

Gewürzpflanzen

Der deutsche Anis ist leicht von dem in Japan und China heimischen Sternanis zu unterscheiden. Die deutschen Anisfrüchte sind von süß-aromatischem Geschmack und angenehm-würzigem Duft. Sie dienen als vorzügliches Gewürz für alle Backwaren. Weit verbreitet sind Aniszwieback, Aniskuchen, Anisschnitten und Anisplätzchen. In Süddeutschland wird heute noch Anis im Brot verbacken. Anispulver hilft, unter geriebene Mohrrüben gemischt, den Kindern als Wurmmittel. Auch beim Einmachen von Früchten, insbesondere Birnen, eignet sich Anis zum Würzen, ebenso bei süßsauren Speisen, Rotkraut und Gurken. Aus den Früchten wie aus dem getrockneten Kraut kann durch Destillation Anisöl oder Anisessenz gewonnen werden.

Basilikum – das aromatische Würzkraut

Baselguem, Basilien, Brunsilgenkraut, Braunsilge, Herrenkraut, Hirnkraut, Königsbalsam, Königskraut und Nelkenkraut sind volkstümliche Bezeichnungen für das aus der Familie der Lippenblütler (Labiaten) stammende Würzkraut Basilikum *(Ocimum basilicum)*. Als Heimat werden Ägypten, die griechische Inselwelt, Persien und das tropische Asien (Indien) angegeben. Es wird in allen Ländern in mäßigem Umfang, seit langem auch bei uns, kultiviert. Die Pflanze kann man sogar in Töpfen auf dem Balkon ziehen, um immer einige Blättchen sofort zur Hand zu haben.

Während der Blüte wird das Kraut zweimal geschnitten. Die Blättchen streift man ab, sortiert und trocknet sie an einem luftigen, schattigen Ort unter öfterem Umwenden. Da die Pflanze nur selten verwildert vorkommt, spielt das Sammeln des wildwachsenden Krautes keine wesentliche Rolle.

Die getrockneten Blätter müssen in gut schließenden Behältern aufbewahrt werden, damit sie ihre Duftstoffe nicht verlieren. Die bis heute bekannten Wirkstoffe sind ätherisches Öl (etwa 1,5%) und Gerbstoff. Das ätherische Öl ist wohl der wertvollste Stoff dieser Pflanze, das, wie fast alle ätherischen Öle, anregend auf die Tätigkeit der Schleimhäute der Luftwege, des Verdauungskanals, der Nieren und der Nerven wirkt, aber keinen besonderen Heilwert aufweist.

Verwendung

Als **Heilpflanze:** Tee aus Basilienkraut soll die Milchbildung der stillenden Frauen fördern (unsicher). Chronische Verstopfung wird meist zusammen mit anderen, gleichartig wirkenden Kräutern günstig beeinflußt. Die von *Schulz* erwähnte Anwendung bei Entzündungen der Harnwege hat noch wenig Bestätigung gefunden. Überhaupt tritt die medizinische Verwendung gegenüber dem Gebrauch als feines Würzkraut weit zurück.

Als **Würzpflanze:** Das stark duftende Kraut *(Herba Basilici)* wird mit seinem ätherischen Ölgehalt von 1,5 % als Würze in Suppen, Tunken, dicken Bohnen, Gurken (Kräutergurken), zur Wurst- und Pastetenbereitung, zu Fleisch- und Fischgerichten verwendet. Wenige Blättchen schon geben Wildkräutersalaten, Salattunken und Suppen ein ansprechendes Aroma. Auch im Kräuteressig und in der Kräuterbutter darf Basilikum nicht fehlen. Es kann ebensogut getrocknet wie frisch verwendet werden. Basilikum

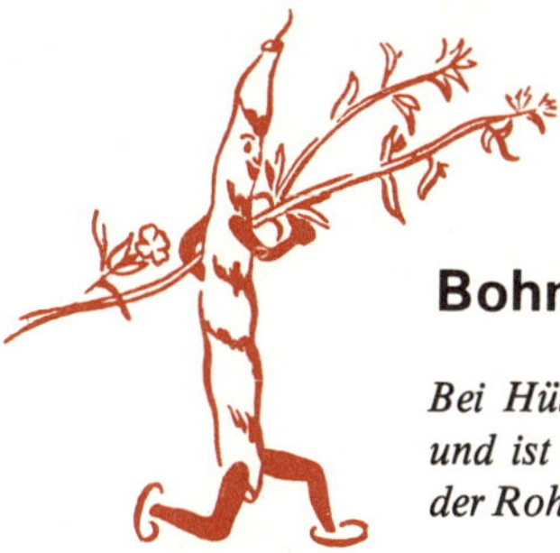

Bohnenkraut befreit von Durchfällen

Bei Hülsenfrüchten und Kohlarten wirkt es blähungswidrig und ist bei allen Speisen bester Ersatz für Pfeffer. Selbst in der Rohkost sollte es nicht fehlen.

Das Bohnenkraut *(Satureja hortensis)* aus der Familie der Lippenblütler (Labiaten) heißt auch Pfefferkraut, Wurstkraut, Fleischkräutchen, Suppenkraut, Küchenkraut, Käsekraut, Gartenquendel, Sommersaturei und Weinkraut. Die Länder am Schwarzen Meer und am östlichen Mittelmeer werden als Heimat angegeben. Das einjährige Kraut ist jedoch heute in ganz Mitteleuropa, West- und Ostasien sowie Nordamerika verbreitet. Bohnenkraut

Während der Blüte wird das Kraut geschnitten, in Bündeln aufgehängt und an einem luftigen Ort getrocknet. Die Würzkraft ist stärker, wenn man nur die von den Stengeln abgestreiften Blätter trocknet und verwendet. Bohnenkraut bewahrt man in Bündeln an einem trockenen Platz oder geschnitten in gut schließenden Blechdosen auf.

Die bis heute bekannten Wirkstoffe sind 0,166–1,322 % Carvacrol, 4,17–7,97 % Gerbstoff, Cymol, Terpen und Phenol.

Der verhältnismäßig starke Gerbstoffgehalt verursacht eine stopfende Wirkung, die von der neueren heilpflanzenkundlichen Forschung bestätigt werden konnte. Man rechnet daher heute das Bohnenkraut bei Anwendung als Heilmittel zu den stopfend wirkenden Gerbstoffdrogen.

Verwendung

Als **Heilpflanze:** Bohnenkraut wird bei leichten *Durchfällen* und akuten *Magen-Darm-Katarrhen* gebraucht. Auch Darmkoliken werden günstig

Gewürz-
pflanzen

beeinflußt. Man bereitet in diesen Fällen aus dem frischen oder besser noch getrockneten Kraut einen Tee, indem man mehrmals täglich auf 1–2 Eßlöffel des trockenen Krautes 1 Tasse kochend heißes Wasser aufgießt, 15 Minuten zugedeckt ziehen läßt, dann abseiht und warm trinkt.

Als **Würzpflanze:** Überall da, wo die alte Küche Pfeffer empfiehlt, ist Bohnenkraut angebracht, das deswegen ja auch Pfefferkraut genannt wird. Es wird häufig zu frischen grünen Bohnen (Schniffel- oder Schnitzelbohnen), eingesäuerten oder auch getrockneten Bohnen, Salz- und Essiggurken, Fisch, Fleisch, vegetarischen Bratlingen, Grünkernbraten, Klößen und Tunken verwendet. Bei Hülsenfrüchten und Kohlarten wirkt es blähungswidrig. An Kartoffelsalat, Bohnen- und Kartoffelsuppen nimmt man das feingehackte frische Kraut. Getrocknet und gepulvert ist es in Tomatentunken, Kräutertunken, Mayonnaisen, Pilzgerichten und grünen Salaten anwendbar. Auch bei Wildsalaten und Rohkost sollten einige Blättchen nicht fehlen.

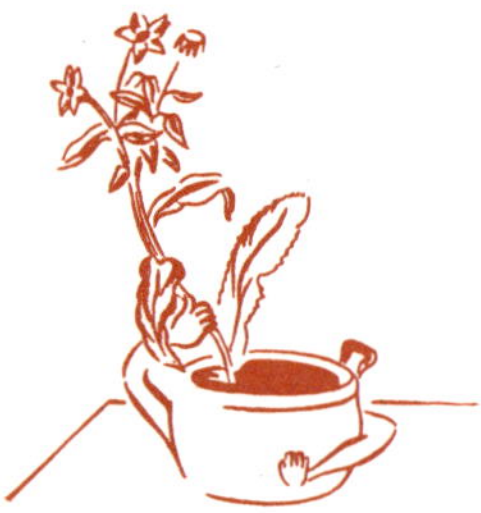

Borretsch – ein vorzügliches Salatgewürz

Der frische, gurkenähnliche Geruch und Geschmack macht den Borretsch als Gewürzkraut besonders geeignet zu grünem Salat, Gurkensalat, Wildsalat, zu Gemüserohkost, Kohlgemüse und Tunken.

Die Familie der Rauhblattgewächse (Boraginazeen) liefert uns als köstliches Würzkraut den Borretsch *(Borago officinalis),* der auch unter den Namen Borasch, Boretsche, Borres, Borrig, Borratz, Borrose, Gurkenkraut, Garbenkraut, Herzblümlein und Wohlgemut bekannt ist. Die Pflanze stammt aus den Mittelmeerländern und wird im Garten angebaut. Auf Schutt, freien Plätzen und Ödland kommt sie auch häufig verwildert vor.

Vor und während der Blüte schneidet man die Blätter mit der Schere und verwendet sie meist nur frisch als Gewürz und zu Salat. Getrocknetes Kraut verliert an Geschmack und ist schlecht haltbar. Man schneidet es von Juni bis August und trocknet es möglichst rasch. Die Blüten werden ausgezupft.

Über die Wirkstoffe können wir vorläufig nur wenig aussagen. *Kroeber* gibt an, daß Gerbstoffe reichhaltig vorhanden sind; in der Asche des Borretsch findet sich Mangan.

Ältere Autoren sprechen von Schleim, Harz, freier Essigsäure, vielen Salzen, namentlich Salpeter, und Spuren eines riechenden Stoffes (ätherisches Öl). Im „Rezeptbuch der Pflanzenheilkunde“ führen *Flamm-Kroeber-Seel* den Borretsch als schleimhaltige Droge auf.

Da die Wirkstoffe im einzelnen noch unbekannt sind, läßt sich auch über ihre *Wirkungsweise* nichts Bestimmtes sagen. Die in den heutigen Kräuterbüchern angeführten Wirkungen stützen sich meist auf die bereits 1563 von *P. A. Matthiolus* gemachten Angaben. Wie dieser empfiehlt auch in neuerer Zeit *Bohn* den Borretsch bei Schwermut, Brust- und Bauchfellentzündung und beginnendem Gelenkrheumatismus. Er nimmt an, daß die Pflanze auf die feinen Blutgefäße (Kapillaren) wirkt.

Verwendung

Als **Heilpflanze:** Borretsch kann vorerst noch nicht bei bestimmten Krankheiten empfohlen werden, da seine Wirkung zuwenig bekannt ist. Insbesondere entbehrt auch die immer wieder, selbst in Kräuter- und Würzpflanzenbüchern der letzten Jahre, angegebene harn- und schweißtreibende sowie herzstärkende Wirkung vorläufig einer objektiven Grundlage. Die Volksheilkunde empfiehlt die Pflanze zu Blutreinigungstees.

Als **Salat- und Gemüsepflanze:** Hierzu ist Borretsch mehrfach empfohlen worden. Junge, zarte Blättchen werden fein geschnitten und mit Zwiebeln, Zitronensaft, Öl und etwas Salz allein als Salat zubereitet oder in geringerer Menge Salaten und Rohkost beigemischt, die dann einen gurkenartigen Geschmack bekommen. Alt ist ferner die Verwendung als Gemüse. „Die Blätter werden in Streifen geschnitten, nachdem sie einmal in kochendem Wasser gebrüht wurden. Dann kocht man sie in Fleischbrühe weich und dünstet sie kurz mit etwas Butter, Zucker, Salz und gerösteter Semmel und garniert sie beim Anrichten mit in Butter gerösteten Semmelschnitten." (Universal-Lexikon der Kochkunst, 1886.) Ältere Blätter können auch Spinat und Mangold verbessern.

Als **Gewürzkraut** hat Borretsch seine größte Bedeutung. Durch seinen gurkenähnlichen Geruch und Geschmack wird er zu Salat, besonders Kartoffelsalat und Wildsalat, Diät- und Rohkost, Suppen und Tunken sehr begehrt. Zusammen mit Dill sollte er an keinem Gurkensalat oder grünem Salat fehlen. Er wird in Verbindung mit anderen Gewürzen nur sparsam verwendet, da er diese sonst leicht überdeckt. Mit feingewiegten Blättern stellt man eine Tunke zu kaltem Rindfleisch und Kohlgemüse her.

Die blauen, recht angenehm schmeckenden Blüten kann man auch vorteilhaft als Verzierung von kalten Platten und Kartoffelsalat verwenden. Dem Kräuteressig verleihen die Blüten eine schöne, blaue Farbe.

Da die Blätter beim Trocknen meist schwarz-braun werden, stellt man sich für den Winter einen Kräutersaft her, der allerdings sterilisiert werden muß. Zur Kräutersoße nimmt man am besten Borretsch, Sauerampfer, Petersilie, Thymian und Liebstöckel.

Gewürz-
pflanzen

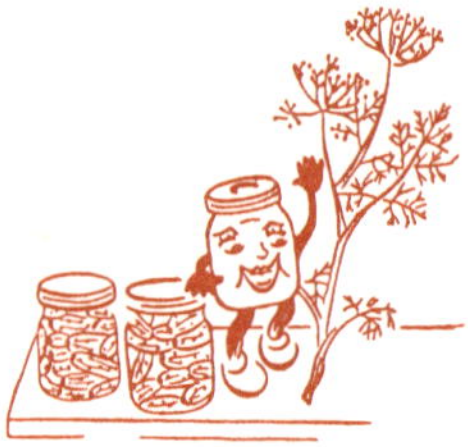

Dill regt den Appetit an

Auch der Dill ist ein würdiger Vertreter aus der Reihe der Heilpflanzen. Besonders seine blähungswidrige Wirkung läßt sich vorzüglich ausnützen, während seine feine Würzkraft vielen Gerichten zugute kommt, die ohne ihn schwer verdaulich wären.

Der Dill *(Anethum graveolens)* gehört zur Familie der Doldengewächse (Umbelliferen). Erwähnt seien auch die volkstümlichen Namen Dillscheiben, Gurkendill, Murkenkräutl, Kapperkraut, Tille, Hochkraut und Kümmerlingskraut. Er stammt aus den Mittelmeerländern und Vorderasien, wird bei uns, wie in den meisten anderen Ländern, vielfach in Gemüsegärten angebaut und kommt gelegentlich verwildert an Wegrändern, Zäunen und Schutthaufen vor, da er sich selbst leicht ausbreitet.

Der Anbau ist bei der Anspruchslosigkeit der Pflanze in jedem Gartenboden möglich. Die Früchte (Samen) sammelt man unmittelbar nach der völligen Reife.

Bis heute bekannte Wirkstoffe sind ätherisches Öl mit Carvon (30–60%), Dill-Apiol und Myristicum *(Schimmel)*.

Dill wirkt *blähungswidrig, wassertreibend, beruhigend, milchvermehrend, menstruationsfördernd.* Alle diese Wirkungen beruhen auf Erfahrungen der Volksmedizin. Von der wissenschaftlichen Forschung sind diese noch sehr wenig oder auch gar nicht nachgeprüft worden. Die Nachprüfung wäre zur Sicherung der Erfahrung sehr erwünscht.

Verwendung

Als **Heilpflanze** bei Blähungen, Harnstauungen infolge Herz- und Nierenerkrankungen, zur vermehrten Milchabgabe bei Wöchnerinnen, zur Appetit- und Verdauungsförderung und bei Schlafstörungen.

Rezept bei Blähungen: 2 Teelöffel Dillsamen übergießt man mit 2 Tassen kochendem Wasser, läßt 15 Minuten ziehen, trinkt tagsüber 1 Tasse, abends die zweite.

Bei Schlaflosigkeit wendet man das gleiche Rezept an oder mischt zu 20 g Dillsamen noch 20 g Anissamen und je 30 g Melissenblätter und Holunderblüten. Ein Eßlöffel dieser Mischung wird mit 1 Tasse kochenden Wassers aufgebrüht. Abends trinkt man 1–2 Tassen dieses Aufgusses.

Zur Vermehrung der Milchmenge wählt man folgendes Rezept: je 25 g Anis-, Fenchel- und Dillsamen sowie Majorankraut. Zweimal täglich 1 Tasse des Aufgusses, den man aus 1 Eßlöffel der Mischung mit 1 Tasse kochenden Wassers herstellt.

Als **Salat- und Gemüsepflanze** kommt der stark riechende Dill nicht in Frage, um so mehr aber als

Gewürzpflanze. Besonders das junge Kraut läßt sich durch seine blähungswidrige Wirkung als Gewürz zu dem oft blähend wirkenden Gurkensalat, aber auch zu Kopf- und Kartoffelsalat gut verwenden. Zum Einlegen von sauren Gurken und Gewürzgurken und zur Bereitung des Dillessigs (feingeschnittenes Kraut in Weinessig ausziehen lassen), der bei Salaten und Tunken gebraucht wird, nimmt man das ganze blühende Kraut. Frische Blättchen geben Salaten, mit Tomatenscheiben oder Quark belegten Broten, Suppen und Rohkostspeisen einen würzigen Geschmack. Auch bei gekochtem oder gebratenem Fisch, Hackfleisch oder vegetarischem Braten finden die Blättchen frisch oder getrocknet Verwendung. Dill

Dillsamen wird allgemein zum Gurkeneinlegen, aber auch zu Bohnensalat und zu rohem Weiß- oder Rotkrautsalat sehr geschätzt. Dill mit Kümmel und etwas Knoblauch ist eine glückliche Zusammenstellung für ein Gewürz zu Quark, da die oft blähende Wirkung des Knoblauchs durch Dill und Kümmel ausgeglichen wird, so daß die guten Eigenschaften der Würzkräuter voll zur Geltung kommen können.

Estragon an jeden Salat

Estragon ist das spezielle Gurken- und Salatgewürz. Die in der Würzkunst erfahrene Hausfrau schätzt ihn aber auch an Mayonnaisen, Gemüsen, Gemüserohkost, Kräutertunken und Spargelsoßen. Ausgesprochene Heilwirkungen sind noch unbekannt.

Estragon *(Artemisia dracunculus)* ist ein Vertreter aus der Familie der Korbblütler (Kompositen). Man nennt ihn auch Schlangenkraut, Kaisersalat und Dragunbeifuß. Die Pflanze stammt aus Südrußland und aus der Mongolei. Sie kommt selten verwildert vor. Estragon

Estragon wird in Deutschland nur in geringem Umfang feldmäßig angebaut, aber sehr viel in Gärten gezogen. Die Vermehrung geschieht ausschließlich durch Ausläufer und Stecklinge unter Glas. Zu unterscheiden ist deutscher und russischer Estragon. Da der deutsche dem russischen im Aroma weit überlegen ist, sollte nur der deutsche angebaut werden. Nach vier Jahren muß die Pflanzung auf einem anderen Feld erneuert werden. Die Pflanze kann auch aus Samen gezogen werden, ist dann aber meist nicht so aromatisch.

Bei Beginn der Blüte schneidet man das Kraut über dem Erdboden ab, bündelt und trocknet es, soweit es nicht frisch zur Verwendung gelangt. Einzelne Blättchen kann man schon das ganze Jahr hindurch schneiden. Die Blätter werden in einem warmen Raum (etwa 35 °C) unter öfterem Umwenden getrocknet. Sie behalten auch dann lange Zeit ihre Würzkraft.

An Wirkstoffen sind im wesentlichen nur ein geringer Jodgehalt sowie Gerbstoffe und Bitterstoffe bekannt.

Über die *Wirkungsweise* ist bei der fehlenden Kenntnis der Inhaltsstoffe nichts Endgültiges zu sagen. Es wird ihm aber eine verdauungsfördernde und harntreibende Wirkung zugeschrieben.

Verwendung

Als **Heilpflanze** spielt Estragon kaum noch eine Rolle, ebensowenig als **Gemüse- und Salatpflanze.** Um so größer ist seine Bedeutung als

Gewürzpflanze. Meistens wird Estragon nur zum Würzen von Gurken und Salaten verwendet, er ist aber ebenso geeignet zum Würzen von Fleischtunken, Mayonnaisen, Gemüsen, Diät- und Rohkost, Kräutertunken und Spargelsoßen. Die Bereitung von Estragonessig ist allgemein bekannt: zwei Handvoll Estragonblätter und die gleiche Menge eines Gemisches aus Dill, Majoran, Basilikum, Bohnenkraut, Thymian, einige Zwiebeln oder Schalotten werden fein gewiegt und in einem gut schließenden Gefäß mit etwa 1 l Weinessig übergossen. Später füllt man ihn in eine Flasche ab.

Knoblauch – ein vielseitiger Helfer

Der zu den Liliengewächsen (Liliazeen) zählende Knoblauch *(Allium sativum)* hat zahlreiche volkstümliche Namen, so stark riechender Lauch, Knobleuch, Knöblich, Knuflook, Knuflauk und Knofel. Seine Heimat sind Südeuropa und der Orient. Er ist jedoch eine uralte Kulturpflanze und wurde schon in der altindischen Medizin als wertvolles Arzneimittel hoch geschätzt. Er kommt bei uns verwildert vor, wird aber vielfach angebaut.

In der ganzen Pflanze findet sich zu etwa 0,005 bis 0,009 % das schwefelhaltige, ätherische Knoblauchöl, das 6 % Allylpropyldisulfid, 60 % Allyldisulfid (das den bekannten Geruch verursacht), 20 % Allyltrisulfid sowie geringe Mengen Allyltetrasulfid enthält. Diese Schwefelverbindungen sind für die Wirkung des Knoblauchs verantwortlich zu machen.

Der *Hauptwirkstoff* des Knoblauchs ist erst seit wenigen Jahren bekannt. Im Jahre 1944 wurde er als eine ölige Substanz erkannt und Allicin genannt. Dieses Allicin weist den charakteristischen Knoblauchgeruch auf und besitzt eine starke bakterienhemmende Wirkung.

Es ist uns allen bekannt, daß der typische Geruch der frischen und unverletzten Knoblauchzehen nur schwach ist. Zerschneidet oder zerreibt man die Zehen jedoch, so tritt der Geruch sofort in intensiver Form hervor.

Neben diesem Hauptstoff mit seinem meist verabscheuten Geruch spielen für die Gesamtwirkungen des Knoblauchs natürlich noch eine Reihe weiterer teils bekannter, teils wohl auch noch unbekannter Faktoren eine Rolle, die hier jedoch nicht aufgezählt und besprochen werden können.

Wirkungsweise

1. Auf die unverletzte Haut gebracht, bewirkt das Öl Rötung, Entzündung und Blasenbildung, auf die Schleimhaut gebracht Rötung und vermehrte Sekretabsonderung, besonders bei den Schleimhäuten des Magen-Darm-Kanals. Außer einer vermehrten Sekretion der Verdauungsdrüsen ergibt sich auch eine Vermehrung der Gallenabsonderung. Darüber hinaus tötet Knoblauch krankhafte Darmbakterien, während die Ausbreitung der Colibakterien, der normalen Darmbewohner, gefördert wird. Wir stellen also eine *ausgesprochene Wirkung auf den Magen-Darm-Kanal* fest.

2. Knoblauch wirkt darmberuhigend, durchfallstillend und bakterientötend. Der alte Volksglaube, daß Knoblauch krebsfeindlich wirke, hat sich im Tierexperiment soweit bestätigen lassen, als man bei überpflanzten Krebszellen nach Knoblauchbehandlung eine deutliche Wachstumshemmung beobachtete. Diese Wirkung ist verständlich, zumal wir langsam dahin kommen, den Krebs als schwere Stoffwechselentgleisung, vielfach ausgehend vom Magen-Darm-Kanal, anzusehen. Wir vermerken also eine *krebsfeindliche Wirkung*.

3. Die Wirkstoffe des Knoblauchöls werden, wie sich allein schon am Geruch schnell feststellen läßt, sehr bald durch Haut und Lunge ausgeschieden. Diese Art der Ausscheidung ist wichtig, da die Stoffe dabei auch an den Luftwegen ihre Wirkung entfalten, die als krampflösend, sekretionssteigernd und desinfizierend zu bezeichnen ist. Wir erkennen hier also eine *Wirkung auf die Luftwege*.

4. Die Wirkung auf Blutdruck und Verkalkung ist oft geprüft, verworfen und in letzter Zeit wieder häufig bestätigt worden. Augenblicklich scheint jedenfalls festzustehen und auch genügend experimentell begründet zu sein, daß der Blutdruck gesenkt und der Puls langsamer und ruhiger wird, daß sich die Herzkranzgefäße erweitern, wodurch der Herzmuskel eine bessere Ernährung, also Kräftigung, erfährt. Da auch eine günstige Wirkung des Knoblauchs auf die Venen beobachtet wurde, verdient die *Wirkung auf das Kreislaufsystem* unsere besondere Aufmerksamkeit.

5. Schließlich tritt – erfahrungsgemäß und auch experimentell bewiesen – eine *Steigerung der Widerstandsfähigkeit gegen Infektionen* ein.

6. Verbreitet ist ferner die erfolgreiche Bekämpfung von Faden- und Spulwürmern durch Knoblauch in Form von Knoblauchklistieren, so daß die *wurmabtreibende Wirkung* zumindest erwähnt werden kann.

Verwendung

Als **Heilpflanze:** Die Wirkungsweise des Knoblauchs läßt erkennen, daß wir es bei dieser Pflanze mit einem gütigen Geschenk der Natur zu tun haben. Schon von alters her wird sie deshalb von zahlreichen Völkern nicht nur in den Speisezettel einbezogen, sondern geradezu als Heil- und Stärkungsmittel verwendet. Auch bei uns verdient der Knoblauch durchaus stärkere Beachtung, so unangenehm der Geruch auch sein mag. Jedenfalls können wir ihn als Heilpflanze bei zahlreichen Krankheiten verwerten:

- Bei Erkrankungen des Magen-Darm-Kanals: Magen- und Darmkatarrh mit Durchfällen und Verstopfung, Darmtuberkulose, Blähungen, akute und chronische infektiöse Darmkatarrhe, Koliken, Dick- und Mastdarmentzündungen, Diarrhoe, Gärungsdyspepsie, nervöse Darmkatarrhe, Appetitlosigkeit, Leber- und Gallenleiden, Amöbenruhr, Cholera nostras, Cholera asiatica, Typhus und Paratyphus.
- Bei krebsigen Geschwülsten, obwohl dabei der Knoblauch nur die Rolle eines zusätzlichen Hilfsmittels spielt und keinesfalls andere, ärztlich vorgeschlagene Maßnahmen ersetzen oder auch nur verzögern soll. Als Krebsvorbeugungsmittel aber jederzeit zu empfehlen.
- Bei Erkrankungen der Luftwege: Luftröhrenkatarrh, Lungenblähung, Lungentuberkulose und Lungengangrän als zusätzliches Hilfsmittel, Lungenasthma, Bronchiektasen.
- Bei Erkrankungen des Kreislaufsystems: Bluthochdruck, Arterienverkalkung, Herzkranzgefäßverkalkung, Herzmuskelschwäche und Nikotinvergiftung.
- Bei allgemeinen Schwächezuständen nach schweren Infektionskrankheiten und nach Krebs.
- Bei Spul- und Fadenwürmern (Oxyuren und Ascariden).

Bei all diesen Krankheiten ist die beste Form der Anwendung die frische Zehe. Man genießt täglich eine halbe bis eine Zehe auf Butterbrot mit Petersilie zusammen oder in Milch gekocht. Die Geruchsbelästigung läßt sich nicht ganz vermeiden.

Bei Würmern stellt man sich außerdem eine Einlaufflüssigkeit her, indem man 100 g Knoblauch in 1 l Wasser aufkocht und nach dem Abkühlen verwendet. Nach der Vorschrift des bekannten Heilpflanzensachverständigen und Apothekendirektors *Kroeber* läßt sich auch ein jahrelang haltbarer Knoblauchsaft gut selbst herstellen: 40 g geschälte und zerkleinerte Knoblauchzehen läßt man in 100 g Alkohol unter häufigem Schütteln mindestens zehn Tage stehen. Dann gießt man die Flüssigkeit ab und fügt zur Geruchsdeckung zwei Tropfen Angelikawurzelöl hinzu. Davon nimmt man täglich 15 bis 20 Tropfen.

Als **Gewürzpflanze:** Die Verwendung des Knoblauchs als Gewürz ist deshalb von besonderer Bedeutung, weil er appetitanregende, blähungswidrige, darmreinigende und die Verdauungsdrüsen anregende Kräfte hat. Knoblauch

Man verwendet ihn als Gewürz in kleinen Mengen zu Salaten, Hülsenfrüchten, Rohkost, Tunken und Braten, besonders zu Hammelfleisch. Gerade bei Bratentunken empfiehlt sich ein weiterer Zusatz von Wacholderbeeren und etwas Rosmarin. Bei Salaten genügt es oft, wenn die Schüssel mit einer Knoblauchzehe ausgerieben wird. Viele bevorzugen auch frischen Knoblauch in Scheiben geschnitten auf Butterbrot. Die Gerichte des Balkans sind ohne Knoblauch nicht denkbar.

Obwohl es wegen der Ausscheidung durch Lunge und Haut nicht vollständig gelingt, kann man versuchen, den unangenehmen Geruch mit Milch, Petersilie und Rautenblättern zu bekämpfen. Feingehackter Knoblauch gibt mit Kümmel und Majoran eine feine Würze für Erbsen-, Linsen-, Bohnensuppe und Bratentunke.

Für die praktische Anwendung des geruchsärmeren Knoblauchsaftes, insbesondere zum Würzen und zur Durchführung von Heilkuren, stehen heute kleine, handliche Knoblauchpressen für wenig Geld zur Verfügung.

Koriander nimm zum Backwerk

Unter den Doldengewächsen (Umbelliferen) findet sich auch der Koriander *(Coriandrum sativum)*. Seine volkstümlichen Namen sind Kaliander, Wanzendill, Wanzenkraut, Gartenkoriander. Er ist vor allem in den Mittelmeerländern beheimatet, wird aber auch bei uns schon lange angebaut. Seltener wächst er verwildert auf Feldern, Dämmen und Hängen. Koriander

Die bis heute bekannten Wirkstoffe sind das in den Früchten zu 0,8–1,0% enthaltene ätherische Korianderöl, fettes Öl, apfelsaure Salze, etwas Gerbstoff, Zucker, Pektin, Vitamin C und Stärke.

Die *Wirkungsweise* ist nur rein erfahrungsgemäß bekannt. Danach soll Koriander *magenstärkend, krampfstillend, blähungstreibend, durchfallhemmend* und *wurmabtreibend* wirken. Eine wissenschaftliche Bearbeitung fand die Pflanze noch kaum.

Verwendung

Als **Heilpflanze:** Er spielt in der wissenschaftlichen Medizin keine wesentliche Rolle, kann allerdings bei Magenkatarrh, Darmkatarrh mit ruhrartigen Durchfällen, Blähungen und Verwurmung mit herangezogen werden. Bei Blähungen mischt man gleiche Teile Koriander- und Kümmelpulver und nimmt einen halben Teelöffel nach jeder Mahlzeit ein.

Als **Gewürz:** Der wanzenartige Geruch der frischen Früchte weicht nach dem Trocknen einem angenehm würzigen. Seine hauptsächliche Verwendung findet er in allerlei Backwaren, angefangen vom Kleingebäck bis zum Brot, in Essigfrüchten und Gewürzessig. Verzuckert werden die Früchte zu einer Nascherei. Gemahlen wird Koriander ferner zu Gemüsen, wie Kohl, Wirsing und Spinat, aber auch zu Fleisch- und Diätkost gebraucht. Ganze Körner gibt man zu allerlei Fleischspeisen, wie Wild (besonders Gulasch), und zum Einlegen von roten Rüben und Heringen.

Kümmel reguliert Magen und Darm

Der Kümmel *(Carum carvi)* gehört wie der Koriander zur Familie der Doldengewächse (Umbelliferen). Feldkümmel, Wiesenkümmel, Garbe, Kimm und Memmich sind seine volkstümlichen Bezeichnungen. Er kommt bei uns verwildert vor und wird auch häufig angebaut.

Unter dem Begriff „Kümmel bester Qualität" wird mindestens zu 98% reiner Kümmel, der auch höchstens 14% Feuchtigkeit haben darf, verstanden. Verteiler, die vom Erzeuger kaufen, dürfen Kümmel zu pharmazeutischen und zu Genußzwecken nur mit einer Reinheit von mindestens 98% und einem Feuchtigkeitsgehalt von höchstens 14% in den Handel bringen. Kümmel, der nicht oder nur schwer auf eine Reinheit von 98% gebracht werden kann, darf nur zu technischen Zwecken verwendet werden.

Die bis heute bekannten Wirkstoffe sind 3,1–7% ätherisches Kümmelöl, das d-Carvon, d-Limonen, wenig Dehydrocarvon, Dehydrocarveol, Carveol und eine narkotisch riechende Base, ferner Acetaldehyd, Methylalkohol, Furfurol und Diacethyl enthält. Neben dem ätherischen Öl finden sich fettes Öl, Wachs, Gerbstoffe, Harz, Eiweißsubstanzen u. a.

Die *Wirkung* des Kümmels beruht in der Hauptsache auf dem im ätherischen Öl enthaltenen Carvon, das auf den Magen anregend, auf den Darm jedoch beruhigend und blähungswidrig wirkt.

Verwendung

Als **Heilpflanze** bei Magenschwäche, Magenkrämpfen, Darmblähungen und Darmstörungen, besonders bei Kindern.

Man mischt je 20 g gepulverte Kümmel- und Korianderfrüchte und nimmt von diesem Pulver eine halbe bis eine Messerspitze nach dem Essen *(Meyer)*. Oder man mischt nach einer offizinellen Rezeptvorschrift 10 g Kümmel mit je 30 g Kamillenblüten, Pfefferminzblättern und Baldrianwurzeln, überbrüht jeweils 1 Eßlöffel dieser Mischung mit 1 Tasse kochenden Wassers, läßt 15 Minuten ziehen und trinkt täglich 2–3 Tassen *(Species deflatulentes)*.

Für Kinder kann man Kümmel bei Leibschmerzen, Darmkoliken, Darmkrämpfen, schlechter Verdauung und Blähungen auch vorteilhaft in Milch kochen. Man nimmt dazu 4 g auf 1 Liter. Kümmel

Als **Würzpflanze:** Kümmel ist wegen seiner verdauungsfördernden Eigenschaft ein außerordentlich geschätztes und wertvolles Gewürz. In vielen Gegenden setzt man ihn dem Brotteig zu. Für fast jede Käsesorte ist er angebracht (Kümmel-Käse). Viele Gemüsearten, besonders die Kohlarten, die leicht Blähungen verursachen (Grünkohl, Weißkohl, Sauerkraut, Rotkohl, Wirsing), sollte man stets mit Kümmel würzen; denn Kümmel macht den Kohl bekömmlich. Salaten, Bratentunken, Suppen, Diät- und Rohkost gibt er mit anderen Gewürzen einen guten Geschmack. Auch in allerlei Backwaren läßt sich Kümmel vorteilhaft verwenden, ebenso fördert er die Verdaulichkeit des Hammelfleisches. Es ist zweckmäßig, den Kümmel nicht mitzukochen, sondern ihn gemahlen oder zerstoßen nach Beendigung des Kochens zuzusetzen, da sonst die Würzkraft weitgehend verlorengeht.

Die frischen, jungen Blätter der Pflanze haben den gleichen Geruch wie die Früchte. Man kann sie Frischkost und Salaten beifügen.

Liebstöckel wirkt wassertreibend

Das Liebstöckel *(Levisticum officinale)*, ein Vertreter der uns zahlreiche Gewürze liefernden Familie der Doldengewächse (Umbelliferen), nennt man auch Rübstöckel, Luststock, Laubspikel, Laubstöck, Badekraut, Maggikraut. Südwesteuropa wird als Heimat des Liebstöckels angesehen. In Deutschland wird es als alte Kulturpflanze betrachtet, die nach und nach verwilderte. Liebstöckel

In der getrockneten Pflanze findet sich 0,6–1,0% ätherisches Öl, das außer Terpineol und anderen Terpenen Essigsäure, Baldriansäure, Benzoesäure und Myristicinsäure enthält. Außer diesem Öl finden sich in der Pflanze noch Fette, Gummi, Harze, Gerbstoffe, Apfel- und Angelikasäure.

Nach den bisher vorliegenden wissenschaftlichen Arbeiten und Angaben moderner Autoren *(Hertwig, Leclerc, Bonsmann, Hauschild, Schulz, Vogel, Flamm, Kroeber, Seel)* kann die harntreibende Wirkung des ätherischen Öls unter besonderer Austreibung von Chlor und Stickstoff als hinreichend gesichert angesehen werden. Völlegefühl, Druck und andere Verdauungsstörungen, besonders wenn sie von einem Mangel an Säure im Magensaft herrühren, werden günstig beeinflußt. Weiterhin angegebene Einflüsse auf das Herz, die Menstruation und die Leber sind noch zuwenig gesichert.

Wir halten daher *folgende Wirkungen* zunächst fest: 1. auf den Wasserhaushalt bei Herz- und Nierenleiden, 2. auf den Magen-Darm-Kanal bei Magensäuremangel.

Verwendung

Gewürzpflanzen

Als **Heilpflanze:** Bei Nierenleiden, auch leichten Entzündungen, Wassersucht (wegen Herz- und Nierenerkrankungen) und Magenschleimhautentzündung mit Salzsäuremangel.

Als **Würzpflanze:** Sowohl die frischen als auch die getrockneten Blätter sind, genau wie Sellerieblätter, ein gern gebrauchtes Gewürz für Suppen, Salate, Gemüse, Braten, Geflügel und Tunken. Wegen seiner großen Würzkraft genügen jeweils einige Blättchen. Größere Mengen sollten insbesondere nicht roh genossen werden. Die Würzkraft bleibt auch beim Kochen erhalten. Den gleichen Zwecken dient die getrocknete und pulverisierte Wurzel.

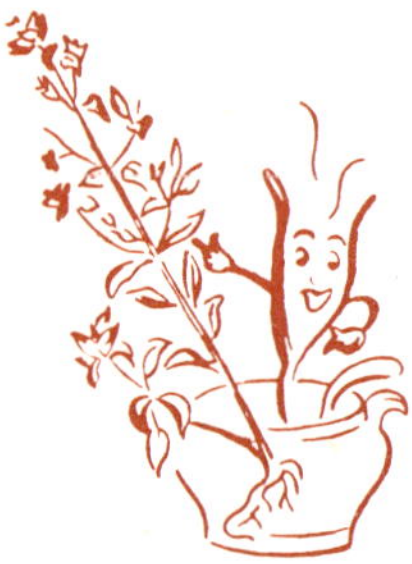

Majoran gegen Verdauungsschwäche

Er löst ferner den Schleim, treibt Wasser und Schweiß, stärkt den Magen, beruhigt den Darm, hilft bei Wundbehandlung und mildert bei Krampfadern, Gicht und Rheuma die Schmerzen.

Majoran *(Origanum majorana),* aus der Familie der Lippenblütler (Labiaten), weist auch die landschaftlich bedingten Namen Meiran, Wurstkraut, Meran, Maigron auf. Er ist in Nordafrika beheimatet. Bei uns kommt er ab und zu verwildert vor, meist wird er aber angebaut.

Limbach und *Boshart* unterscheiden zwei Sortengruppen, den französischen und den deutschen Majoran, wobei der französische Majoran später reift als der deutsche und stark zur Verzweigung neigt. Vom deutschen Majoran sind in den letzten Jahren Sorten gezüchtet worden, die auch in Deutschland zur Samenreife gelangten, während der französische Majoran bei uns nicht ausreift, so daß das Saatgut alljährlich neu eingeführt werden muß.

Der Majoran eignet sich auch zum Anbau in Blumentöpfen und im Balkonkasten. Die *Sammelzeit* kurz vor der Blüte muß deshalb eingehalten werden, weil die Pflanze in dieser Zeit die größte Würzkraft besitzt. Nach richtiger Trocknung darf Majoran nicht braunfleckig werden. Die Aufbewahrung des getrockneten Krautes geschieht am besten in dicht schließenden Gefäßen, damit die Duftstoffe nicht entweichen.

Wirkungsweise

Die bis heute bekannten *Wirkstoffe* sind 3,5% ätherisches Öl im getrockneten Kraut, 4,5% Gerbstoff, Bitterstoff und Pentosane. Das ätherische Öl enthält bis zu 60% Terpineole und bis zu 40% Terpene (nach *Flamm-Kroeber-Seel).*

Nach unseren heutigen Kenntnissen und Erfahrungen besitzt der Majoran infolge seines ätherischen Öles und seiner Bitterstoffe Majoran

1. eine schleimlösende (expectorierende),
2. eine wassertreibende (diuretische),
3. eine schweißtreibende (diaphoretische),
4. eine magenstärkende (stomachale) und
5. eine beruhigende Wirkung auf Magen und Darm (karminative),
6. eine schmerzstillende Wirkung bei Nervenschmerzen in äußerer Anwendung und
7. soll, wie andere ätherische Öldrogen, die Milchmenge bei Wöchnerinnen steigern *(Meyer, Flamm-Kroeber-Seel).*

Verwendung

Als **Heilpflanze:** Majoran stellt ein zusätzliches Hilfsmittel dar bei Verdauungsschwäche, Blähungen, Magen- und Darmkoliken, mangelhafter Regel, Störungen der Urinabgabe und Erkältungskrankheiten. Bei chronischem Schnupfen (Stockschnupfen) und zur Behandlung von Wunden kann man sich der Majoransalbe *(Unguentum majoranae),* wie sie der Apotheker herstellt, bedienen. Volkstümlich gebraucht wird das Majoranöl bei Krampfadern, Gicht, Rheuma und Drüsenkrankheiten.

Als **Würzpflanze:** Majoran besitzt einen stark aromatischen Geruch und stark würzigen Geschmack. Er wird gern als Gewürz gebraucht in Kartoffel-, Erbsen- und Bohnensuppe zusammen mit Thymian und Basilikum, zur Wurstbereitung (daher auch Wurstkraut genannt) und an Braten (besonders Gänseklein) und Tunken.

Aber auch zu Salaten und Gemüsen in der Frischkost- und Diätküche findet er nicht selten Verwendung. Er darf aber jeweils nur in kleinen Mengen verwendet werden, da sonst der Geschmack zu streng ist. Nicht zu vergessen ist Majoran an Fischsalat, italienischem Salat, Selleriesalat und an vegetarischen Bratlingen.

Melisse – gut für Frauen und Mädchen

Die Melisse *(Melissa officinalis),* eine Vertreterin der Lippenblütler (Labiaten), ist auch unter den Bezeichnungen Bienenkraut, Frauenkraut, Frauenwohl, Gartenmelisse, Herzkraut, Honigkraut, Zitronenkraut und Zitronenmelisse bekannt. Südeuropa gilt als ihre Heimat. Bei uns kommt sie selten verwildert vor. Sie wird jedoch recht viel kultiviert. Melisse

Die bis heute bekannten *Wirkstoffe* sind 0,15–0,25 % ätherisches Öl, das Citral, Citronellal, Geraniol und Linalool enthält, Bitterstoff, Gerbstoff, Harz und Schleim.

Das offizinelle Melissenöl ist nicht rein; es besteht hauptsächlich aus dem *Oleum Citronellae* einer ostindischen Grasart. Die Droge hat einen zitronenartigen Geruch und einen bitterlich-zusammenziehenden Geschmack.

Wirkungsweise und Verwendung

Als **Heilpflanze:** Das ätherische Öl besitzt die Fähigkeit, *krampflösend* und *schmerzstillend* zu wirken, und gleicht in seinen Wirkungen vielfach dem Pfefferminzöl. Die Melisse eignet sich besonders für zarte und schwächliche Frauen sowie für Kinder.

Melissenöl oder Melissengeist dämpfen, äußerlich angewandt, *Zahn-, Ohren-, Kopfschmerzen* und *Migräne.* Für den inneren Gebrauch 20 g Kraut am Tag als Aufguß verwandt, beruhigt nervöse, schmerzhafte, *kolikartige Magen- und Darmzustände* und stillt das nervöse Erbrechen Schwangerer. Besonders bei schwächlichen Mädchen und Frauen wird durch Melisse die meist zu schwache und schmerzhafte Periode günstig beeinflußt. Die Wirkung ist wohl auf eine Besserung der Durchblutung der kleinen Beckenorgane zurückzuführen.

Die beruhigende bis schlafördernde Wirkung dieser Pflanze auf Nerven und Gehirn und die krampflösende, stärkende Wirkung auf den Magen-Darm-Kanal, das Herz und die Gebärmutter stehen im Vordergrund des Wirkungsbildes der Melisse. Entscheidend ist, daß man die Melisse kurmäßig über einige Wochen anwendet.

Als **Würzpflanze:** Zu allen Gerichten, zu denen man Zitronen braucht, kann man auch frische Melissenblätter verwenden, besonders zu Salaten, Suppen, Tunken, ferner zu Frisch- und Diätkost, Obstsuppen, Milchspeisen und Maigetränken. Die Melisse darf auf keinen Fall mitgekocht werden, da sie dann ihren Geschmack verliert.

Petersilie steigert Nierentätigkeit

Die Petersilie *(Petroselinum sativum)* zählt zu den Doldengewächsen (Umbelliferen) und heißt auch Grönte, Peterzilg, Petele, Peterling oder Bittersilge. Südeuropa wird als Heimat bezeichnet. Sie kommt nur selten wild vor und wird daher in ganz Europa häufig angebaut.

Man muß zwischen der Kraut- oder Schnittpetersilie und der Wurzelpetersilie unterscheiden. Eine Verwechslung mit der Hundspetersilie, dem Wasserschierling und dem gemeinen Schierling kommt in der Pflanzenkultur kaum in Frage. Der hauptsächlich arzneilich verwandte Petersiliensamen enthält ein ätherisches Öl mit Terpenen und Apiol und 20% fettes Öl. Kraut und Wurzel sind ebenfalls reich an ätherischem Öl. Petersilie

Wirkungsweise und Verwendung

Als **Heilpflanze:** Der Apiolgehalt der Petersilie bewirkt, abgesehen von einer leichten *Anregung der Verdauungsvorgänge* und *der Regel,* eine kräftige *Steigerung der Nierentätigkeit,* die durch eine Erweiterung der Nierengefäße zustande kommt. Wahrscheinlich werden aber auch die Nierenzellen direkt gereizt. Die Anwendung der Petersilie ist daher vor allem bei durch Herzschwäche und Stoffwechselstörungen bedingten wassersüchtigen Ansammlungen in den Beinen, in der Bauch- und Brusthöhle und im Herzbeutel, ferner bei mangelhafter Nierenfunktion, wenn keine akut entzündlichen Prozesse vorliegen, von Nutzen. Der Petersiliensamen (auch Wurzeln und Kraut) wird als Abkochung zubereitet. Man nimmt 1 Teelöffel Samen auf 1 Tasse Wasser und trinkt täglich 3 Tassen. Falls darauf keine Steigerung der Harnabsonderung erfolgt, ist es zwecklos, die Menge zu erhöhen, da sonst eine Nierenreizung auftreten kann.

Der Saft des frischen Petersilienkrautes ist ein recht gutes und völlig unschädliches *Mittel gegen Insektenstiche.* Es ist sogar bei kleinen Kindern anwendbar. Man nimmt einfach eine Handvoll frisches Petersilienkraut und reibt damit die unbedeckten Körperstellen ein. Aber nicht nur zur Verhütung, sondern auch zur Behandlung von Stichen ist es zu empfehlen, wobei man dem darin enthaltenen Apiol eine antiseptische und blutanreichernde Wirkung zuschreibt. Durch den vermehrten Blutstrom wird das Insektengift schnell entgiftet.

7 g Petersilie oder 150 g Kopfsalat vermögen, wenn sie frisch sind, den täglichen Vitamin-C-Bedarf unseres Körpers zu decken.

Als **Würzpflanze** ist die Petersilie in ihrer vielseitigen Verwendungsmöglichkeit jeder Hausfrau geläufig.

Rosmarin – die Frauenmedizin

Die Heimat des Rosmarins *(Rosmarinus officinalis)* aus der Familie der Lippenblütler (Labiaten) ist in den Mittelmeerländern zu suchen. In Tirol kommt er verwildert vor, bei uns wird er häufig in Gärten gezogen. Man kennt ihn auch unter den Namen Anthoskraut, Kranzenkraut, gemeiner Rosmarin und Meertau. Rosmarin

Kurz vor der Blüte werden die Triebe vorsichtig abgeschnitten und die Blätter abgestreift. Auf einem luftigen, schattigen Dachboden trocknet man sie schnell. Sie behalten das ganze Jahr hindurch ihre Würzkraft. In dicht schließenden Behältern werden sie aufbewahrt.

Das ätherische Öl (1–2,5%), das Terpene, Gerbsäure und Bitterstoff enthält, bildet den Hauptwirkstoff des Rosmarins.

Wirkungsweise und Verwendung

Als **Heilpflanze:** Rosmarin hat einen vierfachen Wirkungskreis auf

a) *den Magen-Darm-Kanal,* dessen Drüsen er zu gesteigerter Tätigkeit anregt, dessen krampfartige und kolikartige Zustände er löst und dessen schädliche Bakterien er im Wachstum hemmt. Die Anwendung bei schlechter Verdauung, Blähsucht und bei Magen-Darm-Katarrh ist berechtigt und empfehlenswert;

b) *das Kreislaufsystem* und, eng damit verbunden und in der Wirkung sich meist ergänzend,

c) *das Nierensystem.* Dabei wird eine leichte Kreislaufschwäche, besonders die Kreislaufschwäche nach Infektionskrankheiten, günstig beeinflußt und gleichzeitig wegen der harntreibenden Wirkung auch die Kreislaufwirkung unterstützt. Man kann natürlich ebenso annehmen, daß die Besserung der Kreislauffunktion die Urinausscheidung begünstigt, da ja diese beiden Funktionen stark voneinander abhängig sind;

d) *die weiblichen Geschlechtsorgane,* die in ihrer Durchblutung gefördert werden, so daß es dadurch zu einer Steigerung der Blutabsonderung während der Regel kommt.

Erfolgreich ist auch oft die äußerliche Anwendung einer Abkochung und die Anwendung von Rosmarinsalbe bei hartnäckigen, schlechtheilenden, geschwürigen Hautausschlägen.

Als **Würzpflanze:** Frisch und getrocknet bildet Rosmarin ein gutes Gewürz bei fast allen Fleisch- und Fischspeisen, bei Wild, Tunken, Salaten, Diät- und Rohkost. An Fisch verwendet man ihn mit Salbei und Zwiebeln, wodurch auch der Fischgeruch verschwindet, bei Wild- und Hammelbraten mit Wacholderbeeren.

Safran „macht den Kuchen gehl"

Ursprünglich war der Safran *(Crocus sativus)* aus der Familie der Schwertliliengewächse (Iridazeen) im Orient heimisch. Er wurde dann in Österreich, der Schweiz und in Lothringen kultiviert. Die Haupterzeugungsländer sind Spanien und Südfrankreich.

Das, was man offizinell als Safran *(Crocus)* bezeichnet, sind die getrockneten, rot gefärbten Narben, die lang aus der Blüte heraushängen. Zu 1 kg

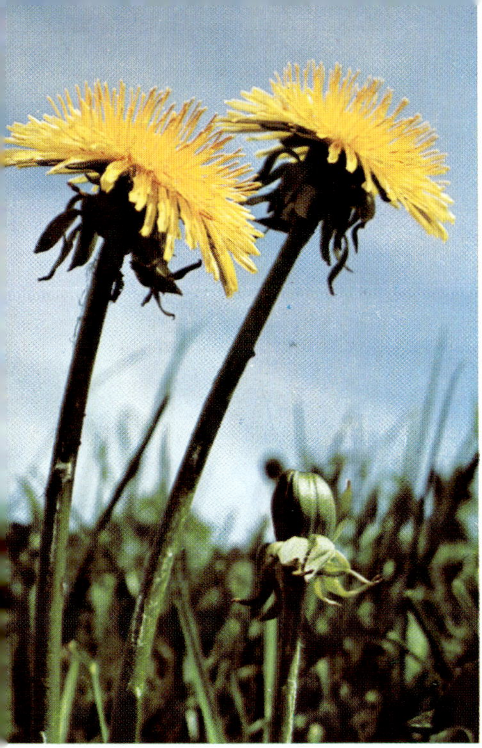

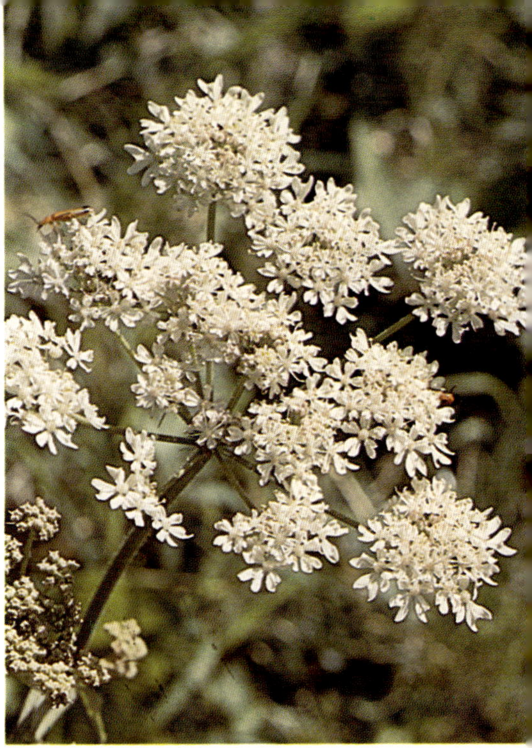

Löwenzahn

Kerbel

Wildwachsende Gemüse und Salate

Brennessel

Sauerampfer

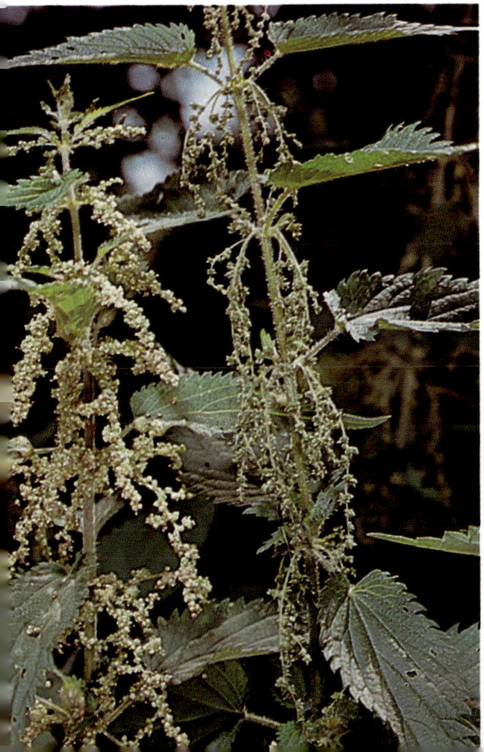

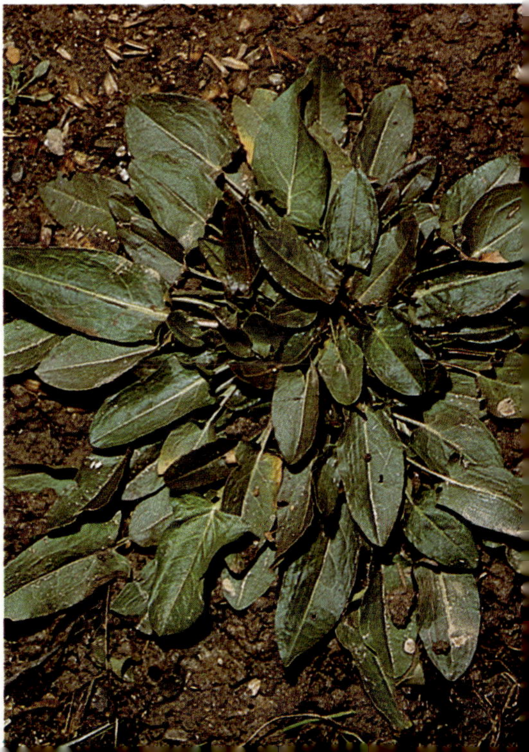

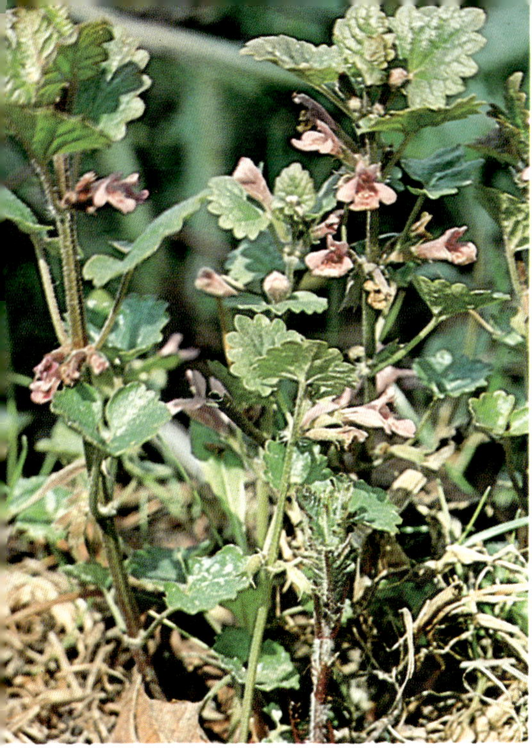

Gundermann

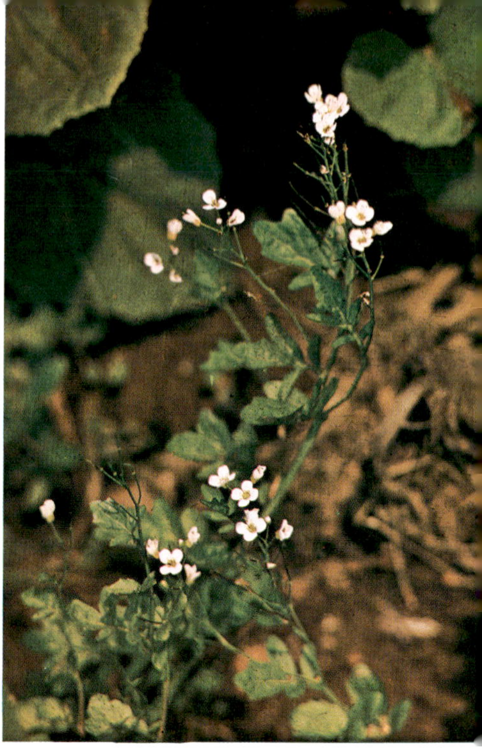

Brunnenkresse

Wildwachsende Gemüse und Salate

Blühende Topinamburpflanze

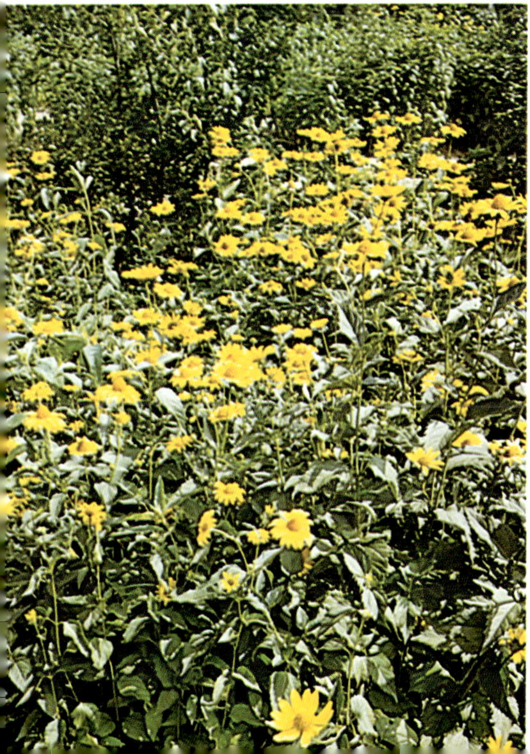

Topinamburptlanze in vollem Wuchs

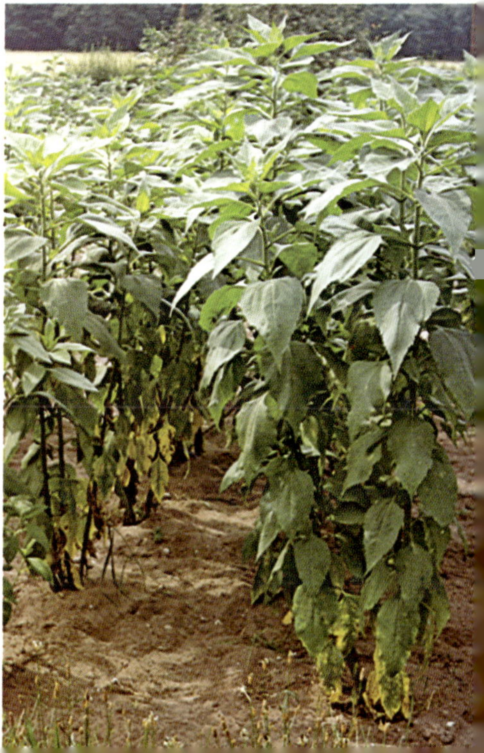

trockenem Safran sind rund 100000 Blüten nötig. Der Safran steht daher hoch im Preis und wird häufig verfälscht.

Die bis heute bekannten *Wirkstoffe* sind Crocin, das ein ätherisches Öl – Safranal genannt – abspaltende Picrocrocin, ferner α-, β- und γ-Karotin, Lycopin, Zeaxanthin, Xanthophylle und Kohlenwasserstoffe. Safran

Safran zeigt eine ausgesprochene *Wirkung auf die Gebärmutter*. Er wird in entsprechender Dosierung bei zu schmerzhafter Regel und bei ausbleibender Monatsblutung vom Arzt verordnet. Er wirkt gleichzeitig auf nervöse und krampfartige Erscheinungen.

Verwendung

Als **Heilpflanze:** Nur durch ärztliche Verordnung bei zu schmerzhafter Regel.

Als **Würzpflanze:** In Kuchen und Suppen ist Safran nur in ganz geringer Menge zu verwenden. (Nur einige Fäden.)

Salbei tötet Bakterien

Der Salbei *(Salvia officinalis)*, ein typischer Vertreter der Familie der Lippenblütler (Labiaten), besitzt auch die volkstümlichen Namen Gartensalbei, Salfer, Salbet, Selwe und Sälfli. Seine Heimat ist in den westlichen Mittelmeerländern zu suchen. Er wird bei uns überall in den Gärten gezogen. Verwildert kommt er seltener vor. Einzelne Pflanzen lassen sich leicht in Töpfen oder Kästen ziehen. Salbei

Nach der Blüte entwickeln sich von unten her kräftige Laubtriebe, die bei trockenem Wetter geschnitten werden. Die Blätter werden abgestreift, in dünner Schicht auf einem luftigen und schattigen Bodenraum ausgebreitet und unter öfterem Umwenden getrocknet. Die getrockneten Blätter müssen von graugrüner Farbe sein und würzig riechen. Man bewahrt sie in gut schließenden Behältern auf.

Die bis heute bekannten *Wirkstoffe* sind ätherisches Öl mit Salviol (= Thujon = Absinthol = Tanaceton) und Kineol (= Eukalyptol), Pinenen, Borneol, etwas d-Campher, 5% Gerbstoff, 5,6% Harz, 9–10% Aschegehalt, gummiähnliche Stoffe und Eiweißstoffe.

Wirkungsweise und Verwendung

Als **Heilpflanze:** Der Salbeiaufguß besitzt eine bakterientötende Wirkung, er ist daher als Vorbeugungs- und Heilmittel bei *Mundhöhlen- und Zahnfleischerkrankungen,* insbesondere entzündlicher Natur, zu gebrauchen. Dabei ist eine Kombination mit der entzündungswidrigen Kamille vorteilhaft.

Die wichtigste Wirkung bei innerlicher Anwendung ist die schweißhemmende, eine Wirkung, die bereits *van Swieten* (1717) bekannt war und durch die moderne pharmakologische Forschung bestätigt wurde. Falls sich also eine *übermäßige Schweißabsonderung* als Begleitsymptom bei Tuberkulose, bei oder nach Infektionskrankheiten, bei Überfunktion der Schilddrüse oder auf rein nervöser Grundlage zeigt, ist Salbeitee am Platze und meist dem sonst verwandten Atropin vorzuziehen. Als schweißhemmenden Tee kann man 80 g Salbei mit je 10 g Ackerschachtelhalm und Baldrianwurzeln mischen und 1 Eßlöffel auf 1 Tasse Wasser zum Aufguß verwenden.

Als **Würzpflanze:** Salbeiblätter bilden eine feine Einlage für Pfannkuchen und sind ein beliebtes Gewürz zu Fleischspeisen, Tunken, Bohnen, Erbsen, Suppen, Salaten, Kräuterbutter, Diät- und Frischkost. Der getrocknete Salbei ist stärker als der frische. Auch gemahlen wird er vielfach verwendet.

Schnittlauch macht Appetit

Der Schnittlauch *(Allium schoenoprasum)* entstammt der Familie der Liliengewächse (Liliazeen). In Deutschland kommt er überall verstreut vor, besonders auf feuchten Wiesen, doch wird er vornehmlich angebaut.

Den wildwachsenden Schnittlauch kann man vom Frühjahr bis zum Herbst in kleinen Büscheln dicht über dem Boden abschneiden. Man verwendet ihn möglichst frisch, da er beim Trocknen seine Würzkraft weitgehend einbüßt. Da sich Schnittlauch auch im Winter gut entwickelt, setzt man ihn im Herbst in Töpfe, die in hellen frostfreien Räumen untergebracht werden.

Außer ätherischem Öl (Lauchöl) und Vitamin C sind die *Wirkstoffe* noch weitgehend unbekannt. Die Wirkungsweise ist, rein erfahrungsgemäß, appetitanregend und verdauungsfördernd.

Verwendung

Als **Heilpflanze:** In dieser Hinsicht spielt Schnittlauch bis heute keine Rolle. Eine genauere Bearbeitung wäre wünschenswert.

Als **Würzpflanze:** Hier erfreut sich Schnittlauch allgemeiner Beliebtheit. Man gibt ihn feingeschnitten zu Käse, besonders auch zu Quark, Eierspeisen, Butterbroten, ferner zu Salaten, Tunken, Suppen, Diät- und Frischkost.

Schwarzer Senf verbessert den Stoffwechsel

Den schwarzen Senf *(Brassica nigra)* aus der Familie der Kreuzblütler (Kruziferen) nennt man eigenartigerweise auch grünen Senf und schwarzen Kohl. Die Mittelmeerländer und Westeuropa werden als die Heimat des schwarzen Senfs angesehen. In Deutschland kommt er zwar manchmal an Rainen, Gräben, Bächen, Fluß- und Teichufern, auf Äckern, Dämmen, Schutt- und Brachfeldern verwildert vor, wird jedoch meistens in großen Mengen kultiviert. Schwarzer Senf

Der Samen enthält ein ätherisches Öl, das zu 90% aus Allylsenföl besteht, daneben aus geringen Mengen anderer organischer Schwefelverbindungen, ferner aus 26—28% fettem Öl mit Eruca-, Öl-, Linol-, Linolen-, Palmitin- und Lignocerinsäure, Glykosidsinigrin, myronsaurem Kalium, Enzymen, dem Alkaloid Sinapin, Pentosen und organischen Säuren.

Wirkungsweise und Verwendung

Als **Heilpflanze:** In der wissenschaftlichen Medizin wird der schwarze wie der weiße Senf wenig beachtet. Aus der Erfahrungsheilkunde kennen wir aber seine besondere Wirksamkeit bei den verschiedensten *Erkrankungen der Verdauungsorgane,* wobei katarrhalische Zustände zur Norm zurückgeführt, Unterfunktionen ausgeglichen und ebenfalls auf ein normales Maß gebracht werden, was nach meinem Dafürhalten nicht nur für die Drüsen von Magen und Darm, sondern insbesondere auch für die Leber und für die Bauchspeicheldrüse gilt. Die Wirkung beruht hierbei auf einer Steigerung der Durchblutung der Magen- und Darmschleimhaut und der drüsigen Organe. Darüber hinaus ist dem Senfsamen eine stoffwechselverbessernde Wirkung eigen.

Eine *Senfsamenkur* ist *bei allen Funktionsstörungen der Verdauungsorgane* zu empfehlen, also bei saurem Aufstoßen, Magenschmerzen und -krämpfen, Sodbrennen, Magenkatarrh, geschwürigen Veränderungen des Magens und Zwölffingerdarms, Leberschmerzen und -koliken, Leberstauungen und -verhärtung, chronischen Entzündungen der Gallenwege, Gallensteinbeschwerden, Blähungen, Darmkatarrh, Verstopfung, Hartleibigkeit und Wurmkrankheiten. Aber auch bei allen Erkrankungen, die durch eine Selbstvergiftung vom Darm aus bedingt sind und sich meist in Schwindel, Kopfschmerzen, Blutandrang zum Kopf, Müdigkeit, Herzbeschwerden u. a. äußern, ist diese Kur hilfreich. Dabei nimmt man dreimal täglich jeweils eine Stunde vor der Mahlzeit 1 Teelöffel der ganzen Senfkörner mit etwas kaltem Wasser. Man steigert die Menge in den nächsten Tagen, bis eine milde Abführwirkung erzielt wird, eventuell bis 3mal täglich 3 Teelöffel. Bei dieser Dosis bleibt man mindestens eine Woche und geht dann wieder zurück auf 3mal täglich 1 Teelöffel. Diese Dosis kann mehrere Wochen beibehalten werden.

Äußerlich verwendet man den Senf in Form des Senfmehls zu Teilbädern (Senffußbädern) oder Senfpackungen. Dabei umwickelt man den ganzen Körper mit einem Laken, das in heißes Wasser getaucht wird, dem man 2—3 Eßlöffel Senfmehl zugesetzt hat. In Form eines Senfpflasters oder einer Senfpackung bringt man den gepulverten Senfsamen (Senfmehl), mit Wasser angerührt, auf die zu behandelnden Körperstellen. In Form von Senföl oder Senfspiritus benutzt man ihn zu Einreibungen.

Ein gutes Einreibungsmittel für rheumatische Muskel- und Nervenerkrankungen ergibt sich bei folgender Zusammenstellung:

Senföl	11,0 g	Seidelbastextrakt	0,75 g
Kampfer	2,25 g	Spiritus	31,0 g
Rizinusöl	5,0 g		

Das Senfölglykosid hat bei äußerlicher Anwendung eine stark hautreizende Wirkung, die sich bereits nach kurzer Zeit durch starkes Brennen bemerkbar macht und zu intensiver Rötung führt. Senfmehl und Senföl sind daher wichtige Mittel für ableitende Heilverfahren, die bei Gelenk- und Nervenrheumatismus sowie bei Rippenfellentzündungen zur Anwendung kommen. Auch bei heftiger Bronchitis, fieberhaften Infektionen und Lungenentzündungen führt eine Senfmehlpackung schnell zur Entlastung der gestauten Organe und zur Anregung von Atmung und Kreislauf.

Als **Würzpflanze:** Der weiße Senf wird wie der schwarze zum Einmachen von Gurken, Mixed Pickles, gelben Rüben (Karotten), zur Herstellung von Speisesenf, scharfen Salaten, Gemüsekonserven, Suppen, Tunken und Fleischspeisen gebraucht. Die jungen, frischen Blätter und Stengel beider Senfarten dienen, fein gehackt, als Salat- und Frischkostwürze.

Als **Salat- und Gemüsepflanze:** Aus den schon etwas größeren Blättern kann man ein spinatartiges Gemüse bereiten.

Thymian – der pflanzliche Bakterienvernichter

Die Familie der Lippenblütler (Labiaten) liefert uns den Thymian *(Thymus vulgaris),* auch Gartenthymian, römischer Thymian, römischer Quendel, Bienkraut und Wurstkraut genannt. Die Heimat des Thymians ist in den Mittelmeerländern zu suchen. In Deutschland kommt er nur selten verwildert vor, meist wird er in Gärten – manchmal auch im großen – angebaut.

Kurz vor dem Aufblühen schneidet man das Kraut an warmen, sonnigen Tagen von mittags an dicht über dem Boden ab. Für die Verwendung in der Küche genügt es in der Regel, einzelne Blättchen abzupflücken. Auf einem luftigen Dachboden werden die Blätter, die man von den Stengeln gestreift hat, unter öfterem Umwenden möglichst rasch getrocknet. Das Trockengut hat eine kräftig grüne Farbe und einen würzigen Geruch. Die Aufbewahrung erfolgt in dicht schließenden Kästen, Büchsen oder Glasgefäßen.

Die bis heute bekannten *Wirkstoffe* sind bis zu 1,7% ätherisches Öl, das vor allem bis zu 50% Thymol enthält, ferner Bitterstoff, Gerbstoff, Harz, Saponin und Pentosane. Thymian

Wirkungsweise und Verwendung

Als **Heilpflanze:** Das in Wasser schwer lösliche Thymol besitzt starke desinfizierende Kraft. Es entfaltet im Thymian daher seine Wirksamkeit bei infektiösen Prozessen a) des Magen-Darm-Kanals, b) der Lunge und c) der Harnorgane.

Im einzelnen ist also seine Verwendung zu empfehlen bei akuten fieberhaften Erkrankungen der Luftröhren (Bronchitis), der Lunge (peribronchitische Pneumonie, Bronchiektasen, Keuchhusten), wobei er gleichzeitig sekretionseinschränkend und krampflösend wirkt, bei infektiösen Prozessen der Niere und des Nierenbeckens (Pyelonephritis, Pyelitis, Cystitis) und bei infektiösem Magen-Darm-Katarrh, aber auch bei Wurmerkrankungen (auch Hakenwurm). Bei Keuchhusten bereitet man einen Aufguß von 1 Eßlöffel Kraut auf 1 Tasse Wasser. Mit Honig gesüßt und viertelstündlich 1 Eßlöffel gereicht, bringt er bald große Erleichterung.

Äußerlich verwendet man Thymian in Mundwasser und Zahnpasta.

Als **Würzpflanze:** Sowohl frisch als auch getrocknet verwendet man den Gartenthymian zu Fleisch- und Fischgerichten, zum Einlegen von Fisch, Wild- und Hammelfleisch, zu Frischkost, Salaten, Tunken und zur Wurstbereitung. Man verbraucht wegen der starken Würzkraft jedoch nur kleine Mengen, z. B. bei dicken Bohnen, Erbsensuppen, Kartoffelsuppen, in Bratlingen und Kräuterbutter, am besten mit reichlich Petersilie.

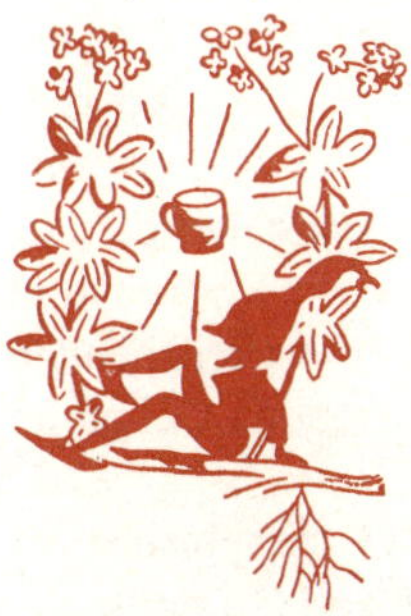

Waldmeister füg den Getränken bei

Man verwendet ihn als mild harn- und schweißtreibendes, blutreinigendes, beruhigendes Mittel und würzt gern seine Getränke mit ihm.

Die Rötegewächse (Rubiazeen) liefern uns den Waldmeister *(Asperula odorata),* der auch die vielen volkstümlichen Namen Maikraut, Herzfreund, Leberkraut, Mösch, Waldmannl, Waldmeier, Gliedkraut und Meserig aufweist. Waldmeister ist in ganz Europa und im nordwestlichen Asien behei- Waldmeister matet und findet sich häufig in schattigen Buchenwäldern, besonders in Gebirgsgegenden. Die ganze Pflanze riecht angenehm aromatisch, überdauert den Winter und blüht von Mai bis Juni.

Wirk- und Inhaltsstoffe: Das Kraut enthält Gerbstoff, Bitterstoff, das Glykosid Asperulosid, ferner Cumarin in glykosidischer Bindung.

Wirkungsweise und Verwendung

Als **Heilpflanze:** In der offizinellen Medizin spielt Waldmeister bis jetzt keine Rolle. Über eine besondere Wirkungsweise ist nicht viel bekannt. Er wird manchmal als leichtes *Beruhigungsmittel* bei Leibschmerzen und Schlaflosigkeit gebraucht. Die Volksmedizin verwendet Waldmeister als mild harntreibendes, blutreinigendes und schweißtreibendes Mittel, ohne daß diese Wirkungen bis heute als genügend gesichert erscheinen.

In Tierversuchen ließen sich bei langdauernder Verfütterung von hohen Dosen, die normalerweise beim Menschen nicht vorkommen, Leberschädigungen und Gallengangsveränderungen nachweisen. Cumarinhaltige Drogen und daraus gewonnene Essenzen sind daher in einer Reihe von Ländern, darunter auch in der Bundesrepublik, als Zusatz zu Lebensmitteln und zur Aromatisierung seit 1970 verboten.

Als **Würzpflanze:** Der frische Waldmeister ist ein beliebtes Gewürz zu Maigetränken, Süßspeisen, Limonaden, Gebäck und Familientees.

Zimt für den schwachen Magen

Mit dem Namen Zimt oder Kaneel bezeichnet man verschiedene im Handel befindliche Gewürzrinden, welche von mehreren Lorbeergewächsen gewonnen werden. Die beste und beliebteste Sorte stammt von der Art *Cinnamomum ceylanicum.* Sie wächst auf Sri Lanka (früher Ceylon) und wird dort auch kultiviert. Andere Anbaugebiete sind Java, Sumatra und Südamerika. Die von den jungen Zweigen abgeschälte, von den äußeren Schichten befreite Rinde wird in den bekannten dünnen, mehrschichtigen braunen Röhrchen in den Handel gebracht. Sie haben einen scharf aromatischen, etwas brennenden und zugleich süßen Geschmack, der von dem 0,5—4 % betragenden Gehalt an ätherischem Öl herrührt.

Wirk- und Inhaltsstoffe: Außer dem ätherischen Öl fand man bisher ein weiches aromatisches Harz, einen eisengründenden Farbstoff und Gummi.

Wirkungsweise und Verwendung

Als **Heilpflanze:** Zimt hat eine appetitanregende, magenstärkende, belebende und stopfende Wirkung. Er ist ein altes, wirksames Mittel gegen Verdauungsschwäche, Magenschwäche mit zu geringer Säure- und Saftbildung (subacide Gastritis) und Durchfall. In der Apotheke wird Zimtwasser *(Aqua cinnamomi),* Zimttinktur *(Tinctura cinnamomi),* Zimtsirup *(Sirupus cinnamomi)* und Zimtöl *(Oleum cinnamomi)* vorrätig gehalten. Leider werden diese Zubereitungen meist nur noch zur Geschmacksverbesserung anderer Arzneien verwendet, obwohl sie auch selbständig eine ausgezeichnete Wirkung entfalten. Am vorteilhaftesten gebraucht man die Zimttinktur, dreimal täglich einen Teelöffel voll in Wasser. Sie ist zweckmäßig gegen Nervenschwäche, Magenschwäche, Blähungen und Brechreiz. Zimt

Als **Gewürz:** Hierbei verwendet man die ganzen Stangen oder das Pulver, das möglichst fein sein muß. Will man die stopfende Wirkung vermeiden, muß das Zimtpulver sparsam verwendet werden. Geringe Mengen regen die Speichelsekretion und die Drüsentätigkeit an. Zimt paßt gut zu Reis, Mehlspeisen, Dickmilch und in Gebäck.

Kleiner Gewürzkalender

I. Einheimische Gewürze

Name und botanische Bezeichnung	Verwendbarer Pflanzenteil	Erntezeit	Verwendungszweck
Anis (Pimpinella anisum)	Reife Frucht	Aug.–Okt.	Brot, Backwerk, Gemüse, Gurken, Tunken.
Basilikum (Ocimum basilikum)	Blätter, frisch und getrocknet	Juni–Sept.	Frischkost, Salat, Tunken, Fleisch.
Bohnenkraut (Satureja hortensis)	Kraut vor der Blüte, frisch und getrocknet	Juli–Sept.	Suppen, Tunken, Salat, Käse, Fleisch, Wurst.
Borretsch (Borago officinalis)	Blätter und Blüten, frisch	Mai–Okt.	Frischkost, Salat, Gurken, Tunken.
Dill (Anethum graveolens)	Kraut, Blätter, Früchte, frisch	Mai–Sept.	Frischkost, Salat, Fisch, Fleisch, Pilze, Tunken, Gurken.
Estragon (Artemisia dracunculus)	Kraut, Beginn der Blüte, frisch und getrocknet	Mai–Okt.	Suppen, Tunken, Salat, Gurken, zum Einmachen.
Fenchel (Foeniculum officinale)	Frisch: halbreif; getrocknet: reif	Juli–Okt.	Frischkost, Backwerk, zum Einmachen.

Einheimische Gewürze

Name und botanische Bezeichnung	Verwendbarer Pflanzenteil	Erntezeit	Verwendungszweck
Knoblauch (Allium sativum)	Blätter, Zwiebel, frisch	Juli–Sept.	Suppe, Salat, Gemüse, Fleisch.
Koriander (Coriandrum sativum)	Früchte, getrocknet	Aug.–Sept.	Tunken, Frischkost, Backwaren, Wurst.
Kümmel (Carum carvi)	Frisch: Kraut; getrocknet: Früchte	März–Juli Juli–Sept.	Suppen, Tunken, Salat, Gemüse, Käse, Fleisch, Backwaren
Liebstöckel (Levisticum officinale)	Kraut, Wurzel, frisch und getrocknet	Juni–Aug. März–Nov.	Suppen, Tunken, Salat, Gemüse, zum Einmachen.
Majoran (Origanum majorana)	Kraut, Beginn der Blüte, getrocknet	Mai–Sept.	Tunken, Salat, Gemüse, Fleisch, Wurst.
Melisse (Melissa officinalis)	Blätter, frisch und getrocknet	Mai–Aug.	Salat, Suppen, Tunken, Frisch- und Diätkost.
Petersilie (Petroselinum sativum)	Kraut frisch und getrocknet, Wurzel frisch	Mai–Nov. Okt.–April	Suppen, Tunken, Salat, Gemüse, Kartoffeln, Fleisch, Fisch.
Rosmarin (Rosmarinus officinalis)	Blätter, frisch und getrocknet	April–Aug.	Tunken, Frischkost, Salat, Fisch, Geflügel, Wild.
Safran (Crocus sativus)	Narben, getrocknet	Sept.–Okt.	Suppen, Nudeln, Backwaren, Käse, Butter.
Salbei (Salvia officinalis)	Blätter vor der Blüte, frisch und getrocknet	Mai–Okt.	Salat, Fisch, Wild, Geflügel.
Schnittlauch (Allium schoenoprasum)	Kraut, frisch	April–Okt.	Suppen, Tunken, Salat, Kartoffeln, Quark, Butterbrot.
Senf, schwarzer (Brassica nigra)	Samen in der Reife	Juni–Sept.	Suppen, Tunken, Fleisch, Gurken.
Thymian (Thymus vulgaris)	Kraut in der Blüte, frisch und getrocknet	April–Okt.	Tunken, Salat, Kartoffeln, Fisch, Fleisch, Wurst.
Waldmeister (Asperula odorata)	Kraut vor der Blüte, frisch und getrocknet	März–Mai	Salat, Süßspeisen, Getränke, Backwerk.
Wacholderbeere (Juniperus communis)	Früchte reif und getrocknet	Juli–Okt.	Gemüse, Wild, Fleisch und zum Einmachen.

II. Exotische Gewürze

Name und botanische Bezeichnung	Verwendbarer Pflanzenteil	Verwendungszweck
Gewürznelke (Eugenia caryophyllata)	Getrocknete Blütenknospen, Fruchtstiele	Gemüse, Fleischspeisen, Kompott, Gebäck, zum Einmachen (eingelegte Früchte).
Ingwer (Zingiber officinale)	Wurzelstock, getrocknet, geschält, ungeschält, eingemacht	Kuchen, Gebäck, Gemüse, Eingemachtes (Birnen, Kürbis), Obstsalat.
Kapern (Capparis spinosa)	Grünliche, gewöhnlich eingemachte Blütenknospen	Salate, Gemüse, Soßen, Ragouts.
Kardamom (Elettaria cardamomum)	Kapseln und Früchte	Gebäck (Lebkuchen, Gewürzplätzchen).
Lorbeer, edler (Laurus nobilis)	Blätter	Fleisch, Fisch, Kartoffelsuppe, Wild, zum Einmachen.
Macis (fälschlich -blüte) (Arillus Myristicae)	Samenmantel der Muskatfrucht	Gebäck (Stollen).
Muskatnuß (Myristica fragrans)	Samenkerne der Muskatfrucht	Suppen, Gemüse, Klöße, Soßen (besonders zu Blumenkohl, Rosenkohl, Stollen, Striezel). Sehr sparsam verwenden!
Nelkenpfeffer (Piment) (Pimenta officinalis)	Beerenartige Früchte, ganz oder gemahlen	Verschiedene Speisen, besonders in Lebkuchen, Gewürz für Suppen, Soßen, Braten, Gebäck.
Paprika, spanischer Pfeffer (Capsicum annuum)	Schoten, Samen (getrocknet und gepulvert)	Fleischspeisen, Eintopf, Kartoffelsalat, zum Einmachen.
Pfeffer (Piper nigrum)	Reife Früchte liefern den weißen Pfeffer, unreife, grüne Früchte liefern getrocknet schwarzen Pfeffer	Verschiedene Speisen. Sparsam verwenden!
Vanille (Vanilla planifolia)	Früchte (Schoten), noch grün geerntet	Süßspeisen, Gebäck, Eis.
Zimt, Kaneel (Cinnamomum ceylanicum)	Getrocknete Rinde in Röhren oder gepulvert	Süßspeisen, Dickmilch, Gebäck, Obstkuchen, als Wasser-Tinktur, Sirup oder Öl zur Magenstärkung und Drüsenanregung.

Haltbarmachen und Aufbewahren von Gewürzen

Trocknen

Gewürzpflanzen

Die meisten Kräuter, Wildgemüse und Wurzeln lassen sich durch Trocknen haltbar machen und behalten dabei ihre Würzkraft, oder sie wird durch den Trockenprozeß sogar verstärkt. Folgende Pflanzen eignen sich nicht oder sehr schlecht und nur unter starkem Wirkstoffverlust zum Trocknen und müssen daher möglichst frisch verwendet werden: Bärenlauch, Borretsch, Brunnenkresse, Gartenkresse, Kerbel, Lauch (Porree) und Schnittlauch.

Sämtliche Kräuter werden an schattigen und luftigen Orten (meist Dachböden) entweder in kleinen Bündeln aufgehängt oder in einfacher Lage, auf einer Papierunterlage ausgebreitet, getrocknet. Sonnenbestrahlung während des Trockenprozesses läßt die Kräuter bald mißfarbig werden und verringert das Aroma. Nach einwandfreier Trocknung zerschneidet, zerbröckelt oder zerreibt (Mörser) man die Kräuter und bewahrt sie in dicht schließenden Blechbehältern oder Porzellangefäßen einzeln oder in bestimmten Mischungen auf.

Einsalzen

Durch Einsalzen in Kräutertöpfen können wir Kräuter auch in frischem Zustand haltbar aufbewahren. Die frischen Gewürzkräuter oder -wurzeln werden fein gewiegt, wobei das Schneiden nicht auf einem Holzbrett, sondern möglichst auf einer Porzellan- oder Steingutunterlage zu geschehen hat. Die geschnittenen Kräuter werden dann mit Salz vermischt (auf 1 kg Kräuter 150 g Meersalz) und fest in Gläser oder Steintöpfe eingedrückt und mit einer Schicht Salz bedeckt. Die Gefäße verschließt man mit Cellophan oder Pergamentpapier und bewahrt sie kühl und trocken auf. Auf diese Weise stehen den ganzen Winter über Salzkräuter zum Würzen von Salaten, Suppen und Tunken zur Verfügung. Die Speisen dürfen dann aber bei der Zubereitung vorher nicht gesalzen werden.

Es ist zu empfehlen, nicht alle Gewürzkräuter und -wurzeln in *einen* Topf einzulegen, sondern die wichtigsten einzeln oder aber in bestimmten Mischungen, zum Beispiel einen Topf mit Salatkräutern, wie Borretsch, Pimpinelle, Dill, Estragon, Gartenkresse, Zitronenmelisse und Basilikum, einen anderen mit Suppenkräutern, wie Petersilie, Kerbel, Majoran, Thymian, Sellerieblättern, Liebstöckel, Bohnenkraut, und einen dritten mit Wurzeln, wie Möhren, Sellerie, Petersilienwurzeln u. a. Darüber hinaus gibt es noch viele Kombinationsmöglichkeiten, die jede Hausfrau, ihrem eigenen Geschmack folgend, ausprobieren kann, um so zu einer völlig persönlichen Würzkunst zu gelangen.

Sterilisierte Wildgemüse und Kräutersäfte

Durch die Methode des Sterilisierens lassen sich Wildgemüse und Kräutersäfte konservieren. Wildgemüse werden genau wie Spinat und andere Gemüse sterilisiert. Die Würzkräuter preßt man in einer Saftpresse aus oder dreht sie wenigstens – falls eine Saftpresse nicht zur Verfügung steht – mehrere Male durch die Fleischmaschine und läßt den Saft durch ein Tuch ablaufen. Natürlich geht es mit einer modernen elektrischen Frucht- und Gemüsesaft-Zentrifuge am schnellsten und besten. Nachdem sich der Saft durch Absetzen geklärt hat, füllt man ihn vorsichtig in Flaschen und Gläser, die in üblicher Weise verschlossen und wie Obstsäfte sterilisiert werden (mindestens 20 Minuten bei 80° C). Da es sich hierbei um einen stark konzentrierten Saft handelt, braucht man ihn im Winter als Gewürz nur tropfenweise zu verwenden.

Konservieren

Verschiedene Konservierungsarten

Essigkräuter: In Essig lassen sich auch Kräuter haltbar aufbewahren. Es eignen sich dazu alle Kraut- und Blattgewürze, die allein oder in bestimmten Mischungen eingelegt werden können. Am meisten konserviert man auf diese Weise Dill, Estragon, Fenchel, Kerbel und Schnittlauch. Die Kräuter werden nach gründlichem Waschen fein gewiegt und locker in kleine Flaschen oder Gläser gefüllt. Dann gießt man so viel feinen Weinessig darüber, daß die Kräuter durchtränkt werden und mit Essig bedeckt sind. Die Flaschen werden durch Kork, mit Cellophan oder Patent-Gummikapseln verschlossen.

Einlegen in Öl: Ebenso wie die Kräuter in Essig eingelegt werden, kann man sie auch in Öl einlegen und haltbar machen. Die Zubereitung entspricht genau der der Essigkräuter, nur verwendet man anstelle des Essigs Öl. Man muß allerdings Olivenöl nehmen, da anderes Öl ranzig wird.

Kandieren (Verzuckern): Die Blüten des wohlriechenden Veilchens können wie die Borretschblüten kandiert werden. Die Blüten werden gewaschen, getrocknet und in heiße Zuckerlösung getaucht, dann auf Pergamentpapier oder auf einem Porzellanteller zum Trocknen nebeneinandergelegt.

Eintopfen: Eine kleine Anzahl von Würzpflanzen können wir den Winter hindurch frisch erhalten, wenn wir sie im Herbst in Blumentöpfe pflanzen (eintopfen) und während des Winters in einem hellen, warmen Raum am Fenster treiben lassen. Es eignen sich dazu: Bohnenkraut, Gartenkresse (öfter nachsäen), Petersilie, Rosmarin, Schnittlauch, Schnittsellerie und Sellerie.

Einlegen in Honig: Das Einlegen frischer Früchte mit Stiel in Honig oder konzentrierte Zuckerlösungen ist eine der ältesten, dabei aber auch schonendsten Konservierungsmethoden. Von dieser Methode sollte insbesondere bei der Konservierung von Beeren- und Steinobst Gebrauch gemacht werden.

Unsere großen natürlichen Energielieferanten

Man darf annehmen, daß alles, was die Erde zur Nahrung hervorbringt,
uns vom Schöpfer in der schuldlosesten Form geboten ist;
und wer die größte Sorge trägt, daß es unverändert bleibt,
gewinnt auch den größten Vorteil.

Sebastian Kneipp

Vollgetreide – das Rückgrat der Ernährung

Weizenkörner bildeten bei allen Kulturvölkern und zu allen Zeiten das Rückgrat der Ernährung, wenn auch Bewertung und Verwendung der einzelnen Getreidearten im Laufe der Zeiten einem häufigen Wandel unterworfen waren. Genauso wechselvoll war und ist auch heute noch die Art der Zubereitung der Körnerfrüchte.

Die meisten und wichtigsten gehören zur Familie der echten Gräser (Gramineen), so die beiden besten Brotgetreidearten *Roggen* oder Korn *(Secale cereale)* und *Weizen (Triticum vulgare),* ferner *Dinkel (Triticum spelta), Gerste (Hordeum distichum), Hafer (Avena sativa),* echte *Hirse (Panicum miliaceum)* und *Mais (Zea mays).* Als nicht einheimische Getreidepflanze kommt der *Reis (Oryza sativa)* hinzu. Geringe Bedeutung haben für uns die besonders für afrikanische Volksstämme wesentliche *Durrha (Andropogon arundinaceus),* auch Neger- oder Kaffernkorn genannt, das mit den Hirsegräsern verwandt ist, und die *Negerhirse* oder *Mawele (Pennisetum spicatum).* Der *echte* oder *indische Sago* spielt für uns keine Rolle. Er wird aus dem Mark der Stämme verschiedener Sagopalmen gewonnen, während der deutsche Sago aus Kartoffelmehl hergestellt wird. Der noch ab und zu auf mageren, sandigen Böden angebaute *Buchweizen (Fagopyrum esculentum)* gehört nicht zu den Gräsern, sondern zur Familie der Knöterichgewächse (Polygonazeen).

Im wesentlichen sind es also nur wenige Pflanzen, die den Menschen seit Jahrtausenden zur Bereitung von Mehl, Brei, Brot und ähnlichen Speisen zur Verfügung stehen. Die wichtigsten sind heute in allen klimatisch günstigen Ländern der Erde verbreitet. Das war nicht immer der Fall. Früher wurden im mitteleuropäischen Raum vorzugsweise Weizen, Hirse und Gerste angebaut. Heute ist die Hirse fast völlig und die Gerste weitgehend zurückgedrängt, während Hafer und Roggen, neben der stets unveränderten Wertschätzung des Weizens, an Bedeutung stark zugenommen haben. Früher herrschte die Zubereitung als Brei und Fladen, heute herrscht die Brotnahrung vor.

Der **Roggen** stammt von einer heute noch in Zentralasien wild wachsenden Art ab, dem *Secale montanum.* Südrußland wird als Heimat der Roggenkultur angegeben, heute dehnt sie sich in Europa bis zu 69½ Grad nördlicher Breite aus, in den Alpen bis zu einer Höhe von 1900 Metern.

Die wilde Stammform des **Weizens** ist uns nicht bekannt. Der Anbau einer großen Zahl von Weizenarten ist jedoch uralt, wie viele vorgeschichtliche Funde beweisen. Chinesen und Ägypter aßen schon Weizen im dritten vorchristlichen Jahrtausend. Bei uns wird er überall angebaut, im Norden Europas bis zu 64 Grad nördlicher Breite. In den Alpen läßt er sich noch bis zu einer Höhe von 1600 Metern anbauen und zur Reife bringen.

Natürliche Energielieferanten

Die Heimat des **Dinkels** (Spelzes oder Schwabenkorns) kann nicht genau ermittelt werden. Sie wird in Zentralasien, Südeuropa oder in den Mittelmeerländern gesucht. In der Bronzezeit soll er im ganzen Mittelmeerraum heimisch gewesen sein. Heute wird er noch in Schwaben und in der Schweiz angebaut. Der im Juni blühende Dinkel weist später 2—3 Körner in den Ährchen auf, die von Spelzen fest eingeschlossen sind. Während sich aus den reif geernteten Spelzkörnern ein vorzügliches Mehl herstellen läßt, dienen die unreifen, gedörrten und geschälten Spelzfrüchte oder „Grünkerne" vor allem als Suppeneinlage.

Heute noch trifft man im Kaukasus, in Persien und in Palästina die Wildgerste *(Hordeum spontaneum)* an, von der alle Kulturarten der **Gerste** abstammen. Auch der Gersteanbau ist uralt und schon in Altägypten nachgewiesen. Für den indogermanischen Raum wird sie als ältestes Brotgetreide angesehen. Dieses außerordentlich widerstandsfähige Getreide gedeiht bis zum 70. Grad nördlicher Breite und in den Alpen bis zu einer Höhe von 2000 Metern. Die von Spelzen umgebenen Körner liefern Mehl, Graupen, Grieß, Malz (geröstet Malzkaffee) und Malzextrakte (die aus Bierwürze hergestellt werden).

Die **Hirse** galt im Mittelalter als beliebtes Volksnahrungsmittel. Als Heimat der Hirse wird Indien genannt. In Deutschland ist der Anbau sehr alt und reicht wahrscheinlich bis in die ältere Eisenzeit zurück. Heute ist die Hirse bei uns leider nahezu völlig verschwunden. Ihr hoher Siliziumgehalt leistet in der Tuberkulose-Diät besonders wertvolle Dienste.

Der **Reis** gehört, wie unsere einheimischen Getreidepflanzen, zu den echten Gräsern. Er gedeiht am besten in sumpfigen Flußniederungen oder auf Böden, die zeitweilig künstlich unter Wasser gesetzt werden können. Für die tropischen Länder bildet der Reis das unentbehrliche Getreide sowohl für den eigenen Bedarf als auch für den Export. Ausgeführt werden die ausgedroschenen, ungeschälten und noch mit den Spelzen umhüllten Reiskörner (Paddy-Reis). Erst in den europäischen Fabriken werden sie geschält und geschliffen und dabei leider wesentlicher Gesundheitswerte, wie wichtiger Mineralien und Vitamine, beraubt. Der hohe Stärkegehalt bedingt den hohen Nährwert, das aus den Körnern bereitete Mehl läßt sich jedoch wegen des geringen Klebergehaltes zur Brotbereitung nicht verwenden.

Am beliebtesten ist bei uns die Verwendung der ganzen Körner zu Reisbrei, ebenso werden Reismehl und -stärke im Haushalt gebraucht, während Reispuder kosmetische und pharmazeutische Verwendung findet. Aus Reisstroh können Geflechte und einige Papiersorten hergestellt werden.

Hafer und Haferflocken als wertvolle Nahrungsmittel

Der *echte* Hafer wurde vermutlich in Kleinasien oder Zentralasien zuerst angebaut, bei uns war er schon zur Bronzezeit bekannt. Das Anbaugebiet reicht bis zum 70. Grad nördlicher Breite, in den Alpen bis zu 1600 Metern Höhe (Gebirgshafer). Vollgetreide

Der Hafer hat immer eine große Bedeutung als Volksnahrungsmittel gehabt. Er war auch stets Bestandteil der Kinder- und Krankenernährung. Doch selbst für gesunde Erwachsene ist er außerordentlich wertvoll. Die Haferkörner können wegen der Spelzen nicht ohne weiteres verwendet werden. Man verarbeitet sie daher meistens zu Haferflocken, die frei von Spelzen sind.

Wenn man sich die Palette der Nähr- und Wirkstoffe näher ansieht, wird verständlich, daß sich der menschliche Nähr- und Wirkstoffbedarf von allen pflanzlichen Nahrungsmitteln durch Hafer am besten decken läßt.

Die **Haferflocken** sind mit ihrem *Eiweißgehalt* (13,8 mg%) allen anderen Getreidearten zumindest mengenmäßig überlegen. Die biologische Qualität wird als nicht ganz vollwertig angesehen, ist aber durch Zugabe von Milch oder Soja ohne weiteres zu erreichen. Haferflocken werden ohnehin meist mit Milch zubereitet. Da der Eiweißfaktor Gliadin fast völlig fehlt, eignet sich Hafer nicht zum Backen. Aber gerade das Fehlen des Gliadins macht Hafer für Erkrankungen, die auf einer Überempfindlichkeit (Allergie) gegen Gliadin beruhen, zu einem unschätzbaren Diätmittel. Das ist der Fall bei der oft schwer oder sogar tödlich verlaufenden Herter-Heubnerschen Krankheit (Coeliakie), einer Darmerkrankung, die im Kindesalter auftritt, und bei der Sprue, die man als die Hertersche Erkrankung des Erwachsenen bezeichnet (siehe auch Seite 290).

Das Hafereiweiß wird vom Darm der Gesunden und Kranken recht gut aufgenommen. Auch das kommt seinem Nähr- und Heilwert zugute.

Der *Fettgehalt* ist beim Hafer ungewöhnlich hoch. Er liegt bei den anderen Getreidearten zwischen 0,6% (Maisflocken) und 3,9% (Hirseflocken), beim Hafer (Vollkorn) bis zu 7,9%. Diese Menge allein würde aber ihren Wert nicht ausmachen, wenn nicht auch noch ein sehr günstiges Verhältnis von ungesättigten (80%) zu gesättigten Fettsäuren (20%) vorläge, was für die diätetischen Wirkungen besonders bedeutungsvoll ist. Durch außerdem im Hafer vorkommende Wachse werden die ungesättigten Fettsäuren vor der Zerstörung durch vorzeitige Verbrennung (Oxydation) geschützt. Zu guter Letzt kommen auch noch sogenannte Phytosterine vor, die eine Aufnahme des Cholesterins aus der Nahrung im Darm verhindern. Der Hafer kann sich mit seiner Fettstoffausrüstung also sehen lassen.

Natürliche Energielieferanten

Auch der *Kohlenhydratgehalt* des Hafers ist sehr interessant. Rein mengenmäßig liegt er zwar etwas unter dem Gehalt der anderen Getreidearten, dafür ist die qualitative Ausstattung äußerst wichtig. Zunächst ist es die Stärke, die als reine Energiequelle in Frage kommt. Daneben liegen Stärkeabbauprodukte vor, nämlich Dextrine, Maltose und Glukose. Es sind vom Darm leicht aufsaugbare Nährstoffe, die für die Säuglings- und Kinderernährung von Bedeutung sind. Darüber hinaus gibt es im Hafer auch aus Glukose aufgebaute Kohlenhydrate (Haferglukane), die zwar unverdaulich sind, aber durch ihr starkes Quellvermögen die Hafer*schleim*bildung verursachen. Haferschleim wirkt bekanntermaßen heilend bei Magen- und Darmerkrankungen.

Nicht genug damit, der Hafer beherbergt auch noch eine Reihe aus Fruktose aufgebauter Kohlenhydrate, die nur langsam in freie Fruktose (Fruchtzucker) zerfallen, welche die besonders für Zuckerkranke gute Eigenschaft hat, ohne Mitwirkung von Insulin verwertbar zu sein. Das ist wohl der Grund für die günstige Wirkung einer Haferkur bei Diabetikern. Die *von Noordensche Haferkur* hat sich bei schweren und mittelschweren Fällen von Zuckerkrankheit bewährt. Der Vollständigkeit halber muß schließlich auch noch die Zellulose (Faserstoff) des Hafers erwähnt werden, die zwar völlig unlöslich ist, aber die Verdauung im Sinne einer Funktionssteigerung des Darmes beeinflussen und damit die Darmträgheit verhüten kann.

Die Besprechung bliebe lückenhaft, würde ich nicht noch darauf hinweisen, daß der Hafer auch ein ausgezeichneter Lieferant für Vitamine, Mineralien und Spurenstoffe ist. Unter den Vitaminen ragen das Vitamin B_1 und die Pantothensäure hervor, bei den Mineralien und Spurenstoffen sind es vor allem Kalzium, Magnesium, Mangan, Zink und eine nicht unbeträchtliche Menge an Eisen. Stoffe also, die den Stoffwechsel, die Blutbildung, das Wachstum bzw. die Regeneration, die Knochenbildung und die Nervenfunktionen aktivieren.

In der *Küchenpraxis* wird man Haferflocken als Schleim, Suppe oder Brei ohne oder mit Milch, mit Obst oder Obstsaft oder auch in Milch-Gemüse-Mischungen verwenden. Vorgequollen eignen sich Haferflocken vorzüglich zu Müsli-Zubereitungen.

Diätetisch gesehen sind Hafer-Zubereitungen wichtig bei Magen-Darm-Erkrankungen, Appetitmangel, Untergewicht, Zuckerkrankheit (in Form von Hafertagen; Hausarzt befragen!), bei Leistungsschwäche, Blutbildungsstörungen (zur Unterstützung eventuell erforderlicher Medikamente), verminderter Widerstandskraft gegen Infekte, Klima- und Wettereinflüssen, zur Steigerung körperlicher Leistungsfähigkeit und zur Anregung der geistigen Leistungsfähigkeit bei Kindern.

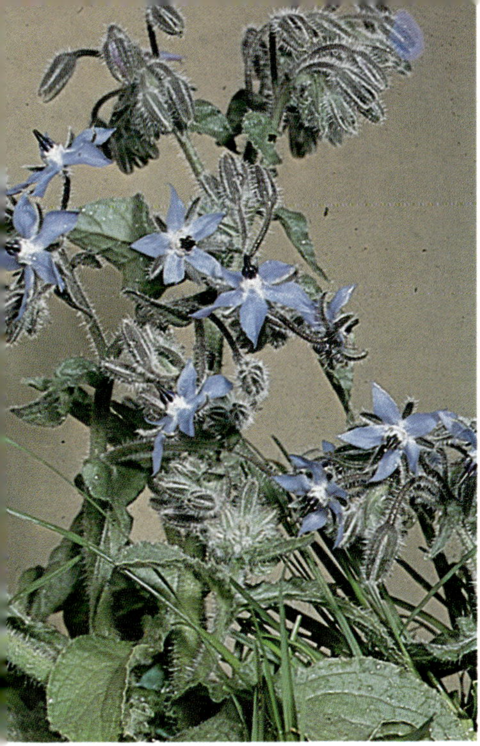

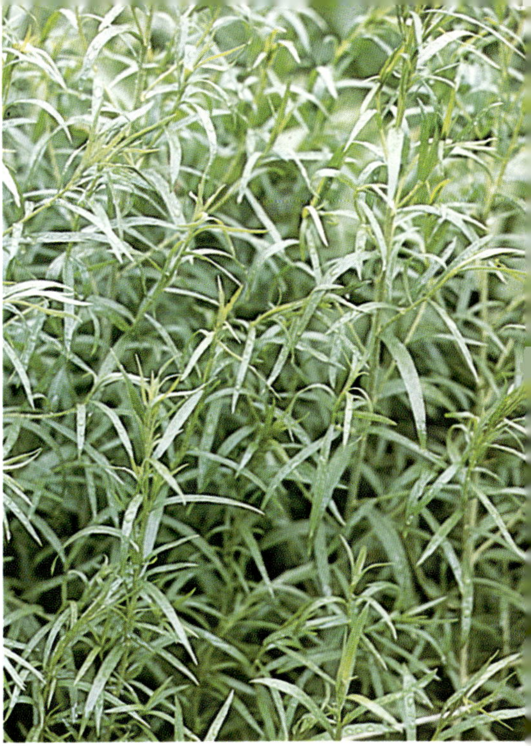

Borretsch

Estragon

Gewürzpflanzen

Kümmel

Zitronenmelisse

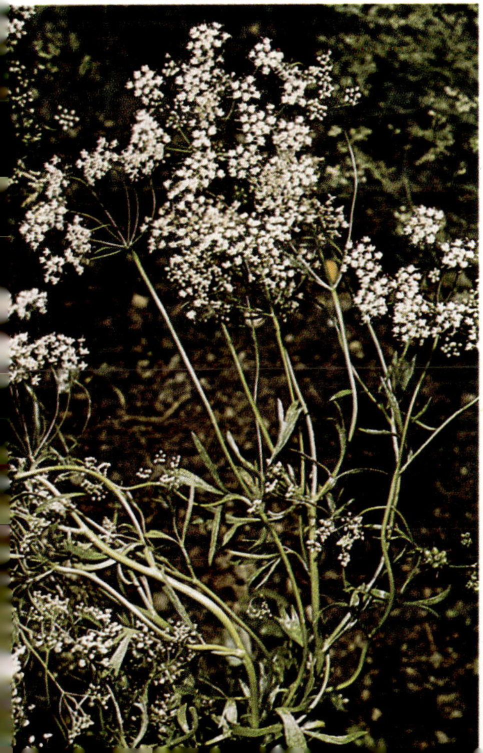

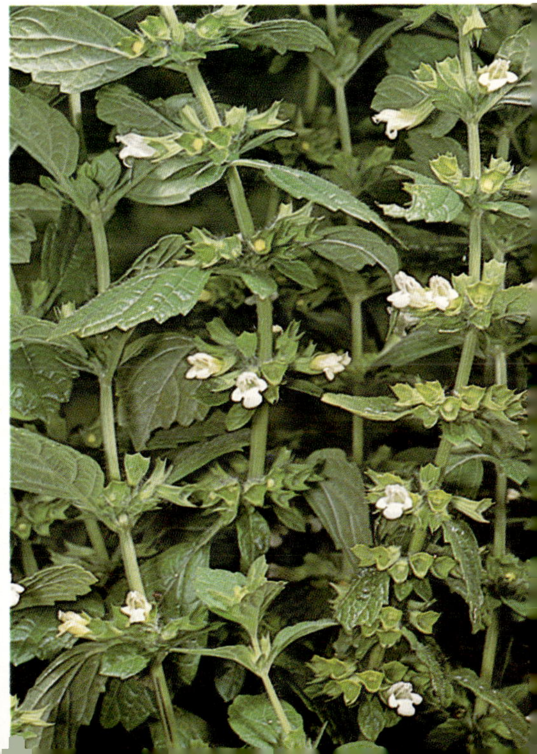

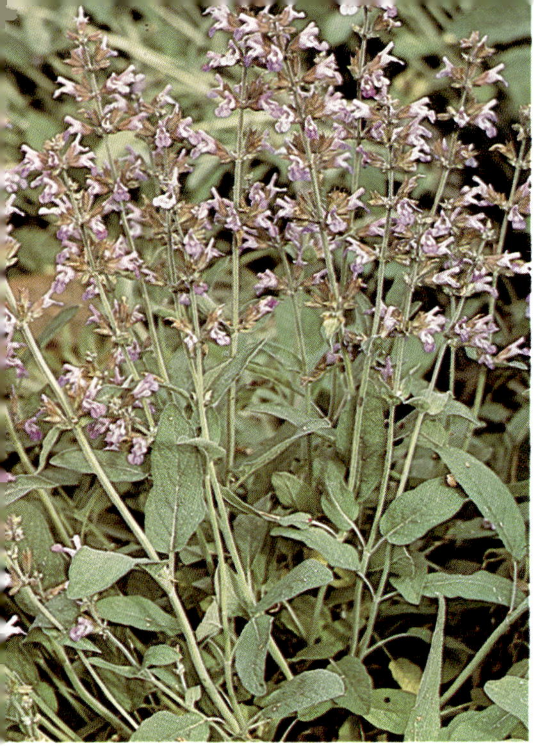

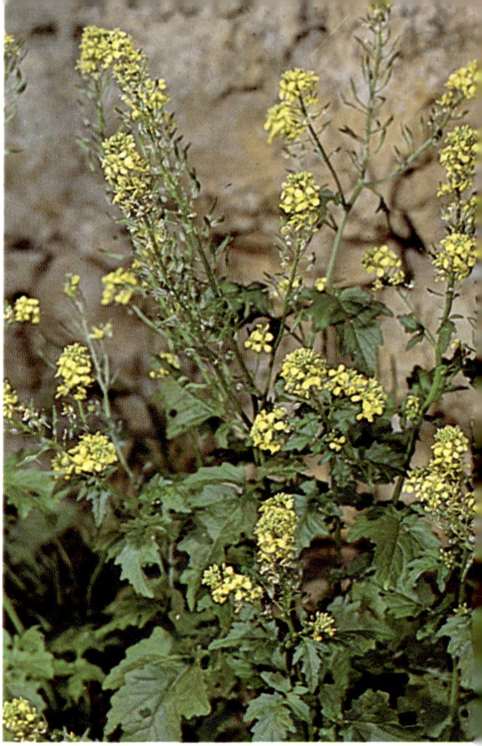

Salbei

Senf

Gewürzpflanzen

Thymian

Waldmeister

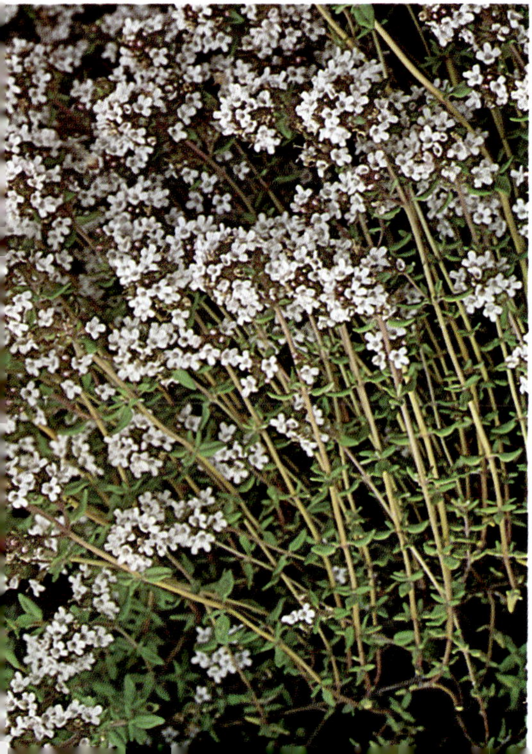

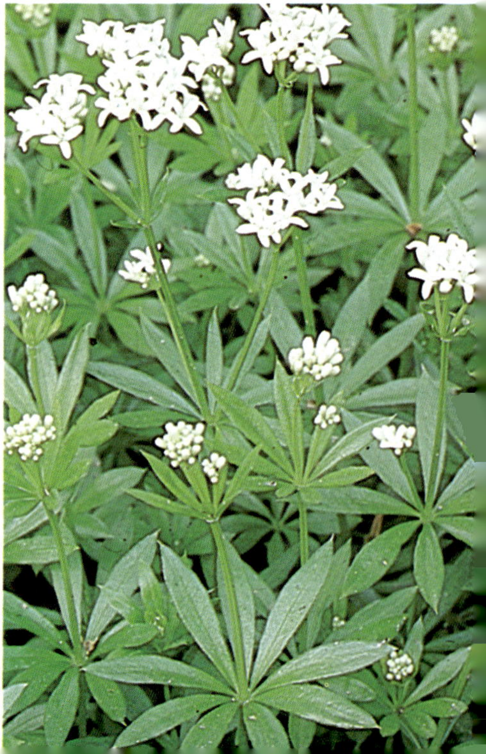

Mais unentbehrlich für Darm- und Nierenkranke

Im westlichen Tiefland von Guatemala haben es vor 4600 Jahren die Mayas verstanden, Mais zu züchten und 86 verschiedene Arten zu kultivieren. Diese Mais- und dazu 15 verschiedene Bohnenarten bildeten ihre Grundnahrung. Wir verstehen heute erst die überlegene biologische Wertigkeit der Mais-Bohnen-Eiweißkombination. Vollgetreide

Man war früher der Meinung, daß einige Eiweißbausteine, nämlich die Aminosäuren Lysin, Methionin und Tryptophan, im Mais nur unterwertig vorhanden seien. Auch heute noch liest man in einem der neuesten Handbücher der Ernährungslehre und Diätetik wörtlich: „Auch der biologische Wert des Eiweißes ist wegen des niedrigen Gehaltes an essentiellen (d. h. unentbehrlichen) Aminosäuren (Lysin und Tryptophan) *gering.*" *(Cremer/Hötzel)* Neue Versuche, wahrscheinlich mit Neuzüchtungen von Mais, erwiesen jedoch, daß diese Aminosäuren im Mais-Eiweiß ausreichend vorkommen. Es ist heute geklärt, daß der Mais so hochwertiges Eiweiß enthält, daß mit einer Zufuhr von täglich 35 g (für eine 70 kg schwere Person) volles Stickstoffgleichgewicht zu erzielen ist.

Ferner enthält der Mais neben Eiweiß (7,8 g%) auch Fett (2,6 g%) und Kohlenhydrate (76,8 g%). Unter den Mineral- und Spurenstoffen fällt der hohe Gehalt an Fluor auf (je nach Sorte 0,013–0,740 mg in 100 g Maisvollmehl). Die übrigen Mineral- und Spurenstoffe sowie die Vitaminwerte liegen im Rahmen unserer Getreidearten.

Als **Nährmittel** besonders in Form von Vollmehl sollte der Mais nicht vernachlässigt werden, zumal der hohe Fluorgehalt, wie er auch in der Hirse und in den Weizenkeimen zu finden ist, das nötige Fluor zum Schutz vor Zahnkaries liefern kann.

Mais wird unter anderem auch zu *Grieß* verarbeitet. Dazu muß er aber entkeimt werden. Die *Maiskeime* enthalten 17–40% Fett. Das aus den Keimen gepreßte Maiskeimöl enthält zu 34,3–60% Linolsäure, eine ungesättigte Fettsäure, der heute große ernährungsphysiologische Bedeutung zukommt. Im Maisgrieß sind also nicht mehr alle Nähr- und Ergänzungsstoffe vorhanden. Er wird als Brei verzehrt. Der Fettgehalt ist der Maßstab für seine Qualität.

In Südeuropa und zahlreichen amerikanischen Gebieten spielen *Maismehl* und *Maisschrot* die gleiche Rolle wie bei uns Roggen- und Weizenmehl. Wir kennen ein feines Schwingmehl aus Mais unter dem Namen Maizena sowie Maisstärke als Mondamin.

Gesundheitlich besonders wertvoll ist die Verwendung von Maismehl und Maisschrot in Form der italienischen Polenta und Mamaliga (Maisbrei mit Butter und Parmesankäse), der mexikanischen Tortilla (Omelett) oder als

Fladen. Zur Brotbereitung eignet sich Mais wegen des fehlenden Klebergehaltes nicht.

Natürliche Energielieferanten

Maisflocken (Corn-flakes) stellt man aus gebrochenem und gequetschtem Mais durch Trocknen bei 70° C und Kochen mit Malzsirup her.

Das aus den Maiskeimen gepreßte *Maiskeimöl* weist einen hohen Gehalt an ungesättigten Fettsäuren auf und muß daher für eine gesunde Ernährung wie für die Diätetik die gleiche Wertschätzung erfahren wie z. B. das Leinöl, das Sonnenblumen- und das Olivenöl.

Für die Diätetik besitzen Maiskorn, Maisschrot und Maisvollmehl eine ganz besondere Bedeutung, und zwar gerade wegen des fehlenden Klebergehaltes, der zum Brotbacken notwendig ist.

Es gibt Menschen, die das in unseren wichtigsten Getreidearten vorkommende sogenannte Klebereiweiß (Gluten) nicht vertragen können und bei Zufuhr dieses Eiweißes (Roggen, Weizen, Hafer oder Gerste) an der *einheimischen Sprue* erkranken. Diese Erkrankung spielt sich im Dünndarm ab und zeigt sich durch massige, breiige bis dünnflüssige Durchfälle, die dann wieder einmal durch Verstopfung abgelöst werden. Durch den andauernden Nähr-, Wirkstoff- und Wasserverlust verschlechtert sich rasch der Allgemeinzustand, die Abwehrfähigkeit läßt nach, und es tritt ein lebensbedrohender Zustand ein. Zeigt sich die Erkrankung bei Kindern, so nennt man sie Coeliakie oder Hertersche Krankheit.

Ursache der Erkrankung ist das Fehlen eines Enzyms, das für die Aufspaltung des Gluteneiweißes unerläßlich ist. Eigentlich ist es nur eine im Klebereiweiß enthaltene Substanz mit dem Namen *Gliadin,* die der Darm des Spruekranken nicht aufspalten kann und die das Krankheitsbild der einheimischen Sprue hervorruft. Es ist verständlich, daß die einzige vernünftige und wirksame Behandlung in einer Kost besteht, die frei ist von Klebereiweiß (Gluten, speziell Gliadin). Man nennt sie *glutenfreie Kost.* An die Stelle der üblichen Brotsorten, Breie und Teigwaren müssen daher Zubereitungen von Mais treten. Es können aber auch Gerichte mit Buchweizen und Reis verwendet werden, die ebenfalls glutenfrei sind.

Die glutenfreie Kost muß über lange Zeit durchgeführt werden. Wird sie konsequent gehandhabt, kann sich die Heilwirkung schon nach zwei bis drei Wochen bemerkbar machen. Wenn die Krankheit schon länger bestand, tritt die Wirkung erst nach einigen Monaten ein.

Bei chronischen Nierenerkrankungen (chronische Nierenentzündung, Schrumpfniere, Niereninsuffizienz) vermögen die Nieren nur noch eine begrenzte Menge von Eiweißabbauprodukten, die sogenannten harnpflichtigen Stoffe, auszuscheiden, so daß sich diese im Körper anhäufen und schwere Schäden anrichten. Um die Anhäufung der harnpflichtigen Stoffe zu vermeiden, muß man also möglichst wenig Eiweiß geben, aber doch noch soviel, daß die täglich abgebaute und unbedingt zu ersetzende Eiweißmenge verabreicht wird.

Dieser Grenzwert – so wenig wie möglich, so viel wie unbedingt nötig – liegt zwischen 0,3–0,4 g je Kilogramm Körpergewicht. Bei einem 70 kg schweren Mann z. B. darf die tägliche Eiweißmenge 21–28 g nicht unterschreiten. Man kommt auch mit dieser niedrigen Eiweißmenge aus, wenn man zugleich die eiweißsparende Wirkung vollwertiger Kohlenhydrate mit niedrigem Eiweißgehalt ausnutzt, wie das bei Mais und Reis der Fall ist. Wie die eiweißarme Nierendiät praktisch durchzuführen ist, siehe unter dem Kapitel „Diät hilft bei Nieren- und Harnwegserkrankungen".

Insgesamt ist der Mais ein ausgesprochen gutes und vielseitiges Nährmittel und unentbehrlich für die Kost bei einheimischer Sprue und der Dauer-Diätbehandlung chronischer Nierenleiden, die nur eine geringe Eiweißzufuhr erlauben.

Brei – Fladen – Brot

Alle Getreidearten, das sei wiederholt, lassen sich vorzüglich zur Herstellung von Brei und Fladen verwenden, wobei auch die natürliche Zusammensetzung, bis auf die Verluste durch die Hitzeeinwirkung, weitgehend erhalten bleibt. Vor etwa zweitausend Jahren wurden Breie und Fladen allmählich durch das Brot verdrängt, was zwangsläufig eine Bevorzugung des für seine Herstellung besonders geeigneten eigentlichen Brotgetreides, des Weizens und des Roggens, mit sich brachte. Fladen kennen wir heute vorwiegend noch als Knäckebrot. Solange das Brotmehl aus dem vollen Korn hergestellt und auch so verbacken wurde, blieb das Brot ein vollwertiges, natürliches Lebensmittel. Jedoch mit der zunehmenden Technisierung unseres ganzen Daseins und damit auch der Lebensmittel und der Entwicklung des Mahlverfahrens bis zur Hochmüllerei kam es zur Abtrennung mehrerer Bestandteile des Getreidekorns, die nicht mehr zur Brotbereitung, sondern nur noch zur Viehfütterung dienten. Es handelt sich hierbei um den Keim und die Randschichten, Bestandteile, von denen wir heute wissen, daß sie Träger hochwertiger Gesundheitsfaktoren sind und daß der Keim sogar eine kleine Schatzkammer hochwertiger Lebensstoffe darstellt.

Die Hochmüllerei führte zwar zu einem hochfeinen, blütenweißen, lagerfähigen und (nach gewissen Zusätzen) gut und gleichmäßig backfähigen Mehl, das auch in Aussehen und Geschmack dem meist verwöhnten Gaumen der Verbraucher entsprach, aber es hatte – das muß hervorgehoben werden – an Gesundheitswert ganz erheblich eingebüßt.

Die Vitaminverluste bei zu 60 % ausgemahlenem Mehl betrugen:

Natürliche Energielieferanten

Vitamin B_1	84 %	Niacin	85 %
Vitamin B_2	70 %	Pantothensäure	54 %
Vitamin B_6	50 %	Vitamin E	100 %

Die heutigen Erkenntnisse der Ernährungs- und Vitaminforschung lassen uns daher die dringende Forderung erheben: *Möglichst viel Vollkornbrot aus Vollkornmehl!*

Brot und Mehl stehen an der Spitze der pflanzlichen Nahrungsmittel. Es lohnt sich schon, ein wenig darüber nachzudenken. Im Korn sind alle Nährstoffe in einer Zusammensetzung enthalten, daß wir uns allein damit lange Zeit erhalten könnten, allerdings unter der Bedingung, daß das daraus gewonnene Brot nicht denaturiert, sondern vollwertig ist.

Schon seit Jahren setzen sich die bekanntesten Ernährungsfachleute für das Vollkornbrot ein, weil die Vorteile des Vollkornbrotes gegenüber dem Weiß-, Mittel- oder Graubrot weit größer sind, als man allgemein annimmt. *Wegener* faßte diese bereits 1939 in seiner Arbeit „Die internationale Entwicklung im Brotverzehr" in folgenden Sätzen zusammen:

1. Das Eiweiß des Vollkornbrotes ist biologisch viel hochwertiger als das Eiweiß beim Fein- und Mittelbrot, das unvollständig und minderwertig ist. Sowohl das Eiweiß des Keimlings als auch dasjenige der Kleberschicht wird vom Menschen gut verwertet.
2. Das Vollkornbrot ist die wichtigste Vitamin-B-Quelle und steht unter den Lebensmitteln an erster Stelle. Bei einem täglichen Verzehr von etwa 250 g ist daher im allgemeinen die Deckung der benötigten Vitamin-B-Menge gesichert. Dies ist auch wirtschaftlich von großer Bedeutung.
3. Das Brot aus dem ganzen Korn regelt durch seinen großen Gehalt an Zellwandbestandteilen die Darmtätigkeit und arbeitet der Stuhlverstopfung entgegen.
4. Die immer mehr um sich greifenden Zahnschäden, die sich gerade bei der Jugend in erschreckender Weise bemerkbar machen, werden durch vermehrten Genuß des groben Brotes nicht nur bekämpft, sondern können von Anfang an mehr verhütet werden.

Wir reden von Zivilisations-, vorzeitigen Alters- und Ernährungsschäden, die unser Wohlbefinden und unsere Leistung vermindern.

Die Verwendung des ganzen Korns trüge wesentlich dazu bei, der langsamen Degeneration und dem vorzeitigen Verfall unseres Körpers entgegenzuwirken. Gerade die Brotfrage sollte ständig als Lebensfrage eines Volkes gewertet werden, weil von ihr weitgehend die Erhaltung und Stärkung der Volksgesundheit abhängt.

Sicher sind nicht die Vitamine allein für die Aufrechterhaltung der Gesundheit verantwortlich, aber soviel geht aus der Ernährungsforschung der letzten Jahrzehnte hervor, daß die Mitglieder der Vitamin-B-Familie, die wir hauptsächlich mit dem Brot aufnehmen, zu den wichtigsten Bestandteilen der menschlichen Nahrung gehören. Wenn wir erfahren, wie wesentlich allein das Vitamin B_1 – ein einzelner Faktor aus der großen Vitamin-B-Familie – für gesunde Nerven, guten Appetit, normale Verdauung, geregelte Herzfunktion und das allgemeine Wohlbefinden ist, können wir leicht ermessen, welchen Schädigungen der Körper ausgesetzt ist, wenn er einen langandauernden Mangel an den Wirkstoffen des Vitamin-B-Komplexes erleidet. Wir sind diesem aber selbstverschuldet unterworfen, wenn wir ausschließlich Weißbrot und Weißmehlprodukte verwenden.

Vollgetreide

Gehalt an Vitaminen und Mineralien im Vergleich von Vollkornbrot zu Weißbrot

	Vollkornbrot mg pro 100 g	Weißbrot mg pro 100 g
Vitamin B_1	0,51	0,07
Vitamin B_2	0,13	0,04
Vitamin B_6	0,44	0,22
Niacin	5,7	0,77
Vitamin E	2,4	–
Kalzium	45,0	20,0
Kalium	473,0	115,0
Magnesium	22,0	10,0
Kupfer	0,6	0,15
Eisen	4,4	0,7
Mangan	7,0	2,0

Da die Forderung nach überwiegender Verwendung von Vollkornbrot bei vielen Menschen auf eine Reihe von Schwierigkeiten stößt, wie mangelhafte Kaufähigkeit bei Zahn-, Zahnfleisch-, Magen- und Darmkrankheiten, muß in diesen Fällen die Forderung dahingehend abgeändert werden, daß die meist an einer Reihe von Gesundheitsfaktoren unterwertige Kost durch den Genuß von *Weizenkeimen,* wie sie beim Prozeß der Hochmüllerei abfallen und in Fertigpackungen im Handel, besonders in Reformhäusern, Drogerien und Apotheken, erhältlich sind, zur vollwertigen Nahrung ergänzt wird. Über Weizenkeime als notwendige Nahrungsergänzung und ihre Bedeutung für die Erhaltung der Gesundheit und Leistungsfähigkeit muß daher noch einiges gesagt werden.

Weizenkeime schenken Gesundheit

Natürliche Energielieferanten

Der Weizenkeim wird bei der Vermahlung des gereinigten Weizens als unverändertes Naturprodukt gewonnen. Die käuflichen Weizenkeime sind meist besonders präparierte, reine Weizenkeime, in denen jedoch die Wirkstoffe in ihrer natürlichen Zusammensetzung praktisch unverändert erhalten sind.

Weizenkeime sind natürliche kleine Vitaminspeicher mit hohem Gehalt an allen Vitaminen der B-Gruppe und an Vitamin E (α-Tokopherol). Sie enthalten ferner als bemerkenswerte Wirkstoffe die Provitamine von A und D, den Hautfunktionsstoff F (ungesättigte Fettsäuren) und das antianämische Vitamin Hämogen sowie hochwertige Aminosäuren, Mineralstoffe in leicht resorbierbarer organischer Bindung, darunter 50% Phosphate, ferner Magnesium, Mangan, Kobalt und Kupfer als Spurenelemente.

Hauptwirkstoffe in 100 g Handelsware

Eiweiß	26,6 g	Vitamin A	650 I. E.
Fett	9,2 g	Vitamin B_1	2 mg
Kohlenhydrate	46,0 g	Vitamin B_2	0,72 mg
Natrium	5 mg	Vitamin B_6	0,92 mg
Kalium	840 mg	Niacin	4,5 mg
Kalzium	70 mg	Vitamin E	15 mg
Magnesium	336 mg		
Phosphor	1100 mg	Kalorien	400
Eisen	8,1 mg	Joule	1672

Was hat uns diese Analyse der Hauptwirkstoffe zu sagen? Die internationale Literatur allein über die Vitamin-B-Faktoren hat schon einen kaum mehr übersehbaren Umfang angenommen, aber gerade das beweist, welchen Wert man heute einer guten Vitamin-B-Versorgung beimißt. Ganz allgemein ausgedrückt weiß man jedenfalls, daß die Vitamin-B-Faktoren entscheidende Regulatoren im gesamten Stoffwechsel darstellen und daß ihr Mangel oder gar Fehlen zu hartnäckigen Stoffwechselstörungen, zu Wachstumsstörungen, vorzeitigen Alterungsprozessen und Abnutzungserscheinungen führt, wobei sich Veränderungen an fast sämtlichen Organsystemen, wie Nervensystem, Schilddrüse, Leber, Blutbildungssystem, Haut, Schleimhäute, Verdauungsorgane und Augen, bemerkbar machen können. Der Weizenkeim als natürlicher Vitamin-B-Komplex kann daher die Notwendigkeit der Anwendung teurer Arzneien von vornherein verhindern. Auch für das Vitamin E ist der Weizenkeim eine unserer wichtigsten Quellen.

Prof. *Stepp,* der bekannte deutsche Vitaminforscher, hält die Verwendung des Vitamins B_1 bei Zuckerkranken für zweckmäßig, weil es eine insulinähnliche Wirkung entfaltet. Es vermag zwar nicht das Insulin zu ersetzen, bewirkt aber höchstwahrscheinlich das leichtere Eindringen des Insulins in die Körperzellen. Auch das Vitamin E hat eine blutzuckersenkende Wirkung, wie Experimente ergaben, wenn auch der eigentliche Wirkungsmechanismus noch nicht geklärt werden konnte.

Da Weizenkeime eine natürliche Verbindung dieser Wirkstoffe darstellen, ist ihr diätetischer Wert bei Zuckerkrankheit außerordentlich groß. Bei regelmäßigem, täglichem Gebrauch von etwa vier bis fünf gehäuften Eßlöffeln Weizenkeime läßt sich der überhöhte Zuckergehalt des Blutes und die Harnzuckerausscheidung deutlich herabsetzen. Weizenkeime wirken nicht nur bei leichtem, sondern auch bei mittelschwerem Diabetes insulinsparend; außerdem normalisieren sie den Stoffwechsel des Zuckerkranken.

Ohne auf die weiteren obengenannten Wirkstoffe einzugehen, dürfte hieraus schon ersichtlich sein, daß wir in der täglichen Nahrung auf den Weizenkeim keinesfalls verzichten können, wenn wir Schäden verhindern wollen.

Weizenkeime als Aufbaunahrung für Säuglinge und Kleinkinder

Die hochkonzentrierte natürliche Wirkstoffkombination, wie sie unter den Naturprodukten nur der ruhende Getreidekeim, insbesondere der Weizenkeim, aufweist und wie sie nach den Ergebnissen der modernen Vitaminforschung zum ungestörten Ablauf des Stoffwechsels, besonders des wachsenden Organismus, unbedingt erforderlich ist, macht die Weizenkeime zu einem hervorragenden Faktor der Kinder- und Säuglingsernährung. Wenn heute von Fachärzten immer wieder darauf hingewiesen wird, daß der Nahrung der Säuglinge und Kleinkinder Wuchsstoffe und Vitamin-B-Faktoren zugesetzt werden müssen, so gibt es dazu kein natürlicheres und bekömmlicheres Produkt als den Weizenkeim. Zu jedem Säuglingsbrei gehört die hochwertige Keimsubstanz, um eine vollwertige, Wachstum und Entwicklung fördernde Nahrung zu erzielen. Weizenkeime führen dem in der Entwicklung begriffenen Organismus Nähr- und Lebensstoffe zu und schützen ihn damit vor Krankheit.

Getreidebrei wertvoller als Brot

Seit einiger Zeit besinnt man sich wieder auf den Wert des *Getreidebreies,* weil man herausgefunden hat, daß die Brot essende Bevölkerung stärker an Zahnfäule (Karies) leidet als diejenigen, deren Ernährungsgrundlage vornehmlich Breinahrung bildet. Erstaunlicherweise wird Brei bereits von der Mehrzahl der Menschen bevorzugt.

Natürliche Energielieferanten

Die Breikost, die meist mit Milch zubereitet wird, hat die schätzenswerte Eigenschaft, daß sie den Mangel des Getreides an Kalk, Vitamin A und C ausgleicht. Den größten Nährwert besitzt ohne Zweifel ein Körnergemisch, weil sich hier die einzelnen Getreidearten in ihren Wirkungen ergänzen können. Außerdem wird dadurch nicht nur das Getreideeiweiß vervollständigt, sondern auch das Fehlen einiger Eiweißbausteine (die Aminosäuren Tryptophan, Cystin, Lysin) in einzelnen Getreidearten aufgehoben. Bei der Einzelverwendung bildet jedoch auch die Milch die notwendige Ergänzung.

Zur Breibereitung sind besonders die nicht oder weniger zur Brotherstellung verwendeten „Breigetreide" zu benutzen, also Dinkel, Gerste, Hafer, Hirse, Mais, Reis und der nicht zum Getreide zählende, aber dennoch wertvolle Buchweizen. Man sollte die in vielen Familien noch geübte alte und gute Gewohnheit, morgens einen Teller kräftigen Getreidebrei zu verzehren, nicht aufgeben oder durch Tee oder Kaffee mit Weißbrötchen und Marmelade verdrängen lassen.

Getreidefrischbrei – eine Gesundkost ersten Ranges

Ganz besondere Bedeutung erhält nach den Forschungen und Ernährungsversuchen Prof. *W. Kollaths* die Verwendung von *Getreidefrischbrei* aus Weizen, Roggen und Gerste. Seine Versuche ergaben, daß die Ernährung mit Frischbrei aus Weizen und Roggen die „wirkungsvollste und sparsamste Verwendungsart" darstellt, weil der nur wenige Stunden eingeweichte Schrot „so natürlich wie möglich" ist, eine anregende Wirkung auf die Verdauung ausübt, die Arbeitsfähigkeit steigert, Ermüdung beseitigt, sich günstig bei beginnender Parodontose, Tuberkulose und in der sonstigen Krankenernährung auswirkt. *Kollath* hebt dabei die im Getreidefrischbrei besonders reich vorkommenden Wuchs- und Zellgenerationsstoffe (sog. Wirkstoffe, Pantothensäure) und die erhaltenen Eigenfermente hervor und ist der wohlbegründeten Meinung, daß die außerordentliche Wirkstoffverarmung der Nahrung mit größter Wahrscheinlichkeit an dem Niedergang der Gebisse mitbeteiligt ist.

Prof. *Kollath* fordert daher als notwendige Maßnahme zur Gesunderhaltung und Wiedergesundung den täglichen Genuß von 40 bis 50 g Getreidefrischbrei. Die von ihm in seinem Buch „Die Ordnung unserer Nahrung" angegebene Zubereitungsvorschrift lautet:

Getreidefrischbrei (Kollath-Frühstück): Man nehme pro Person etwa 50 g frisch geschroteten Weizen (3 Eßlöffel), 5 Eßlöffel Wasser, 15 g süße Trokkenfrüchte, 100 g Äpfel oder frisches reifes Obst, 10 g frisch gemahlene Mandeln oder 1 Teelöffel Nußmus oder 1 Eßlöffel Sahne.

Der Weizen wird jeden Abend mit einer Schrotmühle oder grobgestellten Kaffeemühle zu einem flockigen Schrot vermahlen, mit 5 Eßlöffeln Wasser verrührt und über Nacht (Zimmertemperatur) stehengelassen. Gleichzeitig weicht man die Trockenfrüchte ein. Vollgetreide

Zubereitung: Am Morgen mischt man die Trockenfrüchte mit dem Einweichwasser in den eingeweichten Schrot und fügt nach Belieben etwas frischen Zitronensaft oder etwas Nußmus oder Sahne hinzu. Unmittelbar vor dem Frühstück reibt man mit einer Chromstahlraffel nach *Bircher-Benner* einen gesunden Apfel (mit Schale) und rührt sofort unter. Der Apfel darf sich nicht verfärben, das fertige Gericht muß weiß und aromatisch bleiben und darf keine wässerige Flüssigkeit absetzen. Statt der Äpfel kann man alle weiteren Obstsorten, insbesondere auch Beerenobst, je nach Jahreszeit verwenden. Im obstarmen Frühjahr hilft man sich mit Rhabarberkompott. Über das Gericht streut man die 10 g verriebener Mandeln.

Man ißt den Frischbrei unerhitzt als erste Frühstückskost und kaut ihn gut, damit die natürlichen Stoffe in den nüchternen Magen gelangen und ihre volle Wirkung entfalten können. Aufnahme von warmen Getränken erfolgt nach Belieben, am besten nach etwa ein bis zwei Stunden. Das geschrotete Korn verliert innerhalb von 8 bis 14 Tagen bereits deutlich an Wirkstoffen und ist nach einigen Monaten Lagerung von gewöhnlicher Handelsware nicht mehr zu unterscheiden. Deshalb stets frisch zubereiten, nicht länger als acht Tage lagern!

Keimgemüse als wahrhaftes Lebensmittel

Neben den ruhenden Keimen oder Samen wird auch den ausgekeimten Getreidekörnern und Hülsenfrüchten ein besonderer gesundheitlicher und heilender Wert beigemessen. *Kollath* bezeichnete diese *Keimgemüse* als wahrhafte Lebensmittel.

Dr. *Evers* verwandte die gekeimten Körner in seiner Diät gegen *multiple Sklerose*. Für die Zubereitung gab er folgende Vorschrift: Der gereinigte Roggen und Weizen von der letzten Ernte wird zu gleichen Teilen gemischt und abends in einem Dessertschüsselchen oder ähnlichem mit Wasser übergossen, so daß alles bedeckt ist. Am nächsten Morgen das Wasser ganz abgießen und dann die Körner tagsüber ohne Wasser stehenlassen, am Abend wieder frisches Wasser daraufgießen usw. . . . Das geschieht so lange, bis der Keimling deutlich sichtbar, d. h. ungefähr $\frac{1}{2}$ cm lang ist. Man soll den Keimungsprozeß nicht so weit gehen lassen, daß die Keimlinge ganz lang werden; denn dann schmecken sie nicht. Am besten stehen die Körner bei 12 bis 18 Grad Wärme und mit einem dicken Mulltuch oder ähnlichem zugedeckt. Durch den Keimungsprozeß werden die Körner weicher.

Natürliche Energielieferanten

Der Keimungsprozeß soll drei bis fünf Tage dauern. Morgens und abends (evtl. im Sommer auch mittags) schüttet man die Körner auf ein Sieb und spült sie mit frischem Wasser tüchtig ab, damit die entstehenden Hefe- und Säurebazillen entfernt werden, da diese sonst den Geschmack beeinträchtigen. Morgens nach dem Abspülen gut abtropfen lassen. Wenn der Weizen langsamer keimt, ist es praktisch, den Weizen 24 Stunden früher als den Roggen anzusetzen. Stellt man die Körner in die warme Stube (Temperatur über 20 Grad), dann keimen sie schon nach zwei Tagen, sind aber dann noch nicht weich genug. Stellt man umgekehrt die Körner in einen Raum, dessen Temperatur weniger als 12 Grad beträgt, dann keimen sie erst in sieben bis zehn Tagen oder überhaupt kaum; sie sind dann trotz des Abspülens so versäuert, daß man sie nicht genießen kann. Der Keimungsprozeß schwankt jahreszeitlich etwas, sommertags geht er schneller, wintertags langsamer vor sich. Auch gibt es Unterschiede in der Keimfähigkeit der Körner. Das muß aber selbst ausprobiert werden. Wenn die Körner zu langsam keimen (also länger als vier bis fünf Tage), dann soll man sie kürzere Zeit ins Wasser tun und längere Zeit trocken stehenlassen; also z. B. abends erst gegen 22 Uhr ins Wasser legen und morgens schon um 6 Uhr das Wasser abgießen. Werden andererseits die Körner nicht weich genug, dann soll man sie längere Zeit ins Wasser tun und kürzere Zeit trocken stehenlassen. Peinlich sauber vorgehen! Auf jeden Fall müssen die gekeimten Körner folgende drei Eigenschaften haben: sie müssen gut schmecken, der Keimling muß durchschnittlich $\frac{1}{2}$ cm lang sein, die Körner müssen so weich sein, daß man sie zwischen den Fingerspitzen zerdrücken kann. Sollten die Körner dennoch einen säuerlichen Geschmack haben, ist ihr Genuß nicht zu empfehlen.

Man kann die gekeimten Körner ohne Zutaten essen; man kann aber auch, kurz vor der Mahlzeit, etwa zur Hälfte grobe Haferflocken und ein wenig Milch zusetzen, das Ganze gut durcheinanderrühren und im Wasserbad bis 37 Grad erwärmen (auf keinen Fall höher als 37 Grad). Viele nehmen gern Honig oder Korinthen und Rosinen zu den Körnern, was ihren Geschmack nur verbessert.

Getreidekeimöle sind wertvolle Heilmittel

Im Kapitel „Unsere Gesundheitsschäden und ihr natürlicher Ausgleich“ wurde bereits auf die Bedeutung der Fettfrage in der Gesundheitskost aufmerksam gemacht und darauf hingewiesen, daß Weizenkeimöl zu den Ölen gehört, die einen hohen Gehalt an ungesättigten Fettsäuren aufweisen, sofern es kalt gepreßt wird. Wir müssen die Wirkstoffe mit der Nahrung aufnehmen, da der Körper sie selbst nicht aufzubauen vermag. Keimöl ist daher ein Öl mit höchsten Gesundheitswerten. Man sollte es allen festen Fetten vorziehen, soweit das durch den hohen Preis nicht unmöglich ist. Auch die üblichen Speiseöle von heller Farbe und völlig neutralem Geschmack sind vom Standpunkt der natürlichen Ernährung entwertete Nahrungsmittel, da sie eine Reihe von chemischen Prozessen hinter sich haben, wodurch die natürliche Schutzwirkung verlorengeht. Den langjährigen Genuß dieser „Industrienahrung" müssen wir heute für die Entstehung der zahlreichen Volkskrankeiten, die in ihrer ersten Ursache auf Mangelerscheinungen und Funktionsstörungen an Magen, Darm, Leber und Kreislauf zurückgehen, als mitverantwortlich ansehen.

Die Getreidekeimöle sind jedoch in ihrem natürlichen Zustand nicht nur reine Kalorienträger, sondern auch Träger biologisch hochwirksamer Fettsäuren und deren Glyzerinverbindungen (Glyzeride), des Lezithins, das als hochwertiges Pflanzenlezithin anzusprechen ist, und der ganzen breiten Skala von Vitaminen, Mineralien und Wuchsstoffen.

Die Getreidekeim*öle* besitzen daher mehr noch als die Weizen*keime* den Charakter eines Heilmittels, da sie eine Reihe von Wirkstoffen in der größtmöglichen Konzentration in sich vereinigen. Praktisch stehen für die Ernährung und Krankenbehandlung bisher fast ausschließlich Weizenkeimöl und Maiskeimöl zur Verfügung. Aus volksgesundheitlichen Gründen müßten die Getreidekeimöle weitaus stärkere Verwendung finden.

In der Diätetik hat das Weizenkeimöl längst Eingang gefunden, auch spielt es als Medikament wegen des hohen Vitamin-E-Gehaltes und der hautwirksamen F-Faktoren (ungesättigte Fettsäuren) eine wesentliche Rolle.

Der Gehalt des Weizenkeimöls an der Vorstufe des Vitamins A, des *Karotinoids,* gibt ihm die Fähigkeit, vorbeugend gegen Vitamin-A-Mangelerscheinungen wirksam zu werden, die bei der üblichen Art der heutigen Ernährung leicht eintreten können. Vitamin-A-Mangel führt zu Wachstumsstillstand mit Gewichtsverlust und Appetitlosigkeit, zu Störungen an der Augenhornhaut, zu Nachtblindheit, mangelhafter Abwehr gegen Haut- und Schleimhautinfektionen, Steinbildung in den Harn- und Gallenwegen, Krämpfen, Lähmungserscheinungen und Störungen der Geschlechtsfunktionen.

Die regelmäßig vorhandene Vorstufe des Vitamins D, das *Ergosterin,* wird nach der Aufnahme in der Haut gespeichert und dort unter Einwirkung der ultravioletten Strahlen der Sonne in das eigentliche Vitamin D_2 umgewandelt, das als solches in der Natur bisher noch kaum aufgefunden wurde. Vitamin D_2 ist der Schutzstoff gegen Rachitis. Da zur Bildung des Vit-

Natürliche Energielieferanten

amins D im Organismus die Bestrahlung mit ultraviolettem Licht erforderlich ist, muß daran erinnert werden, daß diese Bestrahlung in unserer gemäßigten Zone nur im Sommer vorhanden ist, während bei einer Sonnenhöhe unter 35 Grad nicht mehr genügend ultraviolette Strahlen die Erdoberfläche treffen. Zahlreiche Kinder vor allem, aber auch die Erwachsenen werden also meistens an Vitamin-D-Mangel leiden, auch wenn eine ausreichende Menge der Vitaminvorstufe mit der Nahrung zugeführt wird, die jedoch nicht genügend umgewandelt werden kann.

Die im Weizenkeimöl vorhandene Menge an *Vitamin K* ist relativ gering, dürfte aber als Schutzstoff genügen, zumal wir es mit anderen Nahrungsmitteln, wie Tomaten, Weiß- und Blumenkohl, aufnehmen und es auch im gesunden Darm durch die Colibakterien gebildet wird, selbst wenn es in der Nahrung fehlt. Fehlt Vitamin K in der Nahrung jedoch bei kranken Darmfunktionen und bei mangelhafter Gallenabsonderung in den Darm, so entwickelt sich ein echter Vitamin-K-Mangel in der Leber, der eine Störung der Blutgerinnungsfähigkeit zur Folge hat, was bei einigen Formen der Blutarmut, besonders im Säuglingsalter, zu tödlichen Blutungen Veranlassung geben kann.

Bedeutungsvoll ist der Vitamin-E-Gehalt des Weizenkeimöls, da Vitamin E, besonders im Winter, nur mangelhaft zugeführt wird, während der Bedarf im Sommer durch den Genuß grüner Pflanzenteile meist gedeckt erscheint. Die Notwendigkeit der Vitamin-E-Zufuhr beim Menschen war lange Zeit unentschieden, heute wissen wir jedoch, daß Vitamin-E-Mangel zu einer Reihe von krankhaften Erscheinungen an den Fortpflanzungsorganen, der Muskulatur und dem Nervensystem führt, so daß auf eine regelmäßige Zufuhr mit unserer Nahrung nicht verzichtet werden kann.

Auch die Notwendigkeit der Zufuhr der im Keimöl reichlich vorhandenen *Fettsäurefaktoren,* der Wirkstoff F, wurde für den Menschen lange Zeit nicht erkannt. Heute ist das Keimöl gerade wegen dieser Wirkstoffe ein wichtiger Bestandteil der Diät bei einer Reihe von Hauterkrankungen, wie Trockenheit und Schuppigkeit der Haut, Schuppenbildung der Kopfhaut, Haarausfall, Schuppenflechte, allergische Ekzeme, Knötchenbildung in der Haut (Akne). In äußerlicher Anwendung eignet es sich zur Behandlung von Wunden, da die hauternährenden Stoffe Vitamin A, D, Cholesterin, Lezithin und die Faktoren F die Regenerationsvorgänge im Haut- und Unterhautgewebe anregen und gut durch die Haut aufgesaugt werden, soweit es sich um die fettlöslichen Bestandteile handelt.

Getreidekeime und Keimöle sind also ein eindrucksvolles Beispiel dafür, wie nahe in unseren Lebensmitteln die Schutz- und Heilwirkungen beieinanderliegen.

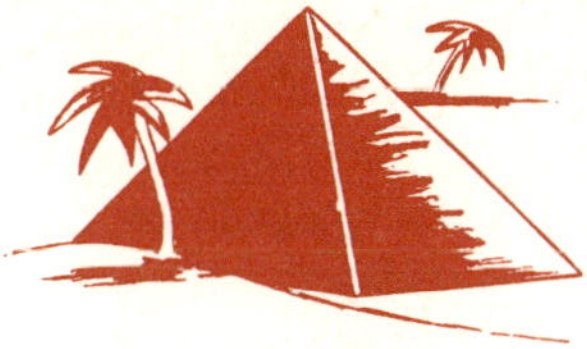

Leinsamen – Heilkost für Leber und Darm

Leinsamen gehört zu den unentbehrlichen natürlichen Haus- und Heilmitteln. Das kaltgepreßte Leinöl hat zahlreiche wichtige Heilwirkungen, die jeder kennen sollte.

Das durch Kaltpressen aus dem Samen des Leins oder Flachses *(Linum usitatissimum)* gewonnene Leinöl *(Oleum Lini)* bildet mit den festen und flüssigen Glyzeriden der Palmitin-, Stearin-, Myristin-, Arachin-, Öl-, Linol-, Linolen- und Isolinolensäure, neben Wachs, Harz, Salzen und Eiweißkörpern, die Grundlage zahlreicher Heilwirkungen.

Das *fette Öl* in Verbindung mit dem *Schleim* des geschroteten Samens machen diesen zu einem vorzüglich wirkenden Stuhlregulierungsmittel. Dabei wirkt der Leinsamenschrot nicht nur als Gleit- und Quellmittel, sondern auch als Reiz auf die Darmwand und durch Beeinflussung der bei den meisten Menschen kranken Bakterienbesiedlung des Darmes. Die Fäulnis- und Gärungsprozesse werden normalisiert, was jedem schon dadurch leicht erkennbar wird, daß der Stuhl seinen üblen Geruch verliert. Diese Beeinflussung der Darmbakterien kann gar nicht hoch genug veranschlagt werden. So wies Prof. Dr. med. et phil. *Fr. Baumgärtel* mit seinen Mitarbeitern nach, daß es durch die stark vermehrte Anwendung der modernen Chemotherapeutika (Sulfonamide wie auch die neuesten Antibiotika) zu einer so starken, hemmenden Wirkung auf die normale Bakterienflora kommt, daß sich nach mehrtägiger Verwendung dieser Mittel der Stuhl in bakteriellen Untersuchungen als keimfrei erweist. Diese Entkeimung des Darmkanals darf nicht unterschätzt werden, denn wir wissen, daß die normalen Darmbakterien noch gar nicht voll zu übersehende biologische Funktionen zu erfüllen haben, so den Aufbau wichtigster Vitamine.

Nach meinen bisherigen Erfahrungen erholt sich die Darmflora nach einem chemotherapeutischen Schock schneller durch regelmäßigen Genuß von frischem Leinsamenschrot (je 1 Eßlöffel morgens nüchtern und abends vor dem Schlafengehen).

Vielfältige praktische Erfahrungen haben auch eine krampflösende, schmerzstillende und entzündungswidrige Wirkung des Leinsamens, besonders in Form des frischen Schrotes, gezeigt. Bei allen katarrhalischen und entzündlichen Zuständen des Magen-Darm-Kanals kann man davon leicht Gebrauch machen. So unterstützt frischer Leinsamenschrot bei Magenkatarrh (Gastritis), Zwölffingerdarmkatarrh (Duodenitis), Magen- und Zwölffingerdarmgeschwüren (Ulcus ventriculi et duodeni), Dünn- und Dickdarmkatarrh die Heilung außerordentlich. Wird jedoch nicht völlig frisch geschroteter Leinsamen verwendet, so kann man üble Reizwirkungen auf die Schleimhäute erleben, da das beim Schroten frei werdende Leinöl schnell ranzig wird.

Äußerlich ist die Anwendung des Leinsamens in Form von Breiumschlägen und Breiauflagen wegen des großen Wärmebindungsvermögens bei Entzündungen, Magen-Darm-Krämpfen, Menstruationsbeschwerden, Leberstauungen, wie überhaupt bei allen Zuständen, wo die Anwendung intensiver Wärme angebracht ist, von guter Wirksamkeit. Man stellt den Brei zu Umschlägen, Auflagen oder Pflastern her, indem man gemahlenen Leinsamen mit heißem Wasser zu einem dicken Brei verrührt und diesen sofort verwendet. Leinsamen gibt es in Apotheken. Reformhäusern und Drogerien.

Zuweilen wird auf den – freilich nur geringen – Blausäuregehalt des Leinsamens und eine sich daraus möglicherweise ergebende „Leinsamenvergiftung" hingewiesen. Untersuchungen in dieser Richtung ergaben, daß das im Leinsamen enthaltene Blausäureglykosid Linamarin im Magen und Darm gar nicht frei wird und deshalb auch bei Verzehr größerer Mengen unschädlich bleibt. Bei Mengen bis zu 300 g geschrotetem Leinsamen am Tag traten bei Erwachsenen und Kindern keinerlei Vergiftungserscheinungen auf.

Kaltgepreßtes, unraffiniertes *Leinöl* ist ein Nahrungs- und Heilmittel ersten Ranges. Als Nahrungsmittel hat es nicht nur einen hohen Brennwert, sondern auch einen reichen Vitamingehalt sowie einen hohen Gehalt an ungesättigten Fettsäuren, die vor allem im Fettstoffwechsel eine beachtliche Rolle spielen, aber in letzter Zeit auch unter der Bezeichnung *Vitamin F* größere Bedeutung als Heilmittel bei einer Reihe von *Hautkrankheiten* gewonnen haben, so bei Ekzemen, Furunkulose, offenen Beinen und Milchschorf.

Wachsende Bedeutung gewinnen die kaltgepreßten, unraffinierten Öle, darunter auch das Leinöl, in der diätetischen Behandlung der Geschwulstkrankheiten, vor allem des Krebses. Die in diesen Ölen enthaltenen ungesättigten Fettsäuren hemmen nämlich das Wachstum der Krebszellen.

Die noch vielfach übliche Verwendung raffinierter und gehärteter Öle führt zwangsläufig zu einem Mangel an ungesättigten Fettsäuren in der täglichen Nahrung und damit zu einer Schwächung der Widerstandskraft des Körpers gegen Hautkrankheiten, zu Leber-, Darm- und Drüsenfunktionsstörungen, denen man nur durch Verwendung naturbelassener, kaltgepreßter Saatöle, also auch Leinöl, begegnen kann. Man nennt die kaltgepreßten Öle zuweilen auch „lebendige Öle", um damit anzudeuten, daß sie im Körper leichter umsetzbar und viel stoffwechselaktiver sind als die industriell bearbeiteten Öle und Fette. **Ölkuren bei Gallensteinen** lassen sich mit Leinöl vorzüglich ausführen, da es besser verträglich ist als Olivenöl. Man nimmt dazu bis zu 50 g. Bei Gallenkoliken gibt man 2–3mal täglich 1 Eßlöffel.

Kartoffeln sind Kraftspender

Die Kartoffel läßt sich aus unserer Volksernährung kaum noch fortdenken, obwohl der Verbrauch von Jahr zu Jahr zurückgeht (von rund 400 kg pro Kopf um die Jahrhunderwende über 101,6 kg im Jahre 1971 auf etwas über 50 kg im Jahre 1983). Während der Verbrauch an Frischkartoffeln rückläufig ist, gewinnen die Fertigprodukte aus Kartoffeln immer mehr Freunde.

Wenn dennoch viele bestrebt sind, einen tüchtigen Wintervorrat an Kartoffeln in den Keller zu bekommen, so dokumentieren sie damit schon, daß sie diese als einen notwendigen und wichtigen Bestandteil der ganzen Ernährung ansehen. Wir sollten dabei bedenken, daß die eingelagerten Kartoffelknollen keineswegs tote Gebilde sind. Im Gegenteil, der Hauptbestandteil, die Kartoffelstärke, wandelt sich zum Teil auch im dunklen Keller fortlaufend in Zucker um, der „verbrannt" und „veratmet" wird. Dieser Atmungsprozeß kommt nur in der erfrorenen Kartoffel zum Stillstand, der gebildete Zucker wird nicht mehr umgesetzt, die Kartoffel schmeckt dann süß. Die geringsten Verluste durch Frost, Fäulnis, Auskeimen oder anderweitigen Verderb erreicht man durch Einlagern der ausgesuchten Kartoffeln in eine Kartoffelhürde in einem trockenen, abgedunkelten Kellerraum, der auch recht kühl sein sollte.

Hauptwirkstoffe

Die Kartoffelstärke, der Hauptbestandteil dieser nahrhaften Knolle – 100 g Kartoffeln enthalten durchschnittlich 21 g Stärke –, gehört zu den am leichtesten verdaulichen Stärkearten, so daß die Kartoffel in Püree- oder Breiform eine besondere Rolle in der Säuglings- und Krankenernährung spielt. Der hohe Stärkegehalt war aber auch von jeher die Grundlage für die ausgedehnte Verwendung der Kartoffel in der normalen menschlichen und tierischen Ernährung.

Außer der Stärke erwiesen sich noch viele andere Stoffe als für die Ernährung äußerst wichtig. So sind es vor allem der bedeutende Gehalt an hochwertigem und vollständigem Eiweiß, ein großer Reichtum an Mineralstoffen und das Vorhandensein wichtiger Vitamine, die der Kartoffel ihre überragende Bedeutung in der Ernährung verleihen.

Die Tabelle auf der folgenden Seite enthält die wichtigsten Analysenzahlen der Kartoffel.

Diese Tabellenwerte vermitteln natürlich nur einen schwachen Begriff von der Bedeutung der Kartoffel als Nahrungs- und Heilmittel. In der Kartoffel wurden auch Aluminium, Nickel, Kobalt und Zink gefunden, über deren Bedeutung allerdings noch nicht viel gesagt werden kann. Unwichtig sind diese Stoffe sicher ebensowenig wie der Mangangehalt der Kartoffeln.

Natürliche Energielieferanten

Hauptwirkstoffe in 100 g Frischsubstanz

Eiweiß	2,0 g	Vitamin A	450 I. E.
Fett	0,1 g	Vitamin B_1	0,05 mg
Kohlenhydrate	18,9 g	Vitamin B_2	0,05 mg
Natrium	3 mg	Vitamin B_6	0,20 mg
Kalium	520 mg	Niacin	1,80 mg
Kalzium	13 mg	Vitamin C	53 mg
Magnesium	30 mg	Vitamin E	0,06 mg
Phosphor	58 mg	Vitamin K	0,65 mg
Eisen	0,9 mg		
Mangan	0,17 mg	Kalorien	26
		Joule	109

Prof. *Kollath* wies darauf hin, daß Tierversuche ergeben haben, daß das Fehlen bestimmter anorganischer Spurenelemente, wie Mangan, Kobalt, Nickel, Zink usw., sich oftmals nicht schon in der gegenwärtigen, sondern erst in der dritten bis fünften Generation auswirken kann. Beim Menschen lassen sich solche Auswirkungen natürlich kaum übersehen. Dennoch mahnen uns diese Versuche, unter allen Umständen den natürlichen Wirkstoffgehalt der Nahrungsmittel durch gesunden Anbau und schonendste Weiterbehandlung zu erhalten.

Verwendungsmöglichkeiten der Kartoffel

Wir müssen die praktisch wichtige, durch zahlreiche Versuche gesicherte Tatsache festhalten, daß durch die küchenmäßige Zubereitung der Kartoffel je nach der Art der Zubereitung zum Teil erhebliche Verluste an wertvollen Bestandteilen eintreten. Ganz allgemein erfahren geschälte Kartoffeln bei der Zubereitung eine wesentlich größere Wertminderung als ungeschälte. Dämpfen verursacht geringere Verluste als Kochen, während beim Backen und Braten geringe Verluste eintreten.

Am zweckmäßigsten ist das *Dämpfen ungeschälter Kartoffeln.* Bei der üblichen Herstellung von Salzkartoffeln tritt allein in bezug auf den Vitamin-C- und Mineralgehalt ein Verlust von 25 % auf. Der Verlust an Vitamin C hängt auch von der Erhitzungsdauer ab, wobei zu bemerken wäre, daß die Zerstörung um so stärker ist, je länger die Erhitzung anhält. Den stärksten Verlust erleiden alle Kartoffelgerichte durch Aufwärmen oder Warmhalten in der „Kochkiste“. So enthält Kartoffelsuppe nach sechs Stunden überhaupt kein Vitamin C mehr. Auch wirkt sich die Verwendung von kupfernen, schlecht verzinnten und emaillierten Gefäßen ungünstig aus, während in Aluminiumgeschirren die geringsten Zerstörungen gemessen wurden. Jede Hausfrau sollte aus diesen Tatsachen das eine lernen: Die in der

Schale gedämpfte Kartoffel ist am wertvollsten. Daher ist der möglichst häufige Verzehr von Pellkartoffeln unbedingt anzuraten.

Eines müssen wir vom Kartoffeleiweiß wissen, das nicht nur als sehr hochwertig zu bezeichnen ist, sondern auch eine 90prozentige Verdaulichkeit aufweist, die nur noch vom Hühnereiweiß übertroffen wird. Nach einigen Forschern ist die biologische Wertigkeit des Kartoffeleiweißes sogar höher als die des Fleisch- und Eiereiweißes. Auch der Gehalt an Eiweißkörpern, von denen wir bisher annahmen, daß unser Organismus sie nicht selbst aufzubauen vermag, liegt von allen pflanzlichen Eiweißkörpern bei den Kartoffeln mit 41% am höchsten. Das heißt, daß man mit einer reinen Kartoffel-Fett-Kost über längere Zeit in einem Ernährungsgleichgewicht bleiben kann. Kartoffeln

Die lange umstrittene Frage, ob sich der Gehalt der Kartoffel an dem an sich giftigen *Solanin* ungünstig auswirkt, dürfte heute (nach dem Forscher *Hansen*) dahingehend entschieden sein, daß das Solanin, wie es in der Kartoffel vorkommt, gar keine giftigen Eigenschaften hat, sondern sogar ein wünschenswerter Bestandteil ist, der sich auf die Bewegungen, die Absonderungen des Darms und auf den Geschmack nur günstig auswirkt. Die in den Kartoffeln normalerweise vorkommenden Solaninmengen sind auch auf die Dauer vollkommen unschädlich. Nur bei frischen Kartoffeln, insbesondere bei *grünen* Kartoffeln, ist Vorsicht geboten, da diese möglicherweise größere Solaninmengen enthalten können.

Interessant ist zu wissen, daß die Kartoffel auch als *Diät- und Heilmittel* eine Rolle spielt. Jeder kennt Kartoffelpüree als Schonkost. Neuerdings findet außerdem der rohe Kartoffelsaft zur Beseitigung überstarker Magensäure Verwendung, und auch Kartoffelsuppe hat sich als Ersatz für Reisschleim und bei bestimmten Ernährungsstörungen im Säuglings- und Kleinkindesalter außerordentlich gut bewährt.

Bei *Kreislauferkrankungen mit hartnäckigen Wasseransammlungen* in den Organen und Geweben haben nach den Erfahrungen von Prof. *N. Jagic* reine *Kartoffeltage* als Diätmaßnahme gute Wirkung erzielt. Man gibt dabei drei Tage lang jeden Tag 1 kg Kartoffeln ohne Salz und ohne Fett in sechs Portionen über den Tag verteilt. Wenn diese einfache Kost an drei aufeinanderfolgenden Tagen genossen wird, tritt eine gute Entwässerung ein, in besonders hartnäckigen Fällen jedoch erst am dritten Tag.

Nach der Vorschrift von Prof. *Jagic* soll an den Kartoffeltagen möglichst geruht werden. Bettruhe braucht nicht unbedingt eingehalten zu werden, sondern sitzende Beschäftigung ist stundenweise möglich. Man kann die Kartoffeltage monatlich wiederholen, wenn notwendig auch nach zwei bis drei Wochen. Nach der Erfahrung von Prof. *Jagic* erzielten die Kartoffeltage eine bessere Wirkung als Obst-, Tee- oder Reistage.

Von der Bedeutung der Kartoffel für unseren Mineralstoffwechsel, von ihrem Jodgehalt und ihrer wichtigen Rolle als Vitamin-C- und Vitamin-B_1-Quelle müßte noch gesprochen werden. Die bisherigen Ausführungen berechtigen jedoch schon zur Genüge zu der Feststellung, daß die zahlreichen wertvollen Eigenschaften der Kartoffel für eine gesunde Ernährung die Vorrangstellung rechtfertigen, die sie vor allem in Deutschland als Nahrungsgrundlage einnimmt. Der große Brennwert, die hohe biologische Eiweißwertigkeit, die gute Ausnutzbarkeit und Verdaulichkeit, der reiche Mineralstoffgehalt und das Vorhandensein von Vitaminen, die gerade im Winter und Frühjahr von außerordentlicher Wichtigkeit sind, und nicht zuletzt die leichte küchentechnische und überaus vielfältige Verwendbarkeit und Vielseitigkeit der Zubereitungsarten kennzeichnen ihren einzigartigen Wert für unsere Ernährung, wenn die Hausfrau eines beherzigt: Möglichst viel Pellkartoffeln, am besten dämpfen, möglichst kurze Hitzeanwendung!

Natürliche Energielieferanten

Und wie ist es mit dem „Kartoffelbauch"? Keine Angst! Daß Kartoffelgenuß dick mache, ist ein unbegründetes Vorurteil. Kartoffeln allein fördern nicht Fettleibigkeit, es sei denn, daß sie in reichlicher Menge zu einer eiweißreichen Nahrung genossen werden. Die Schotten sind als schlanke Menschen bekannt, und doch bilden Kartoffeln ihre Hauptnahrung. Auch der Norddeutsche liebt die Kartoffel mehr als der Süddeutsche, aber man kann nicht behaupten, daß er dicker und unbeweglicher wäre als dieser.

Hefe als Vitaminschatzkammer **III**

Milch, Hefe, Honig, diese drei versorgen den Menschen mit der notwendigen Menge Wuchs- und Wirkstoffe und schenken neue Nervenkraft. 1 bis 2 Eßlöffel Hefeflocken decken den Tagesbedarf an Vitamin B_1. Die im folgenden Kapitel geschilderten Wirkungen beziehen sich auf die Bierhefe und nicht auf die Bäckerhefe, die für arzneiliche Zwecke ungeeignet ist.

Die alten Volksheilmittel werden von Zeit zu Zeit wiederentdeckt. So ist es auch der Hefe ergangen, die sich neuerdings wieder großer Beliebtheit erfreut, vor allem seit sich die Forschung der Hefe, insbesondere der in der Volksmedizin hauptsächlich verwandten Bierhefe, angenommen hat und dabei zu erstaunlichen Ergebnissen gekommen ist. Die Hefezelle erwies sich als eine kleine Schatzkammer von biologisch hochaktiven Stoffen, wie Vitaminen (besonders der B-Gruppe), hochwertigen Aminosäuren, ferner Wuchs- und anderen Wirkstoffen in Verbindung mit den zugehörigen Mineralien.

Eine genauere Übersicht über die Wirkstoffe der Hefe gibt die folgende Zusammenstellung. 100 g getrocknete Bierhefe enthalten:

Hauptwirkstoffe in 100 g Handelsware

Eiweiß	38,8 g	Vitamin A	+
Fett	1,0 g	Vitamin B_1	15,6 mg
Kohlenhydrate	38,4 g	Vitamin B_2	4,3 mg
Natrium	121 mg	Vitamin B_6	4,2 mg
Kalium	1700 mg	Niacin	37,9 mg
Kalzium	210 mg	Pantothensäure	9,5 mg
Magnesium	231 mg	Vitamin C	+
Phosphor	1753 mg		
Eisen	17,3 mg	Kalorien	283
Mangan	0,53 mg	Joule	1183
Zink	8,0 mg		

In der Anwendung der Hefe zu Heilzwecken wird neuerdings neben verschiedenen Trockenpräparaten besonders auf die lebende Bierhefe aufmerksam gemacht, die man infolge ihrer schlechten Haltbarkeit mit Vitamin-C-Trägern konserviert.

Da die Meinungen darüber, ob zu Heilzwecken besser lebende oder abgetötete Hefe zu verabreichen sei, lange Zeit auseinandergingen, stellten Prof. Dr. *Rolle* und sein Mitarbeiter *Mehnert* Untersuchungen mit mehreren Stämmen verschiedener Hefearten aus zwei Gattungen an. Sie sollten die Frage lösen, ob hitzeabgetötete Hefe schneller verdaut wird als lebend verabreichte.

Bei den Tierversuchen zeigte sich, daß nach Verabreichung der *lebenden* Hefearten in den Darmausscheidungen nur selten noch unverdaute, wieder entwicklungsfähige Hefen vorhanden waren. Gab man die gleichen, durch Hitze abgetöteten Hefearten, so fand man im Stuhl weitaus mehr gut erhaltene Hefezellen. Die lebenden Hefezellen wurden also besser verdaut. Verfütterte man jedoch Candida-Hefearten (Soorpilz), so wurden die lebenden fast gar nicht von den Verdauungssäften angegriffen, während sie nach Abtötung besser verdaut wurden.

Daraus ergibt sich, daß die Hefearten nicht gleichmäßig gut im Darm verdaut werden, die uns hier besonders interessierende Bierhefe jedoch besser im lebenden als im abgetöteten Zustand.

Besonders untersucht wurde auch das Verhalten der Hefearten gegenüber den normalen und lebenswichtigen Colibakterien des Darmes. Die in Bakterienkulturen durchgeführten Versuche ergaben, daß die beiden Saccharomyces-Arten (Bierhefe) durch Colibakterien völlig überwuchert und damit abgetötet wurden, wobei sie das Hefeeiweiß zersetzten. Die Candida-Arten (Soorpilz) behaupteten sich aber gegenüber den Colibakterien, sie blieben am Leben, entwickelten sich und ließen nachträglich eingeimpfte Colibakterien zugrunde gehen.

Natürliche Energielieferanten

Festzuhalten ist, daß die lebende *Bierhefe* im Darmkanal verdaut wird und damit ihre Vitamine, Mineralien und Spurenstoffe aufgenommen werden können. Dagegen können andere Hefearten im Darm lebensfähig bleiben und sogar dem Körper die in der Nahrung vorhandenen Vitamine entziehen. Die Folge ist eine Vitaminverarmung.

In besonderer Weise ging man dem Einfluß der Bierhefe auf die *Zuckerkrankheit* nach und erkannte ihre wohltuende, insulinsparende Wirkung. Sie scheint unter anderem darauf zu beruhen, daß ein größerer Schutz vor Eiweißfäulnis gegeben ist und die körpereigene Insulinproduktion durch die B-Vitamine belebt wird, da diese Vitamine an Schwefel gebundene Aktivatoren der Zellatmung darstellen. Von anderer Seite wird das Vitamin B_2 für die insulinähnliche Wirkung der Hefe verantwortlich gemacht, denn intravenöse Injektionen von Lactoflavin (B_2) senken beim Diabetiker den Blutzuckerspiegel.

Bei *Zinkmangel* in der Nahrung könnte die Hefe mit ihrem relativ hohen Zinkgehalt (8 mg) einen Ausgleich schaffen und auch das für die Insulinbildung notwendige Zink (Insulin enthält 0,5 % Zink) bereitstellen.

Vielleicht trägt aber auch die glückliche Kombination von B-Vitaminen, Zink und *hohem Kaliumgehalt* (1700 mg) zur Hefewirkung bei Zuckerkrankheit bei, da wir heute wissen, daß das Kalium für die Einschleusung des Insulin-Traubenzucker-Komplexes in die Zelle und damit zur Ausnutzung der Zuckerenergie erforderlich ist.

Dr. med. *H. Müller* (La Lignière, Gland) beschrieb eine deutliche Herabsetzung des Blutzuckers bei sonst gleichbleibender Behandlung durch die Verabreichung von täglich 20 g Nährhefe.

Ein in der Hefe in größerer Menge vorkommender Naturstoff mit speziellen Stoffwechselfunktionen ist das Biotin. Wir sehen in ihm einen Wirkstoff, dessen Fehlen in der Nahrung beim Menschen eine krankhaft vermehrte Absonderung von Hauttalg (Seborrhoe) verursacht, also Beziehungen zur Haut erkennen läßt. Es wird daher auch Vitamin H genannt.

Auch über die Einwirkung der Hefe auf die *Akne vulgaris* liegen sehr positive Berichte vor. Dr. *Halla* (Wien) erzielte mit einem Hefepräparat (Levurinetten) bei längerer Zeit mit anderen Mitteln vorbehandelten, aber bislang unbeeinflußten schweren Fällen von *Akne vulgaris* und *Furunkulose* eindrucksvolle Besserungen. Auch Dr. *Bieler* und Dr. *Zenschik* (Wien) berichteten über einen größeren Reihenversuch mit 100 weiblichen und männlichen Jugendlichen (14–18 Jahre), bei denen ein fast hundertprozentiger Erfolg in der Behandlung der jugendlichen Akne mit einem Hefepräparat erzielt wurde.

Interessant ist, daß die Hefe in erster Linie als *Heilmittel* der – bei uns allerdings sehr selten auftretenden – *Pellagra* genannten Erkrankung gilt, bei der Erscheinungen seitens des Magen-Darm-Kanals, der Haut, des Nervensystems und der Psyche auftreten. Diese Tatsache wirft ein helles Licht auf die vielfältigen Beziehungen der Hefe zu den verschiedensten Organsystemen und läßt uns Verständnis dafür gewinnen, daß die Heilkraft der Hefe bei den mannigfachsten Krankheitsbildern, insbesondere aus dem Bereich des Stoffwechsels, geschätzt wird, so bei Verdauungsstörungen, Magen-Darm-Krankheiten und -Entzündungen, Hormondrüsenstörungen, Herz- und Kreislaufschäden, Wachstums- und Entwicklungsstörungen, Diabetes, Fettsucht, Vitaminmangelzuständen, besonders auch bei Schwangeren, Anämien, Neuralgien, Migräne, Erkältungen, Funktionsstörungen der lymphatischen Organe, Vergiftungen und Infektionen. Hefe

Bei den Infektionen ist auch heute noch an die Tuberkulose zu denken, die trotz der modernen Hemm-Mittel gegen die Tuberkulose-Erreger nicht ihre Schrecken verloren hat. Hier ist es an der Zeit, sich der alten, vielfach belegten Erfahrungen zu erinnern, daß die Hefe bei der Bekämpfung der Tuberkulose eine wichtige Rolle spielt. Besonders *Sauerbruch* und *Hermannsdorfer,* dann *Gerson, Grimm, Raphael, Schnute* und *Volhard* empfahlen mit vollem Recht die Bierhefe zur salzlosen Kost bei Tuberkulose, zur Diät tuberkulöser und nichttuberkulöser Kinder sowie bei Gallen-, Blasen-, Nieren- und Herzerkrankungen.

Hefepräparate können auf Grund ihrer wichtigen Wirkstoffe als vorzügliche, naturgemäße Stoffwechselregulatoren gelten. Wenn man jeweils *nach* dem Essen 1 Eßlöffel Bierhefe zu sich nimmt, wird sie gut und ohne Beschwerden vertragen. Die bald einsetzende größere Frische und vermehrtes Wohlbefinden lassen den schlechten Geschmack der Hefe überwinden oder sogar angenehm und würzig erscheinen.

IV

Pilze führen zur Natur zurück

Botanisch gesehen sind die Gebilde, die wir als Pilze oder Schwämme bezeichnen, lediglich die Fruchtkörper eines meist unterirdisch wachsenden Gezweiges oder Geflechtes, das die eigentliche Pflanze darstellt und fachlich als Myzel oder Myzelium bezeichnet wird. Aus diesen Myzelen oder Geflechten sprossen fortgesetzt die Pilze hervor. Wir können diese daher ganz grob mit den Früchten der Sträucher oder Bäume vergleichen. Wie die Algen, Pilze

Natürliche Energielieferanten

Flechten und Moose gehören die Pilze zu den Verborgenblütlern (Kryptogamen). Ihre Fortpflanzungsorgane heißen Sporen. Die Pilze treten in zahlreichen Formen und Arten auf. Allein in Deutschland gibt es davon mehr als 2000 Arten. Sie können sich nicht wie die grünen Pflanzen ernähren, d. h. organische Substanz mit Hilfe des Blattgrüns aus Wasser, den anorganischen Bodensalzen und der Kohlensäure der Luft aufbauen. Sie benötigen zum Leben und Wachsen vielmehr Fertigprodukte, wie sie in verwesenden Stoffen zahlreich vorkommen. Die Pilze finden sich daher im Humus des Waldbodens als Zersetzungsnutzer oder als Schmarotzer (Parasiten) an Baumstümpfen oder -wurzeln oder gar an lebenden Bäumen. Wir kennen auch Arten, die mit Flechten zu gegenseitigem Nutzen zusammenleben.

Die meisten der etwa 2500 Pilzarten, nämlich vier Fünftel, sind für uns ungenießbar. Entweder sind sie zu klein, zu holzig, von unangenehmem Geschmack oder giftig. Ungefähr 500 Arten gelten als Speisepilze, und nur etwa 30 Arten sind mehr oder weniger giftig.

Der reine Nährwert der Pilze, also ihr Gehalt an Fett, Eiweiß oder Kohlenhydraten, ist nicht sehr bedeutend. Die Pilze mit dem Fleisch zu vergleichen, erscheint daher unberechtigt. In der folgenden kleinen Tabelle sind die entsprechenden Werte für drei bekannte Speisepilzarten angegeben.

	Eiweiß g	Fett g	Kohlenhydrate g	Kalorien	Joule	davon ausnutzbar %
Champignon	2,8	0,2	2,8	24	100	26
Eierschwamm *(Pfifferling)*	1,6	0,5	3,0	23	96	21
Steinpilz	2,8	0,4	4,8	34	142	33

Wenn die Pilze auch zur Energiegewinnung wenig beitragen können, so dürfen wir sie immerhin als Mineral- und Vitaminlieferanten in Anspruch nehmen. Ihr Mineralgehalt übertrifft den der Gemüsearten und steht dem des Fleisches kaum nach. An Vitaminen fand man bisher, und das ist nicht gering zu veranschlagen, das wachstumsfördernde Vitamin A, das nervenschützende Vitamin B_1 und das rachitisschützende Vitamin D, in einigen Arten auch Pantothensäure (Leberschutz), Biotin (Hautschutz), Folsäure (Blutbildung) sowie einige andere Vitamine, wie in der folgenden Tabelle übersichtlich gezeigt ist.

Pilze sind wegen des hohen Gehaltes an unverdaulichen Zellwandbestandteilen schwer genießbar. Ihr Nährwert ist bei dem hohen Wassergehalt nur gering und ihre Ausnutzbarkeit nur mäßig. Besser verwertet wird das aus dem Vermahlen getrockneter Pilze entstehende Pilz*pulver*. Es schmeckt würzig, quillt im Wasser stark auf und ist durch riesige Oberflächenvergrößerung

Vitamingehalt wichtiger Speisepilze

	Champignons	Pfifferlinge	Steinpilze	Speiselorchel
Vitamin A (I. E.)	+	+	–	–
Vitamin D (I. E.)	150	350	350	125
Vitamin B_1 (mg)	0,1	0,02	0,03	0,03
Vitamin B_2 (mg)	0,44	0,23	0,4	0,06
Niacin (mg)	6,2	6,5	4,9	–
Pantothensäure (mg)	2,1	–	2,7	–
Vitamin C (mg)	5	6	2	5
Vitamin H (mg)	0,02	–	–	–

im gequollenen Zustand für die Verdauungssäfte besser angreifbar. Aus 100 g gewinnt man 310–320 Kalorien (1296–1338 Joule).

Vielleicht sind die Begleitumstände, die uns zu einer Pilzmahlzeit verhelfen, manchmal noch wichtiger und der Gesundheit förderlicher als die genannten Ergänzungsstoffe. Für den Fall nämlich, daß wir die Pilze selbst kennenlernen und sammeln wollten, würden Leib und Seele ohne Zweifel beim Durchwandern der Wälder gestärkt und erfrischt. Wenn unsere Pilzwanderungen uns Stadt und Straße, Lärm und Verkehr, Zeitung und Radio, Geschäft und Politik wenigstens für Stunden vergessen lassen und uns zu den eigentlichen natürlichen Quellen unseres Lebens, zu denen auch der Wald gehört, zurückführen, dann erhalten sie allein schon dadurch einen großen Nähr- und Heilwert für Leib und Seele.

Aber auch rein medizinisch und diätetisch gesehen können wir die Pilze besonders in der Fettsuchtdiät anwenden, da uns dabei der ausreichende Sättigungswert bei geringer Kalorienzahl sehr willkommen ist. Von großem Nutzen erweist sich vor allem das Pilzpulver für die salzlose Kost; denn es bringt Abwechslung und Wohlgeschmack in die von vielen sonst häufig als zu fade empfundenen Mahlzeiten.

Pilze kennen und Pilze sammeln ist eine schöne, gesunde und nützliche Liebhaberei und Nebenbeschäftigung, die immer ihren eigenartigen Reiz und ihren inneren Wert behalten wird. Zahlreiche kleine und größere Pilzbücher und praktische Sammelanweisungen stehen als willkommene Hilfsmittel zur Verfügung.

Jüngst haben japanische Forscher in Pilzen eine krebshemmende Substanz gefunden, die sich mit Aceton und Methylalkohol aus Pilzen in Pulverform gewinnen ließ. Sie stellten fest, daß fast 700 bisher untersuchte Pilzarten diese Substanz enthielten, und sie meinen, daß der regelmäßige Verzehr von Pilzen die Krebsbildung beim Menschen weitgehend verhüten könnte. Die

Natürliche Energielieferanten

Wissenschaftler des Forschungsinstituts für epidemische Krankheiten, der Biologischen Abteilung und des Hygienischen Instituts der Tokioter Universität fanden in dreijähriger Forschungsarbeit, daß von 591 krebskranken Mäusen, denen die Substanz eingeimpft wurde, 84 Mäuse wieder gesundeten und bei 146 weiteren der Krebs zum Stillstand kam. Ein immerhin recht beachtliches Ergebnis. Die Wissenschaftler sind bemüht, die Substanz in kristallisierter Form zu erhalten, um ihre chemische Struktur bestimmen und klinische Versuche durchführen zu können.

Durch diese Versuche sehen wir unsere Pilze plötzlich in einem ganz neuen Licht. Vielleicht bekommen sie noch eine wesentliche diätetische Bedeutung.

Allerdings sei nicht verschwiegen, daß das Bundesgesundheitsamt bei einer Untersuchung in heimischen Wildpilzen erhebliche Schwermetallgehalte (Cadmium, Quecksilber) fand und empfohlen hat, daß Pilzliebhaber wöchentlich nicht mehr als 200 bis 250 g Pilze verzehren sollten; Kinder entsprechend weniger. Ganz gemieden werden solle der dünnfleischige Anisegerling, der Schafegerling und der Riesenchampignon.

Einige der bekanntesten Pilze

Name, Standort, Sammelzeit	Kennzeichen	Verwendung
Rotkappe *Boletus versipellis* In Nadelwäldern, unter Gebüsch, Birken, Tannen, Erlen Juni–Oktober	Kräftig, mit rotbrauner bis ziegelroter Oberhaut, Röhren weißlich bis grau, Stiel schuppig-faserig, Fleisch grauschwärzlich anlaufend	Schmackhaft, ergiebig, wird beim Schmoren schwarz
Birkenpilz *Boletus scaber* Unter Birken, in Wäldern, Gebüschen, Torfsümpfen, in der Heide Juni–Oktober	Graubrauner, kahler Hut, faseriger, flockiger, schlanker Stiel, lange, schmutziggraue Röhren	Nur jung und frisch verwenden, wird beim Schmoren grau bis grauschwarz und schleimig
Gallenröhrling *Boletus fellens* Häufig im Nadelwald Juni–Oktober	Steinpilzähnlich, bräunlichweißliche bis zartrosa gefärbte Röhren, Stiel stark genetzt, bräunlich, Fleisch intensiv bitter	Nicht giftig, aber wegen seines bitteren Geschmacks vollkommen ungenießbar, wird leicht mit Steinpilz und Marone verwechselt
Steinpilz *Boletus edulis* Überall in Laub- und Nadelwäldern Juni–November Hauptzeit August–September	Hell- bis dunkelbraun, auch rotbraun (kastanienbraun), Röhren weiß, gelblichgrün bis olivgrün, Stiel kräftig, walzenförmig bis knollig, oft recht groß	Für alle Pilzzubereitungsarten sehr geschätzt, vorzüglicher Geschmack, etwas weichlich-schlüpfrig
Satanspilz *Boletus satanas* In lichten Laub-, insbesondere Buchenwäldern, liebt Kalkboden Juli–September	Weißlich-, blaß- bis olivgrau, dickfleischig, polsterförmig, Oberhaut nicht abziehbar, trocken	Giftig, wenn auch noch keine tödliche Vergiftung vorgekommen ist. Roh sehr giftig!
Maronenröhrling *Boletus badius* In Nadel- und Laubwäldern Juli–November	Hut kastanienbraun, Röhren grüngelb, nach Druck grünblau, Stiel braungelblich, glatt, gleichmäßig dick, Fleisch weißgelblich, auf Druck blau anlaufend	Guter Speisepilz, wird als „Vetter des Steinpilzes" bezeichnet, ist noch fester im Fleisch als dieser und auch gut zum Trocknen geeignet
Butterpilz *Boletus luteus* Auf Waldwiesen und in sandigen Nadelwäldern Juni–Oktober	Hut braungelb bis dunkelbraun, feuchtglänzend, Haut abziehbar, häutiger Schleier zwischen Hutrand und Stiel, später als herabhängender Ring von dunkelbrauner bis violettgrauer Farbe. Fleisch gelblichweiß, butterweich	Wohlschmeckend, wie Steinpilz zu verwenden. Oberhaut abziehen!
Perlpilz *Amanita rubescens* Häufig in Laub- und Nadelwäldern Juli–Oktober	Hut braunrot mit blassen, perlartigen Hüllresten, Stiel derb, rötlichweiß, mit weißer, geriefter Manschette und einer kaum abgesetzten Stielknolle. Fleisch rosaweinrötlich verfärbend	Guter Speise- und Salatpilz, als Würze geeignet

Name, Standort, Sammelzeit	Kennzeichen	Verwendung
Pantherpilz *Amanita pantherma* In Laub-, Nadel- und besonders Kiefernwäldern, oft schmächtig Juli–Oktober	Hut braun mit gerieftem Rand und vielen kleinen, weißen Hüllresten auf der Oberhaut, die vom Regen leicht abgespült werden. Stiel weiß mit hängendem, ungerieftem Ring und in stumpf gerandeter Knolle steckend. Fleisch weiß, von schwach rettichartigem Geruch	Giftig! Nicht verwendbar! Wird häufig mit dem Perlpilz verwechselt. Pantherpilz hat immer rein weißes Fleisch und immer einen rein weißen Stiel!
Brauner Fliegenpilz *Amanita muscaria var. umbrina* Besonders in Fichtenwäldern Juni–Oktober	Hut lederbraun bis ockerbraun verblassend. Fleisch dicht unter der Oberhaut bräunlichgelb, dann hellgelb bis weiß. Schmutziggelbe Hüllreste, an der Knolle zahlreiche Schuppengürtel	Giftig! Unverwendbar! Roter und brauner Fliegenpilz stehen oft zusammen
Schirmpilz (Parasol) *Lepiota procera* In sonnigen Wäldern, auf grasigen Abhängen, auf Äckern, in Gärten züchtbar Juli–November	Hut anfangs eiförmig bis kugelig, hellbraun, später flach schirmförmig, anfangs glatt, später abstehende Schuppen. Breite, weiße, engstehende Lamellen, am Stiel frei. Stiel rauh, schuppig-geringelt, zäh, am Grunde knollig, verschiebbarer, dicker Ring. Fleisch zart, weiß, haselnußartig	Guter Speisepilz, jung roh, später als Schnitzel gebraten
Habichtspilz (Rehpilz) *Sarcodon imbricatum* In Kiefernwäldern, meist in Gruppen August–November	Schwarzbrauner, runder Hut mit dachziegelartig und kreisförmig angeordneten Schuppen, an Habichtsgefieder erinnernd. Unterseite weist weißlichgraue Stacheln auf, an Rehfell erinnernd	Nur jüngere Exemplare verwenden, kräftiger, würziger Geschmack, besonders geeignet zu Sülzen, Suppen und in Klopsen, zum Trocknen und Würzen
Echter Reizker *Lactarius deliciosus* Im Nadel- und Laubwald, auf Weiden, an Graben- und Wegrändern Juli–November	Orangeroter Hut mit helleren und dunkleren Zonen, am Rande etwas eingerollt, später flach und in der Mitte eingedellt. Orangerote, empfindliche, auf Druck und Verletzung stark milchende, grünspanig werdende Blätter.	Guter Brat-, Suppen- und Soßenpilz, zum Einlegen in Essig
Birkenreizker *Lactarius torminosus* Im Heide- und Sandboden, besonders unter Birken August–Oktober	Fleischfarbig, rötliche Zonen, anfangs flach gewölbt, am Rande angerollt, später trichterförmig eingedellt, am Rande filzig-zottig. Bei Verletzung reichlich weiße, unveränderliche, brennend schmeckende Milch	Giftig! Nach Abkochen und Fortgießen des Kochwassers eßbar. In Nord- und Osteuropa geschätzt

Name, Standort, Sammelzeit	Kennzeichen	Verwendung
Brätling *Lactarius volemus* In Laub- und Nadelwäldern, besonders im Gebirge Juli–November	Oberhaut trocken, glanzlos, orangebraun, zuerst flach mit eingerolltem Rand, später in der Mitte eingedellt. Gelbliche, auf Druck braunfleckig werdende, bei Verletzung stark Milch absondernde Blätter. Blasses, derbes Fleisch, Milch wird an der Luft braun	Schmackhafter Speisepilz, wenn schnell und kurz als Schnitzel gebraten, beim Kochen wird er leimartig und unschmackhaft. Kann roh genossen werden
Wiesenchampignon *Psalliota campestris* Auf Wiesen, Pferdekoppeln Mai–Oktober	Weißliche bis gelbbräunliche Oberhaut, zuerst rosa, später dunkelbraune Blätter, weißliches, an den Bruchflächen rosa anlaufendes Fleisch. Oberhaut leicht abziehbar, Stiel trägt dünnen, weißen, oft zerrissenen Ring	Wertvoller Speisepilz
Gelber Knollenblätterpilz *Amanita phalloides var. verna* In großer Menge im Nadelwald Mai–November	Hut reinweiß, später gelblichgrau. Blätter weiß, Stiel weiß, schlank, Stielende knollig und in scheidenartiger Hüllhaut steckend	Wie der grüne tödlich giftig!
Grüner Knollenblätterpilz *Amanita phalloides* Unter Eichen, Buchen, sehr selten im Nadelwald Juli–Oktober	Hut grünlich (olivgrün), die weißen Blätter stehen dicht, Stiel weiß, schlank, biegsam, trägt hängende Manschette, Stielende in scheidenartiger, lappiger Hüllhaut, die beim Abschneiden mit dem knolligen Stielende meist in der Erde bleibt. Dieses Hauptkennzeichen nicht übersehen!	Tödlich giftig, völlig unverwendbar!
Schaf-Egerling *Psalliota arvensis* An Waldrändern, in Gärten, auf gedüngten Wiesen, Parkanlagen Juni–Oktober	Weiße, seidige, gelbfleckende Oberhaut, schmale, blasse, später braune Lamellen. Weißes bis hellgelbes, anisartig riechendes, zartes Fleisch. Der ebenfalls weiße, zuweilen gelblich gefleckte, schlanke Stiel trägt einen oft zweischichtigen Ring	Der beste Champignon, der auch am meisten auf Märkten verkauft wird. Als Gemüse, zum Braten und Backen geeignet
Schaf-Porling *Polyporus ovinus* Oft gruppenweise in Nadelwäldern Juli–Oktober	Hut weißlich, graugelblich, blaßbraun, meist wellig, später rissig gefeldert und gelappt. Kurze, anfangs weißliche, später gelbliche Röhren mit feinen Mündungen. Stiel häufig nicht zentral und verwachsen	Schmackhafter Pilz, der sich wegen des etwas härteren Fleisches am besten zu Pilzklopsen eignet

Name, Standort, Sammelzeit	Kennzeichen	Verwendung
Grünling (echter Bitterling) *Tricholoma equestre* In Nadelwäldern, Sand, oft halb versteckt September–November	Graugrüne bis grauweiße, etwas klebrige Oberhaut, in der Mitte dick fleischig mit stumpfem Buckel, Blätter schwefelgelb, dicht, um den Stiel ausgebuchtet, Stiel glatt, tiefsitzend, Fleisch blaßgelb bis weißlich	Wohlschmeckender, guter Speisepilz, in warmem Wasser waschen, Haut möglichst abziehen, beim Kochen grünliche Verfärbung. In Suppe, Gemüse und in Mischung mit anderen verwendbar
Grünschuppiger Täubling *Russula aeruginea* Meist unter Birken, aber auch im Nadelwald Juli–Oktober	Grüner, oft stark abgeblaßter Hut mit teilweise abziehbarer Oberhaut, anfangs weiße, dann gelb werdende Blätter. Stiel weiß, fest, ohne Knolle. Fleisch jung fest, später krümelig, weiß, geruchlos. Vorsicht vor Verwechslung mit dem grünen Knollenblätterpilz! Dieser trägt einen Ring und weist eine Knolle auf!	Guter Gemüse- und Suppenpilz, am besten in Verbindung mit anderen
Speisetäubling *Russula vesca* Unter Buchen, Eichen, Nadelbäumen Juni–Oktober	Hut ist fleischrötlich oder fleischbräunlich, später ins Gelbliche ausbleichend, zuerst gewölbt, dann verflacht mit eingedellter Mitte, Blätter weiß, dicht und spröde, teilweise gegabelt. Stiel weiß, später grauweiß. Fleisch weiß und fest, geruchlos, angenehmer Geschmack nach Haselnüssen	Wohlschmeckender Speisepilz, der sich auch zum Rohessen und als Salat eignet
Echter Pfifferling *Cantharellus cibarius* In Gruppen im Laub- und Nadelwald Juni–November	Hut helldottergelb bis blaßgelb, anfangs eingerollter, später welligbuchtiger Rand, trichterförmig. Blätter gelb, falten- oder leistenförmig, gabelig, aderig verbunden, Am Stiel weit herablaufend. Fleisch weißlichgelb, längsfaserig, fest, selten madig. Geruch angenehm, würzig. Geschmack erst mild, dann pfeffrig	Vorzüglicher Speisepilz. Zubereitung wie Steinpilz zu Gemüse, Extrakt und zum Einmachen
Trompetenpfifferling *Cantharellus tubacformis* In Gruppen im Nadelwald, besonders unter dem Reisig Juli–November	Hut braungrau, schwarzgrau bis gelbgrau. Anfangs gewölbt, später trichterförmig, am Rande gewellt. Blätter blaßgelbgrau, gegabelt, leistenförmig, aderig, weit herablaufend. Stiel glatt, röhrig, unten gelb. Fleisch dünn und weißlich. Geruch würzig, Geschmack mild	Guter Speisepilz, besonders zu Suppen geeignet und als Mischpilz

Name, Standort, Sammelzeit	Kennzeichen	Verwendung
Kahler Krempling *Paxillus involutus* In Wäldern, auf Grasplätzen, auch an Baumstümpfen Juni–November	Hut bräunlich bis gelbbräunlich, am Rande stark gerollt, später verbogen, sehr empfindlich, sofort dunkle Druckstellen, bei feuchtem Wetter schleimig. Blätter ockergelb bis schmutzigbraun, herablaufend mit Queradern. Stiel schmutziggelb, dick. Fleisch gelbbräunlich, gekocht braunschwarz, zart, saftig, gut riechend, obstartig schmeckend	Ungenießbar. Der Pilz enthält eine Substanz, die sich im Organismus ansammelt, also nicht abgebaut wird. Durch diese Summationswirkung kann es zu schweren Kreislaufschäden kommen. Auch Fälle von Anämie wurden beobachtet
Samtfußkrempling *Paxillus atrotomentus* In Wäldern an Baumstümpfen Juli–November	Ähnlich wie kahler Krempling, aber mit kurzem, dickem, dunkelbraunem, samtenem Stiel. Dumpfer Geschmack	Nur abgebrüht zu verwenden, geringwertig!
Stockschwämmchen *Pholiota mutabilis* An morschen Laubhölzern und Stümpfen, oft in großen Büscheln April–Dezember	Hut zimtbraun, Mitte dunkler, glatter Rand, Blätter bräunlich, ungleich lang, dünn, am Stiel etwas herablaufend. Stiel unten schwarzbraun, oben gelblich, flockige Schuppen, büschelig, verwachsen. Fleisch wäßrig, bräunlich. Geruch würzig, Geschmack obstartig, mild	Vorzüglicher Speisepilz. Für Suppen, zum Würzen und zum Mischen geeignet
Frühjahrslorchel *Gyrominta esculenta* In sandigen Kiefernwäldern, auf Kahlschlägen, Wegrändern März–Mai	Hut rotbraun bis kaffeebraun, innen schmutzigweiß, unregelmäßig gelappt, rundlich, kraus, hirnartig gewunden, mit dem Stiel verwachsen. Stiel ungleichmäßig, grauweiß, zuerst markig, dann hohl. Fleisch dünn, zerbrechlich! Geruch und Geschmack angenehm	Giftig! Nur abgekocht eßbar! Mit reichlich Wasser mindestens 5 Minuten kochen. Das Kochwasser fortgießen! Speise- und Würzpilz. Innerhalb von 24 bis 48 Stunden eine Lorchelmahlzeit nicht wiederholen, weil es sonst auch nach vorschriftsmäßiger Zubereitung zu Vergiftungserscheinungen kommen kann
Hallimasch *Armillaria mellea* An Bäumen, Baumstümpfen, Wurzeln, meist in Massen August–November	Hut honigbraun bis rötlichbraun mit dunklen Schuppen, anfangs kugelig gewölbt, später ausgebreitet, Rand meist etwas eingerollt. Blätter blaßgelb bis rötlichbraun. Stiel verdickt, zäh, innen schwammig, gerillt. Fleisch zart, blaßbräunlich, im Alter zäh. Geruch herb. Geschmack säuerlich, herb, zusammenziehend	Guter Speisepilz. Für Gemüse und zum Backen

Was wir an tierischen Produkten brauchen

Neun Zehntel unseres Glückes beruhen allein auf der Gesundheit. Mit ihr wird alles eine Quelle des Genusses, hingegen ist ohne sie kein äußeres Gut, welcher Art es auch sei, genießbar, und selbst die übrigen subjektiven Güter, die Eigenschaften des Geistes, Gemütes und Temperamentes, werden durch Kränklichkeiten herabgestimmt und sehr verkümmert. Demnach geschieht es nicht ohne Grund, daß man, vor allen Dingen, sich gegenseitig nach dem Gesundheitszustand befragt und einander sich wohlzubefinden wünscht; denn wirklich ist dieses bei weitem die Hauptsache zum menschlichen Glück. Hieraus aber folgt, daß die größte aller Torheiten ist, seine Gesundheit aufzuopfern, für was es auch sei, für Erwerb, für Beförderung, für Gelehrsamkeit, für Ruhm, geschweige für Wollust und flüchtige Genüsse: vielmehr soll man ihr alles nachsetzen.

Arthur Schopenhauer

Fleisch – eine Zusatzkost

Bis um die Mitte des neunzehnten Jahrhunderts war der Fleischverbrauch in Europa ziemlich niedrig. Er betrug zum Beispiel im Jahre 1810 nur 18 kg je Kopf der Bevölkerung. Unter dem Einfluß der Anschauung, daß die Leistungsfähigkeit des Menschen durch starken Eiweißgenuß, insbesondere Fleischgenuß, gesteigert werden könne, erhöhte sich jedoch der Bedarf bis zur Jahrhundertwende auf 56 kg je Kopf und Jahr. Die gleichzeitige sprunghafte industrielle Entwicklung, bei zunehmendem Zeitmangel, mag dazu beigetragen haben, daß die rasch herzustellenden und schnell sättigenden Fleischgerichte immer mehr bevorzugt wurden. Von einem echten Bedürfnis kann jedenfalls keine Rede sein.

Im Bundesgebiet stieg der Fleischverbrauch bis 1980 stetig an. Wurden 1954 noch 48,5 kg je Kopf der Bevölkerung verbraucht, so waren es 1980 schon fast 92 kg. Seither ging der Verbrauch bis 1982 auf 88,4 kg zurück.

Es geht auch ohne Fleisch. Zu der Frage, ob eine Ernährung gänzlich ohne Schlachtfleisch möglich ist und ob diese vollwertig genannt werden kann, braucht hier nur noch einmal zusammenfassend gesagt zu werden, daß sie nicht nur möglich, sondern auch immer vollwertig ist, wenn die Nahrungsmittel nicht bereits vor dem Verzehr entwertet werden und dadurch ihre natürliche Nähr- und Heilkraft einbüßen. Selbst einer der gründlichsten Kenner des menschlichen Stoffwechsels, der berühmte Münchner Kliniker *Friedrich von Müller* (1858–1941), kam zu der Erkenntnis, daß „die bei unserer Kost meist übliche Menge an Fleisch und an Eiweißstoffen im allgemeinen das wirkliche Bedürfnis übersteigt. Es wäre von nicht geringer volkswirtschaftlicher Bedeutung, wenn auch bei uns die Tatsache allgemeiner bekannt würde, daß die Fleischkost *ohne Schaden für die Gesundheit* selbst von dem schwer arbeitenden Manne entbehrt werden kann."

Fleisch wird als Nahrungsmittel überschätzt

Die heute noch fast allgemeine Wertschätzung des Fleisches (Fleischeiweißes) wird unverständlich, wenn man in einem Forschungsbericht des Max-Planck-Instituts für Ernährungsphysiologie liest: „Über die biologische Wertigkeit des Proteins (Eiweißes) von Muskelfleisch für den Menschen wissen wir wenig."

Aber das, was man heute mit ziemlicher Sicherheit weiß, wird nicht einmal in der gesunden Ernährung und Heilkost (Diät) genügend berücksichtigt. So zum Beispiel die Tatsache, daß die biologische Wertigkeit gar nicht, wie man bisher meinte, davon abhängig ist, ob das Eiweiß alle lebenswichtigen (essen-

Tierische Produkte

tiellen) Bausteine (Aminosäuren) in genügender Menge enthält oder nicht. Es ist längst gesichert, daß eine Minderzufuhr von essentiellen Aminosäuren durch ein Mehr von nicht essentiellen Aminosäuren voll ausgeglichen werden kann. Darüber hinaus ist nachgewiesen, daß Eiweißmischungen zu einer besseren Verwertung der zugeführten Eiweißmenge führen und man auf diese Weise mit viel geringeren Eiweißmengen auskommt, nämlich mit 25–35 g bei einem Körpergewicht von 70 kg. Die Deutsche Gesellschaft für Ernährung empfiehlt 0,9 g Eiweiß je kg Körpergewicht bei Erwachsenen. Dieser Wert enthält bereits einen Sicherheitszuschlag. Ein Drittel bis etwa die Hälfte des Bedarfs sollte aus tierischen Quellen gedeckt werden.

Praktisch wichtig ist aber, daß bei einer Verminderung der zugeführten Eiweißmenge auch die Gesamtmenge an Kalorien abnimmt, also auch die Menge an Fett und Kohlenhydraten. Das liegt daran, daß speziell das Fleischeiweiß durch seine anreizenden (stimulierenden) Eigenschaften zu einem Überkonsum führt, der ernährungsphysiologisch weder gerechtfertigt noch gesundheitlich zuträglich ist.

Immer noch wird eine fleisch- und eiweißreiche Nahrung zu Schlankheitskuren propagiert. Amerikanische Forscher haben aber unbefriedigende Erfahrungen damit gemacht und erkannt, daß mit eiweißknappen Schlankheitskuren (35 g/70 kg Körpergewicht) die besten und dauerhaftesten Ergebnisse zu erzielen sind. Dafür spricht auch das von *Kirkeby* ermittelte Forschungsergebnis, daß sich Nichtfleischesser durchschnittlich weniger Kalorien zuführen als Gemischtesser, daß also ohne Fleisch viel leichter eine Gewichtsreduktion herbeizuführen und das Normalgewicht einzuhalten ist.

Ist Fleischkost schädlich?

Zu der oft gestellten Frage aber, ob die Fleischkost schädlich sei, läßt sich bis heute nur sagen, daß dies, wie bei jedem Nahrungs- und Heilmittel, eine reine Dosierungs- und Qualitätsfrage ist. Ich sehe eine geringe, lediglich als Zukost gebrauchte Menge einwandfreien Frischfleisches als unschädlich an. Bei bestimmten Formen von Blutarmut kann der Preßsaft frischen Muskelfleisches sogar heilkräftig sein *(Czerny)*.

Wird eine bestimmte, individuell sicher sehr verschiedene Menge Fleisch durch häufigen, ja täglichen Genuß überschritten, so stellen sich Schädigungen ein, insbesondere dann, wenn Fleisch Hauptnahrungs- oder sogar ausschließliches Nahrungsmittel ist. Zur Illustration dieser Frage sei hier der hochinteressante Bericht von *W. Rudolph* über das Auftreten von Skorbutsymptomen bei längerer einseitiger Ernährung mit Fleisch wörtlich angeführt:

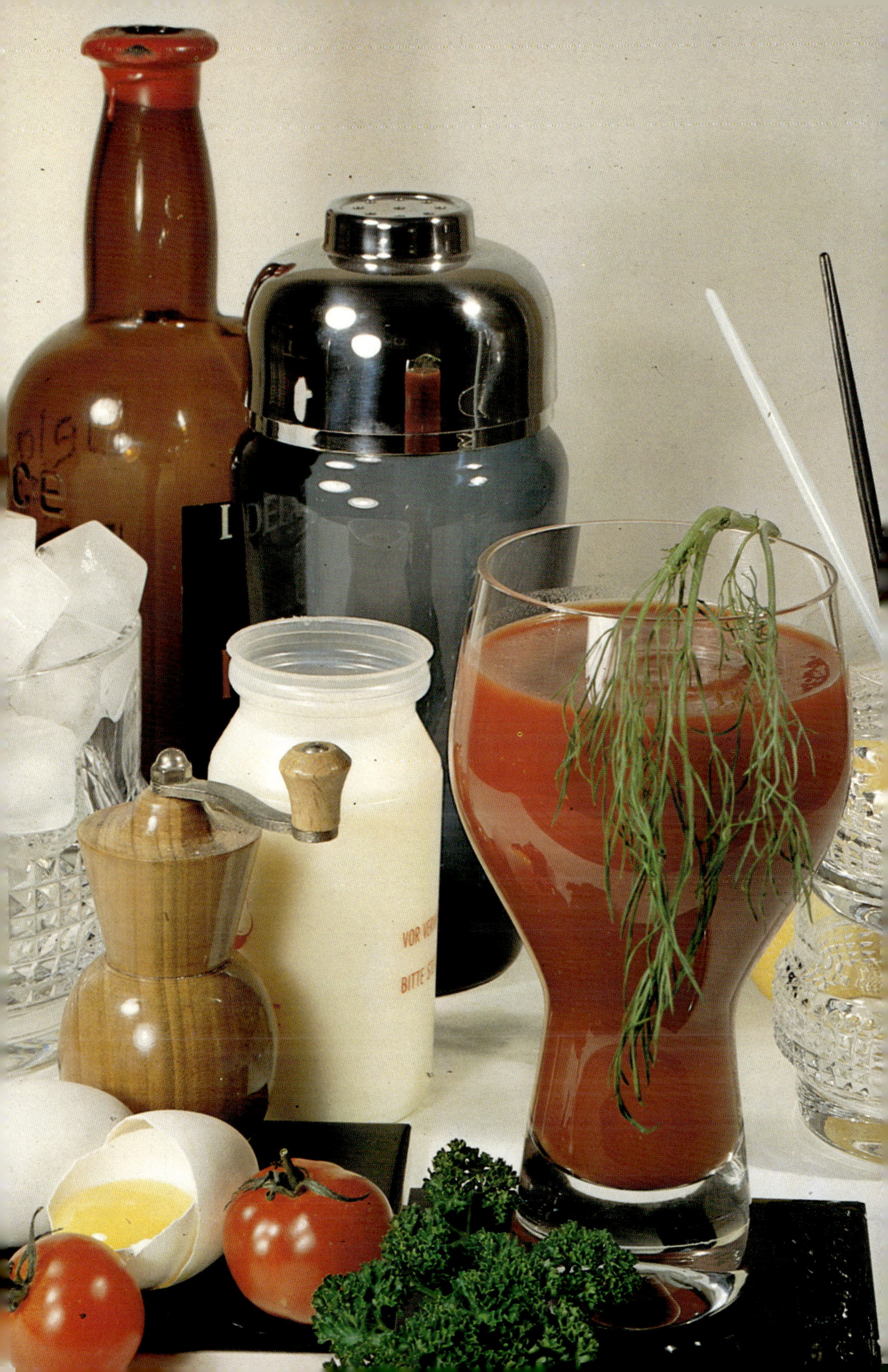

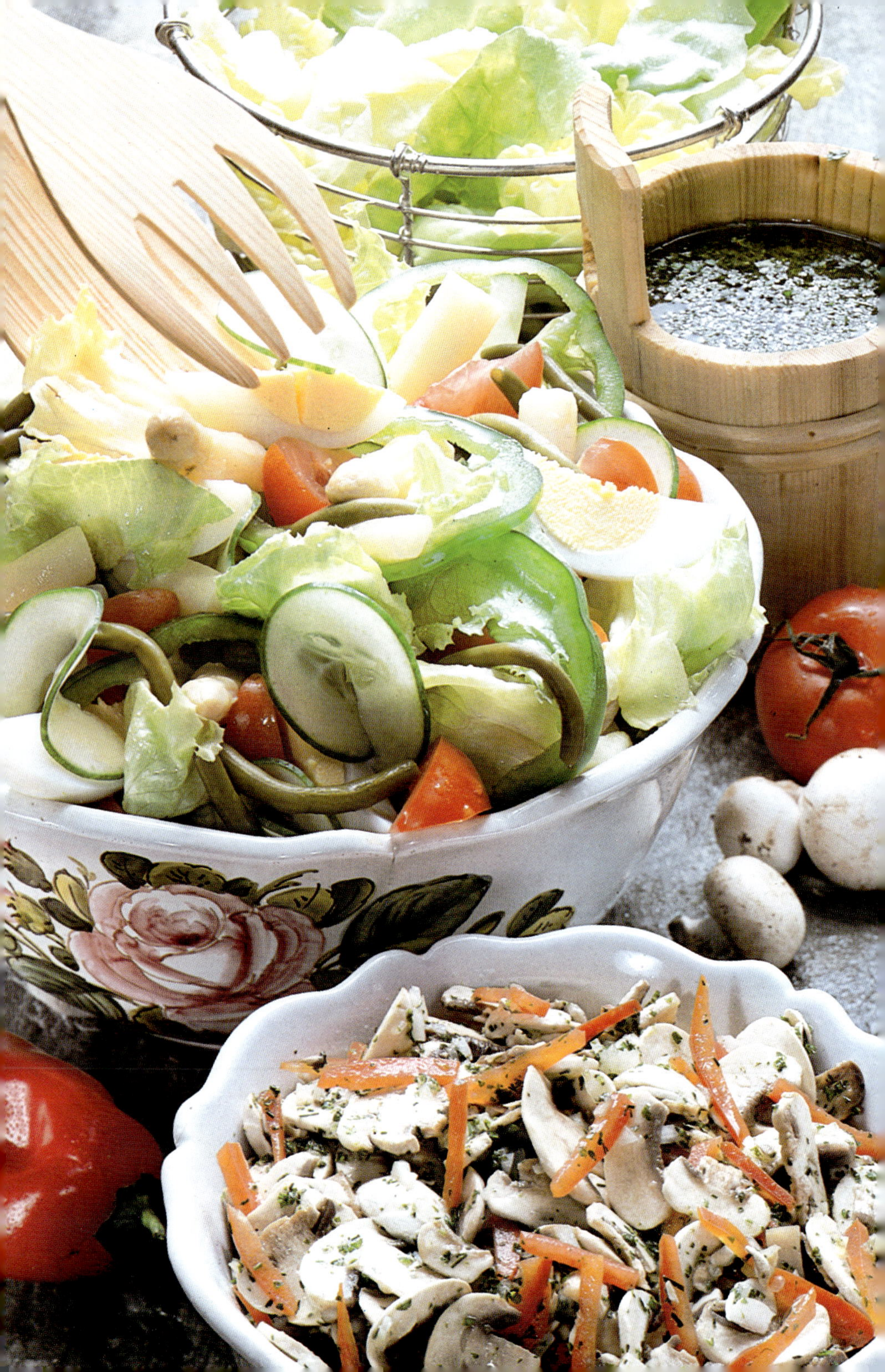

„Das unfreiwillige Versuchsobjekt war ein deutscher Farmer, der über Zeitspannen von 1 bis 1 ½ Jahren in unfruchtbaren Gebieten des Betschuanalandes (Südafrika) mit Ausnahme eines für kurze Frist bemessenen C-vitaminhaltigen Proviants (rohe Zwiebeln) lediglich vom Fleisch erlegter Tiere lebte. Fleisch
Für die erste Zeit bestand seine tägliche Nahrung aus etwa 1 kg Fleisch und einer rohen Zwiebel im Gewicht von etwa 200–250 g. Da die Zwiebeln nur eine beschränkte Zeit haltbar waren, blieb alsbald nur noch die reine Fleischnahrung auf dem täglichen Kostzettel. Über die Erfahrungen mit einer solchen Nahrung wurden mir folgende Angaben gemacht:

Die ersten Monate ließen keinerlei Anzeichen einer Ernährungsstörung erkennen. Nach etwa drei bis vier Monaten, als der Zwiebelproviant längst aufgebraucht war, machte sich ein zunehmendes Mattigkeitsgefühl bemerkbar; gleichzeitig wurden Zahnfleischblutungen beobachtet und ein zunehmendes Schrumpfen des Zahnfleisches. Diese Erscheinungen äußerten sich in der Folgezeit in zunehmendem Maße, und nach etwa einem Jahre wurde eine starke Lockerung der Zähne beobachtet, was als typisches Skorbutsymptom erkannt wurde. Die daran anschließende normale Versorgung mit Nahrungsmitteln, eine normale Ernährung mit wenig Gemüse, aber reichlichen Mengen frischen Obstes, ließ schon nach wenigen Tagen den kranken Zustand schwinden; es wurde immer stärker das Gefühl körperlichen Wohlseins konstatiert, und nach etwa drei Wochen waren alle C-hypovitaminotischen Erscheinungen verschwunden."

Die Skorbuterkrankung dieses Farmers ist um so bemerkenswerter, da er nach Wegfall der an Vitamin C reichen Zwiebeln nicht einmal ausschließlich von Muskelfleisch lebte, sondern auch die an sich vitamin- und spurenstoffreichen inneren Organe (Leber, Herz, Nieren, Knochenmark) von Antilopen verzehrte. Dieser Bericht mag nur ein Beispiel dafür sein, daß einseitige Fleischkost immer zu Mangelkrankheiten führt.

Die gleiche Lehre erteilt uns auch das gar nicht genügend bekannte Experiment von Prof. *Gänsslen*. Er verabreichte Studenten täglich 1500 g Fleisch, 30 g Weißbrot und Zitronenwasser als ausschließliche Kost. Schon nach zehn Tagen ließen sich durch das Kapillarmikroskop an den feinen Blutgefäßen (Haargefäßen oder Kapillaren) schwere Veränderungen und Schädigungen feststellen. Die normalerweise feinen, schlanken, haarnadelförmigen Gefäße waren verdickt, korkzieherartig verdreht, ausgedehnt und zum Teil geplatzt, so daß es zu Blutaustritten in das umgebende Gewebe gekommen war. Äußerlich sah die Haut gerötet aus (nicht frischrot, sondern mit einem Ton ins Bläuliche), während das Zahnfleisch angeschwollen war und blutete. Es bedurfte einer längeren strengen Enthaltung von Fleisch, bis sich die Gefäßveränderungen wieder zurückgebildet hatten.

Schon vor mehr als 40 Jahren wies Dr. *Bircher-Benner* darauf hin, daß das, was hier experimentell mit übertriebener Fleischkost in zehn Tagen geschah, sich millionenfach bei der üblichen Fleischkost in zehn Jahren abspielt.

Die Rolle des Fleisches bei der Entstehung von Organkrankheiten

Prof. *Gänsslen* beobachtete bei gesunden Studenten nach Fleischkost Blutdruckanstieg, ein Befund, der auch von anderen Forschern bei Überernährung, insbesondere mit Fleisch, bestätigt wird. Wir wissen, daß bei den von Gemischtkost lebenden Benediktinern und Franziskanern der Blutdruck ab drittem Lebensjahrzehnt ansteigt und mit 60 Jahren ca. 160 mmHg beträgt, während bei den vegetarisch lebenden Karmelitern, Kartäusern und Trappisten in allen Lebensaltern nur ein Blutdruck von 120 mmHg gemessen wird. Bekannt ist auch, daß die Tätigkeit der Schilddrüse durch fleischreiche Kost angeregt wird. Personen, die bereits an einer Überfunktion der Schilddrüse leiden – man nennt die entsprechende Krankheit Hyperthyreose oder Thyreotoxikose –, können durch starke Fleischkost eine ausgesprochene Verschlechterung ihres Krankheitsbildes erfahren oder ein mangelhaftes Ansprechen der verordneten Heilmittel erleben.

Überernährung, vor allem mit Fleisch, ist von wesentlicher Bedeutung bei Entstehung der Verkalkung (Arteriosklerose), bei krankhafter Vermehrung der Blutmenge und der roten Blutkörperchen (Polyzythämie), bei Thrombose und Embolie, bei der Bildung von Gallensteinen, der Ausbildung der Schuppenflechte, der Vorsteherdrüsenvergrößerung (Prostatahypertrophie) und bei der Entwicklung von Gebärmuttermyomen sowie wahrscheinlich auch beim Krebs. Eine nicht zu unterschätzende Rolle spielt die überwiegende Fleischnahrung auch bei der Entstehung der Gicht, der Nierensteine (besonders Uratsteine), beim Zustandekommen von allergischen Reaktionen. Dagegen hemmt oder beseitigt die vegetarische Diät die meisten allergischen Zustände. Während bei Völkern, die viel Fleisch essen, Blinddarmentzündungen nicht gerade selten sind, kommen sie bei Völkern mit vorwiegend lacto-vegetabilischer Kost nur vereinzelt vor.

Tiereiweißreiche und vor allem fleischreiche Kost weist einen hohen Anteil an dem als unentbehrlich angesehenen Eiweißbaustein *Tryptophan* auf. Die Aminosäure Tryptophan wird mit Fleisch, Fisch, Eiern und Käse in mehrfach höheren Anteilen aufgenommen als aus der Pflanzennahrung. Die Aminosäure Tryptophan ist sicher notwendig und lebenswichtig. Überschüssige Mengen, wie sie bei einer tiereiweißreichen Nahrung auftreten, sind aber ebenso sicher schädlich, da sie das Wachstum bösartiger Zellen begünstigen

Fleisch

können. Tryptophan wird im Stoffwechsel nämlich zu Anthranilsäure und Hydroxyanthranilsäure abgebaut. Beide Substanzen sind krebserregend. Das heißt mit anderen Worten: Tiereiweißreiche, vor allem fleischreiche Nahrung kann zur Krebsentstehung beitragen.

Auch Milch und mehrere Vegetabilien wie Kartoffeln und Spinat enthalten Tryptophan, aber nur in notwendigen Mengen, die der Organismus auch abbauen und verarbeiten kann. Dabei entsteht auch nicht der durch Indol und Skatol bedingte Fäkalgeruch. Führt man die reine Aminosäure Tryptophan in größeren Mengen (1–5 g) zu, so wirkt sie einschläfernd. Vielleicht hängt damit die Müdigkeit zusammen, die sich bei vielen Menschen oftmals nach üppigen Mahlzeiten einstellt. Die mit der normalen Nahrung aufgenommene Menge beträgt etwa 1 g. Mengen über 5 g verändern die Hirnstromkurve (EEG).

Bei einer krankhaft veränderten Bakterienbesiedelung des Darmes wird die Darmschleimhaut geschädigt, ja, sie kann sogar entarten. Dabei treten nicht nur Stuhlunregelmäßigkeiten (Verstopfung oder Durchfall) auf, es zersetzen sich auch die Eiweißbestandteile der Nahrung, besonders bei reichlichem Fleischgenuß. Hierbei werden giftige Stoffe, nämlich *Indol* und *Skatol,* gebildet. Bei intakter Darmschleimhaut und funktionstüchtiger Leber werden diese Gifte abgebaut und ausgeschieden, so daß sie den Organismus nicht mehr belasten. Bei einer häufig bestehenden Verstopfung führen diese Stoffe jedoch zu einer Vergiftung des Körpers, die sich nicht nur in schneller Ermüdbarkeit, in Kopfschmerzen, Schwindel, Nervosität, Arbeitsunlust und Konzentrationsschwäche äußert, sondern bei längerer Dauer auch zu seelischen Erkrankungen wie Schwermut und Depressionen führen kann.

Um diese Vergiftung mit ihren verhängnisvollen Folgen zu vermeiden, bedarf es einer fleischfreien und rohkostreichen Schonkost, wobei auch milchsäurehaltige Nahrungsmittel (milchsaure Gemüse wie Sauerkraut, aber auch Buttermilch und Bioghurt) eine wesentliche Rolle spielen müssen.

Einen praktisch wie theoretisch außerordentlich wichtigen Beitrag zur krankmachenden Wirkung einer Eiweißüberernährung durch die übermäßige Zufuhr von Fleischeiweiß hat Prof. Dr. *L. Wendt* geliefert. Er tritt entschieden der Auffassung vieler Wissenschaftler entgegen, die irgendwelche Schäden durch eine Eiweißernährung oder Eiweißüberernährung striktweg verneinen. Prof. *Wendt* ist der Meinung, daß die Vertreter der derzeitigen Ernährungslehre, in der die eiweißreiche Ernährung für „gesund" erklärt wird, von falschen Voraussetzungen ausgehen.

Prof. *Wendts* Lehre, daß sich bei Überernährten die Basalmembran (die äußere Gewebsschicht) der Haargefäße (Kapillaren) durch Eiweißabscheidungen bis zum Zehnfachen des Normalen verdickt, konnte durch Unter-

Tierische Produkte

suchungen mit dem Elektronenmikroskop bestätigt werden. Die Basalmembran funktioniert dann als *Eiweißspeicher.* Die Annahme eines Eiweißspeichers wurde bis dahin abgelehnt. Eine Eiweißspeicherung, die nicht durch Hungern, Fasten oder eine vegetarische Kost wieder aufgelöst wird, zieht aber eine Reihe übler Folgen nach sich: Da die Poren der Basalmembran durch die starke Verdickung vermindert durchlässig werden und die Nährstoffe des Blutes nicht mehr wie beim Gesunden die Poren der Membran durchdringen können, um an die Gewebszellen zu gelangen, stauen sich die Moleküle z. B. des Insulins, des Zuckers und der Fettsäuren im Blut. Dadurch steigt die Konzentration aller rückgestauten Moleküle im Blut. Das ist praktisch erkennbar am erhöhten Blutdruck, an der Zuckerkrankheit, der Gicht und einer Erhöhung des Cholesterins im Blut, also an den Risikofaktoren, die wir auch als Vorbedingung für den Herzinfarkt ansehen. Logischerweise gehen alle diese Stauungsfolgen wieder zurück, wenn es gelingt, die Eiweißspeicherung in den Basalmembranen abzubauen, die Membranen auf das normale Maß zu verdünnen und damit ihre Poren wieder zu öffnen.

Wenn die Speicherung noch nicht zu lange besteht, gelingt es durch Hungern oder bewußtes Fasten, durch eine rein vegetarische Kost und – in akuten Fällen – durch Aderlässe, die Basalmembran zu normalisieren und damit einer ganzen Reihe von ernährungsabhängigen Krankheiten vorzubeugen. Es ist hier daran zu erinnern, daß die ganzen Stoffwechselkrankheiten in den Hungerjahren nach dem ersten und zweiten Weltkrieg verschwanden, um erst in den Jahren, in denen alle Nahrungsmittel wieder in großen Mengen zur Verfügung standen, erneut aufzutauchen. Hier wird erkennbar, welche ungeheure Heilkraft im Fasten und in der vegetarischen Kost steckt. Voraussetzung ist natürlich eine sinnvolle Durchführung, wie sie in den weiteren Kapiteln dieses Buches gezeigt wird.

Natürlich hören wir gelegentlich den Einwand, daß es doch zahlreiche Menschen in hohem Alter gibt, die ihr Leben lang viel Fleisch gegessen haben und dennoch gesund geblieben sind. Hierzu ist zu sagen, daß etwa ein Viertel der Menschen eine hohe Eiweißabbaufähigkeit besitzt, so daß sie wesentlich größere, überschüssige Eiweißmengen abzubauen vermögen und eine Eiweißspeicherung daher entfällt. Die Reaktion der einzelnen Menschen auf Menge und Qualität des Eiweißes ist verschieden.

Schweinefleischgenuß ist schädlich

Bekannte Ärzte plädieren für eine drastische Einschränkung des Schweinefleischkonsums oder sogar für eine völlig schweinefleischfreie Ernährung (Prof. Dr. med. *H. Mommsen,* Dr. med. *H.-H. Reckeweg*). Der Verbrauch liegt in der Bundesrepublik bei 50 kg pro Person und damit wesentlich höher als in anderen europäischen Ländern.

Während bei alten Kulturvölkern (Ägypter, Juden) und bei den Mohammedanern der Schweinefleischverzehr verpönt war und das Verbot des Genusses von Schweinefleisch als religiöses Gebot galt, kennen wir heute wissenschaftlich begründete Fakten, die für eine besondere Belastung des Stoffwechsels durch den Schweinefleischgenuß sprechen. Fleisch

Bei jeder Nahrungsaufnahme ist der Organismus gezwungen, für Abbau, Umbau und Entgiftung die benötigte Energie zu gewinnen und zahlreiche körpereigene Stoffe aufzubauen. Diese Vorgänge, vor allem auch die Giftabwehr, Giftbindung und Giftausscheidung, funktionieren so lange störungsfrei, wie keine übermäßige Inanspruchnahme stattfindet. Die Fähigkeit der Energiegewinnung und gleichzeitigen Giftabwehr – ob ein Stoff nützlich oder belastend, giftig oder heilend wirkt, ist zunächst einmal eine Mengenfrage – ist jedoch begrenzt. Unnötige Belastungen sollten daher hinsichtlich der Menge wie auch der Qualität der Stoffe auf jeden Fall unterbleiben.

Eine besondere Belastung stellt aber nach *Reckeweg* und *Mommsen* das Schweinefleisch und Schweinefett dar, und zwar aus folgenden Gründen:

1. Schweinefleisch enthält viel Histamin, einen Stoff, der normalerweise eine Erweiterung der Haargefäße (Kapillaren), eine Blutdrucksenkung und die Erregung der Magensaftabsonderung bewirkt, in größerer Menge aber bei allen entzündlichen Reaktionen und allergischen Krankheiten (Bronchialasthma, Heuschnupfen, Nesselsucht) eine wesentliche Rolle spielt. Verzögerter Histaminabbau und mangelhafte Entgiftung im Stoffwechsel führen zu langwierigen entzündlichen und eitrigen Prozessen wie Furunkel, Schweißdrüsenabszessen, Gesichtspickeln und Hautausschlägen. Nur wenn Schweinefleisch und Schweinefett völlig gemieden werden (auch alle Wurstsorten, weil sie überwiegend Schweinefett enthalten), kann eine Heilung erfolgen.

2. Nach Ausführungen von Prof. *Mommsen* enthält das Bindegewebe, das alle anderen Gewebe durchzieht, beim Schwein viel Schwefel in Form von Macoitin- und Chondroitin-Schwefelsäure, die nach seiner Darstellung weicher, schleimiger und biologisch minderwertiger ist. Der Genuß von Schweinefleisch führe zu einem Umbau der derben menschlichen Bindegewebssubstanzen im Sinne einer erhöhten Krankheitsanfälligkeit für Rheuma, Bandscheibenschäden und vorzeitige Abnutzungserscheinungen der Gelenkknorpel.

3. Schweinefleisch und Schweinefett enthalten viel Cholesterin. Dieser fettähnliche Stoff wird vielfach als mitverantwortlich bezeichnet für die Entstehung der Arteriosklerose (vorzeitige Erkrankung und Entartung der Arterienwände) und die krebsige Entartung der Körperzellen.

Tierische Produkte

4. In den Lungen der Schweine entwickeln sich und „übersommern" die Erreger der epidemischen Grippe. Schweinelunge wird auch in der Wurst verarbeitet. Es ist bemerkenswert, daß bei den großen weltweiten Grippeepidemien die mohammedanischen Länder, in denen kein Schweinefleisch verzehrt wird, weitgehend verschont bleiben.

Man sollte das Schwein daher als Nahrungsquelle ausschalten, um den Stoffwechsel, der durch unser hochzivilisiertes Leben schon weitgehend belastet ist, nicht noch weiter zu überfordern. Für diätetische Zwecke ist Schweinefleisch völlig abzulehnen.

Fleisch wirkt auch auf Seele und Geist

Daß der übermäßige Fleischgenuß bei so zahlreichen Entwicklungen auf körperliche Zustände auch die nervösen Funktionen, die seelischen Reaktionen und die psychischen Leistungen nicht unbeeinflußt läßt, liegt sehr nahe. Prof. Dr. *Widukind Lenz* wies nach, daß Fett- und Fleischreichtum in der Ernährung die Schilddrüsentätigkeit anregt und die Erregbarkeit des sympathischen Nervensystems erhöht.

So wie *übermäßige* Zufuhr, besonders tierischen Eiweißes, eine Reihe von Gefahren in sich birgt, muß auch vor *Mangel* an Eiweiß sowie vor einem anhaltenden Hungerzustand gewarnt werden, da dieser auf die Dauer nicht nur zu körperlicher Kraftlosigkeit, sondern auch seelisch zu Teilnahmslosigkeit, Hoffnungslosigkeit, zu Gemütsverstimmungen und in der Regel auch zu verminderten geistigen Leistungen führt. Die Eiweißzufuhr braucht durchaus nicht in Fleisch zu bestehen, sie kann genausogut durch pflanzliches Eiweiß und durch Milcheiweiß gesichert werden.

Vom Standpunkt der modernen Ernährungslehre ist Muskelfleisch ein unvollständiges Nahrungsmittel, weshalb einseitige Fleischnahrung zu Mangelkrankheiten oder den erwähnten Krankheitszuständen führt. Man muß der Aufassung *Bircher-Benners* beipflichten, der die Fleischnahrung als die unrentabelste und kraftärmste Nahrung des Menschen bezeichnet, da sie bei der Verbrennung im Organismus einen ganz bedeutenden Energieverlust erleidet (spezifisch-dynamische Eiweißwirkung) und beim Abbau zahlreiche Säuren bildet, die das Basen-Säure-Gleichgewicht schwer belasten. Bei erschöpfter Ausgleichs- oder Entgiftungsfunktion kommt es dann zur Ablagerung der schwerlöslichen Harnsäure in den Geweben und zu zahlreichen weiteren, bereits erwähnten Stoffwechselstörungen und Organkrankheiten.

Maßgebende Stimmen, die im Fleisch keinen wesentlichen Bestandteil unserer Ernährung sehen – geringe Mengen von Frischfleisch für einen gesunden Organismus zwar für unschädlich, größere Mengen aber bei regelmäßigem Genuß für durchaus schädlich halten –, lassen sich unschwer vermehren.

Eng mit der Fleischfrage ist natürlich die Kochsalzfrage verquickt, da ungesalzene Fleischspeisen nur sehr schwer geschmacklich befriedigen. Auch sollte nicht übersehen werden, daß jede Hitzeanwendung bei der Zubereitung die Eiweißkörper verändert und schädigt, während bei jedem Rohgenuß die Gefahr des Parasitenbefalls (Bandwurm) besteht. Fleisch

Moralische, durchaus einleuchtende und beherzigenswerte Gründe zur Ablehnung des Fleischgenusses sind zu allen Zeiten und von allen großen Religionen hervorgebracht worden. Ist es doch uraltes Erfahrungsgut, daß sich nur dem die geheimnisvolle Welt der Übernatur und des Übersinnlichen öffnet, der seinem Triebleben – hier dem Ernährungstrieb – Opfer bringt.

Bei der diätetischen Beeinflussung von nervösen Erschöpfungszuständen und psychischer Übererregbarkeit sowie bei der Heilung von Nervenkrankheiten und Blutdruckerhöhung muß das Vermeiden von Fleisch für längere Zeit die erste und wohl eingreifendste Maßnahme sein, während für den Gesunden das Maßhalten an erster Stelle steht.

Lacto-vegetabile Kost ist der Fleischnahrung überlegen

Obwohl in der Fachwelt noch weitgehend die Meinung vorherrscht, daß es für eine Überlegenheit der fleischlosen Kost keine wissenschaftliche Begründung gebe, sondern vielmehr die tägliche Fleischportion für die Erhaltung der Gesundheit und Leistungsfähigkeit erforderlich sei, so muß man heute Dr. Ralph Bircher als den Mann erkennen, der nach jahrelangen heftigen Diskussionen über diese Frage mit wissenschaftlicher Gründlichkeit und größter Geduld alle gegenwärtig bekannten Tatsachen zu diesem Problem zusammengetragen hat, die eindeutig für eine Überlegenheit der fleischlosen Kost (lacto-vegetabil und vollwertig) sprechen. Das gilt sowohl für eine normale, gesunde Ernährung als auch für jede Form der Heilkost.

Eier sparsam verwenden! II

Während der Verbrauch an Eiern vor dem Krieg je Kopf der Bevölkerung 133 Stück betrug, stieg der Verbrauch von 209 Stück im Jahre 1958 auf 294 Stück im Jahre 1979 und bleibt seither etwa konstant.

Hühnereier leben bis zum vierzehnten Tag. Solange die Keimanlage nicht abgestorben ist, so betont Prof. *Kollath,* können Eier noch als Lebensmittel angesprochen werden. Während das Eigelb fast alle Vitamine enthält, findet Eier man im Eiklar nur einige Faktoren der B-Gruppe, nämlich B_1, B_2 und Pantothensäure. Der Mineralgehalt beträgt im Eiklar 0,3–0,8 %, im Eigelb 0,5–1,6 %. Der Eiweißgehalt des ganzen Eies wird mit 13,3 % angegeben. Die Fette sind im Vollei mit 11 %, im Eiklar mit 0,3 % und im Eigelb mit 31,7 % vertreten. Der Wassergehalt beträgt rund 75 %. Eier zählen daher zu den teuersten Eiweißlieferanten. Der Nährwert eines Hühnereies entspricht etwa 40 g fetten Fleisches oder 150 g Vollmilch. Das Eiweiß ist vollwertig wie das der Milch, auch gleicht das Ei im Lezithingehalt der Milch, es fehlen aber die Zuckerstoffe und der Basenüberschuß. Da also die Eier *keine* vollwertige Nahrung darstellen, ist reichlicher Genuß unzweckmäßig.

Tierische Produkte

Man sollte nur frische Eier in Verbindung mit Salat, Kartoffeln und Gemüsen genießen. Bei Kindern übe man, schon wegen der reizenden Wirkung auf den Geschlechtstrieb, größte Zurückhaltung. Milch ist ihnen bekömmlicher. Kinder mit der sogenannten „exsudativen Diathese", d. h. mit starker Entzündungsneigung, müssen Eier völlig meiden. Die Verwendung der Eier als Binde- und Lockerungsmittel wird oft stark übertrieben.

Gerade der starke Eierverbrauch führt rasch zur Eiweißüberernährung mit ähnlich schädlichen Folgen, wie wir sie bereits bei der Fleischüberernährung kennenlernten. Bei blutarmen und schwachen Menschen kann allerdings ein rohes, mit Fruchtsaft geschlagenes Eigelb zur Kräftigung beitragen.

Wesentlich für die diätetische Beurteilung des Hühnereies ist auch der hohe Gehalt an dem fettartigen Stoff *Cholesterin* oder Gallentalg, jenem Stoff, der eine wesentliche Rolle bei der Entstehung von Arterienverkalkung, hohem Blutdruck und Hautkrankheiten spielt. Hohe Zufuhr von Cholesterin in der Nahrung bedeutet immer Verkalkungsgefahr (siehe Seite 370 ff.) oder Gefährdung der Hautfunktionen (siehe Seite 430). Die Hauptquelle des Cholesterins bilden die tierischen Nahrungsmittel, darunter vor allem auch das Ei.

Wir dürfen nun in dem Bestreben, eine Verkalkung der Blutgefäße zu verhüten oder der bereits bestehenden heilend entgegenzuwirken, nicht so weit gehen, alle tierischen Fette oder sogar alle tierische Nahrung ausschließen zu wollen. Etwas tierisches Fett und mäßiger Genuß anderer cholesterinhaltiger Nahrungsmittel läßt den Cholesteringehalt des Blutes nicht ansteigen, weil kleinere Mengen die Regulationsmöglichkeiten nicht übersteigen. Cholesterin ist ja für die normale Zell- und Gewebsfunktion erforderlich, weil es ein Baustein der Gallensäuren, einiger Hormone (Nebennierenrinden- und Geschlechtshormon) und des Vitamins D_3 ist. Darüber hinaus ist es für jede Körperzelle unentbehrlich. Der normale Bedarf muß jedoch nicht von außen mit der Nahrung zugeführt werden, weil der Körper imstande ist, diesen Stoff in den Darmschleimhäuten und in der Leber aufzubauen. Ebenso vermag der Körper Cholesterin abzubauen und auszuscheiden. Aufbau, Abbau und Aus-

Cholesteringehalt der wichtigsten Nahrungsmittel
in Milligramm bezogen auf jeweils 100 g Handelsware

Tierische Nahrungsmittel	
Rindfleisch	60–90
Kalbfleisch	150
Hammelfleisch	70–80
Leber	250
Hirn	2300–3150
Geflügel (Huhn)	70
Fische (Frischgewicht)	33–90
Fischfleisch	150–450
Butter	240–285
Eier (1 Ei ca. 60 g = 280)	390–540
Trinkmilch	12
Fettarme Milch	7
Buttermilch	0
Magermilch	0
Schlagsahne (30 % Fett)	102
Speisequark, mager	0
Speisequark (20 % Fett)	14
Joghurt aus Trinkmilch	10
Joghurt aus Magermilch	0
Käse (60 % Fett i. Tr.)	105
Käse (45 % Fett i. Tr.)	105
Käse (30 % Fett i. Tr.)	54
Käse (20 % Fett i. Tr.)	31

Pflanzliche Nahrungsmittel	
Soja und Sojaprodukte	0
Brot	0
Reis	0
Haferflocken	0
Kartoffeln	0
Obst	0
Wurzel- und Blattgemüse	0
Nüsse	0
Hülsenfrüchte	0

scheidung werden ähnlich wie der Blutzucker zentral reguliert und im Gleichgewicht gehalten. Wir sprechen daher nicht nur vom „Blutzuckerspiegel“, sondern auch vom „Cholesterinspiegel“ im Blut, der sich normalerweise in den Grenzen von 140–200 mg% hält. Wird nun viel Cholesterin mit der Nahrung zugeführt, so sinkt die Cholesterinproduktion des Körpers in Leber und Darmwand so stark, daß das Gleichgewicht aufrechterhalten bleibt. Wird jedoch die beim Menschen im Gegensatz zu fleischfressenden Tieren nur beschränkte Regulationsmöglichkeit dauernd überbeansprucht, so versagt sie. Der Körper hilft sich bei dem dann ansteigenden „Cholesterinspiegel“ anscheinend durch Einlagerung des Cholesterins in die Gefäßwandungen, wodurch natürlich der Blutdurchfluß beeinträchtigt werden kann und die Verkalkung vorbereitet ist.

Menschen mit Neigung zu hohem Blutdruck, zur Verkalkung oder zu Hauterkrankungen müssen auf den Genuß von Eiern weitgehend verzichten. Zuckerkranke sollten nur ganz wenig Eier essen, Darmkranke können ein in Milch verquirltes Ei, ein Rührei, ein wachsweich gekochtes Ei oder auch ein weiches Omelett versuchen. Gallenkranke meiden am besten den Genuß von Eiern. Magenkranke müssen auf hartgekochte und Spiegeleier verzichten, und Herzkranken serviert man Eier und Eierspeisen nur in Ausnahmefällen.

Tierische Produkte

III

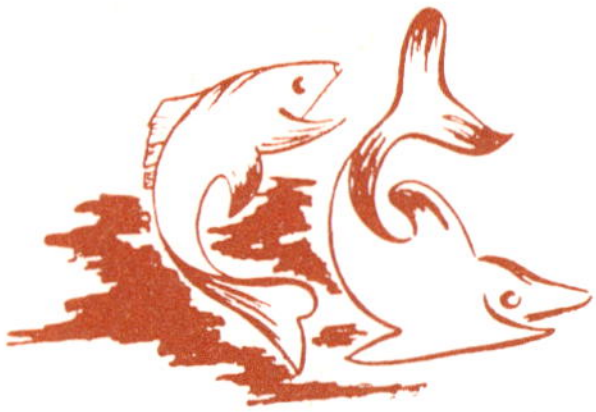

Fische sind nahrhaft!

Das Fischfleisch ist gütemäßig dem Rindfleisch ebenbürtig und enthält die Vitamine A und D, die das Wachstum fördern und widerstandsfähig gegen ansteckende Krankheiten machen

Im alten Rom gehörten zu den Villen vornehmer Bürger häufig eigene Fischteiche, da Fischgerichte zu besonderen Leckerbissen zählten. Aber auch lange vorher stand der Fisch bei den meisten Völkern als Nahrungsmittel in hohem Ansehen. Das moderne Fischereiwesen, das Transport- und Verkaufssystem haben es ermöglicht, daß Fischgerichte nicht mehr nur Vorzugsgerichte für einen begrenzten Verbraucherkreis darstellen.

Was begründet ihren Nährwert? Fischfleisch besteht in der Hauptsache aus Eiweiß, das mengenmäßig und in seiner biologischen Wertigkeit dem Fleisch der Schlachttiere nicht nachsteht. Einige Fischarten weisen neben dem Eiweiß- einen erheblichen Fettgehalt auf, so z. B. der Hering, dem als Massenfisch eine besondere Bedeutung zukommt. Er ist der Hauptvertreter der von der deutschen Hochseefischerei eingebrachten Fettfische. Nicht nur das Fett macht ihn wertvoll, sondern auch sein Gehalt an Vitamin A und D. Es sind dies gerade die Faktoren, die das Wachstum fördern und Widerstandsfähigkeit gegen ansteckende Krankheiten verleihen, die englische Krankheit und Knochenbrüchigkeit verhüten und bei der Tuberkulose einen heilenden und bewahrenden Einfluß ausüben.

Die Mineralstoffe Kalk, Phosphor, Jod und Eisen gehören weiterhin zu den *Wirkstoffen* des Fisches, die wir bei der Beurteilung seines Nährwertes nicht vernachlässigen dürfen, da diese im normalen Stoffwechselgeschehen unseres Organismus eine entscheidende Rolle spielen. Die gegenüber anderem Fleisch leichtere Verdaulichkeit des Fischfleisches beruht auf der lockeren Struktur und seinem hohen Wassergehalt. Es verläßt deshalb auch schneller den Magen, wodurch allerdings der Sättigungswert geringer ist.

Leider kann die Hausfrau nicht zu jeder Zeit jeden Fisch verlangen. Wie die Landwirtschaft ist auch die Fischerei an den Ablauf der Jahreszeiten und damit an das Walten der Natur, an das Wetter und speziell an die biologischen Zusammenhänge im Lebensraum des Meeres gebunden. Nur zu den Zeiten, wenn sich die Fische zum Laichen sammeln und in großen Schwärmen ihren Laichplätzen zuwandern, lassen sich ergiebige Fänge erzielen. Fischarten wie Rotbarsch, Kabeljau, Seelachs und Schellfisch müssen die Fischdampfer in weitgelegenen Jagdgründen, wie Barentssee, Island, Bäreninsel oder der Nordwestküste Norwegens, nach langer, oft nicht ungefährlicher Reise fangen. Das Seefischfleisch ist von hervorragender Qualität, denn im Sommer findet der Seefisch im Meer eine reichhaltige „Futterweide" vor. Zahllose pflanzliche und tierische Kleinlebewesen schwimmen ihm sozusagen ins offengehaltene Maul. Das Fischfleisch ist qualitativ dem Rindfleisch ebenbürtig. Fische

Auch als „Brotaufstrich" findet der Fisch vielseitige Verwendung und leistet auf diese Weise wertvolle Dienste. Bei der Zubereitung der Fische werden folgende *Gewürze* mit Vorteil verwandt: Basilikum, Ingwer, Kümmel, Nelken, Paprika, Pfeffer, Salbei, Sellerie, Senf, Thymian, Tomaten, Wermut, Zimt, Zitrone und Zwiebel.

Milch – das beste Grundnahrungsmittel IV

Einige Zahlen geben sofort einen Überblick über die große volkswirtschaftliche Bedeutung der Milch. Im Jahre 1982 hatte die Bundesrepublik je Kopf der Bevölkerung folgenden Jahresverbrauch an den hauptsächlichsten tierischen Lebensmitteln: Milch

Trinkmilch	71,2 l	Butter	6,7 kg
Fleisch	88,4 kg	Käse und Quark	14,4 kg
Fisch	5,2 kg		

Die Milch steht mengenmäßig unter den tierischen Nahrungsmitteln mit an erster Stelle. Sie übt auf den Ernährungs- und Gesundheitszustand der Bevölkerung den größten Einfluß aus. Die Frage einer einwandfreien Milchversorgung ist daher von entscheidender Bedeutung. Es wird nicht bezweifelt, daß die Milch eine allgemeine Grundnahrung und das wichtigste Universallebensmittel ist, da sie wie kein anderes Naturprodukt alle Nährstoffe, Mineralien, Spurenstoffe, Vitamine und Wuchsstoffe in einer idealen Zusammensetzung enthält. Leider ist die Milch aber gleichzeitig auch das empfindlichste, am wenigsten unverändert haltbare und am leichtesten zu verunreinigende Lebensmittel, so daß eine Reihe von hygienischen Maßnahmen angewandt werden muß, um die Nähr- und Gesundheitswerte dieses Produktes vom Erzeuger bis zum Verbraucher zu erhalten, was wegen der langen Wege oft recht schwierig ist. Im Interesse der Volksgesundheit jedoch muß alles getan werden, um dem Verbraucher die Milch so rein, so unverändert und so vollkommen wie möglich anbieten zu können.

Auf die zahlreichen Teilfragen, die sich aus den Bemühungen der Milchhygiene ergeben, wie Pasteurisierung, Milchsterilisation ohne Hitze (Entkeimung im Schwerefeld), Bestrahlung, Vitaminzusatz und andere, kann hier nicht eingegangen werden.

Tierische Produkte

Die folgenden Ausführungen gelten natürlich nur für eine vollwertige Milch und ebenso vollwertige Milchprodukte. Es bedarf keiner weiteren Erklärung, daß alle Maßnahmen, die Milch einwandfrei zu erhalten, nicht ausreichen, wenn die Milch nicht von gesunden und gesund ernährten Kühen stammt.

Der Nährwert der Milch ist ganz erstaunlich. Ein Liter enthält im Durchschnitt 35 g Eiweiß (= 4 Eier), 30—40 g Milchfett (= 45—47 g Butter), 50 g Milchzucker (= 10—12 Stückchen Zucker), 7 g Mineralsalze, die Vitamine A, B, C, D, E, K, Spurenstoffe und Wuchsstoffe.

Die Nähr- und Heilwerte kämen uns in idealster Form natürlich nur zugute, wenn wir sie frisch von der Kuh genießen könnten. Das ist jedoch praktisch nur sehr selten möglich, höchstens dann, wenn wir für kurze Zeit einen Ferienaufenthalt im Gebirge verbringen und Gäste in einer Sennerei sein können, deren Milchvieh unter tierärztlicher Kontrolle steht. Im allgemeinen hat der weiße Milchstrom von den Viehweiden bis zu den Verbrauchern einen langen Weg zurückzulegen. Es läßt sich deshalb nicht vermeiden, die Milch einer besonderen Behandlung zu unterziehen.

Die von den verschiedensten Höfen und Wirtschaften stammende Milch kommt zunächst zur Molkerei. Dort wird sie nach der Reinigung von gröberen Schmutzteilchen der *Pasteurisierung* unterworfen, das heißt in Apparaten erhitzt und sogleich wieder tiefgekühlt und oft noch ultraviolett bestrahlt, wodurch etwa in der Milch vorhandene Krankheitskeime (Tuberkulose-, Coli-, Paratyphusbakterien oder Streptokokken) abgetötet werden. Nur peinlichste Sauberkeit der Apparate und sorgfältigste Durchführung der genau vorgeschriebenen Verfahren sichern die Erhaltung und Unschädlichkeit der Milch. Am besten wird die Milch sofort anschließend in Flaschen abgefüllt, die mit Kappen zu verschließen sind, um jede Verschmutzung zu vermeiden. Kann die Milch auf dem weiteren Weg von der Molkerei über das Milchspezialgeschäft bis zum Verbraucher kühl, das heißt möglichst unter 15° C, gehalten werden, so ist eine Einbuße an Qualität nicht zu befürchten. Der Käufer muß natürlich bis zum Genuß oder bis zur Verarbeitung der Milch in Speisen genauso sorgfältig mit ihr umgehen, indem er auch weiterhin die Milch kühl aufbewahrt und nur saubere Gefäße verwendet.

Keimfreie Milch läßt sich auch *ohne Erhitzung* gewinnen, wie Prof. Dr. Dr. *Lembke* erstmalig auf der „Milchwirtschaftlichen Woche 1957" in Kiel durch ein von ihm entwickeltes Verfahren der „Entkeimung im Schwerefeld" zeigen konnte. Hierbei werden die bakteriellen Krankheitskeime durch eine Zentrifuge mit hoher Beschleunigung „herausgeschleudert". Die Milch soll dadurch bakterienärmer werden als durch Pasteurisierung.

Seit einigen Jahren kennt man auch ein Verfahren, eine haltbare Milch durch Ultrahocherhitzen herzustellen. Dabei wird die Milch in Sekundenbruchteilen auf 135° C bis 150° C erhitzt und blitzschnell abgekühlt. So entsteht die sogenannte H-Milch, die in ungeöffneter Packung bei Zimmertemperatur mindestens sechs Wochen aufbewahrt werden kann. Milch

Bei ihrer hohen Nährkraft genügt für den Erwachsenen die regelmäßige tägliche Aufnahme von einem halben Liter Milch. Diese Menge bildet in jedem Fall eine vorzügliche Ergänzung, die alle anderen Nahrungsmittel zu einer vollständigen Kost werden läßt.

Milch in der Schwangerschaft und Stillzeit

Für jede werdende und für jede junge Mutter ist Milch von besonders großer Bedeutung. Der Organismus des werdenden Kindes holt sich rücksichtslos und auf Kosten der Mutter alle zum Aufbau benötigten Stoffe. Die Mutter muß, um nicht beträchtliche Einbußen an Kalksalzen aus ihren Knochen und Zähnen zu erleiden und um gleichzeitig dem Kinde ein gesundes Wachstum zu ermöglichen, auf eine vollständige Nahrung bedacht sein. Neben grünen Gemüsen, Obst, etwas Hefe oder Weizenkeimen benötigt sie eine regelmäßige Milchzulage von ungefähr ½ bis ¾ Liter Milch. Der hohe Kalzium- und Phosphorsäuregehalt der Kuhmilch bildet u. a. den notwendigen Schutz zur Erhaltung der eigenen Zähne und der Ausbildung der kindlichen Zahnanlage. In einem späteren Kapitel (über die Zahnfäule) wird noch erläutert werden, daß die Entscheidung über die Gesundheit und Widerstandsfähigkeit des Gebisses unserer Kinder bereits weit vor der Geburt fällt. Mütter, die nicht um eine gesteigerte Zufuhr von Kalk und Vitamin D, am natürlichsten in der Milch, besorgt sind, erleiden Zahnschäden.

In schweren Fällen von Kalkarmut der Knochen – meist durch schnell aufeinanderfolgende Schwangerschaften bei fehlerhafter und unvollständiger Ernährung – kann es zu hochgradigen Verkrümmungen der Gliedmaßen oder zu schweren Deformierungen der Beckenknochen kommen, wodurch eine Geburt auf natürlichem Wege nicht nur außerordentlich erschwert, sondern oftmals völlig unmöglich wird. Diese Krankheit war früher unter dem Namen *Knochenerweichung* oder Osteomalazie recht häufig.

Als „Milchfaktor" von hohem biologischem Wert hat man in den letzten Jahren die Orotsäure (Vitamin B_{13}, Uracil-4-Carbonsäure) erkannt. In 100 ccm frisch gemolkener Kuhmilch befinden sich 6–10,5 mg dieser Säure. In den ersten zwei Wochen nach dem Abkalben beträgt der Gehalt der Kuhmilch an Orotsäure sogar 30–40 mg in 100 ccm. Durch eingehende Untersuchungen fand man, daß die Orotsäure wachstumsfördernd wirkt und enge

Beziehungen zum Vitamin B_{12} besitzt, daß sie von verschiedenen vitaminbildenden Bakterien benötigt wird – vor allem von den Darmbakterien, die das Vitamin B_{12} aufbauen – und eine Schutzwirkung auf die Darmbakterien ausübt. Viele Untersuchungen, besonders von *Schwietzer,* weisen darauf hin, daß Orotsäure den Eiweißaufbau fördert. *Rogers* schließlich kam zu dem bedeutsamen Ergebnis, daß Orotsäure einer der wirksamsten Hemmstoffe für krebserzeugende Substanzen darstellt und eine wichtige Rolle im Leber- und Fermentstoffwechsel spielt. Orotsäure wird auch als Vitamin B_{13} bezeichnet.

Für Schwangerschaft und Stillzeit also ist die Milch mit ihrem hohen Orotsäuregehalt wegen der wachstumsfördernden Wirkung, der Verbesserung des Eiweißaufbaus und der Nahrungsverwertung sehr zu empfehlen. Das gleiche gilt auch für die verschiedenen Sauermilcharten.

Milch für Kinder, Jugendliche und im Alter

Die entscheidende Bedeutung der Milch für die *Säuglings- und Kleinkinderernährung* braucht nicht besonders hervorgehoben zu werden. Für die Kindermilch gelten in erhöhtem Maße die Anforderungen, die eigentlich an jede Milch zu stellen sind, nämlich sauberste Gewinnung von tuberkulosefreien Tieren; Pasteurisierung der Milch entweder durch kurzzeitige Hoch- oder langzeitige Niedrigpasteurisierung, da beide Verfahren eine hinreichende Abtötung der Krankheitskeime ergeben; Homogenisierung (Zerkleinerung und gleichmäßige Verteilung der Fettkügelchen, indem man die Rohmilch unter Druck durch feine Düsen oder Spalten preßt); Einstellung auf einen Fettgehalt zwischen 3–3,5 %; Anreicherung mit Vitamin D_2, da der natürliche Vitamingehalt der Kuhmilch zur Verhütung der Rachitis nicht ausreicht.

Natürlich wird über diesen Forderungen nicht vergessen, daß jede hitzebehandelte Milch unliebsame Veränderungen, vor allem der hitzeempfindlichen Wirkstoffe wie auch der Eiweißkörper, erfährt. Eine einwandfreie Rohmilch ist wohl immer noch als Ideal anzusehen; sie ist aber schwer zu beschaffen und zu teuer. Manche Kinderärzte halten beim Säugling erhitzte Milch sogar für besser verdaulich als rohe.

Auch *Jugendliche* sind noch durch die Rachitis gefährdet, wie uns in eindrucksvoller Form die Jahre nach den letzten beiden Kriegen gelehrt haben. Um diese Spätrachitis zu verhindern, genügt täglicher Milchgenuß unter Zugabe von etwas Lebertran oder Weizenkeimöl.

Selbst im *Alter* können wir Milch nicht entbehren. Häufig findet man bei älteren Menschen im Röntgenbild entkalkte Knochen, die sogenannte Osteoporose. Die Stabilität des Skelettsystems ist dadurch stark vermindert, so daß es oft bei geringen Anlässen schon zu Knochenbrüchen kommt oder aber zu dem vielfach zu sehenden Rundrücken. Auch sie sind die Folgen einer langjährigen Fehlernährung. Gerade der alternde und alte Mensch braucht fortlaufend genügend Vitamine und Mineralsalze, um die Festigkeit des Knochengelenksystems und die Funktion der Zellsysteme aufrechtzuerhalten. Ein halber Liter Milch verleiht auch dem alternden Menschen hohen Schutz und bessere Widerstandskraft gegen die meisten Krankheiten. Milch

Jedem seine Buttermilch

Der Buttermilch muß ein besonderes Lob gespendet werden. Prof. *Kollath* wies nach, daß zum Beispiel das Knochenwachstum wesentlich beeinflußt wird, wenn man reichlich Buttermilch zu sich nimmt. Da sie, was leider nur wenigen Hausfrauen bekannt ist, den Nährwert, die Verdaulichkeit und die Verträglichkeit vieler Speisen außerordentlich fördert, steht ihrer reichlichen Verwendung nichts im Wege. Die Buttermilch eignet sich nicht nur zur Suppenherstellung, sondern auch zum Brotbacken und zur Bereitung von Kartoffelspeisen und Tunken. Buttermilchpudding findet bei Kindern immer lebhaften Zuspruch; er ist das Rechte für schlechte Esser. Aber auch unverarbeitet bildet die Buttermilch ein wohlschmeckendes Erfrischungsgetränk. Buttermilch

Zur reinen Heilkost wird Buttermilch, wenn wir sie kurmäßig verwenden. Buttermilchkuren, bei denen an einzelnen Wochentagen ausschließlich Buttermilch in einer Menge von 1 bis 1,5 Litern genossen wird, werden ärztlich verordnet bei *Fettleibigkeit, chronischer Verstopfung, Haut-, Magen- und Darmleiden.* Die Hauptwirkstoffe dabei sind der Gehalt an Milchsäure und die lebenden Milchsäurebakterien. Da sich Buttermilch auch als ausgezeichnete Lezithinquelle erwies, ist der reichliche Genuß bei nervenschwachen Menschen besonders zu empfehlen. Lezithin ist ein wichtiger Bestandteil für Aufbau und Funktion der Nervensubstanz.

Neben Kalium enthält die Buttermilch noch einen unbekannten organischen Stoff, der harntreibend wirkt. Seine Wirkung wird allerdings durch das Milchfett etwas herabgesetzt, weshalb Vollmilch nicht so stark harntreibend wirkt wie abgerahmte, rohe Milch und Buttermilch. Bei wassersüchtigen Anschwellungen aber leistet Buttermilch, vor allem wenn sie aus saurem Rahm gewonnen wurde, als Diätmittel ganz vorzügliche Dienste.

Sauermilch hemmt Tumorwachstum

Außer der Buttermilch gibt es auch noch andere aus Vollmilch, Trinkmilch oder Magermilch hergestellte Sauermilcharten, die sich allesamt seit Jahren zunehmender Beliebtheit erfreuen, nämlich *Dickmilch, Joghurt* und *Kefir.* Sauermilch

Läßt man frische „süße“ Milch in Glas- oder Porzellanschalen bei Zimmertemperatur (19—21° C), besser noch in der Nähe der Heizung, stehen, so wird sie normalerweise in etwa 24 Stunden dick. Da wir aber meist nur pasteurisierte Milch bekommen, wird sie nur dick, wenn man sie mit drei bis vier Löffeln Butter- oder Sauermilch, die man fertig kaufen kann, „impft“. Man fügt damit Milchsäurebakterien hinzu, die das Dickwerden besorgen. Bei nicht pasteurisierter Milch genügt sozusagen das Hineinfallen der Luftmilchsäurebakterien, um die Milch sauer und dick werden zu lassen. Gut gelungene **Dickmilch** ist gleichmäßig geronnen und schmeckt aromatisch sauer. Wer Schwierigkeiten mit der Herstellung hat, kann sie fertig kaufen. Im Handel ist auch die **Schwedenmilch,** die lediglich eine glatt gerührte Dickmilch darstellt.

Am meisten verwendet wird der ursprünglich aus Bulgarien stammende **Joghurt.** Er ist ebenfalls eine saure Dickmilch, die aber nicht mit den bei uns heimischen Milchsäurebakterien hergestellt wird, sondern mit einer Kultur von Lactobazillus bulgaricus oder einfach Joghurt-Bazillus genannt.

Selbstherstellung des Joghurts

Die Herstellung des Joghurts ist etwas schwieriger als die der Dickmilch. Man erhitzt einen Liter Voll-, Trink- oder Magermilch bis zum Kochen und kühlt sie dann in kaltem Wasser bis auf 45° C ab. Dann rührt man eine Packung Joghurtbazillenkultur (im Reformhaus erhältlich) hinein, füllt die Milch anschließend in kleine Glas- oder Porzellangefäße ab und läßt diese dann in einem Brutschrank mit einer Temperatur von 42—45° C stehen. In einigen Stunden ist der Joghurt fertig. Er muß nun bis zum Verzehr in den Kühlschrank, damit er nicht zu sauer wird. Man kann mit diesem Joghurt vier Wochen lang die nächsten Milchportionen impfen. Dann kauft man eine neue Joghurtkultur. Zur Einhaltung der notwendigen Temperatur von 42 bis 45° C gibt es Joghurtbereiter zu mäßigen Preisen.

Die Rolle der Milchsäure

Die einzelnen Sauermilcharten unterscheiden sich zwar in der Herstellungsweise durch Verwendung verschiedener milchsäureproduzierender Bazillen und Fermente, ihr Nähr- und Wirkstoffgehalt ist aber sehr ähnlich. Recht unterschiedlich ist jedoch ihr *Milchsäuregehalt.* Er schwankt je nach Herstellungsart und Alter der Milch ganz erheblich. Auch die Eigenschaften der Milchsäure sind abhängig von den verwendeten Milchsäurebazillen. Ein normaler Joghurt (hergestellt durch den Lactobazillus bulgaricus) enthält etwa 3—10 Gramm pro Liter linksdrehende Milchsäure, das sind 25—70% der Gesamtsäuremenge, der Rest ist jeweils rechtsdrehend.

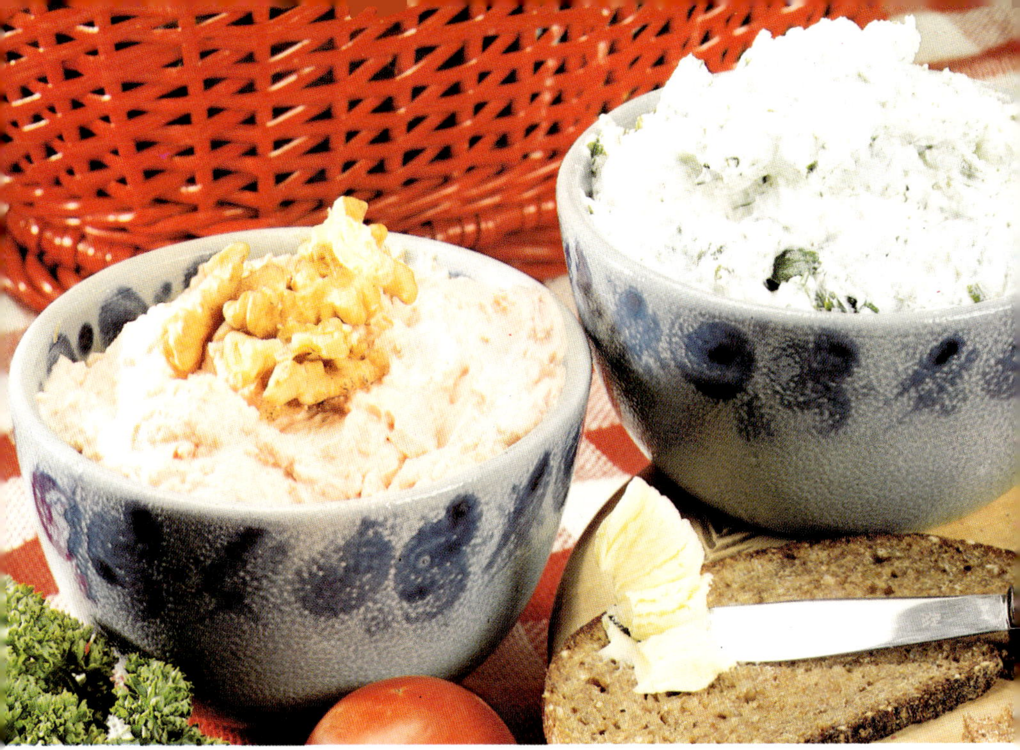

Pikante Quarkzubereitungen

Leichte Kost für Sitzberufe: Zitronen-Buttermilch-Shake, Tomaten-Cocktail (Rezepte S. 592)

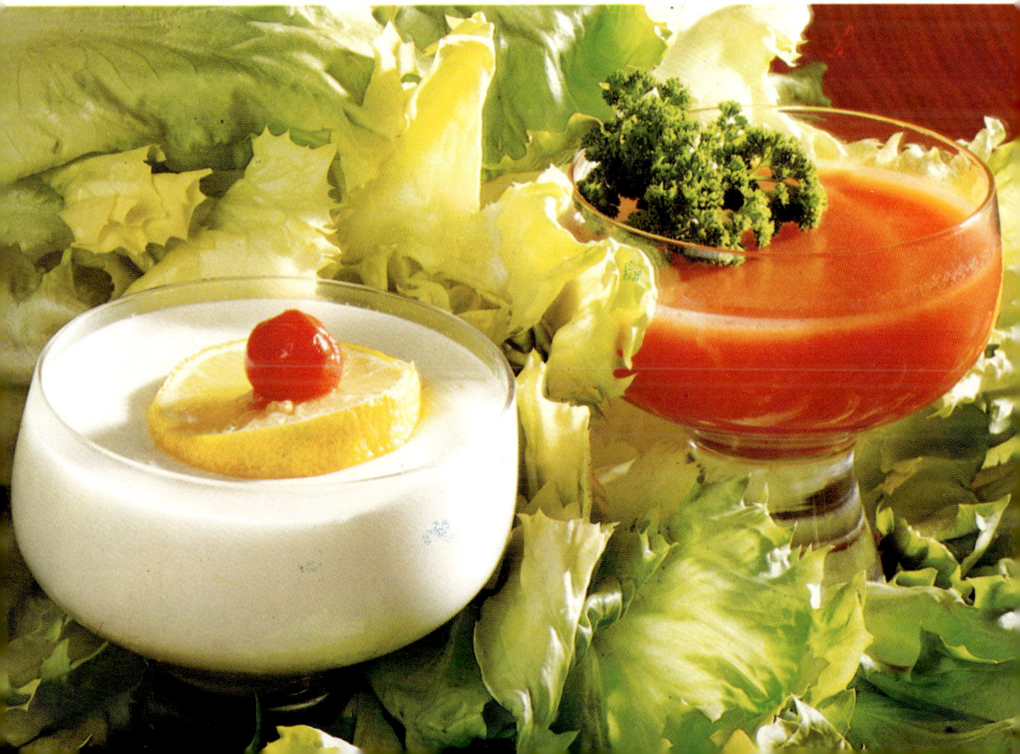

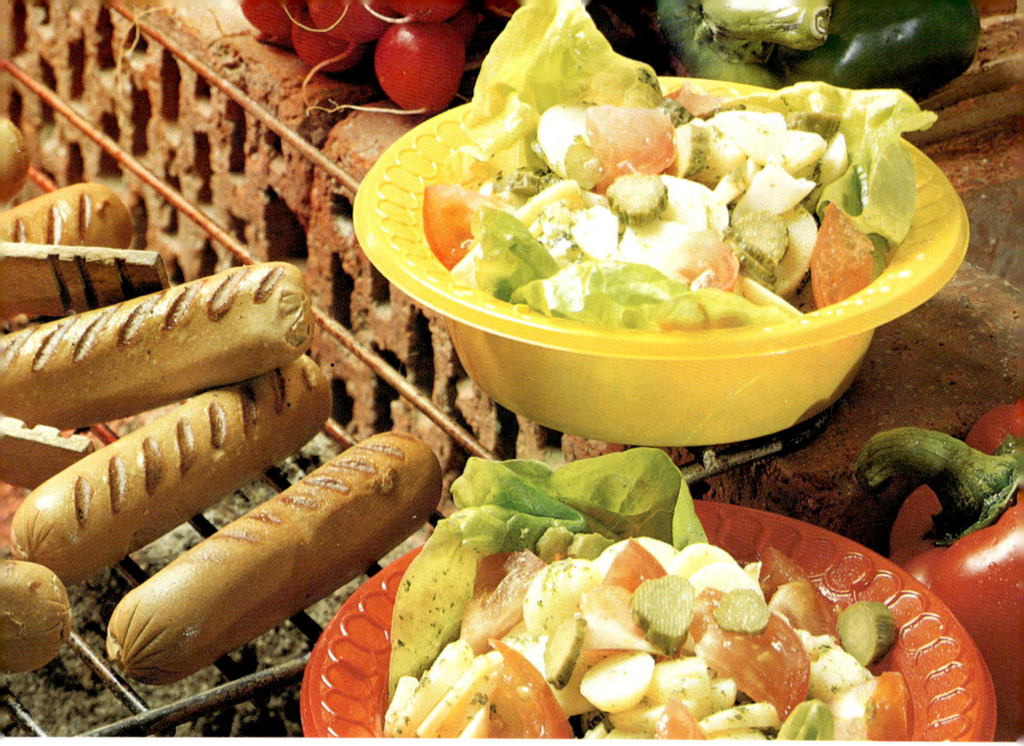

Gegrillte Sojawürstchen mit Kartoffelsalat (Rezepte S. 592)

Grüner Salat

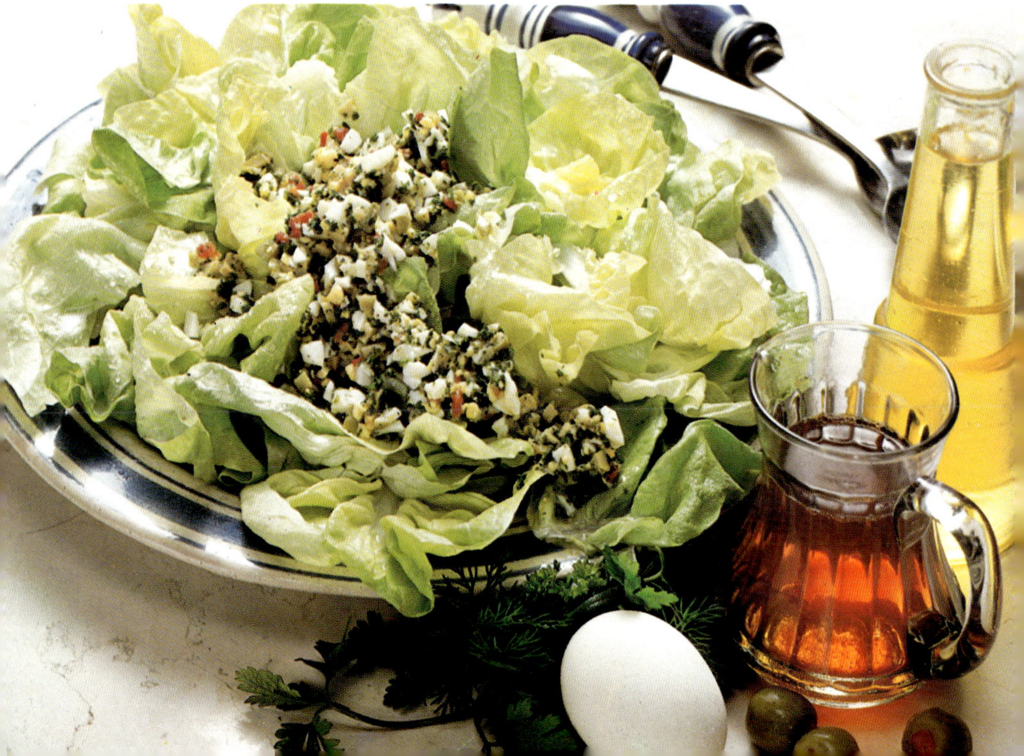

Was versteht man unter rechts- und linksdrehender Milchsäure? Bringt man Milchsäure unter ein sogenanntes *Polarimeter,* unter Licht also, das nur in einer Ebene schwingt, dreht sich das Licht entweder nach links oder nach rechts oder es bleibt unverändert. Wird die Schwingungsebene nach rechts gedreht, so weiß man, daß die zu prüfende Lösung überwiegend rechtsdrehende Milchsäure enthält (Schreibweise: L [+]), und zwar um so mehr, je stärker die im Polarimeter sichtbare Rechtsdrehung erfolgt. Wird die Schwingungsebene aber nach links gedreht, so enthält sie mehr oder weniger überwiegend linksdrehende Milchsäure (Schreibweise: D [–]). Bleibt das Licht unverändert, so ist gleich viel rechts- und linksdrehende Milchsäure vorhanden. Eine solche Mischung wird Racemat genannt (Schreibweise: D L).

Sauermilch

Diese Unterscheidung ist wichtig, weil sich diese beiden Milchsäuren im Stoffwechsel des Menschen recht unterschiedlich verhalten.

Vorsicht bei linksdrehender Milchsäure

Für den Menschen ist nur die rechtsdrehende Milchsäure (L [+]) natürlich und physiologisch, die linksdrehende Milchsäure (D [–]) dagegen ein „Fremdstoff", für den der menschliche Organismus nicht die nötigen Enzyme zur sinnvollen Verwertung besitzt. Der größte Teil wird mit dem Harn ausgeschieden, der Rest durch die Leber zu Kohlensäure und Wasser abgebaut.

Die Leber des Menschen besitzt dafür ein unspezifisches Enzym, das bei Säuglingen noch nicht ausgebildet ist. Säuglinge reagieren deshalb auf die Zufuhr von linksdrehender Milchsäure mit Vergärung (Azidose) und vermehrter Ausscheidung durch den Urin. Eine Folge davon ist die Störung des Mineralstoffwechsels. Wegen dieser Zusammenhänge wurde immer wieder vor dem Genuß größerer Mengen stark milchsaurer Produkte gewarnt.

Die Organisation für Ernährung und Landwirtschaft (FAO) der Vereinten Nationen kam nach dem Studium dieser Frage zu der Empfehlung, die linksdrehende Milchsäure (D [–]) beim Erwachsenen auf 100 mg/kg Körpergewicht zu begrenzen, während man für eine Begrenzung der rechtsdrehenden Milchsäure (L [+]) keine Veranlassung sah. In der Nahrung für Kleinstkinder sollte grundsätzlich nur rechtsdrehende Milchsäure verwendet werden.

Zuviel **Joghurt** (mehr als 1 Liter pro Tag) kann wegen des überwiegenden Gehaltes an linksdrehender Milchsäure zu einer Stoffwechselbelastung werden und damit schädlich sein. Größere Mengen schädigen auf die Dauer auch die Normalbakterien des Darmes.

Die lediglich durch Stehenlassen bei Zimmertemperatur entstehende **Dickmilch** enthält meist beide Milchsäuren mit nur geringem Überschuß der einen oder anderen Art.

Tierische Produkte

Den gewünschten großen Überschuß an rechtsdrehender Milchsäure erreicht man nur durch gezielte Vergärung mit speziellen Kulturen von Milchsäurebazillen, wie das bei **Bioghurt** und besonders bei **Sanoghurt** der Fall ist.

Kefir ist eine Sauermilchart aus der Türkei. Er enthält durch eine zusätzliche Gärung außer der Milchsäure auch Kohlensäure, wodurch er „moussiert" (= schäumt).

Zur *Selbstherstellung* gibt man eine vorgeschriebene Menge Kefirknöllchen oder Kefirferment aus dem Reformhaus in abgekochte, auf Zimmertemperatur abgekühlte Milch. Nach gutem Einrühren läßt man die Milch 24–30 Stunden zugedeckt stehen. Dann gießt man den bereits fertigen Kefir durch ein Sieb, wodurch man die übrigen Kefirknöllchen abtrennt, um sie für weitere Zubereitungen verwenden zu können.

Die Bedeutung der Sauermilcharten

Der Gesundheitswert und die diätetische Bedeutung der verschiedenen Sauermilcharten sind also nicht nur von den Bakterienstämmen abhängig, mit denen sie hergestellt werden, sondern auch von der durch sie aus dem Milchzucker (Laktose) erzielten Milchsäure, was eine ständige Kontrolle der Bakterien und des ganzen Gärvorganges erfordert.

Rechtsdrehende Milchsäure ist ein normaler Bestandteil des menschlichen Organismus. Bei anstrengender Muskeltätigkeit steigt der Milchsäurespiegel des Blutes vorübergehend auf das Fünf- bis Zehnfache an, was auch als „Muskelkater" spürbar wird.

Wichtig ist, daß die Herzmuskelzellen ihren Energiebedarf überwiegend aus der rechtsdrehenden Milchsäure decken. Milchsäure hat aber auch eine zentrale Bedeutung für den Stoffwechsel aller anderen Muskelzellen.

Ferner aktiviert sie die Atmungsintensität – und damit die Sauerstoffaufnahme – von Gehirn, Leber- und Nierenzellen. Höchst interessant ist auch, daß die rechtsdrehende Milchsäure die Atmung (= Sauerstoffaufnahme) der hochaktiven Krebszellen um 100–110 Prozent zu steigern vermag, das heißt aber, daß die unter Sauerstoffmangel leidenden und daher auch wuchernden Krebszellen in ihrem Stoffwechsel wieder in die normale Richtung gebracht werden. Siehe hierzu auch das Kapitel „Krebsvorbeugung und Krebsbehandlung durch Diät".

Die Sauermilcharten mit überwiegendem oder hohem Gehalt an rechtsdrehender Milchsäure besitzen auch einen hohen Gesundheitswert. Sie steigern den Stoffwechsel der Gewebe, fördern die Darmtätigkeit und sind unentbehrlich für die Vorbeugung und Behandlung aller bösartigen Erkrankungen.

Ich muß jedoch darauf hinweisen, daß die Krebsvorbeugung mit Sauermilch allein nicht gelingt, weil man dazu größere Mengen benötigt. Dann würde jedoch die Eiweißzufuhr zu hoch. Das gesäuerte Milcheiweiß darf aber mengenmäßig nicht übersteigert werden, da alles tierische Eiweiß (und damit auch das Milcheiweiß) wegen seiner spezifisch-thermischen Wirkung bei hoher Dosierung den Krebsstoffwechsel zu unterstützen scheint, wenn nicht genügend Verdauungsfermente zur Aufspaltung des Eiweißes zur Verfügung stehen und darum vermehrte Fäulnis auftritt. Man benötigt deshalb außer den Sauermilcharten noch die Milchsäure aus Sauergemüsen (Sauerkraut, saure Bohnen, saure rote Bete, Zwiebeln, saure Gurken u. a.), wie sie in allen Reformhäusern zu haben sind.

Sauermilch

Andererseits sollte man nicht auf die Sauermilchprodukte verzichten, da in mehreren Untersuchungen gezeigt werden konnte, daß sie eine tumorhemmende Wirkung entfalten, obwohl man noch nicht weiß, welchem Faktor oder welchen Faktoren diese Wirkung zuzuschreiben ist.

Vollmilch als Heilmittel

Vollmilch

Die Milch ist nicht nur wegen ihrer natürlichen und harmonischen Mischung der Nähr- und Wirkstoffe das wertvollste Nahrungsmittel, sondern auch ein Heilmittel größten Umfangs.

Neben dem Eiweiß der grünen Blätter ist das Milcheiweiß – worauf Prof. *Heupke* eindeutig hinweist – allen anderen Eiweißarten überlegen. Bei allen Infektionskrankheiten und Krankheiten, die starken Eiweißverbrauch mit sich bringen, sowie in der Erholungsphase nach solchen Krankheiten und anderen ernsten Erkrankungen gewinnen Vollmilch und Quark den Wert eines einzigartigen Medikamentes. Bei allen Formen der *Gelbsucht* und allen *Lebererkrankungen* wird heute der Heilwert der Milch voll anerkannt. Milch und Quark sind aus der Heilkost der Leberkranken nicht mehr fortzudenken. In allen Diätvorschriften zur Abheilung von *Magen- und Zwölffingerdarmgeschwüren,* den sogenannten Ulkuskuren, bildet die Milch die Grundlage der Diät. Auch der günstige Einfluß der Milch auf die Haut, wahrscheinlich durch die im Milchfett enthaltenen lebenswichtigen ungesättigten Fettsäuren, von denen im Anfangsteil dieses Buches schon die Rede war, wird bestätigt. Der hohe Vitamin-, Mineral-, Ferment- und Spurenstoffgehalt läßt natürlich die Milch bei allen mehr oder weniger ausgeprägten *Mangelkrankheiten* geeignet erscheinen, so daß man nicht zu Unrecht die Milch als *Grundnahrung in der Krankenbehandlung* bezeichnet.

Als letztes typisches Beispiel für die Heilkraft der Milch mag noch die *Karell-Kur* gelten, die Herzkranken mit Wasseransammlungen schnelle Erleichterung und Hilfe bringt. Bei der Karell-Kur bekommt der Kranke als Nahrung lediglich 1 Liter Milch am Tag. Die Wirkung der ausschließlichen

Milchnahrung ist fast die gleiche wie bei Saftfastentagen, nämlich Schonung des ganzen Organismus, plötzliche starke Einschränkung der Kochsalzzufuhr bei Anreicherung mit Kalzium. Die Kochsalzausscheidung geht weiter. Verliert aber der Körper seine Kochsalzspeicher, so verliert er auch die überflüssigen Wasseransammlungen, wodurch sich die Herzkraft rasch hebt. In dem Kapitel über die Diät der Kreislaufkranken wird der Leser Näheres hierüber finden.

Die große Zahl und die überaus günstige Zusammensetzung der Nähr- und Wirkstoffe in der Milch geben ihr die notwendigen Eigenschaften, um sie in zahlreichen Krankheitsfällen als ausgesprochenes Heilmittel mit großem Wirkungskreis einsetzen zu können, wenn sie den Anforderungen entspricht, die wir an ein möglichst naturnahes Heil- und Lebensmittel stellen müssen.

V

Honig – die „süße Medizin"

Er ist konservierter Sonnenschein, von dem wir weitgehend Gebrauch machen sollten, zumal er Wirkstoffe enthält, die den Menschen vor schlimmen Gesundheitsstörungen zu bewahren vermögen. Er hat außerdem den unschätzbaren Vorteil, völlig unschädlich zu sein.

Bei einem Aufenthalt auf dem Lande im Hohen Westerwald sah ich, wie bei Menschen und Tieren eiternde Wunden mit Honig verbunden wurden. Ich stand der Sache zunächst mißtrauisch gegenüber, eingedenk der vielen modernen Wunddesinfektionsmittel. Doch ich mußte mich davon überzeugen lassen, daß Honig in der Wundbehandlung ein beachtliches Heilmittel ist.

Eine Bäuerin verband die eitrige Kniewunde ihres Kindes mit Honig. Ich fragte sie, warum sie kein modernes, sicherwirkendes Mittel aus der Apotheke verwende. Sie lächelte nachsichtig und meinte, die Bienen seien bessere Chemiker als die Menschen, wenn sie auch unbewußt die vielen Stoffe zusammentrügen, die den Honig ausmachen. Sie fragte mich, ob ich noch niemals bemerkt hätte, daß der Honig von krankmachenden Bazillen völlig frei sei. Sie war sich ihrer Sache gewiß.

Bei weiteren Untersuchungen stellte ich fest, daß die altgermanische Medizin längst wußte, daß Wunden unter Honigverbänden schneller heilen als ohne Honig. Heute wissen wir durch Versuche, daß die bakterientötende und wundreinigende Kraft des Honigs vor allem von seinem Inhibingehalt abhängt. Alle Honigarten, aus so verschiedenen Blüten sie auch stammen mögen, besitzen diese Eigenschaft. Es ist deshalb anzunehmen, daß der keimtötende Stoff nicht aus den Blüten, sondern aus den Drüsen der Bienen stammt und schon in geringer Menge wirkt. Unsere Insektenforscher können uns schildern, wie der Nektar in Honig umgewandelt wird. Wir wissen auch, daß der Honig hochkonzentrierte Zuckerstoffe enthält, begleitet von wichtigen Ergänzungsstoffen, nämlich Kalium, Natrium, Kalzium, Magnesium, Eisen, Kupfer, Mangan, Phosphat, Vitamine (B_1, B_2, Nikotinsäure, C) und Fermente (Diastase, Invertase u. a.). Honig

Der Hausfrau sollte bekannt sein, daß heute erwiesen ist, daß Honig nicht nur eine Leckerei für Kinder, sondern die reinste aller Speisen darstellt, die Gesunde und Kranke in gleicher Weise verwenden können. Es ist erstaunlich, daß Kinder durch die Wirkung des Honigs den Kalk aus der Nahrung besser verwerten und gesündere Knochen erhalten.

Der Honig besteht aus verschiedenen Zuckerarten, vor allem aus Fruchtzucker (Lävulose), ferner aus Traubenzucker (Dextrose) und etwas Rohrzucker. Bis ins 17. Jahrhundert hinein war Honig der ausschließliche Süßstoff unserer Küche. Erst seit Einführung des Rohrzuckers und des Rübenzuckers wurde der Bienenhonig aus seiner Stellung als „Süßstoff" verdrängt. *Zuckerkranke* vertragen Bienenhonig dann viel besser als reinen Zucker, wenn er einen ungewöhnlich hohen Gehalt an Fruchtzucker (Lävulose) besitzt.

Gesundheitliche Vorteile hat die Verdrängung des Honigs aus der Küche nicht mit sich gebracht. Im Gegenteil! Die steigende Verwendung von Weißzucker, der vitaminlos und äußerst mineralsalzarm ist, wird von einigen einsichtigen Ernährungsforschern für eine ganze Reihe ernsthafter Stoffwechselstörungen, insbesondere aber für die Zahnfäule, verantwortlich gemacht. Der Weißzucker benötigt nämlich zu seiner eigenen Verbrennung erhebliche Mengen Vitamin B_1 und Mineralien wie Kalk und Phosphor. Darüber hinaus ist der weiße Industriezucker kein Naturprodukt mehr. Er ist vielmehr durch eine Reihe chemischer Prozesse „gereinigt" und „raffiniert". Man sollte *braunen* Rohr- oder Rübenzucker oder noch besser Honig zum Süßen verwenden.

Bienenhonig ist als reines tierisches Naturprodukt auch eine „süße Medizin". Dr. med. *H. Balzli* äußerte im Jahre 1928: „Daß der Industriezucker mit eine der vielen äußerlichen Krebsursachen unserer Zeit sei, läßt sich nicht von der Hand weisen". Dagegen lesen wir bereits 1932 von Freiherr *v. Pohl*, daß der Honig Stoffe enthalte, die die Zellteilung hemmen (mitosehemmende Wirkstoffe). Diese Stoffe sind jedoch noch nicht näher bekannt.

In Kliniken kommt Honig bei der *Behandlung der Leberkranken* wieder zu Ehren, da man gefunden hat, daß die Verabreichung von Honig (etwa 35 bis 40% Fruchtzuckergehalt) überzeugendere Heilwirkungen ergab als der Genuß von Traubenzucker. Diese Wirkung findet ihre Erklärung darin, daß bei Fruchtzucker die Verbrennungsprozesse zehnmal so schnell ablaufen wie bei Traubenzucker, wobei gleichzeitig die Ausnutzung der anderen Zuckerarten gesteigert und die Speicherform des Zuckers in der Leber, das Glykogen, weniger benötigt wird, was wiederum nur die kranke Leber schont.

Die Zuckerstoffe, von denen Fruchtzucker und damit Honig die wirksamste Form darstellt, nehmen seit jeher einen besonderen Platz in der Diätbehandlung der Leberkrankheiten ein. Wir müssen allerdings gleichzeitig eine reichliche Vitaminversorgung und die Zufuhr hochwertiger Eiweißträger (z. B. Quark) fordern. Wenn eine geschädigte Leber schon nicht mehr in der Lage ist, aus Traubenzucker die Speicherform Glykogen aufzubauen, so kann sie es aus Fruchtzucker immer noch. Fruchtzucker wird bis zu 29% im Leberstoffwechsel zu Glykogen aufgebaut und festgehalten.

Bei der modernen Behandlung von *Kreislauferkrankungen* spielen Honiglösungen eine große Rolle. Aber auch bei Nervosität, Überarbeitung, ferner bei Erkältungen (hier in *warmer* Milch), schlechter Verdauung und Schlaflosigkeit erzielt er gute Wirkungen, wie er auch Genesenden zur schnelleren Wiederherstellung ihrer Kräfte verhilft.

Eine besonders erstaunliche Kraft entfaltet der naturreine Honig gegenüber *Diphtheriebazillen.* Prof. *K. Stolte* beobachtete, daß durch Honig in kürzester Zeit jeder Nasen- und Rachenabstrich bei Diphtheriebazillenträgern negativ, das heißt also frei von Diphtheriebazillen, wurde, auch wenn vorher wochenlang Diphtheriebazillen nachweisbar waren. Er bestrich dazu dreimal am Tage beide Gaumenmandeln kräftig mit Honig und gab außerdem noch flüssigen Honig, ebenfalls dreimal täglich, in beide Nasenlöcher. Der volle Erfolg war in der Regel nach zwei Wochen erreicht. Diese Beobachtung wurde von Hygienikern nachgeprüft und gefunden, daß der naturreine Honig eine experimentell nachweisbare, starke Hemmwirkung besonders auf Eitererreger (Staphylokokken), Milzbranderreger und Diphtheriebakterien ausübt.

Verwandte man jedoch erhitzten Honig (kurz aufgekocht), so wurde die antibakterielle Wirkung stark vermindert oder gar völlig vernichtet. Kühl und lichtgeschützt aufbewahrter Naturhonig behielt seine bakterienhemmende Wirkung auf lange Zeit, jedoch nur im unverdünnten Zustand. Honig*lösungen* verloren schon nach wenigen Tagen ihre Hemmkraft gegen Bakterien. Tageslicht beeinträchtigt die Wirkung des unverdünnten Honigs kaum, während sie bei Lösungen schnell abnahm.

Wir stehen also vor der wahrhaft erstaunlichen Tatsache, daß uns die Natur hier ein Produkt in die Hand gegeben hat, das in keiner Weise einem chemischen Desinfektionsmittel oder einem modernen Keimhemmungsstoff, wie Penicillin, nachsteht. Es hat vielmehr den unschätzbaren Vorteil, völlig unschädlich zu sein.

II

Natürliche Nahrung ist die beste Medizin

Grundlegend fordere ich als Arzt, daß die Ernährungstherapie nicht mehr wie früher nur ein kleiner Teil der Gesamttherapie ist, sondern daß die Ernährungstherapie die Grundlage aller Heilbestrebungen und der Gesunderhaltung bleiben soll. Das ärztliche Handeln beginnt damit, die Ernährung und den Stoffwechsel des Kranken zu ändern. Dadurch leitet er die Heilvorgänge im kranken Körper ein und bereitet so den Boden für die Therapie.

Dr. Max Gerson

Heilen heißt Reinigen

Reines Blut! Dem exakten modernen Mediziner kommt ein überlegenes Lächeln über diesen humoralpathologischen Begriff aus der alten Volksmedizin. Macht nichts! Wir lächeln zurück!
Sobald dies schöne Wort auch einmal seine lebensreformerisch-biologische Bedeutung wiedergewinnt und entsprechende Wunschziele zeitigt, ist unserem gefährdeten Europa ein neuer Segen geschehen.

Dr. med. Otto Buchinger

Die jährliche Entschlackungskur

I

Entschlackungskur

Besonders im Frühjahr zeigt sich in erhöhtem Maße, daß wir fast alle eine Reihe von Krankheitszuständen durchleben, die man früher als „Blutverunreinigungen“ ansah und durch die winterliche Mangelkost und Bewegungsarmut erklärte. Auch heute noch ist die Naturheilkunde der Auffassung, daß eine Anhäufung von Zwischen- und Endprodukten des Stoffwechsels (Stoffwechselschlacken) mit der Entstehung und dem Ablauf von Krankheiten ursächlich verbunden ist. Sie betont jedoch, daß sich die Stoffwechselschlacken weniger im Blut als vielmehr in den Geweben und den sie umfließenden Körpersäften anhäufen. Auch kennt sie vielfältigere Ursachen für die Stoffwechselstörungen. Außerdem sprechen wir heute besser von Gewebsverschlackungen als von Blutverunreinigungen.

Das Blut ist nicht unmittelbar mit den Gewebssäften und Geweben verbunden, ebensowenig übergibt es direkt die Nahrungsstoffe an die Zellen, noch übernimmt es deren Stoffwechselendprodukte aus erster Hand. Zwischen Blut und Geweben findet sich ein besonderes Organsystem, das Grund- oder Bindegewebe (Mesenchym), das alle Blutgefäße bis zu den feinsten Haargefäßen umhüllt, alle Lücken zwischen den Organen ausfüllt, keinen direkten Stoffaustausch zuläßt, aber die Vermittlerrolle nach beiden Seiten, zum Blut und zu den Geweben hin, übernimmt. Zu dieser Vermittlungsfunktion ist das Gewebe auf Grund seiner besonderen (kolloid-chemischen) Eigenschaften vorzüglich befähigt.

So vermag es vor allem, wie ein Schwamm, zahlreiche gelöste Stoffe aus dem Blut oder aus den Geweben und Gewebssäften aufzusaugen. Es gibt die aufgesaugten Stoffe erst wieder an die Gewebe oder an das Blut ab, wenn ihre Anhäufung oder zu starke Konzentration durch die verarbeitende oder ausscheidende Tätigkeit der Nieren, Lungen, Drüsen oder Haut beseitigt ist. Es schützt so das Gewebe vor einer Vergiftung seiner Zellen und das Blut vor einer Überschwemmung mit ausscheidungspflichtigen Stoffen. Durch diese vorübergehende Speicherung und Wiederabgabe von Nahrungs- und Stoffwechselstoffen ist der Körper in der Lage, einen gleichmäßigen Ablauf der Lebensvorgänge zu erreichen. Wir erkennen hieraus die lebenswichtige Bedeutung der Bindegewebsfunktionen.

Natürlich hat diese sehr wichtige vermittelnde, entgiftende und speichernde Funktion des Bindegewebes ihre Grenzen, wenn auch die Leistung oftmals erstaunlich groß ist. Treten jedoch immer wieder und jahrelang zu viele Stoffwechselprodukte, Zellgifte, weiterzugebende Nahrungsstoffe oder abzugebende Schlacken auf, wird also das Gewebe ständig überfordert und damit geschädigt, dann kann es auch zur Anhäufung dieser Stoffe im Blut kommen,

Heilen heißt Reinigen

wo sie teilweise nachweisbar sind. Meist treten in diesem Falle starke akute Krankheitserscheinungen oder fieberhafte Reaktionen auf. Bevor jedoch das Blut zum Beispiel seine Säure-Basen-Verhältnisse ändert, muß schon die gewaltige Fassungskraft des Bindegewebes für Säuren so überbeansprucht sein, daß sich schließlich die Übersäuerung auch im Blut bemerkbar macht.

Über die Gründe zur Anhäufung und Speicherung von Stoffwechselschlakken kann einiges gesagt werden. Sie kommt zustande bei zu reichlicher Zufuhr von Nahrung besonders tierischen Ursprungs (Eiweiß, Fett), bei zu geringer Ausscheidung durch Nieren, Darm, Lunge und Haut, bei einem vermehrten Anfall von Schlackenstoffen durch langandauernde Überanstrengung ohne ausreichende und ausgleichende Ruhe oder genügenden Schlaf (moderne Lebenshetze), bei verlangsamtem Stoffwechsel durch Mangel an körperlicher Arbeit und Bewegung (Büromenschen) oder Funktionsstörungen der hormonbildenden Drüsen (Schilddrüsen, Hypophysen, Keimdrüsenstörungen, Klimakterium) und durch Fehlen wichtiger Funktionsstoffe (Vitamine, Fermente, Mineralien) in der täglichen Kost.

Erfahrungsgemäß ist unter den unnatürlichen Lebensbedingungen der Zivilisation die Zahl der Menschen mit Gewebsübersäuerung oder Überlastung der Bindegewebsfunktionen durch Anhäufung von unvollständig verarbeiteten und ausscheidungspflichtigen Stoffen außerordentlich hoch. Ist die Speicherung der Stoffwechselschlacken so groß, daß die Tätigkeit des Bindegewebes lahmgelegt ist, dann kommt es zu örtlichen und allgemeinen Krankheitserscheinungen. Zu diesen rechnet die Naturheilkunde vor allem auch die rheumatischen Veränderungen (Schwellungen und Verhärtungen) in den Weichteilen der Bewegungsorgane, die man fachlich auch *Gelosen* nennt. Solche Gelosen können natürlich auch von den Giften der Infektionserreger herrühren, so daß man mit Recht den durch Speicherung bedingten Rheumatismus von dem durch Infektion bedingten unterscheidet.

Es muß bei der Speicherung von Stoffwechselschlacken nicht immer nach außen hin eine Krankheit erkennbar werden. Gefährlich wegen ihres schleichenden Charakters sind die Zustände zwischen Krankheit und Gesundheit, die einer chronischen Vergiftung des Bindegewebes gleichkommen und vorzeitige Alterung und Halbgesundheit herbeiführen. Aber gerade hierfür bestehen die von alters her bekannten Frühjahrs- oder Entschlackungskuren, die nichts anderes erreichen wollen als eine Entlastung der lebenswichtigen Bindegewebsfunktionen, eine Stoffwechselbelebung und -normalisierung und die vermehrte Ausscheidung von Stoffwechselendprodukten, auch heute noch völlig zu Recht.

Die Wege zu einem Frühjahrshausputz im Körper sind mannigfaltig. Ich erinnere nur an Fastenkuren, Saftfastenkuren, Rohkostdiät, Teemischungen,

Wildkräutersalate, Schwitzkuren, Saunabäder, ansteigende Halbbäder, römisch-irische Bäder und vieles andere. Auch die spezielle und kurmäßige Verwendung frischer Heilpflanzen, wie Brennessel, Bärenlauch oder Knoblauch, Brunnenkresse, Stiefmütterchen, Löwenzahn oder Gänseblümchen, sind Möglichkeiten, einer „Säfteentmischung" wirksam zu begegnen und die naturnotwendige Erneuerung vorzunehmen. Natürlich unterstützen auch Darmbäder, Atemgymnastik, viel Bewegung in frischer Luft, salzarme und vegetarische Ernährung unsere Bemühungen um eine Entlastung und Erneuerung der Gewebe.

Entschlackungskur

Die Entschlackungskur als Grundbehandlung

Die moderne Stoffwechselchemie und zahlreiche Untersuchungen über die wirkenden Kräfte beim Auf- und Abbau unseres Blutfarbstoffes haben zu der Erkenntnis geführt, daß das Leben unserer Körpergewebe von der ungestörten Atmungsfähigkeit der Zellen abhängt, hauptsächlich von der Fähigkeit, Sauerstoff aufzunehmen und abzugeben (Prof. Dr. *Bingold)*. Bei diesen Vorgängen spielen aber die sauerstoffübertragenden Fermente eine entscheidende Rolle. Bei einer Unterbrechung der Reaktionskette infolge Fehlens eines Fermentes häuft sich das unmittelbar vor der Unterbrechungsstelle stehende Stoffwechselprodukt an. Es wird zwar laufend weiter gebildet, aber nicht weiter verarbeitet. Ein Stoffwechselprodukt ist nun im Übermaß vorhanden, die aus ihm hervorgehenden Produkte fehlen (Dr. *Hellmann)*. Hier ergibt sich das Verständnis für die alte Anschauung der „Gewebsverschlakkung" und einer notwendigen „Blutreinigung".

Ein weiteres Beispiel hierfür kann die gestörte Leberfunktion sein, wie sie nach infektiösen, katarrhalischen oder vergiftenden Prozessen eintritt. Auch hier kommt es leicht bei fehlerhafter Ernährung zu Unterbrechungen lebenswichtiger Stoffwechselvorgänge, was wiederum zu „Rückständen" von Stoffwechselzwischenprodukten und Fehlen anderer wichtiger Zwischenglieder der Stoffwechselreaktionskette führt. Gerade die Leber als unser größtes stoffwechselchemisches „Laboratorium" bedarf jährlich einer großen anhaltenden Entlastung mit nachfolgender Auffrischung und Anregung ihrer zahlreichen Funktionen durch Wirkstoffe, wie wir sie uns durch frische Pflanzen- und Fruchtsäfte, Heilkräuter, Gemüse und Salate in natürlicher Form zuführen können.

Auch daß jeder Blut- bzw. Gewebsreinigung am besten eine gründliche Darmreinigung vorangehen muß, ist uns einleuchtend, nachdem vor allem Prof. *E. Becher* nachweisen konnte, daß gerade der schlecht funktionierende Darm zum Giftherd werden kann, wobei sich dann stark giftige Stoffwechselprodukte, wie Phenol, Indol und Kresol, in einer Konzentration im Blut nachweisen lassen, mit der man sogar künstlich Vergiftungen erzielen würde. Wir haben dann die Selbstvergiftung vom Darm aus vor uns.

Heilen heißt Reinigen

Die Beobachtungen von *Ragnar Berg* über die Kochsalzverschlackung der Körpergewebe bei der üblichen zu reichlichen, zu fetten und zu eiweißreichen Kochkost sind ebenfalls ein Beweis für die „Verunreinigung“ von Blut und Gewebe. Er beobachtete, daß ein kochsalzfrei ernährter Patient auch nach sechs Monaten noch täglich Kochsalz ausschied. Die Anreicherung mit Kochsalz führt aber zur Gewebsverwässerung, diese zur Hemmung der Verbrennungsvorgänge, welche wiederum zum Anlaß einer Anhäufung von Stoffwechselschlacken wird.

Da unsere Blutreinigungskuren alle Ausscheidungsorgane stark anregen, die frischen Frucht- und Pflanzensäfte genügend „Zündstoffe“ für den Stoffwechsel zuführen und durch ihren hohen Kaliumüberschuß das Kochsalz austreiben, sind sie in hervorragendem Maße wie vor alters dazu geeignet, uns vor schweren Erkrankungen, vorzeitiger Alterung und Siechtum zu bewahren. Unsere „Frühjahrs- und Blutreinigungskuren“ sind echte Maßnahmen zur Auffrischung unseres Zellenlebens, zur Anregung der Organfunktionen und zur stärkeren, natürlichen Blutneubildung und Durchblutung aller Körperzellen. Sie bilden eine Basisbehandlung für jeden speziellen Heilungsvorgang.

Alle Maßnahmen dieser Art wären aber wenig erfolgreich, wenn dabei nicht eine völlig geregelte Darmfunktion erzielt wird. Vor jeder Mahlzeit 1 Glas Apfelsaft oder Brennesselmilch (siehe Rezeptteil) getrunken, vermag meist allein schon Darmträgheit zu beheben. Regelmäßiger Buttermilch- oder Joghurtgenuß normalisiert die Bakterienbesiedlung des Darmes, so daß seine Verdauungskraft eine erhebliche Belebung erfährt und die Aufnahme giftiger Stoffwechselprodukte vermieden wird. Die Regulierung der Darmfunktion ist immer Blutreinigung und daher erstes Gebot bei jeder Frühjahrskur.

So führen wir eine Entschlackungskur durch

Die strenge Fastenkur läßt sich nur unter ärztlicher Aufsicht durchführen und eignet sich nicht für Berufstätige. Teilweiser Nahrungsentzug in Form von *Morgenfasten* ist jedoch sehr empfehlenswert. Hierbei trinkt man vier bis sechs Wochen lang morgens nur 1–2 Tassen Blutreinigungstee, ißt etwas Obst und nimmt erst mittags wieder seine regelmäßige Mahlzeit zu sich.

Damit kommen wir schon zur *vegetarischen Kost,* die als Heilkost gute Dienste leistet. Sehr energisch wirkt die reine *Frischkost* (Rohkost), die, zwei bis drei Wochen durchgeführt, eine Umstimmung und Säfteaufbesserung herbeizuführen geeignet ist. Noch eingreifender wirkt schließlich die *Roh-*

säftekur als diätetische Maßnahme, wobei morgens und abends ein Viertelliter Obstsaft und mittags ebensoviel Gemüsesaft getrunken wird. Ärztliche Überwachung ist dabei notwendig, besonders wenn eine Rohsaftkur in ausgesprochenen Krankheitsfällen angewandt wird (siehe: Beispiel einer Saftfastenkur). Kräutersäfte, -suppen und -salate bewirken ebenfalls eine intensive Umstimmung des Stoffwechsels und Anregung der Darmtätigkeit. Am einfachsten ist die Anwendung eines guten *Blutreinigungstees,* der zu gleichen Teilen aus Huflattich, Gänseblümchen, Veilchenblättern, Löwenzahn, Fenchel und Pfefferminze selbst zusammengestellt werden kann. Man trinkt früh und abends 1 Tasse des warmen Aufgusses aus 1 Eßlöffel der Teemischung. Einen stärker wirkenden „Frühstückstee" erhält man aus je 10 g Sennesblättern und Weidenrinde, je 20 g Süßholz und Walnußblättern und 40 g Stiefmütterchen. Man bereitet aus 1 Eßlöffel Teemischung eine Abkochung, von der man früh und abends 1 Tasse trinkt.

Entschlackungskur

Nicht vergessen werden darf in diesem Zusammenhang die alte, vielfach bewährte **Wacholderbeerkur** nach *Kneipp.* Bei dieser Kur zerkaut man am ersten Tag 4 Beeren und an den folgenden Tagen je 1 Beere mehr, bis man am 12. Tag 15 Beeren erreicht hat. Sobald die Menge größer wird, kann man die Beeren in 2 oder 3 Portionen über den Tag verteilt einnehmen. Dann wird die Beerenzahl wieder täglich um 1 Beere bis auf 4 verringert. Diese Kur 4—5mal wiederholt, stellt eine sehr starke Stoffwechselanregung und -reizung dar; sie darf aber bei entzündlichen Erkrankungen der Nieren nicht durchgeführt werden.

Ebenso sind **Obsttage,** an denen täglich 8—10 Apfelsinen gegessen werden, ein starker Eingriff zur Entlastung und Auffrischung des Stoffwechsels.

Erdbeertage, das sind ein bis zwei Tage in der Woche, an denen ausschließlich etwa 1,5—2 kg Erdbeeren genossen werden, haben sich nicht nur als Blutreinigungsmittel, sondern auch bei Nierenleiden, leichter Zuckerkrankheit und Kreislaufstörungen mit wassersüchtigen Anschwellungen bewährt.

Kirschen sind ebenfalls ein diätetisches Mittel ersten Ranges. Sie vermögen viele Ernährungssünden, wie sie durch den ausschließlichen Gebrauch von Weißmehl, Weißzucker, Fleisch und Genußmittel entstehen, auszugleichen. Fettsüchtige sollten Kirschenkuren durchführen, wobei man an mehreren Tagen der Woche ausschließlich Kirschen zu sich nimmt. Die Menge richtet sich nach dem Hungergefühl (1,5—2,5 kg).

Es ist allgemein bekannt, daß auch der im Frühjahr zeitig zur Verfügung stehende **Rhabarber** zur „Generalreinigung" und für die „Organismuswäsche" herangezogen werden kann.

Während der Entschlackungskuren morgens und abends regelmäßig Ganzwaschungen vorzunehmen (kalt oder warm, je nach Außen- und Raumtemperatur) und, wenn möglich, Luft- und Sonnenbäder zur Unterstützung der Hautauscheidungen und Entgiftungsfunktionen der Haut heranzuziehen, ist zweckmäßig.

Heilen heißt Reinigen

Beispiel einer Saftfastenkur

1. Tag: *Saftfastentag*

1. Frühstück:	200 ccm Hagebutten- oder Malventee
2. Frühstück:	200 ccm Pflaumenwasser
Mittags:	200 ccm Apfelsaft oder schwarzer Johannisbeersaft
Nachmittags:	200 ccm Pflaumenwasser
Abends:	200 ccm Hagebutten- oder Malventee mit 1 Teelöffel Zitronensaft

2. Tag: *Obst- und Gemüsesafttag*

1. Frühstück:	200 ccm Hagebutten- oder Malventee mit 1 Teelöffel Zitronensaft oder warmes Zitronenwasser mit 1 Teelöffel Honig
2. Frühstück:	200 ccm Apfelsinen-, Mandarinen- oder Grapefruitsaft
Mittags:	200 ccm Möhren- oder Tomatensaft oder gemischter Gemüsesaft (Möhren-, Tomaten- und Spinatsaft zu gleichen Teilen)
Nachmittags:	200 ccm Pflaumenwasser
Abends:	200 ccm schwarzer Johannisbeersaft oder frischer Preßsaft aus 300 g Himbeeren, Johannisbeeren, Brombeeren, Stachelbeeren, Erdbeeren oder Weintrauben. Zu süße Säfte mit Zitronensaft, zu saure Säfte mit Honig abschmecken

Der Obst- und Gemüsesafttag kann bis zum siebenten Tag wiederholt werden. Längeres Saftfasten nur unter täglicher ärztlicher Kontrolle, dann bis zum 14. oder sogar 21. Tag möglich.

Fastenbrechen geschieht am besten ab mittags mit 1 rohen (oder auch frisch geriebenen) Apfel und 2–3 Schluck Dickmilch (Bioghurt, Joghurt), abends mit ungesalzener Kartoffel- oder Weizenschleimsuppe.

1. Nachfastentag

1. Frühstück:	200 ccm Weizenschleimsuppe mit 5 zerkleinerten, vorgeweichten Feigen
2. Frühstück:	200 ccm Hagebutten- oder Malventee mit 1–2 Scheiben Knäckebrot
Mittags:	300 ccm Kartoffelsuppe mit feingewiegten frischen Kräutern.
Nachmittags:	200 ccm Pfefferminztee mit 2–4 Stück Diätzwieback
Abends:	250 ccm Tomatensuppe

2. Nachfastentag

Saftfastenkur

1. Frühstück:	150–200 g Bircher-Benner-Müsli, Kollath-Frühstück, Müsli aus vorgekeimtem Getreide oder milchsaures Müsli (nach Dr. Kuhl) mit 5 vorgeweichten Feigen
2. Frühstück:	1 Apfel
Mittags:	Sauerkraut (halb frisch, halb gekocht) mit Kartoffelbrei oder Möhren mit Kartoffelbrei
Nachmittags:	1 Apfel
Abends:	Obstsalat aus 200 g Früchten mit 50 ccm Sahne, 30 g geriebene Haselnüsse oder Haselnußmus und 10 g Honig. 1–2 Scheiben Knäckebrot mit 10 g Butter und Hagebuttentee

3. Nachfastentag

1. Frühstück:	5 vorgeweichte Feigen (mit Saft), 200 g Müsli, 2–3 Scheiben Graham- oder Vollkornbrot mit Butter und Honig oder Marmelade
2. Frühstück:	1 Apfel oder 1 Apfelsine
Mittags:	Rohkostplatte, Pellkartoffeln, feingewiegte Zwiebel, Butter
Nachmittags:	Tee, Zwieback oder 1 Glas Mandelmilch
Abends:	200–250 g Dickmilch mit Mais-Knusperflocken, Vollkornbrot, 20 g Butter, Gervais, Malventee

Aufbau-Diät (7 Tage)

1. Tag

Morgens:	Joghurt mit Früchten und Nüssen, Vollkornbrot oder Vollkornzwieback mit Butter und Honig
Mittags:	Möhrenrohkost, Blumenkohl mit Holländischer Tunke und Pellkartoffeln, Obstsalat mit Schlagsahne
Abends:	Blattsalat, Ei über Grahambrot, Vollkornbrot, Butter, Radieschen

2. Tag

Morgens:	Bircher-Müsli, Vollkornbrot, Pflanzenmargarine, Hagebuttenmus (siehe Seite 351 f.), Kräutertee oder 1 Tasse Milch
Mittags:	Frisches Obst, Spinat und überbackene Käseschnitten (Grahambrotschnitten mit schaumiggerührter Butter, geriebenem Käse und 1 Ei bis goldbraun backen), Pellkartoffeln
Abends:	Kartoffel-Kräuter-Küchlein, Tomatensalat, Brot, Butter, Kresse, Hagebuttenschalentee

3. Tag

Morgens:	Weizenschrotbrei, Grahambrot, Nußmus, Honig, Joghurt
Mittags:	Kressesalat, Möhrengemüse, vegetarische Bratlinge, Pellkartoffeln, Quarkspeise
Abends:	Spargelsalat mit Champignons, Vollkornbrot oder Knäckebrot, Butter, Gurke

4. Tag

Morgens:	Kollath-Frühstück, Vollkornbrot mit Butter, Joghurt mit Sanddornbeerenextrakt verschlagen
Mittags:	Wildkräutersalat oder Blattsalat, gefüllte Gurken mit Kümmelkartoffeln, Apfelreis
Abends:	Frische Beerenfrüchte nach Jahreszeit, Vollkornbrot mit Quark, Malventee

5. Tag

Morgens:	Milch-Frucht-Cocktail oder Mandelmilch-Cocktail, Grahambrot, Pflanzenfett, Hagebuttenmus
Mittags:	Grüner Salat mit Radieschen, Kartoffelklöße, Meerrettichtunke, Obstsalat
Abends:	Kirschkaltschale, Vollkornbrot, Butter, Schnittkäse, Kräutertee

6. Tag

Morgens:	Weizenschrotbrei, Knäckebrot, Butter, Pflaumenmarmelade, Vollmilch warm oder kalt
Mittags:	Selleriesalat, Lauchkartoffeln mit vegetarischem Braten, Stachelbeerkompott
Abends:	Dickmilch mit Mais-Knusperflocken, Grahambrot, Butter, Gervais, Malventee

7. Tag

Morgens:	Vollkornbrot oder Knäckebrot mit Butter und frischem Quark, Apfeltee
Mittags:	Schwarzwurzelsalat, geschmorte Tomaten mit Kräuter-Eierkuchen, Rhabarberreis
Abends:	Selleriebraten, grüner Salat, Pellkartoffeln mit Kräuter-Quark-Tunke. Statt Selleriebraten auch Granovita-Soja-Kost verwenden

Gegen Frühjahrsmüdigkeit und Fettansatz

Wie oft hören wir, insbesondere von Frauen, den besorgten Ausruf: Ich nehme täglich zu! Sie versichern meist gleich hinterher, daß es bestimmt nicht vom Essen komme, da sie sich kaum noch satt äßen. Dennoch zeige die Waage eine stetige Gewichtszunahme an.

Ent-schlackungs-kur

Hinzu kommt oft ein Gefühl verminderter Leistungsfähigkeit. Bereits am frühen Nachmittag werden die Glieder schlaff und träge, ein sonderbares Schweregefühl lähmt den Willen, und es kostet große Überwindung, der täglichen Arbeit nachzugehen. Meist greift man dann zu einer Tasse Kaffee oder Tee. Solange wir jedoch Kaffee oder Tee benötigen, um unsere Leistungsfähigkeit aufrechtzuerhalten, sind die Organe unseres Körpers nicht gesund. Wir sollten diese Erscheinungen nicht vertreiben, sondern nach ihrem Grund fragen. Dabei entdecken wir, daß zu den Erscheinungen der schon lange bekannten „Frühjahrsmüdigkeit" außerdem noch Störungen durch das in der Regel zu viele, zu hastige und zu wahllose Essen hinzugekommen sind. Was ist zu tun?

Wir erinnern uns dann der altbewährten Methoden, die durch äußere und innere Einwirkung dem Körper helfen, sich der überflüssigen Fettdepots zu entledigen und die im Winter angehäuften Stoffwechselschlacken auszuschwemmen. Die äußeren Anwendungen, wie Massage, Gymnastik, Bäder und Schwitzkuren, werden stets ihren besonderen Wert behalten. Als innere Anwendung führen wir eine der vorerwähnten Entschlackungskuren durch, die sich, streng durchgeführt, auch immer als Entfettungskuren auswirken.

Einige Hinweise für die Küche

Eine *Frühlingssuppe:* Gekochte Gemüsereste oder geputztes, stiftig geschnittenes Wurzelwerk, ein Stückchen Blumenkohl und ein paar Erdartischocken werden in 1½ l Würfelbrühe oder Salzwasser weich gekocht, durch ein Sieb gestrichen und nochmals aufgekocht. Ein Eßlöffel Kartoffelmehl wird zum leichten Verdicken in kalter Gemüsebrühe angerührt. Zuletzt gibt man 250 g gekochten, durch die Hackmaschine gedrehten Spinat und feingehackten Kerbel in die Suppe, die man durch etwas Butter verbessert.

Eine weitere *Frühlingssuppe* besteht aus 2—3 Eßlöffeln Grieß, Fett und 2 Tassen gehackter Wild- und Gartenkräuter. Man röstet den Grieß – in Fett – zusammen mit einer feinwürflig geschnittenen Zwiebel hellgelb, füllt nach Bedarf Wasser auf und läßt unter zeitweiligem Umrühren den Grieß sämig kochen. An Frühlingskräutern können wir Kerbel, Brennesselspitzen, junge Löwenzahnblättchen und Schnittlauch verwenden. Man gibt die Kräuter fein gehackt in die Suppe, die man dann nur noch kurz aufwellen läßt.

Heilen heißt Reinigen

Brennessel als Gemüse: Hierzu werden nur ganz junge, zarte Blättchen verwendet. Diese werden roh durch die Hackmaschine gedreht, in Fett weich gedünstet und mit etwas Mehl angestaubt. Sodann gibt man einige Löffel kochende Milch hinzu und kocht das Gemüse einige Minuten unter ständigem Rühren. Man überstreut das Ganze zuletzt mit feingehackten Kräutern und reicht es mit Eiern oder Eierkuchen.

Wer kennt Brennesselsalat? Nur die ganz jungen Triebspitzen eignen sich zu Salat. Die gewaschenen und dann grobgeschnittenen Blättchen kann man entweder allein als Salat zubereiten oder besser mit anderen Kräutern, wie Löwenzahn, Melde oder auch Kopfsalat, mischen.

Löwenzahnsalat: Von Februar bis Mai schneidet man vor der Blüte die Blattrosette dicht am Boden ab. Die auserlesenen jungen Blätter werden nach gründlichem Waschen unter fließendem Wasser ganz fein geschnitten und mit einer Salattunke oder mit anderem Salat vermischt.

Sauerampfersalat für den Feinschmecker: Vom jungen Sauerampfer, den man im Frühjahr und Herbst sammeln kann, werden die Stiele abgepflückt und die verlesenen Blätter bei öfterem Wechsel so lange gewaschen, bis kein Sand mehr am Boden der Schüssel zurückbleibt. Dann drückt man den Sauerampfer leicht aus, schneidet oder hackt ihn ganz grob (oder läßt kleine Blättchen auch ungeteilt) und fügt die Salattunke hinzu.

Auch Spitzwegerichsalat schmeckt gut. Die lanzettförmigen jungen Blättchen werden vor der Blüte gesammelt, nach dem Waschen fein gewiegt und am besten mit anderen Wildkräutern, wie Löwenzahn, Brennessel, Schafgarbe, Sauerampfer oder Melde, zu Salat verarbeitet.

Blutreinigungskuren sind um so notwendiger, je naturferner die Lebensweise sich abspielt. Sie entschlacken nicht nur den Organismus und verleihen ihm neue Kräfte, sondern wirken auch vorbeugend gegen manche Krankheit. Beachten wir die Weisungen der Natur, so wird sie helfen, unsere Gesundheit zu erhalten.

Die Fastenkur – der natürlichste Heilweg

Die Fastenkur ist wohl die diätetisch strengste, aber auch heilsamste Maßnahme, die für fast alle Krankheiten in Frage kommt. Dr. med. *Kapferer* nennt sie „die Kur aller Kuren". Nach Dr. *O. Buchinger* befreit das Heilfasten den Menschen nicht nur von leiblichen, sondern auch von geistig-seelischen Schlacken. Was hinter einem Menschen steckt, so sagt Prof. Dr. med. *Zabel,* das offenbart sich häufig, auch zu seinem eigenen Erstaunen, erst im Fasten, und mancher wesentliche Entschluß, manche wichtige Entscheidung eines Lebens wird für die Menschen erst in der Fastenzeit reif.

Dr. *Heun* macht besonders darauf aufmerksam, daß das Fasten die Intuition fördert, und zwar sowohl die der Umwelt zugewandte wie auch die innere Einfühlung, die Ahnung und Schau. Dies ist auch der tiefere Grund, warum alle Religionen stets das Fasten gepflegt haben. Doch dienten die religiösen Fastenvorschriften nicht nur zu asketischen Übungen und zur Willensstärkung, sondern auch zur rein körperlichen Gesunderhaltung.

Heilfasten

Längeres strenges Fasten muß immer unter ärztlicher Aufsicht durchgeführt werden, am besten in einem der *Fastensanatorien,* wie es sie in den deutschsprechenden Ländern gibt. Die Kuren sollten im allgemeinen zwei bis drei Wochen dauern. Am Tage vor dem ersten Vollfastentag wird die Nahrungsmenge bereits stark vermindert. Dann erhält der Fastende täglich einen halben Liter Kräutertee, Obst- oder Gemüsesaft und sonst keinerlei Nahrung mehr. Die rein ärztliche Entscheidung, ob Tee- oder Saftfasten durchgeführt wird, kann sehr wesentlich sein! Während der Fastenzeit werden täglich morgens Kamilleneinläufe verabreicht und mittags warme Leibwickel aufgelegt. Gleichzeitig muß sorgfältigste Mundpflege betrieben werden. Tägliche Spaziergänge und Luftbäder regen die Hautausscheidungen an. Allmorgendliche und abendliche Ganzwaschungen und wöchentlich kurzdauernde Fichtennadelbäder unterstützen die starken Ausscheidungsvorgänge.

Fastenkuren lassen sich bei folgenden besonders auch chronischen Krankheiten erfolgreich durchführen: Angina pectoris, Asthma bronchiale, Asthma cardiale (Herzasthma), Blutdrucksteigerung, Blutgefäßerkrankungen (besonders mit Gefäßkrämpfen), Fettsucht, Gelenkrheumatismus, Hämorrhoiden, Hautleiden (besonders Ekzeme), chronische Magen-Darm-Krankheiten (insbesondere chronische Obstipation), Migräne, akute Nierenentzündungen (besonders auch bei Wasseransammlungen in der Schwangerschaft, bei Schwangerschaftsniere), Parodontose, Stoffwechsel- und Hormondrüsenstörungen, zahlreiche nervöse Störungen, Steinleiden, schlecht heilende Wunden und Geschwüre, kurzdauernde fieberhafte Erkrankungen (Angina, Grippe). Wichtig sind einige Fastentage auch vor Operationen und Geburten.

Nicht geeignet für eine Fastenkur sind im allgemeinen alle schweren organischen Erkrankungen, wie bösartige Geschwülste, Tuberkulose, Zuckerkrankheit, schwere Nieren- und Leberzellschäden sowie schwere organische Herzleiden. In einzelnen Fällen kann auch hier eine Fastenkur von meist kürzerer Dauer von großem Nutzen sein.

Das *Heilfasten,* die Operation ohne Messer, hat nach einem Wort von *Gustav Riedlin,* dem Nestor der deutschen Fastenärzte, jedoch nur dann dauernden Wert, wenn es den goldenen Mittelweg der Mäßigkeit einleitet. Man kann nicht immer fasten, wohl aber immer mäßig essen und macht dadurch weitere Fastenkuren überflüssig.

Kreislaufkrankheiten sind Stoffwechselkrankheiten

*Es gibt keine Krankheit, die nur lokal begrenzt ist.
Jedes Organ ist ein Kraftfeld, dessen Wirkung sich, freilich in mehr oder weniger abnehmender Stärke, prinzipiell auf den ganzen Menschen auswirkt. Nicht der Magen ist hungrig oder der Schlund durstig, nicht das Gehirn ist froh oder traurig, nicht das Herz oder die Niere ist krank: hungrig oder durstig, froh oder traurig, gesund oder krank ist der Mensch.*

Prof. Dr. med. Ferdinand Hoff

Heilkost bei Herz- und Kreislauferkrankungen

Herzinfarkt

Herz- und Kreislauferkrankungen mit ihren oftmals lebensbedrohenden Folgen haben in den Industrieländern eine geradezu seuchenhafte Verbreitung erfahren. Sie stehen heute unter den natürlichen Todesursachen an der Spitze. Dabei hat die Sterblichkeit an akutem Herzinfarkt als Folge der Herzkranzgefäßerkrankung eine stetig steigende Tendenz (in den letzten fünf Jahren von 8,7 auf 9,7% aller Verstorbenen). Im Jahre 1978 starben in der Bundesrepublik und in Westberlin über 400 000 Menschen an Herz- und Kreislauferkrankungen, das sind etwa 49 % aller Toten.

Besonders alarmierend ist die Tatsache, daß vom akuten Herzinfarkt in den letzten Jahren zunehmend auch jüngere Jahrgänge (neuerdings auch Frauen) betroffen waren. Von tausend Männern im mittleren Lebensalter haben mindestens hundert in den nächsten zehn Jahren einen Herzinfarkt zu erwarten. Davon werden fünfundzwanzig innerhalb der ersten Stunde nach dem Infarkt sterben, weitere fünfundzwanzig in den ersten vier Wochen. In der Bundesrepublik und in Westberlin ist jährlich mit 150 000 bis 200 000 neuen Herzinfarkten zu rechnen, das sind 25–30 auf 10 000 Einwohner. Nach einem Jahr ist davon nur noch die Hälfte am Leben. An diesen erschreckenden Tatsachen wird die Bedeutung der Seuche Herzinfarkt für alle erkennbar.

Unter Herzinfarkt verstehen wir eine Herzmuskelschädigung, bei der ein Ast einer Herzkranzarterie (Koronararterie) verengt oder verschlossen ist. Die Herzkranzarterien bilden die Blutversorgungsbahnen für den Herzmuskel. Fällt die Blutversorgung für diese Arterien mehr oder weniger aus, so ist das akute Herzversagen die Folge. Die häufigste Ursache eines Kranzgefäßverschlusses ist die Bildung eines Blutgerinnsels (Thrombose) in einer Kranzgefäßarterie. Die Thrombose wiederum entsteht meist auf Grund einer arteriosklerotischen Gefäßwandveränderung im Bereich der Koronararterien.

Das wichtigste Anzeichen eines Herzinfarktes ist plötzliches Auftreten schwerer Schmerzen (Vernichtungsschmerz) in der Herzgegend (unter dem Brustbein), meist in den linken Arm, zwischen die Schultern, seltener auch einmal in die rechte Brust oder den Bauch ausstrahlend. Es sind die gleichen Schmerzen wie bei Angina pectoris, nur stärker und andauernder. Bei anhaltenden starken Herzschmerzen muß immer an Herzinfarkt gedacht, für schnelle ärztliche Hilfe und, wenn es der Zustand zuläßt, Transport ins Krankenhaus gesorgt werden, weil Intensivpflege und ständige Überwachung erforderlich sind.

Wer nicht an den Folgen eines frischen Herzinfarktes stirbt, hat statistisch gesehen die reelle Chance, mit seinem Narbenherzen eine Reihe von Jahren weiterzuleben, sofern seine allgemeine Gefäßsklerose in begrenzten Schweregraden bleibt! Das heißt aber: Es ist unabdingbar, die Lebens- und Ernährungsweise danach einzurichten, weil es nur dadurch möglich ist, die Grundkrankheit der Herz- und Kreislauferkrankungen, insbesondere des Herzinfarkts, nämlich die Arteriosklerose, aufzuhalten und sogar zurückzubilden, wie neuere Erkenntnisse gezeigt haben. Das wird auch aus der näheren Betrachtung einiger *Risikofaktoren* deutlich werden.

Die dem Herzinfarkt zugrunde liegende Herzkranzgefäßveränderung hat keine einzelne Ursache. Sie entwickelt sich vielmehr unter einer Reihe von Einflüssen, die wir heute als Risikofaktoren bezeichnen. Das sind im einzelnen

- Störungen im Stoffwechsel und Blutbereich
- Steigerung der Blutfettwerte, des Blutzuckers, der Blutharnsäure und des Bluteiweißes sowie der Blutgerinnungskörperchen-Zusammenballung
- Erhöhter Blutdruck
- Verhaltensstörungen
- Übergewicht durch übermäßige und falsche Ernährung, Zigarettenrauchen, Bewegungsmangel
- Chronische Infekte
- Seelische Dauerspannung (Psycho-sozialer Stress)
- Alter
- Erbanlage

Schicksalhaft und unabänderlich sind nur wenige dieser Faktoren, wie Alter, Erbanlage und einige erblich bedingte Formen der gesamten Stoffwechselstörungen. Die meisten Faktoren sind durch medizinische Behandlung zu bessern oder sogar zu normalisieren. Die seelische Behandlung sollte dabei eingeschlossen sein.

Die Themen Zigarettenrauchen und Bewegungsmangel als Risikofaktoren kann ich nur erwähnen, obwohl sie eine große Rolle spielen. Sie bedürften einer besonderen Besprechung. Einige andere Faktoren gehören – sofern sie bereits zu organischen Veränderungen geführt haben – in eine entsprechende ärztliche Behandlung, z. B. schwere Arteriosklerose, Gicht, Thrombose, chronische Infekte. Alter und Erbanlage sind kaum zu beeinflussen.

Die noch verbleibenden Faktoren sind auch die wichtigsten für das Zustandekommen eines Herzinfarktes, nämlich Stoffwechselstörungen (Blutfett, Blutzucker, Harnsäure und Gerinnung), Bluthochdruck und Übergewicht.

Auf diese drei Faktoren muß ich daher näher eingehen. Sie sind nicht nur hinsichtlich ihrer Entstehung und ihrer Wirkung auf das Herz miteinander verwandt, sondern sie sind zugleich auch die Faktoren, auf die jeder von uns den größten Einfluß hat. Die Verwandtschaft dieser drei wichtigsten Risikofaktoren bezieht sich vor allem auf ihre Abhängigkeit von der Ernährung oder genauer Fehlernährung. Von Ernährung und Fehlernährung muß daher im Zusammenhang mit der koronaren Herzerkrankung und ihren Folgen — dem Herzinfarkt — die Rede sein.

Fett-stoffwechsel

Fett-Fehlernährung

Am häufigsten treten *Störungen des Fettstoffwechsels* mit einer Erhöhung des Cholesterins und der Neutralfette im Blut auf. Die Bedeutung des mit der Nahrung zugeführten Cholesterins und der Fette wurde aber in den letzten zwanzig Jahren sehr unterschiedlich beurteilt. Heute scheint immerhin festzustehen, daß das mit der Nahrung zugeführte Cholesterin den Blutcholesteringehalt ansteigen läßt, wenn die Aufnahme eine bestimmte Menge übersteigt. Die Empfehlung lautet daher: Es dürfen mit der Nahrung nicht mehr als 300 mg Cholesterin pro Tag zugeführt werden!

In 100 g Hühnerei befinden sich schon 275 mg Cholesterin. In 100 g Eigelb 1400 mg. 100 g Butter enthalten ebenfalls 285 mg.

Wer also glaubt, täglich sein Frühstücksei zu sich nehmen zu müssen, tut bereits des Guten zuviel; denn auch die anderen tagsüber aufgenommenen Nahrungsmittel enthalten mehr oder weniger große Mengen an Cholesterin. Nur bei schwerer körperlicher Arbeit wären größere Mengen auf die Dauer schadlos zu bewältigen.

Zu beachten ist jedoch, daß der Organismus auch ohne Zufuhr mit der Nahrung Cholesterin selbst aufbauen kann. Der erhöhte Serumcholesterinspiegel gilt heute als wichtigster Risikofaktor für den Herzinfarkt. Je höher der Cholesterinspiegel, desto größer ist das Risiko. Deshalb muß die Erhöhung der Fettwerte im Blut rechtzeitig, also vor Eintritt eines Herzinfarktes, behandelt werden.

Leicht sichtbare Cholesterinablagerungen, wie gelbe Platten (Xanthome) auf dem Handrücken, an der Achillesferse, an den Augenlidern oder bogenförmig in der Hornhaut des Auges, lassen schon den Verdacht auf eine Erhöhung des Cholesterinspiegels aufkommen.

Unbestritten ist heute, daß in Ländern, in denen etwa 40% der Gesamtkalorien als Fett verzehrt werden, die Arteriosklerose (Atherosklerose) sehr häufig ist und der Serumcholesteringehalt mit zunehmendem Alter ansteigt. Dagegen ist diese Krankheit bei Völkern, die weniger Fett essen (Japaner, Bantus, Kimbus) selten und der Anstieg des Serumcholesterinspiegels und damit das Infarktrisiko gering.

Schon hieraus wäre der Schluß zu ziehen, daß die tägliche Fettmenge bei einem erwachsenen Menschen (70 kg) 35—45 g nicht überschreiten sollte.

Sie darf also nicht mehr als 15–20% der Gesamtkalorienzahl von 1800 bis 2200 Kalorien (7560–9240 Joule) betragen.

Herz und Kreislauf

In der westlichen Welt herrschte bis vor wenigen Jahren noch durchweg die Meinung vor, daß bei einer Gesamtenergiemenge von 2100 Kalorien (8820 Joule) 25–35% aus Fett bestehen können. Dies entspräche einer Fettmenge von 60–80 g täglich. Der Fettkonsum geht aber weit darüber hinaus und muß so zwangsläufig zu Übergewicht und den häufig daraus folgenden schweren gesundheitlichen Schäden führen, wie Zuckerkrankheit (Diabetes mellitus), Gicht, Herzinfarkt, Schlaganfälle (cerebrale Insulte), Bluthochdruck (Hypertonie), Blutfettspiegelerhöhung (Hyperlipidämie), Gallensteine (Cholelithiasis), Gallenblasenerkrankung sowie Hüft- und Kniegelenksarthrosen.

Es kommt jedoch nicht nur auf die Fett*menge,* sondern ganz wesentlich auch auf die *Art* der verwendeten Fette an. Fett ist leider nicht gleich Fett. Die Herkunft unserer Nahrungsfette (pflanzliche und tierische Fette) ist verschieden, ihr chemischer Aufbau (Fette mit vorwiegend gesättigten oder ungesättigten Fettsäuren) ist nicht gleich, und auch ihre Wirkung auf den Stoffwechsel (träge oder aktive Umsetzung und Energiefreigabe) ist unterschiedlich.

Wir wissen heute, daß für den gesunden Stoffwechsel die *ungesättigten Fettsäuren* unerläßlich sind, so z. B. für den Aufbau wichtiger Stoffwechselprodukte (Lipoide) und als Bausteine für verschiedene Zellstrukturen. Deshalb müssen wir die Nahrungsmittel mit ungesättigten Fettsäuren (hauptsächlich Pflanzenöle) besser kennen- und verwenden lernen.

Außerordentlich tückisch ist die Tatsache, daß viele Menschen, bei denen sich eine Arteriosklerose in einem der bevorzugten Gefäßgebiete (Herzkranzarterien, Beinarterien, Bauchaorta, Gehirnarterien) entwickelt hat, noch lange Zeit, auch nach den üblichen klinischen Untersuchungen, als „gesund" erscheinen können. Es muß daher nach indirekten Zeichen – nämlich den bereits genannten Risikofaktoren – gefahndet werden, die auf die Entwicklung von arteriosklerotischen Gefäßentartungen hinweisen und die Entstehung der koronaren Herzerkrankung und des Herzinfarktes begünstigen.

Tröstlich ist jedoch die an sich alte, nun aber auch von einer Reihe von Fachleuten anerkannte Tatsache, daß die *Rückbildung der Arteriosklerose* nicht nur im Tierversuch, sondern auch beim Menschen möglich ist, und zwar durch eine entsprechende Diät, eine Maßnahme, die ohne schädliche Nebenwirkungen bleibt und sich immer nur positiv auswirken kann.

Kohlenhydrat-Fehlernährung

Es geht sicher nicht an, die Arteriosklerose einseitig als Folge erhöhter Cholesterin- und Fettwerte im Blut anzusehen. Auch die *Zufuhr von Kohlen-*

hydraten spielt nach Menge und Art eine wichtige Rolle bei der Entstehung der Arteriosklerose, des Übergewichtes, der Zuckerkrankheit und der Gicht.

Kohlenhydrat-Fehlernährung

Reine Kohlenhydrate, insbesondere Traubenzucker (Glukose), reizen die Bauchspeicheldrüse zur übermäßigen Absonderung von Insulin. Der vermehrte Insulinanstieg führt dann zum Auftreten eines starken Hungergefühls, weil danach der Blutzuckergehalt schnell wieder absinkt, eine Art Teufelskreis, der zur verstärkten Nahrungsaufnahme und damit zu Überernährung und Fettsucht mit ihren Folgen führt.

Jede Diät, die eine *vorbeugende Wirkung* auf die in Frage stehenden Risikofaktoren und Zivilisationskrankheiten haben soll, muß daher arm an schnell in den Körper übergehenden Kohlenhydraten sein, wie sie in Weißzucker, Weißmehl, allen Arten von Gebäck, in Schokolade, Pralinen und vielen Zuckerwaren vorkommen. Bei den Obstsorten sind die fruchtzuckerreichen Sorten (Äpfel, Birnen) zu bevorzugen. Vermeiden der reinen Kohlenhydrate, Vermindern der Fettzufuhr und zeitweilige Fastenwochen verbessern die Stoffwechsellage des Zuckerkranken ganz wesentlich. Das aber trägt erheblich zur Verminderung der Arteriosklerose und des Infarktrisikos bei.

Eiweiß-Fehlernährung

Eiweiß-Fehlernährung

Es ist völlig konsequent, nicht nur bei den Nahrungsfetten und Kohlenhydraten, sondern auch bei den *Eiweißlieferanten* nach Ursachen der Arteriosklerose zu suchen. In der Tat gibt es hierfür sehr wesentliche Gesichtspunkte, die Prof. *Wendt* entdeckt hat. Er stellte klar heraus, daß die dauernde Überschußzufuhr von tierischem Eiweiß, besonders von Fleisch, nicht nur einen Risikofaktor für die Entstehung der Arteriosklerose abgibt, sondern auch als Grundursache einer ganzen Reihe von „ernährungsabhängigen Krankheiten" (den sogenannten Zivilisationskrankheiten) anzusehen ist.

Leider muß hier zugegeben werden, daß in der offiziellen Medizin bis heute noch und manchmal sogar in verstärktem Maße die Meinung vertreten wird, hohe Eiweißzufuhren seien nicht nur nicht gefährlich, sondern sogar zweckmäßig.

Der amerikanische Ernährungswissenschaftler *C. Sherman* (Columbia-Universität) hat bereits 1950 diese Auffassung als „Viel- und Tiereiweißmentalität" der Fachwelt bezeichnet und abgelehnt. Vorher schon bekämpfte *Max Bircher-Benner,* und auch heute noch sein Sohn *Ralph Bircher* den hohen Eiweiß-, vor allem Tiereiweißkonsum.

Wer erfolgreich den Zivilisationskrankheiten, insbesondere auch dem *Herzinfarkt,* vorbeugen will, muß sich die Auffassung *Wendts* zu eigen machen: Jede Eiweißzufuhr, die den tatsächlichen und notwendigen Bedarf überschreitet, führt zur Eiweißüberlastung des Blutes (Hyperproteinämie),

Herz und Kreislauf

hat eine Schwerflüssigkeit (fibröse Viskosität) des Blutes und eine *Ablagerung auf die Innenwände der feinen Blutgefäße* zur Folge. Falls sich diese Ablagerung nicht durch fortwährende Eiweißmast ständig wiederholt und verstärkt, ist sie als vorübergehende unschädliche Eiweißreserve zu betrachten, die nach Bedarf abgebaut wird. Es sei nur nebenbei bemerkt, daß bisher die Möglichkeit einer Eiweißspeicherung geleugnet wurde. *Wendt* konnte elektronenmikroskopisch nachweisen, daß die bei der Ablagerung der Eiweißüberschüsse auftretende Verdickung der Gefäßwand (Kapillarmembran) bis zu einer Dicke von 1000 Ängström ohne krankmachende Folgen bleibt.

Bei jahrelang anhaltender Eiweißmast, wie sie heute vielfach noch üblich ist, nimmt die Dicke der Basalmembran weit bis über das ohne Schaden zu ertragende Maß zu. Die Abbaufähigkeit des menschlichen Organismus wird also meist überfordert. Die Membranen der feinen Blutgefäße können ihre Aufgabe, die Gewebe mit Nährstoffen durch entsprechende Filterung zu versorgen, nicht mehr erfüllen, weil die zunehmende Membrandicke (über das Zehnfache) die Filtertätigkeit stört und durch Verstopfung der Membranporen völlig unmöglich macht. *Wendt* bezeichnet diesen bereits krankhaften Zustand als verminderte Kapillarmembran-Durchlässigkeit (Hypoporopathie).

Einige Zeit kann der menschliche Organismus noch die großen Eiweißmoleküle durch die Gefäßwände hindurch bis ins Zwischenzellgewebe schleusen und hier ablagern. Nun aber kommt es zur Behinderung des Stoffaustausches zwischen Blutstrom und Organzellen – zur sogenannten *Bindegewebsblockade* mit ihren zahlreichen Auswirkungen auf den Stoffwechsel. Man konnte die Abstammung des im Zwischenzellgewebe abgelagerten Eiweißes von tierischen Quellen an dem hohen Gehalt verschiedener Eiweißbausteine (Aminosäuren) nachweisen, wie er für tierisches Eiweiß charakteristisch ist.

Die Folge dieser Ablagerung im Zwischengewebe, die meist in Form eigenartiger Faser- und Stäbchenstrukturen stattfindet, ist eine käsig-speckige Entartung des Zwischenzellgewebes, die unter dem Fachnamen Amyloidose bekannt ist. Prof. *Schettler* sagt von dieser Erkrankung, daß ihr „niemand entgeht, wenn er lange genug lebt", während Dr. *R. Bircher* hinzufügt: „. . . bei der heute üblichen Ernährungsweise." Damit meint er, daß sie vermeidbar ist, und zwar durch zeitweiligen Entzug von tierischem Eiweiß aller Art und Anwendung der Bircher-Benner-Diät (Rohkost), die später auf eine vegetarische Kost mit pflanzlichen Eiweißträgern umgestellt wird.

Die gleichen Maßnahmen empfiehlt nach langer Praxiserfahrung Prof. *Wendt*. Ich möchte nach meinen eigenen langen Praxisjahren hinzufügen, daß mit der vegetarischen Kost unter Einschluß von mäßigen Milchmengen und/

oder Sojaprodukten ausgezeichnete Besserungs- und Heilungserfolge bei den genannten Krankheiten und Risikofaktoren für den Herzinfarkt zu erzielen sind.

Eiweiß-Fehl-ernährung

Es ist bis heute noch nicht völlig geklärt, ob das Cholesterin und die Fette mit überwiegend gesättigten Fettsäuren (manche Tierfette und gehärtete Öle), die reinen Kohlenhydrate (vor allem Weißzucker und Weißmehl) oder die tierischen Eiweißlieferanten (Fleisch, Eier, Vollmilch) die Hauptschuld an der Entstehung der Arteriosklerose, des Herzinfarktes und der anderen genannten Zivilisationskrankheiten tragen. Die Hauptnährstoffe (Fett, Eiweiß und Kohlenhydrate) scheinen vor allem durch ein Übermaß, also durch eine zu große Zufuhr bei der Nahrungsaufnahme und durch eine Qualitätseinbuße, zur Arteriosklerose und zur Entstehung anderer Zivilisationskrankheiten beizutragen.

Natürlich sind auch noch andere Faktoren dabei im Spiele, z. B. Vererbungsfaktoren und familiäre Gewohnheiten, auf die wir aber keinen Einfluß haben.

Ballaststoffmangel

Ballaststoff-mangel

Eine ganz andere, aber ebenfalls wesentliche Rolle spielt die *Zellulose* oder pflanzliche Faser, die lange Zeit als Verunreinigung bezeichnet und deshalb möglichst weitgehend entfernt wurde.

Während bei den Fetten, Kohlenhydraten und Eiweißen neben einigen speziellen Eigenschaften vor allem das Übermaß sich als krankmachender Faktor auswirkt, ist es bei der Pflanzenfaser in erster Linie ihr Mangel in der Ernährung der Wohlstandsländer. Zu diesem Mangel ist es gekommen, weil viele der an Kohlenhydraten reichen Nährmittel nur in „gereinigter", das heißt von Faserstoffen befreiten Form angeboten wurden und heute mehr denn je angeboten werden (z. B. Weißmehl statt Vollkornmehl und Vollkornbrot, Weißzucker statt süßer Früchte, geschältes Obst statt ungeschältes).

Heute wissen wir, daß die Pflanzenfasern einen sehr notwendigen Ballaststoff darstellen. Ihr Fehlen begünstigt nicht nur die Arteriosklerose, sondern auch die Entstehung einer ganzen Reihe anderer Stoffwechsel- und Darmerkrankungen: Übergewicht, Zuckerkrankheit, Gallensteine, Herzkranzgefäßerkrankung, Stuhlträgheit, Darmdivertikulose, Blinddarmentzündung und auch Dickdarmkrebs.

Die Pflanzenfasern spielen also eine entscheidende Rolle in unserer Ernährung. Vollkornprodukte, Obst (möglichst mit Schale), Gemüse und Salate – bei Stuhlträgheit auch tägliche Zugabe von 1–3 Eßlöffeln Weizenkleie und Leinsamen – sind Nahrungsmittel mit diesen wichtigen Ballaststoffen.

Spurenstoff-, Mineral- und Vitaminmangel

Herz und Kreislauf

Ein experimentelles Beispiel mag zeigen, wie der Mangel an nur einem Nahrungsfaktor, und zwar an einem Faktor, der nur in Spuren benötigt wird, bereits zu einer Reihe von Stoffwechselstörungen führen kann, nämlich der Mangel an Chrom.

Chrom wurde bis vor wenigen Jahren als ein körperfremdes, giftig wirkendes Element angesehen. Heute gilt es – in geringer Menge – als Bio-Element, als ein für die Gesundheit notwendiger Stoff. Verabreicht man Ratten eine Chrommangel-Diät, so kann man an diesen Tieren sehr bald einen Anstieg der Blutfettwerte (Hypercholesterinämie) und des Blutzuckers (Hyperglykämie) sowie eine Verkalkung (Arteriosklerose) der Aorta nachweisen. Dieses komplexe Krankheitsbild gleicht sehr der menschlichen Arteriosklerose, dem Vorläufer des Herzinfarktes.

Die Rolle des Spurenelements Chrom auch beim Menschen wird dadurch verständlich, daß man in der Aortenwand der an Kranzgefäßerkrankungen Verstorbenen einen bedeutend niedrigeren Chromgehalt fand als bei Toten, die an irgendeiner anderen Krankheit litten. Bei der Ratte kennt man inzwischen die täglich notwendige Menge zur Sicherung des Zucker- und Cholesteringleichgewichts; die notwendige Dosis für den Menschen ist noch unbekannt. Rechnet man die bei der Ratte notwendige Dosis auf den Menschen um, so käme man auf 500–700 μg/Tag (millionstel Gramm pro Tag). Aus den USA ist bekannt, daß die tägliche Chromaufnahme mit der Nahrung nur 50–100 μg beträgt.

In Ungarn werden mit der Tageskost auch nur 120–140 μg Chrom aufgenommen. Die Frage, wieviel Chrom aus der Nahrung tatsächlich die Darmwand passiert und damit zur Wirkung kommen kann, ist noch nicht zu beantworten. Klinische Untersuchungen in dieser Richtung sind dringend erforderlich.

Das Beispiel des Chrommangels in der Ernährung habe ich deswegen gewählt, weil es gleichzeitig drei der wichtigsten Risikofaktoren (erhöhte Fettwerte im Blut, erhöhter Blutzucker und erhöhte Verkalkungstendenz) betrifft, auf deren Zusammenhang hindeutet und in der Praxis noch nicht beachtet wird.

Genauso gefährlich wie Chrommangel sind auch Mangelzustände an anderen Spurenstoffen wie Kobalt, Kupfer und Zink, an Mineralien wie Kalzium und Magnesium und an Vitaminen, vornehmlich an Vitamin B_1.

Wir wissen, daß das Nervensystem zum Beispiel auf einen Mangel an Vitamin B_1 (Thiamin) weitaus empfindlicher reagiert als auf jeden anderen Vitaminmangel. Gerade dieser Mangel tritt aber besonders häufig auf, wenn unsere Nahrung nicht die notwendigen Schutzstoffe enthält, wie sie vor allem in Vollkornprodukten, Gemüsen und Obst, Milch- und Milchprodukten, pflanzlichen Ölen und Sojaprodukten vorkommen.

Fermentmangel

Ferment-mangel

Ein Wort muß noch zu den Fermenten gesagt werden. Wir wissen zwar, daß jede lebendige Zelle als Werkzeug zur Bewältigung der Stoffwechselprozesse Fermente (Enzyme) benötigt, und zwar für jeden der vielfältigen Schritte beim Auf- und Abbau der Stoffe ein besonderes Ferment. In der Tat enthält jede Zelle normalerweise Tausende verschiedener Enzyme. Ihre Aufgabe ist es, die zahlreichen chemischen Prozesse in der einzelnen Körperzelle zu beschleunigen, zu hemmen und zu regulieren. Fermente sind notwendig, damit sich die Zelle teilen und vermehren kann oder als schädlich erkannte Stoffe (Bakterien oder Gifte) auflöst und ausscheidet. Wir sehen, das Vorhandensein von Fermenten ist lebensentscheidend. Ohne diese helfenden „Heinzelmännchen" im Stoffwechselgetriebe können die Zellen ihre großartigen Leistungen nicht vollbringen.

Bekannt ist auch, daß die Fermente auf kleine Änderungen ihres Milieus, z. B. Temperaturanstieg von 25 auf 50° C, sehr empfindlich reagieren und dabei ihre Aktivität einbüßen. Höhere Temperaturen können ebenso wie Gifte (auch Medikamente) die Stoffwechsel- und Lebensprozesse durch die Fermenthemmung so stark schädigen, daß eine Wiederherstellung der normalen Funktion nicht mehr möglich ist.

Man bedenke, daß gerade der Abbau und Umbau der Kohlenhydrate und der Abbau der für die Zellmembranen notwendigen Fettsäuren aus Kohlenhydraten mit Hilfe der Fermente in der Regel von den Zellen selbst vorgenommen wird. Es ist deshalb nicht zu verstehen, daß man der Fermentschädigung im Organismus und seiner Überforderung (z. B. durch dauernd übermäßige Nahrungsaufnahme oder Gift- und Medikamenteneinwirkung) nicht genügend (um nicht zu sagen keine) Beachtung schenkt, obwohl diese „Heinzelmännchen des Stoffwechsels" unsere besten Helfer sind.

Eine unseren heutigen Erkenntnissen entsprechende, *vollwertige vegetarische Ernährung,* wie sie im Rezeptteil dargestellt wird, ist in der Lage, die aufgezeigte Fehlernährung und damit die mehrfach genannte Gruppe von Risikofaktoren zu vermeiden und dem Herzinfarkt wirkungsvoll vorzubeugen.

Herzkraftstärkende Kost

Es genügt nicht, nachlassende Herzkraft oder gestörte Kreislauffunktionen durch bestimmte spezielle Herz- und Gefäßmittel, die der Arzt zu verschreiben gewohnt ist, zu normalisieren. Um eine wirkliche Heilung zu erzielen,

Herz und Kreislauf

müssen auch die entweder als Ursachen oder als Folgeerscheinungen aufgetretenen Stoffwechselstörungen nachhaltig beeinflußt werden. Es herrscht heute in der Ärzteschaft aller Kulturländer Einigkeit darüber, daß dies am besten durch kochsalzfreie Kost, durch Obst- und Gemüsesafttage oder Buttermilchtage geschieht. Eine „kochsalzfreie" Kost im strengsten Sinne ist praktisch unmöglich, da fast alle Nahrungsmittel die Kochsalzbestandteile Natrium und Chlor enthalten. Wir verstehen daher unter „kochsalzfrei" eine Kost, die frei von jedem Kochsalz*zusatz* ist. Praktisch ist sie dann immer *arm* an Kochsalz. Bei strenger Durchführung dieser Kost wird täglich nicht mehr als 1 g Kochsalz ausgeschieden.

Dieser heilkräftigen Kost werden wir bei den Erkrankungen des Nierensystems, bei der Tuberkulose der Haut und der Knochen sowie in möglichst strenger Form selbst beim Krebs wieder begegnen.

Die kochsalzfreie Diät bildet – sachgemäß durchgeführt – einen sehr starken Eingriff in den Salz- und Wasserstoffwechsel. Wir erzielen damit Rückwirkungen auf das Hormondrüsensystem (Hypophyse-Zwischenhirn, Nebennierenrinde), weil es den Wasser-Salz-Stoffwechsel steuert, und gewinnen damit Einfluß auf das gesamte Bindegewebe, das als Wasser-Salz-Speicher und „Umschlagplatz" wirksam ist. Ferner beeinflussen wir damit Haut und Nieren, die die Ausscheidungsorgane für Wasser und Salz darstellen. Die kochsalzfreie Diät ist so gesundheitsfördernd, daß bei leichtem bis mittelschwerem Kreislaufversagen mit wassersüchtigen Anschwellungen in wenigen Tagen eine starke Kochsalz- und damit eine vollständige Ausscheidung krankhafter Wasseransammlungen ohne Unterstützung durch Medikamente erreicht wird. Das ist keine Theorie, sondern vielfache praktische Erfahrung, die von namhaften Klinikern bestätigt wird.

Der Wassergehalt des Körpergewebes ist von seinem Kochsalz*gehalt* abhängig, während der Kochsalzgehalt des Gewebes mit der Kochsalz*zufuhr* in Verbindung steht. Schalten wir die Kochsalzzufuhr bis auf den geringen natürlichen Eigengehalt der kochsalzarmen Nahrungsmittel aus, so sinkt der Kochsalzgehalt der Gewebe rapide ab, wodurch gleichzeitig das Wasser nicht mehr festgehalten werden kann und darum in großen Mengen ausgeschieden wird.

Man muß es daher heute als große Unterlassungssünde ansehen, wenn bei der Behandlung der Kreislauferkrankungen, insbesondere mit wassersüchtigen Anschwellungen, von der kochsalzarmen Kost nicht in größtem Umfang und ernst genug Gebrauch gemacht wird. Selbst bei Zuhilfenahme der bekannten Kreislaufmittel aus den Fingerhutarten, dem Strophanthussamen, aus dem Maiglöckchen, den Kaktusarten oder dem Oleander wirken diese um so kräftiger, je ärmer die Kost an dem unnatürlichen Kochsalz*zusatz* ist.

Gerade hier können sich Medikamente und Diät in der glücklichsten Weise ergänzen.

Wenn wir uns der sogenannten kochsalzfreien Diät bedienen, das heißt, um es hier nochmals zu betonen, daß jeder Kochsalz*zusatz* zum Nahrungsmittel und jedes von Natur aus kochsalzreiche Nahrungsmittel vermieden werden, so befolgen wir damit im Grunde genommen lediglich den ersten und wichtigsten Grundsatz jeder natürlichen Lebensweise und Krankenbehandlung: Rückkehr zur natürlichen Ordnung. Mit dem Wegfall des Kochsalz*zusatzes* beschränken wir uns auf die Zufuhr einer Kochsalzmenge, wie sie jedes Naturprodukt von sich aus mitbringt. Dieser Kochsalzgehalt ist aber nicht nur unschädlich, sondern lebensnotwendig, und wir müssen jetzt unser ganzes Augenmerk darauf richten, daß wir diesen natürlichen Mineral- und damit auch Kochsalzgehalt der Nahrungsmittel nicht durch wertmindernde Zubereitungs- und Kochmethoden (feines Zerschneiden oder Schälen, dann langes Wässern und Abkochen mit Weggießen der Kochflüssigkeit) vermindern oder vernichten. Die Mineralverarmung der Nahrungsmittel ist dann genauso schädlich wie der einstige künstliche Zusatz von „reinem" Kochsalz. Salzmangel äußert sich in hochgradiger Appetitlosigkeit, auffallender Schwäche und Müdigkeit. Täglich 1 Glas Meerwasser beseitigt die Erscheinungen sofort.

Kochsalzfreie Kost

Die Natrium-Ionen des Kochsalzes lockern das Gewebe durch Quellung auf. Dabei bindet nach Prof. *Pfannenstiel* 1 g Kochsalz 100 g Wasser im Gewebe. Zur Aufrechterhaltung des Wasserhaushaltes und des Säftestromes ist die wasseraufnehmende Wirkung des Natriums notwendig, weil dadurch auch die im Wasser gelösten Nähr- und Wirkstoffe an die Zellen herangebracht und die Stoffwechselprodukte und -schlacken fortgeschafft werden. Mangel an Natrium muß daher ebenso vermieden werden wie Überschuß. Wir sollten uns mit der Prise Salz begnügen, die die weise Natur unseren Nahrungsmitteln mitgab.

Die praktische Durchführung der kochsalzfreien Kost

Da diese nicht ganz einfach ist, muß sie eine etwas nähere Beschreibung erfahren. Häufig wird eine „strenge" und eine „mildere" Form unterschieden. Bei der strengen werden täglich bis höchstens 1 g Kochsalz mit dem Harn ausgeschieden, bei der milderen höchstens 2–3 g. Wie bereits oben betont, ist eine völlig kochsalzfreie Kost praktisch weder zu erreichen noch zweckmäßig, weil dem Körpergewebe ein gewisses physiologisches Maß an Natrium und Chlor erhalten bleiben muß. Natrium und Chlor dienen der Aufrechterhaltung des Säure-Basen-Gleichgewichts.

Da Nahrungsmittel bereits im natürlichen Kochsalzgehalt große Unterschiede aufweisen, müssen in der kochsalzfreien Kost alle Nahrungsmittel mit mittlerem und hohem Kochsalzgehalt wegfallen. Damit sich jeder Leser ein eindrucksvolles Bild von dem natürlichen Kochsalzgehalt unserer Nahrungsmittel machen kann, sei eine Tabelle über den Kochsalzgehalt der wichtigsten Nahrungsmittel eingeschaltet (nach Angaben von Prof. Dr. *Heupke*).

Kochsalzgehalt der wichtigsten Nahrungsmittel

100 g des Nahrungsmittels enthalten:

1. *Obst und Nüsse*

Beerenobst	1– 25 mg
Kernobst	1– 41 mg
Steinobst	1–100 mg
Bananen	200 mg
Trockenpflaumen	21 mg
Korinthen	90 mg
Rosinen	160 mg
Nüsse	2–100 mg

2. *Gemüse, Gemüsefrüchte und Salat*

Kartoffeln	45 mg
Blumenkohl	48 mg
Grüne Erbsen	58 mg
Möhren	61 mg
Rüben	66 mg
Spargel	69 mg
Kohlarten	90–125 mg
Kohlrabi	94 mg
Weiße Bohnen	93 mg
Trockene Erbsen	100 mg
Tomaten	110 mg
Rettich	120 mg
Salat	200 mg
Spinat	210 mg
Sellerie	250 mg

3. *Fette*

Palmin	2 mg
Margarine, ungesalzen	100 mg
Öl	170 mg
Butter, ungesalzen	690 mg

4. *Fleisch von Schlachttieren und Fischen*

Flußfische im Mittel	80 mg
Schweinefleisch	100 mg
Rindfleisch	110 mg
Kalbfleisch	130 mg
Seefische	320 mg

5. *Konzentrierte Süßigkeiten*

Honig	Spuren
Marmelade	Spuren

6. *Getreideprodukte*

Salzfreies Brot	fast nichts
Knäckebrot, salzfrei	fast nichts
Mehl	4 mg
Reis	6 mg
Zwieback	46–200 mg
Nudeln	65 mg
Makkaroni	65 mg
Mondamin	66 mg
Maizena	66 mg
Haferflocken	103 mg

7. *Eier*

1 Eigelb	7,8 mg
1 Ei	84 mg

8. *Milch und Milchprodukte*

Quark, gesalzen	2,5 g
Sahne	130 mg
Vollmilch	160 mg
Magermilch	160 mg
Fettkäse, ungesalzen	200 mg
Quark, ungesalzen	250 mg
Halbfettkäse, ungesalzen	580 mg

9. *Pilze*

Pilze, frisch	36 mg
Pilze, getrocknet	240 mg

10. *Gewürze*

Küchenkräuter	sehr wenig
Zwiebeln	45 mg
Kapern	200 mg
gewöhnl. Senf	2,6 g
gewöhnl. Hefeextrakt	18 g

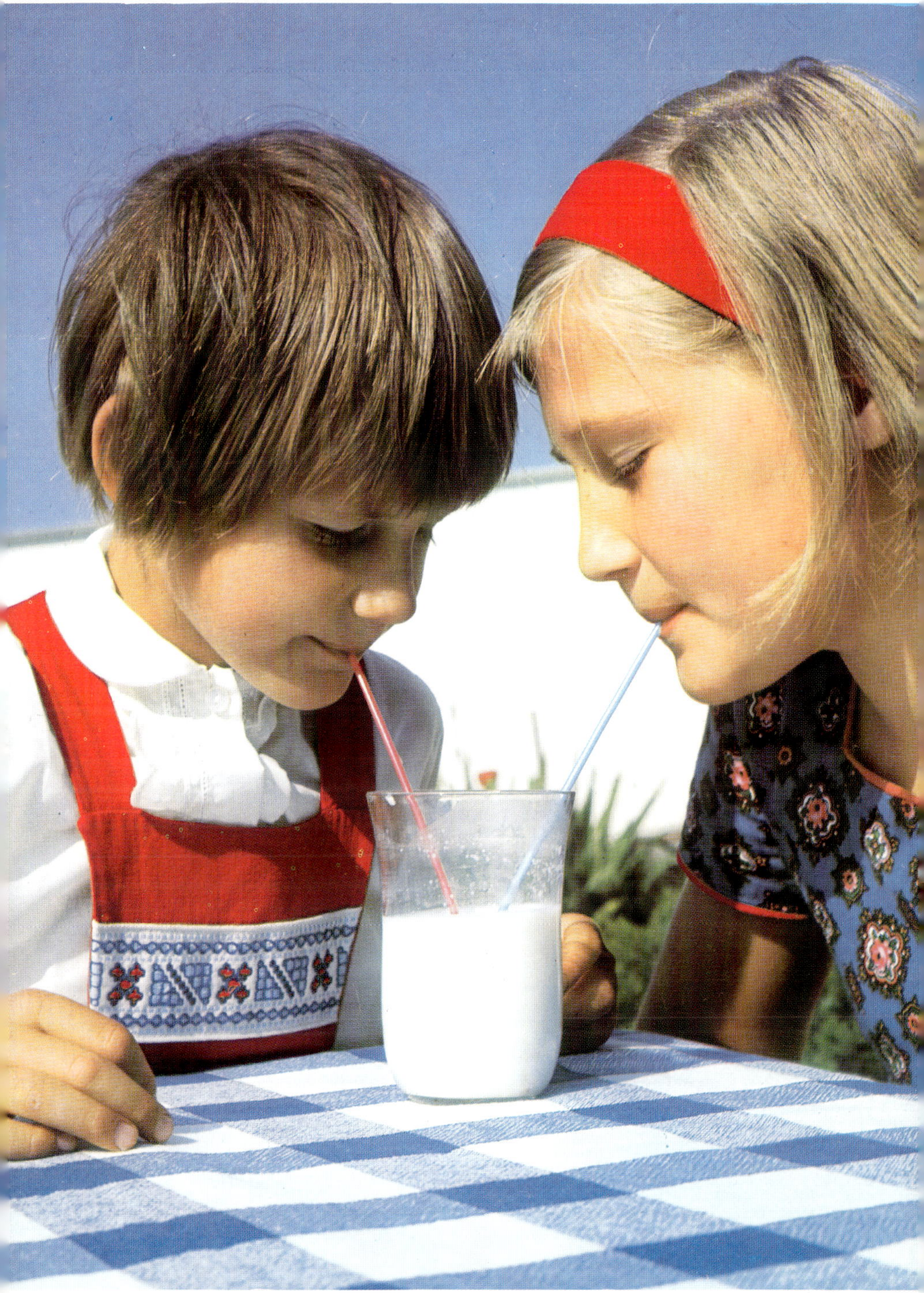

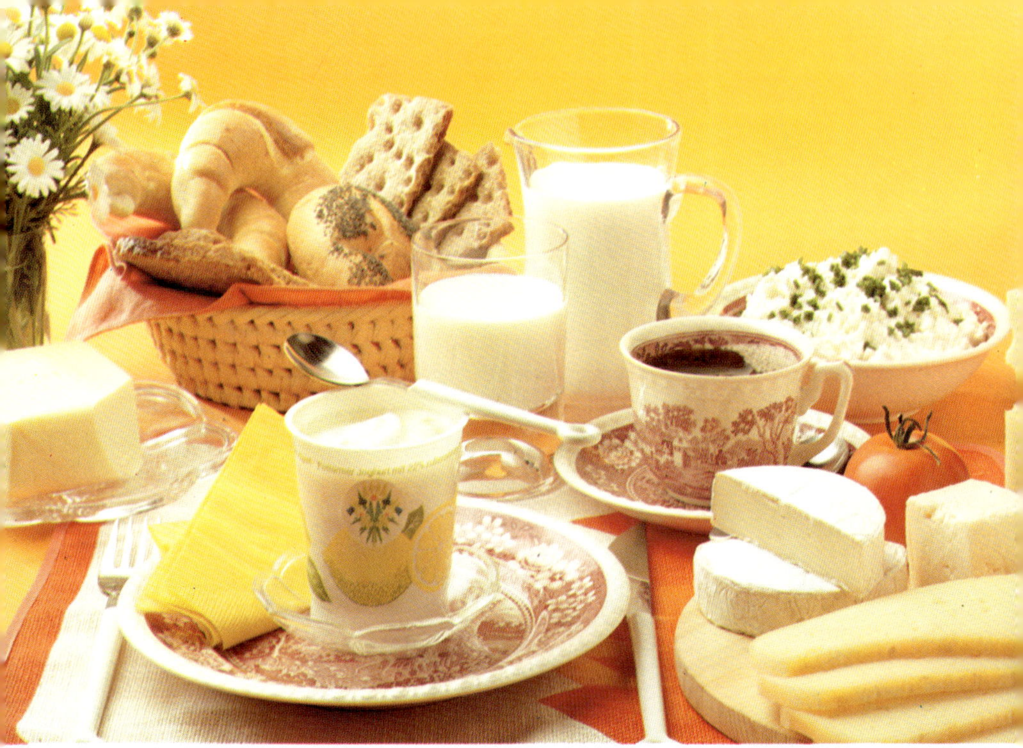

Milch und Milchprodukte

Reife Maiskolben

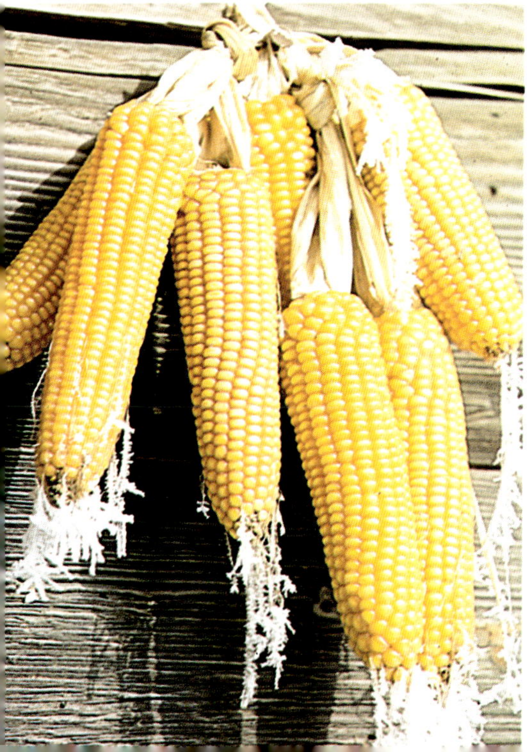

Blühende Maispflanze

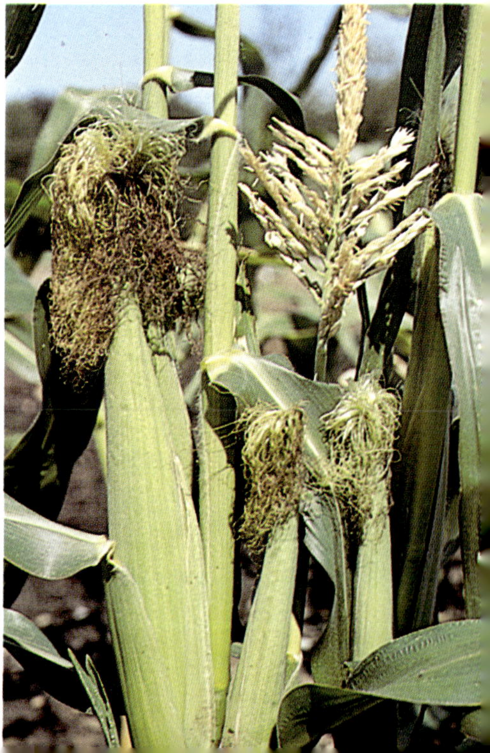

Wer diese Tabelle eingehend betrachtet, wird selbst leicht feststellen, welche Nahrungsmittel zur Durchführung einer salzlosen Kost am besten geeignet sind, wenn wir einen Salzgehalt bis zu 200 mg in 100 g Substanz noch als zulässig ansehen; nämlich

Kochsalzfreie Kost

Obstsäfte, Frisch- und Trockenobst (außer Bananen), Frischgemüse und -salate (außer Spinat und Sellerie), Pflanzenöle, ungesalzene Pflanzenmargarine und ungesalzene Butter (in möglichst geringer Menge, da von Natur aus schon hoher Kochsalzgehalt), Flußfische und mageres Schlachtfleisch (bis zur erlaubten Eiweißmenge), Honig und Marmelade, salzfreies Brot, Vollmehl, Reis, Getreideflocken, Eigelb (kein Eiweiß; ein Eiweiß enthält bereits etwa 90 mg Kochsalz!), Nüsse und Weizenkeime, Buttermilch, Magermilch, Vollmilch, Sahne (Quark enthält auch ungesalzen, wie alle Fest- und Hartkäse, *viel* Kochsalz), alle Küchenkräuter einschließlich Zwiebeln (keine Kapern, kein Senf, kein Hefeextrakt, kein Maggi!).

Alle Salzkonserven (Sauerkraut, saure Bohnen, Salzgurken), Fischkonserven und Seefische sind natürlich streng zu meiden.

Die Auswahl an Nahrungsmitteln ist groß genug, um auch bei Salzlosigkeit schmackhafte Mahlzeiten zubereiten zu können. Als Getränke stehen Kräutertees, Obstsäfte, in verschiedener Form und in mäßiger Menge auch Milch (Buttermilch, Magermilch, Vollmilch, Joghurt) zur Verfügung. Die Auswahl unter den Brotaufstrichen ist mit salzloser Butter oder Pflanzenmargarine, Honig und Marmelade zwar begrenzt, aber völlig ausreichend; auch salzloser Quark kann in mäßigen Mengen verwendet werden.

Zwischen gedünstetem Gemüse und frischen Salaten wechselt man ab oder gibt zu jeder Hauptmahlzeit einige Blätter frischen Salat. „Salzkartoffeln" sind ohne Salz völlig geschmacklos, Pellkartoffeln dagegen haben einen angenehmen Eigengeschmack.

Kochsalzfreie Nahrungsmittelerzeugnisse

Verschiedene Zweige der Nahrungsmittelindustrie haben sich auf kochsalzfreie Produkte eingestellt, die in einwandfreier Beschaffenheit in den Reformhäusern vorrätig gehalten werden und die Herstellung abwechslungsreicher Mahlzeiten erleichtern. So sind erhältlich: kochsalzfreie Brotsorten, besonders Vollkornbrot, kochsalzfreie Konserven, kochsalzfreie Vollmilcherzeugnisse (Dosenmilch, Milchpulver, Käsearten). Diese salzfreien Erzeugnisse liegen allerdings im Preis etwas höher als die salzhaltigen.

Es werden auch einige Kochsalzersatzpräparate hergestellt. Diese Präparate können geschmacklich alle nicht recht befriedigen. Man versucht am besten, ohne sie auszukommen. Pflanzliche Würzpulver stehen in fertigen Mischungen jederzeit zur Verfügung.

Beispiel einer kochsalzfreien Tageskost

Morgens:	Heißer Kräutertee (Pfefferminze, Hagebutte) mit Honig gesüßt, salzfreies Brot, salzfreie Butter, Honig oder Marmelade als Aufstrich *oder:* Kollath-Frühstück, Bircher-Benner-Müsli, 1 Tasse Milch
Mittags:	Frischkostvorspeise (Obst mit Sahne) *oder:* Obstsuppe *oder:* Gemüsesuppe; Makkaroni mit Butter, Tomatengulasch, grüner Salat, Reis mit Apfelmus *oder:* gedünstetes Gemüse (Blumenkohl, grüne Erbsen, Möhren oder anderes Gemüse) mit Pommes frites oder Petersilienkartoffeln
Nachmittags:	Tee, salzfreies Gebäck *oder:* salzfreies Knäckebrot mit salzfreier Butter, Honig oder Marmelade als Aufstrich
Abends:	Grießklöße mit Kompott oder frischem Obst *oder:* Rührei mit Pilzen (zum Würzen Küchenkräuter), Salat *oder:* salzfreies Brot mit salzfreier Butter, dazu etwas salzfreier Quark *oder:* Pellkartoffeln, Weißkäse (Quark), Zwiebeln, Schnittlauch, Petersilie, salzfreies Brot und salzfreie Butter

Gefahren des hohen Blutdrucks

Weit häufiger als früher hat heute der Arzt den Beschwerden zu begegnen, die der abnorm hohe Blutdruck mit sich bringt. Nie war auch die Angst vor dem hohen Blutdruck größer als in der letzten Zeit, weil für die meisten die Verbindung zwischen Verkalkung der Blutgefäße und Schlaganfall selbstverständlich ist. Wenn es in das sechste und siebente Lebensjahrzehnt geht, glauben viele, unabwendbar der Verkalkung anheimzufallen. Spricht man von einem Fünfzig- bis Sechzigjährigen, der sich nicht mehr auf der Höhe seiner körperlichen oder geistigen Leistungsfähigkeit zeigt, so kommt meist mehr oder weniger deutlich zum Ausdruck, daß man ihn eben für „schon verkalkt" ansieht.

Übertriebene Angst ist unnötig, aber andererseits sollte in wirklich ernsten Fällen von Blutdruckerhöhung ein Arzt zu Rate gezogen werden, um energische Gegenmaßnahmen zu ergreifen. Dies soll die folgende Darlegung der verschiedenen Ursachen zeigen.

Wir sehen die Blutdruckerhöhung in den allermeisten Fällen nur als ein Symptom einer Reihe verschiedenster Krankheitsbilder an, wenn man auch bisher glaubte, einen sogenannten selbständigen Hochdruck (essentielle Hypertonie) als selbständiges Krankheitsbild anerkennen zu können. Blut-hochdruck

Es sind hauptsächlich fünf Faktoren, die den normalen Bluthochdruck von 100 bis 120 mm Quecksilber beeinflussen: 1. die Blutmenge, 2. die Beschaffenheit des Blutes, 3. die Arbeitsleistung des Herzmuskels, 4. die Tätigkeit der Gefäße (Verengung, Erweiterung) und 5. der Zustand der Gefäßwände.

Praktisch am häufigsten sind Änderungen in der Tätigkeit und im Zustand der Gefäße die Ursache der Blutdrucksteigerung. Nur diese beiden Punkte sollen deshalb hier näher ausgeführt werden.

Kommt es aus irgendeinem Grunde (z. B. durch Einwirkung von Bakteriengiften) zu Funktionsänderungen der Nieren, so tritt, insbesondere bei Sauerstoffmangel, eine Anhäufung blutdrucksteigernder Stoffwechselprodukte (Amine = chem. Abkömmlinge des Ammoniaks) auf. Der Körper ist gegen diese Störung nicht wehrlos. Er kann die blutdrucksteigernden Stoffe entgiften, wenn ihm – und das ist bei der üblichen Kost meist nicht der Fall – genügend Vitamin K zur Verfügung steht, das diese Stoffe unwirksam und damit unschädlich macht. In der Tat läßt sich mit Vitamin K eine Senkung des Blutdrucks erzielen, wenn die Erhöhung durch die erwähnten drucksteigernden Stoffwechselprodukte verursacht ist. Genügend Vitamin K ist aber nur dann im Körper, wenn die Zufuhr durch die Nahrung ausreicht und eine normale Darmbakterienbesiedlung besteht; denn nur diese vermag das Vitamin K im Darm aufzubauen.

Die Rolle der gestörten Gefäßfunktion

Blutdrucksteigerung durch eine veränderte Tätigkeit der Gefäße kommt meist auf dem Weg über das vegetative Nervensystem zustande. Hierbei wirken folgende Faktoren mit: 1. Bakteriengifte (Toxine), 2. Hormone, 3. Nahrungs- und Stoffwechselgifte und 4. seelisch-nervöse Einflüsse.

Die Bakteriengifte, wie sie z. B. bei Mandelentzündung, Entzündungen des Zahnfleisches und der Zahnwurzel, bei Blinddarmentzündungen usw. in die Blutbahn gelangen, rufen Gefäßverengung hervor und damit Blutdrucksteigerung. Ebenso kann auch artfremdes Eiweiß (bei vielen Personen schon Hühnereiweiß) als Gift wirken.

Auf die blutdrucksteigernden und -senkenden Wirkungen der verschiedensten Hormone kann nicht näher eingegangen werden. Bekannt ist ja, daß das

Adrenalin, das Hormon der Nebenniere, einen besonders großen Einfluß auf die Blutdruckhöhe hat. Sehr häufig kommt es bei Frauen mit dem Eintritt der Wechseljahre zur Blutdruckerhöhung durch den Ausfall der Eierstocktätigkeit. An die Hormone der Schilddrüse, der Nebenschilddrüsen und besonders der Hypophyse knüpft sich eine ganze Reihe von Krankheitsbildern, die mit Veränderungen des Blutdrucks einhergehen. Es soll hier nur darauf hingewiesen werden.

Außer den Toxinen und Hormonen sind es vor allem giftige Stoffwechselprodukte, die bei längerer Fäulnis im Darm (Verstopfung!) ins Blut aufgenommen werden und nun die Ursache der Blutdrucksteigerung, der Kopfschmerzen, Müdigkeit und anderer Erscheinungen bilden. Es muß deshalb auf die Notwendigkeit einer geregelten Darmfunktion ausdrücklich hingewiesen werden. Fasten- und Saftfastenkuren (Sauerkrautsaft) sind hier von durchgreifendem Erfolg!

Stoffwechselentgleisungen entscheiden!

Wie innig die Blutdruckfunktion vom Stoffwechsel abhängt, haben zahllose wissenschaftliche Untersuchungen eindeutig ergeben.

Da bei hohem Blutdruck häufig eine starke Vermehrung der drucksteigernden Stoffe und der Cholinesterase im Blut erfolgt, ergibt sich hieraus schon der Hinweis, Nahrungsmittel mit hohem Vitamin-K-Gehalt in der Diät der Kranken mit erhöhtem Blutdruck zu berücksichtigen.

Vitamin K, das wie die Vitamine A, D und E fettlöslich ist, findet sich besonders in Pflanzen, unter den Nahrungspflanzen in Spinat, Weißkohl, Blumenkohl, Brennesselblättern und Tomaten. Unter den tierischen Produkten ist die Leber der Säugetiere das Vitamin-K-reichste Organ.

Vitamin K ist jedoch nicht der einzige Faktor in der Ernährungsbehandlung des Blutdruckkranken. Eine Reihe von amerikanischen Forschern hat in den letzten Jahren mehrfach erklärt, daß auch das Natrium (besonders des Kochsalzes) bei der Entwicklung des hohen Blutdrucks eine große Rolle spielt. Es ließ sich nämlich im Tierversuch an Ratten und Hühnern nachweisen, daß die Zufuhr größerer Kochsalzmengen hohen Blutdruck sowie Nieren- und Gefäßveränderungen im Sinne einer Gefäßverkalkung herbeiführt. Ferner fand der kanadische Forscher *Selye* bei Kranken mit hohem Blutdruck einen Natriumüberschuß im Blut. Entzog man aber der Nahrung völlig das Kochsalz (und damit das Natrium), so sank auch der Blutdruck.

Die Rolle der Blutfette

Lange war man im Zweifel, ob auch die Blutfette (Lipoide) für die Verkalkung der Blutgefäße und die Entstehung des hohen Blutdrucks von Bedeutung sind. Nach dem heutigen Stand unseres Wissens müssen wir sagen, daß ein erhöhter Lipoidgehalt (Neutralfett, Cholesterin u. a.) des Blutes (Hyperlipoidämie) der Entstehung der Arteriosklerose zumindest erheblich Vorschub leistet. Es wird hiernach klar, daß zur Verhinderung der Verkalkung und des hohen Blutdrucks die tierischen Nahrungsmittel als hauptsächliche Cholesterin- und Neutralfettquellen nur in sehr beschränktem Maße genossen werden dürfen. Sicher ist auch, daß körperliche Übung und Arbeit einen Schutz gegen den Anstieg der Blutfettwerte bildet.

Blut-
hochdruck

Wesentliche Arbeiten liegen auch darüber vor, daß der Verbrauch rein pflanzlicher Fette mit einem hohen Gehalt an ungesättigten Fettsäuren (siehe Seite 43) den Cholesteringehalt des Blutserums senkt, während beim Ersatz des pflanzlichen Fettes durch Milchfett (Butter) und andere tierische Fette der Serumcholesterinspiegel sofort wieder ansteigt. Es ist bekannt, daß die „absoluten Vegetarier", die kein Fleisch, keine Milch und keine Eier zu sich nehmen, niedrige Cholesterinwerte haben. Siehe hierzu auch die Ausführungen über die diätetische Bewertung des Hühnereies auf Seite 327ff.

Was können wir noch tun?

Aus den bisherigen Ausführungen wird ersichtlich, wie mannigfaltig die Einflüsse sein können, die eine Steigerung des Blutdrucks bewirken. Sie müssen beim einzelnen Kranken sorgfältig erforscht werden, um sie ausschalten zu können. Solange sich auch seelisch-nervöse Ursachen nicht beseitigen lassen, kann eine diätetische oder sonstige naturgemäße Maßnahme nicht wirksam werden. Bestehen keine störenden Momente aus dem seelischen Bereich mehr, so kann eine diätetische Behandlung in ihre vollen Rechte treten.

Die Besprechung der Stoffwechselursachen hat sicher im Leser bereits die Überzeugung geweckt, daß sich jeder Blutdruckkranke der heilenden Kraft der Rohkost anvertrauen muß, mit der es am einfachsten gelingt, den fast völligen Kochsalzentzug und die Senkung des Cholesterinspiegels sowie den nötigen Vitamin-K-Gehalt der Nahrung zu erreichen. Wer sich mit reiner Rohkost nicht anfreunden kann, greift zur vorerwähnten „kochsalzfreien" Kost. Alle tierischen Fette werden durch kaltgeschlagene pflanzliche Öle ersetzt.

Praktisch nahezu völligen Kochsalzentzug erzielt man auch mit der *Kempnerschen Reis-Früchte-Diät*. Diese besteht aus 250—300 g Reis mit Früchten oder (am besten mit Honig) gesüßten Fruchtsäften. Bei nur 0,5 g Kochsalz enthält diese Kost 20 g Eiweiß und 2000 Kalorien (8300 Joule). Sie entspricht damit der Normalkost der asiatischen Bevölkerung, deren niedriger Blutdruck immer wieder festgestellt wurde.

Wie die Rohkost ist auch diese Diät ein erheblicher Eingriff in unser Organgeschehen und den Gewebsstoffwechsel. Wir sollten sie nicht ohne ärztliche Anleitung und Überwachung durchführen. Sie muß der Reaktionslage des Kranken angepaßt werden.

Noch eingreifender sind reine *Saftfastenkuren* mit Obst- und Gemüsesäften. Siehe hierzu den Abschnitt „Beispiel einer Saftfastenkur" auf Seite 350. Sie sollten, wie die strengen Fastenkuren, nur im Sanatorium durchgeführt werden, wo die nötige Heilatmosphäre herrscht. Solche Kuren können von verblüffendem Erfolg sein, der zum großen Teil ein Dauererfolg ist, wenn die Kuren 14 bis 28 Tage lang durchgeführt werden. Sie bedeuten eine Generalreinigung des ganzen Körpers und sind daher von unschätzbarem Wert, verlangen aber vom Kranken einen starken, eigenen Willen zur Gesundung.

Zur Erhaltung eines einmal errungenen Erfolges, wie auch zur Vorbeugung gegen hohen Blutdruck und Verkalkung, eignen sich besonders gut die sogenannten *Safttage* oder *Kompott-Tage,* die Prof. *Jagic* sehr befürwortet. Dabei wird entweder nur 1 l Apfelsaft (oder ein sonstiger Obstsaft) über den Tag verteilt getrunken, oder man bereitet 1½ kg Äpfel in gewohnter Weise als Kompott zu und ißt dieses in 4–6 Portionen an einem Tag. Alle andere Nahrungsaufnahme muß dann natürlich unterbleiben. Wenn Durst auftritt, kann ½ bis ¾ l Wasser oder Mineralwasser getrunken werden.

Zur Dauerbehandlung tragen auch unsere *Heil- und Würzpflanzen* bei. So gilt heute als gesichert, daß die *Mistel* bei Verkalkungsbeschwerden und erhöhtem Blutdruck verschiedenster Herkunft außerordentlich wirksam ist. Die moderne und vielgestaltige Mistelforschung konnte die volksmedizinische Erfahrung, daß die Mistel nur im Winter – auf dem Höhepunkt ihres Wirkstoffgehaltes – ihre altbekannte Wirksamkeit bei erhöhtem Blutdruck und Verkalkung aufweist, bestätigen. Auch der alte Volksglaube, daß die Mistel ein Krebsmittel sei, ließ sich klinisch und experimentell bestätigen.

Eine weitere wesentliche Hilfe bietet uns der *Knoblauch.* Er fand seine Darstellung und Würdigung bereits unter den Würzpflanzen, so daß hier ein Hinweis genügt. Er ist in der natürlichsten Form am zweckmäßigsten. Wenn gleichzeitig mit dem frischen Knoblauch ein Chlorophyllpräparat verzehrt wird, ist von dem unangenehmen Geruch kaum noch etwas zu spüren.

Da wir beim hohen Blutdruck mit oder ohne Verkalkung niemals ärztlichen Rat entbehren können, so werden wir doch die ärztlichen Maßnahmen, soweit sie sich nicht überhaupt mit diesen Ausführungen decken, mit den geschilderten einfachen diätetischen und aus der Pflanzenheilkunde stammenden Anwendungen wirksam ergänzen und unterstützen. Der an Verkalkung und hohem Blutdruck Leidende kann nicht mehr rücksichtslos „drauflosleben", er muß in der Tat eine andere „Gangart einschalten" und die von ihm geforderten Leistungen mit der noch vorhandenen Anpassungsfähigkeit seiner Kreislauforgane in Einklang bringen.

Blut-
hochdruck

Tagesbeispiel einer Diät bei Verkalkung und Bluthochdruck

Prinzip: Jede übermäßige Nahrungszufuhr meiden! Kochsalzarm, cholesterinarm, keine chemisch konservierten Nahrungsmittel, wenig tierisches Eiweiß (möglichst nur in Form von sauren Milchprodukten), keine Tierfette (außer 40 g Butter täglich, sonst nur kaltgeschlagene Pflanzenöle verwenden, ferner Nüsse, Mandeln, Weizenkeime und Nußmus oder Nußcremefett), reichlich Rohkost, viel Frucht- und Gemüsesäfte (oder Gemüsebouillon), viel Würzkräuter, Wildkräuter und Wildfrüchte).

Morgens: Apfel-Apfelsinen-Salat
Vollkornbrot mit Pflanzenbutter und Kräuterquark
Kräutertee oder Hagebuttenkerntee
Oder:
Bircher-Müsli
Vollkornbrot (salzlos) mit Nußcremefett (z. B. De-Vau-San)
1 Tasse Milch oder Apfeltee

Mittags: Frische Früchte oder Fruchtsalat
Rohgemüse: Sauerkraut, Sellerie, Kopf- oder Endiviensalat
Gekocht: Gedämpfte Erbsen im Reisring
Quark-Hagebutten-Speise
Oder:
Früchte nach Jahreszeit oder Trockenobst
Rohgemüse: Möhren, Tomaten, Kresse
Gekocht: Lauchkartoffeln mit vegetarischem Aufschnitt
Quitten- oder Preiselbeerkompott

Abends: Eine halbe Grapefruit
Kraftsuppe
Oder:
Früchte und Nüsse
Reis (trocken) mit Apfelkompott oder gebackenen Bananen oder Hagebuttenkompott mit Äpfeln
Oder:
Vollkornbrot mit Rettichbutter und frischem Quark
Eingeweichte Trockenpflaumen oder -feigen

Niedriger Blutdruck

Hier muß auch ein Wort zu einem zu niedrigen Blutdruck (Hypotonie) gesagt werden, an dem mindestens 5% der Bevölkerung leiden. Blutdruckwerte zwischen 100–150 mmHg systolisch (d. h. während der Zusammenziehung des Herzmuskels) und Werte zwischen 60–95 mmHg in der Diastole (d. h. während der Entspannung des Herzmuskels) gelten als normal. Sinkt der systolische Wert nun unter 100 mmHg, so können Kopfschmerzen, Schwindel, Angstgefühl, Konzentrationsschwäche, Herzklopfen und anhaltende Müdigkeit auftreten.

Ein zu niedriger Blutdruck tritt auf bei Infektionskrankheiten, zahlreichen Vergiftungen, nach schweren anderen Krankheiten, bei Blutverlusten, Magenleiden, körperlicher und geistiger Erschöpfung sowie bei schweren seelischen Erschütterungen. Manche Menschen haben aber auch ohne diese Vorkrankheiten eine Veranlagung zu niedrigem Blutdruck, besonders wenn sie zum sogenannten asthenischen Körpertyp gehören. Das sind Menschen, die neben einem zu niedrigen Blutdruck auch schlaffes Bindegewebe, schlaffe Muskulatur, sehr schlanken Körperbau, schmale, zarte Knochen und meist auch eine blasse Hautfarbe aufweisen. Häufig klagen diese Menschen über rasche geistige und körperliche Ermüdbarkeit, Schwindel, Neigung zu Ohnmachten, großes Schlafbedürfnis, ständig kalte Hände und Füße und große nervöse Reizbarkeit.

Bei Menschen mit einer Veranlagung zu niedrigem Blutdruck richten die heute üblichen blutdrucksteigernden Medikamente wenig und nur so lange überhaupt etwas aus, wie die Medikamente eingenommen werden. Eine dauerhafte Besserung ist nur zu erwarten, wenn man durch Sport, insbesondere durch Schwimmen, eine Besserung der ganzen Körperverfassung erreicht. Viel kalte Abwaschungen und morgendliche Wechselduschen helfen den Blutdruck normalisieren. Diätetisch ist in diesem Falle eine salzarme Kost nicht zweckmäßig; man sollte sogar die Salzzufuhr durch Trinken von Meerwasser oder Zugabe von Voll- oder Meersalz steigern. Auch die tägliche Eiweißmenge kann langsam gesteigert werden.

Als normal gelten entsprechend der jeweiligen Altersstufe die folgenden Blutdruckwerte (in Milligramm/Quecksilber):

bis 15 Jahre	100/80 mmHg
16–30 Jahre	120/80 mmHg
31–40 Jahre	125/85 mmHg
41–50 Jahre	130/90 mmHg
50–60 Jahre	135/95 mmHg
über 60 Jahre	140/95 mmHg

Diese Meßwerte sind natürlich Durchschnittswerte, die im Einzelfall erheblichen Schwankungen unterliegen können. Ruhe, Bewegung, Liegen, seelische Einflüsse, starke körperliche Anstrengungen führen zu vorübergehenden Änderungen. Darüber hinaus gibt es Veranlagungen für ständig zu hohe oder zu niedrige Werte.

Niedriger Blutdruck

Weichen die Meßwerte ständig und erheblich von den Normalwerten ab, läßt das auf krankhafte Vorgänge im Körper schließen, die vom Arzt aufgeklärt und eventuell behandelt werden müssen.

Verdauungsorgane brauchen Frischkost

*Es ist nach dem, was wir heute wissen, völlig ausgeschlossen,
die ganze Gruppe von Magen-Darm-Krankheiten
auf diätetischem Wege einer Besserung zuzuführen,
wenn nicht für eine reichliche Vitaminzufuhr gesorgt wird,
und zwar empfiehlt es sich nach Möglichkeit,
die Vitamine in ihrem natürlichen Zustand, mit den Mineralstoffen,
zu geben, so wie sie die Naturprodukte darbieten.*

Prof. Dr. Wilhelm Stepp

Die Entwicklung der Zahnfäule (Karies)

97% der Gebisse aller Deutschen sind von Zahnfäule und Zahnfleischschwund befallen. Kaum 1% der Kinder von zehn Jahren hat ein fehlerfreies Gebiß. Wo liegt die Ursache? Was ist zu tun? Zahnfäule

Wenn wir über den heilenden Einfluß der Nahrung auf die Erkrankungen der Verdauungsorgane sprechen wollen, so müssen wir zunächst die *Zahnfäule* (Karies) betrachten. Leider wird ihr von seiten des praktischen Arztes oder des Facharztes für innere Krankheiten nur wenig Beachtung geschenkt, weil sie heute noch fast allgemein als eine nur örtlich bedingte Erkrankung angesehen wird, die allein durch Zahnpflege und rein zahnärztliche Methoden behandelt werden müsse.

Die Theorie von der rein örtlichen Entstehung der Zahnfäule (Karies) stammt aus den achtziger Jahren des vorigen Jahrhunderts, als die Bakteriologie begann, allem Forschen und Denken ihren Stempel aufzudrücken. Es ist die sogenannte chemisch-parasitäre Kariestheorie von *Miller,* die leider bis heute noch bei vielen Vertretern der Wissenschaft allein maßgebend ist. Danach entsteht die Zahnfäule auf folgendem Wege: Die zwischen den Zähnen haftengebliebenen Speisereste (Kohlenhydrate) gären, wodurch es zur Säurebildung kommt. Die Säuren entziehen den Zähnen die Kalksubstanz. Der erweichte Rückstand ist für die reichlich in der Mundhöhle vorhandenen Bakterien angreifbar, die nun den Zahn zerstören.

Wenn das die alleinige oder hauptsächliche Ursache der Zahnfäule ist, dann hätte durch eine tägliche gewissenhafte Zahnpflege und Mundsäuberung mit Hilfe von Zahnpasta, Zahnbürste und Mundwasser die Erkrankung in kurzer Zeit nahezu ausgerottet sein müssen. Das ist leider nicht der Fall. Die Zahnfäule konnte durch örtliche Maßnahmen nicht nur nicht zum Stehen gebracht werden, sondern sie stieg im letzten Jahrhundert in allen Kulturländern ungeachtet aller Zahnbürsten und Pasten so enorm an, daß wir heute vor der Tatsache stehen, daß kaum 5% aller in hochkultivierten Ländern lebenden Menschen noch ein gesundes Gebiß haben. Andere Untersuchungen, die auch höhere Altersklassen berücksichtigen, fanden, daß von 100 Menschen gerade noch *einer* gesunde Zähne hat.

Dieses Ergebnis läßt sich trotz aller Erkenntnisse, Fortschritte und Erfolge der medizinischen Wissenschaft nicht mehr verbergen. Die Entwicklung der Zahnheilkunde in den letzten 50 Jahren und die Vervollkommnung der Methoden zur Wiederherstellung des Gebisses durch Füllungen aus Zement, Amalgam, Gold, Porzellan oder durch Zahnersatz aus Kautschuk, Stahl, Gold oder durch komplizierte Porzellanvollkronen oder Brücken legen ein beredtes Zeugnis für die steigende Notwendigkeit der Zahnbehandlung ab. Dieses Ergebnis fordert aber auch eine Berichtigung oder Ergänzung der Millerschen Theorie.

Es besteht Grund genug, die örtliche Krankheitserscheinung der Zahnfäule auch als Ausdruck einer Schädigung anzusehen, die den ganzen Körper erfaßt hat, also als Folge einer tiefgreifenden Stoffwechselstörung oder Allgemeinerkrankung. Einer der hervorragendsten Sachkenner dieser Fragen, Prof. *Rebel,* bestätigt, daß man heute die jahrzehntelang heiß umstrittene Frage, ob der ausgereifte, harte Zahnschmelz noch am allgemeinen Stoffwechsel teilnimmt, also noch Austauschvorgänge aufweist, grundsätzlich mit ja beantworten muß, wenn es sich hierbei auch um einen stark gemäßigten Stoffwechsel handelt. Ein Organ aber, das noch am Stoffwechsel teilnimmt, wird auch noch von ihm beeinflußt. Natürlich ist der Einfluß des Stoffwechsels in der Entwicklungsperiode am größten.

Wir dürfen jedoch andererseits nicht so weit gehen, wie es ernste Forscher heute tun, und die Zahnfäule *nur* als innerliche, also vom Stoffwechsel abhängige und bedingte Erscheinung ansehen; denn es sind zahlreiche, langjährige Beobachtungen und Versuche bekannt, die die örtlichen Schädigungsmöglichkeiten des Zahnschmelzes geklärt haben. In beiden Fällen bestehen jedoch enge Beziehungen zur Nahrung. Unzweckmäßige Nahrung kann sowohl örtlich beim Verweilen in der Mundhöhle als auch später nach der Aufsaugung durch den Darm ebenso Schaden stiften, wie eine vollwertige Nahrung vorbeugende und heilende Kräfte entfaltet.

Prof. *Cremer* weist auf die Beobachtung hin, daß der einwandfrei nachgewiesene starke Anstieg der Erkrankungen an Zahnfäule im letzten Jahrhundert zeitlich mit der Umschichtung unserer Ernährungsgewohnheiten zusammenfällt, woraus sich mit größter Wahrscheinlichkeit ein ursächlicher Zusammenhang ergibt. Dieser Beobachtung einer schädigenden Wirkung unserer üblichen Ernährung steht eine andere, bedeutsamere und in unserem Zusammenhang noch wichtigere Beobachtung gegenüber: In den Jahren der Mangelernährung und in der unmittelbar darauffolgenden Zeit nahm in vielen europäischen Ländern die Häufigkeit der Zahnfäule, besonders bei Klein- und Schulkindern, ab. Natürlich legt das den Gedanken nahe, daß die Kriegskost eine Zusammensetzung hatte, die die Widerstandskraft gegen die Zahnfäule erhöhte. Diese Beobachtungen stammen nicht nur aus unserem eigenen Lande, sondern auch aus der Schweiz, aus Norwegen, Frankreich und Spanien.

Welche Kostbestandteile es im einzelnen waren, konnte zwar noch nicht ermittelt werden, wesentlich ist nach meinem Dafürhalten sicher das Brot aus dunklen Mehlen gewesen, die bekanntlich einen wesentlich höheren Gehalt an hochwertigen Eiweißkörpern, Vitaminen, Mineralien und Spurenstoffen enthalten. Wahrscheinlich kommen jedoch noch unbekannte Faktoren hinzu. Natürlich spüren die Forscher aller zivilisierten Länder diesen Faktoren nach. Ihre Arbeit war bisher auch nie ohne Früchte. Zahnfäule

Bei Forschungen auf einer ganzen Reihe von Südseeinseln verglich man Eingeborenengruppen, die noch gar nicht mit der Zivilisation und vor allem mit importierten Nahrungsmitteln in Berührung gekommen waren, mit solchen Gruppen, die bereits die „Segnungen“ der Zivilisation hinter sich hatten und seit längerem importierte Nahrungsmittel genossen (namentlich Weißmehl, Zucker und Zuckerwaren). Bei den natürlich lebenden Insulanern zeigte sich eine hohe Immunität gegen Zahnverfall, alle Zähne waren regelmäßig gewachsen. Unter 1000 untersuchten Zähnen fanden sich nur bis zu sechs von Zahnfäule befallene Zähne. Bei den zivilisationsberührten Insulanern dagegen ergaben sich vielfach eine falsche Stellung der Zähne und Kieferverkrümmungen. Unter 1000 Zähnen waren 300 kranke.

Es ist heute ebenfalls sicher, daß der reine, weiße, entmineralisierte Zucker in erheblichem Maße Zahnfäule hervorruft. Prof. Rebel erklärte sinngemäß, daß übermäßiger Zuckergenuß lokal und allgemein im Hinblick auf die Karies (Zahnfäule) keineswegs zuträglich sei und daß eine Herabsetzung des Zuckerkonsums zugleich auch eine Verminderung der Kariesanfälligkeit bedeute.

Der weiße Zucker greift zunächst einmal die Zähne von außen an, eine Tatsache, die heute nicht mehr zu bestreiten ist und Beachtung in der täglichen Ernährung verlangt. Dann gelangt er ins Blut und in die Leber, wo er zur eigenen Aufarbeitung eine große Menge von Mineralien und Vitaminen der B-Gruppe benötigt. Der dadurch hervorgerufene Mangel beeinträchtigt die Hormon- und Fermentbildung und damit ihre lebenswichtigen Funktionen. Nehmen wir den bei stark zuckerhaltiger Nahrung meist gleichzeitig bestehenden Mangel an anderen lebenswichtigen Nahrungsstoffen hinzu, so wird deutlich, daß eine ernste Stoffwechselstörung die Folge ist, die nach und nach zu tiefgreifenden chronischen und oft nicht mehr rückgängig zu machenden Gewebsschädigungen auch am Zahnsystem führt. Prof. Dr. *Friedrich Proell* bewies in überzeugender Weise an Zahnschliffen im polarisierten Licht die entmineralisierende Wirkung von Zuckerzusätzen und Feinmehlen.

Bei Mangelernährung ist es nicht nur der Kalk, der den Zähnen vorenthalten oder entzogen wird, es sind vor allem auch Magnesium (Zahnbein) und Fluor (Zahnschmelz). Das Zahnbein weist den höchsten Prozentsatz Magnesium (etwa 4%) aller Organe im Körper auf und der Schmelz den höchsten Gehalt an Fluor (0,3–0,5%). Und gerade das Fluor macht den Schmelz zur härtesten Substanz des tierischen und menschlichen Körpers überhaupt.

Verdauungsorgane

Dem Fluor verdanken die Zähne auch ihre ausgeprägte und zu einem Abschluß gekommene Form, ganz abgesehen von den mannigfachen – bereits bekannten und sicher noch vielen unbekannten – Aufgaben, die gerade Fluor und Magnesium im übrigen Körper zu erfüllen haben. Mengenmäßig findet sich Fluor am meisten in den Gräsern und Getreidearten. Betrachten wir aber unser reines, gebleichtes, mit chemischen Backhilfen versetztes weißes Mehl, so müssen wir mit Bedauern feststellen, daß es kaum noch Fluor oder sonstige Mineralien enthält. Es ist praktisch nur reinste, blütenweiße Stärke. Ebenso ist unser abgekochtes Gemüse entmineralisiert oder nur einseitig mit großen Kochsalzmengen versehen.

Es sind also immer wieder die gleichen Ernährungsfehler, denen wir auf Schritt und Tritt begegnen. Wir brauchen aber zur Erhaltung unserer Zähne ein Brot, das alle Bestandteile des Korns enthält; wir brauchen Gemüse, das nicht abgebrüht, sondern möglichst roh zubereitet wird, und wir brauchen Obst, das uns als guter Mineralspender dient. Fleisch, Weißmehlbackwaren, Zuckerzeug benötigen wir nicht zur täglichen Nahrung, denn sie sind Mangelnahrung, die die Zähne ihrer Hartsubstanzen beraubt und sie widerstandslos gegen den Angriff zersetzender Bakterien macht. Notwendig ist jedoch ein gesundes Gebiß, denn schadhafte Zähne verursachen eine ganze Anzahl von Herderkrankungen. Zu den meistverbreiteten Herderkrankungen gehören Herz-, Kreislauf-, Nierenleiden, Gelenkrheumatismus, Ischias, Nerven- und Muskelrheuma, ferner Magen-, Darm- und Lebererkrankungen.

Von Zahnfäule befallene Zähne sind ein Warnruf zur gründlichen Überholung der Lebensgewohnheiten, sie sind eine Mahnung zur endlichen Abkehr von unnatürlicher und entwerteter Nahrung.

Wenn die Aufhellung dieser Zusammenhänge auch noch nicht vollständig ist, so lassen sich aus den bisherigen intensiven Forschungen über die Entstehung der Zahnfäule sowie über deren Verhütung folgende Nutzanwendungen gewinnen:

1. *Übermäßiger Zuckergenuß* (Weißzucker, Rübenzucker oder Rohrzucker) wirkt sich zweifellos sowohl lokal von der Mundhöhle her als auch über den Blutweg begünstigend auf die Entstehung der Zahnfäule aus, besonders in der Periode der Zahnentwicklung. Natürliche Zucker dagegen (Früchte, Fruchtsäfte) sind durch ihre Begleit- und Schutzstoffe unschädlich.

2. Eine *überwiegende Kohlenhydratkost* (besonders mit Weißbrot, Weißmehlprodukten, Salzkartoffeln) wirkt bereits ungünstig in der Mundhöhle, mehr noch, nachdem sie vom Darm aufgenommen ist. Getreidekleie und -keime dagegen üben auf Grund ihres hohen Mineral-, Vitamin- und Eiweißgehaltes schützenden Einfluß aus. Soweit verträglich, müssen daher Vollkorn-

brot und Vollmehlerzeugnisse in der Ernährung, besonders auch des Kleinkindes, eingeschaltet werden.

3. Die lebenswichtige Bedeutung einer mengenmäßig geringen, qualitativ aber hochwertigen *Eiweißversorgung* erstreckt sich nicht nur auf den Leber-, Mineral- und Vitaminstoffwechsel sowie auf die Bildung der Hormone, sondern auch auf die Zähne. Aus Tierversuchen wissen wir, daß Eiweißmangel – unter vielen anderen – auch zu Defekten am Zahnschmelz führt. Hochwertige Milchprodukte sind daher täglich erforderlich. Zahnfäule

4. Neuerdings scheint auch dem *Fluorgehalt* der Nahrung und des Trinkwassers eine wichtige Rolle zuzukommen, da Fluor unter bestimmten Voraussetzungen eine hemmende Wirkung auf die Zahnfäule ausübt. Über die Wirkungsweise des Fluors und seine Unschädlichkeit können jedoch noch keine endgültigen Aussagen gemacht werden. Zahlreiche Untersuchungen darüber sind im Gange.

5. Da die Entwicklungszeit des Zahnes *vor* und nach seinem Durchbruch (also von der Geburt bis zum siebenten Lebensjahr) für das ganze Leben von entscheidender Bedeutung ist, müssen in dieser Zeit die für eine normale Zahnbildung erforderlichen Mineralien (Kalzium, Phosphor, Magnesium und Fluor) und ihre Ordner (Fermente, Vitamine, Hormone) uneingeschränkt zur Verfügung stehen. Das heißt aber: möglichst Muttermilchernährung bei bester Kost der Mutter, ab drittem oder viertem Monat frische Gemüse- und Fruchtsäfte als Beikost, später genügend Rohkost.

Die moderne Forschung bestätigt also die Forderung, die Dr. *Bircher-Benner* auf Grund seiner eigenen Beobachtungen zur Verhütung und Behandlung der Zahnfäule schon früher erhob. Er war einer der ersten, die klar aussprachen, daß Zahnfäule wie Zahnfleischerkrankungen Anzeichen einer Erkrankung des Gesamtorganismus durch Mißernährung sind.

Wenn sich die Zähne lockern (Parodontose)

Von hundert Menschen im mittleren Alter leiden mehr als achtzig an Zahnfleischschwund und Zahnlockerung (Parodontose), oft auch mit entzündlichen Erscheinungen am Zahnhalteapparat (Parodontitis), die bis zur Zahntascheneiterung (Alveolarpyorrhöe) gehen können. Zu dieser Feststellung gelangte ich, als ich aus meiner Patientenkartei hundert Karten wahllos herausgriff und die Aufzeichnungen über den Gebißzustand der Patienten bei der ersten Untersuchung auswertete. Ein wirklich erschreckendes Ergebnis! In der Tat ist der Zahnfleischschwund mit oder ohne entzündliche Erscheinungen unter der Bevölkerung stark verbreitet und geht oft mit der Zahnfäule (Karies) parallel. Man kann sich des Eindrucks nicht erwehren, daß das Parodontose menschliche Gebiß in immer stärkerem Maße der Zerstörung ausgesetzt ist, woran auch alle aufopfernde Tätigkeit der Zahnärzte nichts ändern kann.

Verdauungsorgane

Zahnfleisch*blutung* und langsam zunehmende Zahn*lockerung* sind zunächst der fühlbar werdende Auftakt zu dem oft hemmungslosen Verlauf der Zahnfleischerkrankung, die wir als Parodontose bezeichnen.

Es soll hier nicht der Versuch gemacht werden, die Ernährung generell als die alleinige Ursache der Zahnlockerung hinzustellen, es muß aber unter voller Anerkennung aller lokalen, von den Zahnärzten intensiv erforschten Ursachenmöglichkeiten darauf hingewiesen werden, daß in vielen Fällen von Zahnlockerung *Ernährungsfaktoren* als Mit- oder Hauptursache in Frage kommen. Wie bei der Zahnfäule müssen wir auch wieder beim Zahnfleischschwund möglichst äußere und innere Entstehungsbedingungen zu trennen versuchen oder uns zumindest bewußt bleiben, daß selten eine einzelne Ursache ausschließlich für die Entstehung der Parodontose verantwortlich ist. Leider sind wir bisher in den Ursachenkomplex der Zahnfleisch- und Zahntaschenerkrankungen noch nicht so tief eingedrungen wie in den der Zahnfäule.

Die eindrucksvollen experimentellen Ergebnisse des russischen Forschers *Speransky* und des deutschen Pathologen *Ricker,* die dem gesamten medizinischen Denken neue fruchtbare Anregungen gaben, führten bereits zu der Ansicht, daß es sich auch bei diesen Krankheiten, wie bei vielen anderen, im Grunde um eine durch krankhafte, chronische Reize verursachte Veränderung der Reaktionsweise des zentralen Nervensystems handelt (Neurodystrophie). Dieses Nervensystem übermittelt dann krankhafte Einflüsse an die Gewebe und Organe. Eine solche „Neurodystrophie" kann allein schon durch Vitamin-B-Mangel ausgelöst werden, wie es *A. Odal* ganz eindeutig und eingehend als Folge eines Ernährungsschadens beobachtete und beschrieb.

Diese Beobachtung aber ist eine ausgezeichnete Grundlage für die hier vertretene Auffassung über die ursächliche Bedeutung einer Miß- oder Mangelernährung, denn diese ist ja gerade der häufigste krankhafte Reiz, der neben den Reizen durch die Genußmittel ständig unser Nervensystem trifft.

Aber auch eine ganze Reihe von Einzelbeobachtungen anderer Wissenschaftler lassen uns erkennen, wie weitgehend die Gesundheit und Funktionstüchtigkeit des Zahnhalteapparates von der Zusammensetzung unserer Nahrung abhängig ist. Einige sollen kurz angeführt werden.

Argentinische Ärzte untersuchten eine große Zahl von Kindern, wobei sie die Feststellung machen mußten, daß alle mehr oder weniger schwerwiegende krankhafte Veränderungen in der Mundhöhle aufwiesen. Meist waren es Schwellungen und geschwürige Entzündungen des Zahnfleisches, in schweren Fällen sogar Eiter zwischen Zahnfleisch und Zähnen, wodurch diese sich

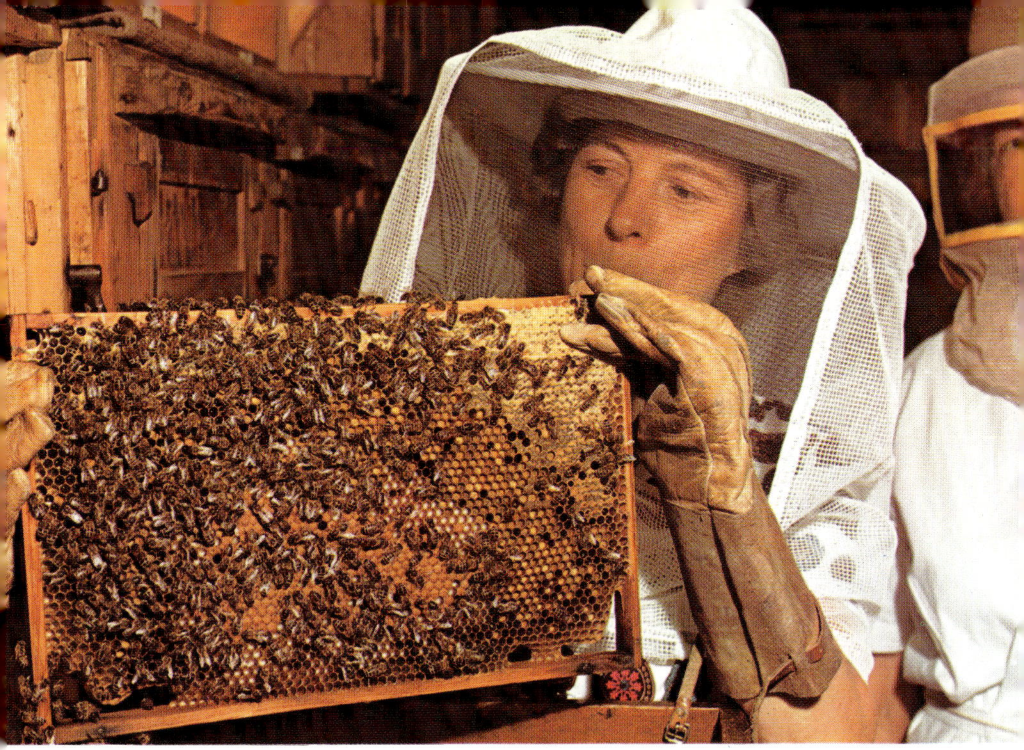

Honig ist „süße Medizin“

Imker am Bienenstand

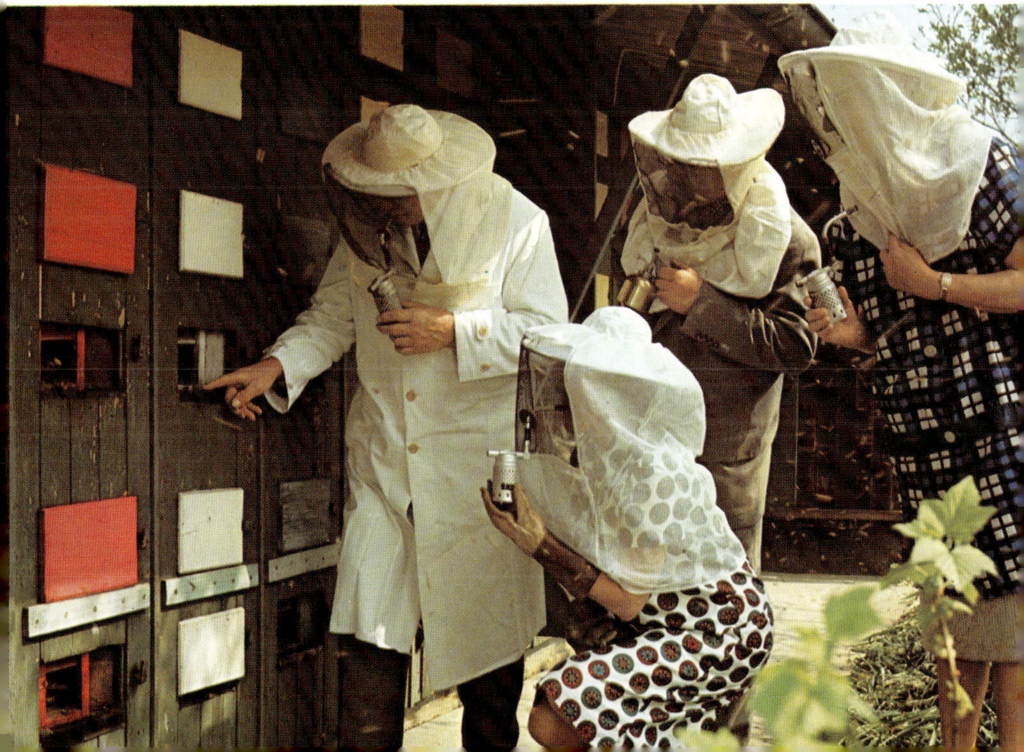

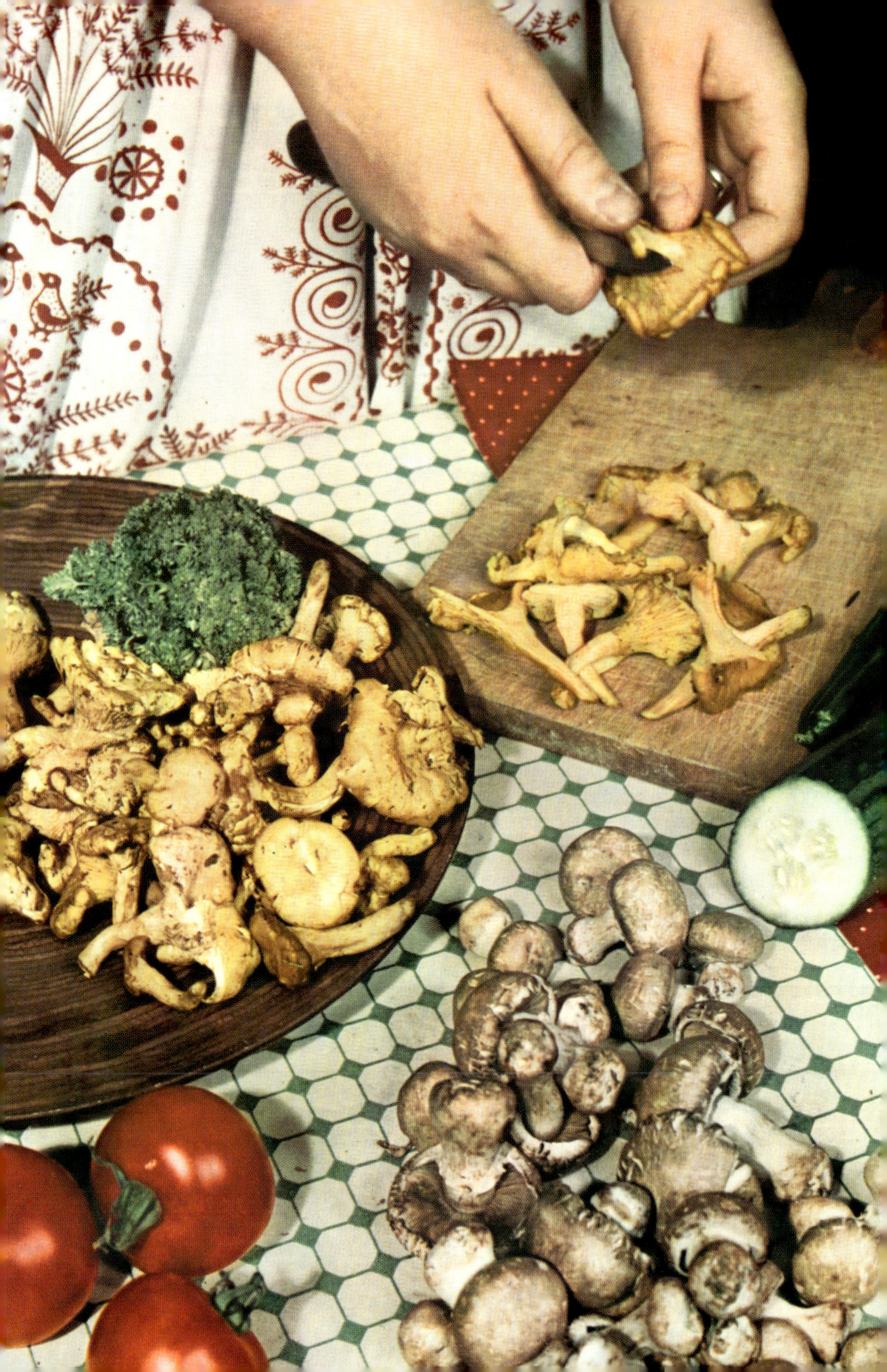

lockerten und schließlich ausfielen. Man faßte die Erkrankung als Vitaminmangel auf und beobachtete daher die Heilwirkung verschiedener Vitamine bei verschiedenen Kindergruppen. Die erste Kindergruppe erhielt Vitamin A, das als Schutzvitamin für Haut- und Schleimhautzellen bekannt ist, und Vitamin C, dessen Fehlen immer für charakteristische Veränderungen an Zahn und Kiefer verantwortlich gemacht wird. Ein Erfolg blieb aus. Ergänzte man dagegen die beiden Vitamine durch *Bierhefetabletten,* die besonders viele Faktoren der Vitamin-B-Gruppe enthalten, so ergab sich bald eine Besserung. Parodontose

Eine zweite Kindergruppe erhielt nur Bierhefetabletten. Bei diesen Kindern trat bereits nach vier bis sechs Tagen Besserung und nach ein bis drei Monaten Heilung ein. Prüfte man die Wirkung der einzelnen Faktoren der Vitamin-B-Gruppe, so waren diese schwächer.

Man ersieht hieraus bereits die Wichtigkeit einer vollständigen Vitaminversorgung, die am besten und natürlichsten durch die tägliche Nahrung geschieht. Unter den Einzelfaktoren der Vitamin-B-Gruppe fällt die besondere Wirksamkeit der *Pantothensäure* an dem Gewebe des Zahnfleisches auf. Das zeigen Untersuchungen und Studien am Zahnärztlichen Institut der Universität Kalifornien über die Auswirkungen der Pantothensäure auf den Zahnhalteapparat. Anlaß zu diesen Studien war die Beobachtung, daß Pantothensäuremangel beim Hund zu erheblichen Veränderungen im Zahnhalteapparat, besonders aber im Zahnfleisch, führt. Man sah vor allem die schwere Zerstörung der Deckschichten der Schleimhaut bis zu ihrer Ablösung und völligen Abstoßung. Auch bei Ratten kam es durch Pantothensäuremangel zu ähnlich schwerwiegenden Veränderungen.

Wir wissen heute, daß die Pantothensäure auch beim Menschen für den Aufbau sowie für die Erhaltung der normalen Funktion der Gewebe unentbehrlich ist. Mangel führt beim Menschen zu Stoffwechselstörungen, die sich besonders schädigend auf Haut und Schleimhäute auswirken und die Abwehrfähigkeit gegen Infektionen vermindern. Wir tun also gut daran, zur Verhinderung und Heilung der Erkrankungen des Zahnhalteapparates jene Nahrungsmittel zu bevorzugen, welche Pantothensäure in größerer Menge enthalten, wie Getreidefrischkost (siehe Seite 296), Weizenkeime (siehe Seite 294 ff.) und Hefe (siehe Seite 306 ff.).

Weitere Erfahrungen besagen, daß auch Kalzium, Vitamin C und Vitamin D bei den Frühformen der Erkrankungen des Zahnhaltegewebes, die mit Zahnfleischbluten und geringfügiger Lockerung der Zähne einhergehen, von Nutzen sein können. Die engen Beziehungen, die zwischen den Vitaminen D und C und dem Mineralstoffwechsel bestehen, lassen ihre Anwendung völlig begründet erscheinen.

Ich selbst beobachtete bei kombinierter Anwendung großer Mengen von Vitamin C und von Nebennierenrindenhormon bei Rheumatismus und Diphtherie in einigen Fällen – nur als Nebenerscheinung – ein Festwerden vorher lockerer Zähne und ein Abheilen des aufgelockerten und entzündlich veränderten Zahnfleisches.

Verdauungsorgane

Überblicken wir die ganzen Beobachtungen und die einzelnen Forschungsergebnisse, so erkennen wir unschwer, daß eine ganze Reihe von Faktoren an der Gesunderhaltung und Heilung des Zahnhalteapparates beteiligt ist, entsprechend den verschiedensten, das Zahn-Kiefer-System bildenden Geweben und des auf sie einwirkenden zentralen Nervensystems. Es wird daraus auch deutlich, daß uns völlige Heilung und Verhütung dieser Erkrankungen mit Medikamenten höchstens in einzelnen besonderen Fällen gelingen wird, im allgemeinen aber die Fülle der Nähr-, Mineral- und sonstigen Funktions- und Wirkstoffe, wie sie nur eine vollwertige, natürliche und zugleich mäßige Ernährung mit Obst, Salat, Gemüse, Milch und Vollkornprodukten gewährleistet, erforderlich sein muß.

Eine solche Ernährung muß bereits bei Müttern selbstverständlich sein, wenn nicht bei ihren Kindern in der Anlage des Zahn-Kiefer-Systems Schädigungen eintreten sollen, die sich erst im späteren Leben auswirken.

Wenn der Magen Schmerzen macht

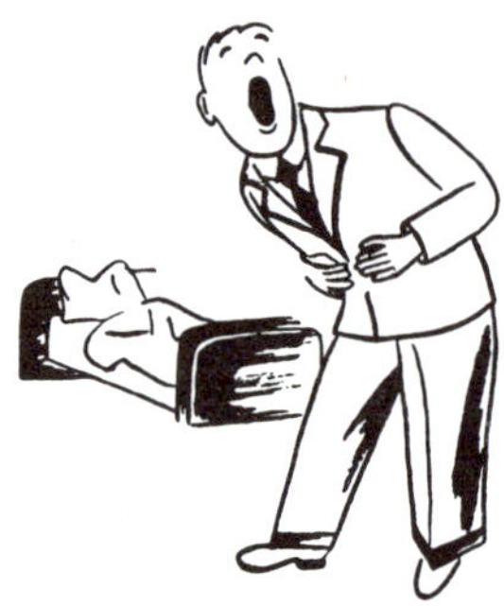

Woher kommen die Magengeschwüre? Menschen mit Bauch und Fetthals sind nicht dazu disponiert, wohl aber die schmalen, zartgliedrigen, übernervösen, rastlosen und quecksilbrigen. Aufregung kann zu Magengeschwüren führen, aber auch die Lebensweise kann die Ursache sein.

Die Zahl der an chronischem Magenschleimhautkatarrh oder an Magengeschwür leidenden Kranken ist heute ungemein groß, ebenso die Zahl der deswegen Operierten. Es lohnt sich daher angesichts der weiten Verbreitung dieser nicht ungefährlichen Erkrankung, ihren Ursachen einmal nachzugehen und die Möglichkeiten ihrer Beseitigung und damit ihrer Heilung abzuwägen.

Man hat für seine Entstehung alles mögliche verantwortlich gemacht, zum Beispiel zu hastiges oder zu heißes Essen, Verstopfung kleiner Arterienästchen durch Blutgerinnsel oder Bazillenhaufen, die von einem anderen Krankheitsherd verschleppt worden sind, ferner schlechte Blutversorgung durch krampfhafte Blutgefäßverengung oder durch Arterienverkalkung oder

Syphilis oder Tuberkulose. Man könnte die Reihe dieser vermeintlichen Ursachen noch weiter fortsetzen. Nach langem Suchen und Forschen und nach vielen Beobachtungen hat sich schließlich folgendes ergeben, wenn wir damit zweifellos auch noch nicht alle Faktoren erkannt haben:

Magen-
schmerzen

Das *Magengeschwür* (auch das Zwölffingerdarmgeschwür) entsteht immer nur an ganz bestimmten Stellen, und zwar etwas vor oder hinter der kleinen Krümmung des Magens oder am Übergang des eigentlichen Magens in den letzten engen Abschnitt oder kurz vor dem Muskel, der den Magen vom Zwölffingerdarm abschließt. Es sind gerade die Teile, wo der Magensaft besonders reichlich gebildet wird und die, mechanisch gesehen, am meisten beansprucht werden. Diese Stellen werden aber nun bei *allen* Menschen am meisten beansprucht. Dennoch erkranken nicht alle an einem Magengeschwür.

Offenbar muß zu der gesteigerten mechanischen Beanspruchung noch etwas hinzukommen, damit ein Magengeschwür entstehen kann. Wenn es aber nur ein Teil der Menschen ist, der an dieser Krankheit leidet, so muß in diesen Menschen sich irgend etwas ereignet haben, das in ihnen eine „Krankheitsbereitschaft" entstehen ließ. Damit sind wir bei dem schwer deutbaren Begriff der Krankheitsbereitschaft (Disposition).

Wir wissen, daß diese Bereitschaft angeboren oder auch erworben sein kann. Die angeborene Krankheitsbereitschaft ist im allgemeinen an einen bestimmten Körperbautyp gebunden, wie uns eine immer häufiger zu beobachtende Tatsache lehrt. Die Menschen, die an Magengeschwüren leiden, sind meist nicht die „Ernährungsnaturelle", die Pykniker, jene Menschen mit Bauch und Fetthals, denen es „immer so gut schmeckt", die kochend heiß oder eiskalt essen können, wie es gerade kommt, und von denen man es zuerst annehmen müßte. Nein, es sind gerade die Menschen, die eine leptosome (schmale, zartgliedrige), leptosomathletische oder athletische Körperverfassung besitzen, Menschen mit einem labilen (schwankenden, schwachen) Nervensystem, es sind die übernervösen, stets rastlosen und quecksilbrigen Menschen.

Die so charakterisierten Personen bekommen vielfach schon aus geringfügigem Anlaß (Aufregung, schlechte Verdauung, Überarbeitung, gehetzter Tagesablauf) sehr leicht Krämpfe der kleinen Arterien, die oft lange anhalten können. Dadurch wird unter anderem die Schleimhaut des Magens schlecht ernährt, widerstandsunfähig und an den mechanisch am meisten beanspruchten Teilen leicht verletzlich. Sobald an einer solchen Stelle eine kleine Wunde entstanden ist, wird diese für den Magensaft angreifbar, der nun beginnt, die eigene Magenwand zu verdauen, womit die Ausbildung des typischen Magengeschwürs in Gang gekommen ist.

Verdauungsorgane

Zu der größeren *mechanischen Beanspruchung* einzelner Magen-Darm-Abschnitte und der angeborenen Krankheitsneigung müssen jedoch noch weitere, nämlich die sogenannten *auslösenden Faktoren* hinzukommen. Als solche spielen natürlich die Lebensgeschichte, die Lebensweise (Unregelmäßigkeit, Hetze, Fehlernährung), der Beruf (körperliche Anstrengungen), familiäre und wirtschaftliche Verhältnisse eine ausschlaggebende Rolle.

Ursachen des Magengeschwürs

Die volkstümliche Redewendung: „Die Aufregung ist mir auf den Magen geschlagen" bezeichnet treffend den großen Einfluß seelisch-nervöser Faktoren.

Dieser körperlich-seelische Zusammenhang kann heute nicht mehr ernsthaft bestritten werden. Die große Bedeutung des seelischen Verhaltens und der Reaktionsweise des sogenannten vegetativen Nervensystems wird vielmehr von wissenschaftlicher Seite besonders hervorgehoben. Von chirurgischer Seite wird sogar zur Erzielung von Dauererfolgen nach Magengeschwür-Operationen eine zielbewußte Änderung der gesamten Lebensweise wie auch eine grundsätzliche Neueinstellung zum Leben überhaupt verlangt.

Tritt die Mangeldurchblutung auf Grund einer entsprechenden Körperverfassung im Bereich der Magen- oder Zwölffingerdarmschleimhaut ein, so kommt es zur Ausbildung eines Schleimhautkatarrhs, der sich bis zur Geschwürbildung steigern kann, sobald die unter dem entzündlichen Reiz meist vermehrte Salzsäure die Schleimhaut anzugreifen vermag.

Das Geschwür ist somit Ausdruck und Symptom einer Mangeldurchblutung, die durch eine Fehlsteuerung in der zentralnervösen Gefäßregulation zustande kommt. Ebenso wie an Magen oder Darm kann sich diese nervöse Durchblutungsstörung natürlich auch an anderen Organen, wie Herz, Lunge oder den Kopforganen, äußern. Die verschiedene Lokalisation hängt von angeborenen Organschwächen oder erworbenen Organminderwertigkeiten ab. Häufig wurden sogar gleichzeitig Durchblutungsstörungen in mehreren Gewebs- oder Organbezirken als Ausdruck einer allgemeinen Durchblutungsstörung beobachtet.

Wir haben als wichtigste Glieder in der Ursachenkette des Magen- und Zwölffingerdarmgeschwürs folgende Faktoren erkannt:

1. Die besondere mechanische Beanspruchung bestimmter Stellen an Magen und Zwölffingerdarm,
2. eine zentralnervöse Fehlsteuerung, die selbst wieder unter verschiedenen Bedingungen (darunter Fehlernährung) zustande kommen kann und
3. Durchblutungsstörungen in verschiedenen Gewebs- und Organbezirken zur Folge hat, deren Lokalisation

4. durch Erbeinflüsse und entsprechende Konstitution (Körperbautyp) bestimmt wird. Bei Durchblutungsstörungen im Bereich des Magens führt dann
5. der erhöht saure Magensaft zur Selbstverdauung im geschädigten Schleimhautbezirk und damit zur Geschwürbildung (Ulcusentstehung).

Magenschmerzen

Die Erkenntnis dieser Zusammenhänge muß unsere Heilmaßnahmen bestimmen.

Erbanlagen und Konstitution (Punkt 4) können wir nur schwer beeinflussen. Auch der subjektiv als außerordentlich quälend empfundene *Magensäureüberschuß* (Punkt 5) kann nicht einfach chemisch, z. B. durch Natron, „neutralisiert" werden. *Vermehrte Magensäure* findet sich meist bei einigen Formen von Magenkatarrh und beim Magen- und Zwölffingerdarmgeschwür. *Verringerte Säurewerte* zeigt in der Regel der Magenkrebs und gar keine Säure oft die „gefährliche Blutarmut", die sogenannte „perniziöse Anämie", die jedoch heute nicht mehr so gefährlich erscheint, da wir gegen sie ausgezeichnete Behandlungsmethoden kennen. Aber gerade diese Blutkrankheit hat uns gelehrt, in welch engem Zusammenhang die Magenwand mit dem Blute steht, und vor allem, wie abhängig das Blut von einer richtigen Nahrung ist. Das heißt, anders ausgedrückt, daß eine fehlerhafte Zusammensetzung des Magensaftes nicht nur Ausdruck einer örtlichen Erkrankung der Magenwand, sondern immer Merkmal einer Allgemeinstörung ist.

Das bei zu reichlichem Eiweiß-, Fett- und Kochsalzgenuß mit sauren Stoffwechselprodukten überladene Blut kommt mit den normalen Ausscheidungsorganen, trotz erhöhter Tätigkeit dieser, nicht mehr aus, es sucht Notventile und verstärkt die Säureabsonderung des Magens. Wer jetzt noch ein leicht reizbares Nervensystem besitzt, das bei Aufregungen oder dauernden nervösen Spannungen mit Gefäßverengung, also mit mangelhafter Blutversorgung des Gewebes, reagiert, bei dem ist die Grundlage zur Selbstverdauung der Magenwand, also zur Entstehung von Magengeschwüren, in hohem Maße gegeben.

Die *Durchblutungsstörungen* (Punkt 3) stehen, wie wir bereits sahen, mit der *zentralnervösen Fehlsteuerung* (Punkt 2) in engem Zusammenhang. Beide verlangen viel Wärme, viel Ruhe (anfänglich strenge Bettruhe) und Entspannung, körperlich und seelisch. Das seelische Gleichgewicht des Kranken ist sogar zunächst die Hauptursache. Erst wenn die innere Unruhe und die Hast des Alltags aufhören, kann eine körperliche und seelische Entspannung eintreten. Damit aber ist erst die Voraussetzung geschaffen zu einer wirklichen Heilung, denn auch Nahrungsfaktoren sind an der Entstehung der nervösen Fehlsteuerung sowie an den Durchblutungsstörungen ursächlich beteiligt. Sie verlangen daher ebenso eine Heilkost oder Diät, wie die in Punkt 1 erwähnte

Verdauungsorgane

besondere mechanische Beanspruchung bestimmter Stellen an Magen und Zwölffingerdarm bis zur völligen Abheilung des Geschwürs eine ausgesprochene Schonkost erfordert.

Zusammengefaßt müssen also die Forderungen für die Behandlung lauten: Wärme, körperliche Ruhe, seelische Entspannung, Heilkost oder Diät, die zugleich Magen und Darm weitgehend schont.

Die Magen-Schon- und Heilkost

Stufe I 1.–7. Tag: Das Prinzip der Schonkost wird natürlich am strengsten und eindeutigsten durch absolutes Fasten (oder wenigstens Tee- oder Saftfasten) erfüllt. Man sollte nach Möglichkeit zu Beginn jeder Magenkur wenigstens für einen Tag davon Gebrauch machen, wenn es der Allgemeinzustand des Kranken zuläßt.

Auf einen Fasten-, Tee- oder Safttag, an dem fünfmal nur Pfefferminztee, Kamillentee, schwacher schwarzer Tee oder verdünnter Möhrensaft gereicht wird, folgen *sechs Saft-Schleim-Milch-Tage,* an denen man wiederum fünf Mahlzeiten mit Schleim aus Leinsamen, Reis, Mais, Weizen, Hafer, Gerste oder Roggen reicht, der leicht mit Meersalz gesalzen oder mit Honig gesüßt wird. Obstsäfte werden mindestens im Verhältnis 1:1, eventuell noch stärker verdünnt, damit sie keinerlei Reizung verursachen. Wenn Schleim beschwerdefrei vertragen wird, geht man sofort auf Bananen-Milch-Brei über, den man aus warmer Milch und frischen Bananen herstellt. Weitere Anreicherung durch Weizenkeime. Warme Kamilleneinläufe zur Stuhlregulierung.

Stufe II 8.–17. Tag: Ergänzung und Bereicherung der Mahlzeiten durch Kartoffelbrei mit frischer, nicht erhitzter Butter, mit Eigelb, Sahne, Weizenflocken und Weizenkeimen. Eingeweichte, getrocknete Pflaumen oder Leinsamen zur Stuhlregulierung.

Stufe III 18.–27. Tag: Ergänzung durch zartes, gedünstetes Grün- und Wurzelgemüse, durchgetriebene Frischkost, geriebene Möhren, eventuell etwas zartes Fleisch (Kalb, Huhn, Taube). Rohkost und eingeweichte Trockenfeigen zur Stuhlregulierung.

Wenn die drei Diätstufen beschwerdefrei vertragen wurden, langsamer Übergang zu vegetarischer Vollkost für lange Zeit. Siehe hierzu den Abschnitt „Aufbau-Diät, zugleich Übergang zur lacto-vegetabilen Vollkost“ auf Seite 351, der ein Beispiel für einen Wochenspeisezettel bringt.

Während der ganzen Diätkur müssen völlig gemieden werden:

1. alle Fleischarten (außer Kalb, Huhn, Taube in der 3. Stufe),
2. alle Fischarten (außer magerem Fisch in der 3. Stufe),
3. alle Wurst-, Räucher- und Pökelwaren,

4. alle erhitzten Fette und alle Hartfette,
5. alle Hülsenfrüchte, grobe Kohlarten und Rettich,
6. alle Genußmittel (Alkohol, Tabak u. a.) und kohlensäurehaltigen Getränke und
7. zu kalte oder zu heiße Getränke oder Mahlzeiten.

Magenschmerzen

Zu beachten ist: *Alles langsam essen und gründlich kauen!* Hier gilt wie sonst nirgends: „Gut gekaut, ist halb verdaut." Verteilung der täglichen Nahrungsmenge auf fünf Mahlzeiten um 7, 10, 13, 16 und 19 Uhr.

Zahlreiche neue Medikamente haben auch in den letzten Jahren nicht vermocht, den großen Wert der alten, vielfach erprobten Ruhe-Wärme-Diät-Behandlung der an Magen- oder Zwölffingerdarmgeschwür Leidenden ernsthaft zu verringern oder diese Behandlung gar in den Hintergrund zu drängen. Es wird auch beim Magengeschwür kaum möglich sein, die drei alten, natürlichen und starken Heilfaktoren Ruhe, Wärme, Diät außer acht zu lassen, wenn wirklich eine durchgreifende Heilung erzielt werden soll.

Überlastet die Bauchspeicheldrüse nicht!

Bauchspeicheldrüse

Wenn von der Bauchspeicheldrüse (Pankreas) gesprochen wird, denken die meisten sofort an eine ganz besondere Aufgabe dieser Drüse, nämlich an die Produktion des „Insulins", jenes Wirkstoffes (Hormons), der für die Verbrennung der Zuckerstoffe unentbehrlich ist und dessen Fehlen die Zuckerkrankheit *(Diabetes mellitus)* auslöst. Daß dieses Insulin lediglich von einem geringen Teil der Bauchspeicheldrüse herrührt, und zwar von den „Inselzellen" oder Langerhansschen Inseln, die zerstreut besonders im Schwanzteil des übrigen Drüsengewebes liegen, ist schon weniger bekannt.

Am wenigsten denkt man jedoch an eine weitere, überaus wichtige Funktion der Drüse: die Produktion des *Pankreassaftes,* der im Gegensatz zum Insulin nicht direkt ins Blut abgegeben wird, sondern, in kleinen Kanälchen gesammelt, durch den Pankreasgang gemeinsam mit der Galle in den Zwölffingerdarm fließt. Dieser Saft hat es wirklich in sich. Während der Speichel lediglich die Kohlenhydrate anzugreifen und der Magensaft fast nur Eiweißstoffe aufzuspalten vermag, hat der Pankreassaft nicht nur diese Fähigkeiten, sondern er kann auch noch den dritten Energieträger, nämlich die Fettstoffe, zerlegen. Den mannigfachen Aufgaben entsprechend enthält er mehrere Fermente, insbesondere stärke- (oder zucker-), eiweiß- und fettspaltende Fermente. Die letzteren sind jedoch erst wirksam, wenn als Anreger die Galle hinzutritt. Das zeigt schon, wie schwierig die Aufgabe der Fettspaltung sein muß. Erwägt man ferner, daß die im Durchschnitt nur 75–100 g wiegende Drüse täglich bis zu einem Liter Saft absondert, so steht man bewundernd vor dieser großen Arbeitsleistung. Aber gerade diese große und vor allem vielfältige Leistung der Bauchspeicheldrüse läßt verständlich erscheinen, daß Störungen dieser Funktionen für das gesamte Stoffwechselgeschehen weittragende Folgen haben müssen.

Leider sind unsere Kenntnisse über die Veränderungen der Saftabscheidung bei den verschiedenen Erkrankungen nur sehr lückenhaft; dennoch sind uns einige Krankheitsbilder recht gut bekannt. Wenn der Abfluß des Drüsensaftes in den Darm versperrt ist, so wird ganz besonders die Fettverdauung behindert. Man findet deshalb auch – mikroskopisch – große Mengen ungespaltenes Fett im Stuhl, dazu Muskelfasern und unverdaute Stärke. Meistens ist eine Entartung (Krebs) dieser Drüse das Abflußhindernis. Seltener können einmal Steine aus phosphor- oder kohlensaurem Kalk den Abfluß verhindern. Sie erregen meist eine Entzündung, verursachen Koliken, Magen-, Darmstörungen und bisweilen Gallenstauung. In beiden Fällen kommt nur sofortige ärztliche und oftmals chirurgische Behandlung in Frage.

Unklarer wird das Bild bereits, wenn der Sekretabfluß nur behindert oder vermindert ist. Manchmal gibt dann die „Fermententgleisung" dem Arzt einen Fingerzeig. Bei Stauung im Abflußgang treten nämlich Fermente des Saftes ins Blut und in den Urin über und lassen sich hier mengenmäßig nachweisen. Andererseits vermag sich bei verminderter Sekretmenge das Organ größeren Belastungen nicht mehr anzupassen. Eine „Funktionsprüfung" ist daher auszuführen, wobei man eine größere Fettmenge (150 g Butter) verzehren läßt. Eine zu geringe Sekretmenge wird diesen „Fettstoß" nicht verdauen können.

Die mangelhafte Leistungsfähigkeit zeigt sich daher durch Entleerung eines flüssigen, goldgelben „Butterstuhls", der bald salbenartig erstarrt. Sollte die Funktionsstörung aufgedeckt werden, so ist selbstverständlich die *ganz einfache, karge, fettarme Ernährung* unter Bevorzugung von Obst und Gemüse (besonders auch feine Rohkost) das Hauptheilmittel.

Die zwar seltene, aber um so eindrucksvoller verlaufende *„akute Pankreasnekrose"* muß noch erwähnt werden. Sie beruht auf einer Selbstverdauung des Organs durch das eigene aktivierte Drüsensekret und tritt in der Regel bei älteren verfetteten Personen mit Gallenleiden nach allzu reichlicher Mahlzeit auf. Ein blitzartiger bis zum Vernichtungsgefühl gesteigerter Schmerzanfall bei gleichzeitiger Blässe, niedrigem Puls, Erbrechen, Unruhe und Benommenheit zeigt den Beginn dieser Erkrankung an. Sofortige Krankenhauseinlieferung ist notwendig.

So unbekannt im einzelnen auch noch die Ursachen der Veränderungen der Drüsen und ihrer Funktionen sein mögen, so steht doch fest, daß eine einfache und naturgemäße Ernährung, insbesondere im friedlichen Kreise einer harmonischen Familie, die beste Vorbeugung gegen solch schwierig zu beeinflussende, ja manchmal bedrohlich werdende Krankheitszustände ist.

Der Darm als Krankheits- und Gesundheitsquelle

Auf *die Selbstvergiftung vom Darm aus* als eine Krankheitsquelle ersten Ranges aufmerksam zu machen und natürliche Wege zu ihrer Vermeidung zu weisen, ist eine der wichtigsten Aufgaben jeder Gesundheitspflege. Darm

Die anomale Darmfunktion, insbesondere die *Verstopfung,* ist eines der weitestverbreiteten und dennoch viel zuwenig beachteten Übel unserer Zeit. Das ist um so schwerwiegender, da der Darm für die Aufrechterhaltung der Gesundheit und Leistungsfähigkeit eine überragende Aufgabe zu erfüllen hat. Der Darm bedeutet für den Menschen das gleiche wie die Wurzel für die Pflanze. Es ist uns allen selbstverständlich, daß eine Pflanze ohne eine normale Wurzelfunktion nicht lebensfähig ist; ebensowenig aber auch der Mensch. So wie die Pflanze ihre Kräfte mit Hilfe ihres Wurzelgeflechtes aus dem Erdreich, dem Nährboden, saugt, genauso tauchen unsere Darmzotten in den Nährbrei ein, den wir durch die Nahrungsaufnahme zuführen, und genauso wie bei der Pflanze liegt hier im wahrsten Sinne des Wortes das Wurzelgebiet unserer Kraft und Leistungsfähigkeit. Hier gilt wie sonst nirgends das Sprichwort: Was der Mensch *ißt,* das ist er.

Ein gesunder Darm wird mit seinen zahlreichen, die Oberfläche des Darmes ungeheuer vergrößernden Zotten aus einem natürlich und normal zusammengesetzten Nahrungsbrei die nötige Energie zum gesunden Aufbau der Organe und Gewebe, zur Blutbildung und Kraftentfaltung ziehen. Ein unnatürlicher Nährboden wird dagegen einen gewaltigen Einfluß auf Körper, Seele und Geist ausüben, eine Erfahrungstatsache, die nicht oft genug betont werden kann. Es ist gar nicht zu übersehen, wieviel Freude, Glück, Kraft, Lebensgenuß, seelische und geistige Entwicklungsfähigkeit, aber andererseits auch Leid, Schmerz, Elend, Siechtum, Leistungsunfähigkeit, seelisches und geistiges Versagen aus dem gesunden oder kranken Verhältnis Nährboden–Darmfunktion hervorgehen.

Die erste Ursache der Schädigung der Darmfunktion liegt also in einer unnatürlichen und meist unmäßigen Ernährung, die ja den Nährboden, den Nährbrei, abgibt. Es werden dadurch die notwendigen Darmbakterien (Colibakterien) in ihrer Tätigkeit so stark beeinträchtigt, daß giftige Substanzen entstehen, die unsere Gesundheit bedrohen. Zunächst kann die Darmwand selbst das Eindringen der Gifte abwehren. Auf die Dauer erliegen die Darmzottenzellen jedoch der ständigen Reizung durch giftige Stoffwechselprodukte und werden durchlässig. Damit ist die erste Schranke durchbrochen. Aber

Verdauungsorgane

auch die weiteren Sperren und Filter, wie sie durch Leber und Lunge gegeben sind, können einer dauernden Überlastung ihrer Entgiftungsstätigkeit nicht standhalten, und dann gelangen die Stoffe ins Blut und damit in alle Organe.

Die Folgen sind nun unausbleiblich. Ist der Einbruch der Gifte in die Blutbahn besonders massiv oder langandauernd, so kommt es zu akuten Erkrankungen, wie Nesselsucht, Asthma, Heuschnupfen, Rheuma, Hautveränderungen und Vergiftungserscheinungen von seiten des Zentralnervensystems, wie Kopfschmerzen, Schlaflosigkeit, Erregungs- und Verwirrungszustände. Alle Entgiftungsstationen des Körpers arbeiten jetzt mit fieberhafter Erregung. Dabei benötigen sie erfahrungsgemäß große Mengen Vitamine. Werden diese jedoch nur unzureichend mit der Nahrung zugeführt, so kann (nach Prof. *Erwin Becher)* der Vitaminmangel wiederum Grund zur weiteren Vergiftung sein. Wir wissen, daß ungenügende Vitamin-B_1-Zufuhr Anlaß zu Aufsaugungsstörungen wird, wodurch Gifte aus dem Darm in die Blutbahn gelangen und nach Umstimmung des Nervensystems Gelenkentzündungen erzeugen können. Ich habe ein Jahr lang täglich 30 bis 40 Patienten auf ihre Vitamin-C-Sättigung untersucht und feststellen müssen, daß bei 87% der Untersuchten ein absoluter Vitamin-C-Mangel bestand, und zwar nicht nur in den ausgesprochenen Wintermonaten, sondern auch dann, wenn ausgezeichnete Vitamin-C-Träger (Zitronen, Apfelsinen, Salate, Beerenobst, Gemüse) in ausreichender Menge vorhanden waren.

Die Beeinträchtigung der Darmbakterienbesiedlung durch falsche Ernährung (oder zahlreiche Medikamente, besonders der Gruppe der Sulfonamide und der Antibiotika) führt aber nicht nur zu einer Entartung dieser Bakterien, einer vermehrten Giftbildung und zur Zerstörung einiger mit der Nahrung zugeführter Vitamine, es unterbleiben auch eine ganze Reihe von wichtigen Vitamin-Aufbaureaktionen. Näher bekannt ist heute der Aufbau von acht Vitaminen, der durch die normalen Darmbakterien vollzogen wird, nämlich Biotin, Pantothensäure, Para-Aminobenzoesäure, Nikotinsäureamid, Lactoflavin, Folsäure, Vitamin B_{12} und Vitamin K_2. Beim Säugling bildet der normale „Bazillus bifidus" das Vitamin B_1. Es handelt sich also hier um eine gewaltige biologische Funktion, deren Bedeutung für den Stoffwechsel wir noch gar nicht richtig einzuschätzen vermögen. Sicher ist jedoch, daß eine normale Darmbakterienflora wesentlich für die Aufrechterhaltung der Gesundheit ist.

Falsche Nahrungszusammensetzung oder Mangelnahrung führt zu einer Bakterienunordnung im Darm, diese zur Zerstörung lebenswichtiger Stoffe und zur Unterdrückung der für uns notwendigen Bakterienprodukte.

Immer müssen wir an die Selbstvergiftung vom Darm aus denken, wenn sich folgende Allgemeinerscheinungen einstellen, ohne daß sonstige, schwerwiegende Gründe dafür entdeckt werden können: rasche Ermüdbarkeit, manchmal schon vormittags, Kopfschmerzen, Reizbarkeit, niedergedrückte Stimmung, Leistungsunfähigkeit, Arbeitsunlust, Appetitmangel, gelblich-bräunliche oder blaßgelbe Gesichts- und Körperfarbe. Darm

Diese Zustände bedürfen einer langen und gründlichen Behandlung, wenn Leistungsfähigkeit und Lebensfreude wiederkehren und unheilbare organische Veränderungen vermieden werden sollen. Es ist hierbei keineswegs mit dem Einnehmen irgendeines der zahllosen Abführmittel getan.

Wenn ein bekannter englischer Arzt nachweisen konnte, daß eine Person, die an chronischer Stuhlverstopfung litt, 34 verschiedene Arten von Giften im Körper beherbergte, von denen einige stärker sind als die schlimmsten Schlangengifte, so ist daraus zu ersehen, daß diese Krankheit unbedingt Gegenstand ernster ärztlicher Behandlung und zugleich größter Aufmerksamkeit des Patienten sein muß.

Diätbehandlung der chronischen Stuhlverstopfung

Nach Prof. *Becher,* der das Problem der Selbstvergiftung vom Darm aus in ganz besonderer Weise studierte, stammen sämtliche Darmgifte letztlich aus der Nahrung, und zwar vorwiegend aus dem Eiweiß der Nahrung. Sie bilden sich aus dem Eiweiß durch bakterielle Zersetzung.

Um also beim kranken Darm diese Giftquelle auszuschalten, muß die Fleischkost aufgegeben und wie bei den Leber-Gallen-Erkrankungen eine lacto-vegetabile Kost aufgenommen werden. Es hat sich nämlich erwiesen, daß das Milcheiweiß nicht so schnell fault wie das von Fleisch und Eiern. Prof. *Becher* betont vielmehr, daß sich durch Milch und Nüsse die Fäulnis wesentlich einschränken läßt.

Bircher-Benner lehrt uns, daß uns die Nuß mit ihrem Eiweiß nicht schädigt, weil das natürliche Nährstoffgleichgewicht in ihr erhalten ist.

Wenn wir außerdem erfahren, daß tierisches Eiweiß, insbesondere Fleischeiweiß, die Abwehrkraft des Dünndarms gegen Bakterien hemmt und schädigt, während das bei pflanzlichem Eiweiß, insbesondere Nußeiweiß, kaum oder gar nicht der Fall ist, so dürfte es uns nicht schwerfallen, im Interesse der Heilung unseres Darmes und unserer Wiedergesundung die Fleischkost längere Zeit zu meiden. Nüsse sind nicht nur in der verschiedensten Form, vor allem aber als Nußmus, ein vollwertiger Ersatz, sie sind vielmehr wertvoller als Fleisch.

Darüber hinaus müssen wir unsere Ernährung auf eine möglichst schlakkenreiche Kost umstellen, was natürlich am besten durch den reichlichen Verzehr von Frischkost in Form von Obst, Gemüse, Salaten und Getreideprodukten, als Getreidefrischbrei und Vollkornbrot, geschieht. Daß bei der

Zubereitung Schlachtfette und auch andere Hartfette völlig vermieden und durch Butter und vor allem durch kaltgepreßte Öle (Olivenöl, Sonnenblumenöl, Nußöl, Keimöl, Leinöl, Mohnöl u. a.) ersetzt werden, ist wohl nach den früheren Ausführungen (siehe Seite 41 ff.) selbstverständlich.

Wollen wir die Wirkung der schlackenreichen, fleischlosen, lacto-vegetabilen Kost noch wirksamer unterstützen, so nehmen wir morgens nüchtern 5—6 bereits eingeweichte Feigen oder Trockenpflaumen und vor jeder Mahlzeit 1 Eßlöffel frischen Leinsamenschrot. Darmträgkeit und -verstopfung, die mit diesen diätetischen Mitteln nicht zu beheben sind, bessern sich oft schlagartig, wenn eine Umstellung auf *Sauerkost* erfolgt. Die Sauerkost ist eine der wirksamsten und gesundheitlich wertvollsten Maßnahmen, die im Haushalt verhältnismäßig leicht durchgeführt werden kann, wie aus dem nachfolgenden Tagesbeispiel ersichtlich ist. Sollte auch das nicht zum Ziele führen, so ist eingehende ärztliche Untersuchung und Behandlung erforderlich, weil dann andere ursächliche Krankheiten oder schwerwiegende Folgezustände vorliegen können.

Tagesbeispiel für die Sauerkost (etwa 1500 Kalorien)

Die Ernährung muß hauptsächlich aus Milchsäuregärungsprodukten, wie Sauermilch (Dickmilch), Buttermilch, Sauerkohl oder -saft und Weißkäse mit Leinöl oder Sonnenblumenöl, bestehen. Diese Kostform wird neuerdings sehr erleichtert durch qualitativ hochwertige, aus Reformhäusern zu beziehende Milchsäure-Erzeugnisse, wie Sauerkraut, naturmilchsaure Gurken, milchsaures Allerlei, Tomatenmost, Karottenmost und Sauerkrautsaft.

1. Frühstück:	100 g Sauerkrautsaft (regelmäßig jeden Morgen) oder 1 Glas Neuselters (Friedrich-Christian-Quelle) oder 1 Glas Mergentheimer Karlsquelle oder 1 Tasse Malventee mit 1 Teelöffel Zitronensaft 100 g Vollkornbrot mit 50 g Quark-Leinöl-Emulsion oder milchsaures Müsli nach Dr. *Kuhl*
2. Frühstück:	100 g saure Obstsorten (Apfelsinen, Pampelmusen, schwarze Johannisbeeren) oder eine entsprechende Menge Saft
Mittags:	100 g Obst (saure Äpfel gerieben) 200 g Quarkbraten oder anderer vegetarischer Braten 200 g Sauerkraut, saure Bohnen oder mit saurer Sahne angemachter Salat (Blatt- oder Wurzelsalat) 50 g Kartoffeln (Pellkartoffeln) 10 g Sonnenblumenöl

Nachmittags: 150 g Buttermilch, saure Milch oder Mandelmilch mit 5 Tropfen RMS-Petrasch (Säuretropfen), dazu 1 Vollkornzwieback

Darm

Abends: 200 g Tee
50 g Vollkorn- oder Knäckebrot
100 g Käse (Gervais)
10 g Butter
200 g Salat
100 g Obst oder Stuhlkompott aus 3 Eßlöffel frisch geschrotetem Leinsamen mit 3 zerschnittenen Backpflaumen und 1 Feige

Man bereitet die Bestandteile morgens zu und läßt sie den ganzen Tag über in 1 Tasse Wasser ausquellen. Vor dem Genuß setzt man 1 Teelöffel verdünnter Viscolacticumlösung (nach Dr. *Kuhl)* zu, die aus der Apotheke zu beziehen ist.

Wie geht es Ihrer Leber?

Leber

Die während des letzten Krieges und in der Nachkriegszeit häufige, oft seuchenartige Gelbsucht hat in zahlreichen Fällen Leberschädigungen hinterlassen, die meistens jahrelang unbemerkt, in langsamer Weiterentwicklung zur Ausbildung einer unheilvollen Leberschrumpfung führen können. Aber nicht nur die infektiöse Gelbsucht, sondern auch Vergiftungen der Leber durch Nahrungsmittel oder Arzneien haben zu Leberschädigungen und Defektheilungen geführt, wodurch der lebenswichtige, zahlreiche Teilaufgaben umschließende Stoffwechsel der Leber oft erheblich gestört wurde.

So finden wir heute vielfach Störungen der Gallenabsonderung, der Infektionsabwehr, der Entgiftungsfunktionen, der Blutregeneration, der Absonderungen in die Blutbahn, der zahllosen Umbau- und Abbauprozesse im Eiweiß-, Zucker- oder Fettstoffwechsel oder in den Speicherungsfunktionen der Leber. Die Störungsmöglichkeiten des Leberstoffwechsels – dieses großen und komplizierten chemischen Laboratoriums unseres Körpers – sind so zahlreich, daß wir wahrscheinlich mit unseren noch so differenzierten Untersuchungsmethoden nur einen kleinen Teil erfassen. Immerhin geben uns diese Untersuchungen einen brauchbaren Maßstab für den Schweregrad der Gewebsdefekte und der Funktionsausfälle, und wir gewinnen damit eine feste Grundlage für die einzuschlagende Behandlung.

Im Heilplan jeder Lebererkrankung nimmt heute die entsprechende Heilnahrung oder Diät den ersten Platz ein. Da alle Leberkrankheiten mit einem gestörten Stoffwechsel einhergehen und dieser durch die Nahrung am wirkungsvollsten beeinflußt werden kann, ist die Bedeutung der Diät als Heilfaktor auch völlig unbestritten.

Ebenso wichtig ist aber auch, daß der Patient selbst an der Behandlung Anteil nimmt; denn die Diät bedeutet für den Leberkranken meist nur den ersten, aber oft genug entscheidenden Schritt zur Rückführung in eine Lebensweise, die dem Zustand und der Funktionskraft des erkrankten und geschädigten Organsystems möglichst weitgehend angepaßt ist.

Eine natürliche und auf die Dauer zuträgliche Heilkost liegt naturgemäß weitab von irgendeinem Extrem. Wir stehen heute auf dem Standpunkt, daß sich bei allen *akut entzündlichen Lebererkrankungen* (also allen Hepatitisformen) eine Kostform am besten bewährt, die folgende Grundsätze beachtet:

- Ausreichend Eiweiß,
- reichlich Zuckerstoffe (Kohlenhydrate),
- wenig Fett,
- reichlich Vitamine,
- reichlich Fermente,
- reichlich Flüssigkeit,
- reichlich zellulosehaltige Stoffe und
- fast kein Kochsalzzusatz.

Bei allen *chronischen Lebererkrankungen* (Hepatosen) – dazu zählen vor allem die Leberzellschädigungen durch Bakterien- oder Nahrungsgifte und Genußmittel (Alkohol) sowie die Defektheilungen nach entzündlichen Lebererkrankungen, also die Leberschrumpfung – müssen wir im Grunde die gleichen diätetischen Forderungen erheben. Nach den neuesten wissenschaftlichen Erfahrungen ist es jedoch wichtig, hierbei die Eiweißmenge möglichst zu erhöhen und die Flüssigkeitsmenge weitgehend zu beschränken. Die Leberzellen benötigen nämlich für ihren eigenen Aufbau und die eigene Funktion eine Reihe hochwertiger, vor allem schwefelhaltiger Eiweißspaltprodukte (Aminosäuren, vor allem Methionin und Cystin). Da aber insbesondere bei Leberschrumpfung die Gefahr der Wasseransammlung im Bauchraum besteht, muß die Flüssigkeitszufuhr niedrig gehalten und jeder Kochsalzzusatz möglichst völlig gemieden werden.

Die Heilkost des Leberkranken

Wenn man die diätetischen Forderungen in die Praxis umsetzen und dabei natürliche Nahrungsmittel verwenden will, so ergibt sich ganz zwangsläufig die Verwendung von

1. Obst und Obstsäften wegen ihres Vitamin-, Mineral- und Fermentgehaltes, ferner wegen des leicht aufzunehmenden Zuckergehaltes und der appetitanregenden, erfrischenden und wassertreibenden Wirkung. Gleichzeitig erfüllt das Obst die Forderung einer reichlichen Zellulosezufuhr bei geringstem Kochsalzgehalt. Früher wurden Obstkuren, insbesondere Frischobstkuren bei Leberkranken gemieden. Nachdem man den diätetischen Wert des Frischobstes (vor allem Bananen, Erdbeeren, Kirschen, Weintrauben) besser schätzen lernte, gehört es zum festen Bestandteil der Leber-Diät, besonders bei chronischen Lebererkrankungen. Praktisch wird das Obst häufig in Form sogenannter Obsttage angewandt, wobei sich gerade Trauben- und Traubensaftkuren seit Jahrhunderten einer großen Beliebtheit erfreuen und heute selbst in große Bade- und Kurorte Eingang gefunden haben.

Leber

2. Gemüse und Salate. Von den Gemüsearten kommen einige Wurzelgemüse besonders in Frage, nämlich Möhren und rote Bete, Kürbis und Tomaten, eventuell auch Rettich und Radieschen. In jedem Falle beginnt man zunächst mit den Säften, später erst mit dem gedünsteten und feingeschabten rohen Gemüse, während zuletzt die Salate folgen, die bereits an die Verdauungskraft eine gewisse Anforderung stellen.

Hülsenfrüchte (Bohnen, Linsen, gelbe Erbsen) enthalten – von ihrer blähenden Wirkung abgesehen – oft Stoffe, die für eine kranke Leber unverträglich sind. Sie scheiden daher aus der Leber-Diät vollständig aus. Später sollten sie nie ohne Bohnenkraut, das ihre Verträglichkeit durch Ausschaltung der blähenden Wirkung und durch Anregung der Bauchspeicheldrüsenfunktion erhöht, gegessen werden.

Die *Kartoffel* spielt in der Leber-Schonkost, besonders in Form von Püree, eine wesentliche und berechtigte Rolle. Sie erfüllt nämlich den größten Teil jener Forderungen, die wir für eine Leber-Diät aufstellen müssen, auch läßt sie sich vorzüglich in Verbindung mit Milch und Obst genießen.

3. Die Milch leistet wegen ihres hohen Eiweiß-, ihres beachtlichen Vitamin- und gleichzeitig geringen – in dieser Menge jedoch erwünschten – Fettgehaltes wertvolle Dienste. Außerdem ist die Milch eine natürliche Lezithinquelle. Lezithin, ein nerven- und leberwirksamer Stoff, besteht aus Fettsäuren, Glyzerin-Phosphorsäure und Cholin. Das aus dem Lezithin frei werdende Cholin ist aber ein wichtiger Leberwirkstoff, der eine Verfettung der Leber verhindert und Störungen in der Entgiftungsfunktion der Leber und Sauerstoffmangel behebt.

Die *sauren Milchprodukte* (Dickmilch, Bioghurt, Joghurt, Kefir) sowie Mager- und Buttermilch werden von den Kranken, gegenüber der süßen Vollmilch, oft wegen ihres erfrischenden Geschmacks bevorzugt. Bei allen Formen der Gelbsucht und der Lebererkrankungen wird der Heilwert der Milch heute voll anerkannt. Insbesondere gilt auch der *Quark* als zuträglichster Eiweißlieferant, zumal das Milcheiweiß allen anderen Eiweißarten weit überlegen ist.

Verdauungsorgane

4. Getreideprodukte sind wegen des hohen Kohlenhydratgehaltes in Verbindung mit den besonders leberwirksamen B-Vitaminen des Getreidekeims und den zahlreichen übrigen Wirkstoffen, vor allem bei Verwendung von Getreidefrischbrei und Weizenkeimen, sehr nützlich. Die Faktoren der Vitamin-B-Gruppe greifen in besonderer Weise in den Kohlenhydrat- und Eiweißstoffwechsel ein, ferner unterstützen sie die Ferment- und Entgiftungsfunktionen der Leber. In den ersten Tagen einer akuten entzündlichen Lebererkrankung sind vor allem Reis-Diät, Reis-Bananen-Kost, Reis-Möhren, zum Aufbau später noch Weizenkeime-Bananen-Milchbrei und Vollgetreide geeignet.

5. Honig ist wegen seines hohen Kohlenhydrat-, insbesondere aber Fruchtzuckergehaltes bedeutsam. Schon in dem Abschnitt über den Honig wurde darauf hingewiesen, daß man bei der Verabreichung von Fruchtzucker bessere Heilwirkungen erzielte als mit Traubenzucker. Es stellte sich nämlich heraus, daß die geschädigte Leber oft nicht mehr in der Lage ist, aus Traubenzucker die Speicherform Glykogen aufzubauen. Der Organismus vermag dann immer noch aus Fruchtzucker diese notwendige Speicherung zu vollziehen, weil hierbei eine völlig andere chemische Reaktionskette benutzt wird. Fruchtzucker wird hierbei bis zu 39% im Leberstoffwechsel zu Glykogen aufgebaut und festgehalten. Hierzu kommt, daß bei Fruchtzucker die Verbrennungsprozesse zehnmal so schnell ablaufen wie bei Traubenzucker, wobei gleichzeitig die Ausnutzung der anderen Zuckerarten gesteigert, die Speicherform des Zuckers in der Leber, das Glykogen, weniger benötigt und damit die kranke Leber geschont wird. Fruchtzucker, also vor allem Honig, stellt in der Diätbehandlung der Leberkrankheiten einen sehr wichtigen Faktor dar. Der reine Bienenhonig weist gegenüber dem reinen Traubenzucker den nicht zu unterschätzenden Vorteil auf, daß es sich um ein Naturprodukt mit allen notwendigen Begleitstoffen handelt.

6. Eier. Auch diese sind im Stadium des Aufbaus durchaus zu verwerten, wenn man sie möglichst roh verwendet. Das Eiweiß wird zu Schnee geschlagen und das Eigelb in Suppe oder Brei verrührt. Erst als Übergang zur Normalkost reicht man zuweilen ein weichgekochtes Ei und schließlich ein Omelett, das man aus geschlagenem und etwas gesüßtem Eiweiß, dem man nach dem Schneeschlagen das Eigelb zusetzt, zubereitet. Den größten Teil des gerösteten Fettes saugt man mit reinem Filterpapier vor dem Anrichten ab, um dadurch die Verträglichkeit zu erhöhen. Dazu Obst in Form von Apfelkompott oder Preiselbeeren ist sehr zuträglich.

7. Fette. Nach Möglichkeit begnügt man sich mit dem in der Milch enthaltenen Milchfett. Ist bei stark abgemagerten Patienten Gewichtszunahme erwünscht, so ergänzt man das Milchfett bis zu höchstens 30 g täglich durch frische Butter, Pflanzenmargarine oder kaltgeschlagene Pflanzenöle (Olivenöl, Sonnenblumenkernöl, Leinöl, Walnußöl). Die Verwendung von Schlachtfetten unterbleibt völlig.

8. Fleisch. Es ist zwar ein wertvoller Eiweißträger, aber es enthält auch Stoffwechselabbauprodukte (Guanidin u. a.), die die Leber belasten. Bei der Leber-Diät muß darauf ebenso verzichtet werden wie auf Wurst- und Räucherwaren.

9. An Getränken sind neben Milch und Obstsäften Tee aus Hagebutten, Kamille, Pfefferminze, Schöllkraut sowie dünner schwarzer Tee erlaubt.

Alle Genußmittel, insbesondere alkoholische Getränke und Tabak, sind streng zu meiden.

Die **Heilkost des Leberkranken** ist also aus folgenden Nahrungsmitteln zusammenzustellen:

1. Obst, Obstsäfte, Gemüse und die daraus gewonnenen Säfte. An erster Stelle sind Bananen, Weintrauben, Kirschen, Erdbeeren, Möhren, rote Bete, Kartoffeln, Kürbisse, Tomaten, Rettiche und Radieschen zu berücksichtigen.
2. Getreide und Getreideprodukte, insbesondere Reis und Haferflocken, ferner Honig.
3. Milch, Milchprodukte (saure Milcharten und Quark), Ei.
4. Kaltgeschlagenes Öl, Butter, Pflanzenmargarine.
5. Kräutertees und schwarzer Tee.

Die Diät muß dem Zustand des Kranken und dem Stadium der Krankheit angepaßt, also ärztlich verordnet sein. Sie wird sich im allgemeinen in folgender Weise aufbauen:

1. Im akuten Stadium: Tees, Säfte, Schleimsuppen, Milch, Milchsuppen aus Reis und Haferflocken, Kartoffelpüree.
2. Nach Besserung von der zweiten Woche ab: Getreideprodukte (als Getreidefrischbrei oder kurz aufgekocht), Obst (frisch und gekocht), Kartoffelgerichte mit leichtem Gemüse oder Obst, Honig, Marmelade.
3. Nach weiterer Besserung ab dritte Woche: Wenig Eier (roh geschlagen oder weich gekocht). Weiterhin fettarme Zubereitung.
4. Lange Zeit vegetarische Vollkost bei Verwendung von Milch und Quark.

Verboten sind folgende Nahrungsmittel: Alkoholische Getränke, Bohnenkaffee, alles scharf Gewürzte, geräucherte, marinierte und saure Speisen, Wurst, fettes Hammelfleisch, alles, was vom Schwein stammt, Mayonnaise, tierische Margarine, Talg (Fleischfett), Hülsenfrüchte, in viel Fett gebackene Speisen, Bratkartoffeln, rohes und unreifes Obst außer den erlaubten Sorten, frisches Brot, Gurken, Paprika, Meerrettich, Senf, Pfeffer, Sellerie, eisgekühlte Getränke.

Verdauungsorgane

Menge der Grundnahrungsmittel: 60 g Eiweiß, 20 g Butter, 30 g pflanzliche Fette und Öle, 150 g Brot, 150 g Kartoffeln, 300–500 g Früchte.

Wie diese Mengen aus den Nahrungsmitteln zu erreichen sind, läßt sich aus den drei folgenden Tabellen leicht ersehen.

Eiweißquellen:

		Eiweiß
tierische:	100 g Gelatine	85 g
	100 g Trockenhefe	46 g
	100 g Quark	12 g
	100 g mageres Fleisch (tischfertig)	20 g
	100 g Fisch	15 g
	½ l Milch	16 g
	1 Ei	7 g
pflanzliche:	100 g Vollsoja	41 g
	100 g Erdnüsse	26 g
	100 g Mandeln	18 g
	100 g Haselnüsse	14 g
	100 g Walnüsse	15 g

Fettquellen:

		Fett
tierische:	100 g Butter	83 g
	100 g Gervais-Käse	40 g
	100 g Rahmkäse	37 g
	100 g Fettkäse	30 g
	100 g Halbfettkäse	20 g
	100 g Viertelfettkäse	14 g
	100 g Magerfettkäse	2 g
	100 g Quark (fett)	12 g
	100 g Quark (mager)	0,6 g
	100 g Sahne	28 g
	100 g Kaffeerahm	10 g
	100 g Milch	3,0 g
	100 g Buttermilch	0,5 g
	100 g fettes Fleisch	25 g
	100 g Magerfleisch	5 g
	1 Ei	5 g
pflanzliche:	100 g Olivenöl, kaltgeschlagen	100 g
	100 g Sonnenblumenöl, kaltgeschlagen	99,4 g
	100 g Speiseleinöl, kaltgeschlagen	99,4 g
	100 g Walnußöl, kaltgeschlagen	99,4 g
	100 g Pflanzenmargarine	85 g
	100 g Nußmus	51,4 g
	100 g Mandelmus	51,4 g
	100 g Vollsoja	20,2 g

Kohlenhydratquellen:

	Kohlenhydrate
100 g Weizenschrot	69 g
100 g Roggenschrot	69 g
100 g Haferflocken	66 g
100 g Vollreis	71 g
100 g Mais	69 g
100 g Vollkornbrot	51 g
100 g Knäckebrot	69 g
100 g Weizenzwieback	75 g
100 g Haferzwieback	66 g
100 g Kochzucker	99,8 g
100 g Bienenzucker	81 g
100 g Vollsoja	26 g
100 g Kartoffeln	21 g
100 g Topinambur	16 g
100 g Frischobst	10–15 g
100 g Trockenobst	55–75 g

Leber

Gallenwegserkrankungen verlangen Diät

Galle

Seit langem bekannt ist die diätetische Behandlung der Gallenwegserkrankungen, insbesondere der Erkrankung der Gallenblase. Allgemein sind dabei folgende Richtlinien zu beachten:

1. Möglichst geringe Nahrungsaufnahme in Form von Kohlenhydraten (Reis, Haferflocken), da diese die Gallenabsonderung am wenigsten anreizen. Tee- und Saftfasten von ein bis drei Tagen. Dabei täglich Kamilleneinlauf.
2. Nach Überwindung der entzündlichen Erscheinungen wird der Reis- oder Haferflockensuppe etwas Fett (Butter oder Pflanzenmargarine) zugesetzt, aber noch kein Eiweiß. Täglich Kamilleneinlauf.
3. Nach Besserung und bei aufkommendem Appetit gibt man Milch zu, süßt mit Honig oder würzt mit Meersalz. Ferner reichlichere Verwendung von kaltgeschlagenen Ölen in Verbindung mit Kartoffelpüree, dazu Obst, leichte Gemüse, feine Rohkost, z. B. geschabte Möhren und rote Bete (jedoch nicht eiskalt), saure Milchprodukte, besonders auch Buttermilch, vor allem aber Quark. Getreidefrischbrei und Vollkornbrot sind wieder erlaubt.

Damit sind wir auch hier wieder bei einer lacto-vegetabilen Kost angelangt, die, längere Zeit beibehalten, eine Umstimmung des gesamten Stoffwechsels herbeiführt und damit die völlige Heilung vorbereitet.

In der Zeit der Nachbehandlung ist eine kurmäßige Verwendung der Frischsäfte von Möhren, Sellerie, Rettich und roter Bete besonders wertvoll.

Verdauungsorgane

Wer dazu die Möglichkeit hat, sollte auch Frischsäfte aus Andorn, Brunnenkresse, Löwenzahn, Odermennig und Schafgarbe verwenden. Man trinkt sie tee- oder eßlöffelweise ein- bis dreimal täglich in heißem Wasser oder in Milch.

Bewährt hat sich auch immer wieder eine Mineralwassertrinkkur in Bad Mergentheim, Wiesbaden, Baden-Baden oder Kissingen.

Auf Leber und Gallenblase wirkende Teemischungen aus unseren heimischen Heilpflanzen, von denen eine als Beispiel genannt sei, leisten uns gute Dienste. Man mischt 200 g Mariendistel mit je 40 g Löwenzahn- und Wegwartenwurzel und bereitet aus 1 Eßlöffel dieser Mischung zweimal täglich eine Abkochung, die jeweils ½–1 Stunde vor dem Essen getrunken wird.

Tagesspeiseplan bei chronischen Leberleiden

1. Frühstück:	Kollath-Frühstück mit Quark Hafermilchsuppe mit Linusit und Weizenkleie Quark-Schrot-Müsli
2. Frühstück:	1 Teller Reissuppe (Vollreis mit Vollmilch)
Mittags:	Sauermilch oder Bioghurt Kleine Portion Möhrenrohkost Blattspinat und Pellkartoffeln Hirsebrei mit Apfelkompott
Nachmittags:	Kräutertee oder Rettichsaft oder andere Rohgemüsesäfte oder Obstsaft
Abends:	Knäcke- oder Vollkornbrot mit Pflanzenmargarine und Quark oder Sojaaufstrich, Früchte, Kräutertee Als Abwechslung: Vollreis mit eingeweichten Weinbeeren, Feigen oder Pflaumen

Tagesspeiseplan bei akuten, entzündlichen Lebererkrankungen oder Gallenwegs-Gallenblasen-Erkrankungen

1. Frühstück:	Knäckebrot mit Honig und eingeweichten Pflaumen *oder:* Geriebener Apfel mit etwas Zitrone und Honig
2. Frühstück:	Apfelsaft

Mittags: Gerstenschleim- oder Kartoffelsuppe ohne Fett,
aber mit Würzkräutern,
Kartoffelschnee und Möhren-Rohkost (fein zerrieben), Galle
Quarkpudding auf Bananen

Nachmittags: Früchte nach Wahl und Appetit

Abends: Hafersuppe ohne Fett, evtl. mit Honig,
Hagebuttentee oder Buttermilch

Zusätzliche Getränke: Apfeltee, Pfefferminztee, Apfelsaft, Sanddornsaft, alle sonstigen Vitamin-C-reichen Fruchtsäfte, Naturbrunnen und Leinsamenschleim.

Zündstoffe fachen den Stoffwechsel an

*Jede Pflanze und jedes Tier, die der Natur entfremdet,
die »gezähmt« und zu »Gefährten des Menschen« gemacht werden,
verlieren ihre ursprünglichen Eigenschaften. Ebenso ergeht es dem Menschen,
der Wald und Flur verläßt und sein Dasein zwischen Mauern verbringt.
Jedes Lebewesen, das des innigen Zusammenhanges mit seiner
Allmutter Natur verlustig geht, büßt wichtige Eigenschaften ein
und lernt das Kranksein und die Entartung kennen.*

Dr. med. H. Balzli

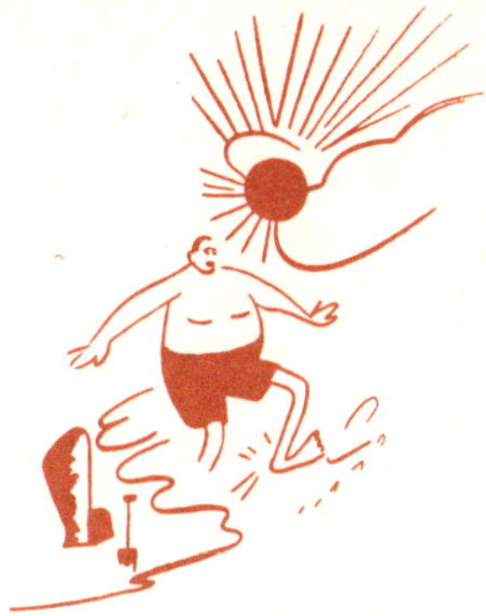

Fettsucht verkürzt das Leben

Weniger essen hilft immer! Dabei besondere Diät einhalten, wenig Flüssigkeit aufnehmen, konzentrierte Kohlenhydratträger radikal einschränken, möglichst kein Kochsalz verwenden, Gymnastik treiben, spazierengehen und schwimmen.

Licht, Luft und Sonne locken, unseren Körper wieder vermehrt ihrer wohltätigen Einwirkung auszusetzen. Wie viele aber schrecken davor zurück, wenn sie sich selbst betrachten und feststellen müssen, daß sie im letzten Jahr beträchtliche Fettmengen angesetzt haben, die ihren Körper deformieren! Oft entringt sich ihnen der Stoßseufzer: „Na ja, man kommt eben ‚in die Jahre' !" Wer so spricht, muß aufgerüttelt werden, muß wissen, daß ihm noch zu helfen ist.

Hier soll nicht von der ausgesprochenen Untätigkeits- und Überernährungsfettsucht die Rede sein, die meist durch Mangel an Bewegung und übergroße Zufuhr fetthaltiger Nahrungsmittel verursacht ist und dementsprechend nur durch tüchtige körperliche Arbeit bei knapper Nahrung geheilt werden kann. Jenen zahlreichen Kranken vielmehr, bei denen sich trotz körperlicher Tätigkeit und mäßiger Kost doch unangenehme Mengen von Fett ansetzen, gilt dieser Abschnitt in besonderem Maße.

Das mit der Nahrung aufgenommene Fett passiert zunächst unverändert den Magen (jeder weiß, daß größere Mengen schwer im Magen liegen) und wird erst im Zwölffingerdarm durch die Galle in eine feine Emulsion verwandelt, außerdem durch den Saft der Bauchspeicheldrüse „verseift", das heißt in Glyzerin und Fettsäuren zerlegt. In dieser Form können die Bestandteile die Darmwand passieren, hinter der sie wieder zu Fett aufgebaut werden und mit dem Blut in die Leber gelangen.

Wahrscheinlich kann aber auch ein Teil des Fettes bei großem Angebot unzerlegt die Darmwand passieren, was man aus folgendem Versuch schloß: Füttert man einen ausgehungerten Hund mit Hammeltalg, so verschlingt er diesen Talg gierig in kürzester Zeit. Tötet man einige Stunden später den Hund und untersucht die Leber, so findet man darin reinen *Hammel*talg und kein *Hunde*fett. Das den Leberläppchen zugeführte Fett wird zunächst einmal von den äußeren Zellen der kleinen Leberläppchen in Form von feinen Tröpf-

Stoffwechselleiden

chen gespeichert. Anschließend verarbeiten die zentralgelegenen Zellen der Leberläppchen das Fett. Bei einer Reihe von Menschen bewältigen die Leberzellen das Fett jedoch nicht mehr, sondern speichern es nur, ohne es irgendwie anzugreifen. So verfettet die Leber langsam. Schließlich geht die Ablagerung besonders im Fettgewebe unter der Haut und im Herzmuskel weiter. Letzterer läßt dann in seiner Leistung erheblich nach, und auch die Leber verbrennt nicht mehr genug. Die Ablagerung hört jedoch nicht auf, die Durchblutung der Organe wird schlechter, und nun stellen sich an allen Ecken und Enden Stoffwechselschäden ein, unter denen der davon Betroffene in irgendeiner Form der Stoffwechselerkrankungen erheblich leidet. Es lohnt sich deshalb wohl, hier Wandel zu schaffen oder all diesen Zuständen vorzubeugen.

In fast allen diesen Fällen sind die Hormondrüsen und unter diesen die Schilddrüse besonders in ihrer Funktion gestört. Da das Jod in bestimmten chemischen Beziehungen zu dem Hormon der Schilddrüse steht, fand man, daß jodhaltige Pflanzen bei dieser Form der Fettsucht und ihren Folgen äußerst nützlich sind. Setzt man also zu einer stark jodhaltigen Pflanze, wie es der Blasentang ist, noch ein blutreinigendes und ein die Ausscheidung förderndes Kraut hinzu, dann haben wir einen sogenannten Frühstücks- oder Entfettungstee, den wir uns selbst aus 50 g Blasentang, 30 g Schafgarbe und 20 g Mistelstengel zusammenstellen können. Man bereitet eine Abkochung davon, und zwar rechnen wir 1 Eßlöffel auf 1 Tasse Wasser. Der Tee wird tagsüber schluckweise oder morgens und mittags 1 Tasse getrunken.

Sehr gut eignet sich diese Zusammensetzung des Tees für Frauen, die in oder nach den Wechseljahren Neigung zu Fettansatz zeigen.

Natürlich muß auch eine bestimmte Diät beachtet werden, wenn die Wirkung nachhaltig sein soll. So sind auf dem Speisezettel folgende Nahrungsmittel völlig in den Vordergrund zu rücken: Obst, Salate, Gemüse und die gesäuerten Milchprodukte, wie Buttermilch, Bioghurt, Joghurt, Dickmilch. Als Brot kommt nur Vollkornbrot und als Fett nur Pflanzenöl und wenig Butter in Frage. Alle Weißmehlprodukte und Suppen sind weitgehend einzuschränken. Bei Stuhlträgheit oder Verstopfung fügt man der Teemischung noch 20—40 g Faulbaumrinde hinzu, setzt aber dann den Tee abends schon kalt an, um ihn morgens nur noch aufzukochen. Eier dabei völlig meiden!

Also: Weg mit dem überflüssigen Fett! Es untergräbt die Gesundheit und verkürzt das Leben!

Folgende Reduktionsdiät wird empfohlen:

Diät-Prinzip: Negative Energiebilanz schaffen, also die Ausgaben gegenüber den Einnahmen erhöhen. Die Ernährung muß eine Unterernährung sein, sie darf die Abgaben des Körpers nicht decken. Die Unterernährung ist so lange durchzuführen, bis der gewünschte Gewichtsverlust eingetreten ist. Geringe Nahrungsmengen können langsam zur Gewohnheit werden!

Fettsucht

1. **Täglich nicht mehr als 25 g Fett (einschließlich des Fettes in den Speisen). Dabei kommen als Fette nur Butter, Pflanzenmargarine und kaltgeschlagene Öle in Frage.**
2. **Wenig trinken! Entweder ½ l Buttermilch, 1 Tasse Frühstückstee oder 1 Tasse Kaffee (schwarz oder mit Zitrone oder 1 Teelöffel Milch).**
3. **Magerfleisch (Kalb, Rind), Gemüse und Obst sind nicht eingeschränkt.**
4. **Konzentrierte Kohlenhydratträger, wie Brot, Kartoffeln, Reis, Grieß, Haferflocken, Nudeln, Weißmehl, sind radikal einzuschränken, Eier zu meiden.**
5. **Auf Suppen muß wegen der notwendigen Flüssigkeitsbeschränkung völlig verzichtet werden.**
6. **Alles möglichst salzlos, da 1 g Salz die 100fache Menge Wasser bindet. Die notwendigen Salze sind durch genügend Rohkost oder nüchtern getrunkenes Meerwasser gesichert!**
7. **Einmal wöchentlich einen Milchtag (Karell-Kur), wobei nur 1 l Milch als einzige Nahrung erlaubt ist, oder einen Obsttag, an dem etwa 1200 g Obst (roh oder gekocht) gegessen werden, oder einen Reis-Apfelkompott-Tag. Hier werden 250 g Reis in Wasser gekocht und ohne Salz und Zucker mit 500 g Apfelkompott (ohne Zucker) verzehrt.**

Unterstützende Maßnahmen sind Gymnastik, Spaziergänge (besonders abends eine Stunde), Schwimmen oder anderer Wassersport.

Wer auf Fleisch nicht verzichten kann, dem sei folgendes Kostschema (nach Prof. *v. Noorden)* empfohlen:

Frühstück:	1 Schnitte Vollkornbrot, 80 g kaltes, mageres Fleisch, Frühstückstee oder Kaffee
Zweites Frühstück:	¼ l Buttermilch oder 1 Fläschchen Joghurt oder 3 Eßlöffel Weizenkeime mit etwas Milch und Obst
Mittagessen:	Rohkostvorspeise, 150 g Fleisch oder Fisch, 100 g Kartoffeln (Pellkartoffeln), Salat oder Gemüse oder gekochte Früchte ohne Zucker
Nachmittags:	¼ l Buttermilch oder 1 Tasse Frühstückstee oder 1 Tasse Kaffee (mit Zitrone oder 1 Teelöffel Milch ohne Zucker)
Abendessen:	150 g mageres Fleisch mit Salat, 1 Scheibe Vollkornbrot, gekochte Früchte ohne Zucker. Ein Glas Obstsaft

Stoff-
wechsel-
leiden

Über die Notwendigkeit und Zweckmäßigkeit einer gleichzeitigen arzneilichen Behandlung ist der Hausarzt zu befragen, da sie sich nach Alter, sonstigen Krankheiten, Zustand des Kreislaufs und der zu leistenden Arbeit richten muß. Häufig wird sie einen wesentlichen Faktor der ganzen Entfettungskur darstellen, da uns in Hormonpräparaten, galle- und wassertreibenden Mitteln (auch rein pflanzlicher Art) gute Hilfen zur Verfügung stehen.

Die Zuckerkrankheit und ihre Heilkost

Mediziner schätzen – und Testuntersuchungen in verschiedenen Bundesländern bestätigten diese Schätzungen – die Zahl der Zuckerkranken in der Bundesrepublik, bei denen das Leiden erkannt ist und behandelt wird, auf über zwei Millionen. Sie sind ferner der Ansicht, daß mindestens die gleiche Zahl von Bundesbürgern an diesem Leiden erkrankt ist, ohne es zu wissen, weil sich das Frühstadium nur durch wenige und uncharakteristische Erscheinungen bemerkbar macht. Sowohl über das Wesen als auch über die Behandlung der Zuckerkrankheit *(Diabetes mellitus)* ist noch längst nicht das letzte Wort gesprochen. Immerhin sind aber doch schon eine ganze Reihe von wichtigen Erkenntnissen errungen, die heute für die Behandlung der Zuckerkranken einen segensreichen Fortschritt bedeuten. Urin- und Blutzuckeruntersuchungen sollten daher mindestens vom mittleren Lebensalter an zu den Standarduntersuchungen gehören. Kinder zuckerkranker Eltern müssen jährlich kontrolliert werden.

Vom Wesen der Zuckerkrankheit

Allgemein ausgedrückt ist der Diabetes eine Stoffwechselkrankheit, bei der der Organismus nicht mehr in der Lage ist, den Nahrungszucker richtig zu verwerten. Im Darm werden alle mit der Nahrung aufgenommenen Stärkearten in Zucker zerlegt. Der aus dem Darm aufgenommene Zucker wird nun im zuckerkranken Körper von der Leber und der Muskulatur nicht genügend in die Speicherform des Zuckers (Glykogen) umgewandelt und gespeichert, sondern einfach durch die Nieren ausgeschieden. Das Vorhandensein von Zucker im Harn ist das charakteristische Symptom dieser Krankheit.

Normalerweise speichert die Leber allen aufgenommenen Zucker in Form von Glykogen, das bei Bedarf auf Anregung durch das Nebennierenhormon Adrenalin wieder in Form von Traubenzucker an das Blut und an die Gewebe abgegeben wird. Auch die Muskeln halten sich immer einen gewissen Vorrat von Glykogen, der jederzeit für die Arbeitsleistung zur Verfügung steht. Die Speichertätigkeit der Leber und der Muskeln geht zum größten Teil in dem Augenblick verloren, in dem die Bauchspeicheldrüse in ihrer Hormonproduktion gestört ist. Die Störung kann – wie schon lange bekannt ist – in einer Verminderung oder gar in einem Versiegen der Insulinabsonderung bestehen. Wir haben dann einen absoluten Insulinmangel. Die Störung kann aber – wie wir heute wissen – auch durch eine Überproduktion des Gegenhormons, nämlich des Glukagons, bedingt sein, das, wie das Insulin, ebenfalls in den sogenannten Langerhansschen Inseln (so bezeichnet man die hormonbereitenden Zellgruppen in der Bauchspeicheldrüse) gebildet wird. Es besteht dann ein relativer Insulinmangel.

Zuckerkrankheit

In beiden Fällen verarmt der Organismus an Glykogen, also an Vorrats- oder Speicherzucker. Keine Zelle kann aber auf die Dauer ohne Zucker bestehen. Er ist der Brennstoff des Lebens. Bekommt der Körper keinen Zucker, so schafft er sich ihn behelfsmäßig aus Eiweiß und Fett.

Die Verwertungsstörungen und die übermäßigen Ausgleichsversuche des Organismus führen zu einem Anstieg des Zuckers im Blut, was dem Arzt am erhöhten Blutzuckerspiegel erkennbar wird. Fehlt der Zucker, so beeinträchtigt das auch den Fettstoffwechsel, denn die Fette „verbrennen im Feuer der Kohlenhydrate". Können sie aber nicht mehr restlos aufgespalten werden, so häufen sich die Zwischenprodukte im Blut und erscheinen schließlich im Harn als die sogenannten Ketonkörper. Diese Ketonkörper sind Säuren, die zu ihrer Bindung und Neutralisation die Alkalireserven des Blutes erschöpfen und damit das Blut versäuern (Azidose des Blutes). Der Atem riecht dann nach Azeton. Außerdem wirkt das Azeton narkotisch und ist deshalb die Ursache des Komas, eines Anfalles von Bewußtlosigkeit. Das gänzliche Verschwinden des Zuckers aus dem Blut und aus den Geweben wirkt also lebensbedrohend.

So sieht die Reaktionskette der mangelhaften Funktion der Bauchspeicheldrüse und des dadurch bedingen absoluten oder relativen Insulinmangels aus. Leider bestehen darüber hinaus noch weitere Ursachen der Zuckerkrankheit. Allein die Tatsache der mangelhaften Funktion der Bauchspeicheldrüse läßt schon vermuten, daß noch andere Hormondrüsen beteiligt sein können.

So wissen wir, daß die Hirnanhangsdrüse (Hypophyse) mit ihrem Hormon ACTH (= *a*drenoc*o*rtico*t*ropes *H*ormon) die Nebennierenrinde zu erhöhter Tätigkeit anregt. Diese sondert dann wieder Hormone ab, die wir mit dem Namen Glykosteroide bezeichnen und die den Zuckerstoffwechsel beeinflussen. Aber auch die Schilddrüse und die Geschlechtsdrüsen wirken regulierend auf den Zuckerstoffwechsel.

In der Tat ist also die Zuckerkrankheit ein aus vielen Wurzeln sich ergebendes Krankheitsgeschehen, bei dem kaum eine Hormondrüse unbeteiligt ist und bei dem eine Menge sowohl bekannter als auch noch unbekannter zentralnervöser Vorgänge mitwirken.

Stoffwechselleiden

Bis heute müssen wir sagen, daß die Zuckerkrankheit eine vererbbare Erkrankung ist, in deren Verlauf es zu einem Anstieg des Zuckers im Blut und und damit zu einer Überschwemmung des Organismus mit Zucker (Glykose) kommt. Diese Überschwemmung ist auf zweierlei Weise möglich: entweder durch eine vermehrte Zuckerproduktion aus nicht kohlenhydrathaltigen Nährstoffen (vor allem Eiweiß) oder durch einen zu geringen Abbau des Zuckers in der Muskulatur. In jedem Falle spielt dabei die mangelhafte Versorgung des Organismus mit Insulin eine besondere Rolle. Sie kann wiederum auf zwei Wegen zustande kommen: entweder durch die verminderte Produktion des Hormons in der Bauchspeicheldrüse oder durch das Überwiegen seiner Gegenspieler aus der Nebennierenrinde.

Warum funktionieren die Drüsen nicht?

Auf die Frage, worauf das mangelhafte Zusammenspiel der Hormondrüsen zurückzuführen ist, gibt es eine klare Antwort. Die Regulationsstörung der Hormondrüsen zeigt eine krankhafte Körperverfassung an, die sowohl ererbt als auch angeboren oder im Laufe des eigenen Lebens erworben sein kann, z. B. durch jahrelange Ernährungssünden oder durch Mißbrauch von Genuß- und Suchtmitteln. Dabei muß daran erinnert werden, daß die Zuckerkrankheit vornehmlich eine Krankheit der Wohlhabenderen ist. Ferner sollte man die Erfahrungen der letzten beiden Kriege nicht vergessen, in denen in den nahrungsknappen Jahren die Zuckerkrankheit ebenso wie die Gicht und der Rheumatismus gewaltig zurückgegangen waren. In einem Viertel aller Fälle von Diabetes ist Erblichkeit oder gehäuftes familiäres Auftreten der Krankheit nachweisbar. Fettsucht, Gicht und Verkalkung spielen in der Kette der Entstehungsursachen eine nicht zu unterschätzende Rolle. Kinder von Diabetikern können also durchaus den Keim zu dieser Krankheit in sich tragen. Aufgabe des Hausarztes ist es, den Ausbruch der Krankheit durch Anleitung zu einer entsprechenden Lebensweise zu verhindern; Aufgabe der Eltern, solche Kinder hausärztlicher Fürsorge früh genug anzuvertrauen und die Ratschläge des Arztes in bezug auf die Lebensführung gewissenhaft auszuführen.

Insulin allein tut's nicht!

Die Ausführungen über das Wesen der Krankheit haben deutlich werden lassen, daß das Auftreten von Zucker im Urin nicht das Wesentlichste ist. Die festgestellten Prozentzahlen des ausgeschiedenen Zuckers sind ziemlich belanglos, wenn man nicht die gesamte Menge des in 24 Stunden ausgeschiedenen Zuckers kennt.

Es ist auch gar nichts damit gewonnen, wenn durch Entzug aller zuckerhaltigen Nahrungsmittel die Zuckerausscheidung aufhört. Damit ist nur ein

Symptom vorübergehend beseitigt, aber die Krankheit nicht einmal zeitweilig gebessert. Nach *von Noorden* ist die Einschränkung der Kohlenhydrate in der Nahrung „ein Versteckspiel mit der Zuckerausscheidung". Der Zucker verschwindet aus Harn, Blut und Geweben, und man fügt zu der Grundkrankheit, dem Insulinmangel, einen zweiten Stoffwechselschaden hinzu, nämlich die Ketose, d. h. die Ausscheidung der Zwischenprodukte des Fettstoffwechsels als Folge des Zuckerentzugs.

Zuckerkrankheit

Nun wird mancher glauben, man könne ja die mangelhafte Tätigkeit der Bauchspeicheldrüse durch künstliche Zufuhr von Insulin ersetzen. Gleichzeitig würde dadurch der Inselapparat geschont werden und eine Erholung eintreten. – Aus den vorhergehenden Ausführungen wird leicht ersichtlich sein, daß die künstliche Insulinzufuhr sich heute nur auf die Fälle beschränkt, bei denen die Funktionsstörung der Bauchspeicheldrüse erheblich ist und im Vordergrund des Krankheitsbildes steht. Das ist jedoch längst nicht immer und oft auch nicht nur der Fall. Außerdem erholen sich die insulinproduzierenden Zellen der Bauchspeicheldrüse keineswegs immer bei längerer Schonung, sondern sie gehen wegen Untätigkeit oft weiter zugrunde, genau wie ein Muskel, der nicht gebraucht wird. Die Zeit, in der man glaubte, im Insulin das Heilmittel der Zuckerkrankheit gefunden zu haben, ist längst vorbei. Für jede schwerere Erkrankung an Zucker muß nicht nur die persönliche Insulindosis gefunden, der Kranke muß vor allem auf seine Diät eingestellt werden. Diese Diät ist auch heute noch der Hauptfaktor in der ganzen Behandlung des Zuckerkranken. Der Arzt muß versuchen, daß die Zuckerbilanz positiv wird, d. h. die Aufnahme mit der Nahrung muß wesentlich größer sein als die Ausscheidung im Urin. Da das bei jedem Patienten verschieden ist, muß jeder individuell behandelt werden.

Individuelle Diät ist unerläßlich!

Aus dem komplizierten Ablauf der Krankheit und aus der Mannigfaltigkeit ihrer Erscheinungsbilder ergibt sich, daß eine einheitliche und schematische Behandlung nicht angegeben werden kann. Sie ist für jeden einzelnen Kranken sorgfältigst vom Arzt auszuarbeiten. Das gilt insbesondere für die Diät. Diese wird meist eine Wechselkost sein, bei der man immer wieder versucht, möglichst viel Kohlenhydrate unterzubringen. Dafür sind zu empfehlen: Salat-Obst-Gemüse-Tage, Gemüse-Eier-Tage, Hafer-Obst-Reis-Tage, Buttermilchtage, Vollmilchtage, Hungertage, Kartoffeltage. Der Wechsel dieser Diättage ist vom Arzt vorzuschreiben, ebenso die Reihenfolge und die Menge. Die Kohlenhydrate des Hafers und der Bananen werden vom diabetischen Organismus noch am besten verwertet. Die Haferkost soll daher noch besonders erwähnt werden. Nach *von Noorden,* der diese Behandlung

Stoff-
wechsel-
leiden

zuerst ausprobierte, heißt die Kur *„von Noordensche Haferkur"*. Sie besteht darin, daß man dem Kranken 150 bis 180 g Hafer pro Tag in Form von Suppe oder Brei reicht, die auf mehrere Mahlzeiten verteilt werden. Der Hafer darf nicht gebleicht oder poliert oder von der Kleie befreit sein, außerdem muß er salzlos, eventuell unter Hinzufügung einiger Eier zubereitet werden.

Saftfasten bei Übergewicht und erhöhtem Blutdruck

Zuckerkranke mit Übergewicht und erhöhtem Blutdruck können mit großem Vorteil von Saftfastenkuren Gebrauch machen, die jedoch ärztlich kontrolliert werden müssen. Immer wieder sind sehr günstige Wirkungen besonders in nicht zu alten Erkrankungsfällen zu beobachten. Nach eingehenden und sorgfältigen Untersuchungen an fünfzig übergewichtigen Diabetikern mit Bluthochdruck fand zum Beispiel Dr. *J. Alslev* die Saftfastenbehandlung des Diabetes in folgenden Fällen für angezeigt:

1. Zur Einstellung des übergewichtigen Diabetes mit und ohne Hochdruck, wobei durch die Entzuckerung eine feste Ausgangslage für den Aufbau der Dauerkost gewährleistet wird.
2. Zur Verbesserung der Zuckerverwertung bei schon länger bestehendem, übergewichtigem Diabetes, der eine Stoffwechselentgleisung aufweist.
3. Bei Komplikationen des übergewichtigen Diabetes von seiten des Herz-Kreislauf-Systems, wie Herzinsuffizienz, Myokardinfarkt u. a.

Ich pflichte dem Verfasser völlig bei, wenn er am Schluß seiner dankenswerten Untersuchungen die Auffassung vertritt, daß ein so leicht durchzuführendes und so sicher wirkendes Verfahren, wie es das Saftfasten in der Behandlung des Diabetes darstellt, eine möglichst große Verbreitung finden müsse, damit eine zu frühe Behandlung mit Insulin oder Sulfonylharnstoff vermieden werden kann.

Tabletten gegen Zuckerkrankheit

Seit einiger Zeit gibt es mehrere chemische Mittel, die von einem Teil der Zuckerkranken oft besser vertragen werden. Sie wirken besser als das Insulin und brauchen nicht gespritzt zu werden. Chemisch bezeichnet man diese in Tablettenform zu verabreichenden Stoffe als *Sulfonylharnstoffe*. Wir unterscheiden dabei bis heute hauptsächlich zwei Gruppen. Die erste (Carbutamid) gehört zu den als antibakteriell bekannten Sulfonamiden und wird unter verschiedenen Namen (Nadisan, Invenol, Euglucon) angeboten. Die zweite (Tolbutamid) stellt kein Sulfonamid dar und besitzt nur eine geringe oder keine Wirkung auf Bakterien. Man stellte sie bisher unter den Namen Rastinon und Artosin her.

Auch diese beiden Mittel sind leider nicht in der Lage, die Zuckerkrankheit zu heilen. Sie vermögen aber bei geeigneten Kranken auch größere Insulinmengen voll zu ersetzen.

Weitere neue Mittel, wie Redul und Diabetoral, wirken ähnlich wie die vorhergehenden mit gleichem oder etwas ausgeprägterem Effekt. Biguanid-Präparate (DB comb. und Silubin) wirkten oft da noch, wo die anderen Mittel versagten. Wegen ihrer beträchtlichen Nebenwirkungen, die unter bestimmten Bedingungen zu Todesfällen führen konnten, wurden allerdings eine Reihe dieser Präparate (z. B. Silubin und Dipar) auf Anweisung des Bundesgesundheitsamtes inzwischen aus dem Verkehr gezogen.

Wichtige unterstützende Maßnahmen

Die in den Weizenkeimen und in der Hefe vorkommenden Vitamine, besonders die Faktoren der B-Gruppe und Vitamin E, bilden wesentliche Wirkstoffe im Zuckerstoffwechsel der Körperzellen. Sie spielen daher in der Diät des Zuckerkranken eine – leider sehr wenig beachtete – Rolle. 3–5 Eßlöffel Weizenkeime oder 15–20 g Nährhefe täglich unterstützen die Insulinwirkung fühlbar. Die Verwendung dieser Diätmittel, wie auch die Verwendung von Weizenkeimbrot, erlaubt so die Herabsetzung der Insulindosis oder eine vermehrte Zufuhr von Kohlenhydraten (Brot, Kartoffeln, Obst). Da die Muskelarbeit den Zuckerstoffwechsel stark beeinflußt, soll der Diabetiker möglichst körperliche Arbeit leisten oder systematische Bewegungsübungen betreiben. Durch feucht-warme Kompressen und durch eine nachhaltige Drüsenmassage kann man versuchen, die Bauchspeicheldrüse anzuregen.

Die Kohlsorten haben einen blutzuckersenkenden Effekt. Sie sollten daher vom Zuckerkranken zur Ernährung oft herangezogen werden. Das gleiche gilt vom rohen Sauerkraut oder vom Sauerkrautsaft, bei dem anscheinend die Milchsäure unterstützend wirkt. Unter den Heilpflanzen wurden besonders in getrockneten Bohnenschalen, in der Brennessel, in der Geißraute und in den Heidelbeerblättern insulinartig wirkende Stoffe aufgefunden. Es ist daher durchaus sinnvoll, daraus einen Diabetikertee herzustellen. Man kann derartige Teemischungen auch aus Apotheken, Drogerien oder Reformhäusern fertig beziehen.

Als Einzeltee eignet sich am besten die Bohnenschale. Man kocht 200 g Bohnenschalen mit 1 l Wasser auf ½ l ein. Diesen Tee trinkt man über den Tag verteilt regelmäßig und über längere Zeit. Geißrautentee stellt man aus einem gehäuften Teelöffel Geißrautenkraut und Samen auf 100 ccm Wasser als Aufguß her. Man trinkt davon zweimal täglich eine Tasse. Geschroteter Leinsamen oder kaltgepreßtes Leinöl können ebenfalls den Stoffwechsel des Diabetikers verbessern. Man nimmt davon ein- bis dreimal täglich 1 Eßlöffel.

Stoff-
wechsel-
leiden

Will man sich selbst einen Tee zusammenstellen, so mischt man je 25 g Bohnenschalen, Heidelbeerblätter, Geißrautenkraut und Stiefmütterchen und bereitet aus je 1 gehäuften Eßlöffel der Teemischung 1 Tasse Tee als Abkochung. Er muß dreimal täglich getrunken werden.

Man konnte feststellen, daß bei starken Rauchern oft vorübergehend Zuckerausscheidung auftrat. Ferner steht fest (nach *von Noorden, Frühauf*), daß bei Diabetikern Nikotin zweifellos verschlimmernd auf die Zuckerausscheidung wirkt. Wenn man glaubt, Zuckerkranken wenigstens noch das Rauchen gestatten zu können, so ist das völlig unangebracht.

Auch bei dieser Krankheit ist es wieder eine möglichst natürliche, vollwertige, mäßige, an Vitaminen, Mineralsalzen und Fermenten *reiche*, an Kohlenhydraten nach Möglichkeit und nach sorgfältiger Anpassung ebenfalls *reiche*, an Fetten aber *arme* und an Eiweiß *normale* Nahrung, die uns bei der Behandlung der Zuckerkrankheit die besten Dienste leistet.

Rheumatismus – auch eine Ernährungsfrage

Unter der Bezeichnung Rheumatismus fassen wir heute eine große Zahl verwandter Krankheitsbilder zusammen, da sie alle in mehr oder weniger ausgeprägter Form die beiden Hauptmerkmale des Rheumatismus, nämlich *Schmerzen* und *Schwellungen*, aufweisen. Der Rheumatismus kann akut und chronisch auftreten, wobei die Schmerzen oftmals im Körper herumziehen oder auch plötzlich und sprunghaft einzelne Körperteile befallen und das „Reißen“ auslösen. Aber nicht nur die Schmerzen, sondern auch die Schwellungen können in allen Formen und Stärkegraden vorhanden sein, hartnäckig bestehenbleiben oder auch ebenso plötzlich, wie sie gekommen sind, verschwinden, um an anderer Stelle wieder aufzutreten. Die Erscheinungen lokalisieren sich mit Vorliebe in der Muskulatur, in den Gelenken oder Nerven. In selteneren Fällen gibt es einen Rheumatismus des Bauchfells, des Brustfells, des Herzbeutels oder der Herzmuskulatur, der Augenbindehäute, der Hirnhäute oder selbst des Gehirns. Je nach dem Gewebe, an dem sich das Rheumaleiden besonders äußert, sprechen wir von Muskel-, Nerven- oder Gelenkrheumatismus oder vom Rheumatismus der entsprechenden inneren Organe.

Eine Sonderform des Rheumas ist wahrscheinlich die *Gicht*. Nervenrheumatismus bezeichnet man auch als *Neuralgie*. Werden die hinteren Nerven der Hüftgegend ergriffen, so sprechen wir von *Ischias*. Treten die Erscheinungen in den Muskelgruppen der Kreuzgegend auf, so heißt das Leiden *Hexenschuß* oder *Lumbago*. Rheuma erfaßt also die verschiedensten

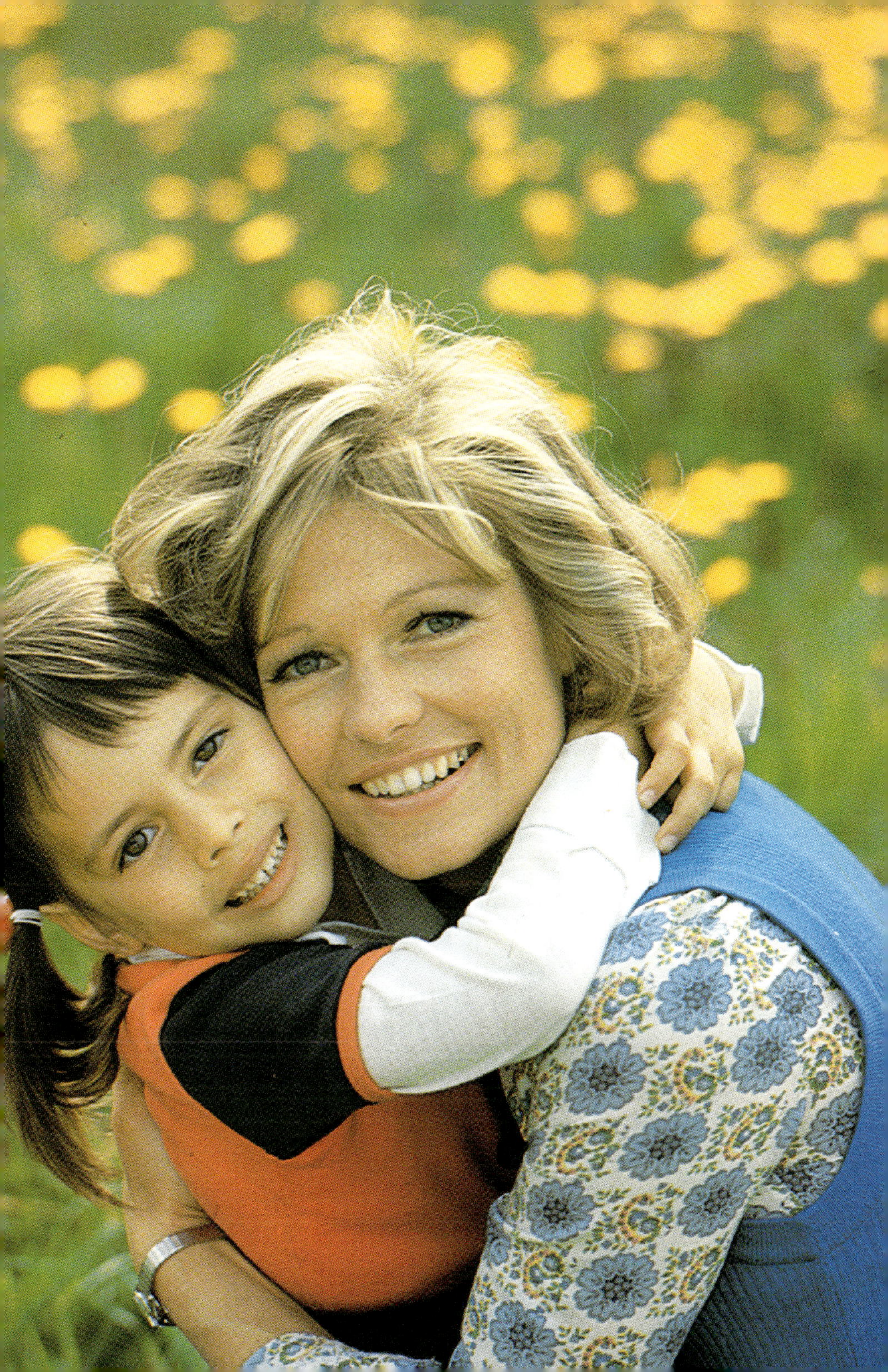

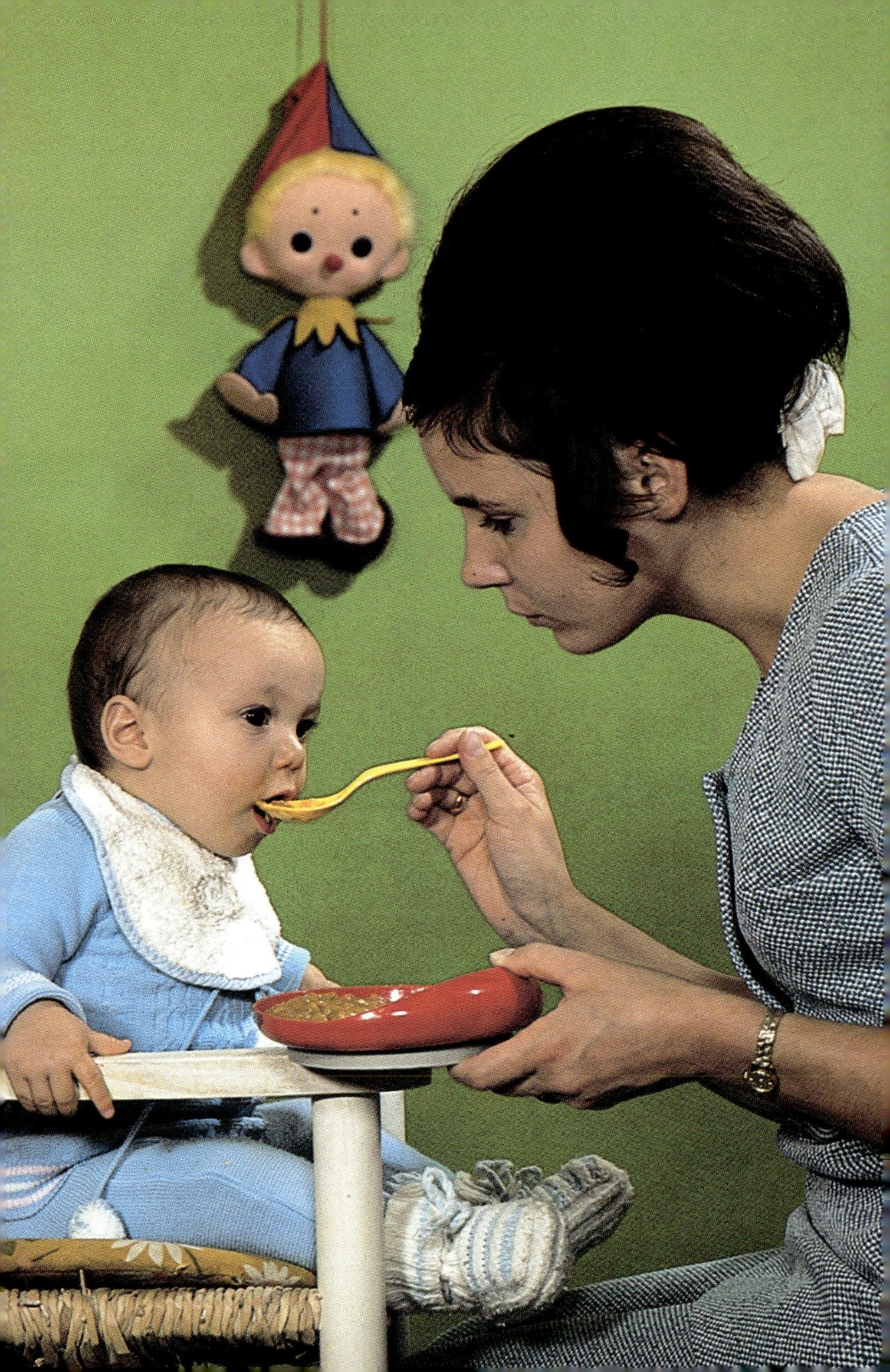

Körpergewebe und ist deshalb eine *Allgemeinerkrankung.* Die naturheilkundliche Medizin hat die Auffassung des Rheumatismus als Allgemeinerkrankung immer gehabt. Heute herrscht diese Auffassung über die einheitliche Entstehung aller Formen des Rheumaleidens auch in der rein wissenschaftlichen Medizin vor. Die gemeinsame Grundlage aller rheumatischen Erkrankungen wird heute in einer Funktionsstörung der nervösen Vorgänge im Zentralnervensystem im Bereich seiner Zentren und Schaltstellen gesehen. Diese Störungen in den Funktionen der nervösen Zentralstellen können längere Zeit durch entsprechende Behandlung und „Wiederherstellung der Ordnung" wieder rückgängig gemacht werden. Halten sie aber zu lange an, so tritt schließlich völlige Lähmung dieser Funktionen und damit eine Zerstörung der nervösen Zellapparate ein, die natürlich nicht wiederherstellbar sind. Das Rheumaleiden ist daher in jedem Falle ernst zu nehmen und bereits in seinen Anfängen so energisch wie möglich zu bekämpfen.

Von den Ursachen der Erkrankungen des rheumatischen Formenkreises

Wie die als Quelle aller Rheumaformen erkannte Regulationsstörung der zentralnervösen Organe zustande kommt, ist wissenschaftlich bis heute noch nicht völlig geklärt, doch wissen wir, daß die allgemeinen Krankheitsursachen, und unter ihnen die *Ernährungsfehler,* maßgeblich daran beteiligt sind. So erkannte Prof. *Gudzent,* daß der Rheumatismus in allen seinen akuten und chronischen Formen als eine allergische Krankheit anzusehen ist, d. h. als eine Überempfindlichkeitsreaktion des Organismus auf irgendwelche Stoffe. Diese weist ebenfalls wieder auf die „zentralnervöse Regulationsstörung" hin, für welche die Allergie nur ein Ausdruck, eine Erscheinungsform ist.

Nun konnte aber Prof. *Gudzent* aus zahlreichen Beobachtungen folgern, daß das Gift, das die Überempfindlichkeitsreaktion des Körpers hervorruft, vor allem im Eiweiß, und zwar fast ausschließlich im Nahrungseiweiß, zu suchen ist, wobei zwischen pflanzlichem und tierischem Eiweiß grundsätzlich kein Unterschied besteht. Er zog daraus für die Behandlung die Folgerung, daß die schädigenden Eiweißkörper zunächst gesucht und dann lange genug ausgeschaltet werden müßten, wenn Heilung erzielt werden soll. Dr. *Bircher-Benner* wiederum war es, der schon vor diesen Forschungsergebnissen auf dem Wege über eine konsequente Fasten-, Rohsaft- und Rohkostkur echte Heilungen von Gelenkrheumatismus erzielen konnte und damit den inneren Zusammenhang zwischen Ernährung und Rheuma erhellte.

Andere Forscher zeigten inzwischen, daß neben schädlichem Nahrungseiweiß auch die eiweißartigen Ausscheidungsprodukte von Bakterien und anderen gesundheitsschädigenden Lebewesen als Gifte (Toxine) wirken und

Stoffwechselleiden

die Umstimmung und Funktionsstörung im zentralen Nervensystem bewirken können, weshalb so oft und nachdrücklich auf die Beseitigung von Infektionsherden aller Art hingewiesen werden muß. Solche Infektionsherde sind zu suchen an Zähnen, Mandeln, Ohren, Nasennebenhöhlen, dem Blinddarm, dem Darm, der Gallenblase, den Eierstöcken und der Vorsteherdrüse. Natürlich kann auch eine in der Jugend erfolgte, später aber abgeheilte Tuberkuloseinfektion Anlaß zur Umstimmung des zentralen Nervensystems und damit zur Entwicklung eines späteren Rheumatismus sein.

Neben Nahrungs- und Infektionsgiften werden sicher noch andere Möglichkeiten offenbar, die die Grundlage zu Funktionsstörungen des zentralen Nervensystems und damit des Rheumaleidens bilden können.

Folgen rheumatischer Erkrankungen

So wie erhebliche Unordnungen im ganzen System eines Telefonnetzes entstehen, wenn in einer Telefonzentrale Störungen oder Defekte eintreten, so schließen sich auch beim Menschen an die Funktionsstörungen der zentralen Schaltstellen des Gehirns erhebliche Störungen in den davon abhängigen Organ- und Gewebssystemen an, die dann meist durch weitere, von außen kommende Schädlichkeiten, wie Kälte, Überanstrengung, Klimawechsel, Genußmitteleinwirkung und andere, eine beträchtliche Verstärkung erfahren.

Die erste Folge der zentralen Regulationsstörungen sind Durchblutungsstörungen in den Organen und Geweben, da deren Blutversorgung (und damit die Ernährung) nicht nur von örtlich vorhandenen, sondern vor allem von zentral wirksamen Einflüssen abhängig ist. Diese Einflüsse können sowohl auf dem Nervenwege als auch über den Blutweg mit Hilfe der Hormone wirksam werden. Eine Fehlregulation in der Blutversorgung eines Organs oder Gewebes führt zu Ernährungsstörungen. Ein mangelhafter Austausch von Nährstoffen und Stoffwechselprodukten aber bringt ernste Hemmungen der Gewebsatmung oder „inneren Atmung“ mit sich, die sich uns dann durch Schmerzen (Erstickungsschmerz) und Schwellungen infolge Stauung und Schlackenablagerung kundtut. Spielt sich diese Durchblutungsstörung in der *Muskulatur* ab, so kommt es lediglich zu Schwellungen, Schmerzen und der daraus sich ergebenden Bewegungseinschränkung. Tritt diese Störung aber zum Beispiel im *Herzmuskel* ein, so ergibt sich der Zustand der rheumatischen Herzmuskelerkrankung mit allen ernsten Folgen für die Herzarbeit und den Kreislauf.

Lokalisiert sich die rheumatische Durchblutungsstörung an den *Hormondrüsen,* zum Beispiel der Nebenniere, wird die Hormonbildung und Hormonabgabe an das Blut ernsthaft in Mitleidenschaft gezogen. Gerade die Forschungen der letzten Jahrzehnte haben uns die genauere Kenntnis der Hormone der Nebennierenrinde geschenkt. Wir wissen, daß Gleichgewichtsstörungen im Verhältnis der Nebennierenrindenhormone, von denen das Cortison augenblicklich eins der bekanntesten ist, eine rheumatische Erkrankung zum Ausbruch bringen.

Rheumatismus

Sehr interessant ist in diesem Zusammenhang, daß im Sloan-Kettering-Institut für Krebsforschung in New York eine chemische Substanz entdeckt wurde, die sich anscheinend nur im Körper Rheumakranker bildet. Sie wurde nur im Urin Arthritiskranker festgestellt, jedoch niemals bei gesunden Personen. Es handelt sich um ein anomales Hormon der Nebennierenrinde (chemisch um das 17a-Hydroxypregnenolon). Wenn der Körper dieses Hormon produziert, geht die Cortisonausscheidung der Nebennieren zurück. Führt man dagegen Cortison künstlich zu, so wird die Erzeugung dieses anomalen Hormons sichtlich gehemmt.

Bedeutsam ist weiterhin, daß es durch eine schwache Röntgenreizbehandlung der Nebennieren gelingt, einen dem Cortison ähnlichen Effekt zu erzielen, der oft über Monate anhält. Die Erklärung sieht man in einer Anregung der Nebennieren zur normalen und gesteigerten Cortisonausscheidung. In ähnlicher Weise können auch die Geschlechtsdrüsen rheumatisch erkranken. Auch die Leber kann von der Fehlsteuerung der Durchblutung betroffen sein, woraus sich das Krankheitsbild der rheumatischen Leberentzündung ergibt, das zum Lebersiechtum führen kann, wenn es nicht rechtzeitig erkannt wird.

Längst sind auch rheumatisch bedingte oder rheumaauslösende ernsthafte Störungen in der Nierendurchblutung oder der Zusammensetzung der Eiweißkörper des Blutes bekannt. Ferner konnten erhebliche Verschiebungen im Fermentgehalt der Gewebe und in den Knochenmarkfunktionen nachgewiesen werden.

Die Behandlung rheumatischer Erkrankungen

Wer sich alle diese Zusammenhänge vor Augen hält, wird sich sagen müssen, daß es vergeblich ist, nach einem einzelnen Stoff zu suchen, den man als „das Rheumamittel" bezeichnen könnte. Diese Suche ist hoffnungslos, wenn auch bei dem ungeheuer komplizierten Rheumageschehen das eine oder andere „Heil"-Mittel Linderung oder Besserung bringt und daher auch in keiner Weise abgelehnt werden soll.

Die Grundlage der Rheumabehandlung bildet aber auch hier die Heilkraft unserer Nahrung, einer Nahrung, bei der alle Faktoren, die die Harmonie der Funktionen der Nervenzentren stören und sie „überempfindlich" (= allergisch) machen und damit in einen Abwehr- und Entzündungszustand versetzen, ausgeschaltet sind. Gleichzeitig müssen alle die Faktoren zugeführt

Stoffwechselleiden

werden, die den Organismus in die Lage versetzen, seine natürliche Ordnung und das Zusammenspiel seiner Kräfte wiederherzustellen, soweit ein endgültiger Gewebsschaden das nicht unmöglich macht. Das ist – nach einer der Persönlichkeit des Kranken angepaßten Fasten-, also Reinigungsperiode – die **Rohsaft- und Rohkostkur,** wie sie am besten in einer entsprechenden Klinik oder einem speziell darauf eingestellten Sanatorium durchgeführt werden kann. Auch nach Abschluß einer solchen Kur wird noch lange Zeit eine vegetarische Vollkost notwendig sein, die immer wieder durch Obst- und Safttage zu unterbrechen ist. Auch kommen als Nachkur alle Verfahren zur allgemeinen und örtlichen Anregung der Gewebsdurchblutung und Gewebsentschlackung, also Blutreinigungskuren, Hitzeanwendungen, Bestrahlungen, Bäder, Massagen, Einreibungen und Medikamente, zu ihrem vollen Recht.

Die Ernährung ist ursächlich und als Heilmittel für das Rheumageschehen von großer Bedeutung. Sie verlangt von uns um so größere Beachtung, als das Rheumaleiden von jedem Betroffenen wie vom Volksganzen außerordentlich große Opfer erfordert.

Die allgemein beliebten **Rheumatees** haben im Rahmen der Allgemeinbehandlung auch heute noch ihre Berechtigung. Sie sind in der Lage, den Gewebsstoffwechsel und die Hormondrüsenfunktionen anzuregen, die Ausscheidungsorgane in ihrer Arbeit zu unterstützen und die Entgiftungsfunktionen – insbesondere der Haut und der Leber – zu steigern. Wer sich einen Rheumatee aus selbstgesammelten oder im Garten gezogenen Heilpflanzen zusammenstellen will, der nehme je 20 g Spierstaudenblüten, Lindenblüten, Goldrute, Johanniskraut und Holunderblüten und bereite aus 1 Teelöffel dieser Mischung 1 Tasse Tee als Aufguß und trinke täglich 2 Tassen dieses Tees. Gute Rheumatees gibt es fertig auch in Apotheken, Drogerien und Reformhäusern zu kaufen.

Natürlich darf man von einem solchen Tee nicht mehr verlangen, als im Rahmen dieser Erörterungen des Rheumaproblems überhaupt verlangt werden kann. Er bildet aber häufig einen nützlichen Faktor im Heilplan des Rheumakranken und sollte neben der Heilkost und den physikalischen Maßnahmen, besonders langdauernden feuchten Packungen, nicht in Vergessenheit geraten.

Die Anschauungen über den Begriff des „Rheumatismus“ sind noch widersprechend. Ich habe mich daher auf eine ganz allgemeine Begriffsbestimmung festgelegt, die weit genug ist, um alle mehr oder weniger auseinanderstrebenden Meinungen einzuschließen. Vielleicht wird sich später eine engere und charakteristischere Definition ergeben. Die Forschungen der letzten Jahre, die uns immerhin einen wesentlich tieferen Einblick in die Vielfältigkeit der rheumatischen Krankheitserscheinungen gebracht haben, hatten auch die Herstellung einer Reihe von neuen „Heilmitteln“ zur Folge. Fast gerät man in Gefahr, die einfache und natürliche diätetische Behandlung darüber zu vergessen und die guten Erfahrungen, die unsere Fastenärzte sich im Laufe vieler Jahre erarbeitet haben, zu mißachten.

Rheumatismus

Neben der *Salicylsäure* und einigen Butazolidinpräparaten war es vor allem das *Cortison,* ein Hormon der Nebennierenrinde, das, zuerst als Wundermittel gepriesen, mit Erfolg bei der Behandlung von Erkrankungen des rheumatischen Formenkreises eingesetzt wurde. Heute wissen wir, daß es nur so lange wirkt, wie man es verabreichen kann, und daß es als ernsteste Nebenwirkung die lokale Abwehrreaktion des Organismus gegen Infektionen hemmt. Es hat uns also in mancher Hinsicht enttäuscht. Man fand eine Reihe von Abwandlungsprodukten, die sogenannten *Corticoide* (z. B. Prednison, Prednisolon, Triamcinolon und Dexamethason), die zum Teil eine wesentlich stärkere antirheumatische Wirkung entfalten. Der anfängliche Jubel ist aber heute einer erheblichen Zurückhaltung gewichen. Man sollte Corticoide nur dann längere Zeit geben, wenn es damit gelingt, das Leben erträglicher zu gestalten. Die Suche nach wirkkräftigen, dabei aber ungefährlichen antirheumatischen Stoffen erbrachte zum Beispiel die Präparate Amuno, Resochin und Quensyl.

Die neuen Erkenntnisse über die Mitbeteiligung des Hormondrüsensystems, insbesondere der Hypophyse und der Nebennierenrinde, am rheumatischen Geschehen haben auch eine an sich alte Rheumabehandlung wieder aktuell werden lassen, nämlich die Behandlung mit **Goldsalzen.** Man fand, daß diese, besonders in Verbindung mit anderen Wirkstoffen (Kreatinin, Phosphorsäure- und Ammoniumverbindungen), die Funktion der Hirnanhangsdrüse (Hypophysenvorderlappen) und der Nebennierenrinde steigern und einen antirheumatischen Effekt auslösen wie das Cortison. Es ist durchaus denkbar, daß nach weiterer Aufklärung der ursächlichen Faktoren sich eine Kombination von Wirkstoffen finden läßt, die den Rheumatismus zumindest in Schach hält, zumal wir inzwischen auch die günstige Wirkung von *Vitamin C, Vitamin E* und einigen einfachen *Nebennierenrindenhormonen* kennengelernt haben und *Bäder* und *Massagen* zielbewußter als je einsetzen könnten.

Dennoch wird der Rheumatismus keinen Rückzug antreten, wenn wir uns nicht entschließen, die natürliche Voraussetzung für eine etwa noch mögliche Heilung und vor allem für die Verhinderung des Rheumas zu schaffen: vollwertige, mäßige, kochsalzarme und eiweißarme Kost (im Durchschnitt 0,7 g Eiweiß je Kilogramm Körpergewicht), Verwendung von Rohsäften, Rohkost, Obst, Gemüse, Salat, vollwertigen Getreideprodukten, Milch, Honig, kaltgeschlagenen Ölen und Fastentage, wenn nicht gar Fastenkuren.

Gicht ist wieder „modern"

Stoffwechselleiden

Die *Gicht* gehört zu den ältesten bekannten Leiden und hat schon vielen Menschen das Leben zur Hölle gemacht. Gicht ist im Grunde genommen unheilbar, aber selten tödlich. Vermutlich ist auch ein Erbfaktor an ihr beteiligt, wie bereits *Hippokrates* erkannte. Meist macht sie sich anfallartig bemerkbar. In den Frühstadien der Krankheit treten die Anfälle meist ein- bis zweimal jährlich, gewöhnlich Ende Januar bis Anfang Februar und wiederum im Herbst, auf. Sie bevorzugen das männliche Geschlecht und beginnen am häufigsten kurz nach Mitternacht. Die ersten Anfälle äußern sich in der Regel im vierten Lebensjahrzehnt durch plötzlich auftretende schmerzhafte Anschwellungen eines Gelenks, vorwiegend eines Fuß- oder Handgelenks. Hierbei ist in der Mehrzahl der Fälle das Großzehengrundgelenk betroffen. Die Wirbel- und Hüftgelenke werden nur äußerst selten in Mitleidenschaft gezogen. Die Zwischenzeit bis zum nächsten Anfall kann Jahre dauern, später folgen jedoch die Anfälle in kürzeren Abständen aufeinander.

Über das Wesen der Gicht besteht bis heute noch keine Klarheit. Wir wissen, daß es eine *Purinstoffwechselstörung* ist, die familiär auftritt. Wir wissen auch, daß Personen, die aus einer zu Gicht neigenden Familie stammen, für Gicht anfällig sind und einen Anfall bekommen können, wenn sie sich mit der Nahrung zuviel purinhaltige oder purinliefernde Nahrungsmittel zuführen (zum Beispiel Schlachtfleisch, besonders von zellkernreichem, weißem Fleisch, Kaffee, Tee und Schokolade). Der Ausdruck Purine umfaßt die reine Harnsäure sowie einige Harnsäureabkömmlinge (Adenin, Hypoxanthin, Guanin, Xanthin und die pflanzlichen Methylpurine Theobromin, Theophyllin und Coffein).

Bei regelmäßiger reichlicher Zufuhr harnsäurebildender Nahrung steigt der Harnsäurespiegel im Blut an, weil die *Ausscheidungsfähigkeit der Nieren für Harnsäure sehr begrenzt ist.* Das Ansteigen der Harnsäure im Blut bildet zwar einen starken Anreiz für das Gehirn – denn die Harnsäure ist ein mächtiges Stimulans, eine Nerven- und Geistespeitsche –, es darf aber nicht übersehen werden, daß die Harnsäure- oder Purinüberflutung des Organismus auch die Ursache oder zumindest die Mitursache vieler Krankheiten sein kann. Allein die gewohnheitsmäßige Stimulierung des Nervensystems verhindert die Erholungsfunktion, schwächt den Organismus und macht ihn anfällig für vorzeitige Abnützungs- und Degenerationserscheinungen.

Während eines Gichtanfalls lagert sich Harnsäure in Form kleiner Kristalle in den Bein- und Armgelenken ab. Ob der peinigende Schmerz von diesen Ablagerungen abhängig ist, weiß niemand, da es oft genug auch Harnsäureablagerungen ohne jeden Schmerz gibt.

Wenn der Harnsäureanstieg im Blut auch nicht allein für die Erkrankung an Gicht verantwortlich gemacht werden kann, so zeigt er uns aber doch das Bestehen einer solchen Erkrankung an. Es ist nun immer wieder festzustellen, daß jene Diät am ehesten die Krankheit hemmt und die Beschwerden wenigstens in den Frühstadien völlig beseitigt, bei der alle Lebensmittel und Getränke, die die Bildung von Harnsäure fördern, rücksichtslos ausgeschieden werden und dafür eine frischkostreiche, vollwertige Kost ohne tierisches Eiweiß, zumindest aber ohne Fleisch und Reizmittel, verabreicht wird. Es lohnt sich daher, diese Diät kennenzulernen und anzuwenden. Gicht

Häufig begegnet uns die Gicht in Verbindung mit Arterienverkalkung, Blutdruckerhöhung, Fettsucht, Gallensteinen, Schuppenflechte oder Zuckerkrankheit. Arterienverkalkung ist sogar eine fast regelmäßige Begleiterscheinung oder Komplikation der Gicht. Gichtkranke leiden daher auch häufig an Herzangst *(Angina pectoris)* und meist auch an einer auffallend starken Erregbarkeit der Blutgefäßzentren des Mittelhirns (Vasomotorenzentrum). Die pyknische Körperverfassung (untersetzt, dickleibig) wird von der Gicht anscheinend bevorzugt.

Gicht-Diät

Prinzip der Diät: Allgemeine Einschränkung der Eiweißzufuhr (40–70 g pro Tag) unter Ausschluß aller Nahrungsmittel, die sehr viel Kerneiweißstoffe (Purinbasen) und damit Harnsäurebildner enthalten. Schädlich wirkende Nahrungseiweiße möglichst ausschalten (durch Test).

Weitgehendes Einsparen von Fett (höchstens 1 g je kg Körpergewicht, im Durchschnitt also 70 g pro Tag) unter Bevorzugung der Öle mit einem hohen Gehalt an hochungesättigten Fettsäuren (kaltgeschlagene Pflanzenöle, besonders Sonnenblumenöl).

Ausschalten von Hefe, Hefebrot und Teigwaren. Bei „Brotgicht" muß auch Roggen oder Weizen (je nach Testergebnis!) gemieden werden.

Einhalten von Obst-, Obstsaft- und strengen Rohkosttagen für längere Zeit (½ Jahr und länger!).

Keine besonders eingreifenden Diätmaßnahmen, kein strenges Vollfasten!

Die gebotene und notwendige Eiweißmenge muß vorzugsweise durch Milcheiweiß erreicht werden (3mal täglich 50–100 g Quark in verschiedenster Zubereitung).

Möglichst kein Kochsalz*zusatz;* wo er unumgänglich ist, nur Meersalz oder Endokrin-Vollsalz verwenden.

Eine *purinfreie Kost* (strenge Gichtkost) darf weder Fleisch noch Fisch enthalten, sondern nur Nahrungsmittel mit einem Puringehalt *unter 0,03%.*

Stoff- wechsel- leiden

Sie besteht also nur aus Zerealien (Getreideprodukten), Obst, bestimmten Gemüsen und Salaten, Milch- und Milchprodukten und wenig Eiern. Eine purinfreie oder strenge Gicht-Diät ist nur zeitweilig (Tage oder auch Wochen) notwendig.

Eine *purinarme Kost* muß alle Nahrungsmittel mit einem Puringehalt von *über 0,1% vermeiden.* Das tierische Eiweiß kommt hierbei hauptsächlich in Form von Milchprodukten in Frage. Diese Kost muß bei jedem Gichtkranken meist drei bis sechs Monate lang, wenn nicht sogar dauernd durchgeführt werden.

Während eines akuten Anfalles stellt man am besten jede Nahrungszufuhr, außer Obstsäften, ein.

Unbegrenzt erlaubt sind Kohlenhydrate, Fette in Form von Öl und Butter (bis zur Höchstmenge, wenn kein Übergewicht!), Obst aller Art roh und gekocht, Gemüse und Salate (außer Pilzen und Spinat), Kürbis.

Allgemein verboten sind alle purinhaltigen Speisen, also Fleisch, Kraftbrühen, Innereien, Fisch, Hülsenfrüchte, Hefe und Hefegebäck.

Nahrungsmittel unter 0,03 % Puringehalt
(bei purinfreier Kost erlaubt)

Alle Gemüse und *Salate* außer Spinat (0,072), Rapunzeln und Kohlrabi (beide 0,033).

Alle Pilze außer Steinpilzen, Pfifferlingen (beide 0,054), Morcheln (0,033).

Alles Obst – alle Nüsse – alle Zerealien (Grieß, Schrot, Getreideflocken und Brot).

Nahrungsmittel über 0,1 % Puringehalt
(in jedem Falle zu vermeiden)

Alle Fleischsorten außer Hammelfleisch (0,078), Huhn (0,078), Gans (0,099), Rindfleischbrühe (0,045).

Alle Fischarten außer Lachs (0,072), Bücklinge, Schleie (beide 0,084).

Hülsenfrüchte außer Erbsen (0,054), Bohnen (0,054), frische Schoten (0,081).

Nährstoffmenge und Kalorienzahl: Die Kalorienzahl sollte, je nach Körpergewicht, zwischen 2000 und 2500 liegen. Übergewicht muß durch Unterernährung beseitigt werden.

Eiweiß:	40– 70 g pro Tag
Fett:	40– 70 g pro Tag
Kohlenhydrate:	300–500 g pro Tag

Bei den angegebenen Mindestmengen (E 40, F 40, Kh 300) beträgt die Kalorienzahl etwa 1800, bei den Höchstmengen (E 70, F 70, Kh 500) fast 3000.

Gicht-diät

Getränke und Trinkkuren: Zur besseren Ausschwemmung der Harnsäure sind nieren- und stoffwechselanregende Tees, Vitamin-C-haltige Getränke und Trinkkuren mit Mineralwässern (z. B. Fachinger, Kissinger Rakoczy, Heilquelle Neuselters: Friedrich-Christian-Quelle; Wildunger Wasser: Helenen- und Reinhardtsquelle), Meerwasser, Molke und destilliertem Wasser (1–2 l pro Tag, alle 2 Stunden $\frac{1}{4}$ l) durchzuführen.

Zu den Mahlzeiten sind auch folgende Getränke erlaubt: Hagebuttentee, Apfeltee, Malventee, Brombeerblättertee, Fruchtsäfte, Gemüsesäfte, Milch, Buttermilch, Malzkaffee.

Da Zitronensäure die Ausscheidung der Harnsäure stark erhöht, ist es empfehlenswert, täglich den Saft von zwei Zitronen in Form von Limonaden zu trinken. Diese „Zitronenkur" wird auch bei Harnsäuresteinen (Uratsteinen) der Nieren mit Erfolg durchgeführt.

Medikamente: Der behandelnde Arzt wird meist ein Präparat aus der Herbstzeitlosen *(Colchicum autumnale)* verordnen, das harntreibend und abführend wirkt, aber nicht überdosiert werden darf, da es ein starkes Gift ist. Colchicum wirkt nur bei Gicht und verkürzt die Anfälle außerordentlich. Nur die homöopathische Zubereitung ab D 4 (Verdünnung 1 : 10 000) ist nicht mehr rezeptpflichtig.

Beispiel einer Tageskost
(Dauerkost)

1. Frühstück:	Hagebuttentee, Vollkornbrot, Butter, Quark, Honig
2. Frühstück:	Rohes Obst
Mittags:	Grüner Salat, Hammelbraten (12–24 Stunden in Buttermilch eingelegt), Kartoffeln oder Spätzle, Fruchtgelee, rote Grütze oder Apfelschnee
Nachmittags:	Obstsaft oder Tee, Knäckebrot, Butter, Marmelade
Abends:	Gedünstete Tomaten mit Petersilienreis, Rote-Bete-Salat, Knäckebrot, Butter

Hilfe für die kranke Haut

Wenn das Wunder aller Wunder geschehen ist, wenn die mütterliche Eizelle befruchtet ist, wenn mit goldenem Schlüssel des werdenden Menschen erste Blüte aufgeschlossen wird, lagert sich die wachsende Keimsubstanz in drei mikroskopisch deutlich erkennbaren Teppichen übereinander, den sogenannten Keimschichten. Aus einer wird das Baugerüst des Leibes, das Skelett mit seinen Säulen, Röhren und Kapseln, Schädel und Rückgrat, aus der anderen Herz, Gefäße, große Drüsen und der Ernährungsweg, aus der dritten, dem Hirn-Sinnesblatt: Gehirn, Nervensubstanz und – Haut! Da haben wir des Rätsels Lösung:
Gehirn und Haut sind als ein einheitliches Organ angelegt und gedacht.

Carl Ludwig Schleich

Die Haut ist ein Spiegel unserer Lebensweise

Diät für Hautkranke

Der volkstümliche Ausdruck von der „ehrlichen Haut“ soll zwar eine Charakterbezeichnung sein, hat aber auch im wörtlichen Sinne tiefe Berechtigung. Die Haut als großes, mit wichtigen Aufgaben betrautes Organ sagt uns „ehrlich“, wie es mit uns steht, wenn wir ihre Sprache zu deuten wissen. Sie bildet nicht nur den Abschluß des Körpers gegen die Außenwelt und einen Schutz gegen Schädigungen durch Umwelteinflüsse, sondern sie ist die entscheidend wichtige Grenzfläche, durch die die zahlreichen Geschehnisse im Inneren des Körpers mit dem Geschehen in der Außenwelt in Wechselbeziehung treten. Die Haut lebt, atmet, reagiert auf alle von innen oder außen kommenden Reize als hochdifferenziertes Sinnesorgan in der ihr eigenen Weise. Entweder antwortet sie mit Anregung, Steigerung oder Übersteigerung ihrer verschiedensten Funktionen bis zur Entzündung beziehungsweise – bei chronischen Reizen – bis zur Entartung. Auch die Herabminderung bis zum Versiegen und zu völliger Lähmung ihrer Funktionen kann die Antwort sein, was praktisch einer Abtötung der Hautzellen gleichkommt.

Alle von innen oder außen kommenden Reize müssen im Bereich ihrer Anpassungsfähigkeit bleiben, wenn nicht hartnäckige Funktionsstörungen oder gar Schädigungen auftreten sollen. Nun wissen wir aber durch tägliches Erleben, daß bei einer großen Zahl von Hautleiden die überwiegende Mehrheit durch innere Krankheitsvorgänge, Stoffwechselstörungen, in Unordnung geratene Hormondrüsenfunktionen und Giftwirkungen hervorgerufen werden, die von einem chronisch verstopften Darm, von Infektionsherden an den Zähnen, Mandeln, Nasenhöhlen oder Unterleibsorganen herrühren. Kommt Mangel an wichtigen Heil- und Nährkräften durch unterwertige, falsch zusammengesetzte oder zu einseitige Nahrung hinzu, so kann z. B. der Zustand der Überempfindlichkeit der Haut, die Allergie, schnell geschaffen sein. Sie reagiert dann auf irgendwelche, sonst belanglose äußere Reize (z. B. auf das Tragen neuer, mit chemischen Mitteln präparierter Wäsche, Wolle oder Kleidungsstücke) mit „allergischen Reaktionen“.

Altes Wissen neu entdeckt

Das ist nur ein Beispiel von der Wechselwirkung zwischen den Funktionen der inneren Organe und der Haut und Reizen aus unserer Umgebung. Die zahlreichen Zusammenhänge zwischen inneren Krankheiten und Hautkrankheiten, die lange vor der naturwissenschaftlichen Ära der Medizin erkannt, jedoch im wissenschaftlichen Sinne noch nicht exakt erfaßt worden waren, sind uns wohl weitgehend verlorengegangen, weil sie durch die neuen Erkenntnisse, die man mit neuen technischen Mitteln, vor allem dem Mikroskop, gewann, in den Hintergrund gedrängt wurden. Sehr bald stand die Anschauung, daß infektiöse wie nichtinfektiöse Hautkrankheiten rein äußerlich bedingte, örtliche Erkrankungen seien, denen man mit entsprechenden äußerlichen, örtlich angewandten Mitteln begegnen könnte, völlig im Vordergrund.

Hilfe für die Haut

Eine erdrückende Fülle neuerer Beoachtungen und Erfahrungen haben wesentlich dazu beigetragen, diese Auffassung der Hautkrankheiten zu überwinden und in der Mehrzahl der Hautkrankheiten wieder – wie früher – Anzeichen und Wirkungen innerlicher Erkrankungen zu sehen. Die Haut wird damit zum „Spiegel des Leibes".

Allein der anatomische Aufbau der Haut ist mit seinen zahlreichen Zellschichten, Talgdrüsen, Schweißdrüsen, Nervenkörperchen, Farbstoffen und sonstigen chemischen Kräften so wunderbar, daß wir daraus schon auf vielseitige und wichtige Funktionen schließen dürfen. Was wir bis heute über die Hautfunktionen wissen, ist nach menschlichem Ermessen sehr viel. Vermutlich erfassen wir jedoch damit nur einen kleinen Teil ihrer wahren Bedeutung. Das sollte uns bei allen Eingriffen, besonders mit chemischen Mitteln, zu größter Vorsicht veranlassen.

Wie bei den bisher schon behandelten Krankheitsgruppen gewinnt auch bei den Hautkrankheiten die unspezifische, allgemeine Behandlung wieder mehr und mehr Einfluß. Zur unspezifischen Behandlung gehört natürlich in erster Linie wieder die Ernährung.

Die Erfahrung der Kinderärzte

Die Kinderärzte haben schon vor geraumer Zeit die Erfahrung gemacht, daß man durch Beschränkung des Kochsalzes in der Nahrung die Durchfeuchtung des Körpergewebes in besonders eindrucksvoller Weise bei Säuglingen beeinflussen kann. So gelingt es, durch kochsalzarme Nahrung eitrige Infektionen der Haut und der Schleimhäute und vor allem auch nässende Ekzeme einzutrocknen und abzuheilen. Die Kinderärzte bedienen sich deshalb mit Vorliebe kochsalzarmer Kost zur Beeinflussung der erwähnten Krankheitsbilder.

Die Abwehrkraft entscheidet

Auch beim erwachsenen Menschen bestehen enge Beziehungen zwischen Hautgesundheit und Ernährung. Die zahlreichen Einwirkungen auf die Haut, wie Wärme, Kälte, Gifte, Bakterien, Pilze, Parasiten oder gar Verletzungen, denen wir täglich oder gelegentlich ausgesetzt sind, können schwerlich Hautkrankheiten hervorrufen, wenn sich das Hautorgan in einer normalen und gesunden Abwehrlage befindet. Es gibt eine innere Krankheitsbereitschaft der Haut, und diese hängt ohne Zweifel eng mit ihrem Ernährungszustand zusammen. Es ist daher wichtig, daß Hautkranke jeder Art zunächst einmal ihre Ernährung ordnen, und das heißt nach alter und jüngster Erfahrung: einfach, knapp, vollwertig und salzarm gestalten. Jede Schwächung unserer Lebenskraft bedeutet für die Haut eine Verminderung ihrer Abwehrfähigkeit.

Diät für Hautkranke

Die Rolle und Bedeutung der aus der Bakterienwelt stammenden Krankheitserreger soll natürlich ebensowenig verkannt werden wie die Zweckmäßigkeit und Notwendigkeit der von den Hautfachärzten mit großer Erfahrung ausgeübten äußeren Behandlung der zahlreichen Hautkrankheiten. Es darf jedoch nicht übersehen werden, daß diesen Erkrankungen meist innere Bedingungen zugrunde liegen. Und eben diese inneren Voraussetzungen müssen noch besser erforscht und erkannt werden, damit sie in unserer Behandlung eine entsprechende Berücksichtigung erfahren können. Äußere und innere Behandlung, Hygiene und Lebensordnung müssen daher unbedingt ihr Teil zum Heilprozeß beitragen.

Die „Schuttplatzfunktion" der Haut

Von großer praktischer Bedeutung ist der Nachweis der *Speicherfähigkeit der Haut* für Wasser, Stoffwechselgifte, Bakteriengifte, Salze, Säuren und sonstige übermäßig zugeführte Stoffe, die der Körper abzuscheiden wünscht. Der Körper benutzt diese „Schuttplatzfunktion" der Haut, wenn er sich der überschüssigen, ausscheidungsfähigen Stoffe nicht mehr entledigen kann. Diese werden in der Haut zunächst abgelagert und entgiftet. Der Geruch zahlreicher Mitmenschen gibt uns oft ein beredtes, praktisches Zeugnis davon. Schon das sollte uns sagen, daß der Körper in einem schweren Abwehr- und Entlastungskampf steht und sofortige Hilfe braucht, wenn Krankheiten und insbesondere Hautkrankheiten vermieden werden sollen.

Diese Hilfe aber kann nur darin bestehen, daß wir die Haut in ihrer Funktion durch Trockenbürsten, Waschungen, Schwitzpackungen und Bäder unterstützen. Allein dadurch gelingt es bereits, einen großen Teil der „Schuttstoffe" zur Ausscheidung zu bringen. Unterbrechen wir ferner den dauernden Nachschub in das Hautgewebe durch knappe Nahrungszufuhr, durch Obsttage, Saftfasten oder einzelne Vollfastentage bei gründlicher Darmreinigung, so wird sich die Haut bald aller „Abfallstoffe" entledigen und eine gesunde Funktion und Farbe wiedergewinnen.

Mangel und Überschuß schädigen die Haut

Hilfe für die Haut

Die beiden erwähnten Beispiele sollen nur einen kleinen Einblick in die Arbeit der Haut vermitteln, um Verständnis für die Notwendigkeit der Nahrungsregulierung bei Hautkrankheiten zu wecken. Längst sind zahlreiche Nährschäden als Ursachen für Hautkrankheiten bekannt, so z. B. das harmlose Gelbwerden der Säuglinge bei überschüssiger Möhrensaft- oder -breifütterung. Nicht so harmlos ist dagegen eine Kochsalzeinlagerung bei Kochsalzüberschuß in der Nahrung, da dadurch die Entzündungsbereitschaft der Haut und ihre Speicherfähigkeit für Wasser erhöht werden, wobei gleichzeitig die Abwehrfähigkeit sinkt.

Gründlich erforscht sind bereits die Erscheinungen des Vitamin-A-Mangels an der Haut. Ich erinnere nur an die Verhornung der Haarbalgdrüsen, das Auftreten von Mitessern, die eitrigen Hautentzündungen, den Haarausfall, Pickelbildung, Schwitzunfähigkeit der Haut und vieles andere. Typische Hautkrankheiten (wie Pellagra) sind die Folge des Mangels verschiedener Faktoren der Vitamin-B-Gruppe. Ferner erweist sich Vitamin-F-Mangel an der Haut.

Auch giftige Nahrungsstoffe und Medikamente zeigen zahlreiche Beziehungen zur Haut. Die meisten Menschen haben schon am eigenen Körper nach Genuß von Muscheln, Fisch oder Schweinefleisch, nach Wild, altem Käse oder Pilzen Ausschläge erlebt. Selbst gespritzte Früchte, Beeren und Samen können in kürzester Zeit Hautveränderungen hervorrufen. Unter den für die Haut bei Überschuß giftig wirkenden Stoffen darf auch die *Harnsäure* nicht vergessen werden. Vor allem Fleisch, Fleischbrühe, Fisch, Kaffee, Tee, Kakao oder Schokolade und Hülsenfrüchte wirken besonders harnsäurebildend. Neben Ekzemen verursacht Harnsäure Gicht. Wird gleichzeitig eine kochsalzreiche Kost aufgenommen, so wird die Ausscheidung der Harnsäure unmöglich gemacht, während kochsalzarme Kost nach vorübergehender Verstärkung der Beschwerden die Ausscheidung begünstigt und daher der Heilung dient.

Wichtig für die Haut ist auch die Deckung des täglichen Kalkbedarfs von 0,5 bis 1,0 g beim erwachsenen Menschen. Wer an Hautquaddeln, Nesselsucht oder Urtikaria gelitten hat, wird die wohltätige Wirkung einiger Kalkeinspritzungen in die Armvene empfunden haben, die sehr bald die Hitze, die Schwellung und den starken Juckreiz der Hautquaddeln zum Abklingen bringen. Über diese plötzliche und mengenmäßig sehr erhebliche Kalkzufuhr hinaus bedarf der Körper, insbesondere der des Hautkranken, einer gleichmäßigen Kalkzufuhr mit der Nahrung, die jedoch nur gewährleistet ist, wenn denaturierte Nahrungsmittel und Industrieprodukte vermieden und natürliche, frische Nahrungsmittel bevorzugt werden. Nur diese enthalten gleichzeitig die Wirkstoffe, die die Hormondrüsen anregen und den Kalkstoffwechsel regulieren. Chronischer Kalkmangel führt zu Haut-, Knochen- und Zahnschäden, da diese Organe den Kalk nicht nur speichern, sondern ihn auch zur normalen Funktion ebenso brauchen wie die Nerven. Häufig läßt sich bei Hauterkrankungen und allergischen Störungen ein versteckter Eisenmangel nachweisen.

Diät für Hautkranke

Innere Krankheiten beeinflussen die Haut

Nicht nur Mangel oder Überschuß an Nahrungsstoffen oder die mit ins Leben gebrachte oder im Leben erworbene Körperverfassung können die Grundlage zur Entwicklung von Hautkrankheiten bilden, sondern auch zahlreiche innere Erkrankungen. Wir kennen vielfältige Beziehungen zwischen Hautkrankheiten und Erkrankungen der Verdauungsorgane, also des Magens, der Leber, der Bauchspeicheldrüse, des Dünn- und vor allem des Dickdarms. Besonders die chronische Verstopfung muß als Quelle der Selbstvergiftung und zahlreicher krankhafter Hautreaktionen hervorgerufen werden. Oftmals ist eine quälende Hauterkrankung nicht zu heilen, solange nicht eine normale Dickdarmfunktion hergestellt ist.

Genauso haben Nervensystem und Gemütsbewegungen oft wesentlichen Einfluß auf Entstehung und Verlauf der Hautkrankheiten, so daß ihre Rolle bei jedem Heilversuch ernsthaft zu erwägen ist.

Die hautheilende Kost

Die vorstehenden Ausführungen haben gezeigt, daß die Basis für die Behandlung der Hautkrankheiten eine Kost ist, die folgende Merkmale aufweist:

1. Armut an Kochsalz,
2. Armut an tierischen Eiweißkörpern,
3. Fehlen der tierischen Fette,
4. Reichtum an Vitaminen und Fermenten,
5. Reichtum an basenbildenden Mineralien, vor allem an Kalk.

Es kommt somit nicht nur auf die Berücksichtigung eines einzelnen Nahrungsfaktors, z. B. des Kochsalzes, an, wie es vielfach geschieht, wenn bei Hautkrankheiten „kochsalzarme Kost“ verordnet wird, sondern es muß vielmehr eine möglichst vollständige und möglichst natürliche Kostform erreicht werden, die alle Nähr- und Heilfaktoren in sich birgt. Diese Kost ist immer wieder die Rohkost in ihren verschiedenen Abstufungen, z. B. strenge Obst-

Gemüsesaft-Diät, reine Rohkost, rein vegetarische Kost und vegetarische Kost unter Einschluß von Milch und Milchprodukten.

Hilfe für die Haut

Eine sehr strenge Heilkost, die nach jüngsten Erfahrungen auch für chronische Hauterkrankungen in Frage kommt, ist die unter dem Kapitel über die Nervenkrankheiten ausführlich behandelte *Evers-Diät,* in der das angekeimte Getreidekorn eine besondere Rolle spielt. Es wurde bei dieser Kostform die Regulierung gestörter Lebensfunktionen beobachtet, wie das Nachwachsen der Haare bei lang dauerndem Haarausfall, das Nachdunkeln früh weiß gewordenen Kopfhaares, Potenzsteigerung und Einregulierung von Menstruationsstörungen. Weitere Erfahrungen in der Diätetik der Hauterkrankungen werden sicher noch manches schöne Ergebnis zeitigen.

Da sich an der Verbesserung der Hautgewebsernährung, -funktion und -reinigung unsere Heilpflanzen fühlbar beteiligen können, will ich nicht versäumen, auf diese unterstützende Heilmaßnahme hinzuweisen, spielt doch die Heilkräutermischung im Rahmen der Naturheilkunde auch heute noch bei Hauterkrankungen eine erhebliche und berechtigte Rolle.

Zur Allgemeinbehandlung bei Hautleiden können wir z. B. folgende, unter dem Namen Holztee *(Species Lignorum)* bekannte Teemischung verwenden: 50 g Gujakholz *(Lignum Guajaci),* 30 g Hauhechelwurzel *(Radix Ononidis),* 10 g Süßholz *(Radix Liquiritiae),* 10 g Sassafrasholz *(Lignum Sassafras).* Man rechnet 2 Eßlöffel dieser Mischung auf 3 Tassen Wasser und läßt auf 2 Tassen einkochen. Morgens zum Frühstück trinkt man 1–2 Tassen der warmen Abkochung.

Oft genug wird es erst nach regelmäßigem, gewissenhaftem Einsatz aller natürlichen Ordnungsfaktoren gelingen, ein lästiges und jahrelang quälendes Hautleiden zu heilen.

Die tiefen, vom ersten Beginn der organischen Entwicklung an bestehenden inneren Beziehungen zwischen dem zentralen Nervensystem und der Haut, der Einfluß der Ernährung, der Darmfunktion und der großen, inneren Organe müssen bei jeder Behandlung der einzelnen Formen der Hautkrankheiten berücksichtigt werden. Der Zustand der Haut und ihre Reaktionsfähigkeit hängen ferner wesentlich von der allgemeinen Körperverfassung oder Konstitution ab. Außerdem sind Gemütsbewegungen (Affekte) oftmals von größter Bedeutung. Sie prägen sich schon normalerweise an der Haut aus – im Rot- oder Blaßwerden bei Erregungen –, sind aber auch oft der tiefere Grund für die Entstehung oder das Bestehenbleiben von Hautleiden trotz intensivster Behandlung.

Auch die sogenannten Überempfindlichkeitsreaktionen der Haut, die sogenannten allergischen Krankheiten, haben letztlich im Nervensystem begründete Ursachen. Nahrungsmittel lösen die Reaktionen oftmals aus. Wir spre-

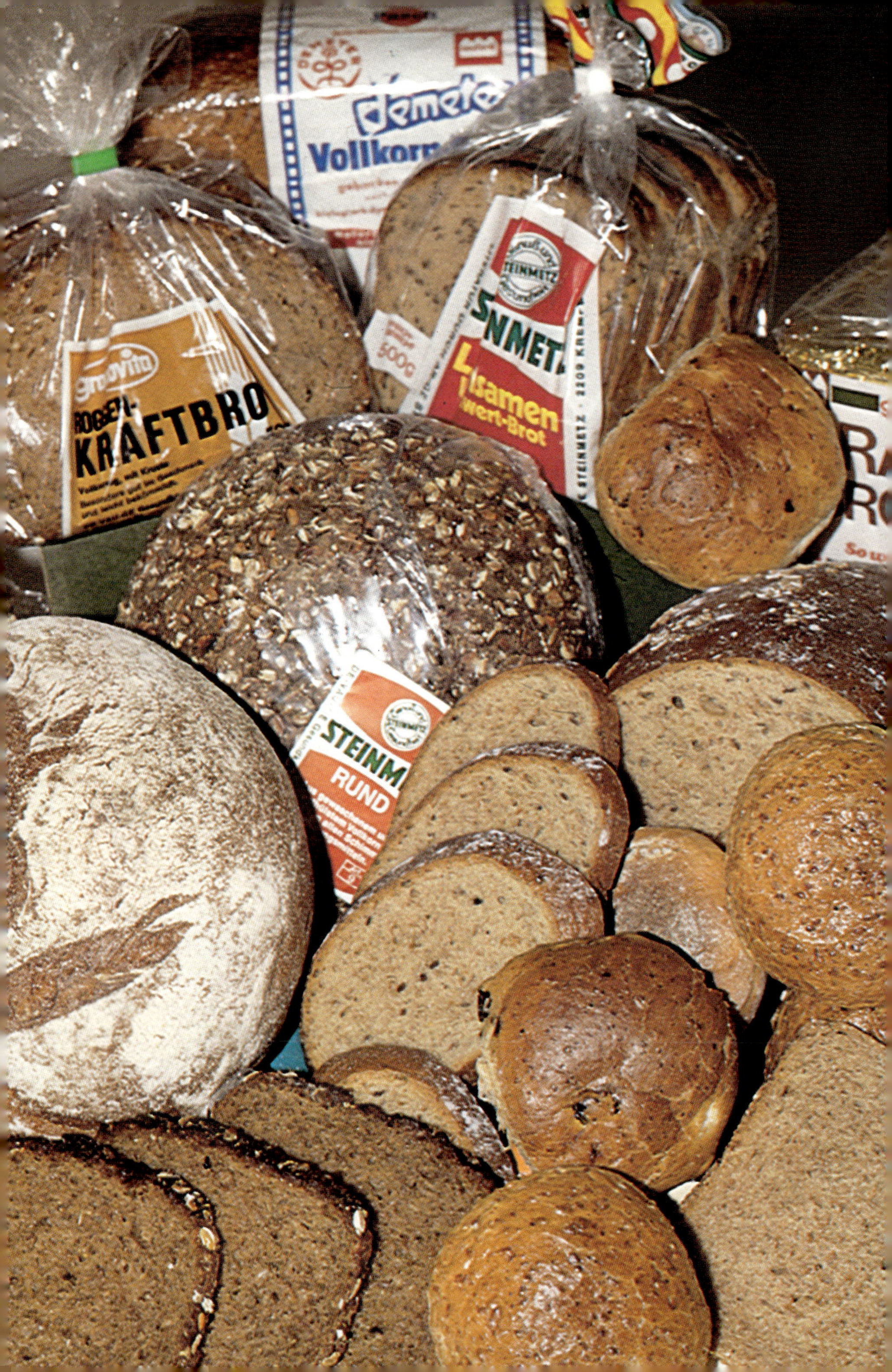
demete
Vollkorn
ROGGEN-
KRAFTBRO
500g
STEINMETZ
RUND

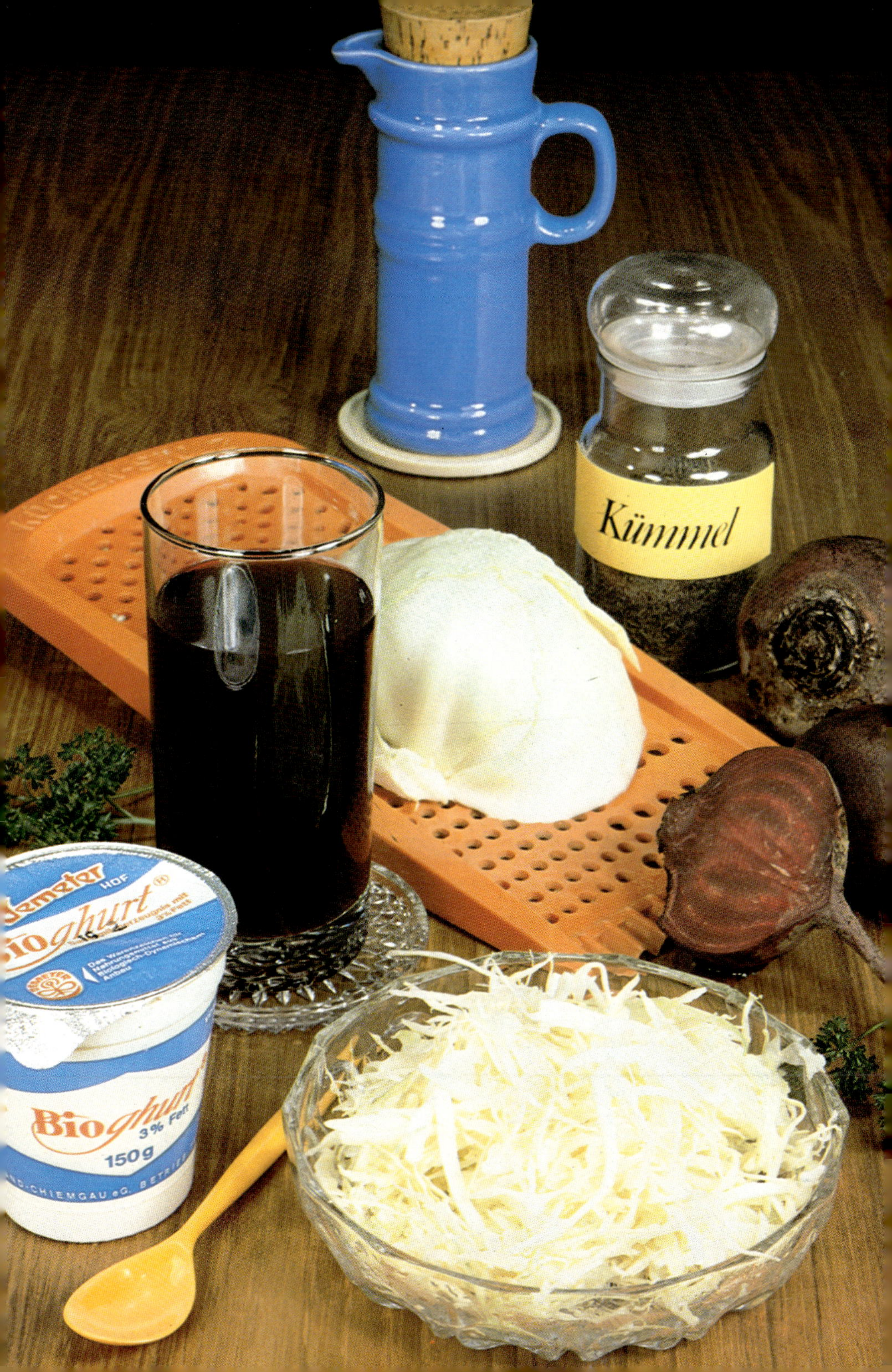
Kümmel
demeter
Bioghurt
Bioghurt
3% Fett
150g

chen dann von Nahrungsmittelallergien, z. B. Nesselsucht oder Urtikaria nach Fisch, Muscheln, Schweinefleisch, Erdbeeren, Curry oder anderen Nahrungsstoffen.

Diät für Hautkranke

Gleiche oder ähnliche Reaktionen können auf zahlreiche Stoffe unserer engeren Umwelt auftreten, z. B. Asthma nach Bettfedernstaub, Heufieber bei Einwirkung der Gräserpollen, Magen-Darm-Katarrh nach bestimmten Nahrungsmitteln, Ekzeme auf zahllose, aus der Außenwelt oder aus einem kranken Stoffwechsel stammende Stoffe.

Durch Untersuchungen (Allergievektorbestimmung) an 106 allergiegefährdeten Patienten konnte *Schnabel* die häufige Anwesenheit von Abwehrstoffen (Antikörpern) gegen Schimmelpilz-Antigen aufdecken. Gegenüber anderen getesteten Antigenen, nämlich Gräserpollen, Hausstaub und Federn, war die Reaktion gegen Schimmelpilze mit 28% die weitaus häufigste (Gräserpollen 23%, Hausstaub 18% und Federn 13%). Während die anderen erwähnten Antigene hauptsächlich eingeatmet werden, wird der Schimmelpilz in erster Linie mit der täglichen Nahrung zugeführt. Der Schimmelpilz ist also ein wichtiges Nahrungsmittelallergen. Durch eine schimmelpilzfreie Ernährung (Weglassen aller entsprechenden Käsesorten und sorgfältiger Verzicht auf andere Nahrungsmittel mit Schimmelbildung) und eine möglichst weitgehende Meidung der einzuatmenden Allergene (Gräserpollen, Hausstaub, Federn) lassen sich allergische Erscheinungen bei Allergiegefährdeten ursächlich beeinflussen und dadurch hemmen oder vermeiden.

In diesem Zusammenhang muß darauf hingewiesen werden, daß Schimmelpilze auch Aflatoxin produzieren, eines der stärksten Gifte, die wir kennen, das in dem begründeten Verdacht steht, Leberkrebs hervorzurufen. Darum angeschimmelte Lebensmittel grundsätzlich wegwerfen!

Bircher-Benner hat uns gezeigt, daß eine wirkliche Heilung der allergischen Krankheiten nur auf dem oft mühsamen Wege einer Wiederherstellung der natürlichen Lebensordnung unter Einschaltung einer längeren, reinen Rohkostbehandlung möglich ist. Unserer eigenen Entscheidung bleibt es überlassen, ob wir Hautkrankheiten mit allerlei äußerlichen Mitteln vertreiben oder durch Anwendung der kochsalzfreien oder sogar reinen Rohkost zur wirklichen Heilung bringen wollen.

Diät hilft bei Nieren- und Harnwegserkrankungen

Von dem Standpunkt ausgehend, daß die Nahrung die Beherrscherin des Lebens und der Gesundheit ist, ist es die erste Pflicht der medizinischen Forschung, den Einfluß der Nahrung, d. h. der Nährstoffe auf den lebenden Organismus, genau zu erforschen. Nur wenn die Einflüsse der von den Menschen zu sich genommenen Nahrung genau durchforscht sind, werden auch ihre Auswirkungen im menschlichen Organismus geklärt werden; dann kann eine feste Basis für die prophylaktischen Maßnahmen geschaffen werden, und zugleich wird ein Wegweiser für die therapeutischen Maßnahmen damit gegeben sein.

N. Katase

Aufgabe und Funktion der Nieren

Filtersystem
Niere

In dem komplizierten Stoffwechselgeschehen des Körpers entstehen fortwährend Abfallprodukte, die baldmöglichst ausgeschieden werden müssen, damit sie nicht Blut, Gewebe und Organe belasten und vergiften. Einen Teil dieser Abfallstoffe scheidet der Körper über die Haut, durch die Lunge und über den Darm aus, nämlich Kohlensäure, Wasser und Salze. Die Ausscheidung der Restprodukte des Eiweißstoffwechsels, der Stickstoffschlacken, aber fällt als Aufgabe fast völlig den Nieren zu. Da eine Anhäufung von Stickstoffschlacken im Blut sehr schnell zu schweren Vergiftungen führen kann, ist diese Aufgabe außerordentlich wichtig und ganz von einer guten Nierenfunktion abhängig.

Die Nieren bilden ein ausgezeichnetes *Filtersystem,* das durch kurze große Gefäße sowohl mit der großen Bauchschlagader als auch mit der großen Hohlvene verbunden ist. In ihrer Rinde, dem äußeren Teil, enthalten die Nieren eine Blutfilteranlage von rund einer Million kleiner *Gefäßknäuel* (Glomeruli), die eine wunderbare Auslesefähigkeit besitzen und das Blutplasma von allen Schlacken (Stoffwechselabfällen und Giften oder den sogenannten harnpflichtigen Substanzen) befreien. Die Nieren müssen täglich aus einer Menge von 1500 Liter Blut etwa 1,5 bis 2 Liter Harn filtern. Das Kapillarnetz der Nieren hat eine Gesamtlänge von 50 Kilometern. Zu dieser ungeheuren Leistung kommt hinzu, daß das gesunde Nierengewebe außerordentlich anpassungsfähig ist und über so viel Leistungsreserven verfügt, daß selbst zeitweilige starke Überbelastungen bewältigt werden und der Körper auch mit einer Niere auskommen kann. Die Nieren zeigen erst Anzeichen des Versagens, wenn sie auf ein Viertel ihres Bestandes eingeschränkt sind.

So groß auch die Anpassungsfähigkeit der Nieren bei kurzdauernden und einmaligen Überbelastungen ist, so wird ihre Leistungsfähigkeit doch bei andauernden Mehrbelastungen und Schädigungen eines Tages erschöpft, so daß sie ihren Dienst versagen und mit mancherlei Krankheitszuständen antworten. Das geschieht durch *Medikamenten- und Genußmittelmißbrauch, chronische Infektionsherde, dauernde unmäßige Eiweiß- und Fettzufuhr und* auch durch eine *mangelhafte Haut- und Lungenfunktion bei vorwiegend sitzender Lebens- und Arbeitsweise in geschlossenen Räumen.* Für die Gesunderhaltung dieser wichtigen Schlackenfilteranlage spielt also die möglichst natürliche Ernährungs-, Lebens- und Arbeitsweise eine entscheidende Rolle.

Das Endprodukt der Nierenarbeit, der Harn, wird über das Nierenbecken durch den Harnleiter der Blase zugeführt und von dort durch die Harnröhre entleert. Bei gesunder Nieren-Blasen-Funktion entleert man täglich etwa 1½ Liter Harn, der leicht gelblich, klar durchsichtig, ohne sichtbare Beimengungen und von schwach saurer Reaktion ist. Er führt die Stoffwechselschlacken in völlig gelöster Form mit sich. Sie lassen sich durch entsprechende chemische Urinuntersuchungen nachweisen.

Akute Nierenentzündung durch Fasten zu heilen

Im Jahre 1916 trug der Altmeister der Diagnose und Behandlung der Nierenkrankheiten, Prof. Dr. *Franz Volhard,* auf der Kriegstagung des Kongresses für Innere Medizin in Warschau die These vor: *„An einer akuten Nierenentzündung darf kein Kranker mehr sterben."* Der Satz rief damals allgemeines Lächeln hervor, zumal sich an den Fronten des ersten Weltkrieges die Nierenerkrankungen in einer ungeahnten Weise gehäuft hatten und viele Erkrankte daran zugrunde gegangen waren. Heute weiß jeder praktische Arzt, daß der *Volhardsche* Satz seine volle Berechtigung hat, wenn berücksichtigt wird, daß die Zeit der Heilbarkeit einer akuten Nierenentzündung kurz bemessen ist, nämlich bis etwa sechs Wochen nach der Infektion. Wenn diese Zeit ohne eine sinnvolle Behandlung verstreicht, ist der Kranke verloren oder dem Siechtum preisgegeben. Wird die akute Nierenentzündung rechtzeitig entdeckt, so ist sie in fast 100 % der Fälle zu heilen.

Ursachen der akuten Nierenerkrankung

Die Ursache der akuten Nierenentzündung ist fast immer ein Infekt, der von den Mandeln, Zähnen oder Nasennebenhöhlen ausgeht. Diese Infektionsherde müssen dann schleunigst saniert werden. Nierenentzündungen, die nach solchen Herdinfektionen auftreten und *nicht* ausheilen, beruhen meist darauf, daß der auslösende Infekt weiterschwelt. Leider gibt es Krankheitsfälle, bei denen der zugrunde liegende Infekt nicht beseitigt werden kann. In diesem Fall bleibt nur der Ausweg einer *operativen Nierenbehandlung.*

Zur Diagnose der Nierenkrankheiten

Nicht erkannte Nierenkrankheiten führen meist zu katastrophalen Folgen. Bei *wassersüchtigen Anschwellungen* muß immer an eine Nierenerkrankung gedacht werden. Man kann sich nicht mit Herz- und Gefäßstörungen, Fußbeschwerden, Mückenstichfolgen, Nervenschwäche oder Schilddrüsenunterfunktion beruhigen, wenn ein Nierenleiden nicht mit Sicherheit ausscheidet.

Bei Kopfschmerzen, Abgeschlagenheit, Müdigkeit und Erbrechen kann natürlich eine beginnende Grippe, eine starke Nervosität oder eine Neuralgie vorliegen. Wenn aber dabei rötlicher Urin auftritt, sind Urinuntersuchungen und Blutdruckmessung unumgänglich, und diese führen meist zur Aufdeckung der Nierenerkrankung.

Verdacht auf eine Nierenerkrankung besteht auch bei Gedunsenheit, Dickerwerden des Körpers und Atemnot. Blutdruckmessung, Urin- und Blutuntersuchung werden hier zu einer diagnostischen Klärung führen.

Fasten heilt Nierenentzündung

Noch schwieriger sind die Erkrankungen – und darin liegt das Heimtückische dieser Krankheit –, bei denen noch uncharakteristischere Anzeichen bestehen wie Müdigkeit, Allgemeinschwäche, Unlustgefühl und Leistungsmangel. Es gibt kaum eine Krankheit, bei der diese Anzeichen nicht auftreten. Hier hilft nur, auf der Hut zu sein und in jedem Fall den Blutdruck messen und den Urin untersuchen zu lassen.

Diätetische Behandlung der akuten Nierenentzündung

Die völlig im Vordergrund stehenden und schnell lebensgefährlich werdenden Krankheitszeichen – Durchblutungsstörungen der Nieren, Blutdrucksteigerung und Hirnödem – sind praktisch nur durch völlige Schonung der Nieren und eine Entlastung des Kreislaufs zu beeinflussen. Das geschieht am besten durch die von Prof. Dr. *Volhard* angegebene *Hunger- und Durstkur.*

Durchführung: Zunächst gründliche Darmentleerung durch 15–20 g Magnesiumsulfat. Wenn das nicht durchführbar ist, muß ein Kamilleneinlauf von 1 l körperwarmem Kamillentee verabfolgt werden. Dann unter Bettruhe strenges Fasten. Nach drei bis fünf Tagen sinkt der Blutdruck meist ab, und die Harnausschwemmung beginnt. Sollte das nach fünf Tagen nicht eintreten, so schaltet man zwei bis drei Safttage ein (siehe „Beispiel einer Saftfastenkur“, S. 350) und wiederholt die Fastenkur. Die zweite Fastenperiode wird meist zum Erfolg führen. In einzelnen Fällen muß trotzdem noch ein „Wasserstoß“ angeschlossen werden, wobei man morgens nüchtern 1½ l dünnen Tee innerhalb einer halben Stunde verabfolgt. Der Wasserstoß löst die Verkrampfung der Nierenarterien, ist aber nur bei guter Herzfunktion durchführbar. Bei nicht normaler Herzleistung schließt man zunächst ein bis drei Safttage, dann einige Rohkosttage an. Die Saft- und Rohkosttage fördern wegen ihres hohen Kaliumüberschusses die Urinausscheidung und regulieren den gestörten Mineralhaushalt. Nach Normalisierung des Butdrucks folgt zunächst eine rein vegetarische und schließlich die lacto-vegetabile Diät, bis keinerlei Funktionseinschränkungen der Nieren mehr nachweisbar sind.

Chronische Nierenentzündung braucht dauernd Diät

Bei chronischer Nierenentzündung kann auch die beste Diät keine Heilung mehr erreichen, gleichwohl muß fast immer eine Diät eingehalten werden. Sie muß sich bei den verschiedenen Störungen im Wasserhaushalt und in der

Stickstoffausscheidung, wie sie als Folge der mehr oder weniger ausgedehnten Schädigung des Nierengewebes auftreten, nach den Krankheitserscheinungen richten und nach Möglichkeit eine Entlastung der Nieren bewirken.

Wenn nur eine *geringe Eiweißausscheidung* ohne wesentliche Blutdruckerhöhung und ohne Anzeichen von ungenügender Nierenfunktion besteht, so erfordert das keine besondere Schonkost. Es sollte jedoch auf eine mäßige Nahrungs- und Flüssigkeitszufuhr geachtet werden, wobei an Eiweiß 40–60 g, an Fett 50–70 g und an Kohlenhydraten 350 g nicht überschritten werden sollten. Daß die zugeführten Nahrungsmittel möglichst frisch und vollwertig zu sein haben und die Kochsalzzufuhr 3 g täglich nicht übersteigen darf, versteht sich von selbst.

Falls *wassersüchtige Anschwellungen* (Ödeme) vorhanden sind, muß eine kochsalz- und flüssigkeitsarme Diät durchgeführt werden. Hierbei ist zu bedenken, daß nicht nur alles Trinkbare als Flüssigkeit anzurechnen ist, sondern auch das in allem Obst und Gemüse, in allen Salaten, Suppen und Breien vorhandene Wasser.

Praktisch ist diese Diät am einfachsten durchzuführen, wenn man für

100 g Obst, Gemüse, Salat (roh oder gekocht)	100 g Wasser
100 g Brei, gekochte Kartoffeln und Quark	50 g Wasser
100 g Auflauf oder Bratkartoffeln	25 g Wasser

berechnet und Kochsalz am besten gar nicht zusetzt, da alle möglichst vollwertig oder natürlich belassenen Nahrungsmittel einen völlig ausreichenden Kochsalzgehalt aufweisen. Die natürlichen Gewürzkräuter (siehe Kapitel „Gewürzpflanzen bereichern die Kochkunst“) liefern genügend Abwechslung. Diese kann man noch durch Tomatenmark und salzfreie Hefe-Extrakte ergänzen. Auch nach Rückbildung der Ödeme ist die Kochsalzzufuhr auf 1–2 g täglich zu beschränken.

Sollte ein stark erhöhter *Blutdruck* (über 200 mm Hg) vorhanden sein, so muß neben dem Salz und der Flüssigkeit auch das Eiweiß eingeschränkt werden. Wir benötigen dann die *salz-, flüssigkeits- und eiweißarme Diät*. Das läßt sich praktisch am besten durch Einschalten von Rohkost-, Reis-Obst- und Dämpfgemüsetagen (dreimal wöchentlich) erreichen. Die Eiweißzufuhr wird sich dann zwischen 35–40 g täglich bewegen, was völlig ausreicht. Als Eiweißquellen dienen Milch und Milchprodukte, während man Fleisch, Fisch und Geflügel völlig ausschaltet.

Solange etwa die Anzeichen einer ungenügenden Nierenleistung (Niereninsuffizienz) vorhanden sind, muß man durch eine *eiweißarme Diät* versuchen, die Anhäufung harnpflichtiger Stoffwechselprodukte, die vorwiegend aus dem Eiweißstoffwechsel stammen, herabzusetzen. Diese Maßnahme ist erforderlich, um nach Möglichkeit die sonst drohende Harnvergiftung (Urämie) zu verhindern. Die Diät hat jedoch nur Sinn, solange dadurch tatsächlich eine Entlastung der Nieren erreicht wird und die Stickstoffaufstauung im Blut herabgesetzt werden kann.

Diät bei Nierenerkrankungen

Hierbei ist jede Art, jede Zufuhr von Fleisch, Fisch und Geflügel völlig untersagt. Der unbedingt notwendige Bedarf von etwa 35 g Eiweiß täglich muß durch Milch und Milchprodukte gedeckt werden. Weiterhin besteht die Nahrung aus Gemüse, Salat, Obst, Fruchtsäften, Getreideprodukten, Honig, wenig Butter und kaltgeschlagenen Ölen.

Wenn die erlaubten (und notwendigen) Eiweißmengen erheblich überschritten werden, sorgt man für einen Ausgleich am besten durch Fasten-, Reis-Obst-, Obst- und Gemüsetage.

Als *Maß für die Flüssigkeitszufuhr* kann die in den letzten 24 Stunden ausgeschiedene Menge gelten. Am besten trinkt man Hagebuttentee.

Verlauf der chronischen Nierenentzündung: Je nach der auslösenden Ursache sind die Anzeichen der *ersten Phase* gekennzeichnet durch niedrigen Blutdruck, durch Herzbeschleunigung, Übelkeit und Erbrechen, manchmal auch durch Durchfälle und die daraus folgende Gewebeaustrocknung (Exsikkose). Unter plötzlichem Nachlassen der Urinausscheidung kommt es dann in 12–24 Stunden zur *zweiten Phase,* dem Stadium der mangelhaften oder auch völlig fehlenden Wasserausscheidung (Oligurie und Anurie).

Akutes Nierenversagen und seine Heilkost

Weit häufiger als die akute ausgebreitete Nierenentzündung (akute diffuse Glomerulonephritis) ist heute besonders beim Erwachsenen das *akute Nierenversagen.* Daran trägt die auffallende Zunahme der Verkehrsunfälle und der Bluttransfusionen die Hauptschuld. Das akute Nierenversagen unterscheidet sich ursächlich (ätiologisch) nach dem Ort des Ablaufs und in seinen Anzeichen grundsätzlich von den entzündlichen Nierenerkrankungen. Diese spielen sich hauptsächlich und zu Anfang an den Gefäßknäueln (Glomeruli) der Nierenrinde, jene an den Nierenkanälchen (Tubuli) ab.

Ursächlich sind an diesem Krankheitsbild eine ganze Reihe von Faktoren beteiligt. Sie können einzeln oder sich teilweise überlagernd für die Auslösung der Krankheit in Frage kommen. Die verschiedensten Ursachen – vor allem Schocks und Kollapse, aber auch akute große Blut-, Flüssigkeits- oder Elektrolytverluste, akuter Gewebszerfall oder akute Gewebszertrümmerung, Blutzerfall, schwere Entzündungen, Nierengifte oder allergische Reaktionen – führen alle zu dem gleichen, eindrucksvollen, klinischen Bild, das in drei Phasen abläuft:

Nieren- und Harnwegserkrankungen

1. Mangeldurchblutung und Gewebeschädigung,
2. mangelhafte oder fehlende Wasserausscheidung (Oligurie, Anurie),
3. häufige Ausscheidung geringer Wassermengen (Polyurie).

Bei den ganzen Veränderungen ist das Ansteigen des Kaliums im Gewebe, vor allem des *in den Zellen gebundenen* (98% der gesamten Kaliummenge des Organismus befinden sich gebunden in den Gewebszellen!), am wichtigsten, da hierdurch eine Kaliumvergiftung zu befürchten ist, die zum Herzversagen führen kann. Diese Vergiftung läßt sich frühzeitig an charakteristischen Veränderungen der Herzstromkurve (EKG) ablesen.

Wenn in der Frist von einigen Tagen bis zu wenigen Wochen die Wasserausscheidung wieder einsetzt, ist die *dritte Phase,* nämlich die der vermehrten Wasserabgabe (Polyurie), erreicht, wobei der Patient in 24 Stunden mehrere Liter Wasser verliert. Wenn hiermit eine Besserung oder Heilung eingeleitet ist, so sind allerdings auch neue Gefahrenmomente vorhanden, wie mangelhafte Infektionsabwehr, große Flüssigkeits- und Elektrolytverluste (vor allem Kalium und Natrium). Trotzdem kommt es meist zur Ausheilung der Nierenschädigung, wenn auch oft Wochen bis Monate vergehen, ehe die Nieren ihre normale Verdünnungs- und Konzentrationsfähigkeit wiedererlangt haben. Nur selten bleibt ein chronisches Nierenleiden zurück. Bei einem geringeren Grad der Nierenschädigung kann auch einmal das zweite Stadium völlig fehlen und das anfangs akute Nierenversagen nach wenigen Tagen schon in das Stadium der gesteigerten Urinabgabe übergehen.

Behandlung: Dem Symptombild entsprechend muß die Diät eiweiß-, natrium- und kaliumarm, dagegen kohlenhydrat- und fettreich sein, wenn die Ernährung über den Magen nicht wegen Übelkeit und Brechreiz unmöglich ist. Diese kann nach einem Vorschlag von *Franz* in der zweiten Krankheitsphase wie folgt gestaltet werden:

Frühstück:	1 weichgekochtes Ei, ½ Scheibe Toast, Butter und Sahne
Mittagessen:	¼ Tasse Quark, ½ Tasse Reis, ½ Tasse gefrorene Ananasstücke, ½ Scheibe Brot, Butter
Abendessen:	Makkaroni und Käse, bestehend aus ½ Tasse Makkaroni, 20 g Cheddarkäse, Butter und Sahne, ½ Tasse eingemachte Birnen, ½ Scheibe Brot und Butter

An Flüssigkeiten sollte man Tee und solche Limonaden geben, die nur *einen* Geschmacksstoff und Zucker enthalten.

Die tägliche Gabe an Kohlenhydraten sollte mindestens 100 g betragen, da diese eiweißsparend wirken. Bei einer eiweiß*freien* Diät werden täglich 90 g Körpereiweiß abgebaut. Gibt man aber 100 g oder mehr Kohlenhydrate, so kann die Menge des Körpereiweißes auf 40 g täglich vermindert werden.

In der *dritten Phase* bleibt die Diät bis zum Rückgang des Reststickstoffs bestehen; es werden lediglich Kalium in Form von Orangen- und Tomatensaft und täglich 2 g Kochsalz zugesetzt, auch in Form von Kartoffelchips. Sobald der Reststickstoff auf normale Werte zurückgegangen ist, wird auf Normalkost umgestellt, die vorübergehend sogar mit Milcheiweiß (Quark) angereichert werden kann, um den erlittenen Eiweißverlust auszugleichen.

Diät bei Nierenerkrankungen

In allen Fällen, in denen diese konservativ-diätetische Behandlung nicht ausreicht, muß die moderne Methode der Hämodialyse (sogenannte künstliche Niere) angewendet werden, die heute vielfach schon zu Hause durchgeführt wird. Falls der behandelnde Arzt beim akuten Nierenversagen feststellt, daß sich schnell eine Harnvergiftung (Urämie) entwickelt, wird er die Einweisung in die Klinik veranlassen, da dann alle konservativen Maßnahmen nicht mehr ausreichen. Die Einweisung in die Klinik und die Anwendung der Hämodialyse ist angezeigt, wenn

1. der Harnstoff im Blutserum über 320 mg% ansteigt,
2. der Reststickstoff über 160 mg% beträgt (normal 20–40 mg%),
3. ein Kaliumgehalt im Blutserum von über 27 mg% gemessen wird (normal 16–22 mg%),
4. bereits Harnvergiftungszeichen auftreten (Krampfanfälle, Erbrechen).

Entzündungen der ableitenden Harnwege heilen durch Schaukeldiät

Die entzündlichen Harnwegserkrankungen (Nierenbecken-, Harnleiter- und Blasenentzündungen) können diätetisch gut beeinflußt werden. Dabei ist allerdings zu berücksichtigen, daß Begleitkrankheiten wie Stuhlverstopfung, Dickdarmentzündung und Gallenblasenentzündung ziemlich häufig sind. Zunächst sorgt man durch Kamilleneinläufe und die Einnahme von 20 g Magnesiumsulfat für eine gründliche Darmentleerung. Dann führt man vermehrt Flüssigkeit in Form von harntreibenden und zugleich desinfizierenden Tees zu (z. B. Bärentraubenblättertee).

Da sich manche Bakterien besser in alkalischem, andere besser in saurem Milieu entwickeln, wendet man eine *Schaukeldiät* an, d. h. man gibt zwei bis drei Tage lang eine harnsäuernde Diät, dann wechselt man zwei bis drei Tage lang zu einer harnalkalisierenden Kostform und führt, wenn nötig, diesen Wechsel noch mehrmals durch.

Säuernd auf den Harn wirken folgende Nahrungsmittel, aus denen sich die Kost zusammensetzen muß: Fleisch, Käse, Sauermilchprodukte, Brot und andere Mehlprodukte, Reis und Eier. An den säuernden Tagen darf die Flüssigkeitszufuhr nicht mehr als 1 l betragen. Medikamentös kann die Säuerung durch Ammoniumsalze unterstützt werden. *Alkalisierend wirken* Obst, Gemüse, Salate, Kartoffeln und Frischmilch. Die Flüssigkeitsmenge ist nicht beschränkt. Alkalisierende Medikamente sind zur Unterstützung heranzuziehen.

Man beginnt die Schaukeldiät mit der säuernden Kost, da eine Säuerung oder Azidose allgemein die Blutbildung und Gewebsatmung verbessert, das Knochenmark anregt und weiße Blutkörperchen auswirft, die die Bakterien angreifen und die Körperabwehr steigern.

Nierensteinerkrankungen und ihre Diät

Während des Krieges und bei den Millionen Kriegsgefangenen mit ihrer flüssigkeitsreichen, eiweiß- und fettarmen Kohlenhydratkost wurden Nierensteine nur selten beobachtet. Früher machten die Nierensteine etwa 3 % der urologischen Krankheitsfälle aus, während sie seit dem letzten Krieg auf fast 30 % angestiegen sind. Es liegt nahe, die veränderte Ernährungsweise, die zu einem hohen Fettverbrauch führte, damit zu belasten.

Nach Prof. Dr. *R. Schmidt* ist der Nierenstein in den meisten Fällen keine örtlich beschränkte Erkrankung, sondern gewissermaßen nur ein Steinchen in dem Symptomenmosaik der *uratischen Diathese.* Jedenfalls spielen vielfach Störungen hormoneller Funktionen sowie Störungen der Steuerung des vegetativen Nervensystems beim Entstehen der Steinkrankheiten eine wichtige Rolle. Häufig ergeben sich in der Verwandtschaft der Steinkranken gehäufte Fälle von Steinleiden, Gicht, Fettsucht, Rheuma und Ekzemen.

Diät bei Oxalatsteinbildung (Kalziumoxalatsteine)

Siebzig Prozent der vorkommenden Nierensteine sind Oxalatsteine. Als Ursache der Oxalatsteinbildung erkennen wir eine übermäßige Bildung von Oxalsäure im Blut. Sie steht im Zusammenhang mit Störungen des vegetativen Nervensystems, wobei vor allem eine übermäßige Magensäurebildung sowie Darmkrämpfe auftreten. Sowohl die vegetativen Störungen wie auch die übermäßige Oxalatbildung stehen häufig im Zusammenhang mit einer überwiegenden Kohlenhydratkost, bei der sich auf Kosten des überschüssigen Zuckers Oxalsäure bildet (sogenannte Kohlenhydratgicht). Meist besteht auch eine Funktionsstörung der Leber. Werden durch die Nahrung gleichzeitig vermehrt Oxalbildner und Oxalträger zugeführt, so kommt es zur Oxalkrise (Steinbildung, Koliken). Die Oxalatsteine bestehen aus harten, spitzen Kalkkristallen. Im Urin findet man die Kristalle häufig in Grießform.

Die Behandlung dieser Steinbildung ergibt sich aus den beschriebenen ursächlichen Zusammenhängen:

1. Regelung des vegetativen Nervensystems (Ausschalten chronischer Entzündungsherde).
2. Überprüfen und Regeln der Leberfunktion.
3. Beseitigen von eventueller Magenübersäuerung und von Darmgärungen.
4. Ausschalten der Oxalbildner und Oxalträger, d. h. *Vermeiden von* Spinat, Sauerampfer, Rhabarber, Feigen, Kakao, Schokolade, Tee, roten Rüben und Beerenobst.
5. *Einzuschränken sind* stark kalkhaltige Nahrungsmittel: Milch, Käse, Nüsse, Apfelsinen, Mandarinen, Sellerie, Kohlrabi, Grünkohl, Blumenkohl, Endivien- und Kopfsalat sowie schwarzer Rettich.
6. *In beliebigen Mengen erlaubt sind* Fleisch, Fisch (aber keine Konserven!), pflanzliche Öle und Fette, Honig, Vollkornbrot (auch Weißbrot), Mehlspeisen, Kartoffeln, frisches Obst (mit obigen Ausnahmen), alle Gemüse (mit obigen Ausnahmen), Feldsalat, Kürbis.
7. *Zu bevorzugen sind Vitamin-A-haltige Nahrungsmittel:* Aprikosen (besonders getrocknete), Pfirsiche, Möhren, grüne Erbsen, Salate, Bohnen, Lebertran, Eigelb und Rahm.
8. *Täglich* mindestens *1 Liter Flüssigkeit* zuführen, am besten folgende Mineralwässer: Fachinger, Wildunger Helenenquelle, Neuenahrer Sprudel.
9. *Medikamentös:* 3mal täglich 2 Dragees Uralyt, ferner Nerven-, Leber- und Magen-Darm-Mittel je nach Untersuchungsbefund. Die Behandlung hat nur unter ärztlicher Kontrolle zu geschehen!

Diät bei Nierensteinbildung

Neuerdings scheint es gelungen zu sein, Oxalatsteine mit Hilfe einer Chemikalie aufzulösen, indem man das „Lösungsmittel" durch eine Sonde in das Nierenbecken träufelt. Es wird mit Hochdruck daran gearbeitet, diese vorerst noch wenig angenehme Prozedur zu verfeinern.

Diät bei Phosphatsteinbildung

Von den auftretenden Nierensteinen sind etwa 28% Phosphatsteine. Störungen des Kalkstoffwechsels oder andere Zustände, die eine Alkalisierung des Harns hervorrufen, wie Nierenbeckenentzündungen oder Magenübersäuerung, lassen im alkalischen Harn Phosphatsteine entstehen. Alkalisch reagierender Harn begünstigt wiederum die Entwicklung von Bakterien und damit von Entzündungen der ableitenden Harnwege.

Um die Phosphate auf jeden Fall „in Lösung" zu halten, muß man eine *harnsäuernde* Diät einsetzen. Sie darf jedoch keine Reizwirkung auf den Magen ausüben, damit nicht zuviel saurer Magensaft zurückgehalten wird, was schließlich zu einer alkalischen Urinreaktion führen würde. Alle Magensaft- und Magensäurelocker müssen daher wegfallen.

Nieren- und Harnwegs-erkrankungen

Zu vermeiden sind Kaffee, scharf gebratene und gewürzte Fleischspeisen, Kohlensäure und Mineralwässer.

Einzuschränken sind Frischmilch, Käse, Nüsse, getrocknete Feigen, Apfelsinen, Mandarinen, Kartoffeln, Sellerie, Kohlrabi, Grünkohl, Blumenkohl, Endivien- und Kopfsalat sowie schwarzer Rettich.

In normaler Menge erlaubt sind saure Milch, alle Sauermilchprodukte, saure Sahne, Butter, Fleisch, Fisch (keine Konserven), kaltgeschlagene Öle, Honig, alle Brot- und Mehlspeisen, frisches Obst mit Ausnahme der vorgenannten Sorten, alle Gemüse, außer den einzuschränkenden, und Feldsalat.

Als *Getränke* wählt man am besten säuernde Brunnenwässer: Apollinaris und Rhenser Sprudel. Flüssigkeitsmenge nicht unter 1 Liter am Tag.

Ein gutes *medikamentöses Hilfsmittel* zur Behandlung der Phosphatsteinbildung ist Aluminiumhydroxid (Aludrox). Die Phosphate werden normalerweise aus dem Darm aufgesaugt und über die Nieren ausgeschieden. Aluminiumhydroxid bildet bereits im Darm eine nicht mehr lösliche Verbindung von Aluminiumphosphat, das über den Darm ausgeschieden wird, bevor es überhaupt in den Kreislauf geraten und in den Nieren eine Phosphatsteinbildung ermöglichen kann. Dieses Medikament eignet sich sehr gut zur Vorbeugung und Nachbehandlung, zumal in 35 % der Fälle mit Wiederholung der Steinbildung zu rechnen ist. Ansäuernde Medikamente sind RMS-Petrasch (Säuretropfen) und Extin.

Eine weitere medikamentöse Hilfe bietet auch die *Färberröte* (Färberkrapp, *Rubia tinctorum).* Im Tierversuch konnte man durch Rubia eine künstlich hervorgerufene Kalziumsteinbildung hemmen und verhindern. Man verabreicht 3,0–8,0 ccm der Rubiawurzeltinktur oder ein entsprechendes Spezialpräparat (z. B. Rubia-Tee). Im übrigen muß man zu der Frage, ob sich Nierensteine mit Diät und Medikamenten auflösen lassen, einschränkend feststellen, daß die Erfolge bis heute noch recht bescheiden sind und die Auflösung nur in relativ wenigen Fällen gelingt.

Diät bei Harnsäuresteinbildung

Harnsäuresteine, die nur 2 % der vorkommenden Nierensteine ausmachen, kommen zwar allein vor, sind jedoch häufig mit Gicht, Fettsucht, Zuckerkrankheit oder sonstigen Stoffwechselstörungen vergesellschaftet anzutreffen. Sie können fortlaufend als kleine Steinchen oder Beschwerden entleert werden, aber auch in recht ansehnlicher Größe vorhanden sein und damit zu Koliken Anlaß geben. Der Urin ist hierbei immer stark sauer. Da es meist sehr schwer ist, die Säuerung des Harns zu überwinden, muß eine stark harnalkalisierende Diät gegeben werden, um die Harnsäure „in Lösung“ zu halten.

Wir benutzen dazu am besten die *Gicht-Diät* (siehe S. 423). Träger von Harnsäuresteinen und Gichtkranke sind meist starke Fleischesser. In der Gicht-Diät sind aber gerade alle Fleisch- und Fischspeisen zu vermeiden. Nur eine sorgfältige Zubereitung unter Verwendung von „vegetarischen Braten", „Pflanzenwurst" und Küchenkräutern kann die Speisen schmackhaft machen.

Diät bei Nierensteinbildung

Die Flüssigkeitszufuhr muß reichlich sein, nicht unter 1 ½ Liter am Tag, was durch Obstsaft- und Obstgenuß, viel Gemüse und Salate erreichbar ist.

Für Trinkkuren wählt man alkalisierende Brunnenwässer, z. B. Fachinger, Wildunger Helenenquelle und Neuenahrer Sprudel. Alkalisierend wirkt auch das Medikament Uricedin.

Nach den Erfahrungen von Prof. Dr. *B. Bibus* lassen sich Urat- bzw. Harnsäuresteine durch eine „Zitronenkur" auflösen. Auch Rückfälle, von Nierensteinleidenden besonders gefürchtet, konnten durch den Dauergenuß von Zitronen bei diesen Patienten mit Sicherheit vermieden werden. Bei diesen „Zitronenkuren" wurden mehrere Monate lang täglich 1—2 Zitronen in Form von Limonade verabfolgt. Die bisherigen Ergebnisse waren so überzeugend, daß eine Anwendung auf breiter Basis empfohlen wurde.

In der täglichen Praxis bewährt sich bei Harnsäuresteinen, harnsaurer Diathese, Gicht und rheumatischer Arthritis auch vielfach eine Kur mit *destilliertem Wasser.* Dabei trinkt man 1—2 Liter doppeltdestilliertes Wasser (aus der Apotheke) am Tag, und zwar alle zwei Stunden einen viertel Liter. Die Dauer der Kur beträgt drei bis fünf Tage, bei schweren chronischen Erkrankungen (Leber-, Nieren-, Nervenleiden, Diabetes) und unter ärztlicher Kontrolle auch ein bis zwei Wochen. Nach einer Pause von einem Monat kann die Kur wiederholt werden.

Während der Trinkkur muß der Genuß von Salz und rohem Obst unterbleiben. Man kann jedoch nach den Wasserstößen zu den gewohnten Mahlzeiten Gemüse-, Milch- und Getreidegerichte zu sich nehmen. Das von Mineralsalzen völlig freie Wasser ist in der Lage, krankhafte Stoffwechselprodukte aufzunehmen und auszuscheiden.

Bewährt hat sich nach meinen Erfahrungen auch die Kombination von Zitronensaft mit destilliertem Wasser. Man fügt dann zu je 1 Liter doppeltdestilliertem Wasser den Saft einer Zitrone, wodurch das Wasser auch leichter trinkbar wird. Diese Zitronenwasserkur ist besonders für rheumatische Arthritis und Gicht sowie für Zuckerkranke geeignet.

Den alten, der Volksheilkunde bereits bekannten Mitteln, wie dem japanischen Teeschwamm (Kombucha), der 25% reine Glukonsäure enthält, der Krappwurzel, die Phosphat- und Carbonatsteine anzugreifen vermag, und den Heilpflanzen Maiglöckchen, Arnika, Ackerschachtelhalm und Goldrute kommt eher eine vorbeugende als eine steinauflösende Wirkung zu.

Nervenkranken kann geholfen werden

Die Natur drängt überall, wohin wir sehen, nach Gesundheit, Kraft, strotzender Fülle und Reife.
So auch beim Menschen als einem natürlichen Wesen.
Wo wir wahrnehmen, daß der Mensch in seinen besten Schaffensjahren kümmert und krankt, können wir mit Sicherheit schließen, daß etwas Unnatürliches, Naturfeindliches Macht über ihn gewonnen hat.

Dr. Dr. Bernhard Detmar

Gesunder Schlaf ist die beste Nervennahrung

Um uns vor Nervenkrankheiten zu schützen oder um Nervenkrankheiten heilen zu können, benötigen wir nicht nur eine zweckmäßige Ernährung, von der hier die Rede sein soll, sondern auch Licht, Luft, Sonne, körperliche Arbeit und eine gesunde Wohnung. In der Wohnung aber auch Ruhe und einen gesunden, natürlichen Schlaf. Ohne diesen nützt uns eine Ernährungsbehandlung nichts. Wir müssen uns daher mit dem Schlaf näher befassen. Gesunder Schlaf

Seit den ältesten Zeiten wissen die Menschen um den großen Segen eines erquickenden Schlafes, und ebenso lange bemühen sich die Ärzte, ihren Kranken diesen Segen zuteil werden zu lassen, da er zu ihrer Genesung eine unerläßliche Voraussetzung ist. Es wundert uns daher nicht, daß Schlafmittel von jeher zum Bestand des ärztlichen Arzneischatzes gehören, wie sie sich ebenso in vielfältiger Form in der Volksmedizin finden. Aber gerade die Vielfalt der angepriesenen Mittel läßt uns stutzig werden; denn je größer die Zahl der Mittel, um so näher liegt der Verdacht, daß sie alle nicht recht befriedigen. Warum das tatsächlich so sein muß, wird uns nach den folgenden Ausführungen klarwerden.

Was wissen wir von dem Vorgang Schlaf? Was ist eigentlich Schlaf, und wie kommt er zustande?

Früher war Opium und später das daraus isolierte Morphium das einzige sichere Mittel zur Einschläferung der Kranken. Man empfand es daher als Bereicherung des Arzneischatzes, als man im Jahre 1869 das Chloralhydrat fand, welches dem Arzt gestattete, in vielen Fällen auf das Morphium zu verzichten, das ja die nicht zu unterschätzende Gefahr der Süchtigkeit in sich birgt. Man meinte dabei, daß das Chloralhydrat im Körper Chloroform abgäbe und seine Wirkung durch eine leichte Chloroformnarkose zu erklären wäre, wie man überhaupt zu dieser Zeit die Vorstellung entwickelte, daß Schlaf den ersten Grad der Narkose darstelle. Die Verwechslung von Schlaf und Narkose hatte gerade zum oben angeführten ersten „chemischen Schlafmittel", dem Chloralhydrat, geführt. Auf der Vorstellung, daß Schlaf und Narkose als gleichartige Vorgänge anzusehen seien, beruht überhaupt die ganze Entwicklung der fast unübersehbar großen Zahl von synthetischen Schlafmitteln. Man suchte und fand zahlreiche chemische Verbindungen, die nach Art der Narkotika eine absteigende Lähmung des zentralen Nervensystems hervorriefen, wie man im Tierversuch leicht prüfen konnte. So segensreich einzelne dieser Stoffe in der Hand des Arztes wirken können, wir müssen dennoch darauf hinweisen, daß sich die umfangreiche Zahl der Schlafmittel nur von ganz wenigen chemischen Verbindungen ableitet, die alle narkotische Wirkungen entfalten, das heißt, deren erste Wirkung die Lähmung des Großhirns ist, also die Ausschaltung des Bewußtseins. Anschließend folgt dann die Lähmung der tiefer gelegenen Hirnteile. Und diese Lähmung des Bewußtseins bezeichnete man noch zu einer Zeit als Schlaf, als der große Physiologe *Goltz* mit seinem großhirnlosen Hund gezeigt hatte, daß auch dieser Hund, nachdem das Großhirn durch Operation entfernt war, genauso schlief, wie er es vorher *mit* Großhirn getan hatte. Es war also offensichtlich der Vorgang des Schlafes nicht an das Vorhandensein des Großhirns gebunden. Aber diesen Forscher und seine Untersuchungen übersah man zunächst völlig.

Nerven-kranke

Neuere, geistvolle Versuche verschiedener, darunter vor allem deutscher Forscher haben bestätigt, daß Schlaf weder „ein Verwandter der Narkose" ist, noch überhaupt grundsätzlich etwas mit Narkose zu tun hat. Obwohl das auffallende Symptom des Schlafes das Schwinden des Bewußtseins ist, hört doch die Tätigkeit des Großhirns im Schlaf nicht völlig auf, wie die Träume und die Fähigkeit der Konzentration durch den Schlaf hindurch zeigen.

Es gibt eine nicht seltene Krankheit, die *Encephalitis lethargica,* die unter anderem mit einer zunehmenden Schlafsucht einhergeht. Wenn die Kranken nach langem Kranksein genesen, so bleiben meist bemerkenswerte Schlafstörungen zurück, die sich oft in schwerer Schlaflosigkeit äußern.

C. v. Economo stellte nach dem Tode solcher Kranken fest, daß sich bei ihnen regelmäßig bestimmte krankhafte Veränderungen des Gewebes an einer Stelle im *Zwischenhirn* finden ließen. Wir können daher annehmen, daß die Schlafsucht bei Enzephalitis und die Schlaflosigkeit nach Enzephalitis auf der Erkrankung einiger Nervenzellen am Übergang vom Mittelhirn zum Zwischenhirn beruhen. Diese Stelle bezeichnen wir als „Schlafzentrum".

Diese Annahme wurde glänzend gestützt durch Versuche, in denen es bei Katzen mit Hilfe ganz feiner Elektroden gelang, die Gegend des „Schlafzentrums" mit schwachen elektrischen Strömen zu reizen, worauf die Katzen müde wurden, gähnten und tatsächlich einschliefen. Die Tiere waren ohne weiteres aufweckbar, es handelte sich also um einen natürlichen Schlaf.

Auf der anderen Seite gelang es einigen Forschern, ebenfalls bei Katzen natürlichen Schlaf zu erzeugen, wenn sie den Tieren ganz geringe Mengen Kalzium in die Gegend des Schlafzentrums spritzten. Kalzium dichtet die Zellwände ab und vermindert die Erregbarkeit der Nervenzellen. Diese Injektion führte also durch Dämpfung bestimmter Nervenzellen Schlaf herbei.

Wenn nun einerseits Reizung gewisser Nervenzellen in der Gegend des Schlafzentrums und andererseits Dämpfung bestimmter Nervenzellen in der gleichen Gegend Schlaf auslösen, so müssen wir daraus folgern, daß zwei entgegengesetzt wirkende Zentren vorhanden sind, ein Schlaf- und ein Wachzentrum. Durch weitere Versuche konnte geklärt werden, daß diese Zellen

Anteile des bekannten autonomen oder vegetativen Nervensystems sind. Es gelang sogar, in die Gegend des Schlafzentrums Stoffe zu injizieren, die den parasympathischen Anteil des vegetativen Nervensystems reizen. Damit erzielte man einen mehrere Stunden anhaltenden physiologischen Schlaf. Schlaf ist daher als „Reizzustand des parasympathischen Schlafzentrums" aufzufassen, während das Wachzentrum dem sympathischen Teil des Nervensystems angehört.

Gesunder Schlaf

Damit haben wir den heutigen Stand der Forschung und ihre Anschauung über den Vorgang des Schlafes entwickelt: *Schlaf ist ein Reizzustand des parasympathischen Schlafzentrums.* Daraus folgt, daß der Schlafzustand, vom biologischen Standpunkt gesehen, etwas recht Aktives ist und in keiner Weise etwa mit einer *Lähmung* des Großhirns und der tiefer liegenden Hirnabschnitte (wie sie durch Schlafmittel verursacht wird) gleichzusetzen ist. Im Schlaf spielen sich gewaltige, aktive Aufbauvorgänge ab, und gerade die so notwendige neue Energiestapelung ist es, die beim „Schlaf" unter einem „Schlafmittel" gehemmt wird, da alle Schlafmittel sowie die Narkotika auf das Großhirn und dann auf die Zentren des Hirnstammes und nicht zuletzt auf den gesamten Stoffwechsel lähmend wirken.

Da wir keinen Stoff kennen, mit dem wir einen natürlichen Schlaf herbeiführen können, ist der Arzt gezwungen, nach den Ursachen der Schlaflosigkeit zu forschen. Sie ist aber nur ein Symptom und keine Krankheit. Könnten wir daher die Schlaflosigkeit mit einem echten Schlafmittel behandeln, so brächten wir damit ein Symptom zum Verschwinden, träfen aber niemals den Grund der Krankheit.

Obwohl wir kein echtes Schlafmittel haben, wird mit den sogenannten chemischen Schlafmitteln, die man besser als Hypnotika oder Narkotika bezeichnet, ungeheurer Mißbrauch getrieben. Wir verwerfen nicht die wirklich wertvollen Produkte der synthetischen Chemie, denn in der Hand des Arztes leisten sie uns in gegebenen Fällen unschätzbare Dienste. Aber man sollte sich nachdrücklichst gegen das hemmungslose Einnehmen irgendwelcher Schlafmittel bei jeder geringen Schlaflosigkeit aussprechen.

Nur bei einer durch geistige Überanstrengung, Nervosität, Neurasthenie usw. bedingten Schlaflosigkeit kann es angebracht sein, schwache Narkotika anzuwenden, da der Eintritt des natürlichen Schlafes durch weitgehende Ausschaltung äußerer Reize begünstigt wird. Jeder Arzt wird hier eins der kurzwirkenden sogenannten Einschlafmittel gern verordnen. Aber auch in solchen Fällen kann man weitgehend mit natürlichen Maßnahmen auskommen, wie z. B. völliges Meiden von Reiz- und Genußgiften, körperliche Betätigung, einfache, knappe Ernährung unter wenigstens zeitweiligem Ausschluß von Fleisch, Hartkäse und Eiern, planvolle Freizeitgestaltung; es sind also alles

Dinge, mit denen sich überzivilisierte, genußsüchtige Menschen angeblich wegen Zeitmangels nicht mehr beschäftigen können.

Nerven-kranke

Schließlich ist die einfache nervöse Schlaflosigkeit auch ein dankbares Feld zur Anwendung der leicht beruhigend wirkenden Tees aus Baldrianwurzel, Heidekrautblüten und Beifuß, deren Wirkung man durch ein heißes Salzfußbad unterstützt; weiterhin, indem man größere Mahlzeiten vor dem Schlafengehen vermeidet, aber dafür eine Dreiviertelpackung nach Prießnitz durchführt.

Falls man sich selbst einen beruhigenden, schlaffördernden Heilkräutertee bereiten will, um nervöse Übererregung und zu große geistige Lebhaftigkeit, die das Einschlafen verhindern, zu bekämpfen, mische man je 20 g Baldrianwurzeln, Beifußkraut, Heidekrautblüten, Pfefferminzblätter und Hopfen. Von dieser Mischung setzt man 1 Teelöffel voll auf 1 Tasse Wasser kalt an, läßt sie den Tag über stehen, erhitzt kurz bis zum Kochen und läßt die Mischung dann noch 20 Minuten an einem warmen Ort stehen. Dann seiht man durch und trinkt diesen Tee eine Zeitlang abends regelmäßig zwei Stunden vor dem Schlafengehen. Im übrigen aber lege man abends mit seinen Kleidern seine Sorgen ab, denn die Sorgen verscheuchen den Schlaf.

Gesunder, natürlicher Schlaf aber ist unabdingbare Voraussetzung zur Heilung aller Nervenkrankheiten, er ist die erste und beste Nervennahrung.

Evers-Diät bei Nervenkrankheiten

(besonders bei multipler Sklerose)

Wir verdanken dem praktischen Arzt Dr. *Evers* eine aus seiner Erfahrung stammende wertvolle Kostform zur Behandlung organischer Nervenleiden, vor allem der multiplen Sklerose.

Nach Dr. *Evers* kennzeichnet das Gebiß nach der Art seines Baues den Menschen als einen Frucht- und Wurzelesser. Er hält daher Blätter, Gräser, Kräuter, Knospen, Fleisch und Knochen für keine dem Menschen entsprechende Nahrung.

Diese und andere Erkenntnisse führten ihn zu der Vorstellung, daß die schwere Nervenkrankheit *multiple Sklerose,* die zunächst mit entzündlichen Veränderungen im Rückenmark und Gehirn beginnt, denen später ein Verfall des Nervengewebes folgt, letztlich nur die Folgeerscheinung einer jahrelangen Mißernährung ist, wie sie die Denaturierung unserer Nahrungsmittel zwangsläufig mit sich bringt. Er stellte deshalb eine Heilkost auf, bei der möglichst alle denaturierenden Eingriffe ausgeschaltet sind, und erzielte damit bei leichteren und mittelschweren Fällen von multipler Sklerose eindeutige Erfolge, die auf Ärztekongressen lebhaft diskutiert und auch bestätigt wurden.

Diese Besserungen und Heilungen in nicht veralteten Fällen bedeuten für diese schwere, gar nicht seltene organische Nervenkrankheit außerordentlich viel, zumal die eigentliche Ursache dieser Krankheit bis heute noch in tiefes Dunkel getaucht ist. Die Heilungsaussichten werden daher als sehr gering eingeschätzt. Trotz intensiver Forscherarbeit in allen zivilisierten Ländern kam man bisher immer zu dem entmutigenden Ergebnis, daß alle Behandlungsversuche im Endstadium meist Mißerfolge waren. Es ist deshalb durchaus möglich, daß die bisherigen Erfolge mit der Evers-Diät einen vielversprechenden Neubeginn bilden, um der Erforschung der mit dieser Krankheit zusammenhängenden Fragen neuen Auftrieb zu geben.

Evers-Diät

Wie sieht die Evers-Diät aus, und wie wird sie praktisch durchgeführt?

Prinzipiell sagt Dr. *Evers* folgendes dazu: „Meine Diät beruht auf ganz einfachen, klaren Grundsätzen, die jedem Menschen sofort einleuchten müssen.

1. Früchte, Wurzeln und Milch sollen an der Spitze stehen, da sie allein ohne jede Zubereitung, ohne jedes Gewürz von Menschen mit Hochgenuß gegessen werden können.
2. Jedes Nahrungsmittel so natürlich lassen wie möglich.
3. Je weniger ein Nahrungsmittel verändert bzw. gewürzt werden muß, um den Menschen zu schmecken, um so wertvoller ist es für die Menschen. Das ist eine ganz klare Angelegenheit.

Die Schwierigkeit liegt nur darin, daß diese Diät und das menschliche Zünglein nicht immer harmonieren. Der schuldige Teil ist aber nicht die Diät; denn sie entspricht absolut der menschlichen Natur. Vielmehr ist der schuldige Teil unser Zünglein. Letzteres ist beim modernen Menschen durch eine jahrzehntelange Fehlernährung in falsche Bahnen gelenkt. Und der Verzicht auf das Gekochte, Gebackene, Gebratene, Gewürzte fällt dem Zünglein schwer."

Nach der Vorschrift von Dr. *Evers* sind *folgende Lebensmittel erlaubt:* rohe Früchte, rohe Wurzeln, rohe Milch, Butter, rohe Haferflocken, Vollkornbrot, rohe Eier und Bienenhonig.

Zu den Früchten gehören: Äpfel, Birnen, Pflaumen, Haselnüsse, Walnüsse, Sonnenblumenkerne, junge grüne Erbsen, Kirschen, Weintrauben, Pfirsiche, Stachelbeeren, Johannisbeeren, Himbeeren, Erdbeeren, Waldbeeren, Brombeeren, Apfelsinen, Bananen, Mandeln, Paranüsse, Kokosnüsse, Erdnüsse, Tomaten, Körnerfrüchte (Weizen und Roggen in gekeimtem Zustande) und Trockenfrüchte (Datteln, Feigen, Korinthen, Rosinen).

Zu den Wurzeln gehören vornehmlich Möhren (Karotten), aber auch Kohlrabi kommen in Frage.

Bei frischen, leichten Erkrankungen, genesenden Patienten und Kranken über 50 Jahre gibt Dr. *Evers* noch milde gewürztes Fleisch in rohem Zustand.

Nervenkranke

Blatt-, Stengel- und Kräutergemüse spielen in seiner Diät ebensowenig eine Rolle wie die Kartoffel.

Nach langjähriger Beobachtung der Wirkung dieser Diät bei mehr als 10000 Kranken glaubte Dr. *Evers* – dessen Patienten von verschiedenen Universitätslehrern gründlich nachuntersucht wurden – folgendes feststellen zu dürfen: Wenn der Zustand eines Patienten mit multipler Sklerose sich trotz jahrelanger Anwendung aller möglichen Heilmittel langsam, ohne wesentliche Besserung, verschlechtert und der Patient schließlich gehunfähig und bettlägerig wird, und wenn dann nach Einsetzen meiner Diätkur unter sonst gleichen Bedingungen (jeder macht seine Kur unter den bisherigen häuslichen Verhältnissen) der Patient langsam, durch Jahre hindurch, wieder gehen lernt und schließlich voll arbeitsfähig wird, dann ist man zu der Schlußfolgerung berechtigt, daß diese Besserung in ursächlichem Zusammenhang mit der verordneten Diätkur steht. Das Verhängnis, das bisher über dieser furchtbaren Krankheit hing, das Wörtchen „unheilbar", muß verschwinden. Die multiple Sklerose ist heilbar geworden. (Nach Dr. *Evers.)*

Für die auf der vorigen Seite angeführten erlaubten Nahrungsmittel gibt Dr. *Evers* folgende Tagesmengen an:

Gekeimte Körner	50–250 g	Milch	1 l
Vollkornbrot	125 g	Butter	30 g
Haferflocken	70 g	Ei	1 Stück
Obst und Wurzeln	500 g	Nußkerne	50–100 g

Maßgebend für die zu verzehrende Menge soll nur der Hunger des Patienten sein (drei Mahlzeiten täglich). Tritt Widerwillen gegen die Speisen auf, wird ein Fastentag eingelegt, an dem nur klares Wasser getrunken werden soll. Bevorzugung der Nahrungsmittel, die die Jahreszeit gerade bietet; je frischer, desto besser! Nur strengste und eventuell jahrelange Durchführung der Kur kann zum Erfolg führen. Die totale Umstellung der Ernährung verlangt von Arzt und Patienten größtes Vertrauen und den unbedingten Willen zur Gesundung. Eine Schädigung durch die Kur kann nicht eintreten. Nach Wiederherstellung des Patienten darf zur Rohkost langsam wieder Gekochtes und Gebackenes verabreicht werden. Früchte, Wurzeln, Milch und Milchprodukte im Rohzustand sollen aber stets die Hauptnahrungsmittel bleiben.

Natürlich hat die Evers-Diät auch starke Kritik erfahren. In den meisten Fällen wird eine günstige Wirkung der Diät bestätigt und die Wirkungsweise als eine „Vitaminmast" zu erklären versucht. Ich glaube nicht, daß diese Erklärung ausreicht. Auch die Erklärung, daß die Evers-Diät „eine wirksame Umstimmung, aber keine Heilung" herbeiführe, wird den bisher erzielten Ergebnissen nicht ganz gerecht. Sicher erscheint jedenfalls, daß der multiplen Sklerose auch ein schwerer und chronischer Vitaminmangel zugrunde liegt, wahrscheinlich in Verbindung mit einem ebenso langen chronischen Fermentmangel. Synthetische Vitaminpräparate allein führen daher nicht zum Ziele.

Evers-Diät

Selbstverständlich sollte jeder, der an dieser Krankheit leidet und eine Evers-Diät-Kur beginnen möchte, dies nur dann tun, wenn er fest gewillt ist, sie hundertprozentig durchzuführen. Die fortlaufende Beobachtung und Kontrolle durch den bisher behandelnden Arzt, dem alle Einzelheiten der Krankheit wie der Kur vertraut sind, ist allerdings dazu notwendig.

Die Ernährung bei Kinderlähmung

Kinderlähmung

In der Behandlung der spinalen Kinderlähmung (Poliomyelitis) wird nach den Erfahrungen aus Epidemien der letzten Jahre auch der Ernährung dieser Kranken erneut besondere Aufmerksamkeit geschenkt. Bei allen Infektionskrankheiten besteht vor allem im akuten Stadium ein erhöhter Eiweiß-, Fett-, Vitamin- und Fermentverbrauch. Das gilt auch für die spinale Kinderlähmung, wo diese Tatsache in dem erheblichen Gewichtsverlust in den ersten drei bis sechs Wochen zum Ausdruck kommt. Für die Abwehrkraft bei dieser ernsten Erkrankung ist aber der Verlust der Körpersubstanz von größter Bedeutung. Die Abwehrstoffe sind regelmäßig an Eiweißkörper gebunden und müssen aus der täglich aufgenommenen Nahrung ständig neu aufgebaut werden. Art und Menge der Nahrung entscheiden also unter Umständen über die Widerstandsfähigkeit und Abwehrkraft des Körpers gegenüber dieser Infektionskrankheit. Die Eiweißnatur der Abwehrstoffe läßt es verständlich erscheinen, daß eine Eiweiß-Unterernährung die Anfälligkeit gegenüber Krankheitserregern und damit auch gegenüber dem Erreger der Kinderlähmung verstärkt.

Tatsächlich stellt man bei den an Kinderlähmung erkrankten Personen zwischen dem ersten und dritten Tag eine fortschreitende Abnahme der Bluteiweißkörper fest. Anscheinend ist durch die Infektion auch die Bildung der Zelleiweißstoffe und des roten Blutfarbstoffs gehemmt. Der Mangel an Vitamin B_1 (Aneurin) und Vitamin B_2 (Lactoflavin) soll von besonderer Bedeutung sein, weil diese beiden Funktionsstoffe an dem Vorgang des Eiweißaufbaues im Körper beteiligt sind. Eine zweckmäßige Ernährung muß also die mangelnden Eiweißkörper und Funktionsstoffe in ausreichendem Maße zuführen.

Zu dem gleichen Ergebnis kam der Amerikaner Dr. *B. Sandler,* der eine Diät entwickelte, in der Milch und Milchprodukte die Haupteiweißträger darstellen. Die regelmäßige tägliche Zufuhr von $\frac{1}{2}$ l Frischmilch kann nach den Untersuchungen *Sandlers,* denen Großversuche im Staat Nord-Carolina zugrunde liegen, die den Wert seiner Maßnahmen eindrucksvoll erhärteten, die akute Gefahr einer Erkrankung an Kinderlähmung wesentlich verringern.

Nerven-
kranke

Der mexikanische Arzt Dr. *Castaneda* berichtete über die guten Erfolge mit der Anwendung von Vitamin C und Vitamin B_{12}. Die Behandlung lindert schnell die Schmerzen und Muskelkrämpfe und verhütet die weitere Ausbreitung der Lähmungen. Außerdem stellt Vitamin B_{12} die Muskelfunktion rascher wieder her. Diese Mitteilungen sind uns ein Hinweis darauf, daß die beste Vorbeugung gegen die Kinderlähmung eine Ernährung ist, die auch die genannten Vitamine regelmäßig in ausreichender Menge enthält. Voraussetzung ist natürlich eine normale Darmfunktion, da sonst die Vitamine nicht verwertet oder, bei krankhafter Bakterienbesiedlung des Darmes, nicht genügend gebildet werden, worauf ich schon bei den Darmkrankheiten hinwies.

Zur Frage einer einfachen, natürlichen Vorbeugung sind auch die Erfahrungen des schwedischen Arztes Dr. *Ragnar Huss* sehr beachtlich, die er bei einer Epidemie von Kinderlähmung in Malmö mit *Knoblauch* machte. Er verabreichte einem Teil der noch nicht erkrankten Kinder regelmäßig Knoblauch. Ein anderer Teil erhielt das Mittel nicht. Während unter den nicht behandelten Kindern noch neun Kinder neu an Kinderlähmung erkrankten, blieben die mit Knoblauch versorgten Kinder verschont. Die Zahl der beobachteten Kinder betrug 67. Bei Auftreten von Kinderlähmung sollte dieses einfache und unschädliche Volksheilmittel breiteste Anwendung finden.

Gute Erfahrungen ergaben sich bereits mit der Verabreichung einer Zusatzkost, die alle wichtigen Eiweißkörper, Fett, Kohlenhydrate, Mineralien und Vitamine enthielt. Man stellte dazu ein Getränk her, das aus Fettemulsion, Eiweißkörpern, Eiern, Kornsirup und Milch bestand. Diese Eiweißkost wurde sofort nach der Krankenhauseinweisung zusätzlich zu den üblichen Mahlzeiten verabreicht. Gegen die Art der Verabreichung als „Zusatz“ zu der „üblichen“, also qualitativ nicht ausreichenden, Nahrung sind natürlich Bedenken zu erheben. Dennoch ist hierbei festzustellen, daß sich eine natürliche und vollwertige Nahrung in der Behandlung der Kinderlähmung einen wichtigen Platz zu erobern beginnt. Es ist jedoch erstaunlich, daß man sich heute noch mehr oder weniger künstlicher Nahrungsgemische bedient, obwohl uns die Natur ein Nahrungsmittel anbietet, das allen erhobenen Forderungen entspricht, und zwar handelt es sich um die Nuß, die man am besten in Form von Nußmus zu sich nimmt. Auch Mandelmus eignet sich gut für diesen Zweck.

Wenn wir 1 Tee- bis 1 Eßlöffel voll Nuß- oder Mandelmus und 1 Teelöffel reinen Bienenhonig in 1 Tasse Milch glatt verrühren und dieses Gemisch langsam schluckweise trinken, so haben wir damit für die an Kinderlähmung Erkrankten eine hochkonzentrierte, natürliche Kraftnahrung, in der alle für die diätetische Behandlung erforderlichen Nähr- und Funktionsstoffe enthalten sind.

Kinderlähmung

Ernährung bei seelischen und geistigen Erkrankungen

Psychisch Kranke

Die von dem Nobelpreisträger Prof. *Linus Pauling* in einer amerikanischen Fachzeitschrift geäußerte Meinung, daß die Psychoanalyse gescheitert sei und die Wissenschaftler wieder zu der Auffassung des physiologischen Ursprungs psychiatrischer Krankheiten zurückkehrten, mag zutreffen oder nicht, aber seine Auffassung, daß die Medizin neue Wege gehen müsse, bei denen auf allen Gebieten der Gesundheitsvorsorge und -fürsorge die Priorität der *Ernährung* zukomme, wird sich sicher als richtig erweisen. Er äußerte sogar die Ansicht, daß Vitamine eines Tages eine entscheidende Rolle bei der Heilung von Geisteskrankheiten spielen würden.

Einige Beobachtungen und klinische Erfahrungen sprechen für den Zusammenhang zwischen Ernährung und Geisteskrankheiten. So weiß man seit längerer Zeit, daß Vitamin B_2 und die als Eiweißbaustein wohlbekannte Glutaminsäure bei seelisch (psychisch) Kranken durch ihre „entgiftende" Funktion im Gehirnstoffwechsel heilende Wirkungen entfaltet. Weitere Beobachtungen beziehen sich direkt auf eine der großen Geisteskrankheiten, nämlich die Schizophrenie (Spaltirrsinn).

Schizophrenie und Ernährung

Es liegen heute Beobachtungen vor, die die Annahme eines kranken Stoffwechsels bei der Schizophrenie außerordentlich stützen. An einer Klinik für Nervenkranke in England wurden bei einer Anzahl Schizophrener Heilerfolge erzielt, wenn man nach einer Fastenperiode eine sorgfältig ausgewogene Diät verabreichte, bei der man tierisches Protein völlig oder fast völlig ausgeschlossen hatte.

Der New Yorker Psychiater Dr. *Allan Cott* berichtete über ermutigende Erfolge mit Fastenkuren bei Schizophrenen. Er läßt seine Patienten bis zu dreißig Tagen fasten und setzt sie dann auf Diät. Dr. *Cott* ist der Meinung, daß durch die Fastenkur eine biochemische Umstimmung des Organismus eintritt, wobei sich die Enzymproduktion und die Membrandurchlässigkeit der Zellen verändert. Leider fehlen die Angaben über die Art der verabreichten Diät nach der Fastenperiode.

Auch aus der Sowjetunion liegt ein Bericht vor, nach dem Prof. *Nikolajew* nach fünfzehnjähriger Erfahrung bei Schizophrenen durch eine vierwöchige Fastenperiode mit nachfolgender ausgewogener Diät gute Heilerfolge erzielte. Die Diät bestand im wesentlichen aus Fruchtsäften, Honig, Mohrrüben, Sauermilch, Nüssen, Gemüsen, Brot und war frei von Salz und tierischen Eiweißstoffen (Fleisch, Fisch, Eier). Nach dem Bericht besserte sich der Zustand der Patienten unter der Diät so sehr, daß sie nach Hause entlassen werden konnten mit der Weisung, die Diätnahrung beizubehalten. Prof. *Nikolajew* vermutete, daß bei der Diät im Körper gewisse Amine (Ammoniakabkömmlinge) nicht oder nur in geringer Menge gebildet werden. Das wichtigste Amin, das 3,4-Dimeth-oxyphenyl-äthylamin, ist ein Stoff, der im Urin von Schizophrenen gefunden wurde und nach japanischen Versuchen aus der Nahrung stammt. Größere Mengen dieses Amins können Halluzinationen (Sinnestäuschungen, Verwirrtheitszustände) hervorrufen. Die Diät vermindert oder verhindert die Bildung einer giftig wirkenden Menge dieses Stoffes.

Nervenkranke

Aufschlußreiche Versuche an Menschen und Tieren stammen von Dr. *Roland Fischer* von der Psychiatrischen Forschungsabteilung des Gesundheitsdepartements in Kanada. Er konnte mit dem Blutserum von Schizophreniekranken an Tieren Vergiftungserscheinungen hervorrufen. Ferner konnte man geistig vollkommen gesunde Menschen in einen Zustand schwerer Schizophrenie versetzen, wenn man ihnen eine bestimmte Substanz aus dem Blut schizophrener Patienten einspritzte. Das spricht nicht für eine plötzliche Veränderung der geistig-seelischen Verfassung eines Menschen, sondern unterstützt die Auffassung, daß es sich um eine durch giftige Substanzen hervorgerufene Stoffwechselstörung handelt.

Zusammenhänge zwischen Lebererkrankungen und Geisteskrankheiten sind schon lange bekannt. Die Annahme eines abwegigen Eiweißstoffwechsels bei geschädigter Leber liegt sehr nahe. Es konnte jedoch noch nicht nachgewiesen werden, daß durch die Bildung giftiger Leberstoffwechselprodukte die Schizophrenie ausgelöst wird.

Ergänzend sei erwähnt, daß von *J. Gottlieb* und *C. Frohmann* vor der Gesellschaft für Psychiatrie in Dallas (Texas) Forschungsergebnisse bekanntgegeben wurden, nach denen in körperlichen und seelischen Stress-Situationen vom menschlichen Körper Eiweißmoleküle produziert werden, die Psychosen und Halluzinationen hervorrufen. Diese Wirkung ist auch durch eine von der Eiweißsäure Tryptophan abgeleitete Verbindung, dem Dimethyl-Tryptamin, bekannt. Tryptophan selbst ist die Vorstufe des sehr wichtigen Gewebshormons Serotonin, das bei Schizophrenen in verhältnismäßig geringer Konzentration, bei Krebskranken aber in erhöhter Konzentration im Blutserum gefunden wird. Gegenüber der Gesamtbevölkerung, die eine Krebssterberate von 15 Prozent aufweist, besteht bei Schizophrenen nur eine Krebssterberate von 4,9 Prozent. Schützt etwa der niedrige Serotoninspiegel die Schizophrenen vor Krebs? In diesem Falle müßte die Muttersubstanz des Serotonins, das Tryptophan, das hauptsächlich aus dem Tiereiweiß stammt, sehr niedrig gehalten, Fleisch also gemieden werden.

Unter der Leitung von Dr. *C. Pfeiffer* ist es der Forschungsabteilung am New Jersey Neuropsychiatric Institute in Princetown (USA) gelungen, über hundert Schizophreniekranke mit hohen Gaben von Vitamin B_6 erfolgreich zu behandeln. Man hatte dort gefunden, daß Schizophreniekranke im Urin den Stoff Kryptopyrrol ausschieden, eine Substanz, die mit dem Vitamin B_6 eine Verbindung eingeht und dieses unwirksam macht. Dadurch kommt ein starker Vitamin-B_6-Mangel zustande. Das hat unter anderem ernste Folgen für den Aminosäurenstoffwechsel und die Tätigkeit des Zentralnervensystems.

Nun ist aber anscheinend die Neigung des Kryptopyrrols, mit Vitamin B_6 eine Verbindung einzugehen, dadurch zu verhindern, daß man für eine vermehrte Zufuhr des Spurenelements Zink sorgt, mit dem das Kryptopyrrol sich noch eher verbindet als mit Vitamin B_6. Wenn im Stoffwechsel genügend Zink vorhanden ist, bleibt das Vitamin B_6 frei und kann seine lebenswichtigen Stoffwechselfunktionen erfüllen, während Zink für die Kopplung und Entgiftung des Kryptopyrrols sorgt. In der Tat konnte man durch Anreicherung der Nahrung mit Zink und zusätzlichen Gaben von Vitamin B_6 eine wesentliche Besserung im Befinden der Schizophreniekranken erreichen, wie es mit den früheren Elektro- und Insulinschockmethoden und den heute üblichen antipsychotischen Medikamenten nicht möglich ist.

Überlickt man die bisherigen Berichte, Darstellungen und Meinungen, so muß man zu dem Ergebnis kommen, daß bei allen noch vorhandenen, teilweise widersprüchlichen Auffassungen tatsächlich auf verschiedene Weise Heilerfolge erzielt wurden. Allen ist mehr oder weniger die Auffassung gemeinsam, daß eine Stoffwechselstörung (wahrscheinlich auch mit erblicher Komponente) zugrunde liegt, die sich durch eine sehr einfache, salzlose, tiereiweißfreie Kost mit verstärkter Zufuhr von Vitaminen und Spurenelementen, besonders von Vitamin B_6 und Zink, beeinflussen läßt, so daß Besserungen und eventuell auch Heilungen erreicht werden. Im Rahmen der Kost müssen viel Frischsäfte oder ganze Früchte zur Giftausschwemmung, Stoffwechselverbesserung und Entlastung der Ausscheidungsorgane sorgen.

Nach weiterer Erforschung der Stoffwechselzusammenhänge ist zu hoffen, daß die Schizophrenie mit Hilfe eindeutiger Diätvorschriften positiv zu beeinflussen sein wird.

Depression und Ernährung

Nerven-kranke

Häufig besteht die Meinung, daß Depressionen mit zunehmendem Alter schwerer werden. Das konnte aber die Psychiatrische Universitätsklinik Lausanne in einer großen Langzeitstudie widerlegen. Als Ergebnis mußte man feststellen, daß ein Drittel der früheren Patienten im Alter gar keine und ein weiteres Drittel nur seltene und leichte Rückfälle hatte.

Viel wichtiger ist auch bei Depressionen der Zusammenhang mit der Ernährung. Das gilt vor allen Dingen dann, wenn die Patienten mit Medikamenten behandelt werden, die man als hemmungslösend-aktivierend bezeichnet. Diese Medikamente gehören chemisch gesehen zu den Fermenthemmern (Monoaminooxydase-Hemmer = MAO-Hemmer). Durch die Fermenthemmung werden einige Käsearten, vor allem Camembert, nicht vertragen; sie können vielmehr ernste Komplikationen herbeiführen. Es wurden Kopfschmerzen, Erbrechen, Herzklopfen, Nackensteife, über acht Stunden anhaltende Blutdruckerhöhung und sogar ein Todesfall beobachtet.

Die Biochemiker sind der Meinung, daß verschiedene Käsesorten eine Aminosäure enthalten, die sich bei bakterieller Gärung als Tyramin niederschlägt, das giftig wirkt, wenn es sich im Körper anhäuft, weil es nicht verbrannt werden kann. Die fermenthemmenden Medikamente verhindern aber gerade diese Oxydation.

Für Patienten, die unter der Einwirkung von Fermenthemmern stehen, kann ein Stück Brot, mit stark fermentiertem Käse belegt, gefährlich werden.

Bei manchen, lediglich als depressive Verstimmung gekennzeichneten Zuständen läßt sich auch ein Vitamin-B_6-Mangel nachweisen, der medikamentös und auf längere Sicht durch eine Vitamin-B_6-reiche Nahrung behoben werden kann. Reichlich Vitamin B_6 findet sich in Hefe, Reiskleie, Nüssen, Hirse, Weizenkeimen, Sojabohnen, Linsen, Feigen, Rosinen, Melasse, Holunderbeeren, Zuckermais, Blumenkohl, Spinat und Grünkohl.

Diät gegen Schwachsinn (Phenylketonurie)

In der Bundesrepublik rechnet man auf 10000–30000 Neugeborene ein Kind, das bereits bei der Geburt an einer eigenartigen Stoffwechselstörung, der *Phenylketonurie,* erkrankt ist. Es handelt sich dabei um einen angeborenen, rezessiv vererbten *Fermentdefekt,* bei dem sich der Eiweißbaustein Phenylalanin im Blut, im Urin und in der Gehirnflüssigkeit anhäuft, weil er nicht verwertet werden kann. Wenn diese Störung nicht sehr bald erkannt wird, werden diese Kinder schwachsinnig. Da der einmal entstandene Schwachsinn oder die Verblödung nicht mehr rückgängig gemacht werden kann, ist eine wirksame Hilfe nur möglich, wenn die Krankheit sofort nach der Geburt erkannt wird und alsbald eine Diät einsetzt, bei der dieser nicht verwertbare Eiweißbaustein Phenylalanin ausgeschaltet bleibt. Bei dieser Diät entwickeln sich die Kinder normal, und in diesem Fall ist die Diät tatsächlich eine Kost für den Geist.

Leider wird die Krankheit häufig erst entdeckt, wenn ein Kind geistig zurückbleibt. Dann aber ist es für die Behandlung bereits zu spät. Durch eine einfache Urin- und Blutuntersuchung kann die Krankheit jedoch bald nach der Geburt festgestellt werden. In den meisten Krankenhäusern der Bundesrepublik werden die notwendigen Tests an allen Säuglingen kostenlos vorgenommen. Gegen Schwachsinn und Verblödung aus anderen Ursachen als der Phenylketonurie ist die Diät natürlich unwirksam.

Ernährung bei Epilepsie

Epilepsie

Erst die Forschungen der letzten Jahrzehnte haben die irrtümliche Vorstellung beseitigt, daß alle Krampfanfälle epileptischer Natur und erbbedingt seien. Es ist heute geklärt, daß es neben der echten (genuinen) Epilepsie auch Krampfzustände gibt, die den epileptischen sehr ähnlich sind, aber durch Entzündungen, Verwachsungen, Verletzungen oder Geschwülste des Gehirns ausgelöst werden. Auch äußert sich die Epilepsie oft nicht in eigentlichen Krampfanfällen, sondern in anfallsartig auftretenden akustischen und optischen Halluzinationen und zuckenden Bewegungen (auch Dämmerattacken genannt) oder in nur einige Sekunden dauernden Bewußtseinstrübungen (Absencen), die als epileptische Störungen vielfach gar nicht erkannt werden.

Die moderne Medizin faßt einen epileptischen Anfall als eine Entladung krampfhafter Spannungen im Gehirn auf, die nicht unbedingt immer verhindert werden muß, weil sich ein Epileptiker *nach* einem Anfall oft wohler und von häufigen Dämmerzuständen oder quälenden Verstimmungen befreit fühlt.

Die moderne medikamentöse Behandlung der Epilepsie stützt sich hauptsächlich auf drei chemische Grundsubstanzen (Barbiturate, Hydantoine und Oxazolidone), die einzeln oder in Mischungen und in dem Einzelfall durch ärztliche Verordnung angepaßten Dosierungen verabreicht werden.

Zur Herabsetzung und Beseitigung der Anfallsbereitschaft genügen jedoch die Medikamente allein nicht. Sie bedürfen unbedingt der diätetischen Unterstützung durch *salzarme Kost*. Daneben ist für ausreichenden Schlaf und für strikte Einhaltung des Alkohol- und Tabakverbotes zu sorgen, da Epileptiker dazu neigen, ihre Krankheit zu leicht zu nehmen.

Die Ernährung des Tuberkulosekranken

Wie früher, so ist auch heute noch die Allgemeinbehandlung die Grundlage jedes Behandlungsverfahrens der Tuberkulose. Die Anwendung der modernen chemischen und antibiotischen Medikamente unterstützt den Organismus lediglich in seinem Abwehrkampf gegen die Infektion. Die stärksten Kräfte des Widerstandes gegen Infektionen aber bezieht der Mensch aus den Bestandteilen der Nahrung. Wir müssen ihr daher bei der Tuberkulose größte Aufmerksamkeit schenken.

Was der Tuberkulöse braucht

Da die Tuberkulose als chronisch verlaufende Infektionskrankheit immer zu den „zehrenden" Krankheiten gerechnet wurde, war man lange Zeit der Meinung, der an Tuberkulose Erkrankte müsse möglichst kräftig ernährt, das heißt gemästet werden. Man übersah dabei, daß die Infektionsabwehr die Kräfte des Körpers schon bis aufs äußerste anspannte und eine zusätzliche Mästung daher nicht nur zwecklos, sondern sogar wegen der damit verbundenen Stoffwechsel- und Kreislaufbelastung schädlich sein mußte. Die Ausnahmefälle, bei denen eine Mastkur einmal angezeigt sein kann und die dann auch ärztlich besonders angeordnet und überwacht werden muß, spielen hierbei keine Rolle. Nahrung

Wir stehen heute auf dem Standpunkt, daß der Tuberkulöse vollwertig, dabei möglichst natürlich und *mäßig* ernährt werden soll.

Über die *Art der Nahrungsmittel,* die der Tuberkulöse in seiner Nahrung bevorzugen soll, ist viel geschrieben und noch mehr gestritten worden. So hielten einige eine reichliche Zufuhr von Kohlenhydraten für zweckmäßig, andere wollten sie eingeschränkt sehen. Einige empfahlen besonders viel Fleisch, andere wieder streng vegetarische Kost oder gar Rohkost. Einige hielten eine grundlegende Beeinflussung des Mineralstoffwechsels für heilsam, andere wieder für schädlich.

Lange Zeit schien es daher, als ob sich allgemein gültige Richtlinien für die Ernährungsbehandlung des Tuberkulösen nicht erkennen ließen. Lediglich einige Einzelheiten schälten sich klarer heraus.

Allgemein wird eine *vitaminreiche* und gleichzeitig *kalkreiche* Nahrung für notwendig und zweckmäßig angesehen, wobei meist betont wird, daß neben der Zufuhr von frischem Gemüse, Salaten, Obst, Butter und Lebertran kein Überangebot von Vitaminen in Form von Medikamenten erforderlich ist, ja daß ein Überangebot eher ungünstig wirken könnte. Enthält die Nahrung genügend Milch und Weißkäse, so ist auch für ausreichende Kalkzufuhr gesorgt. Daß die Milch und ihre Produkte von tuberkulosefreien Tieren stammen müssen, ist selbstverständlich. Die *Kalkzufuhr* allein hat natürlich keinen Sinn, wenn der Kalk nicht im Organismus festgehalten wird. Die Fixierung des Kalkes im Gewebe wird durch Lebertran oder Vitamin D_3, Sonnenlicht und Ultraviolettbestrahlung erreicht. Die *kochsalzzusatzfreie Kost* im Sinne Dr. *Gersons* oder in der Abwandlung der Gerson-Hermannsdorfer-Sauerbruchschen Diät hat sich am meisten bei Haut- und Knochentuberkulose bewährt.

Zur Durchführung der kochsalzfreien Kost wird auf die Ausführungen über „kochsalzfreie Diät" im Abschnitt über die Erkrankungen der Kreislauforgane verwiesen. Die Kost in der dort empfohlenen Form berücksichtigt die uns heute wichtig und heilkräftig erscheinenden Forderungen zur Beeinflussung der Tuberkulose, nämlich Vitaminreichtum, Kalkreichtum, Fermentreichtum und Verzicht auf Kochsalzzusatz. Den ursprünglich von *Gerson* geforderten Zusatz von Phosphorlebertran ersetzen wir heute durch Weizenkeimöl, das bereits in seiner natürlichen Zusammensetzung, ebenso wie die zu bevorzugenden Weizenkeime, einen hohen Phosphorgehalt aufweist. Der *natürliche* Kochsalzgehalt der Nahrungsmittel muß unter allen Umständen erhalten bleiben.

Tuberkulose

Wichtig ist ferner der *Eisengehalt* der Tuberkulose-Diät. Im Verlauf der tuberkulösen Infektion tritt, wie bei allen Infektionen, ein erhöhter Bedarf an Eisen ein wegen der gesteigerten Tätigkeit aller Abwehrgewebe. Die Beobachtung des Bluteisengehaltes erlaubt sogar einen Schluß auf die Aktivität des Prozesses. Bei hochaktiven Prozessen findet man den niedrigsten Gehalt an Eisen im Blutserum, mit fortschreitender Besserung nähern sich die Werte langsam wieder der Norm. Der offenbar erhöhte Eisenbedarf des Tuberkulösen macht eine langdauernde, milde, natürliche Eisenzufuhr notwendig, die wir durch Bevorzugung entsprechender Nahrungsmittel erreichen, wie Äpfel, Erdbeeren, Weintrauben, Pflaumen, Brennesseln, Kopfsalat, Spinat, Spargel, Gerste, Hafer, Roggen, Mais, Möhren.

Reichlicher Gebrauch von *Honig* ist dem Tuberkulosekranken besonders zu empfehlen, da die wachstumshemmende Wirkung des Honigs auf die Tuberkulosebazillen experimentell festgestellt werden konnte. Honig-Milch-Getränke sind besonders zu empfehlen. Bei Widerwillen gegen Kuhmilch nimmt man ein Gemisch von Mandelmilch und Honig.

Die kochsalzzusatzfreie Kost als Grundbehandlung

Es soll hier keinesfalls der Eindruck erweckt werden, daß die vitamin-, kalk- und fermentreiche sowie kochsalzarme Kost in jedem Falle und allein in der Lage sei, die Tuberkulose in ihrer verschiedensten Form zu heilen. Diese Kost sollte jedoch stets die Grundbehandlung darstellen. Sie soll und kann die besten Voraussetzungen schaffen für die weitere klimatische, medikamentöse und unter Umständen auch chirurgische Behandlung, die allerdings nur der behandelnde Arzt entscheiden kann. Hauttuberkulose heilt oft schon allein durch kochsalzfreie Kost. Man wird dennoch heute nicht versäumen, auch das Vitamin D_2 oder D_3 in Tablettenform hinzuzufügen oder sich eines modernen Tuberkulosehemmstoffes zu bedienen, dessen Wirkung wiederum durch das Vitamin B_2 (Lactoflavin) wirksam unterstützt wird.

Von Dr. *Franklin Bircher,* einem Sohn des Schweizer Arztes und Gesundheitslehrers Max Bircher-Benner, besitzen wir einen eingehenden Krankenbericht über die alleinige diätetische Heilung einer Tuberkulose des Brust- und Bauchfells bei einem fünfzehnjährigen Mädchen, der uns ein Beispiel für die große Heilkraft der Nahrung selbst bei dieser Krankheit geben soll, wenn wir auch jede Verallgemeinerung dabei vermeiden wollen.

Chirurgische Behandlung

Die chirurgische, physikalische und medikamentöse Tuberkulosebehandlung

Die chirurgische Behandlung der Tuberkulose hat ihren ganz bestimmten Anwendungsbereich, der sich in langer Erfahrung herausgebildet hat. Die medikamentöse Behandlung mit den modernen, die Entwicklung der Tuberkulosebakterien hemmenden Mitteln hat gerade in den letzten Jahren einen ungeheuren Auschwung erlebt und den Nachweis erbracht, daß das Tuberkulosebakterium doch medikamentös angreifbar ist. Diesen beiden Heilmöglichkeiten stehen die Sonnenlichtbehandlung nach Dr. *Rollier* und die moderne diätetische Behandlung mit einer natürlichen, mäßigen Vollkost ergänzend zur Seite. Eine Methode kann nicht ohne die andere sein, sie bedingen und ergänzen sich in vollendeter Weise. Erst wenn durch die rechte Heilkost die notwendigen eigenen Abwehrkräfte des Körpers aufgerufen sind, können die Bakterienhemmung und die Sonnenlichteinwirkung oder die chirurgische Ausschaltung eines isolierten, eitrigen tuberkulösen Herdes den Ausschlag dazu geben, daß der Körper endgültig die schwere Erkrankung überwindet.

Wie die Kost – so die Geburt

Durch die Fürsorge für die Trägerin des Lebens
sorgen wir für das »Leben« selbst, für das Kind, für unsere Zukunft.
Schwangere und Frucht sind eine biologische Einheit.
Alles, was wir für die Mutter tun, kommt auch dem Kind zugute.

Prof. Dr. med. L. Seitz

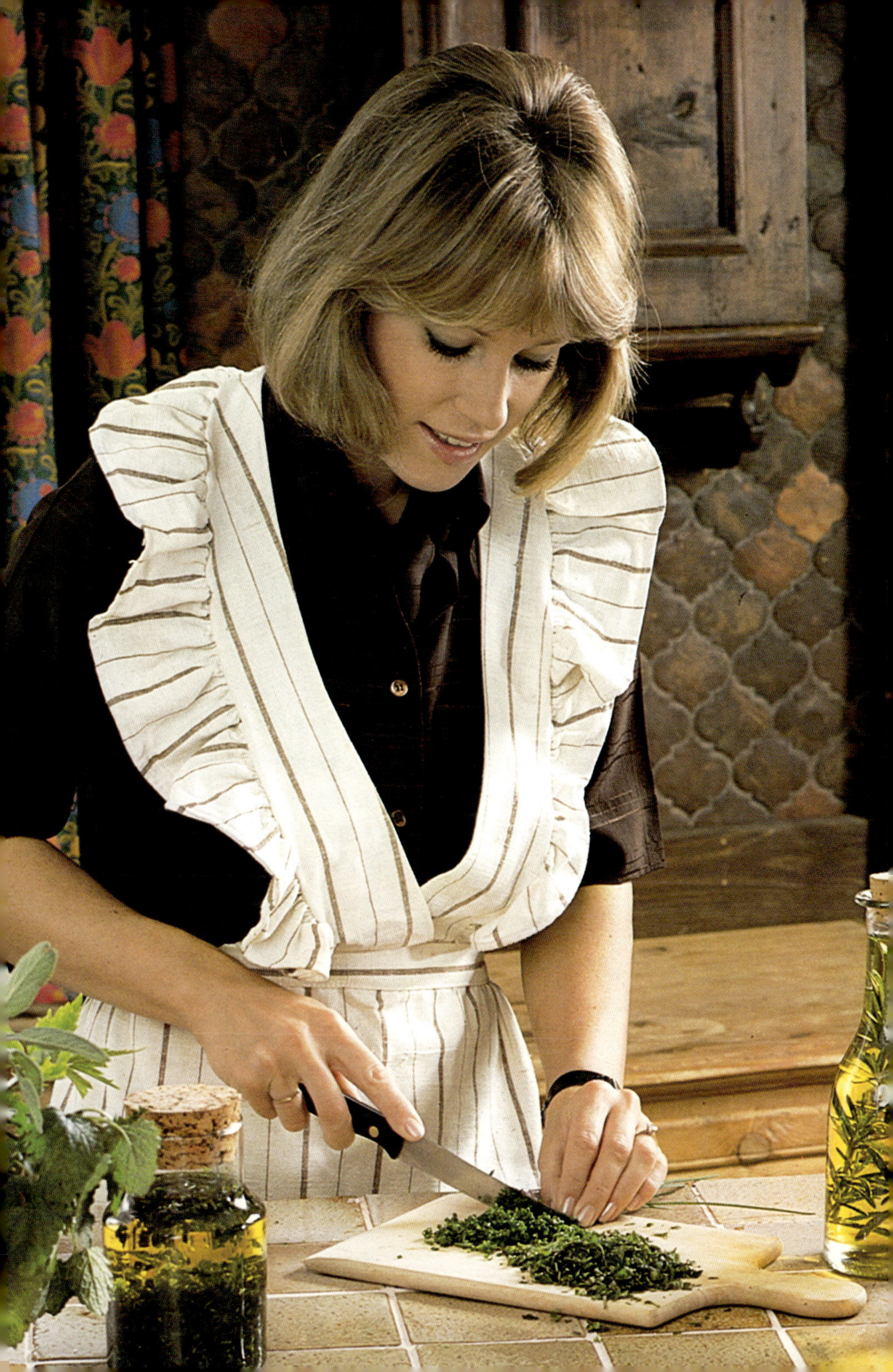

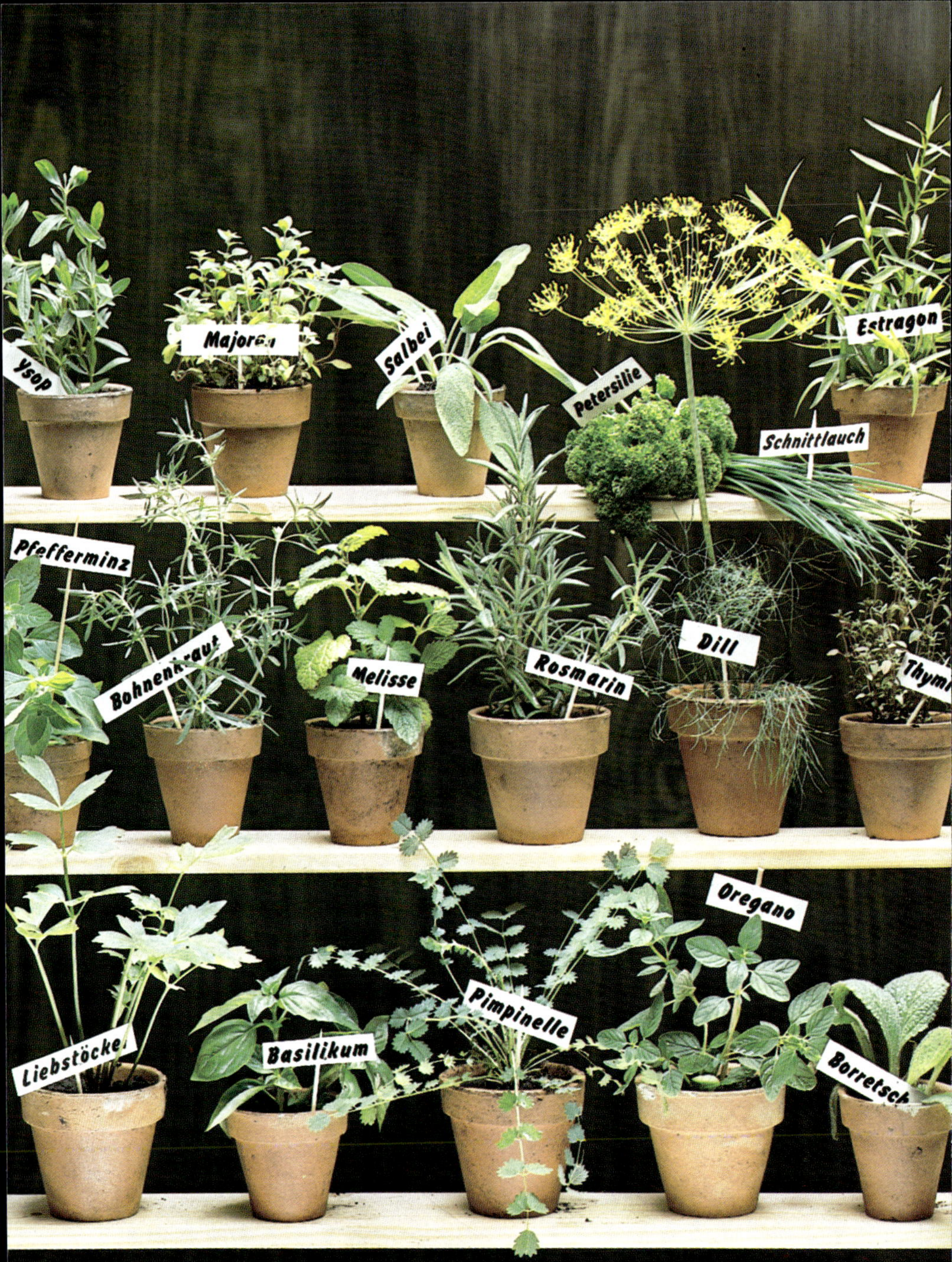

Gewürzpflanzen für die Küche

Ernährung beeinflußt Schwangerschaft und Entbindung

Kochsalzlose Kost

Die „Umstände“ während der Schwangerschaft erfordern keineswegs, daß die Mutter nun für zwei, also doppelte Portionen, essen muß. Der Mehrbedarf entspricht in den ersten drei Monaten höchstens zehn, in den zweiten drei Monaten 15 und in den letzten drei Monaten 20% des normalen Bedarfs von täglich 2500 Kalorien. Als Anhaltspunkt für die ersten drei Monate gilt: täglich etwa 90 g Eiweiß, 80 g Fett und 350 g Kohlenhydrate. Wieviel man von den üblichen Nahrungsmitteln zu sich nehmen sollte, um diese Mengen zu erreichen, läßt sich aus den Tabellen über die Eiweiß-, Fett- und Kohlenhydratquellen auf Seite 402 f. ersehen.

Neben der Menge ist besonders die Zusammenstellung der Nahrungsmittel und ihre Qualität von besonderer Bedeutung. Es liegen schon lange interessante Beobachtungen darüber vor, daß die Ernährung, besonders während der letzten zwei bis drei Monate der Schwangerschaft, den Verlauf der Geburt erheblich beeinflußt.

So beobachtete man, daß Schwangere, die wegen einer Nierenfunktionsstörung, wie sie in der Schwangerschaft häufig vorkommt, *kochsalzlose Kost* erhielten, viel leichter und in kürzerer Zeit entbunden haben als bei früheren Geburten, denen eine „normale“ kochsalzhaltige Kost vorausgegangen war.

Jede Frau sollte sich in der Schwangerschaft diese Ergebnisse zunutze machen, um eine rasche und weniger schmerzhafte Entbindung zu erzielen.

Die Beobachtungen sind gleichsam ein experimenteller Beweis für die Auffassung, daß der tägliche Kochsalzzusatz unphysiologisch und schädlich ist. Statt Kochsalz zuzusetzen, muß es unser Bestreben sein, den natürlichen Mineralgehalt der Nahrungsmittel möglichst zu erhalten.

Lediglich im Beginn der Schwangerschaft, in dem sich der Körper in einer besonders empfindlichen Stoffwechselsituation befindet und häufig das sogenannte Schwangerschaftserbrechen eintritt, kann es zweckmäßig sein, Kochsalz in Form von Meerwasser oder Meersalz zuzuführen, weil das Erbrechen einen übermäßigen Kochsalzverlust mit sich bringt. Täglich 1 Glas Meerwasser führt den Ausgleich herbei.

Vitamine steuern den Geburtsverlauf

Die moderne Vitaminforschung, insbesondere der Amerikaner, führte zu der Erkenntnis, daß die Versorgung des Menschen mit dem lebensnotwendigen Vitamin B_1 im 20. Jahrhundert gegenüber dem 15. bis 19. Jahrhundert eine einschneidende und bedeutungsvolle Änderung erfahren hat. Während

Geburt und Ernährung

die Kost in den früheren Jahrhunderten in allen Bevölkerungsteilen bei einem Anteil von 3–5 mg immer einen Überschuß an Vitamin B_1 aufwies, erreicht sie seit Beginn des 20. Jahrhunderts bis in unsere Tage – wohl als Folge der Bevorzugung von Weißbrot, Zucker und Teigwaren industrieller Herkunft – nur noch 0,5–1,3 mg. Das ist eine Menge, die *unter* der von den Amerikanern aufgestellten Norm für die ausreichende Ernährung gesunder Erwachsener liegt. Diese eindeutig mangelhafte Versorgung mit einem Stoff, der zu den Aktionssubstanzen der Nerven gehört, ist lange unerkannt geblieben. Man glaubte bis vor wenigen Jahren, daß die Versorgung mit Vitamin B_1 in Europa völlig ausreiche. Heute wissen wir, daß die Verfeinerung der modernen Kost zu einer Mangelernährung, unter anderem auch an Vitamin B_1, geführt hat.

Der normale Verlauf der Schwangerschaft wie der Geburt ist an eine Vitaminsättigung, besonders mit der B-Gruppe und mit Vitamin C, gebunden. In der Praxis konnten tatsächlich bei Wehenschwäche und schneller Ermüdbarkeit während der Geburt große Mängel an Vitamin B und C nachgewiesen werden.

Führte man dagegen diese Vitamine in erhöhtem Maße zu, so verschwand die Ermüdbarkeit, und es traten kräftige, gleichmäßige Wehen auf, wodurch der Geburtsverlauf natürlich erheblich beschleunigt und abgekürzt wurde. So konnte man feststellen, daß Geburten mit zusätzlichem Vitamin B_1 etwa in der Hälfte der Zeit abliefen wie „vitaminlose" Geburten. Vitamin B_1 darf jedoch nicht als Wehenmittel im üblichen Sinne aufgefaßt werden; es bereitet aber die Gebärmuttermuskulatur darauf vor, so daß die einsetzenden Wehen ihren größtmöglichen Nutzeffekt erreichen und der Geburtsschmerz herabgesetzt wird. Das gleichzeitige Verabreichen von Vitamin C verhindert Blutungen in der Nachgeburtsperiode.

Es braucht nicht betont zu werden, wie wohltuend sich eine Schmerzlinderung und eine wesentliche Geburtsverkürzung auswirken.

Durch starke Bevorzugung von Vitamin-B- und Vitamin-C-reichen Nahrungsmitteln während der Schwangerschaft schaffen wir also die besten Voraussetzungen für einen normalen und leichten Verlauf des Geburtsvorganges.

Wir wissen, daß Obst der beste Vitamin-C-Lieferant ist, vor allem sind es Apfelsinen, Zitronen, Hagebutten, Sanddornbeeren und schwarze Johannisbeeren. Größere Mengen an Vitamin B liefern dagegen Weizenkeime, Frischgetreidespeisen und Nährhefe. Gleichzeitig sind diese Nahrungsmittel frei von Kochsalz. Sie bilden daher die beste und natürlichste Nahrung vor der Geburt.

Vitaminmangel ist nicht nur als Ursache von Frühgeburten anzusehen; er kann auch zu Mißbildungen des werdenden Lebens im Mutterleibe führen.

So vermag er in kritischen Phasen die Wachstumsintensität so sehr zu hemmen oder gar zu unterbrechen, daß bestimmte Organe in der Entwicklung zurückbleiben, falsch angelegt und auch später nicht mehr normal gebildet werden, ohne daß man krankhafte Erbanlagen dafür anschuldigen müßte. Die Beachtung einer gesunden, natürlichen Lebens- und Ernährungsweise ist also für die Zeit der Schwangerschaft wirklich von ganz entscheidender Bedeutung.

Vitamine

Milch als beste Eiweißquelle

Milch

Natürlich spielt auch die *Milch* in der Nahrung der Schwangeren eine besondere Rolle. Der Organismus ist in dieser Zeit weniger gut in der Lage, Eiweiß und Fett abzubauen. Eine mäßige Menge eines natürlichen Fett-Eiweiß-Gemisches, wie es die Milch darbietet, ist daher am bekömmlichsten. Der relativ hohe Kochsalzgehalt der Milch wird durch einen hohen Kalziumgehalt unwirksam gemacht. Das Kalzium selbst ist uns mit seiner krampflösenden, beruhigenden, entzündungswidrigen Wirkung sehr erwünscht. Gute Milch, am besten also Vorzugsmilch, enthält auch in ausreichender Menge das für die Mutter und Kind sehr wichtige, den Kalk- und Phosphorstoffwechsel regulierende Vitamin D_2. Auf die Bedeutung der Milch in der Schwangerschaft und Stillzeit wurde bereits im ersten Teil des Buches (Seite 333) hingewiesen.

Eisenhaltige Kost verhindert Blutarmut

Eisen

Die beste Milch weist jedoch in bezug auf die Schwangerschaft noch einen Mangel auf: sie ist arm an *Eisen*. Der Bedarf an Eisen ist in der Schwangerschaft jedoch ungewöhnlich hoch. Mangelhafte Zufuhr, wie sie bei der üblichen Kost meist eintritt, führt daher zu einer Eisenmangelanämie. Bei erst jüngst durchgeführten Untersuchungen an 100 normalen Schwangeren wurden in fast der Hälfte der Fälle Eisenmangelzustände in mehr oder weniger ausgeprägter Form aufgedeckt (als hypochrome Anämie oder larvierte Sideropenie).

Da der Eisengehalt das Blut befähigt, aus der eingeatmeten Luft den Sauerstoff aufzunehmen, der für die normalen Verbrennungsvorgänge lebensnotwendig ist, läßt sich leicht einsehen, daß ein chronischer Eisenmangel nicht nur eine Blutarmut, sondern eine schwere Stoffwechselschädigung nach sich zieht. Gerade diese aber muß in der Schwangerschaft, die sowieso schon eine gesteigerte innere Leistung und eine erhöhte Lebens- und Gesundheitsgefährdung mit sich bringt, unbedingt vermieden werden. Es sind daher in

Geburt und Ernährung

den Speisen neben Milch und Milchprodukten stark eisenhaltige Nahrungsmittel zu bevorzugen, also Äpfel, Erdbeeren, Weintrauben, Pflaumen, Brennnesseln, Kopfsalat, Spinat, Spargel, Gerste, Roggen, Mais, Linsen, Radieschen und Möhren.

Spinat sollte jedoch nicht mit Milch zusammen genommen werden, da die Oxalsäure des Spinats das Kalzium der Milch unausnutzbar macht. Das in einem Viertelliter Milch enthaltene Kalzium wird durch 100 g Spinat ausgefällt (Prof. Dr. *H. D. Cremer).*

Was Mutter und Kind brauchen

Während der Schwangerschaft ist zunächst eine an Nährstoffen, also an Eiweiß, Fett und Kohlenhydraten vollwertige, aber mäßige Kost einzunehmen, etwa in den Mengenverhältnissen, wie sie die nachfolgende Tabelle anzeigt:

Im 1.–3. Monat: ca. 2400 Kalorien (10032 Joule)

Eiweiß	90 g =	376 Kalorien (1572 Joule)
Fett	80 g =	744 Kalorien (3110 Joule)
Kohlenhydrate	310 g =	1271 Kalorien (5313 Joule)

Im 4.–6. Monat: ca. 2500 Kalorien (10450 Joule)

Eiweiß	90 g =	376 Kalorien (1572 Joule)
Fett	70 g =	651 Kalorien (2721 Joule)
Kohlenhydrate	360 g =	1476 Kalorien (6170 Joule)

Im 7.–9. Monat: ca. 2650 Kalorien (11077 Joule)

Eiweiß	90 g =	376 Kalorien (1572 Joule)
Fett	65 g =	605 Kalorien (2529 Joule)
Kohlenhydrate	400 g =	1672 Kalorien (6989 Joule)

Wir gewinnen diese Nährstoffe aus den nachfolgend angegebenen Lebensmitteln: Eiweiß aus Milch und Milchprodukten, Trockenhefe, Vollsoja, wenig Fisch, Magerfleisch und Eiern; Fett aus kaltgeschlagenen Pflanzenölen (Sonnenblumen-, Lein-, Nuß-, Weizenkeimöl), Pflanzenmargarine und Butter; Kohlenhydrate aus Getreideprodukten (Brot, Schrot, Vollmehle, Flocken), Kartoffeln, Wurzelgemüse, Honig und Früchten. Die ebenso wichtigen Ergänzungs- und Vitalstoffe führen wir zu durch reichliche Verwendung von Früchten, Blattgemüsen, Salaten, Wildkräutern und Wildfrüchten sowie Gewürzkräutern.

Zu alledem hat sich eine psychologische Geburtsvorbereitung nach der *Read-Methode* außerordentlich bewährt. Sie ist jeder werdenden Mutter anzuraten.

Was die Mutter braucht

Kein Arzt, auch wenn er noch so tief in die Geheimnisse der Lebensentstehung zu blicken vermöchte, kann der Mutter einen Garantieschein für gesunden Nachwuchs ausstellen, weil der Schöpfungsplan unergründlich ist und wir weder von den Erbeinflüssen noch von den Umwelteinflüssen genügend Kenntnisse besitzen. Vermeiden wir aber alle selbstverschuldeten schädigenden Einflüsse, wie falsche Ernährung, Suchtmittel (Alkohol und Nikotin), radioaktive Strahlen und möglichst alle Medikamente, von denen eine Wirkung auf die Vererbungszellen oder auf das bereits keimende Leben auch nur vermutet werden kann (ich erinnere an die Contergan-Schäden), so können wir frohen Herzens einer glücklichen Geburt entgegensehen.

Moderne Kinderernährung

Die Kinder bedürfen einer natürlichen, einer ganzen,
einer unverkünstelten Nahrung, einer Nahrung, wie sie Gott und die Natur
und das Lebendige zusammengesetzt und erschaffen haben.
Diese wunderbaren, lichtgeladenen, harmonisch abgestimmten
Atom- und Molekülbauten, diese niemals restlos zu ergründenden,
ewigen Rätsel der Chemie, diese aus Erde, Wasser, Luft, Licht, Leben und
Geist gewordenen Gebilde, die uns Menschen zur Nahrung bestimmt sind.

Dr. med. Max Bircher-Benner

Die natürliche Ernährung des Säuglings

Unzweifelhaft ist die *Muttermilch* die beste naturnahe und naturbestimmte Nahrung für den Säugling, wenn er sie unmittelbar an der Mutterbrust erhält. Nach Möglichkeit sollte der Säugling neun Monate lang gestillt werden. Eine Verlängerung der Stillzeit bis zu einem Jahr ist durchaus erwünscht. Im allgemeinen braucht man ein Kind nicht abzustillen; es stillt sich von selbst ab. Bei anhaltenden Störungen sollte man den Kinderarzt zu Rate ziehen. Gegenwärtig hält man noch vielfach die Babyflasche für „modern". Aber in Wirklichkeit ist sie ein Notbehelf und dürfte nur angewendet werden, wenn die Brusternährung nicht sofort einsetzt. Leider fehlen häufig immer noch der Stillwille und die Stillfreudigkeit. Unsere jungen Mütter verlieren zu schnell die Geduld und greifen viel zu früh zur „bequemen" Flasche. Aber gerade beim Stillen hat der Säugling am stärksten das Erlebnis der Nestwärme, und für die Mutter ist es eine Quelle seelischer Bereicherung. In jüngster Zeit erst beginnt sich die Einstellung der jungen Mütter gegenüber dem Stillen positiv zu verändern.

Muttermilch-ernährung

Das größte Hindernis für die natürliche Ernährung ist der eingebildete *Milchmangel.* Unsere Frauen- und Kinderärzte wissen von zahlreichen Müttern zu berichten, die Angst hatten, nicht genügend Milch zu haben, aber in Wirklichkeit noch ein zweites Kind hätten stillen können. Auch bei mäßiger und knapper Muttermilchmenge muß zu jeder Mahlzeit angelegt werden, weil der Saug- und der Entleerungsreiz für die Milchbildung ausschlaggebend sind. Oft wird „schlechte Muttermilch" als Grund für das vorzeitige Abstillen angegeben. Es gibt zwar Qualitätsunterschiede in der Muttermilch, aber selbst die sogenannte schlechte Frauenmilch ist immer noch viel besser als Kuhmilch. Auch die abgepumpte und von den Frauenmilchsammelstellen zu beziehende Frauenmilch ist immer noch besser als jede künstliche Nahrung.

Das erste Anlegen des Kindes sollte möglichst innerhalb der ersten zwei Stunden nach der Entbindung erfolgen. In der ersten Zeit fünf- bis sechsmal täglich, bis sich ein normaler Schlaf- und Wachrhythmus eingestellt hat.

Der Saugreflex des Neugeborenen ist in den ersten Stunden nach der Geburt am stärksten. Durch das frühe Anlegen des Kindes an beiden Seiten wird die Milchbildung am besten und frühesten angeregt. Je häufiger und intensiver gesaugt wird, desto stärker wird die Milchproduktion gefördert. Das Anlegen erfolgt ab 6 Uhr im Abstand von ungefähr vier Stunden, wenn nötig, auch nachts. Im übrigen „bestimmt" das Baby selbst, wann es trinken will.

Nachgewiesen wurde, daß nur vier Prozent der Mütter nicht fähig sind, die natürliche Brustmilchernährung durchzuführen. Die psychologische und psychische Einstellung der Mutter zur Brustmilchernährung kann die Milchfrei-

Moderne Kinderernährung

gabe entscheidend beeinflussen. Eine reine Unterernährung der Mutter vermindert zwar die Milchmenge, nicht aber die Qualität der Milch. Durch Muttermilch ernährte Säuglinge benötigen keine zusätzliche Nahrung, auch in den Wintermonaten kein zusätzliches Wasser. Es ist aber zu empfehlen, allen Säuglingen Wasser oder leicht gesüßten Tee mit dem Löffel anzubieten.

Die richtige *Technik des Stillens* vermeidet Unannehmlichkeiten, die das Stillen für Mutter und Kind unnötig erschweren. In den ersten Tagen, in denen das Kind im Bett gestillt wird, legt sich die Mutter halb auf die Seite der Brust, die sie reichen will. Dann nimmt sie das Kind so in den Arm, daß ihm Rücken und Kopf gestützt werden. Der andere Arm hält die Brust so weit zurück, daß die Nase des Kindes frei bleibt, Brustwarze und Warzenhof aber in den Mund eingeführt werden können. Außer Bett setzt sich die Mutter in einen bequemen, möglichst niedrigen Stuhl mit Rückenlehne. Der Säugling liegt beim Stillen halb quer über dem Schoß; der Fuß auf der Seite, auf der der Säugling trinkt, wird durch eine niedrige Fußbank unterstützt.

Die *Trinkzeit* sollte im allgemeinen 15 Minuten nicht übersteigen. Längere Trinkzeiten ermüden die Mutter und haben leicht Wundwerden der Warzen zur Folge. Die Angst, das Kind könnte zuwenig bekommen, ist unbegründet, da es bei normalem Saugen die Hauptmenge in den ersten fünf Minuten trinkt. Bei trinkschwachen und trinkfaulen Kindern muß die restliche Milch nach 15 Minuten ausgedrückt oder abgepumpt werden, um die Milchbildung zu unterhalten. Bei solchen Kindern ist ärztlicher Rat einzuholen.

Der *Nahrungsbedarf des Säuglings* beträgt im ersten Monat ⅕, im 2.–6. Monat ⅙–⅐, im zweiten Halbjahr ⅛ seines Körpergewichts. Dieses Verhältnis wird nach sechs Tagen erreicht und bleibt dann konstant.

Das normale *Geburtsgewicht* beträgt 3250–3450 g, es soll sich bis zum Ende des fünften bis Anfang des sechsten Monats verdoppelt haben (also etwa 6 bis 7 kg betragen) und am Ende des ersten Lebensjahres verdreifacht sein (also fast 10 kg erreichen), aber nicht über 10 kg liegen. Die anfängliche physiologische Gewichtsabnahme darf 10 % des Geburtsgewichts betragen und muß nach acht bis zehn Tagen wieder ausgeglichen sein.

Die Gewichtszunahme beträgt im ersten Vierteljahr wöchentlich 150 bis 200 g, im zweiten 150 g, im dritten 100 g und im vierten 90 g. Ein sechsjähriges Kind wiegt 20 kg und nimmt pro Jahr 2 kg zu.

Die Zwiemilchernährung des Säuglings

Wenn ein Kind bei einer ausreichend Milch abgebenden Brust und bei vernünftiger, zweckmäßiger Darreichung der Brust nicht gedeiht, so liegt das nicht an der Beschaffenheit der Milch, sondern an der Veranlagung des

Kindes. In diesem Fall versucht man zunächst die Zwiemilchernährung, wobei also neben den Brust- noch Flaschenmahlzeiten gereicht werden. Die Zwiemilchernährung ist der rein künstlichen Ernährung weit überlegen.

Flaschenmilchernährung

Kinder über drei Monate erhalten dann als Ergänzung der Muttermilch die Kuhmilch-Mehl-Mischung oder Kuhmilch-Vollkornschrot-Abkochung, die dem Alter und Gewicht des Kindes bei rein künstlicher Ernährung entspricht (siehe Schema unter dem Abschnitt „Die künstliche Ernährung des Säuglings"). Bei Kindern unter drei Monaten ist besondere Vorsicht geboten, da ihnen auftretende Ernährungsstörungen schnell gefährlich werden. Man wählt daher eine Nahrung, die den möglichen Störungen entgegenwirkt. Das geschieht am besten durch Buttermilch, und zwar in Form einer guten, qualitativ hochwertigen, für die Säuglingsernährung hergestellten Trocken-Buttermilch.

Die Wertminderung der Trockenmilch durch die Konservierung wird durch die gleichzeitig gereichte Muttermilch ausgeglichen. Die Buttermilch-Beinahrung ist besonders auch nach Absetzen der Muttermilch für Säuglinge mit „exsudativer Diathese" geeignet. Die fehlende Muttermilchmenge stellt man durch Wiegen *vor* und *nach* jeder Brustmahlzeit fest und füttert dementsprechend die Beinahrung zu.

Bei der Verabreichung kann man entweder eine Brustmahlzeit mit einer Flaschenmilchmahlzeit abwechseln lassen, oder man gibt nach jeder Brustmahlzeit die zu ergänzende Menge an Flaschenmilch.

Die künstliche Ernährung des Säuglings

Wenn aus zwingenden Gründen die Flaschenernährung durchgeführt werden muß, hat sie mit größter Sorgfalt zu geschehen. Vor allem ist auf peinliche Sauberkeit bei der Zubereitung der Nahrung zu achten und jedes unnötige Herumprobieren mit den verschiedenen Arten der Nährmittel zu vermeiden. Das Wesen der künstlichen Ernährung besteht darin, eine der natürlichen Nahrung möglichst ähnliche Nahrung zu verabreichen.

In der Zusammensetzung der Kuhmilch und Frauenmilch bestehen Verschiedenheiten, die berücksichtigt werden müssen und aus folgender Tabelle ersichtlich sind:

	Eiweiß %	Fett %	Zucker %	Salze %	Kalorien je Liter	Joule je Liter
Frauenmilch	1,2–1,4	2–7	6,9	0,21	700	2926
Kuhmilch	3,3	3,6	4,8	0,78	670	2801

Moderne Kinderernährung

Die Kuhmilch enthält also zuviel Eiweiß und zuviel Salze. Sie muß daher verdünnt werden. Dadurch nimmt jedoch der Zucker- und Fettgehalt zu stark ab. Das Fett wieder anzureichern ist schwierig und wird daher gewöhnlich unterlassen, der Zuckerausfall wird durch Zusatz von mindestens 5 % Zucker gedeckt. Zur Milchverdünnung eignen sich am besten Getreideschleime. Man nimmt meist Haferschleim (Rezept 1)*, der aus hochwertigen, schnellkochenden Haferflocken in zwei- bis dreiprozentiger Abkochung oder aus Trockenhaferschleim zubereitet wird. Darmempfindliche Säuglinge erhalten statt Haferschleim besser Reisschleim (Rezept 2). Haferschleim führt leicht etwas ab, während Reisschleim hemmend wirkt. Wegen ihres hohen Vitamingehaltes (B_1, E) ist zur Milchverdünnung auch sehr die Weizenvollkornschrotabkochung nach *W. Keller* zu empfehlen (Rezept 3).

Ein *Fettzusatz* ist bei Zweidrittelmilch meist nicht erforderlich. Halbmilch reichert man mit Rahm oder Butter an, wobei man auf 100 g Trinkmenge 15 g Rahm, 35 g Vollmilch, 50 g Hafer- oder anderen Schleim und 5 g Koch- oder Nährzucker rechnet. Will man Butter verwenden, so gibt man zu je 100 g heißer Milch-Schleim-Mischung 2–3 g frische Butter, die man gut untermischt. Hin und wieder kann man wegen des Vitaminreichtums auch ¼–½ Eigelb unter die trinkfertige Tagestrinkmenge verrühren.

Um das Milcheiweiß zu einer feineren Gerinnung zu bringen und dadurch die Magenverweildauer herabzusetzen, kann man die Milch mit Milchsäure, Zitronensäure oder Zitronensaft *ansäuern.* Am einfachsten ist die Durchführung mit „Citretten" (Zitronensäure), von denen eine Tablette für 100 g Trinkmenge ausreicht, oder Zitronensaft (Rezept 5).

Die *Verdünnung der Milch* zur Hälfte mit Schleim unter Zusatz von 5 % Zucker (z. B. 400 g Milch, 400 g Schleim, 40 g Zucker) ergibt die früher für die drei ersten Lebensmonate allgemein übliche *Halbmilch.* Da sie aber arm an Fett und wichtigen Eiweißbausteinen (Tryptophan) ist, beschränkt man die Halbmilch heute auf den ersten Lebensmonat und gibt von Anfang des zweiten Monats an *Zweidrittelmilch* (z. B. 400 g Milch, 200 g Schleim, 30 g Zucker oder 42 g Honig).

Die *Berechnung der Trinkmenge* geht immer vom Körpergewicht aus. Im ersten Lebensmonat gibt man Halbmilch und ⅕ des Körpergewichtes als Tagestrinkmenge, also ⅒ des Körpergewichtes an Milch, die gleiche Menge an Schleim und immer 5 % der Trinkmenge an Zucker (1 Teelöffel = 5 g auf 100 g Nahrung) oder 7 % Honig dazu.

Praktische Beispiele: Ein Kind im *ersten Lebensmonat* mit einem Gewicht von etwa 3600 g erhält Halbmilch und ⅕ des Körpergewichtes als Tages-

* Die in diesem Kapitel angegebenen Rezepte befinden sich auf den Seiten 476–478.

trinkmenge, also 360 g Milch und 360 g Schleim und 35 g Zucker oder 49 g Honig. Diese Tagesmenge wird auf fünf Mahlzeiten verteilt.

Flaschen-milch-ernährung

Ein Kind im *zweiten Lebensmonat* mit einem Gewicht von 4200 g erhält Zweidrittelmilch und $\frac{1}{6}$ seines Körpergewichtes an Tagestrinkmenge, also 700 g. Davon $\frac{2}{3}$ Milch = 460 g und $\frac{1}{3}$ Schleim = 230 g und 5% Zucker = 35 g oder 7% Honig = 49 g.

Ein Kind im *dritten Lebensmonat* mit einem Gewicht von 4800 g erhält Zweidrittelmilch. Die Tagestrinkmenge beträgt $\frac{1}{6}$ des Körpergewichtes, also 800 g. Davon $\frac{2}{3}$ = etwa 530 g Milch und $\frac{1}{3}$ = 270 g Schleim und 5% Zucker = 40 g oder 7% Honig = 56 g.

Ein Kind im *achten Lebensmonat* mit einem Gewicht von 8000 g erhält Vollmilch und an Trinkmenge $\frac{1}{8}$ seines Körpergewichtes, also 1000 g = 1 Liter. Hierbei werden jedoch schon drei Milchmahlzeiten durch Gemüse-, Obst- und Milch*breie* ersetzt (siehe Schema).

Im ersten Lebensjahr darf zur Verhütung eines Milchnährschadens die tägliche Milchnahrung 600—700 g nicht überschreiten.

Häufig ist es zweckmäßig, die Kuhmilch zeitweilig teilweise oder ganz durch Mandelmilch (Rezept 9) zu ersetzen. Ausschließliche Ernährung mit Mandelmilch hat sich jedoch nicht bewährt.

Schema der künstlichen Säuglingsernährung

1. Lebensmonat:

1. Woche: 1. Tag: keine Nahrung, eventuell 2—4mal etwas dünnen Kamillentee mit 5% Honig, Zucker oder Traubenzucker.

2. Tag:	5mal	10—20 g	Halbmilch und 5% Honig, Zucker oder Nährzucker *oder* Säurehalbmilch und 5% Honig, Zucker oder Nährzucker.
3. Tag:	5mal	20—25 g	
4. Tag:	5mal	30—40 g	
5. Tag:	5mal	40—50 g	
6. Tag:	5mal	50—60 g	
7. Tag:	5mal	60—70 g	

2. Woche: 5mal 100—120 g Halbmilch oder Säurehalbmilch
3. Woche: 5mal 120—130 g Halbmilch oder Säurehalbmilch
4. Woche: 5mal 130—140 g Halbmilch oder Säurehalbmilch

2. Lebensmonat: 5mal 140 g Zweidrittelmilch. 3mal wöchentlich 1 Teelöffel Eigelb der Milch zusetzen, Eiklar sorgfältig entfernen. In der letzten Woche des zweiten Monats zunächst 1 Teelöffel ausgedrückten rohen Fruchtsaft (Möhren, Apfelsinen), dann langsam steigern auf 20—25 g täglich.

3. Lebensmonat: 5mal 160 g Zweidrittelmilch. Löffelweise mit Gemüsebrei beginnen, zunächst vor der Mittagsflasche, bei guter Verträglichkeit langsam steigern. Zunächst 3–4 Teelöffel rohen Obst- und Gemüsepreßsaft (Apfelsine, Zitrone, Hagebutten, Möhren, Tomaten, rote Bete)!

4. Lebensmonat: 4mal 180 g Zweidrittelmilch. 1mal 180 g Gemüse- oder Milchbrei (Rezept 6 und 7). Eine Flasche ist damit durch Brei ersetzt. Löffelchenweise rohen Fruchtsaft oder Gemüsesaft.

5. Lebensmonat: 3mal 200 g Zweidrittelmilch. 1mal Milchbrei aus 200 g Vollmilch. 1mal 200–250 g Gemüsebrei (1mal wöchentlich mittags mit 1 Eigelb).

6. Lebensmonat: Wie im fünften Lebensmonat, jedoch wird eine Kuhmilchmahlzeit mit Vorteil durch eine Mandelmilchmahlzeit ersetzt.

7.–9. Lebensmonat: 1mal 200 g Vollmilch. 1mal 200 g Mandelmilch (Rezept 9). 1mal 200–250 g Gemüsebrei (1mal wöchentlich mittags mit 1 Eigelb). 1mal 200 g Obstbrei (nachmittags) (Rezept 8). 1mal Milchbrei aus 200 g Vollmilch. Allmählich drei Mahlzeiten (morgens, mittags und abends) als Hauptmahlzeiten ansetzen und zwei Zwischenmahlzeiten (vormittags und nachmittags).

10.–12. Lebensmonat: 1mal 200–250 g Vollmilch (morgens). 1mal 250 g Gemüsebrei (1mal wöchentlich mittags mit 1 Eigelb). 2mal 200 g Obstbrei (vormittags und nachmittags als Zwischenmahlzeit). 1mal Milchbrei aus 200–250 g Vollmilch (abends).

Die Ernährung ist im Laufe der letzten beiden Monate des ersten Lebensjahres immer mehr der allgemeinen Ernährung der Familie anzupassen.

Wer diese einfachen Ernährungsregeln und Maßnahmen sorgfältig beachtet, wird bei sonst normaler Veranlagung an der körperlichen und geistigen Entwicklung des Säuglings seine helle Freude haben.

Rezepte

Rezept 1: Haferschleimzubereitung (4prozentig): 20 g Haferflocken werden mit ½ l Wasser kalt aufgesetzt und bei kleiner Flamme ½ Stunde gekocht, dann streicht man den Brei durch ein feines Haarsieb und füllt die verdampfte Wassermenge mit abgekochtem Wasser wieder auf 500 g auf. Einfacher und schneller bereitet man Haferschleim heute aus den künstlichen Trockenschleimpräparaten, die kurze Kochzeiten haben.

Rezept 2: Reisschleimzubereitung: 60 g Reiskörner (kein Reismehl!) weicht man in 1 l Wasser 12 Stunden vor, dann kocht man sie unter Nachfüllen des verdunsteten Wassers ½ Stunde, seiht zweimal durch, füllt mit abgekochtem Wasser auf 1 l auf und salzt ganz leicht mit Meersalz.

Einfach und bequem ist die Herstellung aus Trockenreisschleim in 3prozentiger Abkochung. Kochzeit wie auf der Packung angegeben.

Rezept 3: Weizenvollkornschrotabkochung nach W. Keller: 50 g Weizenvollkornschrot (z. B. Steinmetz-Weizenkraft II) mit etwas Wasser kalt anrühren und in knapp 1 l kochendes Wasser geben, 3 Minuten kochen lassen, nicht durchseihen.

Rezept 4: Mehlabkochung als Verdünnungsflüssigkeit: 30—40 g Vollkornmehl mit 1 l Wasser anrühren, 10 Minuten kochen lassen, durch ein Haarsieb passieren und mit abgekochtem Wasser wieder auf 1 l auffüllen.

Rezept 5: Herstellung der Zitronensäurevollmilch nach Beumer: 500 g Vollmilch werden mit 10 g Maispulver (Mondamin, Maizena) 2 Minuten gekocht, dann gibt man 25—30 g Zucker hinein. Nach dem Erkalten fügt man 5 vorher in abgekochtem Wasser aufgelöste Citretten oder 25—30 ccm Zitronensaft unter ständigem Umrühren hinzu.

Herstellung der Zitronensäure-Zweidrittelmilch: Die fertige, auch schon mit 5% Koch- oder Nährzucker versetzte Zweidrittelmilch wird nach dem Erkalten wie die Vollmilch mit Citretten (1 Tablette auf 100 g Trinkmenge) oder mit Zitronensaft (20—25 ccm auf 500 g Trinkmenge) angesäuert.

Die Herstellung der Säuremilch ist sehr viel leichter und schneller durchzuführen, wenn man die entsprechenden Trockenmilchpräparate benutzt, die durch Zusatz von abgekochtem Wasser sofort trinkfertig sind, z. B. eine gebrauchsfertige Milchsäure-Zweidrittelmilch mit allen Kohlenhydratzusätzen, oder auch *Alete-Milch,* eine gebrauchsfertige, mit natürlichem Zitronensaft gesäuerte Zitronensäurevollmilch, die sich auch als Halb- oder Zweidrittelmilch mit Schleim und Nährzucker zubereiten läßt.

Jüngere Säuglinge erhalten vorzugsweise Zitronensäure-Zweidrittelmilch. Säurevollmilch ist für ältere Säuglinge und als Beinahrung zur Brustnahrung geeignet.

Rezept 6: Gemüsebreie: Anfangs verwendet man Spinat, Mangold, Möhren, Salat (als Gemüsebrei zubereitet), Kartoffeln, später Kohlrabi, Grünkohl, Wirsing, Schwarzwurzeln, Blumenkohl, rote Beete.

Zubereitung: Das sorgfältig gewaschene Gemüse (etwa 200 g) wird mit wenig Wasser weich gekocht (Spinat, Mangold, Salat 3—5 Minuten, Möhren und die Kohlsorten 20—25 Minuten). Nach dem Kochen streicht man es durch ein feines Haarsieb und gibt 1—2% gebräunte Butter (also 2—4 g) dazu oder eine dünne Mehlschwitze, die aus dem Gemüsekochwasser, 1 Teelöffel Vollmehl und 1 Teelöffel Butter bereitet wird.

Versetzt man das Gemüse ohne Mehlschwitze mit $\frac{1}{3}$ Kartoffelbrei, so erhält man einen Gemüsekartoffelbrei, mit $\frac{1}{3}$ Brühgrieß einen Gemüse-Brühgrießbrei.

Wertvoll ist auch folgende spezielle Vorschrift für Möhrenbrei: Zarte, sorgfältig gereinigte Möhren werden zur Hälfte zerschnitten, mit etwas Butter weich gedünstet und durch ein Haarsieb gestrichen. Dann fügt man 1 Teelöffel Honig und 1 Teelöffel Zitronensaft hinzu. Die andere Hälfte der Möhren wird roh auf der Glasreibe gerieben und unter den Brei gemischt, wenn nötig mit etwas Gemüsebrühe verdünnt.

Moderne Kinderernährung

Rezept 7: Milchbrei: Man bereitet ihn aus Vollmilch mit 6–8% Maismehl (Mondamin), 7–8% Weizengrieß oder -mehl oder 5–7% Haferflocken und 5% Kochzucker oder Honig.

Sehr empfehlenswert ist auch ein Weizenvollkornmilchbrei nach W. Keller, den man aus Vollmilch mit 12% Weizenvollkornschrot (Steinmetz-Weizenkraft II), 5% Zucker und 5% Butter herstellt. Die Milchbreie verabreicht man mit rohen Obstsäften, hin und wieder auch mit $\frac{1}{4}$ Eigelb.

Rezept 8: Obstbreie: Hierfür sind die leicht abführenden Früchte, wie Äpfel, Bananen, Pfirsiche und Birnen, geeignet, erst später Orangen, die manchmal etwas treibend wirken, und Beerenobst.

Zubereitung: Ein Apfel wird gut gewaschen, vom Kerngehäuse befreit und auf der Glasreibe gerieben. Den Brei verrührt man kräftig mit 1–2 Teelöffel Zucker, 1–2 Teelöffel Zitronensaft und 20 g in abgekochtem Wasser eingeweichtem Zwieback (= Zwieback-Apfelbrei).

Man kann auch 1 Banane mit 20 g Keksmehl kräftig mit der Gabel zu einem Bananenkeksbrei verschlagen.

Rezept 9: Mandelmilch (Fruchtmilch): Man benötigt hierzu fertig käufliches Mandelmus oder -püree und frische Fruchtsäfte (Tomaten-, Orangen-, Trauben- oder Apfelsaft, auch Bananenbrei).

15 g Mandelpüree werden mit 50 g Fruchtsaft, 7 g Honig oder 5 g Zucker und 200 g sechsprozentigem Schleim angerührt und kräftig im Mixbecher geschüttelt.

Diät bei Durchfallserkrankungen des Säuglings

Der gewöhnliche *Brechdurchfall* des Säuglings (Dyspepsie) tritt meist als Begleiterscheinung von *Infekten der oberen Luftwege,* bei *Darminfektionen,* bei *falscher Ernährung* (Fett- oder Stärkediarrhoe) oder als *Überempfindlichkeitserscheinung* (Kuhmilchallergie) auf.

Von den Angehörigen werden die Säuglingsdurchfälle meist nur auf eine *falsche* Ernährung oder *schlecht verträgliche* Nahrung zurückgeführt. Man sollte aber daran denken, daß auch Obst- und Gemüsesäfte als Keimquelle in Frage kommen und eine Infektion auslösen können, die die Leistungsfähigkeit des Verdauungs- und Stoffwechselsystems stark herabsetzt.

Die Behandlung des Säuglingsdurchfalls hängt strenggenommen von der Erkennung der Krankheitsursache ab. Da die Klärung der Ursache jedoch sehr schwierig und zeitraubend sein kann, richten sich die sofort einzusetzenden Behandlungsmaßnahmen danach, ob es sich um eine *leichte* oder *schwere* Durchfallserkrankung handelt. Natürlich gibt es dazwischen alle möglichen Übergänge, auch leichte Formen können noch zu schweren Störungen führen.

Bei *leichten Durchfallserkrankungen* ist das Allgemeinbefinden meist wenig beeinträchtigt. Die Kinder sind appetitlos, sehen blaß aus und neigen zu Erbrechen. Meist sind die Darmentleerungen noch nicht allzu wässerig, so daß kein größerer Wasser- und Salzverlust zu befürchten ist. Es genügt daher als einfachste, für die Mutter leicht durchzuführende Maßnahme ein *Zusatz von Johannisbrotpulver* (Arobon) von 3–5 g zu je 100 g Normalkost. Schon nach ungefähr zehn Stunden muß die Besserung am Stuhl zu erkennen sein. Die Stühle werden seltener und dunkelbraun. Sehr bald sind sie dann auch flüssigkeitsärmer und pastenartig.

Säuglingsdiät

Bei der praktischen Durchführung wird, nachdem die notwendige Menge abgekochten Wassers in die Flasche gefüllt ist, die entsprechende Menge Arobon-Pulver zugegeben (3–5 g je 100 g Flüssigkeit) und kräftig geschüttelt. Dann fügt man das Milchpulver zu und schüttelt nochmals gut durch. Bei Frischmilch-Schleimabkochungen verrührt man das Arobon-Pulver mit einem Teil der fertigen Flaschenmahlzeit.

Während man bei den milden Durchfallserkrankungen allein mit dem Arobon-Zusatz zur gewohnten Nahrung auskommt, wird man bei den *mäßig schweren Formen* auf eine anfängliche Teepause meist nicht verzichten können. Dabei werden die Milchmahlzeiten je nach individuellem Zustand und Alter des Kindes für 6–24 Stunden durch Fencheltee oder schwarzen Tee mit einem fünfprozentigen Arobon-Zusatz je 100 ccm Trinkmenge ersetzt. Prof. *Hungerland* empfiehlt für die Teepause Ringer-Tee (⅓ Ringerlösung, ⅔ Tee) mit 3 % Arobon-Zusatz.

Nach der Teepause folgt dann eine antidyspeptische *Anfangsdiät,* nämlich Karotten-, Apfel-, Johannisbrot- oder Reisschleimdiät. Vom dritten Tag an geht man langsam, unter täglicher Steigerung um 50–100 g, auf antidyspeptische *Heilnahrung,* nämlich Buttermilch oder Eiweißmilch, über. Nach Abklingen der Durchfälle ersetzt man die Heilnahrung allmählich durch die dem Alter entsprechende Normalkost.

Man versucht heute so rasch wie möglich wieder auf eine vollwertige Nahrung überzugehen. Zwischen dem Beginn der Teepause und dem Einsetzen der Erhaltungsdiät sollten nicht mehr als sechs bis acht Tage und je nach Schwere des Falls nur ein bis drei Wochen bis zur völligen Umstellung auf Normalnahrung vergehen.

Die *schweren Durchfallserkrankungen* des Säuglings stellen nicht nur eine starke Belastung für die Mutter, sondern auch oft ein schweres Problem für den behandelnden Arzt dar, der bei stärkeren, insbesondere fieberhaften, Durchfallserkrankungen sofort zu befragen ist. Der durch die starken Durchfälle eintretende hohe Wasser- und Salzverlust führt zu einer Verminderung der zirkulierenden Blutmenge und damit zu einer schlechteren Sauerstoffversorgung vor allem des Gehirns. Die Behandlung kann daher nur Erfolg bringen, wenn genügend Wasser und Salz zugeführt werden. Die sofort anzuordnenden Maßnahmen werden im allgemeinen einem Vorschlag von Prof. *Hungerland* folgen:

Moderne Kinderernährung

„Die bisherige Nahrung ist abzusetzen. An ihre Stelle tritt für 12 bis höchstens 24 Stunden eine Nahrungs- oder Teepause. Während dieser Zeit werden 150—200 g Flüssigkeit pro kg Körpergewicht pro Tag angeboten. Die Zahl der Mahlzeiten muß infolge der Appetitlosigkeit meist auf 6 bis 8 erhöht werden. Als Flüssigkeit kann gegeben werden: dünner Schwarztee, Kamillen- oder Fencheltee, besser sogenannter „Ringer-Tee", der aus einem Teil Ringerlösung und zwei Teilen Tee besteht, 3- bis 5%ige Glukoselösung, 5%iger Reisschleim, Arobon(Johannisbrotmehl)-Tee."

Falls nicht eine schnelle Besserung eintritt, ist eine stationäre Behandlung dringend erforderlich, da man nicht ohne Infusionen auskommen kann.

Etwa 5% aller Säuglinge leiden – häufig nur vorübergehend – an einer *Milchallergie,* die meist nach Kuhmilch, seltener nach Muttermilch, auftritt. Die Allergie zeigt sich durch Krankheitserscheinungen an den Atemwegen (Bronchitis, Asthma, anhaltender Schnupfen), am Magen-Darm-Kanal (Durchfälle) und an der Haut (Ekzeme, Urtikaria). In allen diesen Fällen sollte ärztlicher Rat eingeholt werden.

Diät zur Verhütung der Rhesus-Gefahr

Jährlich erkranken in der Bundesrepublik 4000—5000 Neugeborene an der schweren Blutkrankheit *Erythroblastose.* Diese Krankheit ist auf das Fehlen des Rhesusfaktors im Blut der Mutter zurückzuführen. Wenn das Kind den Rhesusfaktor vom Vater erbt, ist es selbst Rhesus-positiv (Rh) und veranlaßt die Rhesus-negative (rh) Mutter häufig zur Bildung von Antikörpern in ihrem Blut. Bei einer weiteren Schwangerschaft gehen diese Antikörper mit dem Blut der Mutter auf das Kind über und lösen bei ihm die Erythroblastose aus. Diese Zusammenhänge wurden in den letzten zwanzig Jahren erforscht. Sie erklären zwar, warum fast niemals das erste Kind erkrankt, sondern ein späteres, nicht aber, warum die Mutter die gefährlichen Antikörper bildet.

Bei Rhesus-negativer (rh) Mutter und Rhesus-positivem (Rh) Vater tritt aber nicht immer eine Antikörperbildung bei der Mutter ein, wenn das Kind Rhesus-positiv (Rh) ist. Sie kommt nur bei einem Teil (etwa 25%) der Frauen zustande und gefährdet dann das zweite oder dritte Kind.

Inzwischen gelang es dem New Yorker Frauenarzt Dr. *C. T. Javert* zu klären, warum der größte Teil der Frauen gegen die gefährliche Antikörperbildung gefeit ist und ein kleinerer Teil nicht. An fast jeder dritten oder vierten Placenta (Mutterkuchen) fand er kleinere Blutergüsse, die sich fast immer nur bei Müttern mit erkrankten Kindern gebildet hatten (79% aller Fälle).

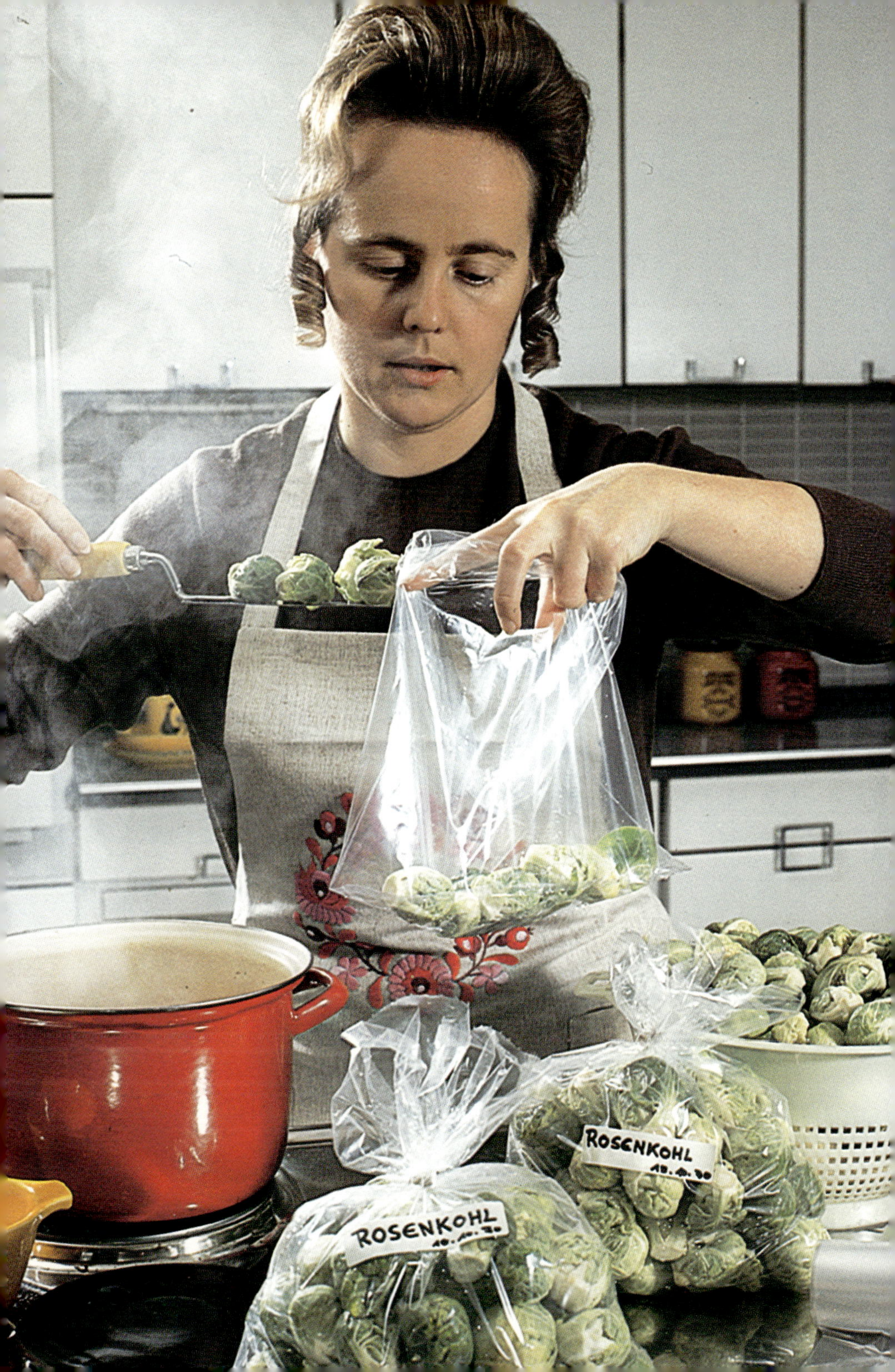
ROSENKOHL
ROSENKOHL

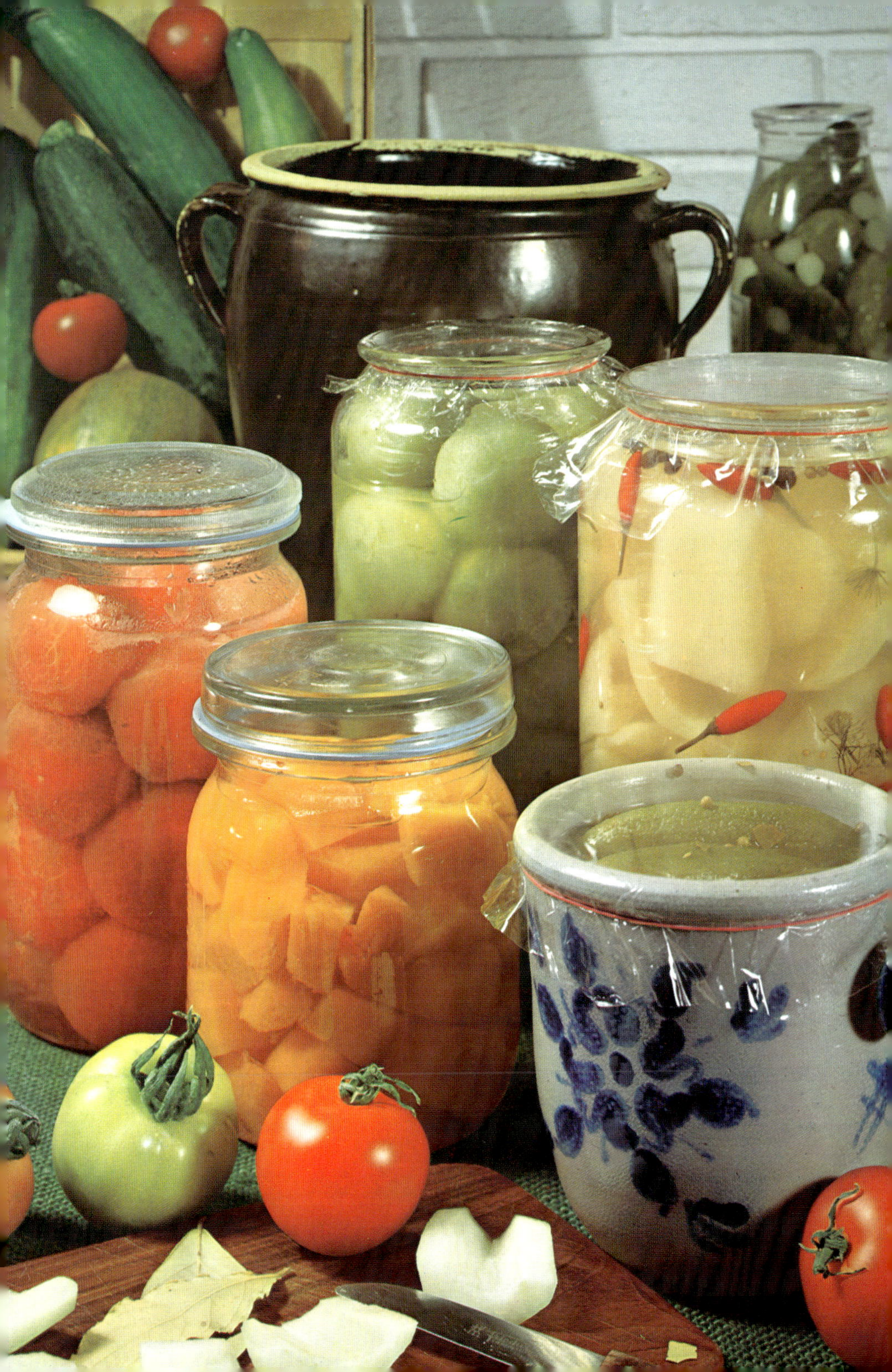

In den Blutergüssen des Mutterkuchens kommt es nun zu einer Vermischung des mütterlichen mit dem kindlichen Blut, und in diesen Fällen werden dann im mütterlichen Blut die Antikörper gebildet. Treten solche Blutergüsse aber nicht auf, so entwickeln sich keine Antikörper und diese Mütter gefährden ihre späteren Kinder nicht, obwohl sie Rhesus-negativ (rh) sind.

Diät bei Rhesus-Gefahr

Aus diesen Erkenntnissen ergibt sich nun die Möglichkeit einer echten Vorbeugung, die allein darin besteht, die Brüchigkeit der Haargefäße der Mutter zu beseitigen, damit im Mutterkuchen keine Blutergüsse auftreten können und die Vermischung des mütterlichen Blutes mit dem kindlichen Blut unterbleibt.

Dr. *Javert* behandelte zwanzig junge, Rhesus-negative (rh) Frauen, die ihr erstes Kind erwarteten, mit entsprechender *Diät* (Rohkost mit viel Zitrusfrüchten) und mit Vitaminpräparaten (Vitamin C, P-Faktor, Vitamin K, Rutin und Kalzium). Keine dieser Mütter wies Blutergüsse im Mutterkuchen auf, keine hatte Antikörper gebildet, und sechs von ihnen bekamen auch ein zweites gesundes Kind. Eine weitere Nachprüfung dieser Ergebnisse ist allerdings erforderlich.

Der Schutz der gefeiten Frauen besteht in der guten Filterqualität des Mutterkuchen-Kapillarnetzes. Sobald dieses durchlässig wird (durch Kapillarschädigung), kann das Embryoblut in den mütterlichen Kreislauf eindringen, die Antikörperbildung auslösen und damit dem Neugeborenen lebensgefährlich werden. Eine sofort nach der Geburt durchgeführte Austauschtransfusion kann zwar häufig (75–85 %) noch das Leben des Neugeborenen retten, aber es sind doch große Sorgen damit verbunden, und es bleiben 15–25 % der kranken Kinder, die entweder schon vor der Geburt sterben oder so schwer krank sind, daß auch eine Austauschtransfusion keine Hilfe mehr bringt.

Die Vorbeugung bleibt also der beste Schutz. Sie muß zu einer Verhinderung der Sensibilisierung der Mutter führen, damit sie keine Antikörper bilden kann. Rechtzeitig einsetzende Rohkost und Verzicht auf Fleischkost, von der wir mit Sicherheit wissen, daß reichliche Zufuhr einen ungünstigen Einfluß auf die Kapillaren ausübt, kann fast alle unglücklichen Abläufe verhüten und selbst bei vorhandenen Antikörpern im mütterlichen Blut die Geburt eines gesunden Kindes ermöglichen.

Krebsvorbeugung und Krebsbehandlung durch richtige Nahrungswahl

Aus diesen Befunden resultiert die experimentell gesicherte Erkenntnis, daß Tumorzellen einen spezifisch abgewandelten Stoffwechsel haben oder, mit anderen Worten, daß der Krebs schlechthin als Stoffwechselkrankheit der Zelle angesehen werden kann. Auch in der Nahrung kommen – ebenso wie kanzerogene Substanzen – krebshemmende Stoffe vor.

Prof. Dr. med. Gerhard Domagk

Bedeutung der Diät für Vorbeugung und Behandlung der Tumorerkrankungen

Ernährung und Tumorerkrankungen

Zweifellos hat die bis heute hauptsächlich geübte Krebsbehandlung durch Operation, Bestrahlung und chemische Krebshemmstoffe (Zytostatika) ihre – wenn auch begrenzten – Erfolge. Durch Bestrahlung und die Anwendung der bis heute zur Verfügung stehenden krebshemmenden Mittel werden aber nicht nur die Krebszellen, sondern auch gesunde und regenerierende Körperzellen (Leber und Knochenmark) sowie die Abwehrreaktionen empfindlich gestört. Dennoch wird diese Behandlungsart vorerst das Feld beherrschen, weil trotz aller Fortschritte der verschiedenen Wissenschaftszweige noch nicht abzusehen ist, wann wir aus ihren zweifellos hochinteressanten Ergebnissen für die tägliche Praxis der Krebsbekämpfung Nutzen ziehen können.

Merkwürdigerweise wird aber ein Forschungszweig bis heute stark vernachlässigt: die *Ernährung bei Tumorerkrankungen.* Denn gerade die Ernährung bietet zahlreiche Ansatzpunkte zur Krebsbildung wie auch zur Krebsrückbildung, vornehmlich aber zur echten Krebs*vorbeugung* und zur körperlichen Wiederherstellung nach Anwendung der sogenannten klassischen Krebsbehandlung (Operation und Bestrahlung).

Aus den Beziehungen, die sowohl zwischen der Ernährung insgesamt und der Krebsbildung als auch zwischen einzelnen Nahrungsmitteln oder Ernährungsfaktoren und dem Krebswachstum bestehen, läßt sich heute ein Programm für die Ernährung der Krebskranken gewinnen.

Vor allem kann und muß man heute von einer *Krebs-Schutzkost* reden, die im Grunde genommen auf nur wenigen Prinzipien beruht.

Fehlernährung als Krebsursache – mäßige Vollwertkost als Heilfaktor

Fehlernährung als Krebsursache

Als Fehlernährung (fehlerhafte Ernährung) haben wir jede Kostform zu bezeichnen, die ihr Ziel verfehlt, nämlich die Erhaltung oder Wiederherstellung der Gesundheit und Leistungsfähigkeit. Jede *Über-* und *Unterernährung,* gleichgültig, ob sie sich auf die gesamte Tagesnahrung, auf einzelne Nahrungsfaktoren oder die Qualität einzelner Faktoren bezieht, ist bereits eine Fehlernährung.

Prof. *Wynder,* Präsident der American Health Foundation, macht die Über- und Fehlernährung, insbesondere auch den übermäßigen Genuß von *Cholesterin* und chemisch *gesättigten Fetten,* nicht nur für Herz- und Gefäßerkrankungen, sondern auch für Krebserkrankungen verschiedener Art verantwortlich. Das gilt vor allem für den Darmkrebs. *Wynder* fand, daß die

Krebs

Japaner in ihrem Heimatland nur wenig anfällig für den Darmkrebs sind (4 auf 100000 Einwohner – der amerikanische Durchschnitt liegt bei 30,9 auf 100000 Einwohner). Siedeln sie jedoch nach Amerika um und nehmen sie dort die amerikanischen Eßgewohnheiten an, so nimmt die Häufigkeit des Mastdarmkrebses in dem Maße der Umgewöhnung zu, bis er die amerikanischen Zahlen erreicht hat. Beim *Magenkrebs* ist es umgekehrt.

Bei der Untersuchung zahlloser Stuhlproben überernährter Menschen stellte sich heraus, daß sie mehr Gallensäuren und mehr Cholesterinverbindungen als normal enthielten. Ein hoher Fett- und Cholesteringehalt der Nahrung trägt aber entscheidend zu einer erhöhten Konzentration dieser Stoffe im Stuhl bei.

Die American Health Foundation konnte weiterhin eine Beziehung zwischen einer fett- und cholesterinreichen Ernährung und dem *Bauchspeicheldrüsen-* und *Nierenkrebs* feststellen. Die amerikanischen Forscher fanden darüber hinaus auch Beziehungen zwischen einer Fehlernährung und den Krebsbildungen der sogenannten hormonabhängigen Organe (Brust, Eierstöcke, Gebärmutter und Prostata). Prof. *Wynder* zog daraus die Folgerung: Für eine Verhütung und Behandlung ist in erster Linie eine Diät notwendig.

Er fordert deshalb eine Kost, in der das Tierfett drastisch reduziert ist. Fisch und Geflügel sollten neben Magermilch und Magerkäse die Haupteiweißquellen sein. Pflanzenmargarine mit mehrfach ungesättigten Fettsäuren ist zu bevorzugen, Schlachtfette und Butter sollten gemieden werden.

Dr. *Buchinger* sagte über den Zusammenhang zwischen Ernährung und Krebserkrankung: „In meinem bisherigen Leben darf ich feststellen, daß auffallend häufig gerade die *starken Esser* an Krebs erkranken, genauer gesagt, die üppig und fleischreich lebenden Esser, wobei allerdings eingewandt werden kann, daß gerade diese meist auch stärkere Alkohol- und Tabakverbraucher sind."

Der österreichische Ernährungsforscher Prof. *Halden* macht das (bei uns heute noch übliche) Übermaß an „leeren Kalorien" dafür verantwortlich, daß Sauerstoff im Zellhaushalt verschwendet wird, und bezeichnet dies als die Ursache der meisten Zivilisationskrankheiten wie auch der Krebserkrankung. Er verlangt daher eine Reduzierung des Fett- und Zuckerverbrauchs.

Nicht nur die Überernährung, auch die *Unterernährung* kann Krebs fördern. Man hat immer wieder beobachtet, daß sich der Allgemeinzustand von Krebspatienten in der Regel bessert, wenn ihre Ernährung sehr knapp gehalten wird, d. h., wenn eine leichte Unterernährung besteht. Diese Beobachtung konnte durch die Statistiken der Lebensversicherungsgesellschaften untermauert werden, aus denen hervorgeht, daß die Sterblichkeitsziffer an Krebs bei den Übergewichtigen wesentlich höher ist als bei Untergewichtigen.

Diese Beobachtung, daß bei Unterernährten sich die Abwehr gegen Krebs erhöht, gibt uns den sicheren Hinweis: *Die Ernährung bzw. die Diät des Krebskranken darf nur sehr knapp sein.* Bei Übergewicht sollte sie 1800 Kalorien nicht überschreiten, bis leichtes Untergewicht erreicht ist. Natürlich muß die knappe Kost unbedingt alle lebensnotwendigen Stoffe enthalten. Das Krebsrisiko erhöht sich nämlich bei Mangel- und Fehlernährung.

Fehlernährung als Krebsursache

Aus Untersuchungen in einigen Gebieten Afrikas ist bekannt, daß *Eiweißmangel* das Risiko erhöht, an Leberkrebs zu erkranken. Vitamin-A-Mangel scheint an der Entstehung des Gebärmutterkrebses beteiligt zu sein. Den hochprozentigen Alkohol (Whisky) trifft eine Mitschuld am Krebs der Speiseröhre und des Magens.

Diese wenigen Hinweise zur rein mengenmäßigen Ernährung und zur Qualität der Hauptnährstoffe müssen genügen, da noch eine Reihe weiterer, wichtiger Punkte zu besprechen sind.

Krebserregende Stoffe in Nahrungs- und Genußmitteln

Wenn wir der Frage nachgehen, ob ein Zusammenhang zwischen Ernährung und Krebs besteht, so ist es ganz wesentlich, auf die *Karzinogene* (krebserregenden Stoffe) in unseren Nahrungs- und Genußmitteln hinzuweisen. So zum Beispiel auf das vielbesprochene, inzwischen international verbotene *Buttergelb,* das Leberkrebs erzeugt. *Insektizide,* wie sie in der Landwirtschaft verwendet werden, sind im Tierversuch karzinogen. Sie können unter Umständen auch ins Brotgetreide gelangen. *Roh geräucherter Fisch* und *polierter Reis* werden von den Japanern als Mitursache des dort häufigen Magenkrebses angesehen. Magenspiegelungen bei 6000 Patienten ergaben: 316 Patienten hatten ein fortgeschrittenes Karzinom (Krebsgeschwulst) und 89 ein sogenanntes Frühkarzinom. Für die Fachleute drängt sich hier ein Zusammenhang mit den Ernährungsgewohnheiten der Japaner auf.

Der *Schimmelpilz* produziert ein sehr giftiges Stoffwechselprodukt, das *Aflatoxin.* Es ruft bei Versuchstieren Leberkrebs hervor. Bei Tieren, die mit leicht schimmelndem Erdnußschrot gefüttert werden, geht das Aflatoxin in die Milch über. Die amerikanische Food and Drug Administration (FDA) konnte mit hochempfindlichen Tests Aflatoxin in Erdnuß- und Baumwollsamen sowie in Maisprodukten nachweisen. Bei Prüfungen von Erdnußpäckchen fand man in jedem zehnten Aflatoxine, und in jedem fünfzehnten war die zulässige Grenze überschritten. Auch einige andere Nahrungsmittel wie Speck, Tomatenmark, länger lagerndes Brot und Christstollen werden leicht von Schimmelpilzen befallen. Deshalb verschimmelte Nahrungsmittel meiden.

Nitrate und Nitrite werden immer noch als Konservierungsmittel für Fleisch- und Wurstwaren verwendet. Sie bilden mit den Eiweißstoffen die hochgefährlichen *Nitrosamine.* Auch in Gemüsen und Salaten findet sich nach Überdüngung mit Nitratsalzen zu viel Nitrat. Damit besteht die Gefahr, daß sich die krebserregenden Nitrosamine im sauren Magensaft bilden. Die Konsequenz, die wir daraus ziehen müssen, heißt, möglichst nur Salate und Gemüse aus biologisch gesunden Kulturen zu essen (Eigenanbau im Garten).

Krebs

Vitamin C (Askorbinsäure) ist in der Lage, die giftige Wirkung der Nitrosamine aufzuheben. Um das zu erreichen, muß das Vitamin C allerdings in einer Konzentration von 70 mg pro kg Körpergewicht (etwa 5 g für einen 70 kg schweren Menschen) gleichzeitig mit den Nitrosamine bildenden Substanzen im Magen vorhanden sein.

In diesem Zusammenhang sei eine Statistik der Vereinten Nationen aus 29 Ländern erwähnt, die den Zusammenhang zwischen Ernährung und Krebssterblichkeit erhellt. Diese Statistik ergibt eindeutig eine Beziehung zwischen der Krebssterblichkeit und der zu hohen Kalorienzahl der gesamten Nahrungsmenge pro Einwohner. Stärkere Zusammenhänge zeigen sich zwischen der Krebssterblichkeit und der Kalorienzahl tierischen Ursprungs, noch stärkere zwischen dem Krebs und den tierischen Fett-Kalorien.

Es war sicher eine große Überraschung, als vor wenigen Jahren eine deutsche Forschergruppe feststellte, daß auch in *zahlreichen pflanzlichen Nahrungsmitteln Karzinogene* zu finden sind. Man fand acht Substanzen, die nicht von außen zugeführt sein konnten, sondern in den Pflanzen selbst entstehen. Wahrscheinlich nehmen wir mit solchen Nahrungsmitteln ständig Karzinogene auf, die im Laufe des Lebens Tumoren auslösen können.

Hier begegnet uns wieder die Frage der Abwehr- und Immunreaktionen. Normalerweise kann der Körper durch ein Ferment (Xanthonoxydase) krebserzeugende Stoffe unschädlich machen. Es benötigt aber dazu ein Spurenelement, nämlich *Molybdän,* sonst kann es nicht aktiv werden. Man weiß aber seit langem, daß die ausgenutzten Böden Europas und Amerikas arm an Molybdän sind. In Südafrika stellte man fest, daß das Vieh auf molybdänarmen Böden vermehrt an Krebs erkrankt.

Leider trägt auch unsere chemische Großindustrie dazu bei, unsere Nahrungsmittel mit Karzinogenen anzureichern. Jahrzehntelang wurden *polychlorierte Biphenyle* (PCB) als Weichmacher in Kunststoffen und als Kühlmittel in Transformatoren benutzt. Es ist ein Gift, das in der Natur nicht abgebaut wird, also als unsichtbarer Schadstoff weiterwirkt, zumal es, bis zum vierzigtausendfachen der ursprünglichen Umweltkonzentration angehäuft, sich in aller Welt in Fischen, Vögeln, Eiern, Margarine, Muttermilch und vielen Produkten der tierischen und menschlichen Nahrungskette findet.

Experten sind heute der Meinung, daß 50–90% der Krebserkrankungen verhütet werden könnten, wenn es gelänge, krebserregende Substanzen aus den Nahrungsmitteln fernzuhalten oder auszuscheiden. Leider werden aber unsere Nahrungsmittel auf dem Wege zum Verbraucher mit den verschiedensten Chemikalien versetzt, deren Ungefährlichkeit nicht immer ausreichend gesichert ist.

Fehlernährung als Krebsursache

Die Zusätze erfolgen zur optischen oder geschmacklichen Verbesserung oder um die Aufbereitung und Konservierung zu erleichtern oder überhaupt erst zu ermöglichen. Indirekt gelangen auch Pflanzenschutz- und Düngestoffe in die Nahrungsmittel. Zuweilen führen auch bakteriologische Prozesse zur Anreicherung mit krebserzeugenden Substanzen.

Mineralstoffwechsel und Krebs

Wir wissen, daß Mineralien und Spurenstoffe wahre „Hochleistungselemente" darstellen und daß die Funktionen der Hormone, Vitamine und Enzyme von ihnen abhängig sind. Dennoch vertreibt die moderne industrielle Fertigung sie weitgehend aus unseren Nahrungsmitteln. Ich erinnere nur an Weißmehl, polierten Reis, reines Kochsalz und Weißzucker. Sie müßten schon für eine Normalkost abgelehnt werden. Für eine Diät, insbesondere aber für die Diät eines Tumorkranken, wie auch für jede Art von Vorbeugung sind diese Produkte jedoch völlig unbrauchbar. Das gleiche gilt wegen des Kalzium- und Magnesiumverlustes auch für enthärtetes Wasser.

Wir wissen einiges über die *enge Verflochtenheit* der Mineralien mit den allgemeinen Stoffwechselvorgängen. Wir wissen aber noch nicht, wie abhängig zum Beispiel die verschiedenen Regionen des Gehirns von den verschiedenen Mineralien sind, obwohl diese sich völlig unregelmäßig über das ganze Gehirn verteilen. Bekannt ist lediglich, daß das Gehirn besonders viele Mineralien benötigt.

Was haben die Mineralien nun mit den Krebserkrankungen zu tun und warum müssen wir sie in der entsprechenden Heilkost berücksichtigen?

Kochsalz und Krebsstoffwechsel: Kochsalz besteht aus Natrium und Chlor. Der Natriumanteil des Kochsalzes befindet sich hauptsächlich außerhalb der Gewebs- und Organzellen im Zwischenzellraum. Natriumsalze stellen 95% der Blutbestandteile dar, die für den Stoffübergang zwischen Blutserum und Körperzellen – durch deren halbdurchlässige Scheidewand hindurch – verantwortlich sind. Dieser wunderbare Vorgang der Durchlässigkeit der Zellwände nur für bestimmte Stoffe wird *Osmose* genannt und kann in normaler Weise nur stattfinden, wenn die Zellwände gesund, d. h. nicht durch ein Überangebot an Nahrungsstoffen oder gestauten und giftigen Stoffwechselprodukten verstopft sind.

Der Gesamtbestand an Natriumchlorid (= Kochsalz) im Körper beträgt beim Mann (70 kg Gewicht) 100–150 g, der tägliche Bedarf 1–2 g. Unsere heutige Durchschnittskost enthält meist viel zuviel Kochsalz. Es werden weit mehr, oftmals bis zu 15 g täglich, zugeführt. Eine zu hohe Natriumkonzentration im Vollblut zeigt aber eine Stoffwechselschädigung des Gesamtorganismus an, bei der es unter anderem zu einer *Lysosomenlabilität* oder Lysosomenschädigung kommt und damit zu einer Schädigung der Fermente, die das Material verdauen, das die Zellen in sich aufgenommen haben. (Lysosomen sind in den Zellen gelegene kleine Bläschen, die die genannten Fermente oder „Gärstoffe" enthalten.)

Mit einer Schwächung des Gesamtstoffwechsels leisten wir aber dem Krebskranken den schlechtesten Dienst. Aus diesem Grunde muß in der Kost oder Diät für Krebskranke ein *Kochsalzzusatz* unterbleiben. Gesunde, vollwertige Nahrungsmittel enthalten von Natur aus genügend Kochsalz. Schon einige Reis-Obst-Tage oder Rohkosttage können den erhöhten Kochsalzspiegel senken oder sogar normalisieren. Die Diät muß dann kochsalzarm bleiben. Dafür hält das Reformhaus kochsalzarme Nahrungsmittel bereit.

Ohne auf weitere Einzelheiten einzugehen, muß man heute, was die Vorbeugung und die Diät des Tumorkranken betrifft, hinsichtlich des Kochsalzes sagen: Kochsalz*zusatz* ist zu vermeiden. Die verwendeten Nahrungsmittel müssen ihren natürlichen Salzgehalt behalten (dünsten statt kochen). Notwendige Salzzusätze – besonders bei niedrigem Blutdruck – nur in Form von Vollsalz oder Meersalz.

Das Kochsalz muß außerdem mit den anderen Mineralien in einem natürlichen Gleichgewicht gehalten werden, was durch das Vermeiden eines Kochsalzzusatzes und die Verwendung vollwertiger Vegetabilien (Obst, Gemüse, Salat) gegeben ist.

Kalium und Krebsstoffwechsel: Kalium gehört zu den lebenswichtigen, innerhalb der Körperzellen lokalisierten Mineralien. Den höchsten Kaliumgehalt weisen die roten Blutkörperchen auf. Das Vollblut enthält im Durchschnitt 1750–1850 mg Kalium in 1 l Blut. Die täglich notwendige Zufuhr beträgt 2–6 g. Der Gesamtbestand des Körpers beläuft sich auf 150–200 g.

Während bei einer Reihe von Krankheiten, wie Fettsucht, Lebererkrankungen, Zuckerkrankheit und Bluthochdruck, meist ein wesentlich höherer Wert gemessen wird, *weisen alle Krebskranken einen Abfall der Werte auf.*

Die oft starke Verminderung des Kaliums im Blut der Krebskranken deutet auf eine langfristige Schädigung des Stoffwechsels (Metabolismus) oder auf eine Stoffwechselentgleisung hin. Es ist deshalb langfristig das Kalium unbedingt durch Kaliumpräparate und eine kaliumreiche Diät zu ersetzen. Diese Kost ist mit reichlich Rohkost – vor allem Früchten – am besten durchzuführen. Eine Normalisierung der Zellfunktionen, insbesondere der Energiegewinnung, ist sonst unmöglich. Auch bringt ein Kaliummangel zugleich den Herzmuskel und die Leber in Gefahr.

Fehlernährung als Krebsursache

Um aber Kalium in der Zelle festhalten zu können, benötigt die Zelle auch ausreichende Mengen an *Kalzium* und *Magnesium*. Nähere Ausführungen darüber würden jedoch hier zu weit führen.

Eisen und Krebsstoffwechsel: Ein Mineral kann ich jedoch nicht unerwähnt lassen – das Eisen. Eisenmangel gilt heute als die häufigste Ernährungsstörung. In der Bundesrepublik leiden 10–12% aller Erwachsenen und 50% aller Frauen unter Eisenmangel. Selbst bei unseren Jugendlichen ist der Eisenmangel wesentlich stärker verbreitet, als allgemein angenommen wird.

Prof. Dr. *Göltner* (Fulda) weist unermüdlich darauf hin, daß 72,3% der werdenden Mütter gegen Ende ihrer Schwangerschaft unter Eisenmangel leiden und dadurch dreimal so häufig Frühgeburten erleben wie Mütter mit normalen Eisenwerten. Das Risiko, daß eine blutarme Schwangere ein totes Kind zur Welt bringt, ist sechsmal höher als normal.

Bei einer Behandlung mit Bakterienhemmitteln (Tetracyclinen) wird die Eisenaufnahme behindert. Sie wird dagegen verbessert, wenn zugleich Orangen verzehrt werden.

Fast alle Karzinome zeigen gesenkte Eisenwerte. Im Vollblut sollte der Wert 460–480 mg/l betragen. Das Eisen befindet sich größtenteils (50 bis 70%) im Blutfarbstoff (Hämoglobin).

Bei Krebskranken ist eine Eisenergänzung unbedingt erforderlich, weil ohne diese die immunologischen Abwehrfunktionen nicht genügend zur Geltung kommen können. Wenn das Eisendefizit medikamentös beseitigt ist, läßt sich der Eisenspiegel durch *eisenhaltige Nahrungsmittel* aufrechterhalten. Sie müssen also in der Diät entsprechend berücksichtigt werden. In Frage kommen dafür in erster Linie Getreide, Nüsse, Früchte, Gemüse und Salate.

Wenn die Spektralanalyse – die Messung der Mineralien im Blut – beim Krebskranken eine Reihe von Verschiebungen im Mineral- und Spurenstoffbestand aufdeckt, wird es kaum möglich sein, die Mängel mit einer großen Anzahl von Einzelmedikamenten zu behandeln. Es gibt aber Mischpräparate, die in vielen Fällen für die Anfangsbehandlung geeignet sind. Die natürlichste Art, dieses Problem zu lösen, ist aber eine Kost, die reich an diesen Stoffen ist und sie auch im richtigen Verhältnis zueinander enthält. Hierfür stehen alle Früchte, Gemüse, Salate und Würzkräuter zur Verfügung.

Beziehungen zwischen Vitaminen und Krebs

In unseren Fachzeitschriften bekommen wir immer wieder vor Augen geführt, daß insbesondere ältere Leute, Schwangere und Kinder trotz unseres riesigen Nahrungsmittelangebotes an *Vitamin* B_1 unterversorgt sind. Das gilt meist auch für Krebskranke. Vitamin B_1 ist für den normalen Ablauf des Krebs Kohlenhydratstoffwechsels unentbehrlich. Ohne Vitamin B_1 kann Zucker nicht restlos verbrannt werden. Außerdem ist Vitamin B_1 in der Lage, manche krebserzeugenden Stoffe zu unschädlichen Substanzen abzubauen.

Über die Bedeutung auch der anderen Vitamine für Stoffwechsel-, Kreislauf- und Nierenfunktion kann hier nicht weiter berichtet werden. Ich möchte nur darauf hinweisen, daß man neuerdings wieder darauf zurückkommt, Krebskranken die Vitamine A und C zusammen mit eiweißspaltenden Enzymen zu verabreichen. Die Ergebnisse in der Vor- und Nachbehandlung sind beachtlich, besonders hinsichtlich der körperlichen und geistigen Aktivität.

Einen Sonderfall stellt das Vitamin B_6 dar. Ein Mangel an Vitamin B_6 führt zu einer empfindlichen Störung eines Fermentes, ohne das die Zellkerneiweiße (Nukleinsäuren) nicht aufgebaut werden können, da dieses Ferment für seine wichtige Aufgabe Vitamin B_6 benötigt. Mangelhafter Aufbau der Zellkerneiweiße bedeutet aber eine Verringerung der Antikörperproduktion und des Aufbaues von rotem Blutfarbstoff (Hämoglobin). Das führt wiederum zur Verminderung der Abwehrfähigkeit des ganzen Organismus.

Vernachlässigt man die nötige Vitaminzufuhr bei auch nur vermuteten Vitaminmangelzuständen durch eine mangelhafte Kost, so bedeutet dies für den Krebskranken unter Umständen ein Handikap.

Auf einen Gesichtspunkt muß ich in diesem Zusammenhang allerdings noch aufmerksam machen, nämlich auf die Beziehungen des Vitaminstoffwechsels zu einigen in der Praxis wichtigen *Medikamenten,* die diesen Stoffwechsel erheblich beeinträchtigen können:

- Schlafmittel führen zu einem gesteigerten Vitamin-D-Abbau.
- Entsäuerungs- und Entwässerungsmittel führen zu Vitamin-B_1-Verlusten.
- Schwangerschaftsverhütende Mittel erhöhen die Ausscheidung von Vitamin B_6.
- Zuckersenkende Mittel können eine Vitamin-B_{12}-Verarmung bewirken.

Die Reihe der Medikamente, die Mangelzustände notwendiger Nahrungsstoffe provozieren, ließe sich noch vermehren. Es ist also sehr zu überlegen, ob die verordneten Medikamente die Wirkung einer Diät, besonders beim Krebskranken, schmälern oder sogar illusorisch machen können.

Ungesättigte Fettsäuren und Tumorstoffwechsel

Es ist heute geklärt, daß die ungesättigten Fettsäuren das Rohmaterial für eine große Zahl lebenswichtiger Stoffe liefern, zum Beispiel für den Aufbau einer Reihe von wichtigen *Fermenten,* die der Zellatmung dienen, und für die *Zellmembranen* und andere wichtige Zellbestandteile (Mikrosomen und

Mitochondrien). Tumorzellen haben veränderte Zellmembranen mit veränderten Oberflächeneigenschaften, die dann starke Rückwirkungen auf die innere Struktur, also auf das Zellmilieu, haben. Außerdem können sich Tumorzellen durch die veränderten Zellmembranen gegenseitig nicht mehr erkennen, wodurch sie sich normalerweise im Wachstum begrenzen. Die Veränderungen der Zellmembranen beruhen auf einem chronischen *Mangel an ungesättigten Fettsäuren.*

Ungesättigte Fettsäuren und Tumorstoffwechsel

Da der Mensch nicht imstande ist, die ein- bis mehrfach ungesättigten Fettsäuren selbst aufzubauen, muß er sie mit der Nahrung zuführen. Zwei Prozent der gesamten Kalorienmenge müßten minimal durch ungesättigte Fettsäuren gedeckt werden. Das ist etwa *ein Eßlöffel voll Sonnenblumen- oder Leinöl* (mit etwa 7 g dieser Säuren). Das Maximum liegt etwas höher, aber selbst die minimale Menge wird bei der üblichen Zivilisationskost von den meisten Menschen nicht erreicht. Bei mehreren Krankheiten, besonders aber bei Krebserkrankungen, steigt der Bedarf an ungesättigten Fettsäuren erheblich an.

Die Krebsforscher *Kousmine* und *Gaillard* betonten schon im Jahre 1964, daß bei Krebserkrankungen eine Genesung ohne ungesättigte Fettsäuren unmöglich sei. Sie müßten lange Zeit, über Monate bis Jahre, zugeführt werden.

Es ist also eine zwingende Notwendigkeit, diese Tatsache bei der Gestaltung der Diät für Krebskranke zu berücksichtigen und bereits zur Vorbeugung in der täglichen Kost ungesättigte Fettsäuren zu verwenden, zumal das keinerlei küchentechnische Schwierigkeiten bereitet.

Ungesättigte Fettsäuren sind in allen Pflanzenölen zu finden!

Grundzüge einer Kost zur Krebsvorbeugung und Krebsbehandlung

Krebsvorbeugung durch richtige Ernährung

Krebsvorbeugung kann sich nicht nur auf eine halbjährliche oder jährliche Mammographie, Kolposkopie plus Abstrichuntersuchung bei der Frau und ebenso häufige Prostata- und Dickdarmuntersuchungen beim Mann beschränken, zumal diese Untersuchungen in Anbetracht des Aufwandes an Zeit und Kosten für die Masse der Bevölkerung gar nicht durchführbar sind – und oft auch schon zu spät kommen.

Sinnvoll – weil für jeden ohne zusätzliche Kosten durchführbar – wäre eine *vorbeugend wirkende Ernährung,* die alle das Krebsgeschehen betreffenden Gesichtspunkte berücksichtigt. Eine solche Maßnahme wäre vor allem dann sehr erfolgreich, wenn Forschung und Klinik den Zusammenhängen zwischen Krebs und Ernährung mehr Aufmerksamkeit schenken würden.

Auch bei den noch operierbaren Krebsfällen genügt die lokale Therapie (nämlich Operation und/oder Bestrahlung) längst nicht immer. Es müßte zur Steigerung der körpereigenen Abwehrleistungen (Lymphozyten, Phagozyten, Monozyten) nach Möglichkeit eine diätetische Behandlung vorangehen und auch in die Nachbehandlung mit einbezogen werden. In allen zu bestrahlenden Fällen sollte die Bestrahlung nicht ohne den Schutz einer medikamentös-diätetischen Behandlung erfolgen, weil dadurch die Neben- und Nachwirkungen ganz erheblich zu vermindern sind.

Krebs

Nun sollte man aber auch die moderne, meist in bestimmten Abständen durchgeführte Chemotherapie mit einer sinnvollen Diätetik kombinieren, die die in diesen Fällen zu erwartenden Nebenwirkungen herabsetzt und besonders in den medikamentösen Pausen der körpereigenen Abwehr zu einer schnelleren Erholung verhilft.

Wenn auch nur skizzenhaft, so hoffe ich doch gezeigt zu haben, wie zahlreich die Beziehungen zwischen Ernährung und Tumorbildung sind und wie notwendig eine diätetische Behandlung der Tumorerkrankungen neben Operation, Bestrahlung und Chemotherapie ist.

Für die praktische Arbeit in der Küche gelten folgende Empfehlungen:

1. Wenig essen, nur den wirklichen Bedarf decken.
2. Bis auf gelegentliche Ausnahmen auf Fleisch verzichten.
3. Tierfett bis auf 20 g Butter täglich meiden.
4. Weißmehl, Weißzucker und reines Kochsalz vom Speiseplan absetzen.
5. Mehr Frischobst, Frischgemüse und Salate essen.
6. Vollkorngetreide und die entsprechenden Produkte bevorzugen.
7. Nur reine Pflanzenöle mit ungesättigten Fettsäuren verwenden.
8. Als Eiweißquelle dienen Milch und Milchprodukte, Sojaprodukte, Nüsse und Nußprodukte, Hülsenfrüchte.

Alles das deckt sich fast vollständig mit einer Feststellung des National Cancer Institute (USA), in der es heißt, daß bei den Amerikanerinnen 60%, bei den Männern 41% aller Krebsfälle mit der Ernährung zusammenhängen.

Um das Krebsrisiko so niedrig wie möglich zu halten, wurde in dieser Veröffentlichung empfohlen: 1. Weniger essen; 2. den Konsum von Fett, Fleisch, Zucker und Salz einschränken; 3. mehr Frischobst, Frischgemüse und ungemahlene Getreideprodukte genießen; 4. dazu möglichst ungesättigte statt gesättigter Fettsäuren.

Ausklang

Natur ist sichtbar gewordener Gottesgeist.
Kultur ist sichtbar gewordener Menschengeist.

Die Lehre von einer gesunden und heilkräftigen Ernährung ist nie endgültig abzuschließen. Neue Erfahrungen und neue Forschungsergebnisse werden zu neuen Erkenntnissen führen. Es werden neue Ernährungslehren entstehen und die alten hier und da ergänzen, verändern oder vielleicht auch ersetzen. *Eine* Grundlage aber wird die Gesundheits- und Ernährungslehre immer haben müssen, wenn sie bestehen will: das Naturprodukt mit all seinen in ihm selbst liegenden Entwicklungsmöglichkeiten.

Während früher die Nahrungsmittel vornehmlich nach ihrem Energiegehalt beurteilt wurden, wissen wir heute schon vieles über ihre speziellen Einwirkungen auf die Funktionen der Gewebe, Organe oder den gesamten Organismus. Diese funktionelle Betrachtungsweise, wie sie notwendig zur biologischen Ernährungslehre gehört, wird gewiß noch viele überraschende Erkenntnisse zutage fördern.

In unseren Nahrungsmitteln stecken außergewöhnliche Kräfte. Sie sind uns zum Leben und zur Freude gegeben. Alles gesunde Leben hat wie alles Gute, Schöne, Wahre und Kultivierte Form und Maß. Dies zu beachten, gilt auch für unsere Ernährungsweise! Mäßigkeit im Sinne von maßvoll ist eins der Geheimnisse gesunden, wahren und gottgewollten Lebens.

Unser ganzes Leben mit all seinen körperlichen, seelischen und geistigen Erscheinungen spielt sich an der Materie und durch die Stoffe ab, die wir in uns aufnehmen und uns buchstäblich ein-ver-leiben. Die ungeheuer schnell ablaufende Umwandlung der Stoffe und Energien in unserem Organismus ist ein Zeichen des Lebens. Wir wissen, daß der Wechsel der Materie in unserem Körper so rasch vor sich geht, daß nach zwei bis drei Jahren die Stoffe völlig ausgetauscht sind. Wir stoßen hier auf ein Schöpfungsgeheimnis: die Stoffe sind nach wenigen Jahren nicht mehr dieselben, der Körper mit all seinen Merkmalen und Eigentümlichkeiten ist noch derselbe, so daß wir einen Menschen nach vielen Jahren ohne weiteres wiedererkennen, obwohl inzwischen ein- oder mehrmals seine Baustoffe vollständig ausgetauscht sind. Die Stoffe sind also nicht das Wesentlichste am Menschen, sondern das Unstoffliche, die Form, die bei allem Wechsel das Beständige darstellt. Hier werden wir auf den Wesenskern des Menschen hingewiesen, der aus der Welt jenseits aller Materie, aus der immateriellen, aus der geistigen Welt stammt.

Wenn wir erkannt haben, daß der Mensch aus zwei und in zwei Welten lebt, dann können wir nicht zögern, allem Materiellen seinen ihm gemäßen

Platz zuzuerkennen, und wir wissen dann auch, daß unser Organismus mehr als nur ein chemisches Laboratorium ist, in dem die zugeführten Stoffe in andere Energieformen umgewandelt werden, um die „Maschine Mensch“ voranzutreiben.

Ich habe in vielen Kapiteln dieses Buches gezeigt, daß es sehr darauf ankommt, *was* wir zu unserer Nahrung wählen, und daß die Nahrungsmittel qualitativ so hochwertig sein müssen, daß sie für uns tatsächlich Mittel zum Leben, also Lebensmittel, darstellen. Aber darüber hinaus muß an dieser Stelle gesagt werden, daß es auch darauf ankommt, *wie* wir die Nahrung zu uns nehmen. Die Nahrungsaufnahme darf kein gedankenloses Abfüttern sein, sie muß vielmehr zum Speisen werden, zu dem man sich an einem sorgfältig gedeckten Tisch Zeit nimmt.

Schließlich darf noch eins nicht unerwähnt bleiben, weil es zu jeder kultivierten Mahlzeit gehört: der Dank an den Geber aller Gaben in Form eines Tischgebetes, das zugleich einen Augenblick innerer Sammlung bedeutet. Niemand wird bezweifeln, was bereits *Erasmus von Rotterdam* vor seinen Tischgenossen zum Ausdruck brachte: daß das Essen auch dem Körper zuträglicher ist, wenn es mit reinem Sinn aufgenommen wird.

Unsere Ernährung dient aber nicht nur der Erhaltung der Gesundheit, dem ursprünglichen, gottgewollten Zustand des Menschen, sie ist auch in den Tagen der Krankheit, die uns nach Sinn und Ziel oft genug rätselhaft bleibt, eine lindernde, helfende oder heilsame Kraft. Es ist kostbar, diese Kraft zu erfahren und zu wissen, aus welchen Händen sie letztlich kommt.

Obwohl ich mich bemüht habe, das Buch allgemeinverständlich zu schreiben, möchte ich doch jede Form von Scheinwissenschaft vermeiden, bei der – wie *Jaspers* es sagt – nur ausgesprochen wird, was man nicht weiß, sondern nur will, was man nur meint, nur wünscht und glaubt.

Wenn wir den menschlichen Organismus unter die Bedingungen einer bestimmten Diät bringen, so ist das eine Maßnahme, um die *Selbsthilfe des Organismus zu erleichtern oder überhaupt erst wieder in Gang zu bringen.* Es ist sozusagen eine gärtnerische Maßnahme, bei der man im Augenblick schädigende Stoffe wegläßt, anregende oder beruhigende Stoffe vermehrt zuführt und die Mengen insgesamt auf das zuträgliche Maß begrenzt.

Natürlich hat die Diätetik ihre Grenzen da, wo der Mensch nicht nur Körper, sondern auch denkende Seele ist.

III Gesundkost- und Heilkostzubereitungen in der Küche

Erst wenn die Nahrung vielseitig und wiederum einfach ist
und wenn sie möglichst wenig konserviert wird, ist die Ernährung vollwertig.
Nur eine vollwertige Kost garantiert
volle körperliche Leistungsfähigkeit und wirkliche Gesundheit.
Was die Natur in den Organen der Pflanzen und Tiere an Stoffen vereinigt hat,
soll der Mensch so wenig wie möglich trennen und verändern.
Das lehrt die biologische Ernährungslehre.

Prof. Dr. med. W. Heupke

Inhaltsübersicht zum Rezeptteil

Vorbemerkungen zum Rezeptteil

Der umfangreiche Rezeptteil bietet eine sorgfältige Auswahl bewährter Gerichte nach den modernen Richtlinien einer gesunden Ernährung.

Küchentechnik

Jede Hausfrau kann nach ihrem Geschmack rasch einen Tagesplan zusammenstellen, da die Rezepte nach Tagesmahlzeiten gruppiert sind.

Da bei jedem Rezept der Anteil an Eiweiß, Fett, Kohlenhydraten sowie der Kalorien- und Joulegehalt angegeben sind, kann jede Diät danach aufgebaut werden. Außerdem trägt jedes Rezept einen Vermerk, für welche Diätformen es geeignet ist. Für Voll- oder Normalkost sind sämtliche Rezepte verwendbar, so daß dafür ein besonderer Vermerk entfällt.

Voraussetzung für jede Gesundkost- und Diätküche ist die Verwendung von ausschließlich einwandfreien, **vollwertigen Nahrungsmitteln,** weil sie nur dann *Lebens*mittel sind.

Im einzelnen sind folgende Punkte besonders zu beachten:

1. Anstelle von *Kochsalz* verwenden wir stets **Meersalz.**
2. Anstelle von *Weißmehl* nehmen wir nach Möglichkeit **Vollmehl.**
3. Anstelle der üblichen *raffinierten Öle* verwenden wir nach Möglichkeit kaltgeschlagene **Pflanzenöle** (Olivenöl, Sonnenblumenöl, Walnußöl, Leinöl, Mohnöl, Rüböl, Maiskeimöl, Weizenkeimöl).
4. Anstelle von *Weißzucker* nehmen wir nach Möglichkeit **Honig oder Fruchtzucker.** Weißzucker nur als Würz- und Konservierungsmittel. Zuckerkranke und Übergewichtige nehmen am besten Sionon, Natreen, Süß-Fix oder Süßkraft.
5. Anstelle der *tierischen Gelatine* kann auch, wo es möglich ist, der pflanzliche **Agar-Agar verwendet werden.** Auf 1 l Flüssigkeit geben wir 12–14 Blatt Gelatine oder 6–8 g Agar-Agar.
6. *Gemüse* werden möglichst nicht gekocht, sondern nur kurz in Fett **gedünstet** oder **gedämpft.**
7. *Salate* werden erst kurz vor dem Auftragen zubereitet, wobei wir in der Salatsoße *Essig* durch **Zitronensaft** ersetzen oder saure Sahne verwenden.
8. Alles **Obst** muß vor dem Genuß stets gründlich gereinigt werden, vornehmlich unter fließendem Wasser.
9. *Kartoffeln* so oft als angängig in Form von **Pellkartoffeln.**
10. **Frischgetreidespeisen** sind neben Vollkornbrot und Getreideflocken die beste Form der Getreidenahrung.
11. Wir verwenden in erster Linie **frische Lebensmittel.**
12. Keine Mahlzeit ohne **Frischkost** als Einleitung.

Alle Rezepte sind, wo nichts anderes angegeben, für eine Person berechnet. Das ermöglicht ein leichtes Vervielfältigen der Zutaten je nach Personenzahl.

Winke, die das Diätkochen erleichtern

Kochtips

Da eine Diät in der Regel nur von einer Person in der Familie eingehalten werden muß, die Portionen daher klein sind, ist es nützlich, sich einige kleine Kochtöpfe und Schüsseln, eine feuerfeste Form und einen Schneebesen anzuschaffen. Wenn man kleine Mengen in zu großen Gefäßen zubereiten muß, wird das Resultat meist unbefriedigend sein.

Zubereitung der Nahrungsmittel: Alle Früchte, Gemüse und Salate kurz, aber gründlich waschen und möglichst wenig zerkleinern. Nur wenig Kochwasser nehmen und die Garzeit möglichst knapp halten. Die richtige Temperatur einstellen und längeres Warmhalten vermeiden. Möglichst nicht mehr zubereiten, als tatsächlich gegessen werden soll.

Bei Kochkost lassen sich die Vitamine schonen, wenn man möglichst mit wenig Wasser dünstet, das Gemüsekochwasser zur Suppenbereitung verwendet, Gemüse nur mit kochendem Wasser aufsetzt (nicht kalt), möglichst kurz kocht oder erhitzt, Gemüse und Salate nicht lange lagern und welken läßt, Kartoffeln nie geschält in kaltem Wasser aufhebt, wenig umrührt und die Töpfe geschlossen hält, tiefgekühlte Nahrungsmittel rasch auftaut und nie mit Natronzusatz blanchiert.

Eiweiß wird zu Schaum geschlagen, indem man einige Tropfen Zitronensaft hinzufügt, wodurch das Zusammenfallen des Schaums verhindert wird.

Frische Kräuter sind reiche Vitaminspender. Sie sollten sie so oft wie möglich zu Ihren Gerichten geben. Doch achten Sie darauf, daß frische Kräuter niemals mitkochen dürfen, sondern auf die fertigen Speisen gestreut oder unter die fertigen Gerichte gezogen werden!

Der so wichtige Vitamin-C-Gehalt ist in Obst und Gemüse zur Erntezeit und im Reifezustand meist am höchsten. Durch Überreife und Lagern nimmt er jedoch ständig weiter ab. Die kurzen Zeiten des reichen und billigen Angebotes ausnützen und Überschüsse (auch aus dem Garten) tiefgefrieren.

Magerer Speisequark (Magerstufe) enthält mehr Eiweiß als Speisequark mit 40% Fett. Der Fettgehalt kann durch Unterschlagen von etwas Schlagsahne erhöht werden, wobei sich seine Konsistenz auch verfeinert.

Abziehen oder legieren mit Eigelb: Die Suppe muß fertig gegart und abgeschmeckt sein. Dann wird in einer Tasse ein Eigelb verrührt, ein Eßlöffel Suppe hinzugefügt, wiederum verrührt und zum Schluß der Suppe beigegeben. Die Suppe darf nicht mehr aufkochen, da sonst das Eigelb gerinnt.

Eine Suppe oder Sauce entfetten: Die fertige Suppe oder Sauce erkalten lassen, das gehärtete Fett, das sich auf der Suppe oder Sauce gebildet hat, abnehmen und zum Kochen weiterverwenden. Danach wird die Suppe oder Sauce abermals erhitzt.

Eine Suppe klären nennt man es, wenn Sie ein Eiweiß steif schlagen, es unter die kochende Brühe ziehen, stehen lassen und mit einem Schaumlöffel das Eiweiß wieder abschöpfen.

Wenn Sie mit Gelatine arbeiten, müssen Sie darauf achten, daß sie nicht gerinnt. Sollte sie Ihnen doch einmal geronnen sein, können Sie die Speise retten, indem Sie diese auf einen Topf mit kochendem Wasser setzen und unter ständigem Schlagen erwärmen.

Zu stocken beginnt eine Speise mit Gelatine, wenn Bahnen, die Sie mit einem Löffel durch die Speise ziehen, sichtbar bleiben. Dann ist es Zeit, steifgeschlagene Sahne oder Eiweiß unterzuziehen. Sollten Sie die Sahne zu früh unterheben, setzt sich die Speise ab.

Kräuterauswahl: Zu den Kräutern rechnen wir Petersilie, Schnittlauch, Borretsch, Pimpernelle, Löwenzahn, Sauerampfer, Brennesselblätter, Bohnenkraut, Dill, Estragon, Zitronenmelisse, Kresse, auch Gänseblümchenblätter und Majoran. Es wird empfohlen, nur die zarten Blätter zu verwenden und diese so reich, wie das Angebot ist, zu mischen. Je vielseitiger die Mischung, um so wohlschmeckender ist die Speise.

Kräuter hacken: So viele Hilfsmittel es im Haushalt heute auch gibt, frische Kräuter hackt man am besten mit dem Messer. Sie bleiben so am ansehnlichsten; vor allem geht auch nichts verloren; denn in Mühlen oder Hackgeräten bleiben immer Reste zurück. Nach dem Hacken mischt man die Kräuter mit dem ausgetretenen Saft sofort unter die Speisen.

Eier halbieren: Wenn man nur ein halbes Eigelb oder Eiweiß benötigt, trennt man zunächst das Eigelb vom Eiweiß und halbiert dann beides. Eiweiß kann zugedeckt im Kühlschrank aufbewahrt werden. Eigelb muß rasch verbraucht werden, doch mit Öl abgedeckt hält es sich im Kühlschrank auch ein bis zwei Tage. Braucht man die Hälfte von einem rohen Ei, dann verquirlt man es am besten und nimmt die Hälfte davon ab.

So häutet man Früchte: Tomaten, Steinobst und Mandeln lassen sich besser häuten, wenn man sie erst mit kochendem Wasser überbrüht, ehe man die Haut abzieht. Wenn sie noch auf offener Flamme (Gas, Kohle) kochen, können Sie die Früchte auch auf eine Gabel aufspießen und über die Flamme halten; auch dann löst sich die Schale sehr leicht.

Abreiben von Zitronenschale: Wenn man von Zitronen und Apfelsinen die Schale verwenden will, sollten die Früchte ungespritzt sein, doch kann man auch durch gründliches Reinigen in heißem Wasser die Paraffinbeschichtung entfernen. Man legt über die Reibe ein Stückchen Pergamentpapier und reibt darauf die Schale ab. Das erspart das mühevolle Reinigen der Reibe, denn wenn man das Pergamentpapier hochhebt, liegt die Zitronenschale gerieben auf dem Papier und sitzt nicht zwischen den Reibzähnchen fest.

Hinweise zur Frischsaftgewinnung

Frischsaftgewinnung

In der Gesundheitspflege und Krankenbehandlung erfahren die Frucht- und Gemüsesäfte mit Recht wieder besondere Wertschätzung. Unvergorene, naturreine Fruchtsäfte sind wertvolle Nähr-, Erfrischungs- und Heilmittel. Frucht- und Gemüsesäfte spielen heute eine besondere Rolle in der Säuglings- und Kleinkinderernährung und in der Diätbehandlung von Nieren-, Stoffwechsel- und Kreislauferkrankungen. Die vorsorgende Hausfrau wird daher versuchen, einen möglichst großen Vorrat, vor allem an Fruchtsäften, auch für den Winter bereitzustellen. Sollte sie kranke Familienmitglieder zu betreuen haben, so wird ihr die Anleitung zur Herstellung von Gemüse- und Fruchtsäften wertvoll sein.

Bei der Herstellung ist besonderer Wert auf die Erhaltung der gesundheitsfördernden Kräfte zu legen. Es sind daher alle Verfahren zu meiden, die eine Wertminderung der Früchte oder Gemüse herbeiführen, z. B. starker Alkoholzusatz, chemische Beimengungen, starker Essig, zu langes Einkochen oder zu starke Zuckerung. Folgende Möglichkeiten bleiben für eine schonende Saftgewinnung noch offen:

1. Frischsaftgewinnung: Auspressen von frischen Pflanzen und Früchten durch eine Saftpresse, anschließend filtrieren.
2. Saftgewinnung durch Erwärmen: Zerdrücken, Zerkleinern, kurzes Erwärmen und Durchseihen.
3. Saftgewinnung durch Dämpfen: Dampfentsaftung in einem Frucht-Entsaftungsgerät, das klare Säfte liefert, die man nicht mehr zu filtrieren braucht.
4. Frischsaftgewinnung durch elektrische Saftzentrifugen.

Diese Verfahren lassen sich im Haushalt leicht durchführen und sind nur mit geringen Umständen verbunden. Die Herstellung größerer Mengen haltbarer Säfte stößt jedoch auf erhebliche Schwierigkeiten.

1 a) Frischsaftbereitung aus Gemüsen, Salaten und Würzkräutern: Von unseren Wildgemüsen und -salaten eignen sich folgende zur Frischsaftbereitung: Bärenlauch, Breitwegerich, Brennessel, Brunnenkresse, Feldsalat, Gundermann, Kerbel, Gartenkresse, Löwenzahn, Sauerampfer, Schafgarbe, Spitzwegerich, Winterkresse.

Folgende Gewürzkräuter lassen sich zu Saft verarbeiten: Borretsch, Dill, Estragon, Fenchel, Meerrettich, Petersilie, Schnittlauch, Sellerie, Zwiebeln.

Nach gründlicher Reinigung und Entfernung aller schlechten Stellen läßt man die Pflanzen gut abtropfen und dreht sie durch eine Saftpresse. Falls man über eine solche nicht verfügt, dreht man sie durch eine Fleischmaschine und drückt die Masse in einem Tuchsäckchen aus. Zweckmäßig ist es auch, sie in einer elektrischen Saftpresse oder -zentrifuge auszupressen. Der Saft wird sofort in Gefäße aus Glas, Porzellan oder Steingut gefüllt, die dicht zu verschließen sind. Er darf weder in Metallgefäßen aufbewahrt noch mit einem Metalllöffel umgerührt und auch nicht dem Licht ausgesetzt werden. Wenn alle Gefäße sauber waren, hält sich der Saft an einem dunklen Ort mehrere Tage.

Frischsaftgewinnung

Ehe man täglich davon verwendet, muß man gut umrühren, damit der Bodensatz – gleichmäßig verteilt – mitverbraucht werden kann. Im allgemeinen verwende man die Säfte am Tage ihrer Herstellung, Rettichsaft möglichst sofort nach der Pressung, da er sich bereits nach 15 Minuten zersetzt. Säuglingen gebe man immer nur ganz frisch zubereitete Säfte! Frischsäfte aus Kräutern werden eine Zeitlang täglich als Frühjahrskur genossen, aber immer *verdünnt,* weil sie rein nicht bekömmlich wären und eine zu starke Wirkung ausübten. Gerade die schwachen Reize kleiner Dosen der feinstofflichen Bestandteile dieser Pflanzen haben große Heilwirkung. Kleinste Reize fachen die Lebenstätigkeit an, kleine fördern sie, starke hemmen sie und stärkste heben sie auf.

Um die Frischsäfte zu verdünnen, vermischt man sie auch mit Milch, Molke, Buttermilch, Schleimsuppen, wobei man 1 Teil Pflanzensaft auf 5–8 Teile Milch usw. gibt. Als Würze zu Suppen, Tunken und Salaten werden die Säfte ebenfalls verwendet. Sie geben diesen Speisen einen größeren Heilwert.

1 b) Frischsaftbereitung aus Früchten: Die Bereitung von Frischsäften aus Früchten ist wegen des Saftreichtums der Früchte noch einfacher als die Herstellung der Säfte aus den Gemüse-, Salat- oder Gewürzpflanzen. Von den Wildfrüchten eignen sich dazu am besten Brombeeren, Heidelbeeren, Himbeeren, Holunderbeeren, Preiselbeeren und Sanddorn.

500 g Beeren ergeben meist 250–300 g Saft. Die Beeren werden entweder durch die Fruchtpresse getrieben oder einfach mit der Gabel zerquetscht und durch ein Tuch gedrückt oder durch ein feinmaschiges Sieb gerührt.

2. Saftgewinnung durch Erwärmen: Die zweite, sehr alte, aber auch heute noch zweckmäßige Art der Saftgewinnung durch Zerdrücken und Erwärmen ist in jedem Haushalt ohne besondere Vorrichtung möglich. Sie eignet sich für alle unsere Früchte. Die nach dem Waschen und Abtropfen entstielten Beeren und entsteinten Früchte werden mit einem Holzstampfer zerquetscht und dann auf dem Herd so lange mäßig erwärmt oder kurz aufgekocht, bis ein sämiger Brei entstanden ist. Dieser wird auf ein Leinentuch geschüttet, das mit seinen vier Enden an die Beine eines umgekippten Stuhles gebunden ist. Der abtropfende, klare Saft wird in einem darunterstehenden Gefäß (nicht aus Metall!) aufgefangen. Der Rückstand wird mit wenig Wasser kurz aufgekocht und durch das Leinentuch gedrückt. Der durchgedrückte, trübe Saft kann zu Suppe, Brei, roter Grütze und Marmelade weiterverarbeitet werden. Bei saftigen Früchten ist eine Erwärmung unnötig, da sie auch so ihren Saft abgeben.

Frischsaftgewinnung

3. Saftgewinnung durch Dämpfen (Dampfentsaften): Für das Verfahren der Dampfentsaftung sind verschiedene „Fruchtsaftgewinner" käuflich zu erwerben. Meist bestehen sie aus drei Teilen: aus einem mit einem Deckel verschlossenen Siebgefäß zur Aufnahme der Früchte, einem Auffanggefäß und einem Untersatz, in dem Wasser zum Kochen gebracht wird.

Falls man nicht über ein Dampfentsaftungsgerät verfügt, kann man es auch auf einfache Weise selbst herstellen: Ein sauberer Einkochkessel wird handbreit mit Wasser gefüllt. Auf den Boden setzt man einen Untersatz (flacher Stein, umgedrehter Teller usw.). Auf dem Untersatz findet eine Schüssel oder ein Topf aus Ton, Porzellan oder Emaille (möglichst mit Henkel und Ausgießer) zum Auffangen des Saftes seinen Platz. In die Kesselöffnung hängt man ein sauberes, kurz vor dem Gebrauch nochmals durch heißes Wasser gezogenes, nicht zu dichtes Leinentuch, in das man die zu entsaftenden Früchte schüttet. Die Tuchenden werden durch eine Schnur gehalten oder nach dem Verschluß des Kessels über dem zugehörigen Deckel zusammengebunden. Das Thermometerloch des Deckels muß man durch einen Korken verschließen. Sobald das Wasser im Kessel zum Kochen gebracht ist, beginnt der Dampf die Früchte zu entsaften.

Weiche Früchte, z. B. Erdbeeren, brauchen eine Dampfzeit von ungefähr 25—30 Minuten, Stein- und Kernobst 60—70 Minuten. Will man die Früchte nicht ganz entsaften, sondern sie nach der Entsaftung noch zu Marmelade weiterverarbeiten, so ist der Vorgang nach kürzerer Zeit zu unterbrechen.

Alle Säfte werden, ganz gleich, nach welchem Verfahren sie gewonnen wurden und soweit man sie nicht frisch in den nächsten Tagen verbraucht und ohne Zucker haltbar machen will, sofort nach der Gewinnung in Gläser und Flaschen gefüllt. Die sogleich zu verschließenden Gefäße sind 30 Minuten bei 75—80° im Wasserbad zu erhitzen (sterilisieren).

Will man die Früchte zuckern, so kann der Zusatz gleich beim Einfüllen der Früchte in den Dämpftopf geschehen. Auch dieser Saft wird nach der Gewinnung kurz aufgekocht, in vorbereitete Gefäße gefüllt, die sofort verschlossen werden.

Wer über einen Dampfentsafter verfügt, dessen Auffanggefäß mit einem Ablaufhahn versehen ist, läßt einfach den heißen Saft in vorbereitete Flaschen laufen, die sofort verschlossen werden, ohne den Saft nochmals zu sterilisieren.

Man kommt mit geringen Zuckermengen aus, wenn man den Zucker *nach der Entsaftung* hinzufügt. Der Saft wird dann mit dem Zucker kurz aufgekocht, wiederum sofort in Flaschen gefüllt, die anschließend verschlossen werden. Die Höhe des Zuckerzusatzes richtet sich nach der Art der Früchte und ist für die Wildfruchtarten aus den nachfolgenden Angaben zu ersehen.

Wildfruchtart	Zucker je 1 l Saft	Wildfruchtart	Zucker je 1 l Saft
Berberitzensaft (Zitronenersatz)	–	Holundersaft	150 g
Brombeersaft	200 g	Kornelkirschsaft	250 g
Ebereschensaft (mährische)	250 g	Preiselbeersaft	200 g
Erdbeersaft	150 g	Quittensaft	250 g
Hagebuttensaft	150 g	Sanddornsaft	250 g
Heidelbeersaft	150 g	Schlehensaft	500 g
Himbeersaft	150 g	Wacholdersaft	250 g

Frischsaftgewinnung

Für Diabetiker wird Zucker vollständig durch Sionon „zuckersüß" ersetzt.

4. Die Frischsaftgewinnung durch elektrische Saftzentrifugen: Diese Form der Saftzubereitung setzt sich immer mehr durch und ist auch wegen der einfachen, schnellen Handhabung sehr zu begrüßen.

Die Herstellung der biologisch und gesundheitlich sehr wertvollen *milchsauren Säfte* durch Milchsäuregärung (z. B. Sauerkrautsaft, Karotten- oder Möhrensaft und Tomatensaft) ist im Haushalt recht umständlich. Man erwirbt sie besser käuflich. Durch die Milchsäuregärung erfolgt eine biologische Reinigung in einem so hohen Grade, daß alle Fremdbakterien ausgeschaltet werden und gute Haltbarkeit eintritt. Im menschlichen Darm begünstigt die Milchsäure die Entwicklung und Ansiedlung normaler Darmbakterien, die wir als lebenswichtige Vitaminspender kennenlernten.

Einfrieren – die moderne Form der Vorratshaltung

Einfrieren

Das Problem, Lebensmittel haltbar zu machen, um einen Vorrat anlegen zu können, hat bei allen Menschen von jeher bestanden. Die alten Verfahren wie Räuchern, Pökeln, Einsalzen und Trocknen haben fast völlig an Bedeutung verloren. Sogar die Gepflogenheit des Einkochens ist stark zurückgegangen, seit wir über die moderne Konservierungsart des Tiefgefrierens verfügen. Mängel, die den alten Verfahren anhaften, wie Veränderungen von Farbe, Gewicht und Geschmack sowie die oft erhebliche Verminderung des Vitamingehaltes und anderer Nährwerte, werden beim Tiefgefrieren vermieden.

Beim Einfrieren werden die erntefrischen Lebensmittel – Obst, Gemüse, Salate, Gewürze wie auch tierische Produkte – in einen „Kälteschlaf" versetzt, wodurch sie fast in dem Zustand erhalten bleiben, in dem sie sich während des Einfrierens befinden.

Für Tiefkühlkost der Hersteller gibt es eine exakte Definition. Nicht alles, was kalt gelagert wird, darf sich tiefgefroren nennen. Tiefgekühlte oder tiefgefrorene Lebensmittel müssen am Schluß der Kälteprozedur im Kern –18° C messen. Das bedeutet, die ernte- oder fangfrischen Lebensmittel, wie Obst, Gemüse oder Fisch, werden so schnell wie möglich sehr niedrigen Temperaturen von –40° C, unter Umständen sogar bis zu –190° C ausgesetzt, und zwar so lange, bis der Kern die Minus-18-Grad-Grenze erreicht hat.

Tiefkühlkost

Nach dem Gefriervorgang erhält die Tiefkühlkost bei einer Lagerung in Kältekammern von –25 bis –30° C noch eine zusätzliche Kältereserve. Sie sorgt dafür, daß der Verbraucher die tiefgefrorenen Pakete getrost vom Kaufmann nach Hause tragen kann, ohne gleich mit der Zeit und der Temperatur um die Wette laufen zu müssen. Warum ausgerechnet –18° C? Die magische Zahl bei der Tiefkühlkost-Herstellung.

Wissenschaftler haben herausgefunden, daß bei Temperaturen unter Null Grad nicht nur das Wasser in den Zellen der Nahrungsmittel zu Eiskristallen erstarrt, bei niedrigen Temperaturen wird auch die Aktivität der Mikroben und Enzyme gestoppt bzw. sehr stark verlangsamt – jener Kleinstlebewesen, die frische Lebensmittel in kurzer Zeit verderben. Je schneller tiefgefroren wird und je niedriger die Temperaturen sind, um so rascher wird diese Tätigkeit beendet, um so mehr Frische wird konserviert. Ist dies erst einmal geschehen, genügt die Kern- und spätere Lagertemperatur von –18° C, damit der „Dornröschenschlaf" der Vitamine und Wirkstoffe nicht gestört wird. Aus diesem Grunde soll Tiefkühlkost auch beim Kaufmann und zu Hause für längere Zeit nicht wärmer als bei –18° C gelagert werden.

Es konnte wissenschaftlich nachgewiesen werden, daß durch das Einfrieren die Nährwerte nicht nur nicht verändert, sondern zum Teil sogar noch verbessert werden. Beim Vitamingehalt ist es ähnlich; der Vitamin-C-Gehalt z. B. wird vermindert, der Vitamin-B_6-Gehalt erhöht sich. Einige Nahrungsmittel werden durch die Kälteeinwirkung sogar für unsere Verdauungskräfte zugänglicher und damit besser verwertbar.

Bei Muskeleiweiß (Fleisch, Fisch) hat man im Beginn des Gefrierprozesses Zellmembranveränderungen festgestellt, die sich im Temperaturbereich zwischen –2° C bis –10° C abspielen. Aber auch die Eiweißstrukturen im Inneren der Zellen erleiden Veränderungen, wenn die vorgeschriebenen Lagertemperaturen und Lagerzeiten nicht genau eingehalten werden. Diese „Gefrierdenaturierung" genannten Veränderungen machen sich nach dem Auftauen auch am Geschmack der Lebensmittel bemerkbar.

Die mäßigen Veränderungen, die durch das Tiefgefrieren entstehen, beweisen, daß die Nahrungsmittel „lebendig" bleiben, weil auch in diesem Zustand immer noch ein gewisser „Stoffwechsel" vor sich geht.

Das Einfrieren in der Gefriertruhe oder im Gefrierschrank versetzt uns in die Lage, zu jeder Zeit frischwertige Nahrungsmittel auf den Tisch zu bringen.

Voraussetzung dafür ist jedoch, daß die Grundregeln für das Einfrieren beachtet werden, die jedem Tiefkühlgerät in leichtverständlicher Form (in Wort und Bild) beigefügt sind. Die Grundregeln betreffen vor allem die erforderliche Qualität der Nahrungsmittel sowie die Verpackung, das Einteilen in Portionen, das Blanchieren von Gemüsen, die Einfrier- oder Tiefgefriertemperatur und die Lagerung. Außerdem findet man in den Gebrauchsanweisungen der Tiefkühlgeräte eine Tabelle über die möglichst einzuhaltende Lagerdauer des Gefriergutes sowie Hinweise über das Auftauen und die weitere Bearbeitung des aufgetauten Materials. Einfrieren

Beachtet man diese einfachen Anweisungen, so wird man viel Freude und Nutzen an dieser bis heute besten Methode der Haltbarmachung von Lebensmitteln haben.

Einige Löffelmaße

Löffelmaße

Es wiegt ein gestrichen voller Eßlöffel

Haferflocken	15 g	Sionon	10 g
Mehl	10 g	Öl	15 g
Stärkemehl	10 g	Milch	10 g
Grieß	15 g	Joghurt	15 g
Zucker (Puderzucker)	15 g	Marmelade	20 g
Honig	25 g	Nüsse (gehackt)	13 g

Es wiegt ein gestrichen voller Teelöffel

Haferflocken	5 g	Sionon	3 g
Mehl	4 g	Öl	5 g
Stärkemehl	5 g	Milch	4 g
Grieß	5 g	Joghurt	5 g
Zucker (Puderzucker)	4 g	Marmelade	10 g
Honig	15 g	Nüsse (gehackt)	7 g

Natreen (flüssig) 5 ml (süßt wie 4 Eßlöffel Zucker = ca. 66 g)

1 Prise ist die Menge, die zwischen Zeigefinger und Daumen gehalten werden kann.

ZUM FRÜHSTÜCK

Müsli-Zubereitungen

Erstes Frühstück

Zu einem guten Morgen gehört ein gesundes, wohlschmeckendes Müsli! Das leicht verdauliche Milcheiweiß, die leichten Getreide-Kohlenhydrate und die Zuckerstoffe des Honigs und der Früchte sind gerade am Morgen das richtige. Dazu liefern Obst, Fruchtsäfte und Geschmackszutaten die notwendigen Vitamine. Ein richtig und gut zubereitetes Müsli ist daher ein vollwertiges Gericht, das man durch eine Tasse Tee oder ein Glas Fruchtsaft ergänzen kann.

Besteht Darmträgheit, so hilft auf *nüchternen* Magen das folgende bewährte Rezept:

(001) Brennesselmilch HK, LG, MD, NB

1 Eßlöffel zarte Brennesselblätter, 1/8 l Milch, 10 g Milchzucker oder Honig

Die Blätter ganz fein hacken und mit kochender Milch überbrühen. Die abgeseihte Milch mit Honig oder Milchzucker abschmecken.

Oder: Die kochende Milch mit Brennesselblättern in den Mixer geben, gut durchschlagen und süßen. Das Getränk noch warm morgens auf nüchternen Magen zu sich nehmen.

4 g Eiweiß, 4 g Fett, 15 g Kohlenhydrate; Kalorien: 121/Joule: 506

Die Abkürzungen hinter den einzelnen Gerichten geben an, für welche erkrankten Organsysteme die Speisen geeignet sind. Sie haben folgende Bedeutung:

HK = Herz - Kreislauf	MD = Magen - Darm	D = Diabetes
LG = Leber - Galle	NB = Nieren - Blase	F = Fettsucht

Ist bei einzelnen Gerichten die Auswahl zwischen mehreren Zutaten gegeben, so erfolgte die Berechnung der Nährstoffe und Kalorien jeweils nach der zuerst genannten Zutat.

Vielfach genügt zur Entkrampfung und Stuhlförderung auch ein einfacheres Rezept:

(002) Kamillentee mit Milchzucker **HK, LG, MD, NB**

1–2 Teelöffel Kamillenblüten, 1 Tasse kochendes Wasser, 20 g Milchzucker

Die Blüten mit kochendem Wasser überbrühen, ziehen lassen und den abgeseihten Tee mit Milchzucker nüchtern trinken.

– Eiweiß, – Fett, 18 g Kohlenhydrate; Kalorien: 80/Joule: 334

(003) Bircher-Müsli **HK, LG, MD, D**

15 g Haferflocken, 3 Eßlöffel Wasser, 1 Eßlöffel Zitronensaft, 20 g (2 Eßlöffel) Joghurt, süße Sahne oder Milch, 10 g Honig, 200 g Äpfel, 20 g geriebene Nüsse oder Mandeln

Haferflocken über Nacht mit Wasser einweichen. Am Morgen in einer Schale mit Zitronensaft, Sahne, Milch oder Joghurt, Honig und gut gereinigtem, mit der Schale geriebenem Apfel vermischen. Das Müsli mit geriebenen Nüssen oder Mandeln bestreut anrichten. An Stelle von Äpfeln kann beliebiges Obst der Jahreszeit verwandt werden.

5 g Eiweiß, 12 g Fett, 42 g Kohlenhydrate; Kalorien: 334/Joule: 1396 $3\frac{1}{2}$ BE

(004) Bananen-Müsli **HK, LG**

1 Banane, $\frac{1}{2}$ Apfelsine, 20 g Weizenflocken, 20 g Honig, 1 Teelöffel Zitronensaft, 15 g gehackte Nüsse

Apfelsine auspressen. Banane mit der Gabel zu einem feinen Brei zerquetschen und mit Apfelsinensaft und Honig verrühren. Diesen Brei in eine Müslischale füllen und mit Flocken und grob gehackten Nüssen bestreut anrichten.

5 g Eiweiß, 9 g Fett, 86 g Kohlenhydrate; Kalorien: 406/Joule: 1697

(005) Milchsaures Müsli nach Dr. Kuhl **HK, LG, MD, F, D**

Frischen Getreideschrot mit 30% frischem Wasser (Zimmertemperatur) übergießen und gründlich durchmischen. Mischung in einer Glasschale unbedeckt an einem feuchtwarmen, sauberen Ort aufstellen. Nach 24 Stunden soll der Schrot beim Zusammendrücken haften bleiben, jedoch nicht kleben, sondern beim Loslassen auseinanderkrümeln. Die Schale bleibt vier Tage an dem feuchtwarmen Ort stehen. Am Morgen des fünften Tages den inzwischen mit buntfarbigem Schimmel besetzten Schrot (nach Dr. *Kuhl* ist die Schimmelbildung erwünscht und das Produkt genießbar, wenn kein fauliger Geruch vorhanden ist) mit Buttermilch, Molke oder Wasser zu einem Brei anrühren und zur Geschmacksverbesserung Bienenhonig oder Fruchtsäfte zusetzen.

Erstes Frühstück

(006) Kollath-Frühstück — HK, LG, D

50 g (3 Eßlöffel) frischgeschroteten Weizen, 5 Eßlöffel Wasser, 15 g süße Trockenfrüchte, 100 g Äpfel oder anderes frisches, reifes Obst, 10 g frischgemahlene Mandeln oder 1 Teelöffel Mandelmus oder Nüsse (Nußmus), 1 Teelöffel Zitronensaft

Der Weizen wird mit einer Schrotmühle oder einem elektrischen Mahlgerät zu einem flockigen Schrot vermahlen – jeden Abend frisch! –, mit 5 Eßlöffeln Wasser verrührt und über Nacht stehengelassen (Zimmertemperatur). Gleichzeitig die Trockenfrüchte einweichen. Am Morgen die Früchte mit dem Einweichwasser in den Schrot mischen und nach Belieben etwas frischen Zitronensaft, Nußmus oder Mandeln hinzufügen. Unmittelbar vor dem Anrichten wird der gesäuberte, jedoch nicht geschälte Apfel grob geraffelt und das Reibsel untergehoben. Statt Äpfel lassen sich auch alle anderen Obstsorten verwenden. Über das Müsli gemahlene Nüsse oder Mandeln streuen. Das geschrotete Korn verliert innerhalb von 8 bis 14 Tagen bereits deutlich an Wirkstoffen und ist nach einigen Monaten Lagerung von gewöhnlicher Handelsware nicht mehr zu unterscheiden. Deshalb das Müsli stets frisch zubereiten, nicht länger als acht Tage lagern. Zum Süßen des Frischbreies ist Honig geeignet.

9 g Eiweiß, 6 g Fett, 52 g Kohlenhydrate; Kalorien: 343/Joule: 1434 — 4 BE

(007) Apfel-Müsli — HK, D

50 g Apfel, 1 Teelöffel Zitronensaft, 10 g Honig, 2 Zwiebäcke (40 g), 15 g gehackte Nüsse, 15 g Mandelmus, 200 g Joghurt

Apfel mit der Schale auf der Rohkostreibe raspeln, mit Zitronensaft und Honig vermischen und den geriebenen Zwieback unterheben. Diese Apfel-Zwieback-Mischung in eine kleine Müslischale füllen. Joghurt mit Mandelmus verschlagen, über die Mischung gießen und das Müsli mit Nüssen bestreut zu Tisch geben.

16 g Eiweiß, 23 g Fett, 62 g Kohlenhydrate; Kalorien: 675/Joule: 2822 — 5 BE

(008) Orangen-Müsli — HK, LG, MD, F

100 g Milch, 100 g Orangen, 100 g Pfirsiche, 20 g Corn-flakes, 10 g Honig

Das Orangenfleisch in Stücke schneiden. Pfirsiche mit kochendem Wasser überbrühen, die Schale abziehen und die Frucht in Stückchen teilen. Wenn Konservenpfirsiche verwendet werden, keinen Honig hinzufügen. Pfirsich- und Orangenstückchen auf einen Teller geben und mit Corn-flakes bestreuen. Milch mit Honig vermischen und über das Müsli gießen und sofort auftragen.

5 g Eiweiß, 3 g Fett, 46 g Kohlenhydrate; Kalorien: 262/Joule: 1095 — 4 BE

(009) Nuß-Quark-Müsli **HK, D**

50 g grobgehackte Nüsse, 75 g Magerquark, $\frac{1}{8}$ l Buttermilch oder Milch, 10 g Honig, 20 g Haferflocken, Saft einer halben Zitrone Müsli

Quark mit Milch, Honig und Zitronensaft zu einer dickflüssigen Creme verrühren. Diese in eine Müslischale füllen, dick mit gehackten Nüssen und mit in trockener Pfanne gerösteten Haferflocken bestreuen. Sofort auftragen.

27 g Eiweiß, 30 g Fett, 33 g Kohlenhydrate; Kalorien: 573/Joule: 2395 3 BE

(010) Brombeer-Frischkost **HK, LG, MD, D, F**

20 g Haferflocken, einige Eßlöffel Wasser (Honig nach Geschmack), 125 g Brombeeren, 50 g Buttermilch, Sahne oder Joghurt, 10 g Weizenkeime, Mandeln, Nüsse, gemahlenen Leinsamen oder Mohnsamen

Die Haferflocken über Nacht in Wasser einweichen. Es werden 3 Eßlöffel Wasser auf 1 Eßlöffel Haferflocken gerechnet. Am Morgen die Haferflocken mit Honig, leicht zerdrückten Brombeeren, Sahne, Joghurt oder Buttermilch vermischen und abschmecken. Diese Mischung in eine Schale füllen und mit gehackten Kernen bestreut anrichten.

7 g Eiweiß, 9 g Fett, 27 g Kohlenhydrate; Kalorien: 179/Joule: 1748 2 BE

Morgensuppen

Neben den Müslizubereitungen bilden auch die *Morgensuppen* ein vollwertiges Frühstück. Vor allem nervösen Menschen und Personen mit empfindlichem Magen sowie schlecht essenden Kindern sollte morgens eine leichte Suppe gereicht werden. Auch für Jugendliche mit einem weiten Schulweg, die morgens keinen Hunger haben und am liebsten ohne Frühstück losgehen, sollte eine Tasse Suppe Tagesgrundlage sein. Bei den Morgensuppen ist darauf zu achten, daß Milch, Buttermilch, Nüsse das wichtige vollwertige Eiweiß und Grieß, Haferflocken, Sago, Hirse, Mischflocken, Getreideschrot die nicht minder wichtigen leichten Kohlenhydrate liefern. Honig, Weizenkeime, frisches Obst oder Säfte bringen nicht nur die notwendige Ergänzung an Vitaminen und Mineralstoffen, sondern werten die Suppen auch geschmacklich so auf, daß sie selbst dem verwöhnten Gaumen munden. Morgensuppen

(101) Apfelsuppe (I) **HK, MD, NB**

$\frac{1}{4}$ l Milch, 20 g Haferflocken, 15 g Honig, 150 g Äpfel, 20 g Nußmus

Milch mit Haferflocken aufkochen lassen. Die Suppe in einen Teller füllen, mit Nußmus, Honig und geraspeltem Apfel vermischen und sofort auftragen.

9 g Eiweiß, 16 g Fett, 48 g Kohlenhydrate; Kalorien: 401/Joule: 1676

Erstes Frühstück

(102) Reissuppe mit Himbeeren HK, LG, MD, NB

¼ l Milch, 15 g Honig, etwas Vanille, 15 g Reis, 125 g Himbeeren oder anderes frisches Obst (eventuell frisch aus der Tiefkühltruhe)

Milch zum Kochen bringen, Vanillezucker und Reis einstreuen und den Reis bei geschlossener Kasserolle ausquellen lassen. Himbeeren mit einer Gabel leicht zerdrücken, in einen Suppenteller geben und die mit Honig gesüßte Suppe darüberfüllen.

6 g Eiweiß, 4 g Fett, 37 g Kohlenhydrate; Kalorien: 223/Joule: 932

(103) Sagosuppe mit Erdbeeren HK, MD, NB

¼ l Milch, etwas abgeriebene Zitronenschale, 15 g Honig, 15 g Sago, 125 g Erdbeeren

Milch mit abgeriebener Zitronenschale zum Kochen bringen, Sago einstreuen und ausquellen lassen. Honig unter die fertige Suppe mischen und diese mit geputzten Erdbeeren auftragen.

6 g Eiweiß, 4 g Fett, 38 g Kohlenhydrate; Kalorien: 194/Joule: 811

(104) Buttermilchsuppe mit Weizenkeimen HK, LG, MD, NB

¼ l Buttermilch, 15 g Grieß, etwas abgeriebene Zitronenschale, 10 g Honig, 15 g Rosinen, 10 g Weizenkeime

Den Grieß in die Buttermilch einrühren, die abgeriebene Zitronenschale hinzufügen und die Buttermilch unter ständigem Rühren aufkochen lassen. Die Suppe mit Rosinen und Honig vermischen und mit Weizenkeimen bestreut zu Tisch geben.

8 g Eiweiß, 4 g Fett, 44 g Kohlenhydrate; Kalorien: 253/Joule: 1058

(105) Hirsesuppe HK, LG, MD, NB

¼ l Milch, 1 Prise Meersalz, 15 g Honig, 15 g Hirse, 1 Prise Zimt, 125 g frische Beerenfrüchte

Milch mit Meersalz zum Kochen bringen, die Hirse einstreuen und ausquellen lassen. Die Suppe mit Honig süßen und mit Zimt abschmecken. Frische, leicht zerdrückte Früchte auf der Suppe anrichten.

6 g Eiweiß, 4 g Fett, 40 g Kohlenhydrate; Kalorien: 211/Joule: 882

(106) Haferschleim HK, LG, MD, NB

Nach Schwere der Magenerkrankung je zur Hälfte Milch und Wasser nehmen. 1 Tasse Flüssigkeit mit 1 Teelöffel Honig und einem gehäuften Eßlöffel Schmelzflocken kurz aufkochen lassen. Wenn keine süße Suppe gewünscht wird, kann auch der Honig weggelassen und die Suppe mit einer Prise Salz gewürzt werden. Statt des Wassers kann man auch Fruchtsäfte verwenden.

Brotaufstriche für den Morgen

Das Frühstück kann abgerundet werden mit Vollkornbrot, Grahambrot, gesundem Mischbrot, Knäckebrot, einer reinen Pflanzenmargarine, ab und zu einem Ei, Gelee, Marmelade, Honig und einer Quarkmischung. Tee (siehe Abendbrot), warme Milch oder Malzkaffee liefern die nötige Flüssigkeit. Auch ein frischer Fruchtsaft, auf nüchternen Magen getrunken oder zum Frühstück gereicht, erfrischt, belebt und schmeckt gut. Brotaufstriche

(201) Bunter Quark **HK, F, D**

100 g Magerquark, 1 Eßlöffel Milch, 1 Tomate, 1 Teelöffel gemischte Kräuter, 1 Teelöffel Kapern, eventuell einige Oliven

Quark mit Milch verrühren. Die gehackten Kräuter, die kleingeschnittene Tomate, Kapern und die gewiegten Oliven untermischen und das Ganze abschmecken.

18 g Eiweiß, 2 g Fett, 7 g Kohlenhydrate; Kalorien: 133/Joule: 556 ½ BE

(202) Tomatenquark **HK, F, D**

125 g magerer Speisequark, 1 Eßlöffel Milch, 1 kleine Zwiebel, 1 Teelöffel gewiegte Petersilie, 2 Tomaten, Meersalz

Tomaten im Mixer pürieren oder die Haut abziehen und die Früchte mit einem Messer ganz fein hacken. Tomatenpüree unter den Quark mischen, mit geriebener Zwiebel, Meersalz und gehackter Petersilie würzen und eventuell mit etwas Milch verdünnen.

23 g Eiweiß, 2 g Fett, 8 g Kohlenhydrate; Kalorien: 155/Joule: 648 1 BE

(203) Kressequark **HK, F, D**

100 g magerer Speisequark, 1 Teelöffel Zitronensaft, Meersalz, 1 Tomate, 1 Eßlöffel gehackte Kresse, 1–2 Eßlöffel Milch

Quark mit Milch, Zitronensaft, Salz, abgezogener, gewürfelter Tomate und Kresse gut vermischen und abschmecken.

18 g Eiweiß, 2 g Fett, 7 g Kohlenhydrate; Kalorien: 133/Joule: 556 ½ BE

(204) Möhrenquark **HK, LG, MD, F**

100 g magerer Speisequark, 1 Prise Zucker, Meersalz, einige Tropfen Zitronensaft, 100 g Möhren

Die Möhren putzen und ganz fein raspeln. Den Quark mit den Möhren, mit Meersalz, Zitronensaft und Zucker gut vermischen und das Ganze abschmecken.

18 g Eiweiß, 1 g Fett, 9 g Kohlenhydrate; Kalorien: 123/Joule: 514

Erstes Frühstück

(205) Kräuterquark (I) **HK, MD, F, D**

100 g magerer Speisequark, 1–2 Eßlöffel Buttermilch oder Joghurt, 1 Eßlöffel gemischte Kräuter, 1 kleine Zwiebel, einige Tropfen Zitronensaft, 1 Prise Salz, 1 Prise Zucker

Den Quark mit Buttermilch oder Joghurt, Salz, Zucker, geriebener Zwiebel, Zitronensaft und Kräutern vermischen und abschmecken.

18 g Eiweiß, 1 g Fett, 9 g Kohlenhydrate; Kalorien: 123/Joule: 514 ½ BE

(206) Meerrettichquark **HK, F, D**

100 g magerer Speisequark, 1–2 Eßlöffel Milch, 100 g Apfel, 1 Teelöffel geriebener Meerrettich, Meersalz, einige Tropfen Zitronensaft, 1 Prise Zucker

Quark mit Milch, Zitronensaft, Salz und Zucker verschlagen. Den gut gereinigten, ungeschälten Apfel und den Meerrettich, beides gerieben, unterheben und die Mischung abschmecken.

18 g Eiweiß, 1 g Fett, 15 g Kohlenhydrate; Kalorien: 154/Joule: 644 1 BE

(207) Angemachter Frischrahmkäse **HK, MD, D, NB**

40 g Frischrahmkäse, 1 Tomate, 1 Teelöffel gehackter Dill, 1 Stückchen Apfel, 10 g Pflanzenmargarine

Margarine schaumig rühren, Käse hinzugeben und mit abgezogener, gewürfelter Tomate, gehacktem Dill und geriebenem Apfel vermischen und abschmecken.

5 g Eiweiß, 19 g Fett, 5 g Kohlenhydrate; Kalorien: 240/Joule: 1005 ½ BE

(208) Süßer Quark **HK, LG, MD**

100 g magerer Speisequark, 1–2 Eßlöffel Milch, 1–2 Eßlöffel zerdrückte Früchte, 25 g Marmelade oder Gelee, nach Belieben etwas Zucker und Zitronensaft

Quark mit Milch, den zerdrückten Früchten, mit Marmelade oder Gelee vermischen. Eventuell einige Tropfen Zitronensaft und etwas Zucker hinzufügen.

18 g Eiweiß, 2 g Fett, 17 g Kohlenhydrate; Kalorien: 163/Joule: 681

(209) Honigquark **HK, NB**

100 g magerer Speisequark, 15 g Honig, 1 Eßlöffel Milch, etwas Zimt, einige Tropfen Zitronensaft

Quark mit Honig, Zimt, Milch und einigen Tropfen Zitronensaft vermischen und abschmecken.

17 g Eiweiß, 2 g Fett, 15 g Kohlenhydrate; Kalorien: 155/Joule: 648

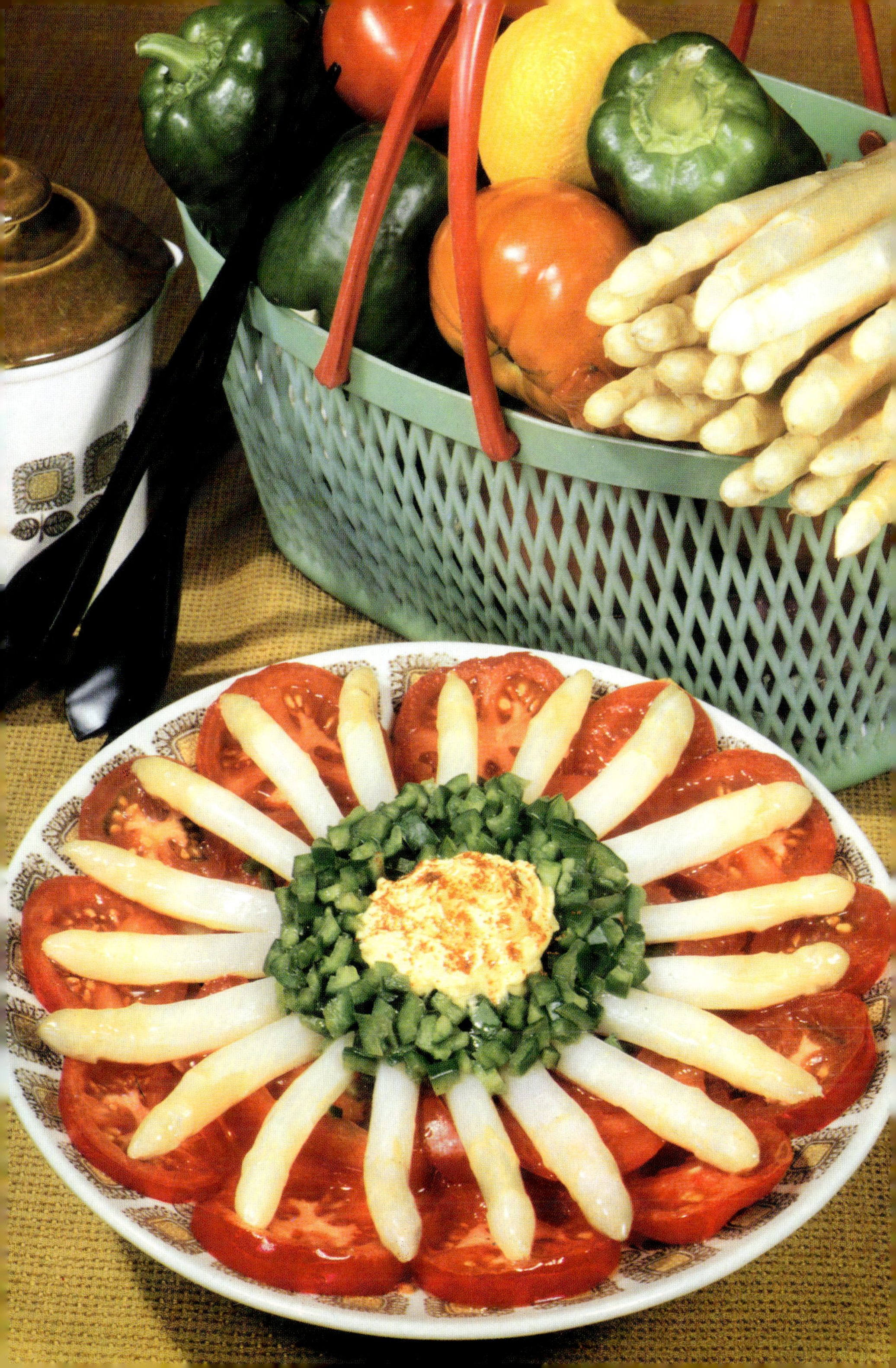

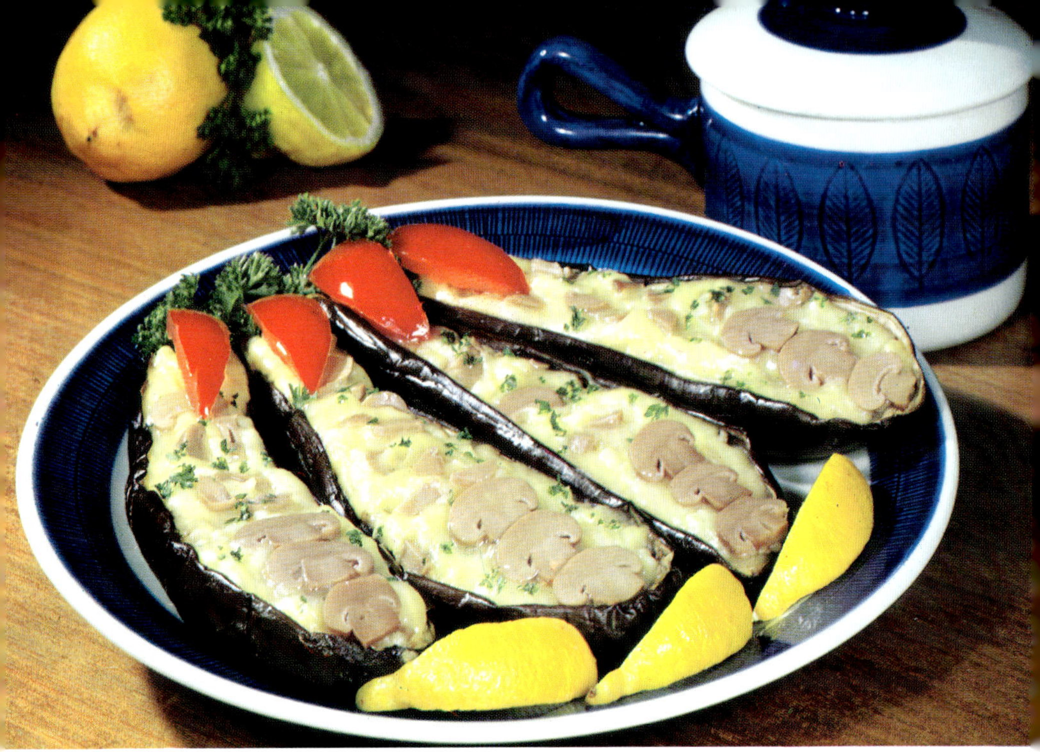

Auberginen à la reine (Rezepte S. 593)

Vordere Seite: Salat „Hungaria“ (S. 592)

Blumenkohl mit Sauerampfer-Gemüse (S. 593)

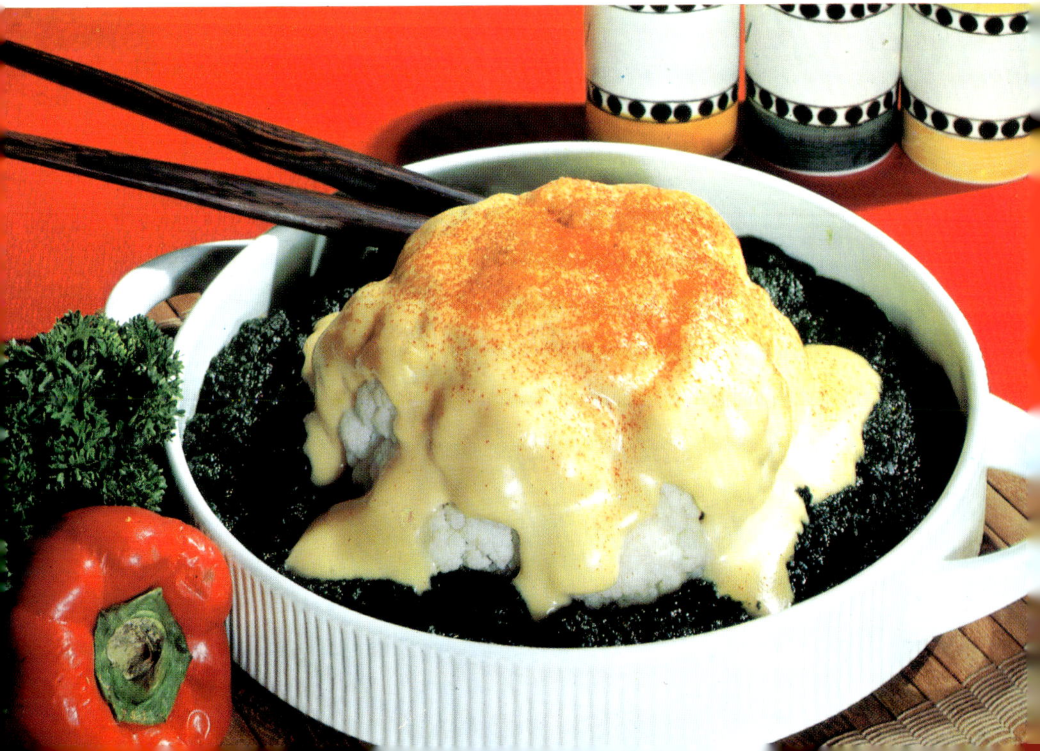

(210) Nußquark (I) **MD, NB**

100 g magerer Speisequark, 50 g Nüsse, 1 Eßlöffel Milch, 10 g Honig

Quark mit Honig und Milch verrühren. Nüsse grob hacken, leicht in einer trockenen Pfanne anrösten und unter den Quark mischen. Brotaufstriche

24 g Eiweiß, 32 g Fett, 17 g Kohlenhydrate; Kalorien: 463/Joule: 1935

ALS ZWEITES FRÜHSTÜCK

Zweites Frühstück

Zwischengerichte

Nach den Erkenntnissen der modernen Ernährungswissenschaft ist es für manche Menschen gesünder, öfter kleine Mahlzeiten einzunehmen als nur die üblichen drei Hauptmahlzeiten. Vor allem wenn eine Diät eingehalten werden muß, sind oft regelmäßige kleine Mahlzeiten vorgeschrieben. Doch auch berufstätige Menschen, die ihre erste Mahlzeit schon sehr früh einnehmen, sollten, um ihre Leistungsfähigkeit zu erhalten, auf ein zweites Frühstück nicht verzichten. Dies kann ein Becher Joghurt oder ein Joghurtdessert sein, eine fertige Quarkspeise, ein vernünftig belegtes Brot, ein Glas Milch oder Obst. Zu Hause können die Zwischenmahlzeiten etwas breiter gestaltet werden. Hier einige Vorschläge:

(301) Apfel-Apfelsinen-Salat HK, NB

100 g Apfel, 100 g Apfelsine, 25 g Nüsse oder Mandeln, 10 g Honig, Fruchtzucker oder Sionon

Apfel und Apfelsine schälen, entkernen und in kleine Stückchen schneiden. Dann mit Honig, Fruchtzucker oder Sionon vermischen und an einem kühlen Ort Saft ziehen lassen. Mit gehackten Nüssen, Mandeln oder auch Knusperflocken bestreut anrichten. Sollte der Salat nicht saftig genug sein, kann etwas Apfelsaft hinzugefügt werden.

3 g Eiweiß, 15 g Fett, 29 g Kohlenhydrate; Kalorien: 297/Joule: 1241

(302) Apfel-Bananen-Salat HK, LG, MD, NB

100 g Apfel, 100 g Banane, Saft einer Zitrone, 10 g Honig

Banane schälen, Apfel gut reinigen, beides in feine Scheiben schneiden und abwechselnd in eine Glasschale schichten. Zitronensaft mit Honig vermischen und zwischen die Lagen geben. Das Ganze gut durchzogen servieren. Nach Wunsch kann man den Salat auch mit Nüssen, Mandeln oder auch Weizenflocken überstreut anrichten.

– Eiweiß, – Fett, 35 g Kohlenhydrate; Kalorien: 149/Joule: 623

(303) Apfel-Birnen-Salat HK, LG, MD, NB

100 g Birne, 100 g Apfel, 10 g Korinthen, ⅛ l Apfelsaft, 10 g Honig, 25 g Joghurt oder Schlagsahne

Birne und Apfel gut reinigen und in feine Scheibchen schneiden. Diese mit Korinthen vermischt in eine Schale geben. Saft mit Honig vermischen und über das Obst gießen. Das Ganze gut durchzogen mit Schlagsahne oder Joghurt bedeckt anrichten.

1 g Eiweiß, 2 g Fett, 39 g Kohlenhydrate; Kalorien: 182/Joule: 761

(304) Erdbeerfrischkost **HK, LG, MD, NB**

150 g Erdbeeren, 1/8 l Milch, etwas Fruchtzucker oder Honig nach Bedarf

Walderdbeeren haben ein feineres Aroma als Gartenerdbeeren. Gute, reife Erdbeeren sollte man so essen, wie sie sind, also ungezuckert. Wer einen unverdorbenen Geschmackssinn hat, dem werden sie so am besten schmecken. Dasselbe gilt übrigens auch von anderen Beeren. Sie sind zudem ungezuckert am bekömmlichsten. Vollkornbrot mit Pflanzenmargarine, frische, gute Erdbeeren und eine Tasse Milch sind ein vorzügliches Zwischengericht. Die Erdbeerzeit ist kurz. Wir sollten sie recht ausnützen. Man kann Erdbeeren auch gut mit Rhabarber, Himbeeren und Kirschen mischen.

6 g Eiweiß, 4 g Fett, 17 g Kohlenhydrate; Kalorien: 148/Joule: 619

(305) Erdbeerschaum **HK, LG, MD, NB**

150 g Erdbeeren, 1 Eiweiß, 10 g Honig oder Fruchtzucker

100 g Erdbeeren säubern und durch ein Sieb streichen. Das Fruchtmus mit Fruchtzucker oder Honig süßen. Eiweiß zu steifem Schnee schlagen und unter das Erdbeermus heben. Diesen Schaum in eine Schale füllen und mit ganzen Früchten verzieren.

5 g Eiweiß, – Fett, 20 g Kohlenhydrate; Kalorien: 105/Joule: 439

(306) Erdbeerschaum mit Nußmus **HK, MD, NB**

150 g Erdbeeren, 10 g Nußmus, 10 g Honig

100 g Erdbeeren durch ein Sieb streichen. Das Mus mit Nußmus und Honig schaumig schlagen. Dann in eine Schüssel füllen und mit den zurückbehaltenen Früchten verziert anrichten.

2 g Eiweiß, 6 g Fett, 21 g Kohlenhydrate; Kalorien: 159/Joule: 665

(307) Apfel-Rohkost **MD, NB**

150 g schöne Äpfel, 1 Teelöffel Zitronensaft, 10 g Mandelmus, 25 g Weizenkeimflocken, 10 g Honig, 1 Eigelb

Die Äpfel gut reinigen und fein raspeln, mit Honig und Mandelmus vermischen sowie mit Zitronensaft und Eigelb abschmecken. Apfelmasse in eine kleine Schüssel füllen und mit Flocken bestreut anrichten.

7 g Eiweiß, 13 g Fett, 45 g Kohlenhydrate; Kalorien: 335/Joule: 1400

(308) Apfel-Zwieback-Speise **MD, NB**

200 g Apfelmus, 15 g Korinthen, 10 g gehackte Nüsse oder Nußmus, 25 g Zwiebäcke

Zweites Frühstück

Die Hälfte des Apfelmuses in eine kleine feuerfeste Form geben, die Zwiebäcke darauflegen, mit Korinthen und Nüssen bestreuen und mit Apfelmus abdecken. Das Ganze im Backofen etwa 20 Minuten backen. Wenn Sie Nußmus verwenden, streichen Sie dieses auf die Zwiebäcke.

2 g Eiweiß, 6 g Fett, 71 g Kohlenhydrate; Kalorien: 370/Joule: 1547

(309) Ananassalat **HK, MD, F, NB**

150 g Ananas, 100 g Birnen, 50 g Sauerkirschen, 10 g Honig

Ananas und Birnen schälen und in Stückchen schneiden, mit entsteinten Sauerkirschen vermischen und mit Honig abschmecken.

– Eiweiß, – Fett, 39 g Kohlenhydrate; Kalorien: 156/Joule: 652

(310) Bananenquark (I) **HK, MD, F, NB**

100 g magerer Speisequark, 100 g Banane, ½ Zitrone, 10 g Honig

Die Banane schälen und mit einer Gabel zu einem feinen Brei zerquetschen, mit Zitronensaft und Honig aufschlagen und das Ganze gut mit Quark vermischen.

17 g Eiweiß, 1 g Fett, 24 g Kohlenhydrate; Kalorien: 178/Joule: 744

(311) Frischkost mit Quark **HK, MD, F, NB**

100 g magerer Speisequark, 100 g Möhren, 50 g Apfel, 5 g Honig, einige Tropfen Zitronensaft, etwas Meersalz

Quark mit Honig, Zitronensaft und Salz verrühren. Möhren und Apfel reinigen und reiben und dann unter den Quark mischen.

17 g Eiweiß, 1 g Fett, 17 g Kohlenhydrate; Kalorien: 150/Joule: 627

(312) Johannisbeerkompott von rohen Beeren **HK, F, NB**

250 g Johannisbeeren, 30 g Honig, Fruchtzucker oder Sionon

Die Hälfte der gesäuberten, entstielten Beeren durch den Entsafter oder durch ein Sieb geben. Das Fruchtmark mit den restlichen Beeren vermischen und mit Honig abschmecken.

3 g Eiweiß, – Fett, 44 g Kohlenhydrate; Kalorien: 180/Joule: 752

(313) Heidelbeer-Quark-Speise **HK, MD, LG, NB**

100 g magerer Speisequark, 100 g frische Heidelbeeren, 15 g Honig, 15 g Zwiebackkrumen oder Knusperflocken, einige Eßlöffel Milch, Joghurt oder Sahne

Quark mit Honig und Milch schaumig rühren. Knusperflocken oder zerbröckelten Zwieback in eine Schale geben, gesäuberte Heidelbeeren darüberfüllen und mit Quarkcreme abdecken.

Obstspeisen

20 g Eiweiß, 3 g Fett, 44 g Kohlenhydrate; Kalorien: 278/Joule: 1162

(314) Nußquark (II) **Nur für Normalkost**

100 g magerer Speisequark, 3 Eßlöffel Milch, 10 g Honig, 50 g Nüsse

Speisequark mit Milch und Honig vermischen und die gemahlenen Nüsse unterheben.

26 g Eiweiß, 33 g Fett, 19 g Kohlenhydrate; Kalorien: 493/Joule: 2061

(315) Milch-Frucht-Cocktail **HK, LG, MD, F, NB**

$\frac{1}{8}$ l Milch, $\frac{1}{8}$ l Fruchtsaft

Frucht-Cocktails

Gut gekühlte Milch wird in einem Schüttelbecher oder Mixer mit Fruchtsaft oder Fruchtdicksaft kräftig geschüttelt bzw. gemixt, damit sich alles innig miteinander verbindet und schaumig wird. Das Getränk wird recht kalt serviert. Der Mischung können auch noch Fruchteis, Vanillezucker, einige Tropfen Zitronensaft oder Schlagsahne zugegeben werden.

5 g Eiweiß, 4 g Fett, 13 g Kohlenhydrate; Kalorien: 122/Joule: 510

(316) Sprudelmilch **HK, LG, MD, F, D, NB**

$\frac{1}{8}$ l Milch, 1 Glas Mineralwasser, 75 g Fruchtsaft, Saft einer halben Zitrone

Alles gut durchmischen und abschmecken. Sofort servieren, da die Milch durch Säure gerinnt.

5 g Eiweiß, 4 g Fett, 9 g Kohlenhydrate; Kalorien: 102/Joule: 426 1 BE

(317) Milch-Hefe-Cocktail **HK, LG, MD, D, NB**

150 g Joghurt oder Sauermilch, 10 g Trockennährhefe, 20 g Hagebuttenmark oder Sanddorndicksaft, eventuell 1 Teelöffel Sionon oder Fruchtzucker

Joghurt mit Hefe, Hagebuttenmark oder Sanddornsaft gut vermischen und nach Bedarf abschmecken.

10 g Eiweiß, 5 g Fett, 13 g Kohlenhydrate; Kalorien: 134/Joule: 560 1 BE

(318) Karotten-Cocktail **HK, LG, MD, NB**

100 g Joghurt, 150 g Möhren, 100 g Orange, 1 Teelöffel Zitronensaft, 10 g Honig

Möhren säubern und durch den Entsafter geben oder die gereinigten Möhren fein reiben und mittels eines Tuches den Saft ausdrücken. Diesen mit Joghurt, Honig, Apfelsinen- und Zitronensaft vermischen und abschmecken.

Dieses Getränk ist bei Kindern außerordentlich beliebt. Bei Erwachsenen wirkt es, einige Wochen täglich getrunken, anregend auf Haut, Haar und Stoffwechsel.

5 g Eiweiß, 5 g Fett, 31 g Kohlenhydrate; Kalorien: 185/Joule: 773

(319) Tomaten-Cocktail (I) **HK, LG, MD, F, D, NB**

2 Tomaten (oder 75 g Tomatensaft), ½ Orange, 1 Teelöffel frische Kräuter, 1 Prise Meersalz

Tomaten entsaften und mit Orangensaft und Kräutern gut vermischen. Den Cocktail mit Meersalz abschmecken und sofort servieren.

7 g Eiweiß, 4 g Fett, 29 g Kohlenhydrate; Kalorien: 188/Joule: 786 2½ *BE*

(320) Mandelmilch-Cocktail **MD, D (statt Honig Sionon), NB**

30 g Mandeln und 200 g Wasser oder 1 Teelöffel bis 1 Eßlöffel Mandel- oder Nußmus und 1 Tasse Milch, 10 g Bienenhonig, 10 g Weizenkeime

Die Mandeln mit kochendem Wasser überbrühen, abschälen und einige Stunden in kaltem Wasser einweichen. Jede Mandel einzeln gut abtrocknen, und nach etwa 15 Minuten alle Mandeln im Mörser zu Brei zerstampfen. Diesen Brei mit 200 g Wasser verdünnen, etwa 15 Minuten stehenlassen, dann durch ein sauberes Leinentuch filtern und zum Schluß ausdrücken. Die so gewonnene Mandelmilch mit Weizenkeimen und etwas Honig vermischt servieren.

Oder: Fertig gekauftes Mandel- oder Nußmus mit Milch und Honig verrühren und abschmecken.

Beide Getränke sind gut für Kinder und Genesende. Man kann damit eine volle Mahlzeit ersetzen, ohne daß der Magen belastet wird.

7 g Eiweiß, 15 g Fett, 15 g Kohlenhydrate; Kalorien: 280/Joule: 1170 1 BE

Flips (Milch-Mischgetränke mit Ei)

Sie werden im Schüttelbecher hergestellt und stets mit einem Saughalm serviert. Flips sind nahrhaft, stärkend, besonders leicht verdaulich und daher sehr bekömmlich bei Ermüdungserscheinungen, vor oder nach sportlichen Leistungen und für Rekonvaleszenten.

(321) Bananen-Flip **HK, MD**

1 Eigelb, 75 g Sanddorn-Extrakt, 100 g Banane, ¼ l Milch, Muskat, etwas Sodawasser

Banane mit einer Gabel ganz fein zerquetschen oder mit dem Mixer pürieren, dann Eigelb, Sanddorn und Milch unterschlagen. Das Mixgetränk in ein Glas füllen, einen Spritzer Sodawasser darübergießen und mit geriebener Muskatnuß leicht bestäuben.

11 g Eiweiß, 15 g Fett, 26 g Kohlenhydrate; Kalorien: 323/Joule: 1350

(322) Sanddorn-Flip **HK, MD, D, NB**

1 Eigelb, 50 g Sanddorn-Extrakt, 1/8 l Milch

Milch in den Mixer geben, Sanddorn und Eigelb hinzufügen und durchschlagen lassen. Oder alles in einer Schüssel mit dem Schneebesen schlagen, bis es gut vermischt ist.

9 g Eiweiß, 12 g Fett, 5 g Kohlenhydrate; Kalorien: 184/Joule: 769 ½ BE

(323) Zitronen-Flip **HK, MD, NB**

1 Ei, 20 g Honig, 1 Zitrone, nach Geschmack etwas Muskat, Sodawasser

Ei mit Honig und Zitronensaft gut verschlagen. Mit Sodawasser auf die gewünschte Dicke bringen, in ein Glas füllen und mit abgeriebener Zitronenschale und Muskatnuß würzen.

7 g Eiweiß, 6 g Fett, 19 g Kohlenhydrate; Kalorien: 159/Joule: 665

(324) Autofahrer-Flip **HK, MD, F, D, NB**

150 g Möhrensaft, 100 g Apfelsinensaft, 50 g Sanddorndicksaft, 1 Eigelb, nach Bedarf etwas Honig

Möhrensaft mit Apfelsinensaft und Sanddorndicksaft gut verrühren. Das Eigelb in ein Glas geben, mit dem Saft auffüllen und vor dem Trinken Eigelb unterrühren. Wenn der Sanddornsaft ungesüßt ist, mit etwas Honig nachsüßen.

Dieses Getränk ist wegen seines hohen Vitamin-A-Gehaltes nicht nur für Autofahrer besonders geeignet, sondern es ist auch ein vorzüglicher Gesundheitscocktail für jedermann.

4 g Eiweiß, 8 g Fett, 19 g Kohlenhydrate; Kalorien: 190/Joule: 794 2 BE

(325) Honig-Flip **HK, MD, NB**

1/8 l Milch, 1 Eigelb, 10 g Honig, 15 g Weizenkeime

Milch mit Eigelb und Honig gut vermischen. Das Getränk mit Weizenkeimen anreichern.

10 g Eiweiß, 13 g Fett, 18 g Kohlenhydrate; Kalorien: 260/Joule: 1087

Gesunde Brote

Zweites Frühstück

(401) Brot mit Honigaufstrich **HK, LG, MD, NB**

60 g Grahambrot, 20 g Pflanzenmargarine, 10 g Walnußkerne, 100 g Ananas, 20 g Honig

Honig mit gehackten Nüssen und feingeschnittener Ananas vermischen. Brot mit Margarine bestreichen und dann mit Honigaufstrich abdecken. Zugeklappt und in Alufolie eingepackt, können die Brotscheiben auch auf Reisen oder zur Arbeit mitgenommen werden.

5 g Eiweiß, 20 g Fett, 53 g Kohlenhydrate; Kalorien: 458/Joule: 1914

(402) Rohkost-Schnitte **HK, NB**

60 g Bauernbrot, 20 g Pflanzenmargarine, ½ Eßlöffel Milch, 50 g magerer Speisequark, Meersalz, 1 Prise Zucker, 1 kleine Zwiebel, 1 Eiweiß, 100 g Möhren, 1 Stück Banane, einige gehackte Mandeln, 1 Teelöffel Zitronensaft

Brot leicht mit Margarine bestreichen, Quark mit Milch, Salz und geriebener Zwiebel abschmecken, das steifgeschlagene Eiweiß unterheben und die Masse dick auf das Brot streichen. Möhren raspeln, mit Salz, Zucker und Zitronensaft würzen und auf den Quark schichten. Mit Bananenscheiben abdecken und mit gehackten Mandeln bestreuen. Dazu ein Glas Tomatensaft reichen.

14 g Eiweiß, 14 g Fett, 24 g Kohlenhydrate; Kalorien: 381/Joule: 1593

(403) Gentleman-Schnitte **HK, NB**

2 Scheiben Knäckebrot, 20 g Pflanzenmargarine, 20 g Walnußkerne, 75 g magerer Speisequark, 1 Eßlöffel Milch oder Sahne, Meersalz, etwas Knoblauchpulver, 1 Tomate, 1–2 schöne Salatblätter

Knäckebrot mit Margarine bestreichen, darauf grobgehackte Nußkerne streuen. Quark mit Milch oder Sahne, Salz, Pfeffer und Knoblauchpulver vermischen und abschmecken. Diese Quarkcreme auf die Brote streichen, mit Tomatenscheiben belegen und, wenn die Brote verpackt werden müssen, zusammengeklappt in Alufolie einpacken. Zum sofortigen Verzehr auf Salatblättern anrichten.

8 g Eiweiß, 28 g Fett, 13 g Kohlenhydrate; Kalorien: 351/Joule: 1467

(404) Bunte Schnitte **HK, MD, NB**

60 g Bauernbrot, 20 g Pflanzenmargarine, einige schöne Salatblätter, Meersalz, 1 Teelöffel Zitronensaft, einige Scheiben Salatgurke, 15 g magerer Schnittkäse, 1 Tomate, Schnittlauch

Brotscheiben mit Margarine bestreichen, Salatblätter darauflegen und mit Salz und Pfeffer bestreuen. Einige Tropfen Zitronensaft darüberträufeln, mit Käse abdecken, darauf die in Scheiben geschnittene Gurke und Tomate legen. Alles dick mit kleingeschnittenem Schnittlauch bestreuen.

Belegte Brote

6 g Eiweiß, 18 g Fett, 31 g Kohlenhydrate; Kalorien: 368/Joule: 1538

(405) Frühlingsschnitte **HK, MD, NB**

60 g Vollkornbrot, 10 g Pflanzenmargarine, 1 hartgekochtes Ei, einige Radieschen, 2 schöne Salatblätter, Meersalz, 1 Teelöffel gewiegte Kräuter

Brot mit Margarine bestreichen und mit einem Salatblatt belegen. Eischeiben daraufschichten, mit Salz würzen und mit Radieschenscheiben abdecken. Reichlich gewiegte Kräuter darüberstreuen.

11 g Eiweiß, 17 g Fett, 9 g Kohlenhydrate; Kalorien: 332/Joule: 1388

(406) Käse-Paprika-Schnitte **HK, MD, NB**

60 g Vollkornbrot, 15 g Pflanzenmargarine, 30 g magerer Schnittkäse, 1 Paprikaschote, 1 Stück eingelegter Tomatenpaprika oder 1 Tomate

Brot mit Margarine bestreichen und mit Käse belegen. Darüber gut gesäuberte Paprikaringe und in Streifchen geschnittene Tomatenpaprika oder Tomatenscheiben legen.

13 g Eiweiß, 17 g Fett, 9 g Kohlenhydrate; Kalorien: 350/Joule: 1463

(407) Obstbrot **HK, LG, MD, NB**

60 g Schwarzbrot, 15 g Pflanzenmargarine, 50 g Apfel, 50 g Banane, 5 g Mandelblättchen, 10 g Rosinen

Schwarzbrot mit Margarine bestreichen, mit Apfel- und Bananenscheiben belegen, mit gerösteten Mandelblättchen und Rosinen bestreuen.

2 g Eiweiß, 12 g Fett, 34 g Kohlenhydrate; Kalorien: 346/Joule: 1446

(408) Erdbeerbrot **HK, LG, MD, NB**

60 g Vollkornbrot, 15 g Pflanzenmargarine, 10 g Honig, 150 g Erdbeeren

Das Brot dünn mit Margarine und dick mit Honig bestreichen. Die gesäuberten Erdbeeren in Scheiben geschnitten schuppenförmig darauflegen.

2 g Eiweiß, 10 g Fett, 28 g Kohlenhydrate; Kalorien: 318/Joule: 1329

Brote, die mitgenommen werden sollen, sind in Alu- oder Cellophanfolie am besten aufgehoben. Darin aufbewahrt, bleiben die Brote saftig, und die angeschmiegte Verpackung verhindert das Verrutschen der Schichten. Gurke, Tomate und frische Gemüse erhalten das Brot frisch und appetitlich.

ZUM MITTAGESSEN

Suppen – Suppeneinlagen – Süße Suppen – Kaltschalen

(501) Grundrezept für Kräutersuppen HK, LG, MD, NB

⅛ l Gemüsebrühe, ⅛ l Buttermilch oder Milch, 10 g Pflanzenmargarine, Meersalz, 1 Prise Zucker, evtl. einige Eßlöffel Joghurt oder saure Sahne, 1–2 Eßlöffel gehackte Kräuter, 10 g Mehl

Mehl in Margarine hell anschwitzen, mit Brühe und Milch auffüllen und durchkochen lassen. Die Suppe mit Kräutern vermischen und mit Salz und Zucker abschmecken. Wenn die Kräuter zugegeben sind, darf die Suppe nicht mehr kochen.

7 g Eiweiß, 8 g Fett, 14 g Kohlenhydrate; Kalorien: 178/Joule: 744

(502) Kerbelsuppe HK, MD, NB

10 g Pflanzenmargarine, 10 g Mehl, ¼ l Wasser oder Gemüsebrühe, Meersalz, Hefewürzextrakt, 1–2 Eßlöffel Kerbel, 1 Eigelb, 15 g Brot, 15 g Sonnenblumenöl

Mehl in Margarine anschwitzen und mit Gemüsebrühe oder Wasser ablöschen, mit Meersalz und Hefewürzextrakt abschmecken, dann den feingewiegten Kerbel und das Eigelb untermischen. Nun die Suppe nicht wieder aufkochen, sondern nur ziehen lassen. Schließlich das Brot würfeln und in Öl schön knusprig braun braten. Dann wird die Suppe mit diesen gerösteten Brotwürfeln angerichtet.

5 g Eiweiß, 20 g Fett, 11 g Kohlenhydrate; Kalorien 395/Joule: 1651

(503) Spinatsuppe HK, MD, NB

1 kleine Zwiebel, 10 g Pflanzenmargarine, 10 g Mehl, 125 g rohen oder tiefgekühlten Spinat, ¼ l Wasser oder Gemüsebrühe, einige Eßlöffel Sahne oder Joghurt, Muskat, Meersalz

Zwiebel kleinschneiden und in der Margarine leicht anrösten, Mehl dazugeben, anschwitzen und mit Wasser oder Brühe auffüllen. Geputzten Spinat fein wiegen oder durch den Fleischwolf drehen oder den tiefgekühlten Spinat verwenden. Die Hälfte des vorbereiteten Spinats unter die Suppe mischen, diese mit Sahne oder Joghurt, Salz und Muskat abschmecken und 10 Minuten leicht kochen lassen. Vor dem Anrichten die zurückgelassene zweite Hälfte des Spinats roh untermischen und die Suppe sofort auftragen. Jedem Spinatgericht sollte eine Portion Spinat vor dem Servieren frisch zugesetzt werden; es erhöht den Vitamingehalt.

4 g Eiweiß, 7 g Fett, 10 g Kohlenhydrate; Kalorien: 132/Joule: 552

(504) Grüne Kartoffelsuppe **HK, LG, MD, NB**

200 g Kartoffeln, 1 kleine Zwiebel, 1 Stück Sellerieknolle, einige Stengel Petersilie, 1 Möhre, 10 g Pflanzenmargarine, $\frac{1}{2}$ l Gemüsebrühe oder Wasser, einige Eßlöffel Joghurt oder saure Sahne, 1 Tasse gehackte Brennesselblätter oder Kresse

Die Kartoffeln werden geschält, kleingeschnitten und in der Brühe oder in Wasser mit gehackter Zwiebel, geputzter, zerkleinerter Möhre und Sellerie weich gekocht. Alles mit dem Handmixer pürieren oder durch ein Sieb streichen. Dann gehackte Petersilie und Brennesselblätter oder Kresse hinzufügen und das Ganze mit Pflanzenmargarine, Meersalz und Sahne oder Joghurt abschmecken.

8 g Eiweiß, 11 g Fett, 36 g Kohlenhydrate; Kalorien: 294/Joule: 1229

(505) Wildkräutersuppe **HK, LG, MD, NB**

20 g feingehackte Wildkräuter (Brennesseln, junge Gänseblümchenblätter, Vogelmiere, junge Brombeer- und Himbeerblätter, Hopfenspitzen, Spitzwegerich, wenig Löwenzahn und Schafgarbe), 15 g Pflanzenmargarine, 1 feingeschnittene Zwiebel, $\frac{1}{4}$ l Gemüsebrühe oder Wasser, 50 g Kartoffeln, einige Eßlöffel Milch oder Sahne, 10 g Haferflocken, etwas Meersalz, etwas Basilikum

Kräuter verlesen, waschen und fein hacken. Margarine in einer Kasserolle schmelzen, $\frac{1}{3}$ der Kräuter darin mit der feingehackten Zwiebel andünsten, mit Flüssigkeit auffüllen und durchkochen lassen. Die Suppe mit Haferflocken und der rohgeriebenen Kartoffel binden, mit Salz, Basilikum, Sahne oder Milch abschmecken und vor dem Servieren mit den restlichen frischen Kräutern vermischen.

8 g Eiweiß, 13 g Fett, 24 g Kohlenhydrate; Kalorien: 261/Joule: 1091

(506) Grüne Grießsuppe **HK, LG, MD, NB**

$\frac{1}{4}$ l Gemüsebrühe, 15 g Pflanzenmargarine, 15 g Grieß, 1 Zwiebel, 1 kleine Möhre, 1 Stück Sellerie oder einige Sellerieblätter, 1 Stück Porree, 1 Eßlöffel gehackter Sauerampfer oder andere frische Kräuter (zusammen 20 g), Majoran, Meersalz

Margarine schmelzen, die kleingeschnittene Möhre, Sellerie, Porree und Zwiebel darin anrösten. Grieß darüberstreuen und goldgelb bräunen, dann mit Brühe auffüllen und alles gut durchkochen lassen. Die Suppe schließlich mit etwas Majoran und Meersalz würzen und mit Kräutern vermischt auftragen.

4 g Eiweiß, 10 g Fett, 20 g Kohlenhydrate; Kalorien: 210/Joule: 878

(507) Blumenkohlsuppe **HK, LG, MD, D, NB**

150 g Blumenkohl, $\frac{1}{4}$ l Wasser, 15 g Pflanzenmargarine, 10 g Mehl, 1 Eigelb, 1 Eßlöffel Sahne, Muskat, Meersalz, einige Tropfen Zitronensaft

Blumenkohl putzen, in kleine Röschen teilen und diese in Wasser weich kochen. Mehl in Margarine hell anschwitzen, mit abgeseihter Blumenkohlbrühe auffüllen und durchkochen lassen. Die Suppe mit Eigelb und Sahne verfeinern und mit Salz, Muskat und etwas Zitronensaft abschmecken. Blumenkohlröschen in den Teller legen und mit Suppe übergießen.

10 g Eiweiß, 20 g Fett, 11 g Kohlenhydrate; Kalorien: 268/Joule: 1120 1 BE

(508) Brotsuppe **HK, MD, NB**

50 g Vollkornbrot, $\frac{1}{4}$ l Wasser, Meersalz, 10 g Pflanzenmargarine, 1–2 Eßlöffel gemischte Würzkräuter, 1 Teelöffel Kümmel, roh geriebenen Sellerie

Trockenes Vollkornbrot zerkrümeln und durch die Mühle drehen. Die Körner mit Wasser aufkochen, dann mit Margarine, Salz und Kräutern vermischen und abschmecken. Nach Wunsch kann noch mit Kümmel, Sellerie oder statt dessen auch mit rohem Meerrettich gewürzt werden.

5 g Eiweiß, 7 g Fett, 38 g Kohlenhydrate; Kalorien: 215/Joule: 899

(509) Kraftsuppe **HK, LG, MD, NB**

100 g frischer Weizenschrot, $\frac{1}{4}$ l Wasser, 15 g Pflanzenmargarine, nach Geschmack Kümmel, Kräuter, Tomate, Sellerie, Meerrettich

Frisch bereiteten Weizenschrot mit Wasser aufkochen und mit einem Stück Pflanzenmargarine verfeinern. Nach Geschmack entweder mit Kümmel, feingewiegten frischen Kräutern, zerschnittenen Tomaten, geriebenem Sellerie oder Meerrettich oder auch mit Rosinen, Feigen, Datteln, getrockneter Banane, aufgequollenen getrockneten Zwetschen, Birnen und Kirschen mischen.

8 g Eiweiß, 10 g Fett, 45 g Kohlenhydrate; Kalorien: 290/Joule: 1212

(510) Kümmelsuppe **HK, LG, MD, D, NB**

10 g Vollkornmehl, 10 g Pflanzenmargarine, $\frac{1}{8}$ l Milch, $\frac{1}{8}$ l Wasser, Meersalz, gemahlenen Kümmel, Weizenkeime

Mehl in Margarine goldgelb anrösten, mit Milch und Wasser auffüllen und mit Salz und Kümmel würzen. Nach Wunsch können noch Weizenkeime über die Suppe gestreut werden.

5 g Eiweiß, 11 g Fett, 12 g Kohlenhydrate; Kalorien: 188/Joule: 786 1 BE

(511) Kürbissuppe **HK, LG, MD, NB**

100 g Kürbisfleisch, 10 g Pflanzenmargarine, 10 g Mehl, 1 kleine Zwiebel, ½ l Wasser, 1 Tomate, 10 g Hefeextrakt, 1 Eßlöffel gehacktes Suppengemüse, Meersalz

Margarine schmelzen, die kleingeschnittene Zwiebel darin andünsten und mit Mehl bestäuben. Nun mit Wasser auffüllen und die Suppe durchkochen lassen. Wenn Sie noch Gemüsebrühe haben, schmeckt diese besonders gut. Das in kleine Stückchen geschnittene Kürbisfleisch und die Tomate sowie das Suppengemüse hinzufügen und alles zusammen weich kochen. Die Suppe durch ein Sieb streichen und mit Hefeextrakt und Salz würzen. Wenn Sie einen Mixer besitzen, können Sie damit die Suppe pürieren.

8 g Eiweiß, 7 g Fett, 16 g Kohlenhydrate; Kalorien: 186/Joule: 777

(512) Tomatensuppe **HK, LG, MD, NB**

200 g Tomaten, 1 kleine Zwiebel, 15 g Sonnenblumenöl, ½ l Wasser, 10 g Vollmehl, Würzextrakt, 1 Prise Zucker, 1 Eßlöffel Joghurt, 1 Eßlöffel Schnittlauch

Die Tomaten achteln und in Wasser weich kochen. Das Öl erhitzen, die kleingeschnittene Zwiebel darin anrösten, mit Mehl bestäuben, durchschwitzen und mit durchgerührtem Tomatensaft auffüllen. Die Suppe mit Salz, Würzextrakt, Zucker und Joghurt abschmecken und mit Schnittlauch bestreut anrichten.

6 g Eiweiß, 17 g Fett, 16 g Kohlenhydrate; Kalorien: 250/Joule: 1045

(513) Zwiebelsuppe **HK, MD, NB**

15 g Sonnenblumenöl, 2 große Zwiebeln, 10 g Mehl, ¼ l Wasser oder Gemüsebrühe, Meersalz, Hefeextrakt, 30 g Brot, 15 g geriebener magerer Käse

Öl erhitzen, in Ringe geschnittene Zwiebeln darin anrösten, Mehl darüberstäuben, mit Wasser oder Brühe auffüllen und so lange kochen, bis die Zwiebeln weich sind und die Suppe sämig ist. Die Suppe mit Salz und Hefeextrakt abschmecken, in eine Tasse füllen, mit einer gerösteten Brotscheibe belegen, mit Käse bestreuen und unter dem Grill oder im heißen Backofen überbacken.

5 g Eiweiß, 18 g Fett, 25 g Kohlenhydrate; Kalorien: 295/Joule: 1233

(514) Grundrezept für Gemüsebrühe **HK, LG, MD, F, D, NB**

15 g kaltgeschlagenes Öl, 250 g gemischte Gemüse nach der Jahreszeit, ¼ l Wasser, 1 Eßlöffel gemischte Kräuter, 1 Teelöffel Würzextrakt, Meersalz, 1 Eigelb oder beliebige Suppeneinlagen

Öl erhitzen, das kleingehackte gemischte Gemüse darin anrösten, gewiegte Kräuter hinzufügen und mit Wasser ablöschen. Alles etwa 30 Minuten langsam kochen lassen, dann die Brühe abseihen, mit Salz, Würzextrakt und frischen Kräutern abschmecken und nach Wunsch mit Eigelb legiert, mit Suppeneinlagen oder Hirse servieren.

Mittagessen

7 g Eiweiß, 13 g Fett, 10 g Kohlenhydrate; Kalorien: 190/Joule: 794 1 BE

SUPPENEINLAGEN (für 4 Personen)

(515) Kräuterschwamm HK, LG, MD, D, NB

2 Eier, 20 g Mehl, etwas Meersalz, 2 Eßlöffel Suppenkräuter

Die Eier trennen, Eigelb schaumig rühren, Eiweiß steif schlagen und mit Mehl und Salz unter das Eigelb ziehen. Nun die Kräuter unterheben, diese Masse auf die fertige kochende Suppe geben und bei gedrosselter Hitze im geschlossenen Topf stocken lassen. In Würfel geschnitten in der Suppe servieren.

20 g Eiweiß, 12 g Fett, 18 g Kohlenhydrate; Kalorien: 227/Joule: 949 1½ BE

(516) Semmelklößchen MD, NB

80 g Semmeln, 40 g Pflanzenmargarine, 2 Eier, Meersalz, 2 Eßlöffel gewiegte Kräuter

Semmeln in lauwarmem Wasser einweichen und ausdrücken. Margarine im Topf schmelzen, die Semmelmasse hineingeben und so lange rühren, bis sich die Masse vom Topfboden löst, dann von der Kochstelle nehmen, Eier, Salz und Kräuter untermischen, mit einem Teelöffel kleine Klößchen abstechen und diese in der fertigen, kochendheißen Suppe 5–10 Minuten ziehen lassen.

7 g Eiweiß, 34 g Fett, 48 g Kohlenhydrate; Kalorien: 587/Joule: 2454

(517) Kräutereinlauf HK, MD, D, NB

100 g Milch, 50 g Mehl, 2 Eier, Meersalz, 2 Eßlöffel gemischte Kräuter

Mehl, Milch und Eier zu einem glatten Teig verquirlen, Salz hinzufügen und die gehackten Kräuter untermischen. Diesen Teig durch ein Sieb in die Suppe einlaufen lassen. Die Einlage ist gar, wenn sie an der Oberfläche schwimmt.

19 g Eiweiß, 15 g Fett, 18 g Kohlenhydrate; Kalorien: 303/Joule: 1267 1½ BE

(518) Kräuterklößchen HK, MD, NB

10 g Pflanzenmargarine, 1 trockenes Brötchen, 100 g Brennesselblätter oder Kresse, Basilikum, Bohnenkraut, Meersalz, 1 Ei

Das trockene Brötchen reiben, die Margarine schaumig rühren und erst das Ei und dann nach und nach die Semmelbrösel dazugeben, so daß eine dicke

Masse entsteht. Die gewiegten Kräuter und Salz hinzufügen, aus dem Teig kleine Klößchen formen und diese in der kochenden Suppe gar ziehen lassen.

7 g Eiweiß, 13 g Fett, 24 g Kohlenhydrate; Kalorien: 264/Joule: 1104

(519) Kräuterplinsen **HK, MD, NB**

$\frac{1}{8}$ l Milch, 50 g Mehl, 1 Ei, Meersalz, 2 Eßlöffel gemischte Kräuter, 10 g kaltgeschlagenes Öl

Milch, Mehl und Ei mit Salz zu einem glatten Teig verrühren und die feingehackten Kräuter untermischen. Öl erhitzen, den Teig in die Pfanne gießen und einen dünnen Eierkuchen backen. Diesen erkalten lassen, in feine Streifchen schneiden und in die Suppe einlegen.

16 g Eiweiß, 21 g Fett, 42 g Kohlenhydrate; Kalorien: 440/Joule: 1839

SÜSSE SUPPEN/KALTSCHALEN (für 1 Person)

(520) Apfelsuppe (II) **HK, LG, MD, NB**

150 g Äpfel, $\frac{1}{4}$ l Wasser, 1 Stück Zimt, 15 g Honig, 10 g Stärkemehl, $\frac{1}{8}$ l Apfelsaft

Äpfel in Stücke schneiden und mit Zimt in Wasser weich kochen. Dann durch ein Sieb streichen oder mit dem Handmixer pürieren. Diese Masse nochmals zum Kochen bringen und nach Geschmack mit Honig süßen. Die Suppe mit angerührtem Stärkemehl binden und vor dem Anrichten mit einem Glas Apfelsaft verdünnen. Die Apfelsuppe kann warm oder kalt mit Zwiebackbrocken gereicht werden.

– Eiweiß, – Fett, 47 g Kohlenhydrate; Kalorien: 200/Joule: 836

(521) Birnensuppe **HK, LG, MD, NB**

150 g Birnen, $\frac{1}{4}$ l Milch, 10 g Mehl, etwas Zimt und Nelken, nach Belieben Honig

Birnen schälen, in Stücke schneiden und in etwas Wasser weich kochen. In der Zwischenzeit Milch mit Zimt und Nelken aufkochen, angerührtes Mehl einrühren und aufkochen lassen. Die Suppe evt. mit Honig süßen und vor dem Anrichten die Birnenstückchen in die Milchsuppe einlegen.

9 g Eiweiß, 7 g Fett, 24 g Kohlenhydrate; Kalorien: 268/Joule: 1120

(522) Brombeersuppe **HK, LG, MD, NB**

$\frac{1}{4}$ l Brombeersaft, 10 g Stärkemehl, einige Apfelstückchen oder geröstetes Brot

Den Brombeersaft zum Kochen bringen, das angerührte Stärkemehl hineingeben und zu einer dicken Suppe kochen. Mit gedünsteten Apfelstückchen oder gerösteten Brotwürfeln anrichten.

– Eiweiß, – Fett, 33 g Kohlenhydrate; Kalorien: 148/Joule: 619

(523) Hagebuttensuppe (I) **HK, LG, MD, NB**

40 g frische oder 20 g getrocknete Hagebuttenschalen, $^1/_4$ l Wasser, etwas Zimt, 15 g Honig, 10 g Stärkemehl, 1 Teelöffel Rosinen, 1 Stückchen Zitronenschale, Suppenmakrönchen

Hagebuttenschalen mit Zimt und etwas Wasser ansetzen und weich kochen. Dann mit einem elektrischen Handquirl pürieren oder durch ein Sieb streichen. Wenn die Masse zu breiig ist, verdünnen, nochmals zum Kochen bringen, mit Honig süßen, das angerührte Stärkemehl einrühren und die Suppe sämig kochen. Rosinen und abgeriebene Zitronenschale hinzufügen, und die Suppe mit Makrönchen servieren.

– Eiweiß, – Fett, 28 g Kohlenhydrate; Kalorien: 121/Joule: 506

(524) Hagebuttensuppe (II) **HK, LG, MD, NB**

1 Eßlöffel Hagebuttenmus, $^1/_4$ l Apfel- oder Traubensaft, 10 g Stärkemehl, 1 Eigelb, 1–2 Teelöffel Honig, goldbraun geröstete Brotwürfel oder Getreideflocken

Saft mit Hagebuttenmus zum Kochen bringen, das angerührte Stärkemehl einrühren und aufkochen lassen. Die Suppe, wenn nötig, mit etwas Honig süßen, mit Eigelb abziehen und mit gerösteten Brotwürfeln oder Getreideflocken anrichten.

4 g Eiweiß, 6 g Fett, 45 g Kohlenhydrate; Kalorien: 275/Joule: 1150

(525) Heidelbeersuppe **HK, LG, MD, NB**

150 g Heidelbeeren, 1 Tasse Wasser, 15 g Honig oder Sionon, 1 Stück Stangenzimt, etwas abgeriebene Zitronenschale, nach Belieben Zwiebackstückchen, Getreideflocken oder Vollkornbrotwürfel

Heidelbeeren rasch waschen und mit Zimt und Wasser aufkochen. Die Suppe mit abgeriebener Zitronenschale und Honig oder Sionon abschmecken. Zwiebackbrocken, Brotwürfel oder Getreideflocken in einen Teller geben, die heiße Suppe darübergießen und sofort servieren.

1 g Eiweiß, – Fett, 31 g Kohlenhydrate; Kalorien: 135/Joule: 564

(526) Holundersuppe **HK, LG, MD, NB**

150 g Holunderbeeren, $^1/_4$ l Wasser, 10 g Stärkemehl, etwas abgeriebene Zitronenschale, Honig nach Geschmack, 100 g Apfel

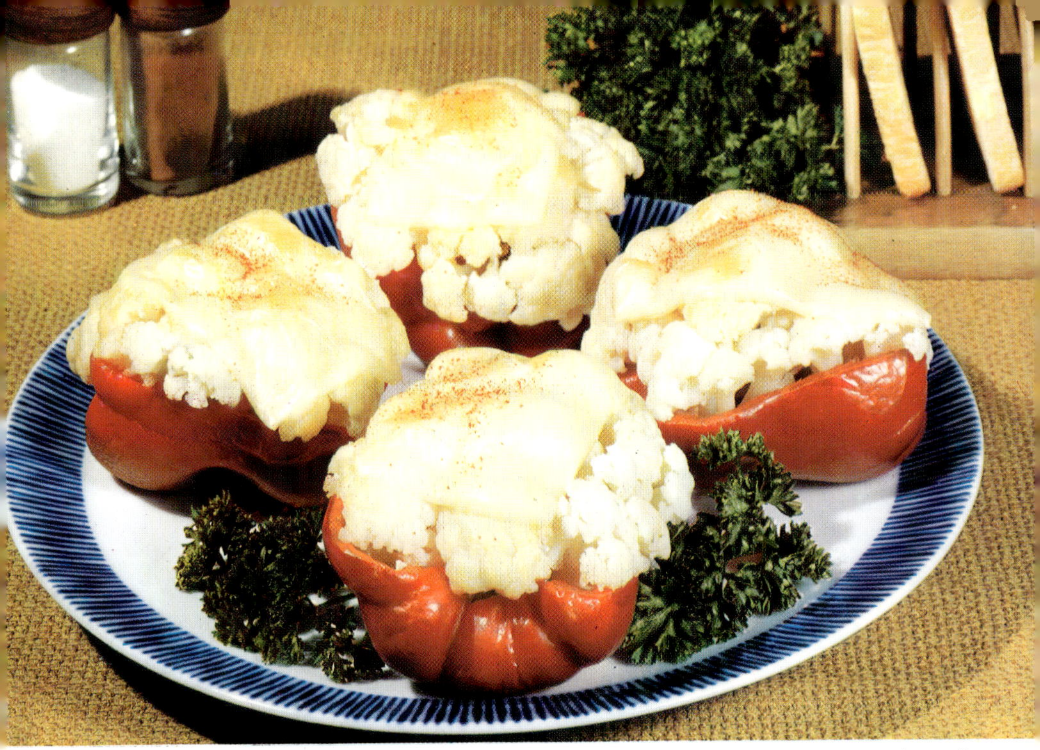

Blumenkohl in Paprikaschoten (S. 594)

Rückseite: Vegetarische Frühjahrskur (S. 594)

Spargel mit Tomatenreis (S. 594)

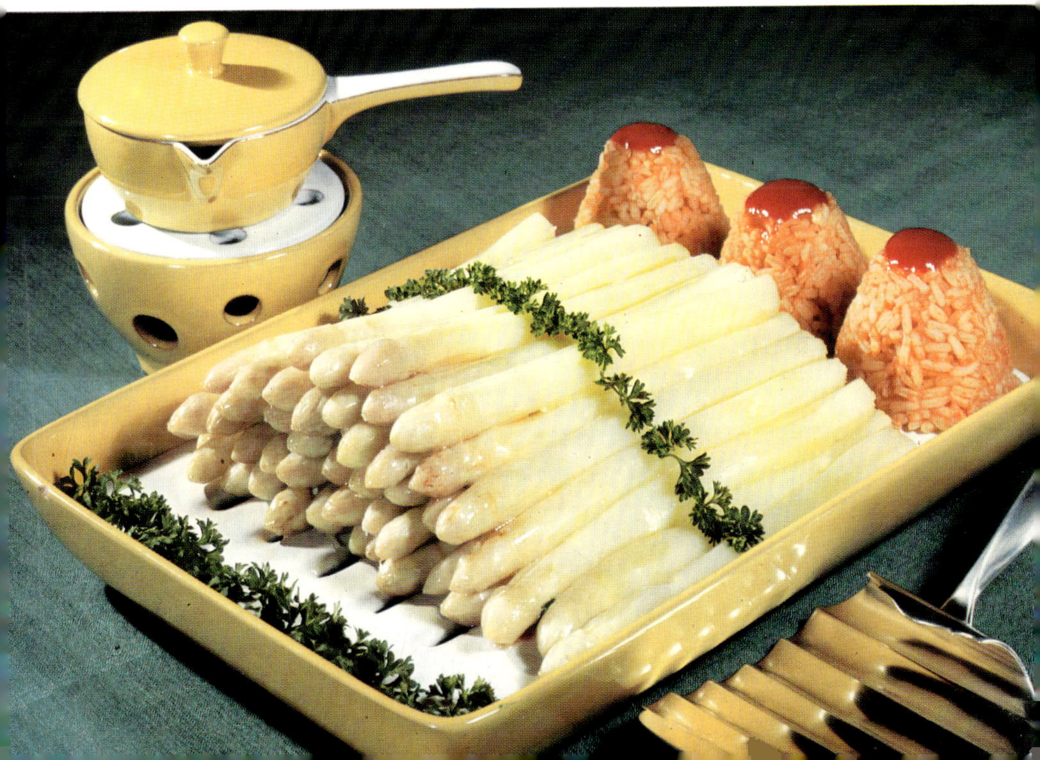

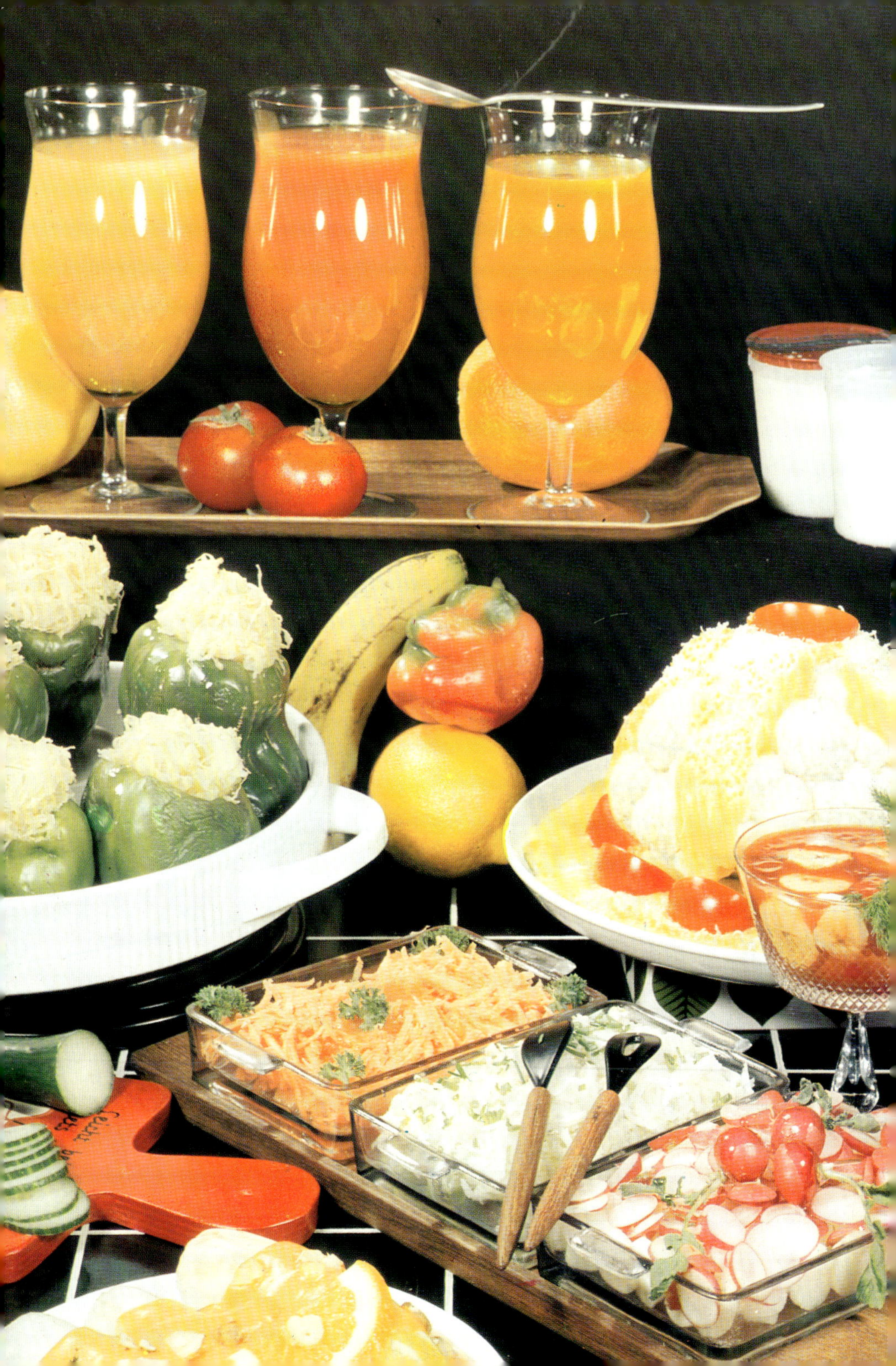

Holunderbeeren sorgfältig von den Dolden lösen und mit Wasser und Zitronenschale aufkochen lassen. Alles durch ein Sieb streichen, nochmals aufkochen und mit angerührtem Stärkemehl dicken. Die Suppe mit Honig abschmecken und mit einem feingeriebenen Apfel vermischt anrichten.

2 g Eiweiß, – Fett, 32 g Kohlenhydrate; Kalorien: 153/Joule: 640

(527) Holunderkaltschale **HK, LG, MD, NB**

Wie die vorher beschriebene Holundersuppe herstellen, jedoch kalt mit frischen, in Scheiben geschnittene Birnen oder Äpfeln servieren.

(528) Beeren mit Sauermilch, Joghurt oder Buttermilch **HK, LG, MD, F, D, NB**

125 g frische Beeren (Johannis-, Stachel-, Heidel-, Himbeeren), ¼ l Sauer- oder Buttermilch oder 150 g Joghurt oder Kefir, Honig oder Sionon nach Geschmack, Vollkornbrot, Getreideflocken oder Zwieback nach Belieben, etwas Zimt, Vanille oder Zitronensaft

Beeren reinigen und roh in einen Teller geben. Joghurt oder andere Sauermilch mit Honig oder Sionon süßen und über das Obst füllen. Mit Flocken, Zwieback oder Vollkornbrösel bestreut anrichten. Die Milch kann auch mit Zimt, Vanille oder Zitrone abgeschmeckt werden. Diese Kaltschalen sind sehr erfrischend.

6 g Eiweiß, 1 g Fett, 18 g Kohlenhydrate; Kalorien: 104/Joule: 435 1½ BE

(529) Brombeerkaltschale mit Äpfeln oder Birnen **HK, LG, MD, NB**

¼ l Wasser, 125 g Brombeeren, 125 g Äpfel oder Birnen, 15 g Fruchtzucker, Sionon oder Honig, 10 g Stärkemehl, Suppenmakronen

Äpfel oder Birnen schälen, in Scheibchen schneiden und in wenig Zucker- oder Honigwasser weich kochen. Die Suppe mit angerührtem Stärkemehl binden, verlesene Brombeeren hineingeben, kalt stellen und mit Makronen servieren.

2 g Eiweiß, – Fett, 46 g Kohlenhydrate; Kalorien: 201/Joule: 840

(530) Erdbeerkaltschale **HK, LG, MD, F, NB**

150 g Erdbeeren, 10 g Vanille-Puddingpulver, ⅛ l Wasser, ⅛ l Trauben- oder Apfelsaft, Honig nach Geschmack

Wasser zum Kochen bringen, das angerührte Puddingpulver hineingeben, aufkochen lassen und mit Honig süßen. Früchte säubern und in eine Schale geben. Puddingsuppe mit Saft vermischen und gut gekühlt über die Früchte gießen.

1 g Eiweiß, – Fett, 45 g Kohlenhydrate; Kalorien: 146/Joule: 610

(531) Erdbeeren mit Nußmus HK, LG, MD, NB

150 g Erdbeeren, 10 g Nußmus, 150 g Joghurt, 15 g Honig, Getreideflocken

Mittagessen

Erdbeeren durch ein Sieb streichen. Das Erdbeermark mit Nußmus und Joghurt vermischen. Mit Honig süßen und mit Getreideflocken bestreut anrichten.

7 g Eiweiß, 12 g Fett, 32 g Kohlenhydrate; Kalorien: 260/Joule: 1087

(532) Kirschkaltschale HK, LG, MD, NB

150 g Kirschen, ¼ l Milch, 15 g Honig, Fruchtzucker oder Sionon, etwas Vanillezucker, 10 g Grieß, 1 Ei

Die entsteinten Kirschen in wenig Wasser dünsten. Milch mit Vanillezucker zum Kochen bringen, den Grieß einstreuen und dick kochen. Honig, Fruchtzucker oder Sionon und Kirschen untermischen, die Suppe mit Eigelb abziehen und den steifgeschlagenen Eischnee unterheben. Durchkühlen lassen!

8 g Eiweiß, 6 g Fett, 43 g Kohlenhydrate; Kalorien: 268/Joule: 1120

(533) Stachelbeerschaum HK, LG, MD, NB

150 g Stachelbeeren, 1 Tasse Wasser, 1 Vanillezucker, 10 g Honig, 15 g Haferflocken, 1 Eiweiß

Stachelbeeren von Blüte und Stiel befreien, in Wasser mit Vanillezucker weich kochen und durch ein Sieb streichen. Das Stachelbeermus mit Haferflocken und Honig vermischen und das steifgeschlagene Eiweiß unterheben.

6 g Eiweiß, – Fett, 40 g Kohlenhydrate; Kalorien: 207/Joule: 865

(534) Steinobst mit Milch HK, MD, NB

150 g Steinobst (Pflaumen, Aprikosen, Pfirsiche, Kirschen usw.), 15 g Honig oder Fruchtzucker, 150 g Joghurt, Buttermilch, Kefir oder Trinkmilch, Getreideflocken, Weizenkeime oder zerkrümeltes Vollkornbrot

Das Obst entsteinen und kleinschneiden, in eine Schale geben und mit aufgeschlagener gesüßter Milch übergießen. Darüber Getreideflocken, Weizenkeime oder Vollkornbrösel streuen.

7 g Eiweiß, 6 g Fett, 37 g Kohlenhydrate; Kalorien: 220/Joule: 920

(535) Waldmeisterkaltschale HK, MD, NB

¼ l Milch, 1 Bündchen Waldmeister, 10 g Honig, 15 g gehackte Nüsse, 30 g Grahambrot, 15 g Rosinen

Milch mit Honig verschlagen. Waldmeister in die Milch hängen und die Milch mit dem Waldmeistergeschmack durchziehen lassen. Brot würfeln und in einen Teller legen. Waldmeistermilch darübergießen und die Kaltschale mit gehackten Nüssen und Rosinen bestreut anrichten.

9 g Eiweiß, 16 g Fett, 40 g Kohlenhydrate; Kalorien: 375/Joule: 1570

Salate – Rohkost

(601) Brennesselsalat **HK, D, NB**

1 Tasse junge, ganz zarte Brennesselblätter der äußeren Triebe, 50 g Joghurt oder saure Sahne, etwas Meersalz, Dill, Würzextrakt, einige Tropfen Zitronensaft

Aus Joghurt oder saurer Sahne, Meersalz, Dill, Würzextrakt und Zitronensaft eine Marinade bereiten, die gesäuberten Brennesselblätter damit vermischen und sofort anrichten.

2 g Eiweiß, 2 g Fett, 4 g Kohlenhydrate; Kalorien: 45/Joule: 188 ½ BE

(602) Brunnenkressesalat **HK, F, D, NB**

1 kleine Schachtel Kresse, 20 g kaltgeschlagenes Öl, 1 Teelöffel Zitronensaft, etwas Meersalz, 1 kleine Zwiebel, 1 Prise Zucker bzw. Sionon

Kresse gründlich säubern; gezüchtete Kresse ist meist frei von Ungeziefer, wild gewachsene muß in Salzwasser gelegt werden, um Würmer, Raupen usw. abzutöten. Aus Öl, Zitronensaft, Salz, geriebener Zwiebel und Zucker bzw. Sionon eine Salatsauce anrühren und vor dem Auftragen mit der Kresse vermengen. Besser geschieht das jedoch bei Tisch, da Kresse leicht zusammenfällt.

– g Eiweiß, 20 g Fett, 6 g Kohlenhydrate; Kalorien: 192/Joule: 803 ½ BE

(603) Chicoréesalat (I) **HK, LG, MD, NB**

1–2 Chicoréestauden, 1 Apfelsine, 10 g kaltgeschlagenes Öl, 25 g Joghurt oder saure Sahne, etwas Meersalz, 1 kleine Zwiebel, 1 Prise Zucker, 1 Teelöffel Zitronensaft

Den festen Kern der Stauden ausstechen und die Blätter fein nudelig schneiden. Apfelsine schälen, würfeln und unter die Chicorée mischen. Alles mit einer Sauce aus Joghurt oder saurer Sahne, Öl, Zitronensaft, Salz, Zucker und geriebener Zwiebel vermischen.

3 g Eiweiß, 11 g Fett, 15 g Kohlenhydrate; Kalorien: 181/Joule: 757

(604) Feldsalat **HK, LG, MD, NB**

125 g Feldsalat, ½ hartgekochtes Ei, 10 g kaltgeschlagenes Öl, 1 Teelöffel Zitronensaft, Meersalz, 1 Prise Zucker, 1 Zwiebel, etwas Würzextrakt

Feldsalat gut reinigen. Ei fein zerdrücken und mit Öl, Zitronensaft, feingeschnittener Zwiebel, Meersalz und Zucker vermischen. Feldsalat in eine Schale geben, die Sauce darübergießen und bei Tisch durchmischen.

3 g Eiweiß, 13 g Fett, 1 g Kohlenhydrate; Kalorien: 184/Joule: 769

(605) Gurkensalat **HK, F, D, NB**

1 Stück Salatgurke, 50 g Joghurt oder saure Sahne, 1 Teelöffel gehackter Dill, 1 Teelöffel Zitronensaft, 1 Teelöffel Schnittlauch, 1 Prise Zucker bzw. Sionon, Meersalz

Salatgurke gründlich säubern, auf Bitterstoffe abschmecken und fein hobeln. Zarte Gurken sollte man nicht schälen. Sahne oder Joghurt mit gehacktem Dill und Schnittlauch, Zitronensaft, Salz, Würzextrakt und Zucker bzw. Sionon verrühren und mit den Gurkenscheiben vermischen.

5 g Eiweiß, 4 g Fett, 10 g Kohlenhydrate; Kalorien: 94/Joule: 393 1 BE

(606) Kopfsalat **HK, F, D, NB**

½ Kopfsalat, 1 Teelöffel feingehackte Kräuter, 1 Teelöffel Zitronensaft, 75 g Buttermilch, 10 g kaltgeschlagenes Öl, Meersalz, Dill, Würzextrakt, 1 Prise Zucker bzw. Sionon

Die Salatblätter verlesen und reinigen. Aus Buttermilch, Öl, Salz, Würzextrakt, Zucker bzw. Sionon, Kräutern und Zitronensaft eine Sauce rühren. Diese über die Salatblätter gießen und den Salat sofort auftragen.

3 g Eiweiß, 11 g Fett, 7 g Kohlenhydrate; Kalorien: 136/Joule: 568 ½ BE

(607) Kohl-Rohkost **F**

150 g Weiß- oder Rotkohl, etwas gestoßener Kümmel, 50 g Joghurt oder Sahne, Meersalz, Würzextrakt, 1 kleine Zwiebel, ½ Eßlöffel Zitronensaft, 1 Eßlöffel Schnittlauch

Kohl fein hobeln und die Zellwände mit einem Holzlöffel oder Stampfer zerstampfen, dazu Sahne oder Joghurt, Salz, Würzextrakt, gestoßenen Kümmel, geriebene Zwiebel und Zitronensaft geben, gut durchmischen und mit Schnittlauch bestreut anrichten.

4 g Eiweiß, 4 g Fett, 11g Kohlenhydrate; Kalorien: 87/Joule: 364

(608) Kürbis-Sellerie-Salat **HK, LG, MD, F, D, NB**

100 g Sellerie, 100 g Kürbis, 10 g kaltgeschlagenes Öl, einige Tropfen Zitronensaft, 10 g gehackte Nüsse, Meersalz, etwas gewiegte Petersilie

Den geschälten Sellerie und Kürbis fein hobeln, dann mit Öl, Zitronensaft, Nüssen, Petersilie und Salz vermischen. Gut durchzogen mit gehackter Petersilie bestreut anrichten.

2 g Eiweiß, 14 g Fett, 14 g Kohlenhydrate; Kalorien: 229/Joule: 957 1 BE

(609) Sauerkraut-Rohkost **HK, MD, F, D, NB**

150 g Sauerkraut, 100 g Apfel, 10 g kaltgeschlagenes Öl, 1 kleine Zwiebel, 1 Messerspitze Kümmelpulver, 1 Teelöffel Kapern, Meersalz, Paprikapulver

Sauerkraut ungewaschen zerpflücken und kleinschneiden. Den Apfel gut reinigen und mit der Schale gerieben unter das Sauerkraut mischen. Kümmel, Öl, Paprika, Salz, Kapern und geriebene Zwiebel hinzufügen und alles gut vermengen.

2 g Eiweiß, 10 g Fett, 18 g Kohlenhydrate; Kalorien: 190/Joule: 794 1½ BE

(610) Schafgarbenblätter als Salatzusatz

Zarte Scharfgarbenblätter können fein gewiegt unter jeden Salat gemischt werden.

(611) Rettich-Frischkost **HK, LG, MD, F, D**

1 nicht zu großer Rettich, 10 g gehackte Nußkerne, 1 Teelöffel Zitronensaft, Meersalz

Rettich fein hobeln, mit Salz bestreuen, in eine Schale geben, mit Zitronensaft beträufeln, gut vermengen und mit gehackten Nüssen bestreuen.

2 g Eiweiß, 6 g Fett, 6 g Kohlenhydrate; Kalorien: 94/Joule: 393 ½ BE

(612) Rhabarber-Frischkost **HK, F**

1 kleine Rhabarberstange, 1 Orange, 10 g Honig, einige Tropfen Zitronensaft

Den Rhabarber in ganz feine, dünne Scheibchen und die geschälte Orange in Würfel schneiden. Beides miteinander vermischen und mit Honig süßen. Nach Wunsch mit Zitronensaft beträufeln.

– Eiweiß, – Fett, 18 g Kohlenhydrate; Kalorien: 85/Joule: 355

(613) Möhren-Rohkost (I) **HK, LG, MD, NB**

150 g Möhren, 1 Stück Apfel, 1 Teelöffel Zitronensaft, Meersalz, Würzextrakt, 50 g Joghurt oder saure Sahne, 1 Prise Zucker, 1 kleine Zwiebel, 10 g gehackte Nüsse

Möhren und Apfel säubern und raspeln, in eine kleine Schale füllen, mit Zitronensaft, Salz, Würzextrakt, Zucker, geriebener Zwiebel und mit 1 Eßlöffel Joghurt oder saurer Sahne gut vermischen und abschmecken. Den restlichen Joghurt bzw. die saure Sahne über die Rohkost füllen und alles mit gehackten Nüssen bestreuen.

3 g Eiweiß, 8 g Fett, 20 g Kohlenhydrate; Kalorien: 173/Joule: 723

(614) Tomaten-Rohkost **HK, LG, MD, F, D, NB**

200 g Tomaten, 1 große Zwiebel, 1 Teelöffel Schnittlauch, 50 g Buttermilch oder Joghurt, Meersalz, Würzextrakt, 1 Prise Zucker bzw. Sionon, einige Tropfen Zitronensaft

Tomaten in Scheiben schneiden und abwechselnd mit Zwiebelringen schuppenförmig auf eine Platte legen. Joghurt oder Buttermilch mit Salz, Würzextrakt, Zucker bzw. Sionon und Zitronensaft vermischen, über die Tomaten gießen und die Platte sofort mit feingehacktem Schnittlauch bestreut servieren.

4 g Eiweiß, – Fett, 12 g Kohlenhydrate; Kalorien: 91/Joule: 380 1 BE

(615) Sauerkraut-Trauben-Rohkost **HK, MD, NB**

150 g Sauerkraut, 100 g Weinbeeren, 1 Prise Zucker, Meersalz, 10 g Sonnenblumenöl, 1 kleine Zwiebel

Das Sauerkraut mit zwei Gabeln lockern, mit geriebener Zwiebel, Öl, halbierten Weinbeeren, Salz und Zucker vermischen und abschmecken.

1 g Eiweiß, 10 g Fett, 29 g Kohlenhydrate; Kalorien: 212/Joule: 886

(616) Spinat-Rohkost **HK, MD, D**

150 g frischer, junger Spinat, 1 Eigelb, 50 g Joghurt oder saure Sahne, Meersalz, Würzextrakt, Zitronensaft

Spinat gut waschen und die Blättchen auf einem Sieb abtropfen lassen. Sahne oder Joghurt mit Eigelb, Salz, Würzextrakt und Zitronensaft zu einer Sauce verrühren und über die Spinatblättchen gießen.

9 g Eiweiß, 10 g Fett, 6 g Kohlenhydrate; Kalorien: 154/Joule: 664 ½BE

(617) Wurzel-Kräuter-Salat (4 Personen) **HK, LG, MD, NB, F**

200 g Möhren, 200 g Sellerieknolle, 200 g rote Bete, 1 Schwarzwurzel (50 g), 50 g kaltgeschlagenes Öl, 1 rohes Eigelb, Zitronensaft, Meersalz, 2 Eßlöffel Kräutermischung aus Estragon, Basilikum, Kresse, Dill und Schnittlauch

Alle Gemüse vorbereiten und kleinwürfeln oder raffeln. Öl in einer Schüssel verrühren, das Eigelb hineingeben, mit Zitronensaft, Meersalz und Kräutern vermischen. Das Gemüse darunter geben und alles gut durchziehen lassen.

14 g Eiweiß, 56 g Fett, 52 g Kohlenhydrate; Kalorien: 799/Joule: 3363

(618) Chinakohl-Salat **HK, MD, LG, NB, D, F**

150 g Chinakohl, 100 g Staudensellerie, 1 Teelöffel kaltgepreßtes Olivenöl, ¼ Orange, 2 Teelöffel Apfelessig oder Zitronensaft, 1 Teelöffel Honig bzw. Sionon, 1 Teelöffel süße Sojasauce, Kapern, Borretsch-Blätter

Chinakohl und Sellerie waschen, gut abtropfen lassen, in feine Streifen schneiden. Sellerie mit dem Öl eine Minute erhitzen, wieder abkühlen lassen, gut mit dem Chinakohl vermischen. Aus Apfelessig oder Zitronensaft und Honig bzw. Sionon sowie den anderen Zutaten eine Marinade rühren, das Gemüse damit anmachen, kleine Orangenstücke darübergeben.

5 g Eiweiß, 4 g Fett, 20 g Kohlenhydrate; Kalorien: 138/Joule: 569 1½BE

Hauptgerichte

(701) Kartoffel-Kümmelstangen mit Gewürzkräutersauce HK, LG, MD, NB

25 g Pflanzenmargarine, 150 g Kartoffeln, 40 g Stärkemehl, etwas Meersalz, 1 Teelöffel gemahlener Kümmel, Ei zum Bestreichen, Kümmel zum Bestreuen

Die Margarine verrühren und mit den gekochten, geschälten und geriebenen Kartoffeln, mit Stärkemehl, Salz und Kümmel vermischen. Den Teig etwa ½ Stunde ruhen lassen, dann fingerdicke, etwa 10 cm lange Stangen formen, diese mit dem verquirlten Ei bestreichen, mit Kümmelkörnern bestreuen, auf ein gefettetes Blech legen und bei Mittelhitze abbacken. Heiß mit Kräutersauce servieren.

3 g Eiweiß, 23 g Fett, 54 g Kohlenhydrate; Kalorien: 497/Joule: 2077

Sauce: 1 Becher Joghurt (150 g) oder ¼ l Buttermilch oder Sauermilch, 1 Teelöffel Zitronensaft, ½ hartgekochtes Ei, 1–2 Eßlöffel gemischte gehackte Kräuter, 1 Prise Meersalz, Zucker, Paprikapulver

Das Ei fein zerdrücken, mit den übrigen Zutaten verrühren und zuletzt die Kräuter unterheben.

9 g Eiweiß, 9 g Fett, 11 g Kohlenhydrate; Kalorien: 168/Joule: 702

(702) Quarkklöße mit Meerrettichsauce MD

125 g magerer Speisequark, 1 Ei, 50 g Knusperflocken oder geriebene Semmel, 125 g Pellkartoffeln, Meersalz, 1 Eßlöffel gemischte gehackte Kräuter

Den Quark mit Ei, Flocken oder Semmelbröseln und gepellten, geriebenen Kartoffeln vermischen. (Am besten Kartoffeln vom Vortag verwenden.) Diese Masse mit Kräutern und Salz vermischen und abschmecken. Dann etwa 15 Minuten stehenlassen. Mit einem Löffel kleine Klößchen abstechen und diese in kochendem Salzwasser gar ziehen lassen. Mit dem Schaumlöffel herausheben und mit Meerrettichsauce zu grünem Salat reichen.

33 g Eiweiß, 7 g Fett, 66 g Kohlenhydrate; Kalorien: 464/Joule: 1940

Sauce: ⅛ l Milch, 10 g Pflanzenmargarine, 10 g Mehl, ½ Eigelb, 1 Stück Apfel, geriebener Meerrettich, etwas Zitronensaft, Meersalz, 1 Prise Zucker

Mehl in Margarine leicht anschwitzen, mit Milch auffüllen und aufkochen lassen. Die Sauce dann mit geriebenem Meerrettich und Apfel vermischen, mit Zitronensaft, Salz und Zucker abschmecken und zum Schluß mit Eigelb verfeinern. Sie darf dann nicht mehr aufkochen, da das Eigelb sonst gerinnt und der Meerrettich durch Kochen bitter wird.

4 g Eiweiß, 11 g Fett, 23 g Kohlenhydrate; Kalorien: 245/Joule: 1024

(703) Eier mit Frankfurter Grüner Sauce und Pellkartoffeln — HK, LG, MD, NB

Mittagessen *2 halbe hartgekochte Eier, 100 g saure Sahne, etwas Zitronensaft, Meersalz, 1 Tasse gehackte gemischte Kräuter (in Hessen verpackt erhältlich, in anderen Landesteilen müssen Sie sich die Kräuter aus gleichen Teilen Schnittlauch, Borretsch, Sauerampfer, Kerbel, Pimpernelle, Petersilie, Estragon, Gartenkresse selbst zusammenstellen), 200 g kleine frische Kartoffeln*

Die Sahne mit einem halben hartgekochten, ganz fein zerdrückten Ei und gehackten Kräutern vermischen und mit Salz und Zitronensaft abschmecken. Das restliche Ei aufschneiden und dazu gekochte Pellkartoffeln und Sauce reichen.

Sauce: 20 g Eiweiß, 25 g Fett, 8 g Kohlenhydrate; Kal.: 357/Joule: 1492
Pellkartoffeln: 4 g Eiweiß, – Fett, 30 g Kohlenhydrate; Kal.: 136/Joule: 568

(704) Tomatenauflauf mit Kräuter-Quark-Sauce — Nur Normalkost

500 g Tomaten, 75 g Grahammehl, 50 g Pflanzenmargarine, 2 Eier, 1 kleine Zwiebel, Würzextrakt, Meersalz, Paprikapulver

Eier trennen, Margarine mit Eigelb schaumig rühren und feingeriebene Zwiebel, Würzextrakt, Salz und Paprika hinzufügen. Dann das Mehl untermischen. Tomaten mit kochendem Wasser überbrühen, die Haut abziehen, die Früchte würfeln und unter die Teigmasse heben. Zum Schluß den steifgeschlagenen Eischnee lose unterziehen. Die Masse in eine gefettete feuerfeste Form füllen und bei mäßiger Hitze abbacken.

27 g Eiweiß, 47 g Fett, 71 g Kohlenhydrate; Kalorien: 888/Joule: 3712

Kräutersauce: 125 g magerer Speisequark, 50 g Milch, Joghurt oder Sahne oder kaltgeschlagenes Öl, 1 kleine Zwiebel, 1 Kräuter-Gewürzgurke, einige Tropfen Zitronensaft, etwas Senf, Meersalz, 1 Prise Zucker, 2 Eßlöffel gemischte Kräuter (wie bei der Frankfurter Grünen Sauce Nr. 703)

Der Quark wird mit Milch, Sahne oder Öl zu einer dicklichen Sauce verrührt. Dann wird geraspelte Gurke, Salz, geriebene Zwiebel, Zitronensaft, Senf und Zucker untergemischt und die Sauce abgeschmeckt. Zuletzt kommen die Kräuter hinzu. Die Sauce nicht zu lange stehenlassen, da sie sich absetzt.

21 g Eiweiß, 2 g Fett, 11 g Kohlenhydrate; Kalorien: 154/Joule: 644

(705) Tomaten-Kohl-Auflauf mit Kümmelsauce — HK, MD, D (bedingt), NB

250 g Weißkohl, 250 g Tomaten, 250 g Kartoffeln oder 30 g Perlgraupen, Meersalz, 30 g Pflanzenmargarine, 3 Eßlöffel (30 g) Weizenkeime

Weißkohl fein hobeln, mit Salz einstampfen und etwa eine Stunde ziehen lassen. Tomaten mit kochendem Wasser überbrühen, die Haut abziehen und die Früchte in Scheiben schneiden. Eine kleine gefettete Auflaufform lagenweise mit Weißkohl, Tomatenscheiben und Graupen oder rohen Kartoffelscheiben füllen. Auf jede Lage etwas Salz streuen. Den Auflauf mit Fettflöckchen und Weizenkeimen abschließen und im Backofen bei mäßiger Hitze garen.

14 g Eiweiß, 21 g Fett, 58 g Kohlenhydrate; Kalorien: 580/Joule: 2424 5 BE

Sauce: 10 g Pflanzenmargarine, 10 g Mehl, 1 geriebene Zwiebel, $\frac{1}{8}$ l Gemüsebrühe, 1 Teelöffel Kümmelkörner, Meersalz

Gemüsebrühe mit Kümmelkörnern etwa 10 Minuten langsam kochen, dann das angerührte Mehl einlaufen und erneut aufkochen lassen. Die Sauce mit Pflanzenmargarine verfeinern und mit der geriebenen Zwiebel und mit Salz abschmecken.

1 g Eiweiß, 7 g Fett, 12 g Kohlenhydrate; Kalorien: 128/Joule: 535 1 BE

(706) Kräuterkartoffeln mit Selleriesalat HK, LG, MD, NB

250 g Kartoffeln, 1 kleine Zwiebel, Meersalz, 10 g Mehl, $\frac{1}{2}$ Tasse (50 g) Milch oder Joghurt, 25 g Pflanzenmargarine, 1–2 Eßlöffel gehackte gemischte Kräuter

Kartoffeln schälen, in Scheiben schneiden und abwechselnd mit den Kräutern lagenweise in eine kleine feuerfeste Form schichten. Milch oder Joghurt mit Salz und Mehl verquirlen und über die Kartoffeln gießen. Den Auflauf mit Fettflöckchen bestreuen und bei Mittelhitze backen, bis die Milch aufgesaugt und die Kartoffelmasse gar ist.

7 g Eiweiß, 18 g Fett, 50 g Kohlenhydrate; Kalorien: 446/Joule: 1864

Selleriesalat: 250 g Sellerie, 10 g kaltgeschlagenes Öl, 1 Zwiebel, 1 Prise Zucker, 1 Teelöffel Zitronensaft, Meersalz

Die Knolle säubern, kochen, schälen und in feine Scheibchen oder kleine Würfel schneiden. Diese mit Öl, Salz, Zucker und Zitrone sowie geriebener Zwiebel vermischen. Den Salat abschmecken und gut durchzogen servieren. Selleriesalat schmeckt auch gut mit Mayonnaise und geriebenem Apfel.

2 g Eiweiß, 9 g Fett, 17 g Kohlenhydrate; Kalorien: 187/Joule: 782

(707) Kräuter-Röstkartoffeln mit Blumenkohlsalat Nur Normalkost

250 g Kartoffeln, 20 g kaltgeschlagenes Öl, 1 Ei, 1–2 Eßlöffel gehackte gemischte Kräuter, 1 Prise Meersalz

Kartoffeln säubern, in der Schale garen und abgepellt in dünne Scheibchen schneiden. Öl erhitzen, die Kartoffelscheiben darin anrösten, dann das mit

Milch oder Joghurt verquirlte Ei darübergießen und unter Rühren stocken lassen. Nun die Kräuter und Salz untermischen und sofort anrichten.

Mittagessen 41 g Eiweiß, 14 g Fett, 42 g Kohlenhydrate; Kalorien: 463/Joule: 1935

Salat: 250 g Blumenkohl, 2 Eßlöffel (50 g) Joghurt, 1 kleine Zwiebel, 1 Prise Zucker, Meersalz und Paprika, 10 g kaltgeschlagenes Öl, 1 Teelöffel Zitronensaft

Blumenkohl salzen und in kleine Röschen teilen, diese in wenig Wasser weich kochen und auf einem Sieb abtropfen lassen. Aus Joghurt, Salz, Zucker, Paprika, Öl, Zitronensaft und kleingeschnittener Zwiebel eine Marinade anrühren und mit den Blumenkohlröschen vermischen. Diesen Salat gut durchziehen lassen, bevor er serviert wird.

7 g Eiweiß, 11 g Fett, 13 g Kohlenhydrate; Kalorien: 193/Joule: 807

(708) Quark-Kartoffel-Speise mit Bohnensalat — HK, MD, NB

250 g gekochte Kartoffeln, 150 g magerer Speisequark, 2 Eier, 1 Zwiebel, Meersalz, Kümmel, 1 Eßlöffel gehackte Kräuter

Die gekochten und abgepellten Kartoffeln reiben. Quark mit Eiern, geriebener Zwiebel, Salz, Kümmel und Kräutern verrühren und abschmecken. Zum Schluß die geriebenen Kartoffeln unterheben. Eine feuerfeste Form fetten, die Masse einfüllen und bei Mittelhitze abbacken.

45 g Eiweiß, 13 g Fett, 44 g Kohlenhydrate; Kalorien: 493/Joule: 2061

Bohnensalat: 200 g grüne Bohnen, 1 Zweig Bohnenkraut, 10 g kaltgeschlagenes Öl, 1 Teelöffel Zitronensaft, Meersalz, Zucker, Würzextrakt, 1 Teelöffel gehackte Petersilie, 1 Eßlöffel (25 g) Joghurt oder saure Sahne

Von den Bohnen die Fäden abziehen, die Bohnen in Stückchen brechen und in wenig Salzwasser mit Bohnenkraut weich kochen. Joghurt oder Sahne mit Öl, Zitronensaft, gehackter Petersilie, Salz, einer Prise Zucker und Würzextrakt verrühren und die abgekühlten, abgetropften Bohnen unterheben. Den Salat vor dem Servieren gut durchziehen lassen.

6 g Eiweiß, 11 g Fett, 14 g Kohlenhydrate; Kalorien: 194/Joule: 686

(709) Kümmelkartoffeln mit Krautsalat — Nur Normalkost

250 g Kartoffeln, 20 g Pflanzenmargarine, Meersalz, ½ Teelöffel Kümmelkörner, ⅛ l Milch

Kartoffeln schälen und klein würfeln oder grob raffeln. In einer kleinen feuerfesten Form das Fett im Backofen schmelzen, die Kartoffeln hineingeben und mit Salz und Kümmel bestreuen. Kochende Milch darübergießen und die Kartoffeln bei starker Hitze im Backofen garen, bis die Milch aufgesaugt ist.

9 g Eiweiß, 22 g Fett, 43 g Kohlenhydrate; Kalorien: 436/Joule: 1822

Salat: 200 g Rot- oder Weißkraut, 1 Zwiebel, 1 Stück Lorbeerblatt, 2 Wacholderbeeren, 1 Stück Knoblauchzehe, 20 g kaltgeschlagenes Öl, 1 Teelöffel Zitronensaft, Meersalz, Würzextrakt, 1 Prise Zucker

Kraut fein hobeln und mit Lorbeerblatt, Wacholderbeeren, geschälter Zwiebel und zerdrückter Knoblauchzehe in wenig nur leicht gesalzenem Wasser weich kochen. Auf einem Sieb abtropfen und abkühlen lassen. Dann mit Öl und Zitronensaft, Salz, Zucker und Würzextrakt vermischen und abschmekken. Gut durchzogen reichen. Sehr zu empfehlen ist es auch, noch einen rohen Apfel unter den Salat zu reiben.

4 g Eiweiß, 18 g Fett, 11 g Kohlenhydrate; Kalorien: 252/Joule: 1053

(710) Tomatenreis mit Schwarzwurzelsalat HK, LG, MD, NB

150 g Gemüsebrühe, 50 g Reis, 2 große Tomaten, 2 große Zwiebeln, Meersalz, Majoran, Hefewürzextrakt, 10 g kaltgeschlagenes Öl, Paprikapuder

Öl in einer kleinen Form im Backofen erhitzen, den Reis und die gewürfelten Zwiebeln hineingeben und goldgelb anrösten. Nun die kochende Flüssigkeit auffüllen und die gehäuteten, kleingeschnittenen Tomaten hinzufügen. Die Brühe mit Salz, Hefewürzextrakt, Paprika und Majoran würzen und den Reis bei geringer Hitze zugedeckt ausquellen lassen. Dann mit Salat servieren.

9 g Eiweiß, 10 g Fett, 46 g Kohlenhydrate; Kalorien: 300/Joule: 1254

Salat: 200 g geputzte Schwarzwurzeln, 1 Eßlöffel (25 g) Mayonnaise, 1 Eßlöffel (25 g) Joghurt, 1 Teelöffel Zitronensaft, 1 Teelöffel gehackte Kräuter, Meersalz, 1 Prise Zucker

Die geputzten und in kleine Stückchen geschnittenen Schwarzwurzeln in Essig- oder Zitronenwasser weich kochen und auf einem Sieb abtropfen und auskühlen lassen. Aus Mayonnaise mit Joghurt, Zitronensaft, gehackten Kräutern, Meersalz, Zucker und Würzextrakt eine Marinade rühren und abschmecken. Die Gemüsestückchen unterheben und das Ganze gut durchziehen lassen.

4 g Eiweiß, 15 g Fett, 14 g Kohlenhydrate; Kalorien: 211/Joule: 882

(711) Tomatenbraten mit Meerrettichkartoffeln HK, LG, MD, D, F, NB

Tomatenbraten für 4 Portionen: 200 g Graham- oder Weißbrot, 200 g Tomatenpüree, 1 große Zwiebel, ½ Knoblauchzehe, 1 Tasse Würzkräuter (Petersilie, Borretsch, Brunnenkresse, wenig Salbei und Beifuß), 2 Eier, 50—100 g Pflanzenmargarine, Meersalz, Semmelbrösel

Brot in eine Schüssel geben und mit dem Tomatenmark begießen (Tomatenpüree aus frischen, durch ein Sieb gestrichenen oder im Mixer pürierten Tomaten bereiten). Das Brot muß ganz durchgeweicht sein. Das Ganze nun gut verkneten oder durch den Fleischwolf drehen, so daß eine glatte Masse entsteht. Diese mit Ei, gehackten Kräutern, Salz, geschmolzener Margarine, zerriebener Zwiebel und Knoblauchzehe vermischen und abschmecken. Eine kleine Kastenform fetten und mit Semmelbröseln ausstreuen, den Tomatenteig einfüllen und das Ganze bei mäßiger Hitze abbacken. Dabei ist es günstig, die Kastenform gleich in die Fettpfanne zu setzen, 1–2 Tassen Wasser in die Pfanne zu gießen und den Braten im Wasserbad zu garen. Der Nährstoff- und Kaloriengehalt pro Portion beträgt:

5 g Eiweiß, 9 g Fett, 30 g Kohlenhydrate; Kalorien: 244/Joule: 1020 $2^1/_2$ BE

Meerrettichkartoffeln: 250 g Kartoffeln, Meersalz, 1 Eßlöffel geriebener Meerrettich, $^1/_8$ l Milch, 10 g Pflanzenmargarine, 1 Teelöffel gehackte Petersilie

Kartoffeln schälen, in Scheibchen schneiden und in eine gefettete Form schichten. Dabei den Meerrettich zwischen den Schichten verteilen. Die restliche Margarine in die kochende Milch geben, die Kartoffeln damit begießen und im Backofen garen. Dabei soll die Milch von den Kartoffeln aufgesaugt werden. Die Kartoffeln mit Petersilie bestreut auftragen.

13 g Eiweiß, 11 g Fett, 47 g Kohlenhydrate; Kalorien: 330/Joule: 1379 4 BE

(712) Selleriebraten mit Röstkartoffeln HK, MD, D, NB

Selleriebraten für 4 Portionen: 200 g Graham- oder Weißbrot, $^1/_4$ l Wasser, 200 g Sellerie, 50 g Pflanzenmargarine, 2 Eier, etwas Meersalz, 2 kleine Zwiebeln, $^1/_2$ Knoblauchzehe, fein gewiegte Gewürzkräuter (Petersilie, Selleriekraut, Majoran, Basilikum)

Brot mit Wasser übergießen und durchweichen lassen. Sellerie kochen, schälen und mit dem Brot durch den Fleischwolf drehen. Dann kleingeschnittene Zwiebel, zerriebene Knoblauchzehe, Salz, feingewiegte Kräuter und Eier untermischen und diesen Teig in eine gefettete, mit Semmelbröseln ausgestreute Form füllen. Bei Mittelhitze im Backofen garen, am besten im Wasserbad wie im Rezept Nr. 711 beschrieben. Der Nährstoff- und Kaloriengehalt pro Portion beträgt:

12 g Eiweiß, 15 g Fett, 37 g Kohlenhydrate; Kalorien: 265/Joule: 1108 3 BE

Röstkartoffeln: 200 g Pellkartoffeln, 10 g kaltgeschlagenes Öl, 1 Apfel (100 g), Meersalz, Kümmel

Die geschälten Kartoffeln in Würfel schneiden und in heißem Öl anbraten. Den in kleine Würfel geschnittenen Apfel, Salz und Kümmelkörner hinzufügen und mitschmoren.

4 g Eiweiß, 9 g Fett, 41 g Kohlenhydrate; Kalorien: 280/Joule: 1170 $3^1/_2$ BE

(713) Linsenbraten mit Pellkartoffeln — Nur Normalkost

Linsenbraten für 4 Portionen: 125 g Linsen, 200 g Graham- oder Weißbrot, $\frac{1}{5}$ l Milch, 2 Zwiebeln, 2 Eier, 100 g Pflanzenmargarine, etwas Meersalz, 1 Eßlöffel gehackte Würzkräuter, etwas Semmelbrösel; 200 g Pellkartoffeln (pro Portion)

Linsen in wenig Wasser fast weich kochen. Brot mit Milch einweichen und mit den Linsen durch den Fleischwolf drehen. Diese Masse mit Salz, gehackten Zwiebeln, Kräutern, Eiern und geschmolzener Margarine vermischen und abschmecken. Eine Kastenform fetten und mit Semmelbröseln ausstreuen. Die Masse einfüllen und bei Mittelhitze im Backofen im Wasserbad garen (siehe Rezept Nr. 711). Dann die gebackenen Linsen aufschneiden und mit Pellkartoffeln (Nährstoff- und Kaloriengehalt Rezept Nr. 703) und einem Blattsalat reichen. Der Nährstoff- und Kaloriengehalt pro Portion beträgt:

15 g Eiweiß, 24 g Fett, 39 g Kohlenhydrate; Kalorien: 460/Joule: 1923

(714) Vegetarischer Braten (I) mit Wildgemüse (I) und Pellkartoffeln — Nur Normalkost

Braten für 4 Portionen: 250 g Grünkernschrot, $\frac{1}{5}$ l Wasser, 1 Zwiebel, etwas getrocknete Pilzwürze, ein wenig Majoran, 1 Messerspitze getrocknetes Basilikum, Hefewürzextrakt nach Geschmack, 20 g geriebener Kräuterkäse, 50 g Pflanzenmargarine, Semmelbrösel (eventuell Grünkern- oder Haferflocken)

Grünkernschrot in Wasser ausquellen lassen, dann mit geriebener Zwiebel, Pilz- und Hefewürze, Majoran, Basilikum und Käse vermischen und abschmecken. Ist die Masse zu dünn, noch Hafer- oder Grünkernflocken unterkneten. Die Masse zu einem Braten formen und in Semmelbröseln wenden. Margarine in einer Pfanne schmelzen, den Braten hineinlegen und von allen Seiten anbraten, dann den Deckel auflegen und noch etwa 50 Minuten bei geschlossener Pfanne braten. Dabei öfters mit Margarine bestreichen. Der Nährstoff- und Kaloriengehalt pro Portion beträgt:

9 g Eiweiß, 12 g Fett, 43 g Kohlenhydrate; Kalorien: 338/Joule: 1413

Wildgemüse: 250 g Wildgemüse, 20 g Pflanzenmargarine, $\frac{1}{8}$ l Milch, Sahne oder Buttermilch, etwa $\frac{1}{8}$ l Gemüsebrühe, 1 kleine Zwiebel, 1 Stück Lauch, 10 g Mehl, Meersalz; 200 g Pellkartoffeln

Das Gemüse gut säubern und fein wiegen. Margarine schmelzen, das Gemüse darin andünsten und mit Milch und Brühe auffüllen. Die Flüssigkeit mit angerührtem Mehl binden und mit geriebener Zwiebel, feingeschnittenem Lauch und Meersalz würzen. In geschlossener Kasserolle etwa 10 Minuten dünsten, dann mit frischen Pellkartoffeln zu dem Braten reichen. (Nährstoff- und Kaloriengehalt der Kartoffeln Rezept Nr. 703.)

13 g Eiweiß, 18 g Fett, 21 g Kohlenhydrate; Kalorien: 337/Joule: 1409

(715) Vegetarischer Braten (II) mit Wildkräutergemüse Normalkost

Braten für 4 Portionen: 125 g Grünkerngrütze, 100 g Weizen- oder Maisgrieß, 100 g Haferflocken, jeweils ½ l Wasser, 40 g Pflanzenmargarine, 1 Ei, 40 g Semmelbrösel oder geriebenes Grahambrot, Meersalz, 1 feingeschnittene Zwiebel, Petersilie, Majoran und Basilikum; Pflanzenmargarine und Semmelbrösel für die Form

Grünkerngrütze, Haferflocken und Grieß jeweils getrennt mit Wasser zu einem dicken Brei kochen. Alle drei Breie untereinandermischen und mit Ei, gehackten Kräutern, geschmolzener Margarine und Salz gut verrühren und abschmecken. Grahambrot oder Semmelbrösel mit gehackter Zwiebel in einem Stich Margarine rösten und ebenfalls unter die Masse kneten. Eine Kastenform fetten, mit Semmelbröseln ausstreuen und mit dem Bratenteig füllen. Bei nicht zu starker Hitze etwa eine Stunde backen. Der Nährstoff- und Kaloriengehalt ist pro Portion berechnet.

15 g Eiweiß, 13 g Fett, 73 g Kohlenhydrate; Kalorien: 464/Joule: 1940

Gemüse: 250 g Wildkräuter (gemischt zu ¾ Teilen aus Brennessel, Taubnessel, Breitwegerich und Gänseblümchenblättern, zu ¼ Teil aus Sauerampfer, Löwenzahn, Brunnenkresse, Hirtentäschel), 1 Zwiebel, 15 g Pflanzenmargarine, 100 g Milch oder Sahne, 35 g Haferflocken, Meersalz, Würzextrakt; 200 g Pellkartoffeln

Die gut gereinigten Kräuter fein wiegen oder durch den Fleischwolf drehen. Margarine schmelzen, die kleingeschnittene Zwiebel darin glasig werden lassen, zwei Drittel des Gemüses zusetzen und etwa 10 Minuten dünsten. Dann das restliche Gemüse mit Milch oder Sahne, Haferflocken, Salz und Würzextrakt dazugeben, aufkochen lassen und das Gemüse mit Pellkartoffeln (Nährstoff- und Kaloriengehalt Rezept Nr. 703) zum Braten servieren.

12 g Eiweiß, 14 g Fett, 35 g Kohlenhydrate; Kalorien: 382/Joule: 1597

(716) Sojabraten mit Rote-Bete-Gemüse Normalkost

Braten für 4 Portionen: 100 g Vollsojamehl, 2 Tassen (200 g) Wasser, 1 Tasse (100 g) Knusperflocken oder geriebenes Brot, 1 kleine Zwiebel, 1 gestrichener Teelöffel Majoran, 1 Teelöffel Thymian, Meersalz, 10 g kaltgeschlagenes Öl, 100 g rohe Kartoffeln, Brösel und Margarine für die Form, 2 Eßlöffel Milch zum Bestreichen

Sojamehl mit Wasser über die Flocken oder das Brot geben und alles zu einem dicken Brei ausquellen lassen. Diesen mit roh geriebener Kartoffel, gehackter Zwiebel, Öl, Majoran, Thymian und Meersalz verrühren und den Bratenteig in eine gefettete, mit Semmelbröseln ausgestreute Form füllen. Mit Milch bestreichen und bei geringer Hitze im Backofen backen. Der Nährstoff- und Kaloriengehalt ist pro Portion berechnet.

12 g Eiweiß, 9 g Fett, 24 g Kohlenhydrate; Kalorien: 235/Joule: 982

Gemüse: 200 g rote Bete, 1 kleine Zwiebel, 15 g Pflanzenmargarine, 10 g Mehl, $\frac{1}{8}$ l Milch, Meersalz, einige Tropfen Zitronensaft, 1 Prise Zucker, 1 Apfel; 200 g Pellkartoffeln

Die Knollen säubern und in Wasser garen, die Haut abziehen und die roten Beten in kleine Würfel oder Scheiben schneiden. Mehl in Margarine anschwitzen, mit Milch auffüllen und durchkochen lassen. Die Sauce mit einem geriebenen Apfel, mit Salz, Zucker, geriebener Zwiebel und Zitronensaft abschmecken. Die Gemüsewürfel einlegen, durchziehen lassen und mit Pellkartoffeln (Nährstoff- und Kaloriengehalt Rezept Nr. 703) zu dem Braten servieren.

7 g Eiweiß, 14 g Fett, 37 g Kohlenhydrate; Kalorien: 362/Joule: 1513

(717) Quarkbraten mit feinem Wildgemüse — HK, LG (bedingt), MD, F, D, NB

125 g magerer Speisequark, einige Eßlöffel Milch oder Sahne, 1 Ei, 50 g Getreideflocken oder geriebenes Vollkornbrot, Kümmel, Salbei, 1 Zwiebel, Meersalz, 10 g Pflanzenmargarine und 10 g Brösel für die Form

Quark mit Sahne oder Milch, Ei, Getreideflocken oder Brot verrühren und mit Kümmel, Salz, geriebener Zwiebel und Salbei gut vermischen. Diese Masse in eine kleine gefettete Auflaufform füllen, die Oberfläche mit Sahne bestreichen und den Braten im Backofen garen.

33 g Eiweiß, 16 g Fett, 34 g Kohlenhydrate; Kalorien: 448/Joule: 1873 3 BE

Gemüse: 250 g Wildgemüse, 20 g Pflanzenmargarine, 1 Zwiebel, 20 g Mehl, $\frac{1}{8}$ l Milch, einige Eßlöffel Sahne oder 1 Eigelb, einige Tropfen Zitronensaft, Meersalz; 200 g Pellkartoffeln

Die gut gewaschenen Blätter tropfnaß in einen Topf geben und dünsten. Dann durch den Fleischwolf drehen. Margarine schmelzen, gehackte Zwiebel darin andünsten und mit Mehl bestäuben. Milch dazufüllen, durchkochen lassen und die Sauce mit Meersalz, Zitronensaft, Sahne oder Eigelb abschmecken. Das Gemüse untermischen und mit gegarten Pellkartoffeln (Nährstoff- und Kaloriengehalt Rezept Nr. 703) zu dem Braten reichen.

12 g Eiweiß, 25 g Fett, 23 g Kohlenhydrate; Kalorien: 315/Joule: 1317 2 BE

(718) Gebratene Topinamburen mit Tomatensalat HK, LG, MD, F, D, NB

Mittagessen

250 g Topinamburknollen, 10 g kaltgeschlagenes Öl, Meersalz, 1 Zwiebel, Kümmel, 1 Teelöffel gehackte Petersilie

Die Knollen gut bürsten und ungeschält in feine Scheiben schneiden. Öl in einer Stielpfanne erhitzen, die Knollenscheiben mit gehackter Zwiebel, Kümmel und Salz gar braten und mit gehackter Petersilie bestreut anrichten.

4 g Eiweiß, 9 g Fett, 45 g Kohlenhydrate; Kalorien: 297/Joule: 1241 4 BE

Tomatensalat: 200 g schöne Tomaten, 1 Teelöffel Schnittlauch, 75 g saure Sahne, Meersalz, Würzextrakt, einige Tropfen Zitronensaft, 10 g kaltgeschlagenes Öl

Tomaten in Scheiben schneiden und auf einer Platte anordnen. Sahne mit Öl, feingeschnittenem Schnittlauch, Salz, Zitronensaft, Würzextrakt verrühren und über die Tomaten geben.

4 g Eiweiß, 17 g Fett, 5 g Kohlenhydrate; Kalorien: 228/Joule: 953 ½ BE

(719) Blumenkohl-Reis-Auflauf HK, LG, MD, D, NB

250 g Blumenkohl, 50 g Vollreis, ¼ l Wasser, 10 g Mehl, ⅛ l Gemüsebrühe, ⅛ l Milch, 1 Eigelb, 1 Teelöffel gemischte gehackte Kräuter, 1 Eßlöffel (10 g) geriebener Käse, 10 g Pflanzenmargarine, 15 g Semmelbrösel und 20 g Reibekäse zum Bestreuen, Meersalz, Muskat

Reis in kochendes Wasser einstreuen, bei geringer Hitze ausquellen lassen und auf ein Sieb zum Ablaufen geben. Blumenkohl in Röschen teilen und in leicht gesalzenem Wasser garen. Mehl in Margarine anschwitzen, mit Blumenkohlwasser und Milch auffüllen und durchkochen lassen. Die Sauce mit Eigelb abziehen und mit Käse, Kräutern, Muskat und Salz abschmecken. In eine gefettete Form die Hälfte des Reises geben, Blumenkohlröschen und Sauce darüberfüllen und mit Reis abdecken. Den Auflauf mit Käse, Fettflöckchen und Semmelbröseln bestreuen und im Backofen etwa 20 Minuten bei starker Hitze überbacken.

21 g Eiweiß, 31 g Fett, 64 g Kohlenhydrate; Kalorien: 677/Joule: 2830 5 BE

(720) Bohnen mit Tomaten und Petersilienkartoffeln HK, LG, MD, D, NB

200 g Stangen- oder Buschbohnen, 200 g Tomaten, 15 g Pflanzenmargarine, 1 kleine Zwiebel, 1 Stück Knoblauchzehe, etwas Bohnenkraut, 1 Eßlöffel Schnittlauch, Meersalz, Würzextrakt, Basilikum

Von den Bohnen die Fäden abziehen, Stangenbohnen schnippeln, Buschbohnen in kleine Stückchen brechen. Tomaten mit kochendem Wasser überbrühen und die Haut abziehen. Margarine in einer kleinen Kasserolle schmelzen, die gehackte Zwiebel darin anrösten und die Bohnen dazugeben. Eine Tasse kochendes Wasser hinzufügen und die Bohnen mit Bohnenkraut, Salz und Kräutergewürzen gewürzt weich kochen. Dann den Deckel abnehmen und bei starker Hitze das Gemüsewasser verkochen lassen, die zerschnittenen Tomaten zu den Bohnen geben, durchschmoren lassen und das Gemüse mit feingeschnittenem Schnittlauch vermischen.

6 g Eiweiß, 10 g Fett, 16 g Kohlenhydrate; Kalorien: 198/Joule: 828 2 BE

Petersilienkartoffeln: 200 g Kartoffeln (besonders kleine), 15 g Pflanzenmargarine, 1 Teelöffel gehackte Petersilie

Gut gesäuberte Kartoffeln mit der Schale garen, abziehen und in zerlassenem Fett schwenken. Dann mit gehackter Petersilie bestreut servieren.

4 g Eiweiß, 10 g Fett, 34 g Kohlenhydrate; Kalorien: 256/Joule: 1070 3 BE

(721) Erbsen mit Käsekartoffeln HK, LG, MD, NB

200 g frische Erbsen, 10 g kaltgeschlagenes Öl, Meersalz, 1 Prise Zucker, 1 Teelöffel gehackte Petersilie

Öl und Erbsen in eine Kasserolle geben, ganz wenig Wasser hinzufügen und die Erbsen bei geringer Hitze in geschlossenem Topf weich dünsten. Dann den Deckel abnehmen, das Wasser verdunsten lassen und die Erbsen mit Salz, Zucker und gehackter Petersilie vermischen.

6 g Eiweiß, 9 g Fett, 22 g Kohlenhydrate; Kalorien: 206/Joule: 861

Käsekartoffeln: 200 g Kartoffeln, Meersalz, 75 g geriebener magerer Käse, 1 Teelöffel Kümmel, 20 g Pflanzenmargarine

Die Kartoffeln gut bürsten und ungeschält halbieren. Die Schnittfläche mit Salz, Kümmel und Käse bestreuen und die Kartoffeln mit der bestreuten Schnittfläche nach oben auf ein Backblech oder in eine feuerfeste flache Form setzen. Mit zerlassener Pflanzenmargarine beträufeln und bei Mittelhitze backen.

28 g Eiweiß, 36 g Fett, 30 g Kohlenhydrate; Kalorien: 586/Joule: 2449

(722) Chicoréegemüse mit Curry-Reis HK, LG, MD, D, F

200 g Chicorée, 15 g Pflanzenmargarine, Meersalz, 1 Eßlöffel Semmelbrösel, evtl. etwas süße Sahne

Aus den Chicoréestauden den festen Kern herausschneiden und die Stauden in wenig Salzwasser weich dünsten. Dann abgetropft auf eine kleine Platte legen und mit in Margarine gerösteten Semmelbröseln überstreuen. Mit etwas süßer Sahne übergossen, schmeckt die Chicorée besonders delikat.

4 g Eiweiß, 10 g Fett, 14 g Kohlenhydrate; Kalorien: 180/Joule: 752 1 BE

Mittagessen

Curry-Reis: 45 g Reis, ¼ l Gemüsebrühe, 50 g Banane, Meersalz, Curry, 1 Zwiebel, evtl. einige Eßlöffel süße Sahne

Gemüsebrühe (von der Chicorée) mit gehackter Zwiebel zum Kochen bringen, den Reis einstreuen und ausquellen lassen. Unter den trockenen Reis die zerdrückte Banane, Salz und Curry mischen und abschmecken.

3 g Eiweiß, – Fett, 40 g Kohlenhydrate; Kalorien: 175/Joule: 732 3 BE

(723) Gefüllte Gurken (I) mit Tomatenrahm — Nur Normalkost

1 mittelgroße Schmorgurke, 125 g Grünkernflocken, Meersalz, einige Tropfen Zitronensaft, 50 g süße Sahne, 100 g Tomaten, 100 g Rettich, 10 g kaltgeschlagenes Öl, 1 kleine gehackte Zwiebel, Kümmelpulver, Dill, 2 Eßlöffel Öl zum Braten

Die Gurken gut reinigen, der Länge nach halbieren, die Kerne herauslösen und die Innenseite mit Salz und Zitronensaft würzen. Grünkernflocken mit Sahne und gehäuteten, pürierten Tomaten, dem feingeriebenen Rettich und der Zwiebel sowie Öl, Kümmelpulver und Dill vermischen und abschmecken. Die Masse in die Gurkenhälften füllen, diese zusammengesetzt in eine Auflaufform legen, Öl hinzufügen und bei Mittelhitze weich schmoren.

18 g Eiweiß, 45 g Fett, 100 g Kohlenhydrate; Kalorien: 930/Joule: 3887

Sauce: 100 g süße Sahne, 100 g Tomaten, etwas Paprika, Meersalz, Pfeffer, 1 Prise Zucker, 1 Teelöffel feingeschnittener Schnittlauch

Die Tomaten enthäuten und pürieren oder durch ein Sieb streichen. Sahne hinzugeben und mit Salz, Pfeffer, Paprika, Zucker und Schnittlauch abschmecken. Dazu Pellkartoffeln (siehe Rezept Nr. 703) oder Reis (Rezept Nr. 722) reichen.

4 g Eiweiß, 30 g Fett, 11 g Kohlenhydrate; Kalorien: 350/Joule: 1463

(724) Gefüllte Gurken (II) — HK, MD, NB

1 Schmorgurke, 20 g Pflanzenmargarine, Meersalz, Muskat, einige Eßlöffel Milch, 1 kleine Zwiebel, 1 Teelöffel Petersilie, 1 Ei, 15 g geriebener Käse, 15 g Weizenkeime, 15 g Sahne, 60 g Grahambrot, 20 g Fettflöckchen zum Bestreuen

Brot in dünne Scheiben schneiden und in Milch einweichen. Die Gurke von der Blüte zum Stiel hin dünn schälen, der Länge nach halbieren, die Kerne herausschaben und die Innenseite mit Salz bestreuen. Die Gurkenhälften in wenig Wasser fast weich kochen. Das Brot mit gewürfelter Zwiebel, Muskat, gehackter Petersilie und Ei vermischen und in die gegarten Gurkenhälften füllen. Diese zusammengesetzt in eine kleine gefettete Auflaufform legen, mit Weizenkeimen, Käse, Margarineflöckchen und Sahne bedecken und im Backofen etwa 15 Minuten backen. Dazu werden Pellkartoffeln gereicht (Rezept Nr. 703).

15 g Eiweiß, 41 g Fett, 41 g Kohlenhydrate; Kalorien: 699/Joule: 2922

(725) Gefüllter Sellerie mit Kartoffelbrei HK, MD, NB

1 mittlere Sellerieknolle, 20 g Pflanzenmargarine, 1 Zwiebel, 1 Teelöffel gehackte Petersilie, 1 Eigelb, Meersalz, 1 Eßlöffel (15 g) Semmelbrösel, Muskat, 2 Eßlöffel (50 g) Joghurt, 15 g Pflanzenmargarine; 1 Teelöffel Semmelbrösel

Die Sellerieknolle gut reinigen und dünn schälen. In wenig Salzwasser unter öfterem Wenden etwa 15 Minuten kochen. Dann herausnehmen, nach dem Abkühlen einen Deckel abschneiden, die Knolle innen aushöhlen und das herausgeschnittene Selleriefleisch fein wiegen. Die Margarine schmelzen, feingehackte Zwiebel und Semmelbrösel darin anrösten, dem Selleriefleisch zusetzen und dieses mit Salz, Muskat, gehackter Petersilie, Joghurt und Eigelb vermischen.

Die mit dieser Masse gefüllte Knolle in eine kleine feuerfeste Form setzen, den Deckel wieder auflegen und eine Tasse Wasser angießen. Die Knolle mit Bröseln bestreuen, mit einem Stückchen Margarine belegen und im Backofen fertig kochen.

10 g Eiweiß, 33 g Fett, 44 g Kohlenhydrate; Kalorien: 575/Joule: 2404

Kartoffelbrei: 200 g Kartoffeln, ½ Tasse Milch, 10 g Pflanzenmargarine, evtl. Meersalz und Muskat

Die geschälten Kartoffeln in wenig Wasser weich kochen und mit kochender Milch und Margarine aufschlagen. Nach Wunsch mit Salz und Muskat würzen.

6 g Eiweiß, 9 g Fett, 33 g Kohlenhydrate; Kalorien: 240/Joule: 1003

(726) Gebackene Selleriescheiben mit Tomatenreis HK, MD, D, NB

1 kleine Sellerieknolle, 1 Ei, 50 g Semmelbrösel, 15 g Mehl, Meersalz, Muskat, 40 g kaltgeschlagenes Öl zum Braten

Die gesäuberte Sellerieknolle fast weich kochen, aus dem Wasser nehmen, abgekühlt schälen und in fingerdicke Scheiben schneiden. Diese mit Salz und Muskat würzen, in Mehl, verquirltem Ei und Semmelbröseln wenden und in heißem Öl von beiden Seiten knusprig braun braten.

15 g Eiweiß, 46 g Fett, 55 g Kohlenhydrate; Kalorien: 430/Joule: 1797 5 BE

Tomatenreis: 100 g Tomaten, 40 g Reis, 15 g kaltgeschlagenes Öl, 1 kleine Zwiebel, Meersalz, Würzextrakt, Paprika

Öl erhitzen, gehackte Zwiebel und Reis hineingeben und anrösten. Mit $^1/_8$ l Wasser auffüllen und die gehäuteten, kleingeschnittenen Tomaten hinzufügen. Den Topf gut verschließen und den Reis im Backofen oder auf der Kochstelle bei schwacher Hitze ausquellen lassen. Mit Salz, Würzextrakt und Paprika gewürzt auftragen.

1 g Eiweiß, 15 g Fett, 33 g Kohlenhydrate; Kalorien: 146/Joule: 610 — 3 BE

(727) Kohlrabi mit Pilzfüllung und Pellkartoffeln — HK, LG, MD, F, D, NB

2 kleine, zarte Kohlrabi, 100 g Pilze, 1 Zwiebel, 20 g Pflanzenmargarine, 1 Teelöffel gehackte Petersilie, 10 g Mehl, Meersalz, 15 g kaltgeschlagenes Öl; 200 g Pellkartoffeln

Die Kohlrabi dünn schälen, eine Kuppe abnehmen und die Knolle aushöhlen. Die stehengebliebenen Wände mit kochendem Wasser überbrühen und in eine kleine, feuerfeste, gefettete Form setzen. Die gehackten Pilze und die Petersilie in Öl andünsten, mit Mehl bestäuben und mit Salz würzen. Diese Mischung in die Kohlrabi füllen, den Deckel wieder auflegen und das gefüllte Gemüse im Backofen gar schmoren und mit Pellkartoffeln (Nährstoff- und Kaloriengehalt Rezept Nr. 703) servieren.

4 g Eiweiß, 29 g Fett, 16 g Kohlenhydrate; Kalorien: 379/Joule: 1584 — 1 BE

(728) Kürbisscheiben mit Tomatensauce — HK, LG, MD, F, D, NB

300 g Kürbisfleisch, 15 g kaltgeschlagenes Öl, Meersalz, 1 Teelöffel Petersilie, 1 Teelöffel Zitronensaft

Das Kürbisfleisch würfeln und in einer zugedeckten Kasserolle in Öl weich schmoren, dann mit Zitronensaft, Salz und Petersilie würzen.

5 g Eiweiß, 15 g Fett, 15 g Kohlenhydrate; Kalorien: 230/Joule: 961 — 1 BE

Sauce: 150 g Tomaten, 10 g Mehl, 10 g Pflanzenmargarine, 2 Eßlöffel (50 g) Sahne, Meersalz, Pfeffer

Die Tomaten häuten und pürieren, Mehl in Margarine hell anschwitzen, mit Sahne und Tomatensaft auffüllen und aufkochen lassen. Diese Sauce mit Salz und Würzextrakt abschmecken und zu dem Gemüse reichen. Dazu 200 g Pellkartoffeln servieren (Nährstoff- und Kaloriengehalt der Pellkartoffeln siehe Rezept Nr. 703).

3 g Eiweiß, 12 g Fett, 12 g Kohlenhydrate; Kalorien: 197/Joule: 823 — 1 BE

(729) Lauchgemüse mit roh gerösteten Kartoffeln — HK, MD, NB

250 g Lauch oder Porree, 10 g Pflanzenmargarine, 10 g Mehl, 2 Eßlöffel (50 g) Joghurt, 15 g geriebener Käse, Muskat

Den Porree oder Lauch gut säubern, feinnudelig schneiden und in wenig Wasser weich kochen. Margarine hinzufügen und die Brühe mit in Joghurt angerührtem Mehl binden. Das Gemüse mit Salz, Käse und Muskat abschmecken und dazu Röstkartoffeln reichen.

6 g Eiweiß, 12 g Fett, 13 g Kohlenhydrate; Kalorien: 234/Joule: 978

Röstkartoffeln: 200 g Kartoffeln, 20 g kaltgeschlagenes Öl, 1 Zwiebel, Meersalz

Die geschälten rohen Kartoffeln werden dazu in ganz feine Scheibchen geschnitten. Dann erhitzt man das Öl und läßt die Kartoffelscheiben mit gehackter Zwiebel und Meersalz bestreut von allen Seiten knusprig braun braten.

4 g Eiweiß, 20 g Fett, 32 g Kohlenhydrate; Kalorien: 328/Joule: 1371

(730) Lauchkartoffeln HK, LG, MD, D, NB

250 g Lauchstangen, 250 g Kartoffeln, 75 g magerer Hartkäse, 20 g Pflanzenmargarine, Meersalz, 1 Teelöffel gehackte Petersilie, Paprika, ½ Tasse saure Sahne oder Joghurt, ½ Tasse Gemüsebrühe

Den Lauch gut säubern und in Stückchen, die geschälten Kartoffeln in dünne Scheiben schneiden und beides lagenweise in eine kleine feuerfeste Form schichten. Gemüsebrühe mit Sahne oder Joghurt, einer Prise Meersalz, Paprika und Petersilie verrühren und über den Auflauf gießen. Nun das Ganze mit Fettflöckchen und dem geriebenem Hartkäse bestreuen und im Backofen garen.

23 g Eiweiß, 31 g Fett, 47 g Kohlenhydrate; Kalorien: 545/Joule: 2278 4 BE

(731) Möhrengemüse mit Zwiebelkartoffeln HK, LG, MD, F, D, NB

150 g Möhren, 15 g Pflanzenmargarine, Meersalz, 1 Prise Zucker bzw. Sionon, Würzextrakt, 1 Teelöffel gehackte Petersilie

Möhren putzen, in feine Stiftchen oder Würfelchen schneiden und in ganz wenig Wasser weich kochen. Dann mit Meersalz, einer Prise Zucker bzw. Sionon, Würzextrakt würzen, mit Pflanzenmargarine und Petersilie vermischen und das Ganze sofort anrichten.

1 g Eiweiß, 10 g Fett, 14 g Kohlenhydrate; Kalorien: 165/Joule: 690 4 BE

Zwiebelkartoffeln: 50 g große Zwiebeln, 200 g gekochte Kartoffeln, 15 g kaltgeschlagenes Öl, Meersalz

Die in Ringe geschnittenen Zwiebeln in heißem Öl leicht anrösten, die gewürfelten Kartoffeln dazugeben, alles durchrösten und nach Geschmack salzen.

3 g Eiweiß, 15 g Fett, 34 g Kohlenhydrate; Kalorien: 296/Joule: 1237 3 BE

Mittagessen

(732) Rote-Bete-Gemüse mit Gurken und Pellkartoffeln **HK, LG, MD, F, D, NB**

250 g rote Bete, 1 Gewürz oder Salzgurke, 15 g Pflanzenmargarine, 50 g Joghurt oder saure Sahne, 15 g Mehl, Meersalz, Kümmelpulver, Rosmarin, 1 Prise Zucker bzw. Sionon, Zitronensaft; 200 g Pellkartoffeln

Die roten Beten roh schälen, in feine Scheibchen schneiden und diese in ganz wenig Wasser weich dämpfen. Dann mit in Sahne oder Joghurt angerührtem Mehl binden und mit Salz, Margarine, Kümmel, Rosmarin, Zucker bzw. Sionon, Zitronensaft und geraspelter Gurke vermischen. Dazu Pellkartoffeln reichen (Nährstoff- und Kaloriengehalt Rezept Nr. 703).

4 g Eiweiß, 12 g Fett, 32 g Kohlenhydrate; Kalorien: 264/Joule: 1104 3 BE

(733) Spargelauflauf **HK, LG, MD, F, D, NB**

250 g Spargel, einige Eßlöffel Milch, 1 Ei, 15 g Mehl, 15 g Pflanzenmargarine, etwas Zitronensaft, Meersalz, Basilikum, 10 g Hefeflocken, Petersilie

Den gut geschälten Spargel in kleine Stückchen schneiden und diese in ganz wenig Wasser weich dämpfen. Aus Mehl, Ei, Milch und zerlassener Margarine einen zähflüssigen Teig bereiten. Diesen mit den abgetropften Spargelstückchen, mit Zitronensaft, Salz und Basilikum vermischen. Alles in eine kleine Auflaufform füllen, mit Hefeflocken bestreuen und im Backofen garen. Mit Petersilie bestreut anrichten.

14 g Eiweiß, 19 g Fett, 21 g Kohlenhydrate; Kalorien: 355/Joule: 1484 2 BE

(734) Spinatauflauf **HK, LG, MD**

150 g Spinat, 30 g Pflanzenmargarine, 75 g Weißbrot, evtl. etwas Milch, 1 Ei, Ingwer, Hefewürzextrakt

Den gründlich gewaschenen Spinat in 15 g geschmolzener Pflanzenmargarine weich dünsten, mit einem Schaumlöffel herausheben und durch den Fleischwolf drehen. In dem verbliebenen Spinatsaft das Weißbrot einweichen. Sollte es nicht genügend Flüssigkeit sein, diese mit etwas Milch verlängern. Das eingeweichte Brot, das Eigelb und die restliche Margarine unter den Spinat mischen und mit Ingwer und Hefewürzextrakt würzen. Zum Schluß das steifgeschlagene Eiweiß untermischen. Diese Masse in eine kleine feuerfeste Form füllen und bei Mittelhitze backen.

15 g Eiweiß, 28 g Fett, 50 g Kohlenhydrate; Kalorien: 555/Joule: 2320

(735) Tomatengemüse mit Gurken und Reis **HK, LG, MD, NB**

200 g Tomaten, 200 g Gurke, 20 g Pflanzenmargarine, 1–2 Zwiebeln, 1 Teelöffel gehackter Dill, Meersalz, Würzextrakt, Paprika, 50 g Joghurt oder saure Sahne, 15 g Mehl

Margarine zerlassen, die gehackte Zwiebel darin anrösten, die geschälte, gewürfelte Gurke hinzugeben und fast gar schmoren, dann die gehäuteten, geachtelten Tomaten hinzufügen und mit Salz, Würzextrakt und Paprika abschmecken. Wenn alles gar ist, die Brühe mit in Sahne oder Joghurt verquirltem Mehl binden und das Gemüse mit Dill bestreut zum Reis reichen.

4 g Eiweiß, 17 g Fett, 20 g Kohlenhydrate; Kalorien: 269/Joule: 1124

Petersilienreis: 40 g Reis, 1/8 l Gemüsebrühe, 1 Teelöffel gehackte Petersilie, Meersalz, 10 g Pflanzenmargarine

Den Reis in die kochende Brühe einstreuen und in geschlossenem Topf auf der Kochstelle oder im Backofen bei schwacher Hitze ausquellen lassen. Dann mit Salz, Margarine und Petersilie vermischen.

3 g Eiweiß, 7 g Fett, 34 g Kohlenhydrate; Kalorien: 257/Joule: 1074

(736) Pilzschnitzel mit Käsereis — HK, MD, NB

200 g Pilzköpfe, Meersalz, Würzextrakt, 1 Ei, 30 g Semmelbrösel, 25 g kaltgeschlagenes Öl zum Braten

Die Pilzköpfe mit Salz und Würzextrakt bestreuen, dann in einem verquirlten Ei und in Semmelbröseln wenden und in heißem Öl von beiden Seiten braten.

15 g Eiweiß, 32 g Fett, 27 g Kohlenhydrate; Kalorien: 468/Joule: 1956

Käsereis: 40 g Vollreis, 50 g magerer Käse, 1 Zwiebel, 1/8 l Wasser, 15 g Pflanzenmargarine

Reis in Salzwasser ausquellen lassen und zum Abtropfen auf ein Sieb geben. Die gehackte Zwiebel in Margarine anrösten, Reis und Käse dazugeben und gut vermischen. Pilzköpfe auf dem Reis anrichten.

16 g Eiweiß, 21 g Fett, 28 g Kohlenhydrate; Kalorien: 419/Joule: 1751

(737) Steinpilze mit Tomaten und Kartoffelbrei — HK, LG, MD, F, D, NB

200 g Steinpilze, 150 g Tomaten, 20 g Pflanzenmargarine, 1 Zwiebel, Meersalz, Würzextrakt

Pilze gut säubern und in Stückchen schneiden. Die Tomaten häuten und ebenfalls würfeln. Die kleingeschnittene Zwiebel in Margarine anrösten, Pilze und Tomaten hinzufügen, mit Salz und Würzextrakt würzen, durchschmoren lassen und zu Kartoffelbrei reichen.

6 g Eiweiß, 14 g Fett, 14 g Kohlenhydrate; Kalorien: 253/Joule: 1058 — 1 BE

Kartoffelbrei: 200 g Kartoffeln, 1/2 Tasse Milch, 10 g Pflanzenmargarine, evtl. Meersalz und Muskat

Die geschälten Kartoffeln in wenig Wasser weich kochen und mit kochender Milch und Margarine aufschlagen. Nach Wunsch mit Meersalz und

Muskat würzen.

6 g Eiweiß, 9 g Fett, 33 g Kohlenhydrate; Kalorien: 240/Joule: 1003 3 BE

(738) Paprikareis mit Pilzsauce **HK, MD, F, D**

40 g Vollreis, 20 g Pflanzenmargarine, 1 Zwiebel, 1 rote und 1 grüne Paprikaschote, Paprikapulver, Meersalz

In der zerlassenen Margarine die gehackte Zwiebel anrösten, den Reis hinzufügen, ebenfalls durchrösten und mit den geputzten, von allen Kernen und weißen Teilen befreiten, in Streifchen geschnittenen Paprikaschoten vermischen. Danach 1 Tasse Wasser zugießen, das Ganze mit Meersalz, Pfeffer und Paprikapulver würzen und den Reis bei zugedeckter Kasserolle im Backofen garen.

3 g Eiweiß, 14 g Fett, 40 g Kohlenhydrate; Kalorien: 367/Joule: 1534 3 BE

Sauce: 100 g Pilze, 10 g Mehl, 10 g Pflanzenmargarine, 1 kleine Zwiebel, 1 Teelöffel Petersilie, Thymian, Zitronensaft, 1 Teelöffel Tomatenmark, Meersalz, $\frac{1}{8}$ l Gemüsebrühe oder Wasser

Die gesäuberten, zerschnittenen Pilze in Margarine andünsten, die geriebene Zwiebel und Mehl hinzufügen und mit $\frac{1}{8}$ l Wasser oder Gemüsebrühe auffüllen. Die Sauce mit Salz, Tomatenmark, Zitronensaft, Petersilie und Thymian abschmecken.

6 g Eiweiß, 7 g Fett, 15 g Kohlenhydrate; Kalorien: 177/Joule: 740 1 BE

(739) Gedünstete Pilze mit Tomatenreis **HK, MD, F, D**

150 g Pilze, 15 g Pflanzenmargarine, Meersalz, Würzextrakt, einige Tropfen Zitronensaft, 1 Teelöffel gehackte Kräuter, 10 g Mehl

Die geputzten Pilze in zerlassener Margarine andünsten, mit Salz, Würzextrakt, Zitronensaft würzen, mit Mehl bestäuben und fertig garen. Dann mit gehackten Kräutern vermischt zu Tomatenreis servieren.

4 g Eiweiß, 10 g Fett, 10 g Kohlenhydrate; Kalorien: 170/Joule: 710 1 BE

Tomatenreis: 40 g Reis, 100 g Tomaten, 15 g kaltgeschlagenes Öl, 1 kleine Zwiebel, Meersalz, Würzextrakt, Paprika

Das Öl erhitzen, gehackte Zwiebel und Reis hineingeben und anrösten. Mit $\frac{1}{8}$ l Wasser auffüllen und die gehäuteten, kleingeschnittenen Tomaten hinzufügen. Topf gut verschließen und den Reis im Backofen oder auf der Kochstelle bei schwacher Hitze ausquellen lassen. Mit Salz, Würzextrakt und Paprika gewürzt auftragen.

1 g Eiweiß, 15 g Fett, 33 g Kohlenhydrate; Kalorien: 146/Joule: 610 3 BE

(740) Gurken mit Pilzfüllung und Tomatensauce HK, MD, NB

1 Schmorgurke, 1 Zwiebel, Meersalz, 150 g Pilze, 1 Eßlöffel gehackte gemischte Kräuter, etwas Zitronensaft, 20 g Pflanzenmargarine, 50 g Joghurt oder saure Sahne

Die Gurke sorgfältig schälen, halbieren, alle Kerne herausschaben und die Innenseite mit Salz und kleingeschnittenen Zwiebeln sowie Zitronensaft würzen. Pilze säubern, hacken und mit Salz, Zitronensaft, Joghurt oder Sahne und Kräutern vermischt in die Gurkenhälften füllen. Diese mit Fettflöckchen belegen, in eine feuerfeste Form setzen und mit wenig Wasser im Backofen weich dünsten. Dazu eine Tomatensauce und Pellkartoffeln (Nährstoff- und Kaloriengehalt Rezept Nr. 703) reichen.

8 g Eiweiß, 16 g Fett, 13 g Kohlenhydrate; Kalorien: 268/Joule: 1120

Tomatensauce: 150 g Tomaten, 10 g Mehl, 10 g Margarine, 2 Eßlöffel (50 g) Sahne, Meersalz, Pfeffer

Die Tomaten häuten und pürieren, Mehl in Pflanzenmargarine hell anschwitzen, mit Sahne und Tomatensaft auffüllen und aufkochen lassen. Diese Sauce mit Meersalz und Würzextrakt abschmecken und zu dem Gemüse reichen.

3 g Eiweiß, 12 g Fett, 12 g Kohlenhydrate; Kalorien: 197/Joule: 823

(741) Pilz-Reis-Auflauf HK, LG, MD, NB

200 g Pilze, 60 g Reis, Meersalz, 20 g Pflanzenmargarine, 15 g Mehl, 30 g geriebener magerer Käse, 10 g Pflanzenmargarine für Flöckchen

Reis in genügend Salzwasser weich kochen, auf ein Sieb schütten und abtropfen lassen. Margarine zerlassen, die geputzten, kleingeschnittenen Pilze darin andünsten und mit Mehl bestäuben. Eine gefettete Auflaufform lagenweise mit Reis und Pilzen füllen. Die Oberfläche mit Reibekäse und Margarineflöckchen bestreuen und den Auflauf im Backofen etwa 30 Minuten backen.

12 g Eiweiß, 27 g Fett, 58 g Kohlenhydrate; Kalorien: 630/Joule: 2633

(742) Reiseintopf mit Pilzen HK, LG, MD, F, D, NB

200 g Pilze, 50 g Reis, $\frac{1}{2}$ l Gemüsebrühe, 20 g Pflanzenmargarine, 1 Zwiebel, Meersalz, 1 Stück Knoblauchzehe

Margarine zerlassen, die kleingeschnittene Zwiebel und den Reis darin anrösten, die geputzten, zerkleinerten Pilze und die Gemüsebrühe hinzufügen und den Eintopf durchkochen lassen, bis der Reis gar ist. Dann mit Salz und zerriebener Knoblauchzehe abschmecken.

10 g Eiweiß, 14 g Fett, 46 g Kohlenhydrate; Kalorien: 396/Joule: 1655 4 BE

(743) Eintopfgericht mit getrockneten Pilzen HK, LG, MD, NB

250 g Kartoffeln, 1 Eßlöffel getrocknete Pilze, 2 große Zwiebeln, 1 Eßlöffel gemischte Kräuter, 20 g kaltgeschlagenes Öl, Meersalz, Pfeffer

Mittagessen

Die Pilze in einer halben Tasse Wasser über Nacht einweichen. Kartoffeln schälen, in dünne Scheiben schneiden und eine Lage davon mit Öl in eine kleine Form geben. Zwiebelringe und Pilze darüberfüllen und mit den restlichen Kartoffelscheiben abdecken. Das Einweichwasser der Pilze und die Kräuter vermischen, mit Salz und Pfeffer abschmecken und über den Auflauf gießen. Bei geschlossener Form im Backofen garen.

10 g Eiweiß, 20 g Fett, 60 g Kohlenhydrate; Kalorien: 441/Joule: 1843

(744) Paprika-Tomaten-Gemüse mit Reis HK, MD, F, NB

200 g Paprikaschoten, 4 Tomaten, 15 g kaltgeschlagenes Öl, 1 Teelöffel gehackte Petersilie, 2 Zwiebeln, Meersalz, Paprikapuder, 40 g in genügend Salzwasser gegarter Reis

Paprikaschoten von allen Kernen und weißen Teilen befreien und die Schoten in Streifchen schneiden. Öl in einer kleinen Kasserolle erhitzen, Paprikastreifen, Zwiebelringe und gehäutete Tomatenachtel hineingeben und zusammen weich dünsten. Das Gemüse mit Salz, Paprika, und gehackter Petersilie vermischen und mit Reis (Nährstoff- und Kaloriengehalt Rezept Nr. 722) servieren.

4 g Eiweiß, 15 g Fett, 48 g Kohlenhydrate; Kalorien: 389/Joule: 1626

Nachspeisen

Die Quark-Obst-Speisen sind hervorragend geeignet, die eiweißarmen vegetarischen Hauptgerichte zu vervollständigen. Sie sollten deshalb bei keiner Mahlzeit fehlen.

(801) Obstsalat mit Erdbeeren und Heidelbeeren HK, LG, MD, NB

75 g Erdbeeren, 75 g Heidelbeeren, 15 g Fruchtzucker oder Honig, 100 g Apfel- oder Traubensaft, 10 g gehackte Nüsse, 1 Vollkornkeks oder 1 Makrone

Erdbeeren und Heidelbeeren säubern und mit Zucker oder Honig vermischt Saft ziehen lassen. Den Saft mit Trauben- oder Apfelsaft verlängern und das Kompott in eine Schale füllen. Mit zerkrümeltem Keks und Nüssen bestreuen.

2 g Eiweiß, 7 g Fett, 48 g Kohlenhydrate; Kalorien: 285/Joule: 1191

(802) Obstsalat mit Erdbeeren und Rhabarber HK, LG, MD, D, NB

1 Stück Rhabarberstange, 100 g Erdbeeren, 15 g Honig (Sionon für Diabetiker), 15 g Weizenkeime

Rhabarber auf einer Rohkostreibe zerreiben. Das so entstandene Mus mit Honig bzw. Sionon süßen, mit zugerichteten, halbierten Erdbeeren vermischen und das Kompott mit Weizenkeimen bestreut servieren.

4 g Eiweiß, – Fett, 30 g Kohlenhydrate; Kalorien: 162/Joule: 677 $2\frac{1}{2}$ BE

(803) Obstsalat HK, LG, MD, D, NB

100 g Apfel, 100 g Apfelsine, 50 g Banane, 15 g Rosinen, 15 g geriebene Nüsse, 50 g Joghurt, 15 g Honig (Sionon für Diabetiker)

Das Obst schälen, würfeln und mit Honig (bei Diabetikern Sionon), Nüssen und Joghurt vermischen.

2 g Eiweiß, 9 g Fett, 47 g Kohlenhydrate; Kalorien: 317/Joule: 1325 4 BE

(804) Gemischter Obstsalat HK, LG, MD, NB

100 g Ananas, 50 g Apfel, 50 g Birne, 50 g Banane, 50 g Apfelsine, 15 g Honig, $\frac{1}{8}$ l Apfelsaft, evtl. Getreideflocken oder etwas Schlagsahne

Das geschälte Obst würfeln und miteinander vermischen. Honig mit Apfelsaft verrühren und über das Obst gießen. Mit Getreideflocken bestreut oder mit Schlagsahne verziert, schmeckt dieser Obstsalat besonders köstlich.

– Eiweiß, – Fett, 54 g Kohlenhydrate; Kalorien: 233/Joule: 974

(805) Obstsalat mit Weizenkeimen HK, LG, MD, D, NB

100 g Apfel, 100 g Apfelsine, 1 Teelöffel Zitronensaft, 15 g Weizenkeime, 15 g Honig (bzw. Sinon für Diabetiker), 25 g Sahne

Apfel und Apfelsine schälen und würfeln, mit Zitronensaft, Weizenkeimen und Honig (bzw. Sionon) vermischen und mit Sahne übergossen servieren.

– Eiweiß, 10 g Fett, 46 g Kohlenhydrate; Kalorien: 267/Joule: 1116 4 BE

(806) Pflaumen mit Quark HK, LG, MD, D, NB

125 g magerer Speisequark, 100 g Pflaumen oder andere Steinfrüchte, 15 g Honig (bzw. Sionon für Diabetiker), einige Eßlöffel Milch, evtl. etwas Zitronensaft

Quark mit Milch und Honig bzw. Sionon verrühren. Obst entsteinen und mit dem Mixer oder der Hackfleischmaschine zerkleinern. Dieses Mus unter den Quark mischen und die Speise evtl. mit einigen Tropfen Zitronensaft abschmecken.

22 g Eiweiß, 3 g Fett, 30 g Kohlenhydrate; Kalorien: 241/Joule: 1007 $2\frac{1}{2}$ BE

(807) Quark mit Beeren und Weizenkeimen HK, LG, MD, D, NB

100 g magerer Speisequark, 1–2 Eßlöffel Milch oder Sahne, 15 g Weizenkeime, 100 g Beerenobst, etwas Vanillezucker, 15 g Honig (bzw. Sionon für Diabetiker)

Den Quark mit Milch oder Sahne, Vanillezucker und Honig (Sionon) vermischen und dann die gesäuberten Beeren und die Weizenkeime unterrühren. Vor dem Servieren gut durchziehen lassen.

22 g Eiweiß, 2 g Fett, 31 g Kohlenhydrate; Kalorien: 268/Joule: 1120 $2\frac{1}{2}$ BE

(808) Apfelquark HK, LG, MD, D, NB

75 g magerer Speisequark, 1 Eßlöffel Milch oder Sahne, 100 g Äpfel, einige Tropfen Zitronensaft, 15 g Honig (bzw. Sionon für Diabetiker), 15 g Mandel- oder Nußmus

Quark mit Zitronensaft, Honig (bzw. Sionon), Nußmus und Sahne glatt rühren. Äpfel schälen, reiben und unter den Quark mischen.

12 g Eiweiß, 5 g Fett, 26 g Kohlenhydrate; Kalorien: 254/Joule: 1061 2 BE

(809) Zitronenquark HK, LG, MD, F, D, NB

75 g magerer Speisequark, 1 Teelöffel Zitronensaft, etwas abgeriebene Zitronenschale, 15 g Honig (bzw. Sionon für Diabetiker), 1–2 Eßlöffel Milch oder Sahne

Den Quark mit Zitronensaft, der abgeriebenen Zitronenschale, mit Milch und Honig (bzw. Sionon) verrühren und abschmecken. Bevor Sie die Zitronenschale abreiben, die Frucht gründlich unter heißem, fließendem Wasser säubern. Darauf achten, daß die Zitronen ungespritzt sind.

14 g Eiweiß, 2 g Fett, 17 g Kohlenhydrate; Kalorien: 151/Joule: 631 $1\frac{1}{2}$ BE

(810) Nußquark (III) **HK, MD, D, NB**

100 g magerer Speisequark, 3 Eßlöffel Milch oder Sahne, 15 g Honig (bzw. Sionon für Diabetiker), 30 g gehackte Nüsse, etwas Vanillezucker

Quark mit Milch, Honig, Vanillezucker schaumig rühren und mit gehackten, in trockener Pfanne leicht gerösteten Nüssen vermischen.

21 g Eiweiß, 21 g Fett, 16 g Kohlenhydrate; Kalorien: 358/Joule: 1496 1 BE

(811) Grieß-Quark-Speise mit Aprikosen **HK, MD, NB**

100 g magerer Speisequark, 30 g Grieß, 1/8 l Milch, 15 g Fruchtzucker oder Honig, etwas Vanillezucker, 1 Eiweiß, 20 g Honig, 200 g Aprikosen

Milch mit Vanillezucker zum Kochen bringen. Grieß einstreuen und ausquellen lassen. Unter die noch heiße Grießmasse das steifgeschlagene Eiweiß ziehen. Aprikosenkompott in eine kleine Schüssel geben. Quark mit Fruchtzucker oder Honig schaumig rühren, den abgekühlten Grießbrei eßlöffelweise unterheben und diese Grieß-Quark-Masse über die Aprikosen füllen.

26 g Eiweiß, 5 g Fett, 82 g Kohlenhydrate; Kalorien: 508/Joule: 2123

(812) Sanddornquark **HK, LG, MD, F, D, NB**

100 g magerer Speisequark, 1/8 l Sanddorn-Vollfruchtsaft, 15 g Honig (bzw. Sionon für Diabetiker)

Den Quark mit Saft und Honig gut vermischen und abschmecken.

18 g Eiweiß, 1 g Fett, 18 g Kohlenhydrate; Kalorien: 159/Joule: 665 1½ BE

(813) Bananenquark (II) **HK, LG, MD, NB**

100 g magerer Speisequark, 15 g Honig, 2 Eßlöffel Milch oder Sahne, 50 g Banane, ½ Zitrone, 15 g gehackte Mandeln oder Nüsse

Quark mit Sahne oder Milch, Zitronensaft und Honig schaumig rühren. Die Banane mit einer Gabel fein zerdrücken und mit dem Quark vermischen. Diesen mit gehackten Nüssen oder Mandeln bestreut anrichten.

18 g Eiweiß, 11 g Fett, 23 g Kohlenhydrate; Kalorien: 288/Joule: 1204

(814) Apfel-Schalotte **HK, MD, NB**

200 g Äpfel, 25 g Sultaninen, 15 g Honig, 75 g Vollkorn- oder Grahambrotkrumen, einige Eßlöffel Zitronenwassser, 5 g kaltgeschlagenes Öl für die Form, 20 g Pflanzenmargarine

Eine kleine Auflaufform mit Öl fetten und mit Brotkrumen ausstreuen. Kleingeschnittene, mit Honig und Sultaninen vermischte Äpfel darüberfüllen, mit Zitronenwasser beträufeln und mit den restlichen Bröseln abdecken. Den Auflauf mit Fettflöckchen belegen und etwa 30 Minuten backen.

8 g Eiweiß, 11 g Fett, 85 g Kohlenhydrate; Kalorien: 557/Joule: 2328

(815) Apfelstückchen **HK, LG, MD, NB**

200 g Äpfel, 10 g Pflanzenmargarine, 15 g Honig

Mittagessen Geschälte, kleingeschnittene Äpfel in Margarine und etwas Wasser weich dünsten. Mit Honig vermischen und abgekühlt servieren.

– Eiweiß, 7 g Fett, 44 g Kohlenhydrate; Kalorien: 217/Joule: 907

(816) Kastanien mit Äpfeln **HK, LG, MD, NB**

100 g Maronen, 100 g Apfel, 15 g Pflanzenmargarine, 15 g Honig

Von den Maronen die Schalen entfernen, die Früchte kleinschneiden und mit dem geschälten, gewürfelten Apfel in Pflanzenmargarine weich dünsten. Evtl. etwas Wasser dazugeben. Das Apfel-Kastanien-Mus mit Honig süßen und warm oder kalt servieren.

2 g Eiweiß, 10 g Fett, 61 g Kohlenhydrate; Kalorien: 273/Joule: 1141

(817) Apfelküchlein **HK, MD, NB**

100 g Apfel, 1 Teelöffel Vanillezucker, 1 Ei, 15 g Mehl, 20 g kaltgeschlagenes Öl

Das Ei trennen, das Eigelb mit Mehl verrühren und kurz vor dem Ausbacken den steifgeschlagenen Eischnee unterziehen. Dann das Kerngehäuse des Apfels ausstechen, den Apfel schälen und in verhältnismäßig dicke Scheiben schneiden. Diese in den Teig tauchen, in heißem Öl abbacken und mit Vanillezucker bestreuen.

7 g Eiweiß, 26 g Fett, 31 g Kohlenhydrate; Kalorien: 398/Joule: 1664

(818) Gebackene Banane **HK, MD, NB**

100 g Banane, 15 g Honig, 20 g kaltgeschlagenes Öl, Teig wie für Apfelküchlein Rezept Nr. 817

Die Banane schälen, mit Honig bestreichen, in Teig tauchen und in heißem Fett ausbacken.

7 g Eiweiß, 26 g Fett, 46 g Kohlenhydrate; Kalorien: 456 (mit Teigberechnung)/Joule: 1906

(819) Bratapfel **HK, MD, NB**

100 g schöner Apfel, 15 g Korinthen, 10 g Zimt-Zucker und 10 g gehackte Nüsse, 10 g Pflanzenmargarine

Aus dem Apfel die Mitte ausstechen und diese mit einer Mischung aus Nüssen, Zimt-Zucker und Korinthen füllen. Den Apfel in eine kleine feuerfeste Form setzen, mit einem Stück Margarine belegen und mit etwas Wasser umgeben. Bei Mittelhitze im Backofen garen.

1 g Eiweiß, 13 g Fett, 30 g Kohlenhydrate; Kalorien: 273/Joule: 1141

(820) Hagebuttenkompott mit Äpfeln HK, LG, MD, NB

75 g frische oder 35 g getrocknete Hagebutten, $\frac{1}{8}$ l Apfelsaft, $\frac{1}{8}$ l Wasser, 100 g Apfel, Honig nach Geschmack

Die zugerichteten Hagebutten mit Wasser weich kochen und mit Honig süßen. Den geschälten, kleingeschnittenen Apfel getrennt dünsten. Dann Hagebutten und Äpfel vermischen und mit Apfelsaft verdünnen. Verwendet man getrocknete Hagebutten, müssen diese zwölf Stunden eingeweicht und mit dem Einweichwasser gegart werden.

– Eiweiß, – Fett, 41 g Kohlenhydrate; Kalorien: 180/Joule: 752

(821) Hagebuttengrütze HK, LG, MD, NB

25 g Gerstengrütze, $\frac{1}{8}$ l Wasser, 15 g Hagebuttenmus, etwas abgeriebene Zitronenschale, Honig nach Geschmack, evtl. etwas Sanddornsaft

Die Grütze in Wasser einweichen und mit Zitronenschale abkochen lassen. Dann Honig und Hagebuttenmus untermischen und mit Sanddornsaft verdünnen.

2 g Eiweiß, – Fett, 32 g Kohlenhydrate; Kalorien: 175/Joule: 732

(822) Hagebuttenschnitten HK, LG, MD, NB

30 g Vollzwiebäcke, 30 g Hagebuttenmarmelade, einige Eßlöffel Apfelsaft, 20 g Schlagsahne

Den Apfelsaft auf einen Teller gießen. Die Zwiebäcke mit Hagebuttenmarmelade bestreichen und ebenfalls auf den Teller legen, so daß sie den Apfelsaft aufsaugen. Mit Schlagsahne verziert anrichten.

1 g Eiweiß, 6 g Fett, 35 g Kohlenhydrate; Kalorien: 274/Joule: 1145

(823) Holundercreme HK, LG, MD, NB

100 g Holunderbeeren, wenig Wasser, abgeriebene Zitronenschale, 15 g Honig, 20 g Stärkemehl, 3 Eßlöffel Milch, 100 g gedünstete Apfel- oder Birnenschnitzel

Holunderbeeren mit Wasser und Zitronenschale aufkochen und durch ein Sieb streichen. Das Holundermark mit Honig süßen, wieder zum Kochen bringen, mit in Milch angerührtem Stärkemehl vermischen und nochmals aufkochen. Apfel- oder Birnenschnitzel in ein Schälchen füllen und mit Holundercreme bedecken.

3 g Eiweiß, 2 g Fett, 49 g Kohlenhydrate; Kalorien: 247/Joule: 1032

(824) Holunderspeise HK, LG, MD, NB

100 g Holunderbeeren, 30 g Sago, 100 g Apfelstückchen, Honig nach Geschmack

Holunderbeeren in ¼ l Wasser kochen und durch ein Sieb streichen. Den Saft nochmals zum Kochen bringen, Sago einstreuen und ausquellen lassen. Die Speise mit Honig süßen. Apfelstückchen in ein Schälchen füllen und mit der Holunderspeise bedecken.

1 g Eiweiß, – Fett, 42 g Kohlenhydrate; Kalorien: 187/Joule: 782

(825) Johannisbeerauflauf HK, MD, NB

1 Tasse dick eingekochtes Johannisbeerkompott, 60 g Vollkornbrösel, 3 Eßlöffel Milch, 1 Ei, Zimt, 15 g Honig

In eine kleine feuerfeste Form lagenweise Brösel und Kompott füllen. Ei mit Milch, Zimt und Honig verrühren und über den Auflauf gießen. Bei Mittelhitze abbacken.

11 g Eiweiß, 8 g Fett, 63 g Kohlenhydrate; Kalorien: 419/Joule: 1751

(826) Berberitzenkompott HK, LG, MD

100 g Berberitzen, Honig nach Geschmack, 4 Eßlöffel Wasser

Die zugerichteten Berberitzen in Wasser weich dünsten und nach Geschmack mit Honig süßen. Berberitzenkompott kann anstelle von Zitronensaft als Geschmacks- und Vitaminzusatz auch anderen Kompottfrüchten beigemischt werden.

1 g Eiweiß, – Fett, 17 g Kohlenhydrate; Kalorien: 84/Joule: 351

(827) Kompott von Brombeeren, Heidelbeeren, Himbeeren, Johannisbeeren HK, LG, MD, F, D, NB

125 g Beeren, 4 Eßlöffel Wasser, Honig nach Geschmack (bzw. Sionon für Diabetiker)

Die gesäuberten Beeren mit Wasser aufkochen lassen. Dabei nicht zu stark rühren, sondern nur den Topf leicht schwenken, damit die Früchte nicht zerfallen. Beeren haben eine ganz kurze Kochzeit. Das fertige Kompott mit Honig süßen.

1 g Eiweiß, – Fett, 8 g Kohlenhydrate; Kalorien: 50/Joule: 209 ½ BE

(828) Birnenkompott HK, LG, MD, NB

200 g Birnen, 15 g Honig, einige Eßlöffel Wasser, als Geschmackszusatz Zimt, Zitronenschale oder Ingwer

Die Birnen schälen, in kleine Stücke schneiden und in Wasser mit einem Gewürz nach Wahl weich dünsten. Je nach der Obstsorte längere oder kürzere Kochzeit. Das Kompott wird mit Honig gesüßt und nach dem Abkühlen serviert.

1 g Eiweiß, – Fett, 38 g Kohlenhydrate; Kalorien: 155/Joule: 648

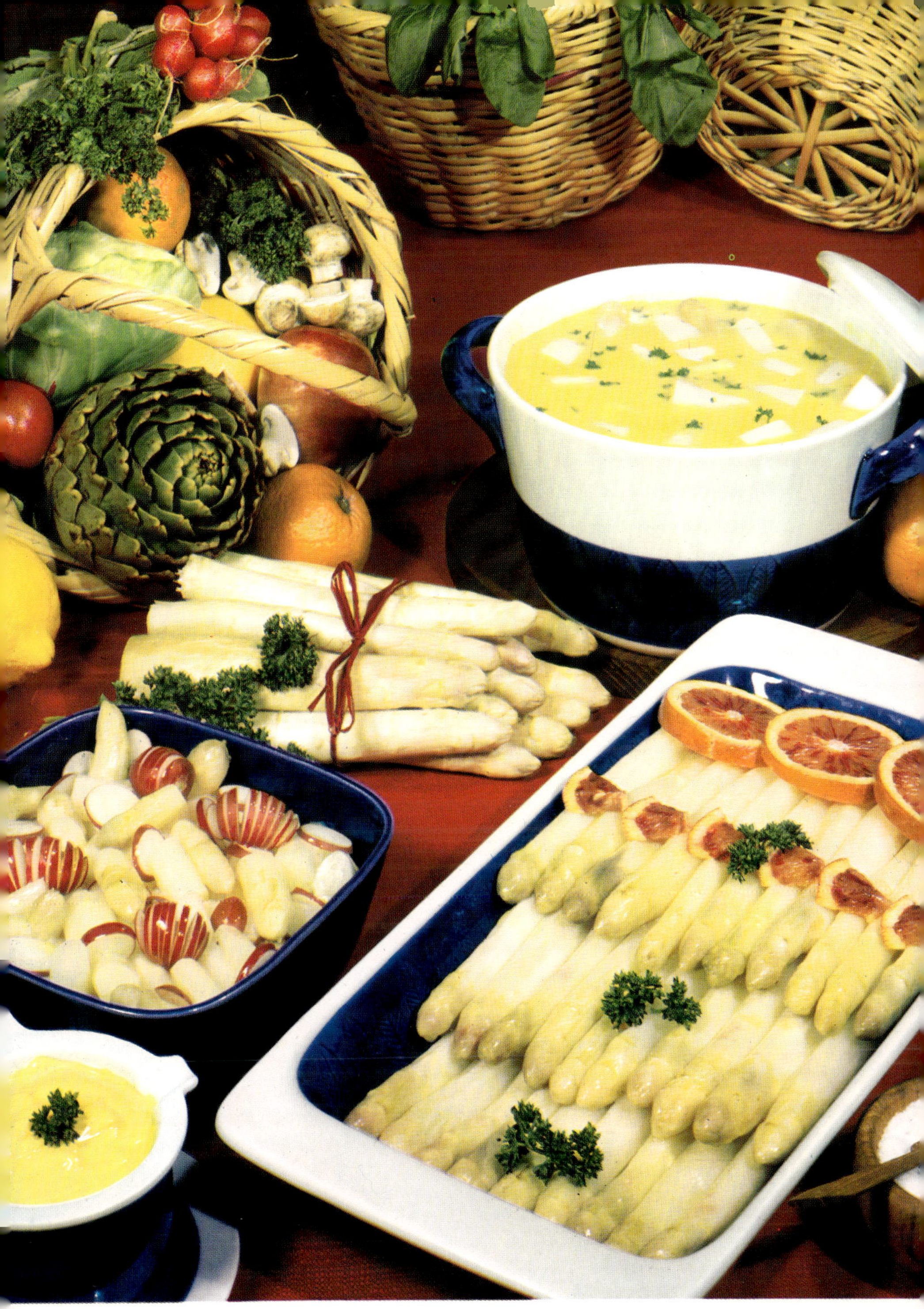

Spargel auf maltesische Art (S. 594)

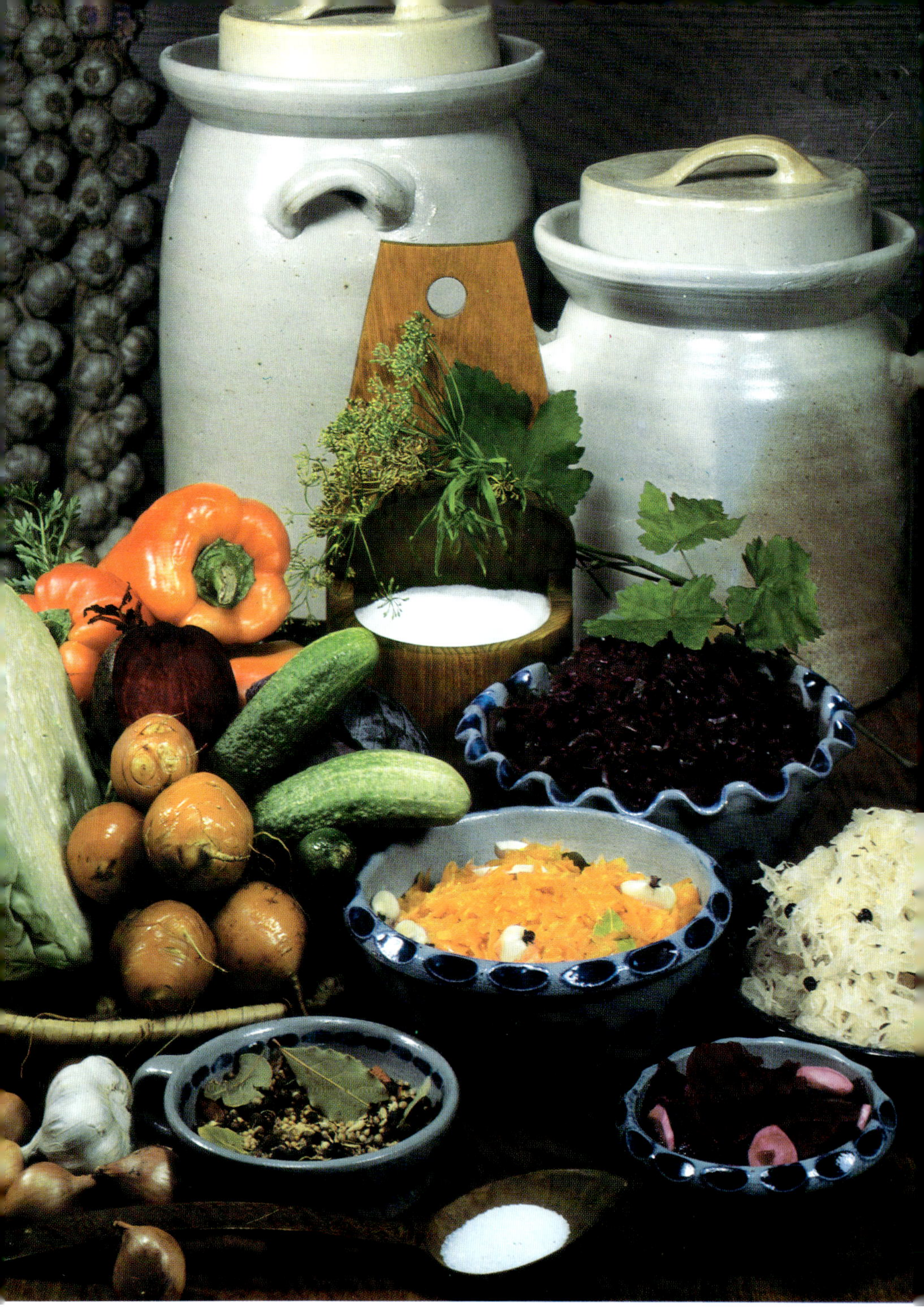
Milchsaures Gemüse (S. 594)

(829) Kompott von Steinobst **HK, MD, NB**

200 g Steinobst, einige Eßlöffel Wasser, Honig nach Geschmack

Dieses Obst kann entsteint oder auch mit Stein in wenig Wasser weich gekocht und mit Honig gesüßt werden. Werden die Früchte entsteint, dann empfiehlt es sich, aus geschmacklichen Gründen einige Steine mitzukochen, die vor dem Servieren entfernt werden.

1 g Eiweiß, – Fett, 34 g Kohlenhydrate; Kalorien: 106/Joule: 443

(830) Preiselbeerkompott **HK, LG, MD, F, D, NB**

100 g Preiselbeeren, Zucker oder Sionon für Diabetiker nach Geschmack, 100 g Äpfel oder Birnen

Preiselbeeren sind herb und müssen stark gesüßt werden. Mit Äpfeln oder Birnen vermischt, erfordern sie weniger Süßmittel. Die Preiselbeeren in wenig Wasser dünsten, mit Apfel- oder Birnenstückchen vermischen, etwas abgekühlt mit Zucker oder Sionon süßen und zu Quark, Kartoffel-Pfannkuchen, Grießspeisen, Eierkuchen oder Wildfleischgerichten reichen.

– Eiweiß, – Fett, 20 g Kohlenhydrate; Kalorien: 94/Joule: 393 2 BE

(831) Kompott von Quitten **HK, LG, MD, NB**

200 g Quitten, 1 Tasse Wasser, Fruchtzucker oder Honig zum Süßen

Die Quitten, die schön gelb aussehen sollten, schälen, entkernen, in kleine Stückchen schneiden und mit Wasser und Süßmittel kochen. Wenn nötig, die Fruchtstücke aus dem Saft nehmen, den Saft einkochen und dann wieder über die Früchte füllen.

– Eiweiß, 1 g Fett, 31 g Kohlenhydrate; Kalorien: 136/Joule: 568

(832) Kirschauflauf (2–4 Personen) **HK, LG, MD, NB**

250 g Kirschen, 20 g Pflanzenmargarine, 20 g Fruchtzucker oder Honig, etwas gestoßener Zimt, 1 Ei, 1½ Brötchen, einige Eßlöffel Milch

Die Kirschen entsteinen. Das Eigelb in der Milch verquirlen und die kleingeschnittenen Brötchen darin einweichen. Pflanzenmargarine mit Zucker und Zimt schaumig rühren, dann die ausgedrückten Brötchen hinzufügen und den steifgeschlagenen Eischnee und die Kirschen unterziehen. Diese Masse dann in eine gefettete feuerfeste Form füllen und bei Mittelhitze backen.

13 g Eiweiß, 22 g Fett, 78 g Kohlenhydrate; Kalorien: 603/Joule: 2521

(833) Pfefferminzflammeri HK, LG, MD, NB

40 g Grieß, ¼ l Milch, 1 Prise Meersalz, wenig Zucker nach Geschmack, 2 Teelöffel feingehackte Pfefferminzblätter

Die Milch zum Kochen bringen; Grieß, Salz und Zucker einstreuen und so lange kochen, bis die Masse dick ist. Wenn der Grießbrei fertig ist, die Pfefferminzblätter unterheben und die Speise in eine mit kaltem Wasser ausgespülte Form füllen. Gestürzt mit Fruchtsaft servieren.

13 g Eiweiß, 9 g Fett, 39 g Kohlenhydrate; Kalorien: 298/Joule: 1246

(834) Pfefferminzflammeri mit Hirse (2 Personen) HK, LG, MD, NB

35 g Hirse, $\frac{1}{8}$ l Milch, 1 Ei, etwas Meersalz, wenig Zucker oder Honig nach Geschmack, 2 Teelöffel gehackte Pfefferminzblätter, 30 g Schlagsahne

Milch mit Hirse zu einem dicken Brei kochen. Diesen mit Salz, Zucker oder Honig und Pfefferminzblättern würzen. Nun das Eigelb und zum Schluß den steifgeschlagenen Eischnee unterziehen. Die Speise in eine kleine Form füllen und mit Sahne verziert anrichten.

12 g Eiweiß, 11 g Fett, 28 g Kohlenhydrate; Kalorien: 364/Joule: 1522

(835) Preiselbeer-Grieß-Flammeri mit Birnen HK, MD, NB

40 g Grieß, $\frac{1}{4}$ l Milch, Honig zum Süßen, etwas abgeriebene Zitronenschale, 1 Ei, 20 g geriebene Nüsse, 100 g Birnen, 50 g Preiselbeerkompott

Die Milch zum Kochen bringen, Grieß einstreuen, abgeriebene Zitronenschale hinzufügen und unter den Grießbrei ein Eigelb, Nüsse, Honig und den steifgeschlagenen Eischnee ziehen. Die Speise in eine Schüssel füllen. Nach dem Erkalten die Oberfläche mit einer in Zuckerlösung gegarten, halbierten Birne und mit Preiselbeerkompott verzieren. (Für 2–4 Personen.)

20 g Eiweiß, 27 g Fett, 62 g Kohlenhydrate; Kalorien: 533/Joule: 2228

(836) Preiselbeer-Nuß-Creme HK, LG, MD, D, NB

50 g Preiselbeeren, 15 g Honig (bzw. Sionon für Diabetiker), 15 g Nuß- oder Mandelmus

Preiselbeeren mit der Gabel fein zerdrücken und mit Honig (bzw. Sionon) und Nuß- oder Mandelmus aufschlagen.

10 g Eiweiß, 8 g Fett, 21 g Kohlenhydrate; Kalorien: 196/Joule: 819 2 BE

(837) Hagebutten-Quark-Speise HK, LG, MD, NB

75 g magerer Speisequark, einige Eßlöffel Milch oder Sahne, 20 g Hagebuttenmarmelade, 15 g Weizenkeime oder gehackte Nüsse

Den Quark mit Milch oder Sahne und Hagebuttenmarmelade aufschlagen und abschmecken. Die Speise in eine Schale füllen und mit Weizenkeimen oder Nüssen bestreut servieren.

17 g Eiweiß, 3 g Fett, 21 g Kohlenhydrate; Kalorien: 222/Joule: 928

(838) Quarkspeise mit Kompott **HK, LG, MD, D, NB**

75 g magerer Speisequark, 20 g Honig oder Fruchtzucker (bzw. Sionon für Diabetiker), 4 Eßlöffel Milch, 2 g Agar-Agar, 2 Eßlöffel Wasser, Kompottfrüchte nach Wahl

Quark mit Milch und Fruchtzucker oder Honig (bzw. Sionon für Diabetiker) verschlagen. Agar-Agar auflösen und unter den Quark mischen. In eine mit Wasser ausgespülte Form füllen, erstarrt stürzen und mit Kompott servieren.

15 g Eiweiß, 2 g Fett, 17 g Kohlenhydrate; Kalorien: 156/Joule: 652 $1\frac{1}{2}$ BE

(839) Rhabarberspeise **HK, MD**

100 g Rhabarber, Fruchtzucker oder Honig nach Geschmack, einige Eßlöffel Wasser, 15 g Stärkemehl, 1 Stück Zitronenschale

Vom Rhabarber die Fäden abziehen, die Stangen in kleine Stücke schneiden und mit der Zitronenschale in Wasser weich kochen. Das angerührte Stärkemehl einrühren und die Speise dick kochen. Dann mit Honig oder Fruchtzucker süßen.

– Eiweiß, – Fett, 18 g Kohlenhydrate; Kalorien: 99/Joule: 414

(840) Zitronencreme **HK, LG, MD, F, D, NB**

$\frac{1}{8}$ l Buttermilch, 1 Zitrone, 2 g Agar-Agar, Fruchtzucker, Honig (bzw. Sionon für Diabetiker) nach Geschmack, evtl. Schlagsahne

Zitronensaft und Honig oder Fruchtzucker (bzw. Sionon) in die Buttermilch einrühren. Das aufgelöste Agar-Agar hinzufügen und die Creme stocken lassen. Nach Wunsch kann, wenn die Speise dicklich wird, Schlagsahne untergehoben werden.

6 g Eiweiß, 1 g Fett, 10 g Kohlenhydrate; Kalorien: 61/Joule: 255 1 BE

(841) Obstsalat mit Kiwi (4 Personen) **HK, LG, MD, NB, D**

2 Orangen (300 g), 2 Äpfel (300 g), 1 Banane (100 g), 150 g Erdbeeren, Kirschen oder anderes Obst, 1 Kiwi (150 g), 50 g Orangensaft, 1 Eßlöffel Zitronensaft, 1 Teelöffel Diätsüße

Obst kleinschneiden und in eine Schüssel geben. Orangensaft, Zitronensaft und Diätsüße zur Soße verrühren und über den Salat geben. Gut durchziehen lassen und gekühlt servieren.

6 g Eiweiß, – Fett, 116 g Kohlenhydrate; Kalorien: 548/Joule: 2219 10 BE

ZUM NACHMITTAG

Kuchen – Torten – Kleingebäck

Nachmittagskaffee

Gebäck und Kuchen möglichst nur auf Feiertage beschränken. Bei allen streng durchgeführten Diätformen sollten Kuchen und konzentrierte Süßigkeiten überhaupt wegfallen. Jeder Kuchen ergibt 12 Kuchenstücke.

(901) Frischkosttorte mit Beeren

250 g Flocken (Weizen-, Reis-, Gersten- oder Roggenflocken), 500 g Beerenfrüchte (Himbeeren, Brombeeren, Heidelbeeren, Johannisbeeren usw.), Honig nach Geschmack, evtl. etwas Sahne

Eine gefettete Springform mit Flocken ausstreuen. Darüber eine Lage zerdrückte, mit Honig vermischte Beeren füllen. Dann wieder eine Schicht Flocken und so fortfahren, bis die Beeren und Flocken aufgebraucht sind. Die Torte gut durchziehen lassen, dann evtl. mit Sahne servieren.

26 g Eiweiß, 2 g Fett, 249 g Kohlenhydrate; Kalorien: 1170/Joule: 4891

(902) Frischkost mit Leinsamen

100 g Leinsamenschrot, 200 g Flocken (wie Rezept Nr. 901), 100 g gemahlene Nüsse, etwas Anispulver, Saft und abgeriebene Schale einer Zitrone, 20 g Rosinen, 20 g gehackte Datteln, 20 g zerschnittene Trockenbanane, 500 g Äpfel, Honig nach Geschmack

Leinsamenschrot, Flocken, Nüsse, Anispulver, Rosinen, abgeriebene Zitronenschale und gehacktes Trockenobst gut vermischen. Äpfel schälen, auf der Rohkostreibe reiben, mit Honig und Zitronensaft vermischen und abwechselnd mit dem Flockengemisch in eine gefettete Springform schichten. Gut durchziehen lassen, aber am gleichen Tag servieren.

49 g Eiweiß, 95 g Fett, 284 g Kohlenhydrate; Kalorien: 2309/Joule: 9652

(903) Himbeerschichttorte

250 g Vollkornzwieback, 500 g Himbeeren, 100 g Honig, etwas Himbeersaft, ¼ l Schlagsahne, 100 g gehackte Nüsse, 50 g Mandel- oder Nußmus

Die Zwiebäcke mit Mandel oder Nußmus bestreichen. Himbeeren säubern und zerdrückt mit Honig vermischen. Zwiebäcke und Himbeeren lagenweise in eine Kastenform füllen, gut durchziehen lassen. Die Zwiebäcke, wenn nötig, noch mit etwas Himbeersaft tränken. Die Torte gestürzt mit Schlagsahne bestreichen und mit gehackten Nüssen bestreut servieren.

57 g Eiweiß, 178 g Fett, 332 g Kohlenhydrate; Kalorien: 3300/Joule: 13794

(904) Tortenboden mit frischem Obst

250 g Mehl, 125 g Pflanzenmargarine, 75 g Fruchtzucker oder Sionon, 1 Päckchen Vanillezucker, 1 Ei, frisches Obst, Agar-Agar und Schlagsahne

Mehl auf ein Backbrett sieben, in die Mitte eine Vertiefung drücken und dahinein das Ei gleiten lassen. Margarineflöckchen, Fruchtzucker oder Sionon und Vanillezucker darüberstreuen und alle Zutaten zu einem glatten Teig verkneten. Diesen etwa 30 Minuten kalt ruhen lassen. Dann in eine gefettete Tortenbodenform füllen und bei Mittelhitze abbacken. Abgekühlt mit frischem Obst nach der Jahreszeit belegen. Evtl. den Obstsaft mit Agar-Agar steifen und dann darübergeben. Die Torte mit Schlagsahne verziert anrichten.

36 g Eiweiß, 104 g Fett, 272 g Kohlenhydrate; Kalorien: 2149/Joule: 8983

(905) Vollfruchtkuchen

1 kg Früchte, 50 g geriebenes Vollkornbrot, 30 g Pflanzenmargarine, 50 g Sionon, 30 g Mandeln oder Nüsse; Tortenboden nach Rezept Nr. 904

Früchte je nach Sorte vorbereiten. Eine gefettete Springform mit dem Mürbeteig auskleiden, eine dünne Schicht mit gehackten Nüssen oder Mandeln legen, vermischte Vollkornbrösel darüberstreuen, dann das Obst einfüllen und mit Bröseln abdecken. Fettflöckchen aufsetzen und im Backofen abbacken. Es empfiehlt sich, den Mürbeteigboden etwa 10 Minuten blind abzubacken und dann erst das Obst und die Brösel darüberzufüllen.

8 g Eiweiß, 39 g Fett, 190 g Kohlenhydrate; Kalorien: 1250 (ohne Mürbeteig)/Joule: 5225

(906) Preiselbeerkuchen

1 Mürbeteig nach Rezept Nr. 904, 500 g Preiselbeeren, Sionon nach Geschmack, 50 g Nüsse oder Mandeln, 50 g Mehl, 2 Eier, 30 g Pflanzenmargarine

Zwei Drittel des Mürbeteiges in eine gefettete Springform legen und im Backofen etwa 10 Minuten vorbacken. In der Zwischenzeit die gesäuberten Preiselbeeren dünsten. Margarine mit Eiern und Mehl schaumig rühren, die gehackten oder gemahlenen Nüsse oder Mandeln untermischen und die gesüßten Preiselbeeren damit verrühren. Diese Masse auf den vorgebackenen Boden füllen, aus dem restlichen Teig eine dünne Teigdecke bereiten, über den Kuchen decken und diesen bei Mittelhitze abbacken.

25 g Eiweiß, 66 g Fett, 88 g Kohlenhydrate; Kalorien: 1123 (ohne Mürbeteig)/Joule: 4694

(907) Quittenbrot

Nachmittagskaffee

1 kg Quittenfruchtmus von der Geleebereitung, 700 g Zucker oder Sionon, evtl. Zitronensaft, 100 g grober Zucker

Das ausgedrückte Fruchtmark abwiegen und mit Zucker oder Sionon bei geringer Hitze so lange kochen, bis ein dicker Brei entstanden ist. Die Quittenpaste mit Zitronensaft abschmecken, auf einen Porzellanteller oder eine Platte streichen und an einem warmen Ort trocknen lassen. Die Paste in Würfel schneiden und in grobem Zucker wälzen.

4 g Eiweiß, – Fett, 1050 g Kohlenhydrate; Kalorien: 4620/Joule: 19312

(908) Nußtorte

4 Eier, 200 g Fruchtzucker, Honig oder Sionon, 200 g gemahlene Haselnüsse, 50 g Grieß, Schale einer Zitrone

Eigelb mit Zucker, Honig oder Sionon so lange rühren, bis eine dicke weiße Creme entstanden ist. Dann die abgeriebene Zitronenschale, gemahlene Nüsse und Grieß hinzufügen und gut verrühren. Zum Schluß den steifgeschlagenen Eischnee unterheben. Diesen Teig in eine gefettete Form füllen und bei milder Hitze abbacken.

57 g Eiweiß, 152 g Fett, 325 g Kohlenhydrate; Kalorien: 2877/Joule: 12026

(909) Hefekuchen mit Obst

250 g Mehl, 30 g Hefe, $\frac{1}{8}$ l Milch, 50 g kaltgeschlagenes Öl, 1 Prise Meersalz, 1 Ei, 15 g Sionon, 500 g Obst nach Jahreszeit, Sionon zum Bestreuen

Mehl in eine Schüssel sieben, in die Mitte eine Vertiefung drücken und die mit lauwarmer Milch verrührte Hefe hineingeben. Daraus einen kleinen Vorteig bereiten und diesen gehen lassen. Dann Öl, Ei, Salz und Sionon dazugeben, alles gut verschlagen und nochmals gehen lassen. Eine Springform fetten, den Teig darauf ausrollen, mit vorbereitetem Obst bedecken und bei Mittelhitze abbacken. Nach dem Backen mit Sionon bestreuen.

39 g Eiweiß, 63 g Fett, 215 g Kohlenhydrate; Kalorien: 1704/Joule: 7123

(910) Quarkblätterteig

250 g Mehl, 250 g Magerquark, 250 g Pflanzenmargarine, 375 g Obst oder 100 g Marmelade als Füllung, 1 Eigelb, 30 g Puderzucker

Mehl mit Quark und Margarine verkneten. Den Teig etwa 1 Stunde kalt ruhen lassen, dann ausrollen, Plätzchen, Drei- oder Vierecke ausschneiden und mit Obst oder Marmeladenklecksen belegen. Zusammenklappen, gut andrücken, mit Milch oder verquirltem Eigelb bestreichen und im Backofen backen. Mit Puderzucker bestreut kalt oder warm servieren.

72 g Eiweiß, 196 g Fett, 193 g Kohlenhydrate; Kalorien: 3011/Joule: 12586

(911) Quark-Sahne-Torte

1 Mürbeteig nach Rezept Nr. 904; 500 g Beerenobst oder Saft von 2 Zitronen, 500 g Magerquark, 250 g Sionon, ¼ l Schlagsahne, 10 g Agar-Agar

Aus dem Mürbeteig zwei dünne Böden in der Springform backen. Einen Boden ganz lassen, den anderen sofort in 12 Tortenstücke schneiden. Den ganzen Boden zurück in die Springform legen, den Formenrand mit einer Papiermanschette auskleiden, die Quarkcreme einfüllen und erstarren lassen. Nach etwa 3 Stunden in Stücke geteilten zweiten Boden auflegen, den Formenrand entfernen und die Torte servieren.

Quarkcreme: Den Quark mit Sionon und Zitronensaft oder den vorbereiteten Beeren gut vermischen. Agar-Agar auflösen, tropfenweise unterschlagen und zuletzt die steifgeschlagene Sahne vorsichtig unterziehen.

12 g Eiweiß, 38 g Fett, 264 g Kohlenhydrate; Kalorien: 1435/Joule: 5998

(912) Hagebutten-Makronen

100 g Hagebuttenmark, 180 g Weizenkeime oder geriebene Mandeln, Eiweiß von 3 Eiern, 180 g Fruchtzucker oder Sionon, 60 g Grieß

Das Eiweiß steif schlagen, dann Weizenkeime oder Mandeln, Fruchtzucker oder Sionon, Hagebuttenmark und Grieß unterheben. Von dieser Masse kleine Häufchen auf ein gefettetes Blech setzen und bei geringer Hitze abbacken.

13 g Eiweiß, 18 g Fett, 267 g Kohlenhydrate; Kalorien: 1561/Joule: 6525

(913) Anisplätzchen

250 g Mehl, 250 g Fruchtzucker oder Sionon, 3 Eier, 2 Eßlöffel Anis

Der Zucker oder Sionon wird mit den Eiern so lange gerührt, bis er sich aufgelöst hat. Dann gesiebtes Mehl und Anis untermischen und von dem Teig kleine Häufchen auf ein gefettetes Backblech setzen. Bei Mittelhitze abbacken.

45 g Eiweiß, 23 g Fett, 436 g Kohlenhydrate; Kalorien: 2169/Joule: 9066

(914) Haselnuß-Lebkuchen

350 g Puderzucker, Eiweiß von 7 Eiern, 250 g Haselnüsse, 1 Zitrone, 50 g Zitronat, 10 g Zimt, 1 Päckchen Pfefferkuchengewürz, 75 g Stärkemehl, 75 g Haferflocken

Das Eiweiß steif schlagen. Puderzucker, geriebene Nüsse, Zitronensaft, gewürfeltes Zitronat, Zimt, Pfefferkuchengewürz, Stärkemehl und Flocken untermischen. Von diesem Teig kleine Häufchen auf Oblaten oder auch auf ein mit Bienenwachs eingeriebenes Backblech setzen und bei geringer Hitze backen. Nach Wunsch können die abgekühlten Lebkuchen mit geschmolzener Schokolade überzogen werden.

77 g Eiweiß, 160 g Fett, 423 g Kohlenhydrate; Kalorien: 3492/Joule: 14597

Nachmittagskaffee

(915) Mandelplätzchen

250 g Haferflocken, 200 g Mehl, 150 g Pflanzenmargarine, 150 g Fruchtzucker, Honig oder Sionon, 2 Päckchen Vanillezucker, 1 Zitrone, 2 Eier, 1 Teelöffel Backpulver, 50 g feingeschnittene Mandeln, 1 Eigelb

Die Margarine mit den Flocken zerkrümeln. Zucker, Honig oder Sionon, Vanillezucker, abgeriebene Zitronenschale und zwei ganze Eier schaumig rühren, das mit Backpulver gesiebte Mehl unterheben und diese Schaummasse mit der Flockenmischung verkneten. Den Teig dünn ausrollen, beliebige Formen ausstechen, mit Eigelb bestreichen und mit fein geschnittenen Mandeln bestreut auf ein Backblech geben. Bei Mittelhitze backen.

74 g Eiweiß, 183 g Fett, 478 g Kohlenhydrate; Kalorien: 4007/Joule: 16749

(916) Pflaumenkuchen

250 g Weizenvollmehl, 85 g Pflanzenmargarine, 80 g Honig oder Sionon, 1 Ei, abgeriebene Schale einer Zitrone, 1 Teelöffel Backpulver, 1 Prise Meersalz, 750 g Pflaumen, 1 Eßlöffel Weizenkeime

Ei, Honig oder Sionon und Margarine verrühren, Mehl, Backpulver sowie Gewürze untermengen und alles zu einem glatten Teig verkneten. Eine Springform fetten, den Teig eindrücken und kalt stellen. Die gewaschenen Pflaumen entsteinen und halbieren. Den Teig im vorgeheizten Backofen bei 200° fünf Minuten vorbacken, mit den Weizenkeimen bestreuen, den Pflaumen belegen und noch etwa 55 Minuten weiterbacken.

44 g Eiweiß, 77 g Fett, 359 g Kohlenhydrate; Kalorien: 2364/Joule: 9805

(917) Schokoladenkuchen — Für Diabetiker

250 g Weizenvollmehl, 85 g Pflanzenmargarine, 125 g Sionon, 2 Eier, ½ Päckchen Backpulver, 1 Eßlöffel Kakaopulver (15 g), abgeriebene Schale einer Zitrone, 1 Prise Meersalz, etwa ½ Tasse Milch

Margarine, Eier und Sionon kremig rühren. Mehl, Backpulver und Kakaopulver durchsieben und löffelweise unter Zugabe der Milch und der Gewürze darunterrühren, bis ein glatter Teig entstanden ist. Den Teig in eine gefettete Kastenform füllen und im vorgeheizten Backofen bei Mittelhitze 45 bis 50 Minuten backen. Teilt man den Kuchen in 16 Stücke, so enthält ein Stück

3 g Eiweiß, 5 g Fett, 12 g Kohlenhydrate; Kalorien: 148/Joule: 712 1½ BE

ABENDGERICHTE

Warme Tees und Milchgetränke

Man sollte abends keine schweren Gerichte wählen, also keine kalorien-, fett- und eiweißreichen Mahlzeiten, besonders dann nicht, wenn die Gerichte gebacken werden müssen. Die Abendmahlzeit müßte die leichteste sein und möglichst früh eingenommen werden. Sie werden selbst bald feststellen, daß Sie sich wesentlich wohler fühlen, wenn Sie abends darauf verzichten, Ihren Organismus mit der Verdauung schwerer Speisen zu belasten. Getränke

Ungesüßt sind Tees ohne Kalorien; bei Zucker, Fruchtzucker, Sionon oder Honig sind 1 Teelöffel (15 g) mit 60 Kalorien (250 Joule) anzurechnen.

(1001) Malvenblütentee

1 Eßlöffel Malvenblüten, ½ l Wasser

Die Blüten mit kochendem Wasser überbrühen und 5–10 Minuten ziehen lassen. Der abgeseihte Tee kann gesüßt oder ungesüßt gereicht werden.

(1002) Apfeltee

5 Eßlöffel getrocknete Apfelschalen, 1 l Wasser

Zur Herstellung des Dörrgutes wird von wohlschmeckenden Äpfeln die Schale in dünnen Spiralen abgeschält und im Backofen bei offener Tür oder auf dem Ofen gedörrt. Das überbrühte Dörrgut etwa 10–15 Minuten kochen und dann noch einmal die gleiche Zeit ziehen lassen. Den Tee abseihen und mit Honig und Zitronensaft abschmecken. Der Geschmack wird noch besser, wenn zu den Schalen noch einige getrocknete Apfelringe gegeben werden. Auch ungesüßt ist dieser Tee ein schmackhaftes Getränk.

(1003) Bittertee

30 g Tausendgüldenkraut, 30 g Kardobenediktenkraut, 40 g Wermut

Einen halben Teelöffel dieser Mischung mit einer Tasse kochendem Wasser überbrühen, ziehen lassen und den abgeseihten Tee gesüßt oder ungesüßt etwa eine halbe Stunde vor dem Essen trinken. Er regt den Appetit an und steigert die Magensaft- und Magensäurebildung.

(1004) Hagebuttenkerntee

3 Eßlöffel Hagebuttenkerne, 1½ l Wasser

Die Kerne über Nacht einweichen, am nächsten Tag so lange kochen, bis sich die Flüssigkeit rot färbt. Den Tee gesüßt oder ungesüßt reichen.

(1005) Hagebuttenschalentee

Diesen Tee aus getrockneten Hagebuttenschalen in der gleichen Weise herstellen wie den Hagebuttenkerntee. Zur Abwechslung kann Zitronenschale, Apfelsinenschale oder auch Honig als Geschmackszusatz beigegeben werden.

Abendessen

(1006) Heimische Kräutertees

Brombeer-, Himbeer- und Erdbeerblätter bilden fast immer die Grundlage zahlreicher deutscher Tees. Sie werden untereinander in verschiedenen Mengenverhältnissen oder mit anderen Haustees gemischt. Hierzu einige Beispiele:

a) 40 Teile Erdbeerblätter, 40 Teile Brombeerblätter, 20 Teile Huflattichblätter. Der Aufguß wird trübe, der Geschmack ist auch ohne Süßmittel nicht herb.

b) 35 Teile Brombeerblätter, 35 Teile Himbeerblätter, 30 Teile Preiselbeerblätter. Der Aufguß ist trübe, der Geschmack ist ungesüßt etwas herb.

c) 25 Teile Himbeerblätter, 50 Teile Erdbeerblätter, 25 Teile Preiselbeerblätter. Der Aufguß ist kaum merkbar getrübt, der Geschmack ungesüßt nur wenig herb.

d) 50 Teile Himbeerblätter, 50 Teile Erdbeerblätter. Der Aufguß ist klar, der Geschmack auch ungesüßt nicht herb.

e) 40 Teile Himbeerblätter, 40 Teile Erdbeerblätter, 20 Teile Waldmeister. Der Aufguß ist klar, der Geschmack erinnert an schwarzen Tee.

f) Erdbeer-, Himbeer-, Brombeerblätter zu gleichen Teilen.

g) Erdbeer-, Brombeer-, Lindenblätter, Pfefferminzstengel, Waldmeister und Quecke zu ungefähr gleichen Teilen.

h) Je 25 Teile Brombeerblätter, schwarze Johannisbeerblätter, Lindenblätter und Quecken sowie einige Apfelschalen.

i) Brombeerblätter, Lindenblätter, schwarze Johannisbeerblätter und Hagebuttenschalen zu gleichen Teilen.

Von diesen Teemischungen rechnet man 2 gehäufte Eßlöffel auf 1 l Wasser. Man kann die Mischungen überbrühen und den Tee vor dem Filtrieren nach Geschmack 5–10 Minuten ziehen lassen. Diese Tees lassen sich in so vielen Kombinationen und Variationen herstellen, daß jeder nach einigen Versuchen eine ihm geschmacklich zusagende Mischung herausfindet.

(1007) Schlehengetränk

1 Tasse Wasser, 1 Teelöffel Honig, Schlehensaft nach Geschmack

Kochendes Wasser mit Honig süßen und so viel Schlehensaft hinzugeben, daß ein angenehmer Geschmack entsteht.

(1008) Afpelsinen- oder Zitronenmilch **Alle Diätformen**

$\frac{1}{4}$ l Milch, Buttermilch oder Sauermilch, Saft von 1 Orange oder Zitrone, 15 g Honig bzw. Sionon

Milch mit ausgepreßtem Saft und Honig bzw. Sionon gut vermischen oder im Mixer aufschlagen und sofort servieren, da sich das Gemisch leicht absetzt.

8 g Eiweiß, 7 g Fett, 29 g Kohlenhydrate; Kalorien: 219/Joule: 915 $2\frac{1}{2}$ BE

(1009) Erdbeermilch **Alle Diätformen**

50 g Erdbeeren, 15 g Honig bzw. Sionon, $\frac{1}{4}$ l Milch, Buttermilch oder Joghurt

Alles im Mixer oder mit dem Schneebesen gut verrühren. Wenn kein Mixer vorhanden ist, kann man die Erdbeeren auch mit der Gabel fein zerdrücken.

2 g Eiweiß, 10 g Fett, 30 g Kohlenhydrate; Kalorien: 172/Joule: 719 $2\frac{1}{2}$ BE

(1010) Waldmeistermilch **Alle Diätformen**

1 Sträußchen Waldmeister, 15 g Honig bzw. Sionon, $\frac{1}{4}$ l Milch

Milch mit Honig bzw. Sionon vermischen, Waldmeister in die Milch hängen, bis die Milch den Kräutergeschmack angenommen hat. Gut gekühlt servieren.

7 g Eiweiß, 7 g Fett, 24 g Kohlenhydrate; Kalorien: 195/Joule: 815 2 BE

(1011) Sojamilch **HK, LG, MD, D, NB**

100 g Sojabohnen, Meersalz, Malzextrakt, Sanddornsaft-Extrakt oder 1 Teelöffel Honig bzw. Sionon

Die Bohnen 12–24 Stunden einweichen, dann zerkleinern oder besser noch im elektrischen Mixgerät zermahlen. Die Masse mit der dreifachen Wassermenge 30 Minuten kochen lassen. Dann die Flüssigkeit durch ein Tuch abseihen. Die abgetropfte „Milch" kann man je nach Geschmack mit Meersalz, Malzextrakt, Sanddornsaft oder Honig bzw. Sionon würzen. 100 g Sojabohnen ergeben:

36 g Eiweiß, 18 g Fett, 26 g Kohlenhydrate; Kalorien: 445/Joule: 1860 2 BE

Süße Suppen

(1101) Holundersuppe mit Grießklößchen HK, LG, MD, NB

Abendessen

¼ l Holundersaft, 10 g Stärkemehl, 50 g Milch (4 Eßlöffel), einige Eßlöffel Apfelsaft oder 75 g Apfel

Den Holundersaft erhitzen und mit dem in Milch angerührten Stärkemehl aufkochen lassen. Nach Geschmack Apfelsaft oder gedünstete Apfelstückchen hinzufügen.

7 g Eiweiß, 2 g Fett, 40 g Kohlenhydrate; Kalorien: 198/Joule: 828

Grießklößchen: 50 g Grieß, ⅛ l Milch, 10 g Pflanzenmargarine, ½ Ei, etwas abgeriebene Zitronenschale, 1 Prise Meersalz

Die Milch zum Kochen bringen, Grieß einstreuen und zu einem dicken Brei kochen. Margarine, Zitronenschale, Meersalz und das halbe Ei untermischen und aus der Masse mit einem Teelöffel Klößchen abstechen. Diese in wenig Wasser etwa 10 Minuten ziehen lassen, dann in die Holundersuppe geben und die Suppe sofort auftragen.

12 g Eiweiß, 14 g Fett, 43 g Kohlenhydrate; Kalorien: 381/Joule: 1593

(1102) Holundermilchsuppe HK, LG, MD, NB

1 Dolde Holunder (etwa 100 g Beeren), ¼ l Milch, 10 g Stärkemehl, 1 Ei, 20 g Honig zum Süßen, Meersalz nach Geschmack

Die gewaschenen Beeren in der Milch weich kochen und durch ein Sieb streichen. Die Fruchtmilch nochmals zum Kochen bringen, mit angerührtem Stärkemehl binden und mit Honig sowie Salz abschmecken. Die Suppe mit einem Eigelb abziehen und von der Kochstelle nehmen. Eiweiß mit etwas Zucker steif schlagen, kleine Klößchen abstechen und in das kochende Wasser legen. Die gegarten Klößchen auf der Suppe servieren.

15 g Eiweiß, 14 g Fett, 44 g Kohlenhydrate; Kalorien: 368/Joule: 1538

(1103) Kirschsuppe HK, LG, MD, NB

100 g Sauer- oder 150 g Süßkirschen, 1 Stück Zitronenschale, ¼ l Wasser, 20 g Honig nach Geschmack, 10 g Stärkemehl

Die entsteinten Kirschen mit Zitronenschale und Wasser aufkochen lassen und mit dem angerührten Stärkemehl binden. Mit Honig nach Geschmack süßen.

– Eiweiß, – Fett, 44 g Kohlenhydrate; Kalorien 176/Joule: 736

(1104) Pflaumensuppe HK, MD, NB

125 g Pflaumen, ¼ l Wasser, 20 g Honig, etwas Zimt oder Zitronenschale, Knusperflocken oder Zwiebackbrocken

Pflaumen entsteinen, mit Wasser und Zitronenschale oder Zimt weich kochen, mit dem elektrischen Mixer pürieren oder durch ein Sieb streichen. Die Suppe mit Honig abschmecken und mit Knusperflocken oder Zwiebackbrocken anrichten.

– Eiweiß, – Fett, 31 g Kohlenhydrate; Kalorien: 122/Joule: 510

(1105) Quittensuppe HK, LG, MD, NB

125 g Quitten, $^1/_4$ l Wasser oder Apfelsaft, 20 g Honig, Zitronenschale, 10 g Zwieback

Quitten schälen, in Stückchen schneiden, in Wasser oder Saft weich kochen, durch ein Sieb streichen und mit abgeriebener Zitronenschale und Honig abschmecken. Die Suppe über Zwiebackbrocken anrichten.

– Eiweiß, – Fett, 43 g Kohlenhydrate; Kalorien: 187/Joule: 782

(1106) Rhabarbersuppe HK, MD, F

125 g Rhabarber, $^1/_8$ l Wasser, 1 Stück Zimt oder Vanille, 10 g Stärkemehl, 20 g Honig

Rhabarber vorbereiten und in Wasser mit Zimt oder Vanille weich kochen. Dann mit dem angerührten Stärkemehl binden und mit Honig süßen.

– Eiweiß, – Fett, 28 g Kohlenhydrate; Kalorien: 116/Joule: 485

Brotaufstriche

(1201) Kräuteraufstrich (I) **HK, LG, MD, D, NB**

Abendessen

1 Eßlöffel gehackte Kräuter, Meersalz, 35 g Pflanzenmargarine

Die feingewiegten Gewürzkräuter unter die schaumig gerührte Margarine mischen und diese mit Salz abschmecken.

1 g Eiweiß, 24 g Fett, 3 g Kohlenhydrate; Kalorien: 175/Joule: 732 ¼ BE

(1202) Kräuteraufstrich (II) **HK, LG, MD, D, NB**

1 Eßlöffel Kräuter (Estragon, Pimpernelle, Kresse, Thymian, Majoran, Basilikum, Borretsch, Dill, Schnittlauch, Zitronenmelisse, Salbei), 35 g Pflanzenmargarine, Meersalz, einige Tropfen Zitronensaft

Entweder eins der genannten Kräuter verwenden oder eine Kräutermischung herstellen, davon 1 Eßlöffel unter die Margarine mischen und mit Salz und Zitronensaft würzen.

1 g Eiweiß, 24 g Fett, 4 g Kohlenhydrate; Kalorien: 179/Joule: 748 ¼ BE

(1203) Meerrettichaufstrich **HK, LG, MD, D, NB**

1 Stück Meerrettich, 35 g Pflanzenmargarine, Meersalz, 1 Stück Apfel

Unter die schaumig gerührte Margarine den geriebenen Apfel und den Meerrettich mischen und mit Salz würzen.

1 g Eiweiß, 24 g Fett, 4 g Kohlenhydrate; Kalorien: 179/Joule: 748 ¼ BE

(1204) Rettichaufstrich **HK, LG, MD, D, NB**

1 Stück Rettich, 35 g Pflanzenmargarine, 1 Teelöffel gehackte Petersilie, 1 kleine Zwiebel, Meersalz

Margarine schaumig rühren und mit geriebener Zwiebel, geraspeltem Rettich, Salz und gehackter Petersilie vermischen.

1 g Eiweiß, 24 g Fett, 10 g Kohlenhydrate; Kalorien: 211/Joule: 882 1 BE

(1205) Tomatenaufstrich (I) **HK, LG, MD, D, NB**

1 Tomate, 35 g Pflanzenmargarine, etwas Paprikapulver, etwas Knoblauch, Meersalz

Die Tomate pürieren und mit der schaumig gerührten Margarine und Paprikapulver, Knoblauch und Salz gut vermischen.

1 g Eiweiß, 24 g Fett, 4 g Kohlenhydrate; Kalorien: 179/Joule: 748 ¼ BE

(1206) Senfaufstrich **HK, LG, MD, D, NB**

1 Teelöffel Schnittlauch, 1 Teelöffel Senf, 35 g Pflanzenmargarine

Die Margarine schaumig rühren, mit Senf und dem kleingeschnittenen Schnittlauch vermischen und den Aufstrich abschmecken.

1 g Eiweiß, 24 g Fett, 4 g Kohlenhydrate; Kalorien: 179/Joule: 748 ¼ BE

(1207) Kräuterquark (II) **HK, LG, MD, F, D, NB**

100 g magerer Speisequark, 1 Eßlöffel gemischte Kräuter, 2 Eßlöffel Milch oder Sahne, Meersalz

Den Quark mit Milch oder Sahne vermischen, die gehackten Kräuter unterrühren und nach Geschmack mit Meersalz würzen.

20 g Eiweiß, 3 g Fett, 10 g Kohlenhydrate; Kalorien: 139/Joule: 581 1 BE

(1208) Kräuterkäsemischung **HK, MD, NB**

30 g geriebener magerer Käse, 1 Eigelb, 10 g Vollmehl, ⅛ l Milch, 20 g Pflanzenmargarine, etwas Meersalz, 1 Eßlöffel gemischte Würzkräuter

Den geriebenen Käse mit Eigelb und Mehl vermischen, die Masse mit kochender Milch überbrühen und dann auf dem Feuer verrühren, bis sie dick ist. Vom Feuer nehmen, Pflanzenmargarine und Würzkräuter zugeben und mit Salz abschmecken.

13 g Eiweiß, 30 g Fett, 17 g Kohlenhydrate; Kalorien: 423/Joule: 1768

(1209) Quark-Leinöl-Kost **HK, LG, MD, D, NB**

100 g magerer Speisequark, 40 g Leinöl, 25 g Milch, Würzkräuter oder gehackte Radieschen, Tomaten, Gurken, Kapern, Meersalz, Kümmel

Den Quark mit Öl und Milch im Mixer oder mit dem Schneebesen zu einer ganz cremigen Masse verrühren. Diese mit Würzkräutern oder gehackten Radieschen, Kapern, Tomaten oder Gurken vermischen und mit Salz und Kümmel würzen.

18 g Eiweiß, 42 g Fett, 5 g Kohlenhydrate; Kalorien: 391/Joule: 1634 ½ BE

(1210) Tomatenaufstrich (II) **HK, LG, MD, D, NB**

20 g Pflanzenmargarine, 30 g Mehl, 1 Eßlöffel Tomatenmark; ⅛ l Gemüsebrühe, 15 g Weizenkeime, 1 gehacktes Ei, 1 kleine Zwiebel, nach Bedarf etwas Meersalz und Paprikapuder

Margarine schmelzen, Mehl darin anschwitzen, mit Brühe auffüllen und zu einem dicken Brei aufkochen lassen. Diesen mit Tomatenmark, Weizenkeimen, gehacktem Ei und geriebener Zwiebel vermischen und abschmecken. Nach Bedarf mit Salz und Paprikapuder würzen. Wenn Sie den Geschmack von grünen Paprikaschoten lieben, können Sie auch noch ein Stück feingehackte Paprikaschote untermischen.

8 g Eiweiß, 24 g Fett, 37 g Kohlenhydrate; Kalorien: 443/Joule: 1852 3 BE

(1211) Gewürzaufstrich **HK, LG, MD, D, NB**

20 g Pflanzenmargarine, 30 g Mehl, ⅛ l Milch oder Gemüsebrühe, 1 Eßlöffel gehackte Kräuter, Senfmehl, Paprikapuder

Eine Mehlschwitze nach dem Rezept Nr. 1210 bereiten. Kräuter, Senfmehl und Paprikapuder hinzufügen, alles gut mischen und abschmecken.

2 g Eiweiß, 25 g Fett, 20 g Kohlenhydrate; Kalorien: 300/Joule: 1254 2 BE

(1212) Ei-Brotaufstrich **HK, LG, MD, D, NB**

1 Ei, 25 g Pflanzenmargarine, 1 Tomate, 2 Radieschen, 1 Teelöffel Schnittlauch, Petersilie, Hefewürze, Meersalz

Margarine schaumig rühren, das Ei hart kochen, schälen, das Eigelb ganz fein zerdrücken und mit dem gehackten Eiweiß, der kleingewürfelten Tomate, dem feingeschnittenen Schnittlauch, der Petersilie und den Radieschen unter die Margarine mischen. Alles mit Hefewürze und Meersalz abschmecken.

8 g Eiweiß, 25 g Fett, 10 g Kohlenhydrate; Kalorien: 300/Joule: 1254 1 BE

(1213) Hefeaufstrich **HK, LG, MD, D, NB**

25 g Hefe, 25 g Pflanzenmargarine, 1 kleine Zwiebel, einige Eßlöffel Wasser, Sahne, Milch oder Buttermilch, 30 g Getreideflocken, 1 Eßlöffel Küchenkräuter, Meersalz

Margarine schmelzen, die gehackte Zwiebel darin anrösten, mit Getreideflocken verrühren, Flüssigkeit hinzufügen und zu einem dicken Brei kochen. Die zerkrümelte Hefe und Meersalz zugeben, die Masse von der Kochstelle nehmen und mit Kräutern vermischen.

15 g Eiweiß, 18 g Fett, 29 g Kohlenhydrate; Kalorien: 350/Joule: 1463 2½ BE

(1214) Pilzquark als Brotaufstrich **Alle Diätformen**

100 g magerer Speisequark, 20 g Pflanzenmargarine, 1 Teelöffel gehackte Petersilie, 100 g gedünstete Champignons, Meersalz, Zitronensaft

Quark mit Margarine schaumig rühren, die gedünsteten, feingehackten und abgekühlten Champignons sowie die Petersilie untermischen und den Quark mit Salz und Zitronensaft abschmecken.

21 g Eiweiß, 15 g Fett, 15 g Kohlenhydrate; Kalorien: 275/Joule: 1150 1 BE

(1215) Vegetarischer Aufschnitt (4 Portionen) **HK, LG, MD, D, NB**

100 g Nußmus, 50 g Pflanzenmargarine, 50 g Stärkemehl, 50 g Nährflocken, 1 große Zwiebel, Meersalz, ½ Teelöffel gemahlener Kümmel, ½ Teelöffel gemahlene Wacholderbeeren, 1 Eßlöffel Würzkräuter, Zitronensaft, nach Geschmack Majoran, Thymian oder Basilikum, 100 g geriebene Kartoffeln, 2 Tassen Wasser, 100 g Haselnüsse

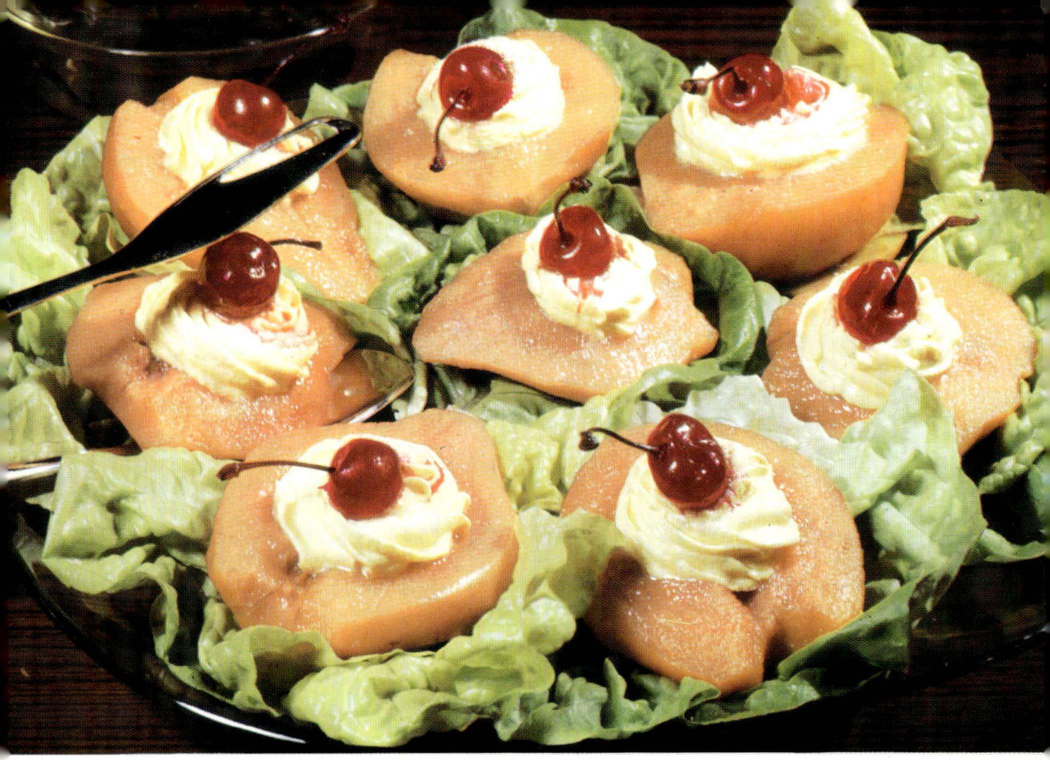

Feinschmecker-Quitten (S. 595)

Rückseite: Apfelstrudel (S. 595)

Kastanien-Gericht für den Vegetarier (S. 595)

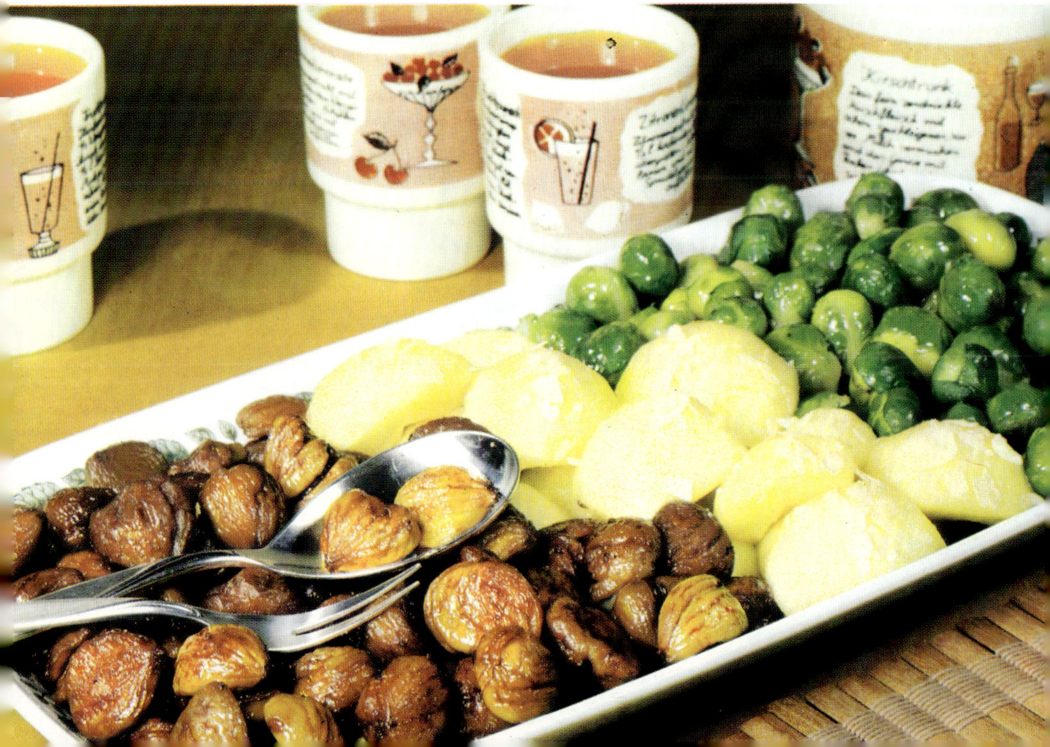

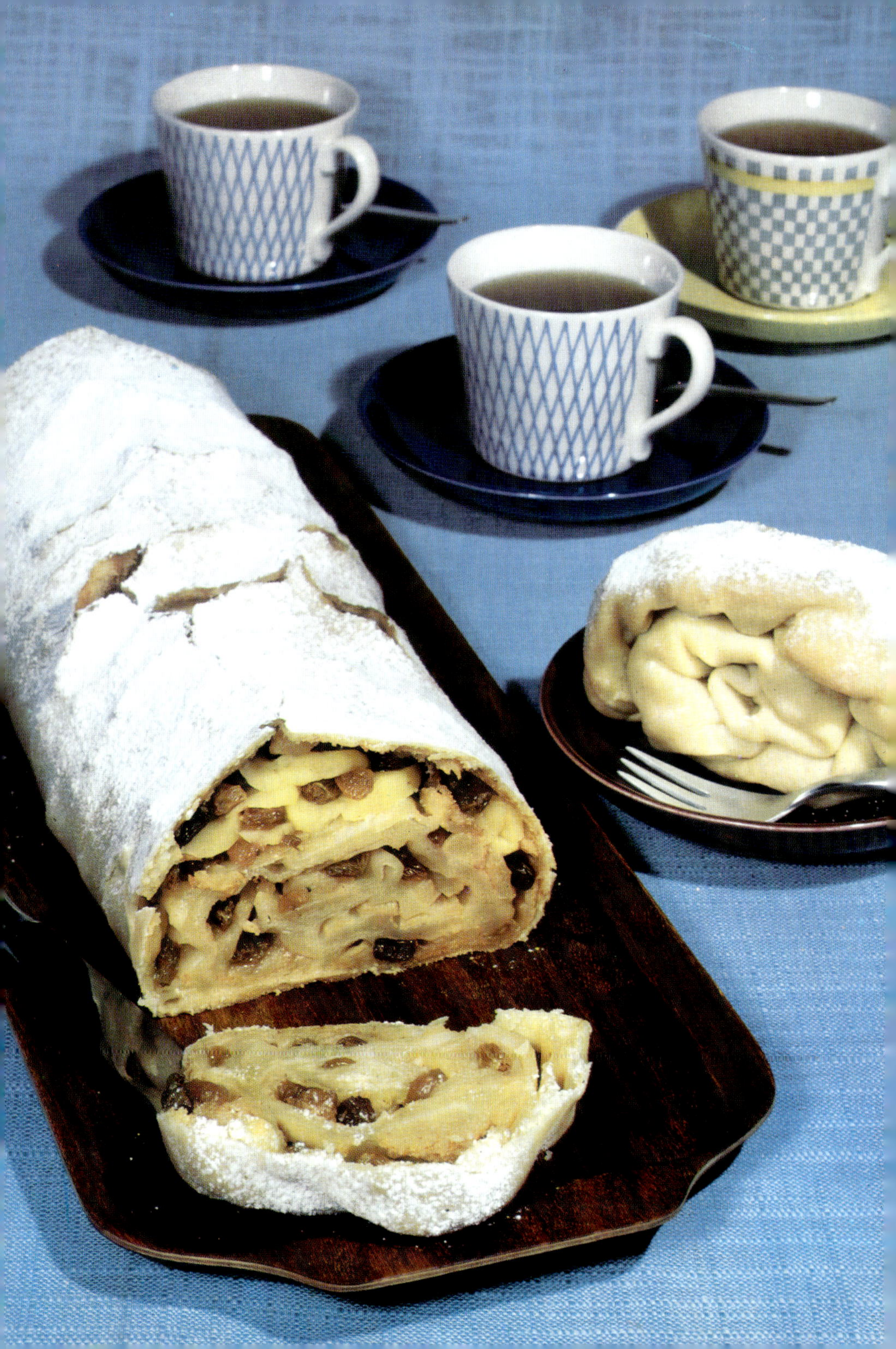

Nußmus, feingeriebene Nüsse, geschmolzene Margarine, Stärkemehl, Nährflocken, feingeschnittene Zwiebel, etwas Salz, Kümmel, Wacholderbeeren, Würzkräuter, Zitronensaft und roh geriebene Kartoffel mit Wasser zu einer dicken Masse verrühren und mit Gewürz abschmecken. Dann die Masse in eine gefettete Puddingform oder eine Auflaufform füllen und mindestens eine Stunde gut verschlossen im Wasserbad kochen lassen. Wenn Sie über keine geeignete Form verfügen, packen Sie die Masse gut in Alufolie ein. Abgekühlt, wird der Aufschnitt aus der Form gestürzt und in Scheiben geschnitten. Der Nährstoff- und Kaloriengehalt ist für eine Portion berechnet!

Brotaufstriche

10 g Eiweiß, 40,5 g Fett, 31 g Kohlenhydrate; Kalorien: 247/Joule: 1032 2½ BE

Warme Speisen für den Abend

(1301) Apfelreis — HK, LG, MD, NB

Abendessen *60 g Reis, $\frac{1}{4}$ l Milch, 25 g Pflanzenmargarine, 25 g Fruchtzucker oder Honig, 1 Eigelb, etwas abgeriebene Zitronenschale und Zimt, 150 g Äpfel*

Reis in die kochende Milch einstreuen und mit Zimt und der abgeriebenen Zitronenschale zugedeckt ziehen lassen, bis der Reis weich ist. Dann Margarine, Fruchtzucker oder Honig, Eigelb und entweder gedünstete Apfelstückchen oder rohgeriebene Äpfel unter den Reis mischen. Mit Fruchtsaft servieren.

14 g Eiweiß, 31 g Fett, 93 g Kohlenhydrate; Kalorien: 825/Joule: 3449

(1302) Rhabarberauflauf — Nur Normalkost

200 g Rhabarber, 50 g Sionon, 60 g Mehl, einige Eßlöffel Milch, 1 Ei, 15 g Pflanzenmargarine, 15 g Sionon zum Bestreuen

Vom Rhabarber die Fäden abziehen, die Stangen in Stückchen schneiden und in eine feuerfeste Form legen. Aus Mehl, Ei, Milch, Sionon und geschmolzener Margarine einen Teig rühren und über den Rhabarber füllen. Den Auflauf mit Sionon bestreuen und im Backofen bei Mittelhitze backen.

10 g Eiweiß, 19 g Fett, 128 g Kohlenhydrate; Kalorien: 754/Joule: 3152

(1303) Haferflockenbratlinge mit Hagebuttenmus — HK, MD, D, NB

35 g Haferflocken, 100 g Hagebuttenmus, Würzextrakt, 1 Zwiebel, 1 Ei, 25 g kaltgeschlagenes Öl zum Braten

Über Tag die Haferflocken mit Hagebuttenmus übergossen stehenlassen. Dann Ei, geriebene Zwiebel und Würzextrakt dazugeben und einen dicken Teig mischen. Öl in einer Stielpfanne erhitzen, mit einem Löffel kleine Häufchen in die Pfanne setzen, breitdrücken und von beiden Seiten knusprig braten. Mit Apfelkompott oder einem frischen Salat reichen.

13 g Eiweiß, 31 g Fett, 36 g Kohlenhydrate; Kalorien: 475/Joule: 1986 3 BE

(1304) Getreideflockenbratlinge mit Hagebuttenmus — HK, MD, D, NB

100 g Brotkrumen oder Getreideflocken, 100 g ungesüßtes, verdünntes Hagebuttenmus, 1 Zwiebel, Kräuter, Meersalz, 1 Ei, 25 g kaltgeschlagenes Öl

Die Getreideflocken oder Brotkrumen über Tag mit Hagebuttenmus übergossen ziehen lassen. Die feingeschnittene Zwiebel, gehackte Kräuter, Salz und Ei untermischen und von dem Teig handtellergroße Plätzchen in Öl backen. Mit Apfelmus, Preiselbeerkompott oder Salat reichen.

17 g Eiweiß, 32 g Fett, 61 g Kohlenhydrate; Kalorien: 616/Joule: 2575 5 BE

(1305) Gersten-Kräuter-Bratlinge mit Möhren-Rettich-Salat (2 Personen) **HK, MD, NB**

100 g Gerstengraupen, 4 Eßlöffel Wasser, 15 g Pflanzenmargarine, ½ Tasse Brennesselblätter, etwas Meersalz, 1 Zwiebel, 25 g kaltgeschlagenes Öl

Die über Tag eingeweichten Graupen mit dem Wasser zu einem dicken Brei kochen. Die in Margarine gedünstete Zwiebel und die gehackten Brennesselblätter daruntermischen und die Masse mit Salz abschmecken. Dann Bratlinge daraus formen und in kaltgeschlagenem Öl in der Pfanne knusprig braun braten. Der Nährstoff- und Kaloriengehalt pro Portion beträgt:

6 g Eiweiß, 18 g Fett, 40 g Kohlenhydrate; Kalorien: 363/Joule: 1517

Salat: 200 g Möhren, 100 g Rettich, 65 g magerer Speisequark, 2 Eßlöffel Milch, 1 kleine Zwiebel, 1 Teelöffel Schnittlauch, 1 Prise Zucker und Meersalz, 15 g kaltgeschlagenes Öl, einige Tropfen Zitronensaft, einige Salatblätter

Möhren und Rettich putzen, reiben und untereinandermischen. Aus Quark, Milch, Öl, Zitronensaft, feingeschnittenem Schnittlauch, Zucker, Salz und geriebener Zwiebel eine Marinade rühren und mit der geriebenen Masse vermischen. Den Salat auf 2 Kopfsalatblättern anrichten. Der Nährstoff- und Kaloriengehalt pro Portion beträgt:

9 g Eiweiß, 8 g Fett, 15 g Kohlenhydrate; Kalorien: 197/Joule: 823

(1306) Pilzbratlinge (2 Personen) **HK, MD, D**

200 g gedünstete Pilze oder die entsprechende Menge eingeweichte Trockenpilze, 30 g Mehl, 30 g Pflanzenmargarine, ⅛ l Milch, 20 g kaltgeschlagenes Öl zum Braten, 50 g geriebenes Grahambrot, 1 Ei, 1 Teelöffel gehackte Petersilie, Meersalz

Mehl in Margarine anschwitzen und mit Milch aufkochen lassen, so daß ein dicker Brei entsteht. Die gedünsteten, gehackten Pilze (ohne Flüssigkeit), die gehackte Petersilie und Salz unter den Brei mischen. Die Masse etwa eine Stunde kalt stellen. Dann fingerlange Bratlinge formen, in verquirltem Ei und Grahambröseln wenden und in heißem Öl knusprig braun braten. Der Nährstoff- und Kaloriengehalt pro Portion beträgt:

12 g Eiweiß, 25 g Fett, 30 g Kohlenhydrate; Kalorien: 430/Joule: 1797 2½ BE

(1307) Kartoffel-Pilz-Auflauf **HK, LG, MD, NB**

200 g Kartoffeln, 200 g Pilze, 20 g Stärkemehl, 20 g Soja-Vollmehl, Selleriesalz, 30 g geriebener magerer Käse, 1 Zwiebel, 1 Eßlöffel gehackte Petersilie, 20 g Pflanzenmargarine

Kartoffeln in der Schale kochen, pellen und durch die Kartoffelpresse drücken. Erkaltet mit Sojamehl, Stärkemehl, Selleriesalz und geriebenem

Käse locker vermischen. Von dieser Masse eine dünne Schicht in eine kleine Auflaufform geben, gedünstete Pilze und gehackte Zwiebel darauf verteilen. Mit gehackter Petersilie bestreuen und mit der restlichen Kartoffelmasse abschließen. Fettflöckchen auf den Auflauf legen und im Backofen backen. Günstig ist es, wenn Sie die Kartoffeln schon am Vorabend oder morgens garen, pellen und pressen und etwa 12–24 Stunden vor dem Zubereiten des Auflaufs stehenlassen.

28 g Eiweiß, 20 g Fett, 56 g Kohlenhydrate; Kalorien: 524/Joule: 2190

(1308) Pilze mit Rührei und Röstkartoffeln **HK, MD, D, NB**

200 g Pilze, 1 Ei, 1 Eßlöffel Milch, Meersalz, 1 Stich Pflanzenmargarine, 1 Teelöffel gehackte Petersilie, 1 Teelöffel kleingeschnittener Schnittlauch, 200 g Kartoffeln, 20 g kaltgeschlagenes Öl

Geputzte Pilze blättrig schneiden und in der Margarine dünsten, bis die Pilzflüssigkeit verdunstet ist. Ei mit Milch verquirlen, mit Salz und Petersilie vermischen und über die Pilze gießen, stocken lassen und mit Schnittlauch bestreut anrichten. In der Schale gekochte, gepellte Kartoffeln in Scheiben schneiden, in Öl leicht anrösten (siehe auch Rezept Nr. 712) und zu dem Pilz-Rührei servieren.

22 g Eiweiß, 30 g Fett, 48 g Kohlenhydrate; Kalorien: 544/Joule: 2274 4 BE

(1309) Eierkuchen (Grundrezept mit Abwandlungen) **HK, MD, D, NB**

60 g Mehl, 1 Ei, 1/8 l Milch, 1 Prise Meersalz, 25 g kaltgeschlagenes Öl, Marmelade oder Kompott

Mehl in eine Schüssel sieben, Ei, Salz und Milch unterschlagen. Aus diesem Teig in heißem Öl ein bis zwei Eierkuchen backen. Diese mit Marmelade, Fruchtsaft, Kompott usw. oder mit Salat reichen. Dieses Rezept kann man vielfach abwandeln, indem man dem Teig z. B. Wermutblättchen oder frische Gewürzkräuter, gehackte Spinatblätter, Käse, Paprikastreifchen oder auch andere Kräuter und Gemüse zusetzt. Dadurch kann man geschmacklich und diätetisch die verschiedensten Varianten erzielen.

17 g Eiweiß, 35 g Fett, 47 g Kohlenhydrate; Kalorien: 603/Joule: 2520 4 BE

(1310) Kräuter-Ei mit Grahambrot **HK, MD, NB**

1 Ei, 1 Teelöffel gehackte Kräuter, 10 g kaltgeschlagenes Öl, etwas Senf, einige Tropfen Zitronensaft, eine Prisc Meersalz, einige Salatblätter, 50 g Grahambrot

Das Ei hart kochen, schälen, halbieren, das Dotter herauslösen und durch ein Sieb streichen. Zu dem Eigelb Öl, Senf, Zitronensaft und Salz hinzufügen, alles zu einer glatten Masse verrühren und mit gehackten Kräutern vermischen. Die mit dieser Kräuter-Ei-Creme gefüllten Eiweißhälften auf Salatblättern anrichten und zu Grahambrot reichen.

9 g Eiweiß, 16 g Fett, 10 g Kohlenhydrate; Kalorien: 224/Joule: 936 (ohne Brot)

(1311) Eierkartoffeln mit Wildgemüse (II) HK, LG, MD, NB

200 g Kartoffeln, 2 hartgekochte Eier, Meersalz, 200 g Tomaten, ½ Eßlöffel gehackte Petersilie, 1 Zwiebel, 20 g Pflanzenmargarine, ⅛ l Joghurt

Kartoffeln, Eier und Tomaten werden kleingeschnitten und mit zwischengestreuter Petersilie, mit Salz und Zwiebelwürfeln lagenweise in eine gefettete Auflaufform geschichtet. Dann wird die Masse mit Joghurt übergossen, mit Margarineflöckchen belegt und im Backofen etwa ½ Stunde gebacken.

28 g Eiweiß, 32 g Fett, 44 g Kohlenhydrate; Kalorien: 572/Joule: 2391

Salat: 200 g Wildsalatblätter (wie Kresse, Löwenzahn, Sauerampfer, Huflattich, Breitwegerich, Gundermann und Spitzwegerich), 15 g kaltgeschlagenes Öl, einige Tropfen Zitronensaft, 1 Prise Zucker, Meersalz, 1 kleine Zwiebel

Die Blätter gut reinigen und auf einem Sieb abtropfen lassen. Verschiedene Blättersorten zu gleichen Teilen mischen, mit Öl, Zitronensaft, Zucker, Salz und einer kleingeschnittenen Zwiebel vermischen und abschmecken.

6 g Eiweiß, 15 g Fett, 14 g Kohlenhydrate; Kalorien: 221/Joule: 924

(1312) Kräuter-Haferklöße mit Porreesalat HK, MD, NB

60 g Haferfocken, ¼ l Milch, Meersalz, 15 g Pflanzenmargarine, ½ Ei, 20 g Weizenschrot oder Getreideflocken, 1 Teelöffel Schnittlauch oder Zwiebel, 1 Teelöffel gehackte Kräuter

Haferflocken in die Milch streuen, mit Pflanzenmargarine und einer Prise Salz auf der Kochstelle dick kochen, dann Ei, Weizenschrot oder Getreideflocken, Schnittlauch oder Zwiebelwürfel und gehackte Kräuter untermischen. Kleine Klößchen in kochendes Salzwasser geben, gar ziehen lassen und mit Porreesalat reichen.

20 g Eiweiß, 20 g Fett, 66 g Kohlenhydrate; Kalorien: 618/Joule: 2583

Salat: 200 g Porree, Meersalz, 15 g kaltgeschlagenes Öl, 50 g saure Sahne oder Joghurt, Honig oder Sionon, etwas Senf, einige Tropfen Zitronensaft

Porree säubern, in feine Scheibchen schneiden und diese in ganz wenig Wasser dämpfen. Auf einem Sieb abtropfen und abkühlen lassen. Dann in eine Marinade aus Öl, saurer Sahne oder Joghurt, Salz, etwas Honig oder Sionon, Zitronensaft und Senf geben und gut durchziehen lassen.

6 g Eiweiß, 15 g Fett, 18 g Kohlenhydrate; Kalorien: 239/Joule: 999

(1313) Kräuter-Semmelklöße mit Rettichsalat (I) **HK, MD, NB**

Abendessen

100 g Semmelbrösel, 100 g Milch, 10 g Mehl, ½ Ei, Meersalz, 1 Teelöffel feingeschnittenen Schnittlauch, Petersilie, Basilikum

Die Brösel mit Milch einweichen, dann Mehl, Ei, Salz und Kräuter untermischen. Aus der Masse kleine Klößchen formen, diese in kochendes Salzwasser einlegen und gar ziehen lassen. Mit Rettichsalat servieren.

21 g Eiweiß, 7 g Fett, 92 g Kohlenhydrate; Kalorien: 543/Joule: 2270

Rettichsalat: 1 mittlerer Rettich, 1 Apfel, 20 g Haselnüsse, 15 g kaltgeschlagenes Öl, 1 Eßlöffel Joghurt oder Sahne, 1 Teelöffel Zitronensaft, eine Prise Meersalz, wenig Honig oder Sionon

Rettich und Apfel schälen und grob raspeln. Mit Öl, Salz, Honig oder Sionon, Zitronensaft und Sahne oder Joghurt vermischen und mit gehackten Nüssen bestreut anrichten.

3 g Eiweiß, 29 g Fett, 21 g Kohlenhydrate; Kalorien: 385/Joule: 1609

(1314) Kräuterspätzle mit Rettichsalat (II) **HK, MD, F, NB**

60 g Mehl, ½ Ei, 1 Prise Meersalz, einige Eßlöffel Milch, 1 Eßlöffel feingehackte Kräuter, evtl. Reibekäse und Fettflöckchen zum Bestreuen

Aus Mehl, Ei und Milch einen Teig bereiten und kräftig schlagen, bis er Blasen wirft. Er muß eine gummiartige, geschmeidige Beschaffenheit aufweisen. Dann die feingehackten Kräuter und das Salz unterziehen. Die Masse nunmehr auf ein Brettchen streichen und mit einem Messer Spätzle in kochendes Salzwasser schaben oder den Teig durch eine Spätzlepresse drücken. Wenn die Spätzle an der Oberfläche schwimmen, herausheben und auf eine Platte legen. Man kann die Spätzle noch mit geriebenem Käse bestreuen und mit Fettflöckchen belegen.

5 g Eiweiß, 9 g Fett, 52 g Kohlenhydrate; Kalorien: 293/Joule: 1235

Rettichsalat: 1 mittlerer Rettich, Meersalz, 10 g Öl, 1 Teelöffel Zitronensaft, 1 Teelöffel gehackte Petersilie oder statt dieser Zutaten 20 g Mayonnaise

Den Rettich schälen und mit dem Hobel ganz feine Scheibchen hobeln. Diese mit Salz, Öl, Zitronensaft und gehackter Petersilie oder nur mit Mayonnaise vermischen.

4 g Eiweiß, 10 g Fett, 22 g Kohlenhydrate; Kalorien: 204/Joule: 853

(1315) Sauerampferpudding und Selleriesalat mit Quark **HK, MD, NB**

2 getrocknete Brötchen, 1 Ei, ⅛ l Milch, 1 Handvoll Sauerampfer, 20 g Reibekäse zum Bestreuen, 5 g Pflanzenmargarine für die Form

Die Brötchen in kleine Stückchen schneiden und in Milch einweichen, dann mit Ei und gehacktem Sauerampfer vermischen. Diese Masse in eine gefettete Auflaufform füllen, mit Reibekäse bestreuen und im Backofen backen.

20 g Eiweiß, 16 g Fett, 64 g Kohlenhydrate; Kalorien: 518/Joule: 2165

Salat: 60 g Sahnequark, 50 g Apfel, 150 g Sellerieknolle, 1 Teelöffel Zitronensaft, einige Eßlöffel Milch, 15 g Nußmus, Meersalz

Quark mit Milch schaumig rühren. Apfel und Sellerie schälen und grob reiben. Beides unter den Quark mischen und mit Zitronensaft, Salz und Nußmus abschmecken.

11 g Eiweiß, 22 g Fett, 19 g Kohlenhydrate; Kalorien: 311/Joule: 1300

(1316) Käse-Kümmelstangen mit Sauerampfersalat HK, MD, NB

50 g Hafermark, 20 g geriebener Käse, 20 g Vollmehl, 30 g Pflanzenmargarine, 1 Ei, etwas Selleriesalz, 1 Eßlöffel Wasser, ½ Teelöffel Backpulver, 1 Teelöffel Kümmelpulver

Margarine mit Ei schaumig rühren, Hafermark, Vollkornmehl, Backpulver, geriebenen Käse und Wasser damit vermischen, Salz und Kümmelpulver hinzufügen und abschmecken. Wenn der Teig gut verarbeitet ist, etwa ½ cm dick ausrollen, 10 cm lange Streifen schneiden und auf einem gefetteten Backblech abbacken.

20 g Eiweiß, 31 g Fett, 39 g Kohlenhydrate; Kalorien: 429/Joule: 1793

Salat: 200 g Sauerampfer, 50 g saure Sahne oder Joghurt, Meersalz, 1 kleine Zwiebel

Nur die ganz zarten Blätter verwenden, waschen und mit einer Sauce aus Sahne, Salz und geriebener Zwiebel anmachen. Keinen Zitronensaft hinzufügen, da Sauerampfer selbst reichlich Säure besitzt.

9 g Eiweiß, 2 g Fett, 9 g Kohlenhydrate; Kalorien: 93/Joule: 389

(1317) Schmorkartoffeln mit Rote-Bete-Salat HK, MD, NB

200 g Pellkartoffeln, 20 g Pflanzenmargarine, 1 Zwiebel, 1 Apfel, etwas Wasser, 2 Eßlöffel Milch, 10 g Mehl, Meersalz, Basilikum

Zwiebel und Apfel schälen und würfeln, in Margarine andünsten, Wasser dazugießen, in Scheiben geschnittene Kartoffeln darüberlegen und alles zusammen weich schmoren. Das Gericht mit Meersalz und Basilikum würzen, mit in Milch angerührtem Mehl binden und mit Rote-Bete-Salat reichen.

6 g Eiweiß, 16 g Fett, 51 g Kohlenhydrate; Kalorien: 411/Joule: 1718

Salat: 1 rote Bete, Meersalz, Pfeffer, 1 große Zwiebel, Zitronensaft, einige Kümmelkörner, 1 Stückchen Meerrettich, 1 Lorbeerblatt, etwas Honig

Die rote Bete kochen, schälen und abgekühlt in Scheibchen schneiden. Diese mit Zwiebelringen, Lorbeerblatt, Zitronensaft, Meerrettich und Kümmelkörnern, Honig, Meersalz und Pfeffer in eine kleine Schüssel schichten, mit kochendem Wasser bedecken und etwa einen Tag lang durchziehen lassen.

4 g Eiweiß, – Fett, 22 g Kohlenhydrate; Kalorien: 110/Joule: 460

(1318) Kartoffel-Kräuter-Auflauf mit Weißkrautsalat HK, MD, NB

1 Brötchen oder die gleiche Menge Grahambrot, ½ Tasse Milch, 125 g gekochte Kartoffeln, 10 g Mehl, ½ Ei, 1 Prise Meersalz, 1 Teelöffel gehackte Kräuter, nach Geschmack 20 g geriebener Käse oder Hefeflocken, evtl. 50 g Speisequark

Brot oder Brötchen in Milch einweichen, ausdrücken und mit der geriebenen Kartoffel, mit Ei, Mehl, Salz und Kräutern vermischen. Diese Masse in eine gefettete Auflaufform füllen, den Auflauf mit Hefeflocken oder Käse bestreuen und im Backofen backen. Eventuell noch 50 g Speisequark unter die Kartoffel-Brötchen-Masse mischen.

18 g Eiweiß, 10 g Fett, 66 g Kohlenhydrate; Kalorien: 460/Joule: 1923

Salat: 200 g Weißkohl, 1 Zwiebel, 40 g Joghurt oder saure Sahne, Zitronensaft, Meersalz

Den Weißkohl fein hobeln und mit dem Kartoffelstampfer stampfen, bis der Kohl Saft gezogen hat. Dann mit geriebener Zwiebel, Joghurt oder Sahne, Zitronensaft und Salz vermischen und abschmecken.

4 g Eiweiß, 2 g Fett, 11 g Kohlenhydrate; Kalorien: 62/Joule: 259

(1319) Kartoffel-Kräuter-Plätzchen mit Tomatensalat HK, LG, MD, NB

1 Brötchen oder die gleiche Menge Grahambrot, ½ Tasse Milch, 125 g gekochte Kartoffeln, 10 g Mehl, ½ Ei, 1 Prise Meersalz, 1 Teelöffel gehackte Kräuter, 25 g kaltgeschlagenes Öl zum Braten

Den gleichen Teig bereiten wie im Rezept Nr. 1318 beschrieben. Plätzchen daraus formen und diese in heißem Öl von beiden Seiten braten.

18 g Eiweiß, 10 g Fett, 66 g Kohlenhydrate; Kalorien: 460/Joule: 1923

Salat: 3 große Tomaten, 10 g Öl, 20 g Joghurt, Meersalz, Pfeffer, etwas Honig oder Sionon, 1 kleine Zwiebel

Tomaten in Scheiben schneiden und auf einen Teller legen. Joghurt mit Öl, Salz, Pfeffer, Honig oder Sionon, geriebener Zwiebel vermischen und diese Sauce über die Tomatenscheiben gießen.

6 g Eiweiß, 12 g Fett, 10 g Kohlenhydrate; Kalorien: 136/Joule: 568

(1320) Kartoffelschmarren mit Spargelsalat HK, MD, NB

200 g Kartoffeln, 50 g Mehl, 1 Ei, 30 g kaltgeschlagenes Öl, Meersalz

Warme Gerichte

Gekochte Kartoffeln über Tag stehenlassen und am Abend reiben. Unter die Kartoffeln Mehl und Ei mischen und mit Salz abschmecken. Öl in einer Pfanne erhitzen, die Kartoffelmasse zu einem flachen Kuchen hineindrücken und von beiden Seiten backen, dann noch einmal wenden, mit zwei Gabeln in Stückchen zerreißen und knusprig braten. Dazu Spargelsalat reichen.

12 g Eiweiß, 37 g Fett, 65 g Kohlenhydrate; Kalorien: 651/Joule: 2721

Salat: 250 g Spargel, 40 g süße Sahne, Meersalz, einige Tropfen Zitronensaft, 1 Teelöffel Schnittlauch

Spargel schälen, in ganz kleine Stückchen schneiden und diese mit Sahne, Salz, Zitronensaft und Schnittlauch vermischen. Der Salat kann als Rohkost oder auf die gleiche Weise mit gedünsteten Spargelstückchen zubereitet werden.

2 g Eiweiß, 12 g Fett, 5 g Kohlenhydrate; Kalorien: 157/Joule: 656

(1321) Kartoffelmaultaschen mit Wurzel-Kräuter-Salat HK, MD, NB

150 g gekochte Kartoffeln, 50 g Mehl, 1 Ei, etwas Meersalz, 25 g geriebener Käse. Kräuterfüllung: 60 g Quark, 1 Eßlöffel feingehackte Kräuter, 1 kleine Zwiebel, 15 g Pflanzenmargarine, etwas Würzextrakt, Meersalz

Aus geriebenen Kartoffeln, Mehl, Ei und Salz einen Teig bereiten, etwa ½ cm dick ausrollen und in kleine Rechtecke schneiden. Die Hälfte dieser Teigstücke mit Kräuterfüllung belegen, die Ränder anfeuchten, die Ecken aufeinanderklappen, gut andrücken und die Maultaschen 10–15 Minuten in kochendem Salzwasser gar ziehen lassen. Auf heißer Platte mit Käse bestreut anrichten.

Füllung: Den Quark mit Kräutern, geriebener Zwiebel, Salz, Würzextrakt und Pflanzenmargarine gut vermischen und abschmecken.

17 g Eiweiß, 22 g Fett, 67 g Kohlenhydrate; Kalorien: 471/Joule: 1969

Salat: 100 g junge Möhren, 100 g Sellerie, 100 g rote Bete, 1 Schwarzwurzel, 25 g kaltgeschlagenes Öl, 1 Eßlöffel Kräutergemisch aus Estragon, Basilikum, Kresse, Dill und Schnittlauch, 1 rohes Eigelb, Zitronensaft, Meersalz

Alle Gemüse zurichten und klein würfeln. Öl in einer Kasserolle erwärmen, das Gemüse hineingeben und bei geringer Hitze zugedeckt weich dünsten. Erkaltet wird das Gemüse mit Salz und gehackten Kräutern vermischt sowie mit verquirltem Eigelb und Zitronensaft abgeschmeckt.

8 g Eiweiß, 31 g Fett, 33 g Kohlenhydrate; Kalorien: 464/Joule: 1940

SOJA-REZEPTE FÜR DIE GESUNDE VOLLKOST

Salate und „Kalte Küche"

(1401) Reissalat mit Würstchen (4 Personen)

Abendessen

75 g gegarter Vollreis, 100 g Apfel, 100 g Schnittkäse, 150 g Tomaten, 1 Eßlöffel Mayonnaise, 75 g saure Sahne, Meersalz, Basilikum, Zitronensaft, etwas Honig oder Sionon, 1 Dose (275 g) Soja-Würstchen, Öl

Aus Mayonnaise, Sahne, Salz, Basilikum, Honig oder Sionon und Zitronensaft eine pikante Sauce rühren. Reis, gewürfelten Apfel, Käse und Tomaten untermischen und den Salat durchziehen lassen. Dann mit gebratenen oder erhitzten Soja-Würstchen anrichten.

66 g Eiweiß, 85 g Fett, 88 g Kohlenhydrate; Kalorien: 1460 / Joule: 6103

(1402) Soja-Gemüsesalat (4 Personen)

1 Dose Soja-zart (350 g), 150 g Erbsen, 150 g Champignons aus der Dose, 100 g gegarte Möhren, 150 g Mayonnaise, Meersalz, Basilikum, Zitronensaft, 1 Teelöffel feingeschnittener Schnittlauch

Soja-zart aus der Dose nehmen, auf einem Sieb abtropfen lassen und in Streifchen schneiden. Dann mit gegarten Erbsen, Möhren und Champignons vermischen. Aus Mayonnaise, Zitronensaft, Salz, Basilikum und Schnittlauch eine pikante Salatsauce bereiten und diese mit den anderen Salatzutaten gut vermischen.

63 g Eiweiß, 127 g Fett, 35 g Kohlenhydrate; Kalorien: 1569 / Joule: 6558

(1403) Soja-Fleischsalat mit Champignons (2 Personen)

100 g Mayonnaise, 100 g saure Sahne, Tomaten-Ketchup, Meersalz, Honig oder Sionon, 250 g Champignons, 150 g Soja-zart, Petersilie

Mayonnaise mit saurer Sahne gut verrühren, mit Tomaten-Ketchup, Meersalz und Honig oder Sionon pikant abschmecken. Champignons säubern, in Scheibchen schneiden und bei geringer Wärmezufuhr mit einer Prise Salz gar dünsten. Die erkalteten, gut abgetropften Champignons mit den in Streifen geschnittenen Sojascheiben unter die Sauce mischen und mit fein gewiegter Petersilie bestreut anrichten.

30 g Eiweiß, 83 g Fett, 14 g Kohlenhydrate; Kalorien: 952 / Joule: 3973

(1404) Broccolisalat (4 Personen)

300 g Broccoli (frisch oder tiefgekühlt), Meersalz, 2 Eßlöffel Apfelessig, 1 Eßlöffel Broccoliwasser, Sionon, 4 Eßlöffel Öl, 1 Dose Phag-Schnitten, 150 g kleine Tomaten, 1 große Banane

Broccoli putzen (gelbe Blätter entfernen, wenn nötig die Strünke abschälen), gründlich waschen und die Strünke tief über Kreuz einschneiden, damit sie schnell garen. In wenig Salzwasser 10–15 Minuten kochen. Aus Essig, Broccoliwasser, Öl und Sionon eine Salatsoße bereiten und die in mundgerechte Stücke geschnittenen Broccoli hineingeben. Phag-Schnitten in feine Streifen schneiden, Tomaten achteln, Banane in Scheibchen schneiden. Alles vorsichtig unter den Broccolisalat mengen, gut durchziehen lassen und nochmals abschmecken.

66 g Eiweiß, 53 g Fett, 58 g Kohlenhydrate; Kalorien: 1040/Joule: 4347

(1405) Frühlingssalat mit Würstchen (4 Personen)

150 g frische Salatgurke, 20 g kaltgeschlagenes Öl, 4 Tomaten, 1 Paprikaschote, 2 Zwiebeln, 5 Soja-Würstchen, 1 Bund Radieschen, 1 Bund Schnittlauch, Zwiebelpulver, Paprikapulver, Kräutersalz, Saft einer Zitrone

Tomaten achteln, Gurken, Radieschen und Soja-Würstchen in Scheiben, Paprikaschote in feine Streifchen schneiden. Zwiebeln fein hacken. Öl mit Zitronensaft, feingeschnittenem Schnittlauch und den Gewürzen verrühren und mit den anderen Salatzutaten vermischen.

24 g Eiweiß, 60 g Fett, 28 g Kohlenhydrate; Kalorien: 768/Joule: 3210

(1406) Balkan-Salat (4 Personen)

100 g Spaghetti, 125 g Sojascheiben, 1 Packung tiefgekühltes Balkangemüse, 4 hartgekochte Eier, 3 Eßlöffel Obstessig, 4 Eßlöffel kaltgeschlagenes Öl, Meersalz

Das Gemüse in wenig Salzwasser, die zerbrochenen Spaghetti in reichlich Salzwasser getrennt weich kochen, auf ein Sieb schütten und abkühlen lassen. Eier und Sojascheiben würfeln, alle Zutaten untereinander mischen und pikant abschmecken.

68 g Eiweiß, 81 g Fett, 96 g Kohlenhydrate; Kalorien: 1261/Joule: 5270

Hauptgerichte

(1407) Wurstgulasch (4 Personen)

Mittagessen mit Soja-Kost

1 Dose Soja-Würstchen (275 g), 500 g Tomaten, 2 Zwiebeln, 2 Eßlöffel kaltgeschlagenes Öl, 150 g saure Sahne, 1 Eßlöffel Mehl, 1 Teelöffel Kümmel, Meersalz, Basilikum, Paprikapulver

Tomaten mit kochendem Wasser überbrühen, die Schale abziehen und die Früchte in Scheiben schneiden. Öl erhitzen, gewürfelte Zwiebeln und in Stücke geschnittene Würstchen darin anbraten; dann Tomatenscheiben und Kümmel hinzufügen und alles etwa 20 Minuten dünsten lassen. Die Sauce mit in Sahne angerührtem Mehl binden und mit Gewürzen abschmecken. Das Ganze zu Reis servieren.

42 g Eiweiß, 79 g Fett, 39 g Kohlenhydrate; Kalorien: 1105 / Joule: 4619

(1408) Gefüllte Paprikaschoten (4 Personen)

4 gleichgroße Paprikaschoten, 250 g Naturreis, 1 Dose Sandwichcreme (200 g), 2 Eßlöffel kaltgeschlagenes Öl, 2 Zwiebeln, 100 g getrocknete Pilze, 2 Eßlöffel gehackte Petersilie, 70 g Tomatenmark, 150 g Joghurt, 1 Teelöffel Mehl, Meersalz, gekörnte Hefebrühe

Die Paprikaschoten der Länge nach aufschneiden, alle Kerne und weißen Teile entfernen und mit der folgenden Füllung füllen: Öl in einer Kasserolle erhitzen, gehackte Zwiebel goldgelb darin anrösten, eingeweichte Pilze dünsten und den getrennt gegarten Reis unterheben. Sandwich-Creme untermischen und alles mit gehackter Petersilie und Hefebrühe abschmecken. Die mit dieser Füllung versehenen Paprikaschoten in eine Kasserolle setzen. 2 Tassen Wasser mit Tomatenmark verrühren und darin die Paprikaschoten garen. Dann die Sauce mit in Joghurt angerührtem Mehl binden und mit Meersalz abschmecken.

69 g Eiweiß, 104 g Fett, 292 g Kohlenhydrate; Kalorien: 2475 / Joule: 10346

(1409) Kohlrouladen (1 Person)

200 g Kohlblätter, 20 g Joghurt, 100 g Soja-Pasta chuta, 50 g Zwiebeln, 100 g Tomaten, 5 g kaltgeschlagenes Öl, 1 Eßlöffel Petersilie, Meersalz, Paprika, Hefeextrakt

Kohlblätter einmal mit kochendem Wasser überbrühen und abkühlen lassen. Pasta chuta in die Kohlblätter einwickeln, und die Kohlblätter mit einem Baumwollfaden oder mit Rouladennadeln befestigen. Öl in einer Kasserolle erhitzen, die Kohlroulade darin anbräunen, die enthäuteten, in Scheiben geschnittenen Tomaten dazugeben und zusammen zugedeckt schmoren lassen. Sollte sich nicht genügend Flüssigkeit bilden, etwas Wasser dazugießen. Die Sauce mit Meersalz, Hefeextrakt, Paprika abschmecken und vor dem Servieren mit Joghurt vermischen.

15 g Eiweiß, 10 g Fett, 27 g Kohlenhydrate; Kalorien: 266 / Joule: 1112

(1410) Soja mit Chicorée-Gemüse (1 Person)

100 g Soja-zart, 250 g Chicorée, 50 g Tomaten, 1 Zwiebel, 1 Teelöffel Petersilie

Chicorée gut säubern, den weißen, harten Kern herausstechen und das Gemüse in grobe Stücke schneiden. Mit einigen Eßlöffeln Wasser, gehackter Zwiebel und den abgezogenen Tomaten weich dünsten. Gewiegte Petersilie unterziehen. Soja-zart-Scheiben unter dem Grill von beiden Seiten garen.

17 g Eiweiß, 14 g Fett, 10 g Kohlenhydrate; Kalorien: 246 / Joule: 1028

(1411) Blumenkohl mit gegrillten Soja-Koletts (1 Person)

250 g Blumenkohl, 100 g Soja-Koletts, 1 kleine Zwiebel, Meersalz, Hefewürze, 1 Teelöffel Kräuter

250 g Blumenkohl in leicht gesalzenem Wasser weich kochen. Die Koletts erhitzen und zu Blumenkohl reichen. Das Ganze mit Kräutern überstreuen.

20 g Eiweiß, 1 g Fett, 9 g Kohlenhydrate; Kalorien: 137 / Joule: 573

(1412) Blumenkohl-Eintopf (1 Person)

100 g Soja-zart, 1 Bund Suppengrün, 200 g Blumenkohl, 1 Teelöffel Petersilie, Meersalz, Hefeextrakt, 20 g Reis

$\frac{1}{2}$ l Wasser zum Kochen bringen, das gewürfelte Soja-Fleisch und das zerkleinerte Suppengemüse dazugeben und weich kochen. Die Brühe mit Meersalz und Hefeextrakt abschmecken. Blumenkohl putzen, in Röschen teilen und mit dem Reis in die Brühe einlegen. Zusammen garen. Das Gericht mit Meersalz und Hefeextrakt abschmecken und mit gehackter Petersilie bestreut zu Tisch bringen.

21 g Eiweiß, 14 g Fett, 25 g Kohlenhydrate; Kalorien: 326 / Joule: 1363

(1413) Grüne Bohnen „jugoslawisch" (2 Personen)

300 g Tiefkühlbohnen, 100 g Tomatensaft oder 2–3 frische Tomaten, 1 feingeschnittene Zwiebel, 30 g Pflanzenmargarine, $\frac{1}{2}$ Teelöffel Majoran, Frugola, Meersalz, Paprikapulver, Knoblauchpulver, frische Kräuter, $\frac{1}{2}$–1 Tasse Wasser, $\frac{1}{2}$ Dose Soja-Koletts (in Scheiben geschnitten)

Die feingeschnittene Zwiebel in der Margarine andünsten und dann die Bohnen und die Tomaten dazugeben, mit den Gewürzen abschmecken und etwa 20 Minuten schmoren lassen. Gegebenenfalls das Wasser mit dazugeben. Zum Schluß läßt man die Kolettscheiben kurz mitschmoren und richtet das Gemüse mit frischen Kräutern an.

40 g Eiweiß, 24 g Fett, 28 g Kohlenhydrate; Kalorien: 504 / Joule: 2107

(1414) Koletts nach „Wiener Art" (4 Personen)

1 Dose Soja-Koletts, 2 geschälte Zwiebeln, 2 geschälte Äpfel, 3–4 Eßlöffel Öl, 2 Eßlöffel Mehl, Meersalz, Paprika

Mehl und Gewürze mischen und die abgetropften Kolettscheiben darin wenden. Das Öl erwärmen und die Scheiben kurz anbraten und warm stellen. Zwiebeln und Äpfel in die Pfanne geben, hellbraun braten und über die Kolettscheiben füllen.

68 g Eiweiß, 44 g Fett, 44 g Kohlenhydrate; Kalorien: 888 / Joule: 3712

(1415) Gefüllte Eierkuchen (4 Personen)

250 g Vollmehl, ½ l Milch, 3 Eier, kaltgeschlagenes Öl, Meersalz, Majoran, 1 Dose Soja-Pasta chuta

Mehl mit Eiern, Milch, Salz und Majoran zu einem dickflüssigen Eierkuchenteig verrühren. Öl in einer kleinen Pfanne erhitzen, Teig hineingießen und dünne Eierkuchen backen. Diese mit der erhitzten Pasta chuta bestreichen, aufrollen und mit einem frischen Salat reichen.

95 g Eiweiß, 83 g Fett, 239 g Kohlenhydrate; Kalorien: 2176 / Joule: 9096

(1416) Champignongulasch mit Tomatenreis (4 Personen)

400 g Phag-Schnitten, 200 g Champignons, 30 g Pflanzenmargarine, 1 Zwiebel, 2 Eßlöffel Mehl, ¼ l Milch, 1 Eßlöffel gehackte Petersilie, einige Tropfen Zitronensaft, 1 Eigelb, Meersalz

Tomatenreis: 200 g Reis, 70 g Tomatenmark, ½ l Wasser, Meersalz, Paprikapulver

Margarine zerlassen, gehackte Zwiebeln darin andünsten, die geputzten Champignons hinzufügen und bei geschlossener Kasserolle etwa 20 Minuten dünsten. Dann die Pilze mit in Milch angerührtem Mehl binden, die in Stückchen geschnittenen Phag-Schnitten daruntermischen und alles mit Salz, Zitronensaft und Petersilie abschmecken. Das Pilzgericht mit Eigelb legieren und zu Tomatenreis reichen. Hierfür Tomatenmark mit Wasser vermischen und zum Kochen bringen, den Reis einstreuen, mit Salz und Paprikapulver abschmecken und ausquellen lassen.

109 g Eiweiß, 64 g Fett, 214 g Kohlenhydrate; Kalorien: 1928 / Joule: 8059

REZEPTE ZU DEN FARBBILDERN

Vorschläge zum Anrichten

Broccoli in Käsesauce mit Ei (4 Personen) (S. 240)

1 kg Broccoli, 60 g Pflanzenmargarine, 200 g geriebener Käse, 40 g Mehl, ¼ l Milch, 4 hartgekochte Eier, Muskat, Meersalz

Broccoli säubern und in einen Topf mit nicht zu viel Salzwasser geben. Den Topf verschließen und das Gemüse garen. Mehl in Pflanzenmargarine hell anschwitzen, mit ¼ l Broccoli-Kochwasser und Milch auffüllen und durchkochen lassen. Die Sauce mit Käse vermischen und mit Muskat und Meersalz abschmecken. Diese Sauce über das Gemüse gießen und dieses mit Eihälften servieren.

79 g Eiweiß, 89 g Fett, 51 g Kohlenhydrate; Kalorien: 1565 / Joule: 6542

Chicorée-Salat (II) ① (4 Personen) (S. 240)

500 g Chicorée, 50 g Walnüsse, 2–3 Tomaten, 2 Eßlöffel kaltgeschlagenes Öl, 2 Eßlöffel Apfelessig, ½ Teelöffel Senf, Petersilie

Die Chicorée waschen und am unteren Ende von ihrem bitteren Keil befreien. In Streifen schneiden und mit der Marinade (aus Öl, Apfelessig und Senf) und den gehackten Walnüssen vermengen. Mit Tomatenschnitzen und Petersilie garnieren.

13 g Eiweiß, 54 g Fett, 19 g Kohlenhydrate; Kalorien: 647 / Joule: 2704

Möhren-Rohkost (II) ② (4 Personen) (S. 240)

400 g Möhren, ¼ l saure Sahne, 2 Eßlöffel geriebener Meerrettich, 2 Eßlöffel Zitronensaft

Die saure Sahne mit dem Zitronensaft verrühren, den frisch geriebenen Meerrettich hinzufügen und die gesäuberten Möhren fein raffeln und unter die Soße heben.

10 g Eiweiß, 20 g Fett, 40 g Kohlenhydrate; Kalorien: 395/Joule: 1651

Kohlrabi-Rohkost ③ (4 Personen) (S. 240)

2 zarte Kohlrabi (250 g), 2 Bund Radieschen (200 g), 2 Eßlöffel kaltgeschlagenes Öl, 2 Eßlöffel Zitronensaft, 1 Teelöffel Senf, Schnittlauch, Dill

Aus Öl, Zitronensaft und Senf eine Soße bereiten und kräftig abschmecken. Die abgezogenen Kohlrabi in die Soße raffeln, die Radieschen in feinen Scheibchen hineinschneiden und das Ganze mit Schnittlauch und Dill vermischen.

7 g Eiweiß, 26 g Fett, 15 g Kohlenhydrate; Kalorien: 304/Joule: 1271

Zitronen-Buttermilch-Shake (4 Personen) (S. 336)

1 l Buttermilch, Saft von 2–3 Zitronen, Fruchtzucker nach Geschmack, 1 Tüte Agar-Agar

Buttermilch mit Fruchtzucker und Zitronensaft gut verschlagen und abschmecken. Agar-Agar nach Vorschrift zubereiten und unter die Buttermilch schlagen. Das Getränk kurz kaltstellen und dann mit einer Zitronenscheibe und einer Kirsche verzieren.

31 g Eiweiß, 8 g Fett, 105 g Kohlenhydrate; Kalorien: 626/Joule: 2617

Tomaten-Cocktail (II) (2 Personen) (S. 336)

1 Dose Tomatensaft, Meersalz, Fruchtzucker, 1 geriebene Zwiebel, 1 Eßlöffel gehackte Petersilie, 1 Tüte Agar-Agar

Tomatensaft herzhaft mit Meersalz, Fruchtzucker und geriebener Zwiebel abschmecken. Nach Vorschrift zubereitetes Agar-Agar untermischen, den Saft kurz anstocken lassen und mit gehackter Petersilie bestreut anrichten.

2 g Eiweiß, – Fett, 17 g Kohlenhydrate; Kalorien: 125/Joule: 523

Gegrillte Soja-Würstchen (4 Personen) (S. 337)

1 Dose Soja-Würstchen, etwas kaltgeschlagenes Öl

Die Würstchen mit Öl bestreichen und auf dem Holzkohlengrill von beiden Seiten grillen. Dann mit Senf, Meerrettich, Vollkornbrot oder Kartoffelsalat reichen. In 100 g ergeben das

11 g Eiweiß, 16 g Fett, 3 g Kohlenhydrate; Kalorien: 204/Joule: 862

Gesunder Kartoffelsalat (4 Personen) (S. 337)

1 kg Kartoffeln, 2 Gewürzgurken, 2 Tomaten, 1 Apfel, 1 Zwiebel, 3 Eßlöffel Obstessig, 1 Eßlöffel feingehackte Kräuter, 4 Eßlöffel kaltgeschlagenes Öl, Meersalz

Kartoffeln mit der Schale garen, pellen und in Scheiben oder Würfel schneiden. Gurke, Tomaten, Apfel in feine Würfel oder Scheibchen schneiden und mit der feingehackten Zwiebel und den Kräutern unter die Kartoffeln mischen. Aus Öl, Essig und Meersalz eine Marinade rühren, diese mit den anderen Zutaten vermischen und den Salat gut durchziehen lassen.

20 g Eiweiß, 50 g Fett, 162 g Kohlenhydrate; Kalorien: 1192/Joule: 4983

Salat „Hungaria" (4 Personen) (S. 512)

250 g Tomaten, 500 g Spargel, 2 Paprikaschoten (250 g), Meersalz, 2 Eßlöffel Obstessig, 4 Eßlöffel Öl, Pfeffer, 1 Eßlöffel Mayonnaise

Tomaten in Scheiben schneiden, eine Platte damit belegen und leicht mit Pfeffer bestreuen. Den Spargel schälen, halbieren und in leicht gesalzenem

Wasser garen. Die Spargelspitzen in einer Marinade aus Essig und Öl eine Stunde beizen (die Spargelenden zur Suppe oder als Frikassee-Einlage verwenden). Paprikaschoten kleinwürfeln. Die Spargelspitzen auf den Tomaten im Kreis anrichten, darauf einen Paprika-Kranz legen, mit der Spargel-Marinade beträufeln und mit einem Mayonnaise-Tupfer garnieren.

Vorschläge zum Anrichten

10 g Eiweiß, 45 g Fett, 26 g Kohlenhydrate; Kalorien: 597/Joule: 2495

Auberginen à la reine (4 Personen) (S. 513)

2 Auberginen, 350 g Champignons, 1 Eßlöffel Pflanzenöl, Meersalz; für die Frikasseesoße: 40 g Margarine, 30 g Mehl, $^3/_8$ l Flüssigkeit, 1 Prise Zucker, 1 Eigelb, 2 Eßlöffel Sahne, 2 Eßlöffel Zitronensaft, Tabasco, Hefewürze

2 Auberginen halbieren, mit spitzem Messer etwa 5 mm vom Rand das Fruchtfleisch ein wenig lösen, das Innere mehrmals einschneiden und in heißem Fett schwimmend ausbacken (nicht bräunen). Dann die Auberginen aushöhlen, aber soviel Fruchtfleisch belassen, daß die Schalen nicht zusammenfallen. Champignons blättrig schneiden und dünsten. Helle Grundsoße zubereiten. Mit verquirltem Eigelb legieren, mit Sahne und Zitronensaft abschmecken. Die Frikasseesoße mit den Champignons und dem gehackten Fruchtfleisch vermischen, zuletzt noch einmal mit Tabasco und Hefewürze abschmecken, in die Auberginen füllen und hübsch garnieren.

20 g Eiweiß, 70 g Fett, 98 g Kohlenhydrate; Kalorien: 960/Joule: 4027

Blumenkohl mit Sauerampfer-Gemüse (4 Personen) (S. 513)

1 mittlerer Blumenkohl (750 g), 500 g Sauerampfer, 65 g Butter, Meersalz, 1 Prise Zucker, 1 Eßlöffel geriebener Käse, Paprika

Für die Käsesauce: 30 g Butter, 30 g Mehl, $^1/_4$ l Milch, 2 Ecken Schmelzkäse, Muskatnuß

Blumenkohl in leicht gesalzenem Wasser garen. Inzwischen Sauerampfer verlesen, waschen, von den Stielen streifen und fein hacken. Butter erhitzen, den Sauerampfer hineingeben und ohne Flüssigkeit darin gar dünsten. Mit Meersalz und eventuell Zucker abschmecken. Den gut abgetropften Blumenkohl auf dem Sauerampfer anrichten. Für die Käsesauce Mehl in Butter schwitzen, mit der Milch verkochen, die Käse-Ecken in der Sauce verrühren und mit Meersalz, Muskatnuß und Paprika abschmecken. Den Blumenkohl mit der Sauce übergießen, mit geriebenem Käse und Paprika bestreuen.

36 g Eiweiß, 110 g Fett, 49 g Kohlenhydrate; Kalorien: 1440/Joule: 6035

Blumenkohl in Paprikaschoten (4 Personen) (S. 528)

2 große Paprikaschoten (400 g), 1 kleiner Blumenkohl (500 g), 200 g Chester-Scheibletten, 50 g Semmelmehl, Meersalz

Paprikaschoten der Länge nach halbieren, entkernen, Stiele und Scheidewände sorgfältig entfernen, ausspülen und 5 Minuten in leicht gesalzenem Wasser kochen. Blumenkohl ebenfalls kochen (nicht zu weich!). Die Schoten mit Blumenkohlröschen füllen, mit Semmelmehl bestreuen, mit Chester-Scheibletten bedecken und in den heißen Backofen schieben, bis der Käse zu schmelzen beginnt.

70 g Eiweiß, 56 g Fett, 68 g Kohlenhydrate; Kalorien: 1093/Joule: 4569

Spargel mit Tomatenreis (4 Personen) (S. 528)

1 kg Spargel, 150 g Reis (2 Tassen), ½ l Gemüsebrühe (4 Tassen), 1 Döschen Tomatenmark, Petersilie, Meersalz, Tomaten-Ketchup

Spargel waschen, sorgfältig schälen, in mild gesalzenem Wasser gar kochen. Reis gründlich waschen und in der Brühe mit dem Tomatenmark körnig ausquellen lassen. Die Spargelstangen auf vorgewärmter Platte anrichten und mit Petersilie garnieren. Den Reis in heiß ausgespülte Förmchen (Tassen) drücken, stürzen und mit Tomaten-Ketchup krönen.

20 g Eiweiß, 5 g Fett, 132 g Kohlenhydrate; Kalorien: 781/Joule: 3265

Vegetarische Frühjahrskur (S. 529)

Zur Auswahl stehen: 1. Pampelmusen-, Tomaten- und Apfelsinensaft, 2. Sauerkraut-Rohkost in Paprikaschoten, 3. Blumenkohl mit Käsesauce und frischen Tomaten, 4. Karotten-, Kohlrabi- und Radieschensalat, 5. Bananen-Cocktail, 6. Gedünsteter Chicorée mit Apfelsinensauce.

Spargel auf maltesische Art (4 Personen) (S. 560)

1 kg Spargel, 2 Blutapfelsinen, Meersalz, Dill

Für die Sauce: 20 g Gustin, 2 Eigelb, ⅜ l kalte Gemüsebrühe, 60 g Butter, Blutapfelsinensaft

Spargel sorgfältig vorbereiten und in leicht gesalzenem Wasser gar kochen. Gut abgetropft auf vorgewärmter Platte mit Blutapfelsinenscheiben anrichten. Mit Dill garnieren. Für die Sauce Gustin mit Eigelb und Brühe verquirlen, im heißen Wasserbad cremig schlagen und nach und nach Butterstückchen unterrühren, dann mit Blutapfelsinensaft und etwas Schale abschmecken.

18 g Eiweiß, 64 g Fett, 55 g Kohlenhydrate; Kalorien: 937/Joule: 3917

Milchsaures Gemüse (S. 561)

Die Gemüse in Scheiben schneiden oder raffeln, viel Dill und Estragon dazwischen legen, dazu Meerrettichscheiben, Lorbeerblätter, 2—3 Knoblauchzehen und nach Geschmack Senfkörner und zerdrückte Pimentkörner. Das Ganze in Steinguttöpfe mit Tauchdeckel legen, mit Wirsingblättern zudecken und mit der abgekochten und wieder erkalteten Lake (25 g Salz auf 1 l Wasser) übergießen. Bereits nach vier Wochen zum Verzehr geeignet.

Feinschmecker-Quitten (4 Personen) (S. 576)

3–4 Quitten (500 g), ½ l Wasser, 2–3 Eßlöffel Obstessig oder Zitronensaft, 50 g Zucker, 2 Nelken, 1 Stück Ingwer; 3 Carré Gervais, 1 Eigelb, Meersalz, Paprika; einige Kirschen und Salatblätter zum Garnieren

Quitten gut mit einem Tuch abreiben, halbieren, schälen und das Kerngehäuse herausschneiden. Wasser mit Essig oder Zitronensaft und Zucker kräftig süß-säuerlich abschmecken; Nelken und Ingwer hinzufügen, die Quitten darin weich kochen und im Sud auskühlen lassen.

Gervais mit dem Eigelb und 3 Eßlöffeln Quittensaft schaumig schlagen. Mit Salz und Delikateß-Paprika abschmecken. In die Quitten spritzen, mit Kirschen garnieren und auf Salatblättern anrichten.

31 g Eiweiß, 58 g Fett, 134 g Kohlenhydrate; Kalorien: 1095 / Joule: 4577

Kastanien-Gericht für den Vegetarier (4 Personen) (S. 576)

1 kg Eßkastanien (Maronen), Meersalz, 65 g Butter

Kastanien vorbereiten, in mildgesalzener Brühe in etwa 30 Minuten gar kochen. Kurz vor dem Anrichten 65 g Butter goldbraun werden lassen, die abgetropften Kastanien hineingeben und einige Minuten darin leicht rösten. Mit Rosenkohl und Apfelkompott zu Tisch geben.

35 g Eiweiß, 82 g Fett, 456 g Kohlenhydrate; Kalorien: 2633 / Joule: 11006

Apfelstrudel (4 Personen) (S. 577)

250 g Mehl, 1 Prise Meersalz, ⅛ l Wasser, 40 g Butter. Für die Füllung: 750 g Äpfel, 125 g Rosinen, 65 g Nüsse, ¼ l Sauerrahm, 50 g Semmelmehl, 4 Eßlöffel Butter

Mehl sieben, mit Salz, lauwarmem Wasser und weicher Butter zu einem glatten Teig kneten und so lange auf dem Tisch schlagen, bis der Teig elastisch ist. Dann mit einer angewärmten Schüssel zudecken und eine halbe Stunde ruhen lassen. Äpfel schälen und fein schneiden, Rosinen verlesen, mit Mehl bestäuben und absieben sowie 65 g Nüsse reiben und alles mischen. Den Teig aufrollen und dann auf einem Tuch hauchdünn ausziehen. Mit zerlassener Butter und saurer Sahne bestreichen, Semmelmehl daraufstreuen und die Füllung gleichmäßig darauf verteilen. Die Seiten einschlagen, das Tuch anheben und dadurch den Teig aufrollen. Mit der „Naht“ nach unten auf ein gefettetes Backblech gleiten lassen, mit Butter pinseln und bei mäßiger Hitze in 40–45 Minuten goldgelb backen.

51 g Eiweiß, 140 g Fett, 404 g Kohlenhydrate; Kalorien: 3117 / Joule: 13029

Alphabetisches Rezeptverzeichnis

Quellennachweis

Abderhalden, Prof. Dr. Emil, die Grundlagen unserer Ernährung und unseres Stoffwechsels, Verlag Julius Springer, Berlin, 1939.

Bajusz, Dr. Eörs, Herz-Kreislauf-Erkrankungen und Ernährung, Bayrischer Landwirtschaftsverlag, München/Basel/Wien, 1967.

Balzli, Dr. med. H., Kunst und Wissenschaft des Essens, Verlag der Hahnemannia, Stuttgart, 1928.

Bertram, Prof. Dr. med. F., ABC für Zuckerkranke, 8. Aufl., Georg Thieme Verlag, Stuttgart, 1956.

Bircher-Benner, Dr. med. Max, Vom Wesen und der Organisation der Nahrungsenergie, Hippokrates-Verlag, Stuttgart, 1936.

– Kranke Menschen in diätetischer Heilbehandlung, Wendepunkt-Verlag, Zürich, 1938.

– Eine neue Ernährungslehre, Wendepunkt-Verlag, Zürich, 1940.

– Die Verhütung des Unheilbaren, Wendepunkt-Verlag, Zürich, 1934.

– Frischgemüse im Haushalt, Wendepunkt-Verlag, Zürich.

– Ernährungskrankheiten, erster und zweiter Teil, Wendepunkt-Verlag Zürich, 1940.

– Die Rheuma-Krankheiten, Wendepunkt-Verlag, Zürich, 1939.

Bircher, Dr. Ralph, Ein Wendepunkt in der Ernährungsforschung, Schriftenreihe: Neues Leben.

Bircher, Dr. med. Willy, Haut-Krankheiten und ihre Heilung, Wendepunkt-Verlag, Zürich, 1942.

Bottenberg, Dr. med. Ruperta, Die neuzeitliche Kost und Küche, Paracelsus-Verlag GmbH., Stuttgart, 1952.

Brauchle, Prof. Dr. med. habil. Alfred, Die Geschichte der Naturheilkunde in Lebensbildern, Reclam Verlag, Stuttgart, 1951.

– Handbuch der Naturheilkunde. Auf wissenschaftlicher Grundlage, Reclam Verlag, Stuttgart, 1952.

– Naturgemäße Lebensweise, Reclam Verlag, Stuttgart.

Buchinger, Dr. med. Otto, Über Ursache und Verhütung der Krebskrankheit, Verlag Leonhard Friedrich, Bad Pyrmont, 1947.

– Gesund werden, gesund bleiben durch die Heilfastenkur, Bruno Wilkens Verlag, Hannover, 1952.

Cleave, T. L. – *Campbell,* G. D., Die Saccharidose, Bircher-Benner-Verlag, Bad Homburg v. d. H./Zürich

Diepgen, Prof. Dr. med. et phil. Dr. h. c. Paul, Einführung in das Studium der Medizin, Urban & Schwarzenberg Verlag, München–Berlin, 1951.

Drangmeister, Dr. Elsa, Untersuchungen über den Cholesterinspiegel, Dissertation (aus der Universitätsklinik Hamburg-Eppendorf), 1965.

Drawert, Horst, Die Pflanze und ihre Wirkstoffe, Verlag Curt E. Schwab, Stuttgart, 1949.

Droese, Dr. med. W. – *Brausel,* Dipl. rer. pol. H., Vitamin-Tab. d. gebräuchlichsten Nahrungsmittel, Verlag J. A. Barth, Leipzig, 1941.

Eichholtz, Prof. Dr. med. Fritz, Lehrbuch der Pharmakologie, Springer-Verlag, Berlin und Heidelberg, 1947.
– Vom Streit der Gelehrten, Verlag G. Braun, Karlsruhe, 1958.
Gerson, Dr. med. Max, Meine Diät, Verlag Ullstein, Berlin, 1930.
Gerson, Dr. med. Max, Eine Krebstherapie, Berichte über 50 geheilte Fälle, Hyperion-Verlag, Freiburg i. Br., 1961.
Geßler, Dr. med. Otto, Die Gift- und Arzneipflanzen von Mitteleuropa, K. Winters Universitätsbuchhandlung, Heidelberg, 1931.
Glanzmann, Prof. Dr. med. E., Einführung in die Kinderheilkunde, Springer-Verlag, Wien, 1949.
Glaser, Prof. Dr. Hugo, Vom Essen und Trinken, Universum Verlag GmbH, Wien, 1947.
Glatzel, Prof. Dr. med. Hans, Die Ernährung in der technischen Welt, Hippokrates-Verlag, Stuttgart, 1970.
Graffi, Prof. Dr. Arnold – *Bielka,* Dr. Heinz, Probleme der experimentellen Krebsforschung, Akademische Verlagsgesellschaft, Geest und Postig KG, Leipzig, 1959.
Grote, Prof. Dr. med. L. R. – *Kollath,* Prof. Dr. med. W., Ernährungswirkungen, Schriftenreihe für Ganzheitsmedizin, Ärzte-Verlag, Gießen, 1950.
Grüninger, Ursula, Gemüse aus Europas Gärten, Walter Hädecke Verlag, Stuttgart-Weil der Stadt, 1968.
Halden, Prof. Dr. W., Wähle selbst aus der Fülle der Sonnenwerte unserer Nahrung, Schweizer Druck- und Verlagshaus A. G., Zürich, 1954.
Heilmeyer, Prof. Dr. Dr. L. – *Holtmeier,* Dr. med. H. J., Ernährungswissenschaften, Georg Thieme Verlag, Stuttgart, 1968.
Heisler, Dr. August, Aus meinen Krankenblättern, Verlag der Ärztl. Rundschau – Otto Gmehlin, München, 1936.
– Landarzt und Naturheilverfahren, Hippokrates-Verlag, Stuttgart, 1938.
Hellmann, Heinrich, Eiweiß, Verlag Curt E. Schwab, Stuttgart, 1952.
Heun, Dr. med. et phil. Eugen, Die Rohsäftekur, Hippokrates-Verlag, Stuttgart, 1951.
– Heilung von Kreislaufstörungen, Bruno Wilkens Verlag, Hannover, 1953.
Heupke, Prof. Dr. med. W., Obstkuren bei Kranken und Gesunden, Breidenstein Verlagsgesellschaft, Frankfurt, 1939.
– Heilung von Magenleiden durch schmackhafte Diät, Umschau Verlag, Frankfurt, 1952.
Heupke, Prof. Dr. med. W. – *Rost,* Dr. G., Was enthalten unsere Nahrungsmittel? 2. Auflage, Umschau Verlag, Frankfurt am Main.
Heupke, Prof. Dr. med. W. – *Weitzel,* W., Deutsches Obst und Gemüse in der Ernährung und Heilkunde, Hippokrates-Verlag, Stuttgart, 1950.
Hindhede, Mikkel, Gesundheit durch richtige und einfache Ernährung, Joh. A. Barth Verlag, Leipzig, 1935.
Hoesslin, Prof. Dr. med. Heinrich von, Verdaulichkeit, Bekömmlichkeit und Wirksamkeit unserer Nahrung, Urban & Schwarzenberg, Berlin–München, 1948.
Holtmeier, Dr. med. H. J. – *Heilmeyer,* Prof. Dr. Dr. L., Rezepttaschenbuch der Diätetik, Gustav Fischer Verlag, Stuttgart, 1967.
Jores, Dr. A. – *Schroeder,* Prof. Dr. Dr. H., Beiträge aus der Hormon- und Vitaminforschung, Schriftenreihe für Ganzheitsmedizin, Ärzte-Verlag, Gießen, 1950.
Jung, Dr. Heinrich, Die Zerstörung der normalen Zellatmung als Ursache des Krebses, Medizinalpolitischer Verlag, Hilchenbach (Westf.).
Klein, August, Die spezifisch-dynamische Wirkung der Nahrungsmittel

und ihre Ursache, Dissertation: Druck P. Waizmann, München, 1940.
Klein, Dr. med. habil. H. O., Ernährungsschäden als Krankheitsursache, Hippokrates-Verlag, Stuttgart, 1940.
Kluthe, Dr. med. R. – Quirin, Dr. med. H., Diätbuch für Nierenkranke, Georg Thieme Verlag, Stuttgart, 1968.
Kofrányi, Dr. Ernst, Einführung in die Ernährungslehre, Umschau Verlag, Frankfurt a. M., 1960.
Kollath, Prof. Dr. Werner, Zur Einheit in der Heilkunde, Hippokrates-Verlag, Stuttgart, 1942.
– Die Ordnung unserer Nahrung, Hippokrates-Verlag, Stuttgart, 1955.
– Der Vollwert der Nahrung und seine Bedeutung für Wachstum und Zellersatz, Wissenschaftliche Verlagsgesellschaft, Stuttgart, 1950.
– Die Epidemien in der Geschichte der Menschheit, Verlag Der Greif, Walter Gericke, Wiesbaden, 1951.
Kötschau, Prof. Dr. med. K., Gesundheitsprobleme unserer Zeit, Hanns Georg Müller Verlag KG, Krailling bei München, 1955.
– Vorsorge oder Fürsorge, Hippokrates-Verlag, Stuttgart, 1954.
– Wandlungen der Medizin, Verlag Urban & Schwarzenberg, München und Berlin, 1956.
Kranz, Dr. H., Der Honig in der Therapie, Die Heilkunst, 83. Jahrgang, Heft 7, 1971.
Kraut, Prof. Dr. H. – *Reichardt,* Dr. F., Ernähren wir uns richtig? Interessengemeinschaft für Ernährung, Frankfurt.
Kröner, Dr. Waldemar – *Völksen,* Dr. Wilh., Die Kartoffel, Joh. A. Barth Verlag, Leipzig, 1950.
Lang, Prof. Dr. Dr. Konrad (Hrsg.), Supplementum 4 der Zeitschrift für Ernährungswissenschaft, Ernährungsprobleme in der modernen Industriegesellschaft, Dr. Dietrich Steinkopff-Verlag, Darmstadt, 1965.
Lenz, Dr. med. Widukind, Ernährung und Konstitution, Verlag Urban & Schwarzenberg, Berlin–München, 1949.
Lenzner, Curt, Gift in der Nahrung, 3. Auflage, Hyperion-Verlag, Freiburg im Breisgau, 1956.
Ludwig, Dr. Lotte, Fett und Ernährung, Margarine-Institut für gesunde Ernährung, Hamburg, 1968.
Malten, Dr. med. H., Herzkrankheiten, Walter Hädecke Verlag, Stuttgart-Weil der Stadt, 1951.
Marzell, Prof. Dr. Heinrich, Neues illustriertes Kräuterbuch, Enßlin & Laiblin Verlagsbuchhandlung, Reutlingen, 1935.
Mendelsohn, Oscar A., Lob der Zwiebel, Mosaik-Verlag, Hamburg, 1965.
Meyer-Warstat, Dr. B., Ernährung, Magen-Darm-Funktion und deren Störungen im Alter, Medizin und Ernährung, Jahrgang 8/1967, Heft 1.
Mitscherlich, Dr. med. Alexander, Vom Ursprung der Sucht, Ernst Klett Verlag, Stuttgart, 1947.
Nolfi, Dr. Kirstine, Meine Erfahrungen mit Rohkost, Medizinalpolitischer Verlag, Hilchenbach (Westf.), 1952.
Roemheld, Geh. Rat Dr. med. Ludwig, Wie verlängere ich mein Leben?, Ferdinand Enke Verlag, Stuttgart, 1941.
Rohrbach, Dr. Richard, Die Hautkrankheiten, ein Buch für Ärzte und Studierende, Theodor Steinkopf Verlag, Dresden, 1935.
Rohrlich, Dr. M. – *Brückner,* Prof. Dr. G., Das Getreide, Verlag A. W. Hayn's Erben, Berlin, 1956.
Römpp, Dr. H., Spurenelemente, Franckh'sche Verlagshandlung, Stuttgart, 1954.
Scala, F. J., Handbuch der Diätetik, Sensen-Verlag, Wien, 1968.
Schall, Dr. Hermann, Nahrungsmittel-Tabelle, Joh. A. Barth Verlag, Leipzig, 1941.

Schenck, Prof. Dr. Dr. E. G. – *Naundorf,* Prof. Dr. G., Lexikon der tropischen, subtropischen und mediterranen Nahrungs- und Genußmittel, Nicolaische Verlagsbuchhandlung, Herford, 1966.

Schenck, Dr. med. E. G. – *Meyer,* Dr. med. H. E., Das Fasten, Hippokrates-Verlag, Stuttgart, 1938.

Schettler, Prof. Dr. med. Gotthard, Fettstoffwechselstörungen, Georg Thieme Verlag, Stuttgart, 1971.

– Alterskrankheiten, Georg Thieme Verlag, Stuttgart, 1966.

Schlayer, C. R. – *Prüfer,* J., Lehrbuch der Krankenernährung, Erster Teil: Allgemeine u. spezielle Diätetik, Zweiter Teil: Rezeptsammlung, Verlag Urban & Schwarzenberg, München, 1951.

Schmidt, Dr. Gertrud, Die moderne Ernährung, Drei Eichen Verlag, München, 1952.

Schmidt, Dr. med. Siegmund, Hilfe für Krebskranke durch biologische Kombinationsbehandlung, Helfer-Verlag E. Schwabe, Bad Homburg v. d. H.

Schnitzer, Dr. med. dent. J. G., Gesunde Zähne von der Kindheit bis ins Alter, 2. Aufl., Bircher-Benner-Verlag, Bad Homburg v. d. H./Zürich, 1967.

Schütte, Dr. Karl H., Biologie der Spurenelemente, BLV Bayrischer Landwirtschaftsverlag, München/Basel/Wien, 1965.

Schuphan, Prof. Dr. Werner, Zur Qualität der Nahrungspflanzen, BLV Verlagsgesellschaft, München/Bonn/Wien 1961.

Schuppien, Dr. med. Werner, Die Evers-Diät, Hippokrates-Verlag, Stuttgart, 1955.

Somogyi, Prof. Dr. J. C., Ernährung und Atherosklerose, S. Karger-Verlag, Basel/New York, 1969.

Somogyi, Prof. Dr. J. C. – *Cremer,* Prof. Dr. H. D. (Hrsg.), Beeinflussung des Stoffwechsels durch die Ernährung, S. Karger-Verlag, Basel/New York, 1969.

Souci, Prof. Dr. S. Walter – *Bosch,* Dr. Hans, Lebensmittel-Tabellen für die Nährwertberechnung, Wissenschaftliche Verlagsgesellschaft m. b. H., Stuttgart, 1967.

Speransky, A. D., Grundlagen der Theorie der Medizin, Verlag Dr. W. Saenger, Berlin, 1950.

Stepp, Prof. Dr. med. Wilhelm, ABC der Gesundheit, Verlag Carl Gerber, München.

– Ernährungslehre, Grundlage und Anwendung, Julius Springer Verlag, Berlin, 1939.

Trumpp, Dr. med. R., Safttage ganz einfach, Verlag Buch- und Kunstdruckerei Ph. Rauscher, München.

– Aktive Bewegungstherapie bei inneren Krankheiten, Hippokrates-Verlag, Stuttgart, 1950.

Vogel, Dr. phil., Dipl.-Ing. Hans, Getreidekeime und Keimöle, Verlag Wepf und Co., Basel, 1948.

Volkmann, Dr. med. Herbert, Medizinische Terminologie, neubearbeitet von Dr. med. K. Hoffmann, Verlag Urban & Schwarzenberg, München–Berlin, 1951.

Welsch, Dr. med. Alfred, Krankenernährung, Georg Thieme Verlag, Stuttgart, 1965.

Zabel, Prof. Dr. med. W., Sinn und Wesen einer Ganzheitsmedizin, Ärzte-Verlag GmbH., Gießen, 1950.

– Ganzheitsbehandlung der Geschwulsterkrankungen, Hippokrates-Verlag, Stuttgart, 1953.

– Die interne Krebstherapie und die Ernährung des Krebskranken, 2. Aufl., Bircher-Benner-Verlag, Bad Homburg v. d. H./Zürich.

SAMMELWERKE

Gesundes Land – Gesundes Leben, herausgegeben von Prof. Dr. Dr. K. Saller, Richard Pflaum Verlag, München, 1953.

Krankenernährung heute, Kompendium der Diätetik, herausgegeben von der Interessengemeinschaft für Ernährung, Umschau Verlag, Frankfurt a. M., 1952.

Richtlinien für die Deckung des Nährstoffbedarfs. Ein Bericht des Food and Nutrition Board, übersetzt von Prof. Dr. med. Hans Glatzel, Umschau Verlag, Frankfurt a. M., 1967.

Wissenschaftliche Berichte Merck: Störungen der Verdauung und Resorption, E. Merck, Darmstadt, 1971.

VII. Internationaler Ernährungskongreß Hamburg, Kurzfassung der Vorträge, Deutsche Gesellschaft für Ernährung, 1966.

Lehrbuch der inneren Medizin, herausgegeben von Prof. Dr. med. H. Dennig, Georg Thieme Verlag, Stuttgart, 1950.

Pharmakodynamik deutscher Heilpflanzen, herausgegeben von Flamm-Kroeber-Seel, Hippokrates-Verlag, Stuttgart, 1940.

Die Grundlagen unserer Ernährung, eine Vortragsreihe, Alfred Kröner Verlag, Stuttgart, 1955.

Ernährungsbericht 1976, herausgegeben von der Deutschen Gesellschaft für Ernährung im Auftrag des Bundesministers für Jugend, Familie und Gesundheit und des Bundesministers für Ernährung, Landwirtschaft und Forsten, Frankfurt, 1976.

Ernährungsbericht 1980, herausgegeben von der Deutschen Gesellschaft für Ernährung im Auftrag des Bundesministers für Jugend, Familie und Gesundheit und des Bundesministers für Ernährung, Landwirtschaft und Forsten, Frankfurt, 1980.

ZEITSCHRIFTEN

Alter und Altern, herausgegeben von C. H. Boehringer, Ingelheim/Rhein, 1.–3. Jahrgang (1959).

Archiv für Kinderheilkunde, 1956.

Die Heilkunst, Zeitschrift für praktische Medizin und die Synthese aller Heilverfahren, 64.–76. Jahrgang (1951–1963).

Hippokrates, Zeitschrift für praktische Heilkunde und für die Einheit der Medizin, Jahrgänge 1950–1970.

Jahreskurse für ärztliche Fortbildung, 1937, Heft VIII, S. 10

Landarzt, Jahrgang 1954.

Leben und Gesundheit, Zeitschrift zur Gesundung an Körper, Seele und Geist, 45.–75. Jahrgang (1950–1980).

Literatur-Dienst Roche, 1948–1970.

Medizinische Klinik, 45.–79. Jahrgang (1950–1979).

Die Therapiewoche, I.–III. Jahrgang (1950–1953).

Die Vitamine, Ergebnisse der neuesten Vitaminforschung, herausgegeben vom wissenschaftlichen Dienst „Roche", Jahrgänge 1943 bis 1963.

Der Wendepunkt, 30.–49. Jahrgang (1953–1972).

Stichwortverzeichnis

Auf den in halbfetter Schrift angegebenen Seiten befinden sich die Hauptaussagen zum jeweiligen Stichwort.

Bildnachweis

American Soybean Institute, Hamburg 193
Anthony, Starnberg: Lauer 112 unten links; Hoppé 272 oben rechts
H. Baensch, Hamburg 112 oben rechts, 161 unten links, 209, 224, 241, 432, 433
Bavaria, Gauting 32, 97 unten links, 161 oben links, 192, 384
Centrale Marketinggesellschaft der Deutschen Agrarwirtschaft, Koblenz 369 oben
R. Flashaar, Hamburg 96
H.-B. Herzog, Olten
Jahreszeiten-Verlag, Hamburg 481
E. Kempfe, Haldensleben 97 oben rechts, unten rechts, 272 oben links
F. Köhnen, Sprockhövel 225 unten, 240 oben, 336, 337 oben
Dr. G. A. Küppers-Sonnenberg, Müden 273 unten
Margarine-Institut für gesunde Ernährung, Hamburg 33, 112 oben links, unten rechts, 208 oben, 369 unten
Mauritius, Mittenwald 97 oben links, 145 unten links, 208 unten links
natreen-Rezeptservice, Köln 225 oben
O. Poss, Siegsdorf 113, 417, 480
W. Schmidt, Berlin 208 unten rechts
Scholz' Photo-Atelier, Hamburg 240 unten, 320, 512, 513, 528, 529, 560, 561, 576, 577
H. Schrempp, Oberrimsingen 160 oben rechts, unten links, 272 unten, 288, 289
H. Schünke, Denklingen 145 oben rechts, 160 unten rechts, 161 oben rechts, unten rechts
W. Stuhler, Hergensweiler 368
Ch. Teubner, Füssen 144, 321, 337 unten, 464, 465
E. Vetter, Düsseldorf 145 oben links, unten rechts, 273 oben
A. Wesselow, Hamburg 416
S. Wöltje-Neumüller, Oldenburg 385

Die farbigen Abbildungen der Vitaminkristalle stellten freundlicherweise zur Verfügung die Firmen Bayer, Leverkusen (B_1, B_2, D_2, D_3), C. F. Boehringer & Söhne, Mannheim (A, D_2) und E. Merck, Darmstadt (H, K_3).